Hefte zur Unfallheilkunde
Beihefte zur Zeitschrift „Unfallheilkunde/
Traumatology“
Herausgegeben von J. Rehn und L. Schweiberer

156

Der Schock

Hypovolämisch-traumatischer und septischer Schock

18. Jahrestagung der Österreichischen Gesellschaft für Unfallchirurgie

gemeinsam mit der

Österreichischen Gesellschaft für Anästhesiologie, Reanimation und Intensivtherapie

30. September bis 2. Oktober 1982, Salzburg

Kongreßbericht im Auftrage der Vorstände zusammengestellt von G. Schlag

Mit 247 Abbildungen

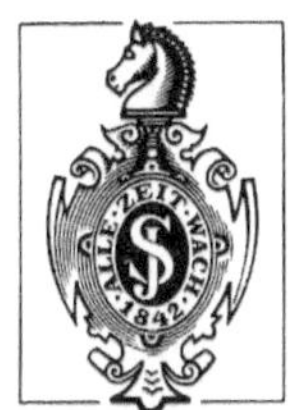

Springer-Verlag
Berlin Heidelberg New York Tokyo 1983

Reihenherausgeber

Prof. Dr. Jörg Rehn
Mauracher Straße 15, D-7809 Denzlingen

Prof. Dr. Leonhard Schweiberer
Direktor der Chirurgischen Universitätsklinik München-Innenstadt
Nußbaumstraße 20, D-8000 München 2

ISBN-13: 978-3-540-12579-2 e-ISBN-13: 978-3-642-82080-9
DOI: 10.1007/978-3-642-82080-9

CIP-Kurztitelaufnahme der Deutschen Bibliothek
Der Schock : hypovoläm.-traumat. u. sept. Schock ; Kongressbericht, 30. September bis 2. Oktober 1982, Salzburg / gemeinsam mit d. Österr. Ges. für Anästhesiologie, Reanimation u. Intensivtherapie. Im Auftr. d. Vorstände zsgest. von G. Schlag. - Berlin ; Heidelberg ; New York ; Tokyo : Springer 1983. (Jahrestagung der Österreichischen Gesellschaft für Unfallchirurgie ; 18) (Hefte zur Unfallheilkunde ; 156)

NE: Schlag, Günther [Hrsg.]; GT

Österreichische Gesellschaft für Unfallchirurgie: ... Jahrestagung der Österreichischen Gesellschaft für Unfallchirurgie : Kongressbericht. - Berlin ; Heidelberg ; New York ; Tokyo : Springer (Hefte zur Unfallheilkunde ; ...)
Früher mit d. Erscheinungsorten: Berlin, Heidelberg, New York
Bis 17 (1983) u. d. T.: Österreichische Gesellschaft für Unfallchirurgie: Tagung der Österreichischen Gesellschaft für Unfallchirurgie 18. → Der Schock

2124/3130-543210

Österreichische Gesellschaft für Unfallchirurgie

Vorstand bis 1. Oktober 1982

Präsident:

Prim. Doz. Dr. E. Beck, Abteilung für Unfallchirurgie, Landeskrankenhaus, Carinagasse 49, A-6807 Feldkirch

Präsidium:

Prim. Prof. Dr. J. Böhler, Unfallkrankenhaus Lorenz Böhler, Donaueschingenstraße 13, A-1200 Wien

OMR. Dr. W. Krösl, Ärztlicher Direktor der Allgemeinen Unfallversicherungsanstalt, Adalbert-Stifter-Straße 65, A-1200 Wien

Prof. Dr. E. Trojan, Vorstand der I. Univ. Klinik für Unfallchirurgie, Alser Straße 4, A-1090 Wien

Kongreßsekretär:

Prof. Dr. G. Schlag, Leiter des Ludwig Boltzmann Instituts für experimentelle Traumatologie, Forschungsinstitut für Traumatologie der Allgemeinen Unfallversicherungsanstalt, Donaueschingenstraße 13, A-1200 Wien

Ständiger Sekretär:

Dr. H. Kuderna, Unfallkrankenhaus Lorenz Böhler, Donaueschingenstraße 13, A-1200 Wien

Kassier:

Dr. J. Rohringer, Unfallkrankenhaus Lorenz Böhler, Donaueschingenstraße 13, A-1200 Wien

Österreichische Gesellschaft für Anästhesiologie, Reanimation und Intensivtherapie

Präsident:

Prof. Dr. Dr. h.c. O. Mayrhofer-Krammel, Wien

1. Stellvertreter:

Prof. Dr. H. Bergmann, Linz

2. Stellvertreter:

Prim. Dr. W. Oppeck, Horn

Sekretär:

Dr. Sylvia Fitzal, Wien

Kassenverwalter:

Prof. Dr. A. Benke, Wien

Inhaltsverzeichnis

Autorenverzeichnis

Der Beginn eines Beitrages wird durch die in Klammern gesetzten kursiven Seitenzahlen angegeben.

Aken van, Dr. H., Klinik für Anästhesiologie und operative Intensivmedizin, D-4400 Münster *(442)*

Adrasina, Doc. MUDr. J., Fakultätskrankenhaus, CS-041 90, Kosice *(52, 407)*

Appel, Dr. E., Zentrum der Pharmakologie der Universität, D-6000 Frankfurt *(44)*

Aufschnaiter, Dr. M., II. Chirurgische Universitätsklinik, A-6020 Innsbruck *(152)*

Bauer, Prim. MUDr. J., Fakultätskrankenhaus, CS-041 90, Kosice *(52, 407)*

Beck, Prim. Dr. E., Abteilung für Unfallchirurgie des Landeskrankenhauses, A-6807 Feldkirch-Tisis

Benzer, Prof. Dr. H., Klinik für Anästhesie und Allgemeine Intensivmedizin, A-1090 Wien *(250, 253, 278, 320)*

Bergmann, Prim. Prof. Dr. H., Allgemeines öffentliches Krankenhaus, A-4020 Linz a.d. Donau

Blauhut, Dr. B., Allgemeines Krankenhaus, A-4020 Linz *(435)*

Blümel, Prof. Dr. G., Institut für Experimentelle Chirurgie der Technischen Universität, D-8000 München 80 *(389, 458, 509)*

Böhler, Prim Prof. Dr. J., Unfallkrankenhaus Lorenz-Böhler, A-1200 Wien

Bogner, Dr. C., Institut für Anästhesiologie der Technischen Universität, D-8000 München 80 *(224)*

Brücke, Prof. Dr. P., I. Allgemeines Krankenhaus, A-4020 Linz *(435)*

Brückner, Dr. U.B., Chirurgisches Zentrum der Universität, D-6900 Heidelberg 1 *(541)*

Buch, Dr. J., Unfallkrankenhaus Lorenz Böhler, A-1200 Wien *(262)*

Buchardi, Prof. Dr. H., Institut für Klinische Anästhesie, D-3400 Göttingen *(110)*

Burk, Dr. A., Universitäts-Krankenhaus Eppendorf, D-2000 Hamburg 20 *(520, 560)*

Burk, Dr. R., Universitäts-Krankenhaus Eppendorf, D-2000 Hamburg 20

Bystricky, MUDr. Z., CSc., Forschungsinstitut für Traumatologie, CS-627 00 Brno *(106)*

Czech, Dr. K., Unfallkrankenhaus Lorenz Böhler, A-1200 Wien *(289)*

Demling, Prof. Dr. R.H., University of California Davis, Scramento, CA 95817, USA *(534, 568)*

Deyk van, Dr. K., Zentralinstitut für Anästhesiologie, D-7400 Tübingen *(101, 354)*

Dick, Prof. Dr. W., Zentrum für Anästhesiologie, D-7900 Ulm *(187)*

Dirschmid, Dr. K., Landeskrankenhaus, D-6807 Feldkirch-Tisis *(74)*

Dittel, Dr. K.K., Marienhospital, D-7000 Stuttgart 1 *(177)*

Dölle, Dr. H., Akademisches Lehrkrankenhaus, D-2720 Rotenburg/Wümme *(285)*

Dorninger, Dr. L. Unfallkrankenhaus Linz, A-4021 Linz a. d. Donau *(140)*

Dürr, Dr. P., Chirurgische Abteilung, Marienhospital, D-7000 Stuttgart 1 *(177)*

Duma, Dr. St., Klinik für Anästhesie und allgemeine Intensivmedizin, A-1090 Wien *(75, 253)*

Eber, Dr. K., Unfallkrankenhaus Lorenz Böhler, A-1200 Wien

Eckersberger, Dr. F., Klinik für Anästhesie und Allgemeine Intensivmedizin, A-1090 Wien *(538)*

Erhardt, Dr. W., Institut für Experimentelle Chirurgie der Technischen Universität, D-8000 München 80 *(167, 458, 509)*

Fasol, Doz. Dr. R.D., Chirurgische Universitätsklinik, A-1090 Wien *(451)*

Foitzik, Dr. H., Akademisches Lehrkrankenhaus, D-2130 Rotenburg/Wümme *(270, 285)*

Franke, N., Klinikum Großhadern, D-8000 München 70 *(216)*

Frenyo, Dr. S., Zentralinstitut für Traumatologie, H-1088 Budapest *(467)*

Frenyo, Dr. V., Zentralinstitut für Traumatologie, H-1088 Budapest *(467)*

Gamperl, Dr. H.-J. Institut für Experimentelle Chirurgie der Technischen Universität, D-8000 München 80 *(509)*

Ganten, Dr. D., Chirurgisches Zentrum der Universität, D-6900 Heidelberg 1 *(541)*

Gaudernak, Dr. T., Unfallkrankenhaus Lorenz Böhler, A-1200 Wien *(135, 145)*

Geyer, Dr. A., Klinik für Anästhesie und Allgemeine Intensivtherapie, A-1090 Wien *(278)*

Gottlob, Prof. Dr. R., I. Chirurgische Universitätsklinik, A-1090 Wien *(451)*

Groeger, Dr. B., Klinik für Anästhesiologie und operative Intensivmedizin, D-4400 Münster *(442)*

Grund, Dr. K.E., Chirurgische Klinik und Poliklinik, D-6500 Mainz *(426)*

Haider, Prof. Dr. W., Klinik für Anästhesie und Allgemeine Intensivmedizin, A-1090 Wien *(75, 278, 538)*

Hallström, Dipl. Ing. S., Ludwig-Boltzmann-Institut, A-1200 Wien *(78)*

Harke, Dr. H., Christian-Albrechts-Universität, D-2300 Kiel *(241, 415)*

Hartenauer, Dr. U., Klinik für Anästhesiologie und operative Intensivmedizin, D-4400 Münster *(337)*

Heine, Dr. H., Anatomisches Institut der Universität, D-8700 Würzburg *(44)*

Heinrich, Dr. H., Physiologisches Institut, D-8700 Würzburg *(44)*

Hilka, Dr. B.J., Unfallchirurgische Klinik, D-3000 Hannover 61 *(291)*

Hohlbach, Dr. G., Klinik für Chirurgie, D-2400 Lübeck 1 *(203, 209)*

Holzrichter, Dr. D., Universitäts-Krankenhaus Eppendorf, D-2000 Hamburg 20 *(520, 560)*

Hopf, Ing. R., Ludwig Bolzmann Institut, A-1200 Wien *(515)*

Hudabiunigg, Dr. K., Institut für Anästhesiologie der Universität, A-8036 Graz *(259, 316)*

Hundelshausen von, Dr. B., Institut für Anästhesiologie der Technischen Universität, D-8000 München 80 *(384, 389)*

Huth, Dr. H., Krankenhaus Neuwerk, D-4050 Mönchengladbach 1 *(565)*

Jelen-Esselborn, Dr. S., Institut für Anästhesiologie der Technischen Universität, D-8000 München 80 *(389)*

Jensen, U., Klinikum Großhadern, D-8000 München 70 *(216)*

Jügelt, Dr. U., Chirurgische Klinik und Poliklinik, D-6500 Mainz *(426)*

Jungck, Dr. E., Universitätskrankenhaus Eppendorf, D-2000 Hamburg 20 *(520, 560)*

Junger, Dr. H., Zentralinstitut für Anästhesiologie der Universität, D-7400 Tübingen *(101, 354)*

Kadlecova, Dr. A., VEB Imuna, Sarisske Michalany, CSSR *(52)*

Kalabova, Dr. M., Forschungsinstitut für Traumatologie, CS-627 00 Brno *(106)*

Kalbe, Dr. P., Unfallchirurgische Klinik, D-3000 Hannover 61 *(396)*

Kern, Dr. P., Klinik für Chirurgie, D-2400 Lübeck 1 *(203)*

Khosropour, Dr. R., Klinik für Anästhesie und allgemeinen Intensimedizin, A-1090 Wien *(553)*

Klöss, Dr. Th., Zentralinstitut für Anästhesiologie der Universität, D-7400 Tübingen *(101, 354)*

Knoll, Priv.-Doz. Dr. O., Medizinische Poliklinik der Westfälischen Wilhelms-Universität, D-4400 Münster *(128)*

Kobinia, Dr. G., I. Allgemeines Krankenhaus, A-4020 Linz *(435)*

Kopfler, Dr. H., II. Chirurgische Universitätsklinik, A-6020 Innsbruck *(152)*

Kohler, Dr. W., Institut für Experimentelle Chirurgie der Technischen Universität, D-8000 München 80 *(509)*

Koller, Dr. W., Klinik für Anästhesie und Allgemeine Intensivmedizin, A-1090 Wien *(278, 298)*

Kopp, Dr. K.H., Institut für Anästhesie der Universitätsklinik, D-7800 Freiburg *(402)*

Kotai, E., Pharmakologisches Institut der Universität, A-1090 Wien *(545)*

Kraft, Prof. Dr. E., Marienhospital, D-7000 Stuttgart 1 *(177)*

Krösl, Dipl.-Ing. Dr. techn. P., Ludwig-Bolzmann-Institut, A-1200 Wien *(78, 515)*

Kuderna, Dr. H., Unfallkrankenhaus Lorenz Böhler, A-1200 Wien

Lackner, Prof. Dr. F., Klinik für Anästhesie und allgemeine Intensivmedizin, A-1090 Wien *(553)*

Lang, Dr. R.E., Pharmakologisches Institut der Universität, D-6900 Heidelberg 1 *(541)*

Laubenthal, H., Klinikum Großhadern, D-8000 München 70 *(216)*

Lawin, Prof. Dr. P., Klinik für Anästhesiologie und operative Intensivmedizin, D-4400 Münster *(337)*

Leixnering, Dr. M., Unfallkrankenhaus Lorenz Böhler, A-1200 Wien *(135)*

Lintner, Dr. F., Institut für Pathologische Anatomie der Universität, A-1090 Wien *(3)*

Lison, Prof. Dr. A.E., Med. Univ.-Poliklinik, D-4400 Münster *(22)*

Lobenhoffer, Dr. H.-P., Unfallchirurgische Klinik, D-3000 Hannover 61 *(234, 309)*

Mähring, Dr. M., Chirurgische Universitätsklinik, A-8036 Graz *(259, 316)*

Männer, Dr. H., Pathologisches Institut der Universität, D-7800 Freiburg *(402)*

Martinek, Doz. Dr. H., II. Universitätsklinik für Unfallchirurgie, A-1090 Wien *(250)*

Mauritz, Dr. W., Klinik für Anästhesie und Allgemeine Intensivmedizin, A-1090 Wien *(359)*

Mayer, cand. med. N., Ludwig-Bolztmann-Institut, A-1090 Wien *(545)*

Mayrhofer-Krammel, Prof. Dr. O., Universitätsklinik für Anästhesie und allgemeine Intensivmedizin, A-1090 Wien

Meissner, Prim. Doz. Dr. K., A. ö. Krankenhaus Tamsweg, A-5580 Tamsweg *(59)*

Meszmer, Prof. Dr. K., Ruprecht-Karls-Universität, D-6900 Heidelberg 1 *(11)*

Mittermayer, Prof. Dr. Ch., Pathologisches Institut, D-5100 Aachen *(402)*

Mohl, Dr. S., Klinik für Anästhesie und Allgemeine Intensivmedizin, A-1090 Wien *(75)*

Moser, Dr. K., Dr., Unfallkrankenhaus. A-4021 Linz a.d. Donau *(140)*

Müller, Dr. rer. nat. Dr. med. habil. P.K., Max-Planck-Institut für Biochemie, D-8033 Martinsried bei München *(39)*

Mutz, Dr. N., Klinik für Anästhesie und Allgemeine Intensivmedizin, A-1090 Wien *(253, 278, 320)*

Necek, Dr. St., Ludwig-Bolzmann-Institut, A-4020 Linz *(504)*

Nerlich, Dr. A., Max-Planck-Institut für Biochemie, D-8033 Martinsried bei München *(39, 234, 412)*

Nerlich, Dr. M.L., Unfallchirurgische Klinik, D-3000 Hannover 61 *(39, 534, 568)*

Niederle, Dr. B., I. Chirurgische Universitätsklinik, A-1090 Wien *(264)*

Novak, Dr. K., Forschungsinstitut für Traumatologie, CS-627 00 Brno *(106)*

Oestern, Dr. H.-J., Unfallchirurgische Klinik, D-3000 Hannover 61 *(93, 171, 234, 309, 396, 534, 568)*

Pauser, Doz. Dr. G., Klinik für Anästhesie und Allgemeine Intensivmedizin, A-1090 Wien *(229, 253, 278, 298, 320, 420)*

Pay de, Dr. A.W., Klinik für Chirurgie, D-2400 Lübeck 1 *(203, 209)*

Pelinka, Dr. H., Unfallkrankenhaus Lorenz Böhler, A-1200 Wien *(135, 145)*

Peter, Prof. Dr. K., Klinikum Großhadern, D-8000 München 70 *(216)*

Pfeiffer, Dr. H.-G., Klinikum rechts der Isar, D-8000 München 80 *(377)*

Pfeiffer, cand. med. U., Technische Universität, D-8000 München 80 *(509)*

Placheta, Doz. Dr. P., Pharmakologisches Institut der Universität, A-1090 Wien *(545)*

Ploberger, Dr. E., Allgemeines Krankenhaus der Barmherzigen Schwestern, A-4600 Wels *(330)*

Pötter, E., Universität, D-7400 Tübingen *(583)*

Podhradska, Dr. M., VEB Imuna, Sarisske Michaiany, CSSR *(407)*

Porschinski, Dr. K., I. Chirurgische Universitätsklinik, A-1090 Wien *(451)*

Pothmann, Dr. W., Universitäts-Krankenhaus Eppendorf, D-2000 Hamburg 20 *(520, 560)*

Povacz, Prim. Dr. F., A. ö. Krankenhaus der Barmherzigen Schwestern, A-4600 Wels *(330)*

Prochazka, Doz. MUDr. M. CSc., Medizinisch-hygienische Fakultät der Karls-Universität, CS-100 34 Prag 10 *(329, 431)*

Pursche, Dr. R., Klinik für Chirurgie, D-2400 Lübeck 1 *(209)*

Rahman, Dr. S., Klinikum der Christian-Albrechts-Universität, D-2300 Kiel *(241)*

Redl, Dipl. Ing. Doz. Dr. techn. H., Ludwig-Boltzmann-Institut, A-1200 Wien *(13, 29, 78, 476, 483, 572)*

Reffy, Dr. V., Zentralinstitut für Traumatologie, H-1088 Budapest *(467)*

Reschauer, Doz. Dr. R., Chirurgische Universitätsklinik, A-8036 Graz *(157, 304)*

Richardt, Dr. G., Klinikum der Justus-Liebig-Universität, D-6300 Gießen *(583)*

Rotter, Prof. Dr. M., Hygiene-Institut der Universität, A-1095 Wien *(367)*

Rox, G., Klinikum der Justus-Liebig-Universität, D-6300 Gießen *(583)*

Rozdobudkova, Dr. V., Fakultätskrankenhaus, CS-041 90 Kosice

Rudolph, Prim Dr. H., Diakoniekrankenhaus, D-2720 Rotenburg (Wümme) *(270, 285)*

Sailer, Dr. E., Klinik für Anästhesie und Allgemeine Intensivmedizin, A-1090 Wien *(525)*

Sause, Dr. L., Akademisches Lehrkrankenhaus der Universität, D-2130 Rotenburg (Wümme) *(285)*

Schedl, Dr. R., II. Universitätsklinik für Unfallchirurgie, A-1090 Wien *(229, 250)*

Scherzer, Dr. W. Unfallkrankenhaus, A-1120 Wien *(420)*

Schlag, Prof. Dr. G., Ludwig-Boltzmann-Institut, A-1200 Wien *(13, 29, 78, 476, 483, 515, 572)*

Schlick, Doz. Dr. W., II. Chirurgische Universitätsklinik, A-1090 Wien *(320)*

Schmahl, Prof. Dr. W., Institut für Arbeits- und Sozialmedizin der Universität, D-7400 Tübingen *(583)*

Schmid, Dr. Dr., Interdiziplinäres Zentrum für Zusammenarbeit und Entwicklung in der Intensivmedizin, A-1090 Wien *(229)*

Schmidt, Dr. E.H., Frauenklinik der Westfälischen Wilhelms-Universität, D-4400 Münster *(565)*

Schneck, Dr. H.J., Klinikum rechts der Isar der Technischen Hochschule, D-8000 München 80 *(384, 389)*

Schöffel, Dr. U., Chirurgische Universitätsklinik, D-7800 Freiburg *(402)*

Schreinlechner, Dr. U., Unfallkrankenhaus Lorenz Böhler, A-1200 Wien *(167)*

Schröttner, Dr. O., Universitätsklinik für Neurochirurgie, A-8036 Graz *(157, 304)*

Schwarz, Dr. N., Unfallkrankenhaus Lorenz Böhler, A-1200 Wien *(8)*

Sefrin, Priv. Doz. Dr. P., Institut für Anästhesiologie der Universität, D-8700 Würzburg *(44, 195)*

Semsroth, Dr. M., Klinik für Anästhesie und Allgemeine Intensivmedizin, A-1090 Wien *(298)*

Spängler, Prof. Dr. H., II. Universitätsklinik für Unfallchirurgie, A-1090 Wien *(229, 250)*

Spiss, Dr. C., Klinik für Anästhesie und Allgemeine Intensivmedizin, A-1090 Wien *(75)*

Sporn, Doz. Dr. P., Klinik für Anästhesie und Allgemeine Intensivmedizin, A-1090 Wien *(359)*

Stachy, Dr. A., Fakultätskrankenhaus, CS-041 90 Kosice *(52, 407)*

Stampfel, Dr. O., Universitätsklinik, A-8036 Graz *(259)*

Steinbereithner, Prof. Dr. K., Klinik für Anästhesie und allgemeine Intensivmedizin, A-1090 Wien *(298, 359, 525, 545)*

Stellpflug, Priv. Doz. Dr. H., Albert-Schweitzer-Krankenhaus, D-3410 Northeim *(565)*

Stemberger, Dr. A., Technische Universität, D-8000 München 80 *(389)*

Stokke, Dr. T., Institut für Klinische Anästhesie, D-3400 Göttingen *(110)*

Sturm, Dr. J.A., Unfallchirurgische Klinik, D-3000 Hannover 61 *(39, 171, 234, 291, 396, 412, 534, 568)*

Tempel, Dr. G. Institut für Anästhesiologie der Technischen Universität, D-8000 München 80 *(384, 389)*

Tölle, Dr. W., Institut für Experimentelle Chirurgie der Technischen Universität, D-8000 München 80 *(458)*

Tonczar, Dr. L., Klinik für Anästhesie und allgemeine Intensivmedizin, A-1090 Wien *(250)*

Tritthart, Dr. L. Universitätsklinik für Neurochirurgie, A-8036 Graz *(157, 304)*

Trojan, Prof. Dr. E., I. Universitätsklinik für Unfallchirurgie, A-1090 Wien *(264)*

Tscherne, Prof. Dr. H., Unfallchirurgische Klinik, D-3000 Hannover *(171, 234)*

Urbaschek, Prof. Dr. B., Klinikum Mannheim, Universität Heidelberg, D-6800 Mannheim *(583)*

Vecsei, Doz. Dr. V., Wilhelminenspital, A-1160 Wien *(264, 467)*

Vyhnanek, MUDr. F. CSc., Chirurgische Klinik, CS-100 34 Prag 10 *(329, 431)*

Wabnitz, Dr. R.W., Universität, D-7400 Tübingen *(583)*

Watzek, Dr. Chr., Universitätsklinik für Anästhesie und allgemeine Intensivmedizin, A-1090 Wien *(525)*

Weichenmeier, Dr. I., Institut für experimentelle Chirurgie der Technischen Universität, D-8000 München 80 *(458)*

Weil, M.D. Ph. D. M.H., Professor, Universität of Health Sciences, North Chicago, Ill 60064 USA *(121, 231)*

Yeganefar, Dr. M., Klinik für Anästhesie und allgemeine Intensivmedizin, A-1090 Wien *(420)*

Youkhadar, Dr. S., Klinik für Anästhesie und Allgemeine Intensivmedizin, A-1090 Wien *(538)*

Zahorovsky, Dr. I., Universitätsklinik für Anästhesie und allgemeine Intensivmedizin, A-1090 Wien *(525)*

Zimpfer, Dr. M., Klinik für Anästhesie und allgemeine Intensivmedizin, A-1090 Wien *(545, 553)*

Steinbereithner, Prof. Dr. K., Klinik für Anästhesie und allgemeine Intensivmedizin, A-1090 Wien (28a, 28b, 32)

Stellpflug, Priv.-Doz. Dr. H., Albert-Schweitzer-Krankenhaus, D-3410 Northeim ([illegible])

Stemberger, Dr. A., Technische Universität, D-8000 München 80 (28b)

[illegible], Dr. [illegible], Institut für Klinische Anästhesie, D-3400 Göttingen ([illegible])

[illegible], Dr. J. A., Unfallchirurgische Klinik, D-3000 Hannover 61 ([illegible])

Tempel, Dr. G., Institut für Anaesthesiologie der Technischen Universität, D-8000 München 80 ([illegible])

[illegible], Dr. W., Institut für experimentelle Chirurgie der Technischen Universität, D-8000 München 80 ([illegible])

Tonczar, Dr. L., Klinik für Anästhesie und allgemeine Intensivmedizin, A-1090 Wien ([illegible])

[illegible], Dr. [illegible], Universitätsklinik für Neurochirurgie, A-8036 Graz ([illegible])

[illegible], Prof. Dr. [illegible], [illegible] Klinik für Unfallchirurgie, A-1090 Wien ([illegible])

[illegible], Prof. Dr. [illegible], Unfallchirurgische Klinik, D-3000 Hannover 61 ([illegible])

[illegible], Prof. Dr. [illegible], [illegible] Klinikum [illegible], D-[illegible] München [illegible] ([illegible])

[illegible], Dr. V., [illegible], A-1090 Wien ([illegible])

Vyhnanek, MUDr. [illegible], Chirurgische Klinik, CS-100 34 Prag 10 ([illegible])

[illegible], D-3000 Hannover [illegible] ([illegible])

[illegible], Dr. [illegible], Klinik für Anästhesie und allgemeine Intensivmedizin, A-1090 Wien ([illegible])

[illegible], Dr. [illegible], Institut für experimentelle Chirurgie der Technischen Universität, D-8000 München 80 ([illegible])

[illegible], W. D., Ph.D., [illegible], Department of Health Services, [illegible] Chicago, Ill. [illegible] USA ([illegible])

[illegible], Dr. M., Klinik für Anästhesie und allgemeine Intensivmedizin, A-1090 Wien ([illegible])

[illegible], Dr. E., Klinik für Anästhesie und Allgemeine Intensivmedizin, A-1090 Wien ([illegible])

[illegible], Dr. [illegible], [illegible] für Anästhesie und allgemeine Intensivmedizin, [illegible] ([illegible])

[illegible], Dr. [illegible], Klinik für Anästhesie und allgemeine Intensivmedizin, A-1090 Wien ([illegible])

I. Hypovolämisch-Traumatischer Schock

(Leitung: O. Mayrhofer-Krammel, E. Beck)

Pathologie des hypovolämisch-traumatischen Schocks

F. Lintner

Institut für Pathologische Anatomie der Universität (Vorstand: Univ. Prof. J.H. Holzner), Spitalgasse 4, A-1090 Wien

Schon der berühmte Wiener Pathologe C. v. Rokitansky hatte eine tiefe Beziehung zum gegenständlichen Thema. Sein Konzept war humoral begründet; in der „Anomalie der Blutmasse" lag für ihn die primäre krankhafte Veränderung.

Der Kreislaufschock war ein gutes Beispiel dafür, daß die Anomalie der Blutmasse, wie z.B. die Blutgerinnung, eine große Rolle in der Pathogenese von Krankheiten spielen kann. Der Schock und besonders der traumatische Schock ist eines der ältesten Probleme der Medizin und beschäftigt seither den ärztlichen Forschergeist.

Schon im 16. Jahrhundert beschrieb Ambroise Paré den Zustand mit kaltem Schweiß, Blässe und Pulslosigkeit. Seit 1743 wurde nach einem Vorschlag von Le Drain der Begriff „Schock" regelmäßig gebraucht. Erst Menasse 1892 sah bei Schockzuständen das Auftreten von hyalinen Kugeln. 1925 berichtete Sigmund über Fibrinknötchen der Intima nach bakterieller Infektion und Zink beschrieb 1944 die hyalinen Kugeln in Venolen bei Verbrennungstodesfällen.

Nach diesen ersten Ansätzen wurden vor allem in den Weltkriegen und in allen nachfolgenden kriegerischen Auseinandersetzungen dem Schockzustand und vor allem der Schocklunge immer mehr Augenmerk geschenkt und breite Erfahrungen gewonnen, wobei der Satz: O polemos pater panton antropon esti – der Krieg ist der Vater aller Dinge – eine traurig postive Bedeutung erfährt.

Der Schock ist ein klinisches Syndrom, welches Kranke mit einer mehr oder weniger einsetzenden Kreislaufinsuffizienz beschreibt, die eigentümlich benommen sind, eine zunehmende körperliche Schwäche empfinden, deren Haut blaß, kühl und feucht ist, die einen schnellen schwachen Puls haben, bei welchen die Harnausscheidung mehr und mehr zurückgeht und bei denen zumeist ein Abfall des arteriellen Blutdruckes gemessen werden kann.

Die klassische Definition des Geschehens ist die Zirkulationsinsuffizienz infolge eines Mißverhältnisses zwischen dem kreisenden Blutvolumen und der Volumenkapazität des Gefäßsystems und geht man davon aus, daß der Sinn des Kreislaufes sich in der Peripherie erfüllt – d.h. in der Nachbarschaft zur Transitstrecke der atmenden Zellen und der Gewebe – könnte man besser definieren, daß der Schock ein mehr oder minder akutes Kreislaufversagen darstellt, bei welchem – lokal akzentuiert – gleichzeitig in mehreren Organen die

Hefte zur Unfallheilkunde, Heft 156
Zusammengestellt von G. Schlag

Capillardurchblutung akut unter den Durchblutungsbedarf der Gewebe absinkt (H.G. Lasch 1978). Die Folge davon sind Hypoxie und Acidose.

Bei den meisten Schockformen, wie auch beim hypovolämisch-traumatischen Wundschock, induziert der Volumenmangel über den akuten Abfall des Herzzeitvolumens und der Abnahme des venösen Blutrückstromes einen zunächst sinnvollen Kompensationsmechanismus.

Mit dem Absinken des Schlagvolumens wird reflektorisch über die Baroreceptoren in Carotissinus und Aortenbogen die Stimulation der sympathischen Gefäßinervation und eine Catecholaminfreisetzung aus dem Nebennierenmark ausgelöst. Diese als „sympathikoadrenerge Reaktion" bekannt, führt zum Anstieg der Herzfrequenz und in der Abhängigkeit von der Verteilung der Alpha- und Beta-Receptoren zu einer starken Vasokonstriktion in den verschiedenen Organgebieten und damit zur Blutumverteilung.

Diese Abschaltung bestimmter Kreislaufgebiete dient dem Überleben der wichtigsten Vitalorgane (Herz, Niere) und wird als Zentralisation bezeichnet.

In den abgeschalteten Gebieten kann, falls die Schockursache in dieser Phase nicht behoben wird, die Sauerstoffversorgung unzureichend werden, sodaß es meist zuerst funktionell und später auch morphologisch zu Organschäden kommen kann.

Bei den Schockursachen können Formen unterschieden werden, die über eine Störung der Makrozirkulation erst sekundär die Mikrozirkulation in Mitleidenschaft ziehen oder primär an der Mikrozirkulation ansetzen.

Unter dem Begriff der Mikrozirkulation wird die terminale Endstrombahn verstanden, die charakterisiert ist durch Arteriolen mit einem Querschnitt von 20–25 μ (Sphinctergefäße) sowie Venolen mit einem Querschnitt von 25–30 μ und Capillaren (postcapilläre Widerstandsgefäße). In diesem Bereich fällt letztlich die Entscheidung, ob ein Überleben möglich ist. Die Störung der Mikrozirkulation kann nach E.F. Gersmeyer und W.W. Huep (1982) in drei neurohumoral ausgelösten Phasen dargestellt werden:

1. Konstriktion der prä- und postcapillären Sphincter (Phase der ischämischen Anoxie) infolge der sympathicoadrenergen Reaktion.
2. Präcapilläre Dilatation bei anhaltender Konstriktion der postcapillären Sphincter (Phase der stagnierenden Anoxie oder Capillarstase) infolge Hemmwirkung der lokalen Acidose auf den sympathicoadrenergen Effekt, wodurch dessen Einfluß auf die Alpha-Receptoren der Arteriolen abnimmt.
3. Dilatation der prä- und postcapillären Sphincter (Phase der Gefäßparalyse), wodurch die normalerweise zu etwa 5% im capillären Bereich liegenden Blutmengen bis zu 25% erhöht werden.

Jede Verlängerung der Schockdauer durch einen verspätet einsetzenden therapeutischen Eingriff begünstigt den Teufelskreis der Selbstperpetuation und führt in die Dekompensation der Makrozirkulation und letztlich zum Zelltod.

Primär an der Mikrozirkulation setzt der septische Schock an, während der kardiogene, anaphylaktische, neurogene sowie der hypovolämische Schock, welcher durch Blutverlust (hämorrhagischer Schock), Plasmaverlust, wie bei akuter Pankreatitis, Verbrennung, Tournement oder Wasserverlust, wie bei Cholera oder diabetischem Koma ausgelöst werden kann an der Makrozirkulation ansetzen. Es darf jedoch nicht übersehen werden, daß zwischen den beiden Einteilungsgruppen oft keine scharfe Grenze gezogen werden kann, sodaß oftmals Mischformen vorliegen, wie dies z.B. beim traumatischen Schock der Fall sein kann, indem Volumenmangel, neurogene Ursachen sowie Infektionen verschiedener Art und Wirkung sich kombinieren.

Während die beiden erstgenannten Punkte die Phase der Zentralisation und damit des reversiblen Schocks kennzeichnen, leitet der zuletzt genannte Punkt die Phase der Gefäßparalyse und damit den irreversiblen Schock ein.

Neben der funktionellen Engerstellung der Gefäße spielen für die Existenz der Einleitung des irreversiblen Schocks weitere Faktoren mit, die vor allem den Gefäßinhalt und die Gefäßwand selber betreffen, d.h. im Gegensatz zu frühen Schockstadien stellen späte Stadien weniger ein Problem der Vasomotorik als ein solches der Blutrheologie dar.

Nach Neuhof, Mittermayer und Freudenberg (1978) sind hier zu nennen:

1. *Erythrocytenaggregate.* Sie bewirken die Viscositätssteigerung und Blutverlangsamung („Klebemoleküle"). (Zusätzlich beim traumatischen Schock Auftreten von Fettröpfchen).

2. *Das Plasmaskimming.* Separation von Plasma und corpusculären Blutbestandteilen, welche zu einer Störung der Sauerstoffversorgung führt.

3. *Die Formveränderung von Erythrocyten,* die vor allem bei Verbrennungen und beim traumatischen Schock eintritt.

4. *Intimaveränderungen.* Schädigung des Endothels mit sog. „Leukocytensticking", wobei besonders das Endothel der Makrozirkulation betroffen ist (als einziges markoskopisches Substrat wird die Schockendokarditis gefunden).

5. *Mikrothromben.* Durch Gefäßveränderungen und Blutgerinnungsstörung kommt es zur Thrombocytenadhäsion und Thrombocytenaggregation sowie zur Fibrinpolymerisation. Mikrothromben werden bei etwa 60% aller am Schock verstorbenen Personen gefunden, wobei sie im Vergleich septischer – hämorrhagischer Schock bei letzterem seltener gefunden werden. Bei der Häufigkeit des Auftretens der Mikrothromben steht die Lunge an erster, die Niere an zweiter Stelle.

6. *Die Blutung.* Durch Verbrauchscoagulopathie und toxische Gefäßwandschädigung (am häufigsten nach Polytrauma, Verbrennungen und septischem Schock).

Der tätige Pathologe bekommt zumeist morphologische Veränderungen des irreversiblen Schockgeschehens zu Gesicht.

Es sind dies vor allem Veränderungen in jenen Organen und Organsystemen, die durch einen besonderen Reichtum an Alpha-Receptoren gekennzeichnet sind und damit besonders auf die sympathicoadrenerge Reaktion ansprechen: die Nieren, der Magen-Darm-Kanal, die Leber, das Pankreas, die Milz, Skelettmuskulatur und die Haut. Nicht zuletzt dürfen auch die Lungen vergessen werden, die einen besonderen Stellenwert im Schockgeschehen einnehmen.

Zahlreiche Synonyma werden im Schrifttum gebraucht: Wet Lung, Da Nang Lung, Beatmungslungen.

Eine spezifische Ursache der Schocklunge läßt sich bis heute nicht erkennen, sicherlich ist es ein komplexes Geschehen, wobei das Schockereignis lediglich der auslösende Faktor zu sein scheint (H. Herzog 1978). Zahlreiche andere Krankheitsbilder, wie sie in den Arbeiten von V. Schulz und K. Stossek (1982) dargestellt werden, können zu einer Schocklunge Anlaß geben.

Im Gefolge der Mikrozirkulations- und Homöostasestörung wird die Lunge von einer Vielfalt von Reaktionsprodukten auf hämatogenem Weg überschwemmt. Dies führt zu organcharakteristischen Folgereaktionen: Hypoxie, metabolische Acidose sowie thrombocytogene Release-Reaktion mit Freisetzung von ADP, Serotonin, Catecholaminen und Prostaglandinen, aber auch lysosomale Enzmye der Granulocyten bewirken zusammen mit der sympathicoadrenergen Kreislaufreaktion die organspezifischen Veränderungen, die sich morphologisch als capilläre Stase, interstitielles und alveoläres Ödem, Lymphgefäßdilatation, Nekrose der Endothelzellen und Pneumocyten, der Atelektase, in Mikrothromben und hyalinen Membranen, die fast gesetzmäßig nach 30–36 h auftreten, ausdrücken und sich als Spätveränderung in der interstitiellen Fibrose mit Behinderung des Gasaustausches niederschlagen; was letztlich den „point of no return" charakterisiert.

Alle diese Ereignisse führen zur pulmonalen Drucksteigerung und zur akuten Rechtsherzbelastung.

Eine zentrale Rolle im Schockgeschehen nimmt die Niere ein, wobei der Ausdruck der „Niere im Schock" von der „Schockniere" streng zu trennen ist.

Das klinische Merkmal ist die Oligurie bzw. Anurie, die durch eine Minderdurchblutung der Niere einerseits, andererseits durch Erregung der Osmo-, Baro- und Volumenreceptoren, die zur Aktivierung des Renin-Angiotensinsystems und zur Freisetzung von Aldosteron und Adiuretin führen („Volumenkonservierende Mechanismen"); d.h. die Oligurie bzw. Anurie in der Frühphase des hämorrhagischen und hypovolämischen Schocks beruhen auf einer Leistungsbehinderung der Nieren („Niere im Schock"), die nach Beendigung des Schockzustandes voll reversibel sein kann. Erst bei weiterem Absinken der Nierendurchblutungswerte unter 20% der Norm kommt es zur Zellschädigung durch Sauerstoffmangel und damit zur „renalen" Insuffizienz bzw. Schockniere, wobei als derzeit gängige Ursachenhypothese die anhaltende lokale Stimulation des RAS mit VAS afferens-Spasmus, als auch die tubuläre Obstruktion durch tubuläre Zylinder gelten (H. Köhler 1982; Arendshorstetal 1976).

Makroskopische Kennzeichen der Schockniere sind die verbreiterte, flüssigkeitsreiche, blaße Nierenrinde mit Verschiebung des Blutflusses von der äußeren Rinde zum äußeren Mark, das dann 80% des Blutflusses aufnimmt (Truninger et al. 1966) und die dunkelroten oder braunroten Markkegel.

Mikroskopisch imponiert die Schwellung der Tubulusepithelien, weite Harnkanälchen [in der Autopsieniere bleibt der Tubuluskollaps aus (Schubert, Bethke, Lehrbuch der Pathologie, de Gryuter-Verlag, 1981)], Tubulusnekrosen, Harnkanälchenzylinder, interstitielles Ödem, Mikrothromben und etwa vom dritten Tag nach dem Schockereignis das Auftreten lymphoplasmacellulärer Infiltrate.

Von den gastrointestinalen Organen ist bekannt, daß sie zu einem Schockzustand Anlaß geben können (akute Pankreatitis, Ruptur von Ösophagusvaricen, Ulcusblutung), aber auch in umgekehrter Weise kann ein Schockzustand bzw. die Auswirkung des Schocks extraintestinaler Ursache zu Schockläsionen führen.

Es ist dies die Schockleber, wobei bekannt ist, daß das Zirkulationsvolumen des mesenteriellen Kreislaufes in der Arteria hepatica und Vena portae zu 60% reduziert werden kann (B. Lindberg 1977).

Makroskopisch imponiert eine vergrößerte, hyperämische Leber mit disseminierten gelblichen Punkten auf der Schnittfläche, denen lichtmikroskopisch Nekrosen im Bereich der Zentralvenen („perivenös") entsprechen. Nekrosen werden nach 6–10 h gefunden und sind nach 24–48 h voll ausgebildet. Nach drei Wochen und überlebtem Schockgeschehen kann bereits wieder eine vollständige Regeneration stattgefunden haben.

Erwähnt werden muß, daß im hämorrhagischen Schock auch morphologische Veränderungen der Kupfferschen Sternzellen – wie Größenzunahme mit intracellulärer Anhäufung von PAS-positivem Material – insgesamt jedoch eine zahlenmäßige Reduktion, Nekrosen sowie Phagocytose von Erythrocyten gesehen werden (A. Niculin et al. 1978; H. Flenker et al. 1978).

Im Magen- und Darmtrakt führt der Schock infolge des erwähnten Reichtums an Alpha-Receptoren vor allem zu einer Minderdurchblutung der Mucosa. Prädilektionsstellen für die Schockläsion sind das Jejunum und Ileum, weniger Magen und Duodenum und fast nur im höheren Lebensalter auch das Colon (K. Messmer 1968). Die Folgen sind Nekrosen des Oberflächenepithels, Erosionen und Ulcera.

Das Pankreas zeigt hinsichtlich seiner inkretorischen Struktur kaum Veränderungen, eindrucksvoller reagiert das exokrine Pankreas, wobei wieder herdförmig Nekrosen gefunden werden können („Schockpankreatitis") (H. Flenker 1974). Das geschädigte exokrine Pankreas wird auch als Bildungsstätte des MDF (myocardial depresent factor) angesehen, welcher eine negativ inotrope Wirkung auf die Papillarmuskel des Herzens zeigt.

Andere Organe, wie das Gehirn und das Herz können am Geschehen des hypovolämisch-traumatischen Schocks beteiligt sein.

Im Herzmuskel ist zumeist die Zeit zur Ausbildung von Nekrosen zu kurz. Als makroskopischer Ausdruck des Geschehens kann – wenn auch selten – eine Endocarditis verrucosa simplex, die früher auch als Endocarditis marantica bezeichnet wurde und bei Tumorpatienten auftritt, nachgewiesen werden („Schockendokarditis").

Das tödliche Linksherzversagen im irreversiblen traumatischen Schock kommt vor allem durch die arterielle Hypoxämie, Elektrolytstörungen, Viscositätssteigerungen des Blutes, Überschuß von freien Fettsäuren, durch negativ inotrope Pharmaka, sog. Schockmediatoren (toxische Peptide) mit kardiopressiver Wirkung und möglicherweise auch der Acidose zustande (E.F. Gersmeyer et al. 1982).

Ischämische Hirnveränderungen im hämorrhagischen Schock betreffen vor allem die Großhirnrinde, den Hippocampus, das Corpus amygdale, die Purkinje-Zellen, den Hypothalamus und die Hypophyse.

Morphologischer Ausdruck sind Veränderungen der Mitochondrien („swollen" Mitochondrien), das Hirnödem, Auflockerung der Gefäßwände, Plasmaausfluß, Dilatation der perivasculären Räume, Stase in den Gefäßen und intravasculäre Mikrothromben.

Der Einfluß des Blutungsschocks kann überdies zu Störungen der Calciumhomöostase Anlaß geben. So fand B. Krempien (1978) experimentell eine lang anhaltende Hypocalcämie und Veränderungen der Zellmotilität und des Zellstoffwechsels von Osteoblasten und Osteocyten.

Ich möchte nochmals betonen, gleichgültig, welche Ursache zum Start des Geschehens Anlaß gibt, alle Schockformen münden letztlich in die Störung der Mikrozirkulation, also in die Wechselwirkung zwischen Gewebe und Kreislauf.

Für Sie, als klinisch tätige Ärzte muß es Aufgabe sein, die Ursachen des Schockgeschehens möglichst rasch zu eliminieren nämlich zu einem Zeitpunkt, da noch nicht das sich selbst perpetuierende Stadium des progressiven Schocks eingetreten ist und sich jene morphologischen Veränderungen manifestiert haben, die der Pathologe zu Gesicht bekommt.

Im Falle des traumatischen oder hämorrhagischen Schocks kann das nur den schnellen Volumensersatz und die rasch einsetzende operative Korrektur bedeuten. Je schneller dies geschieht, desto größer sind die Chancen auf eine vollständige Rückbildung.

Todesursachen im hypovolämisch-traumatischen Schock

N. Schwarz

Unfallkrankenhaus Lorenz Böhler der Allgemeinen Unfallversicherungsanstalt (Ärztlicher Leiter: Prim. Prof. Dr. J. Böhler), Donaueschingenstraße 13, A-1200 Wien

Der Tod im Blutungsschock in der Folge einer einzigen Verletzung stellt bei der hohen medizinischen Versorgungsdichte der Großstadt ein seltenes Ereignis dar. Patienten, welche in das Lorenz Böhler Krankenhaus eingeliefert wurden und im hypovolämisch-traumatischen Schock verstarben, waren zu 4/5 polytraumatisiert. In mehr als der Hälfte trat der Tod innerhalb der ersten drei Stunden nach dem Unfall ein.

Bei der Ankunft der Patienten in der Klinik bietet sich in der Regel das Bild des voll ausgeprägten Schockzustandes. Zum Teil ist bereits die Phase der Dekompensation festzustellen. Ausmaß von Schock und Verletzungen lassen den Tod vielfach vorhersehbar und unabwendbar erscheinen.

Die am Unfallort und während des Transportes durchgeführte Therapie läßt sich nur fallweise eruieren. Aus der Erfahrung unseres Dienstes kann man aber feststellen, daß nur wenige Patienten mit liegendem Endotrachealtubus und laufender Infusion eingeliefert werden. Somit beginnt im allgemeinen auch die Behandlung schwerst Schockierter nach längerer Transportzeit erst im Krankenhaus, wo wegen irreversiblen Schocks die Inoperabilität konstatiert werden muß. Die ersten 20 bis 60 min nach dem Unfall verstreichen zu oft ungenutzt.

Die Todesursachen im Blutungsschock sind in der Hypovolämie, der Ateminsuffizienz, den unmittelbaren Schockfolgen – Fettembolie – in der Schwere der Organverletzungen oder in der Kombination dieser Ereignisse zu suchen. Dazu kommen schließlich die Komplikationen der Therapie.

Wir haben die Unterlagen von 99 im Schock verstorbenen Patienten durchgesehen. Das sind rund 12% der in acht Jahren Verstorbenen und 60% der Patienten, welche innerhalb 24 h verstorben sind. Die Altersverteilung ist gekennzeichnet durch den Verkehrsunfall der 16 bis 25jährigen – vielfach als Moped und Motorradlenker – und durch den Unfall des alten Menschen als Fußgänger, der von einem Fahrzeug niedergestoßen wurde. In den Unfallursachen (Tabelle 1) folgen Stürze aus der Höhe sowie Gewaltverbrechen. 81 Polytraumatisierten stehen 18 Einzelverletzungen gegenüber.

Das Verletzungsausmaß wird dadurch dokumentiert, daß von den 99 Patienten 79 eine Thoraxverletzung, 60 ein Schädelhirntrauma (SHT) und 48 eine intraabdominelle Verletzung erlitten hatten (Tabelle 2). Bei 20 Patienten lag eine gleichzeitige Verletzung von Kopf, Thorax und Abdomen vor. Dementsprechend sind in der Regel als Ursachen des Blutverlustes Organblutungen – vorwiegend Milz, Leber und Lunge – und Blutungen aus Frakturen gleichzeitig anzugeben.

Das Ausmaß des Blutverlustes in Bruchhämatome wird häufig unterschätzt. Allein bei Femurfrakturen sind Verluste von 1 000 bis 2 000 ml, bei Beckenbrüchen nach Fuchsig Verluste von bis zu 2 500 ml Blut anzunehmen. Selbst mit größeren Blutungsmengen muß bei Becken- und retroperitonealen Hämatomen gerechnet werden. Dazu kommt, daß sich

Hefte zur Unfallheilkunde, Heft 156
Zusammengestellt von G. Schlag

Tabelle 1. Unfallursachen von 99 im hypovolämisch-traumatischen Schock Verstorbenen

Verkehrsunfall aktiver Teilnehmer	42
Verkehrsunfall Fußgänger	25
Sturz aus der Höhe	19
Schuß	6
Stich	2
Sonstige	5

Tabelle 2. Verletzungskombinationen von 84 im Schock Verstorbenen
K = Kopf, T = Thorax, A = Abdomen, E = Extremitäten

K	T	A	E	12
K	T	A		6
K	T		E	14
K	T			12
K		A		6
K			E	7
	T	A	E	5
	T		E	8
	T	A		14

auch größere Blutungen in den Plauralraum der Diagnostik in der Notfallsituation entziehen können. Mehrmals fanden sich bei der Obduktion Blutansammlungen im Thorax von 500–1 000 ml, welche nach der Röntgenaufnahme des Thorax im Schockraum nicht vermutet worden waren.

Fälle letaler Blutungen aus großen Gefäßen erreichen das Krankenhaus nur mehr zum Teil lebend. In unserem Material fanden wir Herz- und Aortenrupturen nach stumpfen Verletzungen. Vorwiegend waren solche Verletzungen jedoch durch Schüsse oder Stiche verursacht. Die Blutungsquellen lagen, neben Herz und Aorta, an den großen Aortenästen, einmal an der A. thoracica interna, einmal der A. gastrica sinistra oder an den großen Venen. In diesen Fällen war es entweder schockbedingt oder aus technischen Gründen zu keinem Operationserfolg gekommen.

54 der 99 Patienten verstarben innerhalb der ersten drei Stunden und weitere 33 bis zur 12. Stunde nach dem Unfall. 2/3 verstarben in der Phase der Reanimation, 20 während der Notoperation. Der Tod trat in diesen Fällen 14mal wegen Unstillbarkeit der Blutung – z.B. bei Leberruptur – und 6mal wegen Kreislaufversagen ein. 18 Patienten starben nach erfolgter Notoperation.

Alle Patienten wurden obduziert. Schock, SHT und Fettembolie waren in 92% der Fälle allein oder in Kombination die festgestellte Todesursache. Unter dem Obduktionsbegriff ‚Schock' sind sowohl Polytraumen, als auch schwere Organverletzungen und letale Blutungen aus großen Gefäßen zu verstehen. Das SHT wurde 19mal als alleinige Todesursache erkannt, in weiteren 15 Fällen in Kombination mit Schock, Fettembolie oder Luftembolie (Tabelle 3).

Tabelle 3. Todesursachen im hypovolämisch-traumatischen Schock

	Allein	Fettembolie	SHT	Luftembolie	Aspiration	Thoraxtrauma
Schock	38	23	5	1	1	0
SHT	19	4	0	2	0	1
Fettembolie	0	0	0	0	1	1
Schock, SHT und Fettembolie			1			
Traumatische Brückenblutung			1			
Traumatische Hemipelvektomie, SHT			1			

In der Literatur wird häufig darauf hingewiesen, daß intraabdominelle Blutungen durch schwere SHT maskiert werden können. Bei zwei unserer Fälle wurde die Milzruptur bei gleichzeitigem SHT erst verzögert – nach vier bis fünf Stunden – operiert.

Einmal kam es während der Schädeltrepanation bei nicht diagnostizierter Milzruptur zum Exitus. In keinem der Fälle wurde eine Paracentese durchgeführt, bei allen dreien war die Prognose wegen des schweren SHT von vorne herein infaust.

Die Prüfung auf pulmonale Fettembolie erfolgt im Doppelmesserschnitt des Lungenparenchyms. Diese Methode gibt nur einen groben Anhaltspunkt über das Vorkommen intravasaler Fettröpfchen und steht kaum annähernd in Relation zum Phänomen der Lunge im Schock bzw. dem Schocklungensyndrom. Unter diesen Voraussetzungen wurde bei 95% der Patienten eine Fettembolie autoptisch festgestellt. Bei drei Fällen war die Probe negativ und in 44% wurde die Fettembolie als konkurrierende Todesursache erkannt.

Die Luftembolie als potentielle Todesursache findet in der Traumatologie wenig Beachtung. Der Lufteintritt in des Gefäßsystem kann dabei verletzungsbedingt sein. Dies kommt häufig bei offenen SHT mit Sinuseröffnung vor. Iatrogene Luftembolien treten nach Gefäßpunktionen, Beatmung und Schädel-, Thorax- oder Bauchoperationen auf. In unserem Material wurde viermal eine Luftembolie diagnostiziert, in zwei Fällen wurde sie als Todesursache genannt. Einmal lag eine traumatische Hemipelvektomie vor. In zwei Fällen handelte es sich um schwere SHT und einmal um ein operiertes subdurales Hämatom bei gleichzeitigem Thoraxtrauma.

Bei der Obduktion wurde in acht Fällen die Aspiration von Blut- oder Mageninhalt festgestellt. In zwei Fällen war sie so massiv, daß sie als Todesursache angesehen wurde. Es handelt sich bei der Aspiration um eine im Prinzip vermeidbare Komplikation. Sie führt entweder primär zur Erstickung oder im weiteren Verlauf durch den sauren Magensaft zu einer spastischen Bronchitis, welche in Lungenödem und Herzversagen enden kann. Auf die Seitlagerung des Patienten und die möglichst frühzeitige Intubation am Unfallort soll in diesem Zusammenhang wieder hingewiesen werden.

Zusammenfassung

SHT, Fettembolie und dekompensierter Schock stellen die wesentlichen Todesursachen im traumatischen Blutungsschock. Durch möglichst frühzeitigen Therapiebeginn scheint der fatale Verlauf in einem Teil der Fälle abwendbar. Dazu gehören Einsatz der Schocktherapie am Unfallort, Vorbeugung der Aspiration sowie die Berücksichtigung der Möglichkeit von lebensgefährlichen Doppelverletzungen.

Literatur

1. Benke A, Porges P (1977) Anaesthesie in der Abdominalchirurgie. In: Benzer H, Frey R, Hügin W, Mayrhofer O (Hrsg) Lehrbuch der Anaesthesiologie, Reanimation und Intensivtherapie. Springer, Berlin Heidelberg New York
2. Fuchsig P (1966) Neue Erkenntnisse in Pathogenese und Therapie der Fettembolie. Arch Klin Chir 316:243–252
3. Mallach HJ (1978) Die Luftembolie als primäre oder konkurrierende Todesursache. Hefte Unfallheilkd 132:52–55
4. Schlag G, Voigt WH, Redl H, Glatzl A (1980) Vergleichende Morphologie des posttraumatischen Lungenversagens, Anaesth Intensivther. Notfallmed 4:315–339
5. Szabo G (1971) Die Fettembolie, Akademiai Kiado Budapest

Pathophysiologie des hypovolämisch-traumatischen Schocks

K. Meszmer

Ruprecht-Karls-Universität, Abteilung für Experimentelle Chirurgie, Im Neuenheimer Feld 347, D-6900 Heidelberg

(Manuskript nicht eingelangt)

Diskussion

Bergmann, Linz: Herr Meszmer, ich möchte Sie zur Freisetzung der Opioidpeptide fragen. Brückner hat vor zwei Jahren über die Naloxontherapie zur Blockade der Receptoren berichtet und hat riesige Dosen von Naloxon dazu angegeben, die klinisch eigentlich unvorstellbar sind und im Tierversuch von ihm getestet wurden. Hat sich seither in dieser Richtung irgend etwas neues entwickelt?

Meszmer, Heidelberg: Zu dieser Frage folgende Antwort: Es ist heute klar, daß diese Opioidpeptide in erster Linie aus der Nebenniere stammen – das ist von zwei unabhängigen Arbeitsgruppen gezeigt worden – lediglich Betaendorphin wird gleichzeitig zentral freigesetzt. Die ersten Versuche aus Amerika basierten auf hohen Dosen von Naloxon, die klinisch und im Experiment kaum wiederholbar waren. Heute kann mit klinischen Dosen von Naloxon gezeigt werden, daß Sie damit einen Effekt erzielen, nämlich die hypotensive Wirkung beeinflussen, zum Teil aufheben. Es ist nicht ganz klar, ob das ein ausschließlicher Effekt durch Blockade der Receptoren ist und dann dennoch hohe Spiegel vorliegen oder ob dadurch auch der Metabolismus der Endorphine beeinflußt wird. Aber

Hefte zur Unfallheilkunde, Heft 156
Zusammengestellt von G. Schlag

Tatsache ist, daß heute meines Erachtens keine ausreichenden Unterlagen vorliegen, weder aus dem Experiment noch aus den wenigen klinischen Mitteilungen, die einen Einsatz von Naloxon in der Routinetherapie rechtfertigen würden. Hier brauchen wir wesentlich härtere und bessere Informationen.

Schlag, Wien: Herr Meszmer, was mich interessieren würde: Sie haben als wichtigste Maßnahme erwähnt, daß die Mikrozirkulation wieder in Gang kommen soll. Was würden Sie hier vom pathophysiologischen Standpunkt aus empfehlen?

Meszmer, Heidelberg: Das eigentliche Problem der Mikrozirkulation ist, daß erstens eine Reduktion der nutritiven Durchblutung besteht, also zu wenig in den einzelnen Capillaren, und zweitens gleichzeitig eine massive Veränderung der Fluidität des Blutes, das heißt, die Fließeigenschaften des Blutes sind zum Teil völlig aufgehoben, Sie haben Stagnationen in einzelnen Capillaren und Capillargebieten. Die Therapie muß zwei Dinge berücksichtigen, wenn sie erfolgreich sein soll:

1. sie muß die sympathico-adrenerge Reaktion unterbrechen. Das ist ein reflektorischer Vorgang, der nur durch Beseitigung der auslösenden Ursachen aufgehoben werden kann. Ausgelöst ist es durch die Änderung der Druckanstiegssteilheit im Aortenbogen beziehungsweise Carotis sinus und die kann nur normalisiert werden – da gibt es keinen anderen Weg – als über einen Anstieg des Herzminutenvolumens.
2. Wir brauchen das Volumen. Das Volumenersatzmittel muß gleichzeitig in der Lage sein die rheologischen Veränderungen zu beeinflussen, möglichst aufzuheben. Hierzu sind isoonkotische und hypoonkotische Kolloide die Mittel der Wahl, weil sie den stärksten Dilutationseffekt akut erzielen. Das schließt nicht aus, daß Sie mit nicht-kolloidalen Mitteln ebenfalls Dilution erzeugen können. Es ist sicher nicht so schnell und nicht so effektiv.

Mutz, Wien: Sie haben den Stellenwert der Catecholamine als wichtig herausgestellt. Ich nehme an, es handelt sich vorwiegend um Noradrenalin – Adrenalin. Nun würde ich gerne von Ihnen hören, welchen Stellenwert Sie stärkeren Vasopressoren einräumen – zum Beispiel Renin, Angiotensin beziehungsweise Prostglandin-F2α.

Meszmer, Heidelberg: Sie müssen da sicher differenzieren über welche Phase Sie dieses ganze Geschehen diskutieren. Die Initialreaktion, die Notfallreaktion, ist eine Reaktion der Catecholamine, darüber gibt es glaube ich keinen Zweifel. In der Initialreaktion sind die Catecholamine am wichtigsten. Sie haben Erhöhungen, jenachdem wie hoch der Blutverlust ist, die bis zum 50- bis Mehrhundertfachen der Norm entsprechen. Ein Grund warum die primäre Applikation von exogenen Catecholaminen in dieser Primärphase überhaupt keinen Sinn haben kann. Das hat sich ja weitgehend auch bei der Schocktherapie durchgesetzt.

Das zweite ist, daß die Mechanismen des Renin-Angiotensin-Systems erst wesentlich später zum Zug kommen. Eben bei diesen Patienten, die Sie in einer späteren Phase sehen, und wir eben gehört haben, ist es möglich, daß die Primärtherapie bei vielen Patienten erst 60 min post trauma einsetzt – das ist für mich erschreckend. Dort ist schon so viel Zeit verloren und hier könnte das Renin-Angiotensin-System interessant werden.

Vitale Organfehler
(Leitung: K. Steinbreithner, E. Trojan)

Celluläre Veränderungen im Schock

H. Redl und G. Schlag

Ludwig Boltzmann Institut für experimentelle Traumatologie, Donaueschingenstraße 13, A-1200 Wien

Hypovolämie bedingt immer lokale Ischämie und birgt daher die Gefahr von Zellveränderungen. Diese cellulären Veränderungen können bis zum Zellversagen und in weiterer Folge zum Organversagen führen. Das Geschehen ist so umfangreich und vielfältig, daß wir nur auf wenige Punkte näher eingehen können.

In verschiedenen Organen tritt das Zellversagen unterschiedlich schnell auf. Es ist klar, daß die wesentlichsten Organe Herz und Hirn anfangs davon nicht betroffen sind (Zentralisierung). Wie zum Beispiel von Baue [1] mit Hilfe der Messung des energy-charge Quotienten (ECQ) gezeigt wurde, werden zuerst Leber, Niere und Magenschleimhäute betroffen. Der ECQ (ECQ = $\frac{\text{ATP} + 1/2\ \text{ADP}}{\text{ATP} + \text{ADP} - \text{AMP}}$) gibt eine Aussage über den Energiezustand der Zelle. Ähnliche Ergebnisse wie mit dem ECQ wurden auch mit der Sauerstoffmessung im Gewebe erzielt.

Das zentrale Problem im Schock ist also die Energiekrise. Es gibt keine oder nur mehr geringe Synthese, aber trotzdem einen hohen Abbau. So ist das ATP bereits nach kurzer Zeit verschwunden oder nur mehr in sehr geringen Konzentrationen vorhanden, wobei im Moment noch unklar ist, ob das Ursache oder eine Konsequenz der nachfolgenden Ödembildung ist.

Von Reimer [12] wurde jedenfalls an Herzuntersuchungen gezeigt, daß ein Abfall des ATP unter 5 μmol/g Trockensubstanz bei Reperfusion zum Ödem und zur Stagnation der Neubildung von energiereichen Phosphaten führt.

Das ATP ist eines der zentralen Moleküle im Stoffwechsel (in 24 h wird soviel ATP wie dem Körpergewicht entspricht produziert). Es ist absolut notwendig, um den Ionengradienten in der Zelle aufrecht zu erhalten. Ein Drittel der Energie wird dafür verwendet [11], der Rest für Synthesen. Das ATP wird hauptsächlich in den Mitochondrien im Rahmen der oxydativen Phosphorilierung synthetisiert. Einerseits aus Sauerstoff und andererseits aus den Reduktionsäquivalenten wird praktisch Energie in das ATP „gepackt", wobei vor allem das Nikotinadenindinucleotid (NADH), welches u.a. aus der Glykolyse stammt, als Wasserstoffträger fungiert.

Der schnelle Zerfall des ATP im Rahmen des Schockgeschehens läßt sich auch sehr gut im Kreislauf verfolgen, in dem anorgische Phosphatanstiege sehr schnell nach dem Schock erfolgen. Dies konnten wir auch in unserem Schockmodell zeigen (Abb. 1).

Hefte zur Unfallheilkunde, Heft 156
Zusammengestellt von G. Schlag

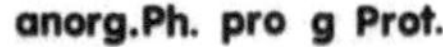

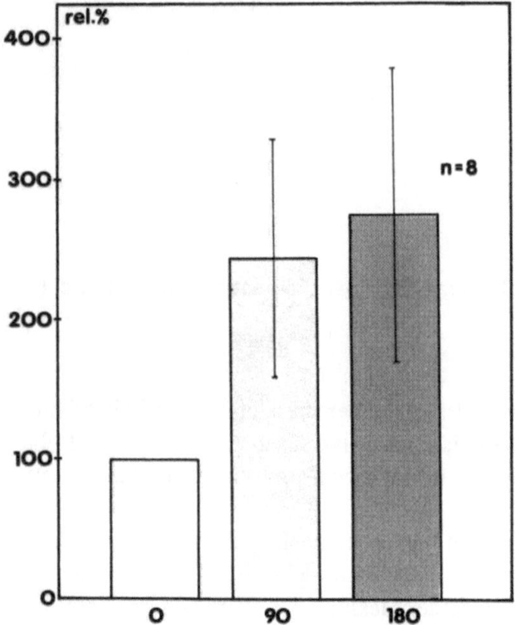

Abb. 1. Plasmaanstieg des anorganischen Phosphats mit zunehmender Schockdauer im hypovolämisch-traumatischen Schockmodell (Hund)

Kritisch wird die Lage dann, wenn auch das Adenosinmonophosphat in größerem Umfang weiter abgebaut wird, wobei vor allem im Schock wahrscheinlich der Weg über das Adenosin (Abb. 2) der bevorzugte ist [16].

Die Freisetzung von Adenosin ist in diesem Zusammenhang interessant, weil es selbst eine vasodilatorische Wirkung hat und daher wieder regulativ eingreift. Wenn es dann zum Abbau bis zum Hypoxanthin kommt und weiter bis zur Harnsäure, ist das Molekül für einen neuerlichen Aufbau von energiereichen Phsophaten verloren. Darum wurde auch versucht, mit Allopurinol, einem Hypoxanthinoxydasehemmer, den Purinabbau zu stoppen [4].

Der posttraumatische Stoffwechsel führt vor allem durch Lactatbildung zur Acidose, da in erster Linie lokal zu wenig Sauerstoff vorhanden ist. Dagegen ist meist noch genug NADH vorhanden, das aus den verschiedensten Substraten die Reduktionsäquivalente liefert.

Um den Redoxzustand der Zelle feststellen zu können, benutzt man entweder im Gewebe Auflichtfluorescenz [5] oder Luminescenzmethode, um das Verhältnis NAD/NADH festzustellen. Oder man versucht einfacher direkt im Gefäßsystem über das Verhältnis der Ketonkörper auf den Zellzustand zu schließen, da die Ketonkörper in den Mitochondrien mit NAD/NADH im Gleichgewicht stehen [17] und frei die Zellmembran und die Gefäßwand durchdringen können (Abb. 3).

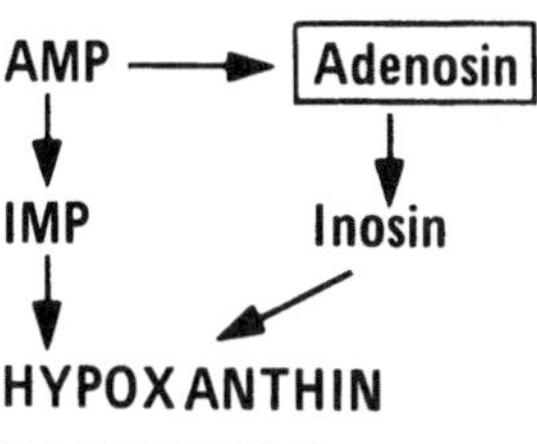

Abb. 2. Mögliche AMP-Abbauwege

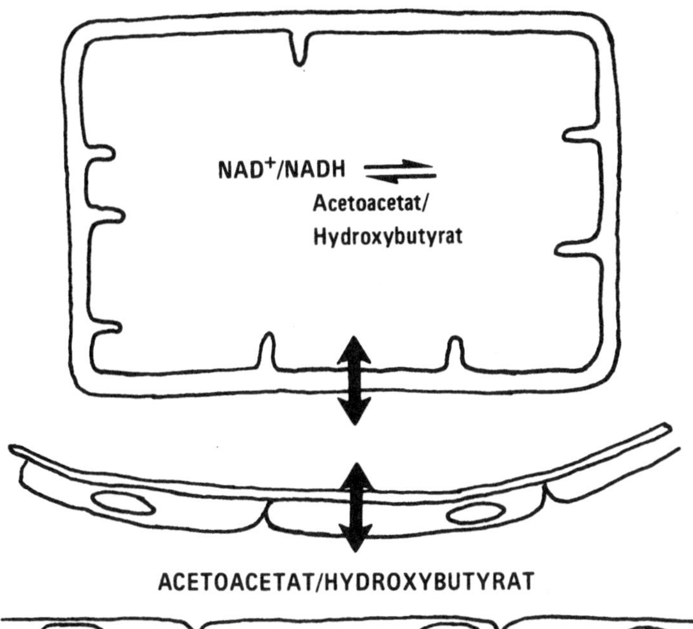

Abb. 3. Konzept der Verwendung des Acetoacetat/Hydrocybutyratquotienten als Maß für den Redox-Zustand der Zelle (nach Yamamoto 1980)

Wir haben kurz nach dem Schock sowohl im Muskel (Abb. 4) als auch in der Lunge Zellschwellungen gesehen. Diese Ödeme kommen durch Verschiebung der Ionengradienten und damit des Flüssigkeitshaushaltes der Zelle zustande. Wir haben neben dem direkten Zellschaden durch ein solches Ödem noch zu berücksichtigen, daß es nämlich durch die Schwellung zu einem circulus virtuosus mit weiteren Perfusionsstörungen und vor allem im Hirn auch zu dem sogenannten No-reflow-Syndrom kommen kann; das heißt, daß keine Reperfusion mehr stattfindet.

Besonders wichtig bei den cellulären Ionenverschiebungen ist der sehr schnelle Austritt des Kalium. So kann man auch im Kreislauf ein ganz schnelles Ansteigen des Kaliums erkennen. Das darauf reflektorische Einströmen von Natrium in die Zelle, das zum Aus-

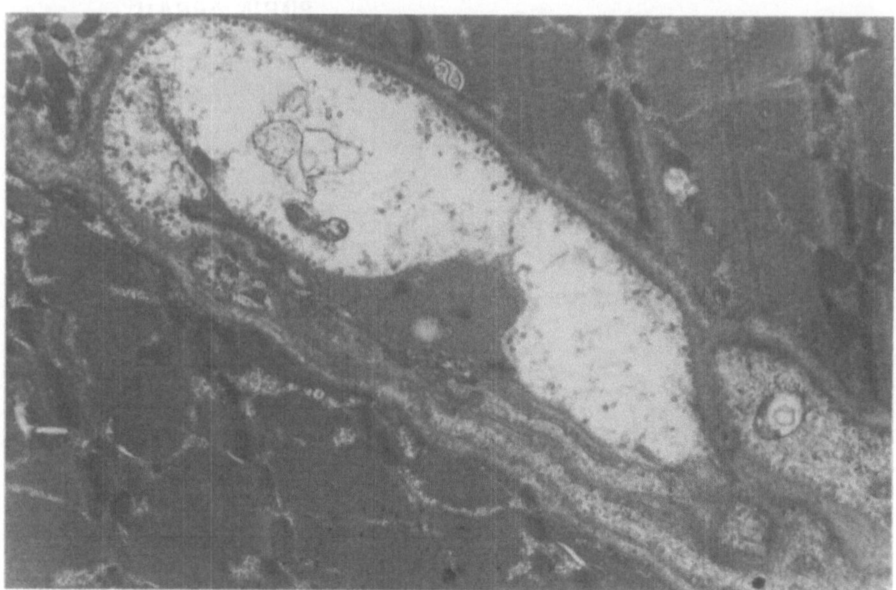

Abb. 4. Endothelzellödem im Muskel nach Polytrauma

gleich des osmotischen Drucks Wasser nach sich zieht, führt so zum Ödem. Gleichzeitig und das dürfte besonders bedeutend sein, erfolgt der intracelluläre Anstieg des ionisierten Calciums.

Es ist allerdings auch möglich, mit gewissen Agentien auf diesen Ionenfluß Einfluß zu bekommen, zum Beispiel mit Insulin, das verstärkt Kalium wieder in die Zelle zurückbringt und Natrium aus der Zelle heraustreten läßt [6].

Trump [13] macht in seinem bekannten Ablaufschema von Zellschädigungen vor allem die Mitochondrienveränderungen für das Zellversagen verantwortlich. Er unterscheidet vor allem die reversiblen von den irreversiblen Phasen aufgrund der Veränderungen in den Mitochondrien. Etwa bis zur Phase 4 kann es noch zu einer reversiblen Veränderung kommen, während danach der sogenannte „point of no return" erreicht ist.

Auch wir haben in unseren Schockversuchen sehr schnell Veränderungen von Mitochondrien erkennen können, wobei wir die Malatdehydrogenase, ein Leitenzym der Mitochondrien, im Plasma bestimmt haben (Abb. 5). Die Ergebnisse waren von Tier zu Tier sehr unterschiedlich, aber jeweils mit einer kräftigen Erhöhung während der Schockperiode.

Warum ist das Calcium so wichtig?

Calcium ist das wichtigste regulatorische Element im Körper beziehungsweise in der Zelle. Es erfüllt viele Funktionen und das Interessante ist, daß es, obwohl in der Zelle in gleicher Gesamtkonzentration wie extracellulär, ionisiert in der Zelle etwa tausendmal weniger konzentriert ist. Man kann sich daher sehr leicht vorstellen, daß dieser steile Gradient durch

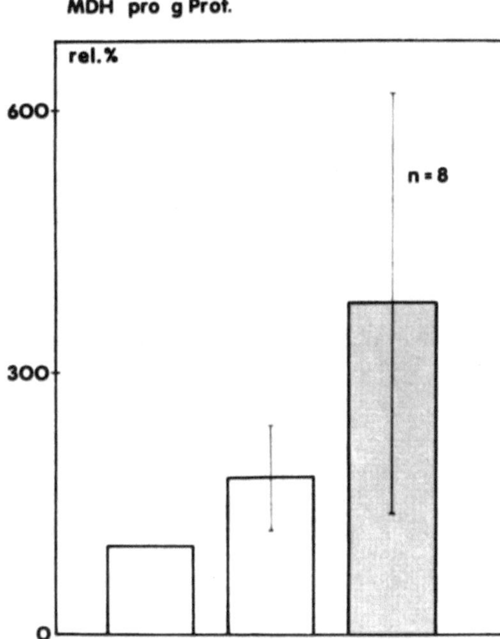

Abb. 5. Malatdehydrogenase als Mitochondrienmarker im hypovolämisch-traumatischen Schockversuch (wie Abb. 1)

Veränderungen an der Zellmembran sehr schnell verringert wird und es dann zu einem intracellulären Anstieg des Calciums kommt. Solange der Calciumeinstrom durch Salzbildung beziehungsweise Proteinbindung abgepuffert werden kann, sind wenig negative Effekte zu erwarten. Zum Beispiel kann die Bindung durch das erst kürzlich entdeckte Protein Calmodulin, das bei etwa 16 000 Molekulargewicht 4 Calciumbindungsstellen hat [8], erfolgen. Wenn die „Pufferkapazität" aber überschritten ist, kann es zu irreversiblen Schäden der Zelle kommen. Es erfolgt dann eine Fusion der inneren Mitochondrienmembran, die entweder direkt durch Calcium oder durch Lysophosphatide ausgelöst wird. In Bildern von Trump [13 – Abb. 21] sind überhaupt direkte Calciumphosphatablagerungen, Hydroxylaptitkristalle in einem Mitochondrium nach etwa 60 min eines Myokardinfarktes zu sehen. Die Calcifizierung von Mitochondrien kann durch Ischämie verursacht werden, aber nur dann, wenn auf die Ischämie die Wiederauffüllung folgt, weil Zellveränderungen und Zellschwellungen oft erst dann im Rahmen des sogenannten „explosive cell swelling" auftreten [15].

Auch in unseren Schockversuchen mit Lungenwassermessungen können wir bis zur Wiederauffüllung keine Lungenwasserveränderungen sehen. Nach Wiederauffüllung kommt es dann zum plötzlichen interstitiellen Ödem [10].

Für die Calcifizierung sind auch direkte Membranschädigungen, zum Beispiel mit Komplement [7], reaktiven Sauerstoffspezies oder direkte mechanische Schädigungen [14] verantwortlich, wie sie nach Trauma auftreten können.

Wir haben versucht, teilweise nach Daten von Chien [3] einen derartigen Kreislauf aufzuzeigen (Abb. 6). Es kommt zum Beispiel durch reaktive Sauerstoffspecies, durch Peroxidation der Lipide in der Zellmembran zum Calciumeinstrom. Dieser Calciumeinstrom bewirkt wieder eine Aktivierung von Phospholipasen und diese greifen dann direkt die Phospholipide an. Es wurde auch von verschiedenen Autoren gezeigt, daß es zu einem Abfall verschiedener Phospholipide, vor allem Cardiolipin und Phosphatidyletholamin [3] in den Ischämiebereichen kommt. Die daraus resultierenden Permeabilitätsveränderungen können entweder durch den Einbau von Lysophosphatiden mit einer Verände-

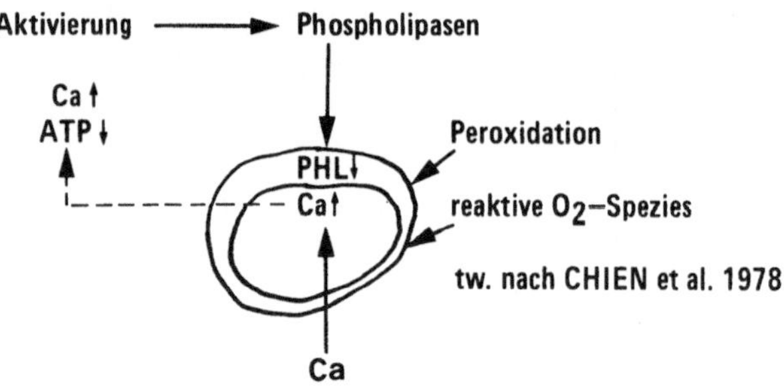

Abb. 6. Schema der möglichen Zellveränderungen nach Schädigung der Zellmembran und damit verbundenem Ca-Einstrom

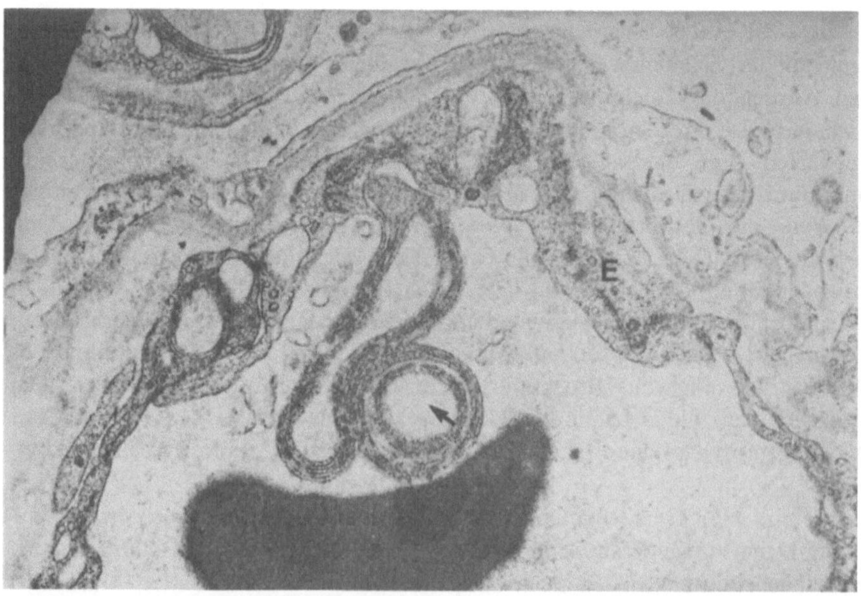

Abb. 7. Myelinartige Membranveränderung an Lungenendothelzellen nach hypovolämisch-traumatischem Schock bei Pavianen

rung der Anordnung und damit eine Veränderung der Fluidität der Membran verursacht oder auch durch eine veränderte Interaktion zwischen Proteinen und Phospholipiden bewirkt werden. Die meisten in der Membran enthaltenen Proteine sind Enzyme und somit ergeben sich auch Veränderungen der Enzymaktivitäten [9].

Wir haben auch bei Lungenendothelzellen solche Membranveränderungen gesehen, „Bleb"-formation oder die Bildung von myelinartigen Membranausstülpungen (Abb. 7) in Pavianschockversuchen [13 – Abb. 1.25].

Aus dem vorher Gesagten scheint klar, daß es cellulär gesehen sehr verschiedene Ansatzpunkte für eine Therapie gibt. So ist es eben möglich bei den energiereichen Phosphaten einzugreifen. Entweder durch direkte Zufuhr von ATP komplexiert mit Magnesiumchlorid, wie es Chaudry und Baue [2] in experimentellen Untersuchungen gezeigt haben, oder durch Blockierung des Purinabbaues mit Allopurinol [4]. Eine weitere Möglichkeit besteht in der Membranstabilisierung, die fast allen „Schockmedikamenten" (speziell Corticosteroiden) nachgesagt wird. Besonders aktuell erscheint das Abblocken der reaktiven Sauerstoffspecies zum Beispiel mit Superoxyddismutase oder Mannitol. Die Verhinderung der Proteolyse mit Antiproteasen und die Verhinderung der Phospholipolyse (wieder mit Corticosteroiden) sind weitere Ansatzpunkte. Nicht zuletzt könnte eine verstärkte Energiezufuhr zum Beispiel mit Glucose-Insulin-Systemen [6] unter gleichzeitiger Beeinflussung der K^+-Verteilung celluläre Erholung herbeiführen.

Damit ist es klar, daß es auch in Zukunft kaum *das* Schockmedikament geben wird. Eine Kombination von verschiedenen cellulär begründeten Therapieansätzen könnte jedoch Fortschritte in der Schockbehandlung bringen.

Literatur

1. Baue AE, Wurth MA, Sayeed MM (1972) The dynamics of altered ATP-dependent and ATP-yielding cell processes in shock. Surgery 72:94
2. Caudry IH, Clemens MG, Baue AE (1981) Alterations in Cell Function with Ischemia and Shock and Their Correction. Arch Surg 116:1309
3. Chien KR, Abrams J, Serroni A, Martin JT, Farber JL (1978) Accelerated phospholipid degradation and associated membrane dysfunction in irreversible, ischemic liver cell injury. J Biol Chem 253:4809
4. Crowell JW, Jones CE, Smith EE (1969) Effect of allopurinol on hemorrhagic shock. Am J Physiol 216:744
5. Grinsberg MD, Reivich M, Frinak S, Harbig K (1976) Pyridine nucleotide redox state and blood flow of the cerebral cortex following middle cerebral artery occlusion in the cat. Stroke 7:125
6. Haider A (1983) Stoffwechsel im Schock. (In diesem Band)
7. Hawkins HK, Ericsson JLE, Biberfeld P, Trump BF (1972) Lysosome and phagosome stability in letal cell injury. Am J Pathol 68:225
8. Lin YM, Liu YP, Cheung WY (1974) Cyclic 3':5'-Nucleotide phosphodiesterase: Purification, characterization and active form of the protein activator from bovine brain. J Biol Chem 249:4943
9. Mergner WJ, Schaper J (1982) Cellular and Subcellular Changes in Myocardial Infarction. In: Cowley RA, Trump BF (eds) Pathophysiology of Shock, Anoxia, and Ischemia. Williams and Wilkins, Baltimore London, p 658
10. Redl H, Schlag G (1983) Permeabilitätsuntersuchungen an einem hypovolämisch-traumatischen Schockmodell bei Spontanatmung unter Verwendung einer Ringer-beziehungsweise Albuminlösung zur Volumssubstitution (in diesem Band)

11. Reimer KA, Jennings RB (1982) Ion and Water shifts, Cellular. In: Cowley RA, Trump BF (eds) Pathophysiology of Shock, Anoxia, and Ischemia. Williams and Wilkins, Baltimore London, p 132
12. Reimer KA, Jennings RB, Hill ML (1981) Total myocardial ischemia, in vitro. 2. High energy phosphate depletion and associated defects in energy metabilism, cell volume regulation and sarcolemmal integrity. Circ Res 49:901
13. Trump BF, Berenzseky IK, Cowley RA (1982) The Cellular and Subcellular Characteristics of Acute and Chronic Injury With Emphasis on the Role of Calcium. In: Cowley RA, Trump BF (eds) Pathophysiology of Shock, Anoxia, and Ischemia. Williams and Wilkins, Baltimore, London, p 6
14. Trump BF, Bulger RE (1968) Studies of cellular injury in isolated flounder tubules. III. Light microscopic and functional changes due to cyanide. Lab Invest 18:721
15. Wahlen DA, Hamilton DG, Canote CE, Kennings RB (1974) Effect of a transient period of ischemia on myocardial cell. I. Effects on cell volume regulation. Am J Physiol 74:381
16. Won Kahng M (1982) Intermediary Metabolism. In: Cowley RA, Trump BF (eds) Pathophysiology of Shock, Anoxia, and Ischemia. Williams and Wilkins, Baltimore London, p 66
17. Yamamoto M, Tanaka J, Ozawa K (1980) Significance of acetoacetate/β-hydroxybutyrateration in arterial blood as an indicator of the severity of hemorrhagic shock. J Surg Res 28:124

Diskussion

Helms, Landshut: Herr Redl, Sie hatten die Rolle des Calciums und die Rolle des Calmodulins herausgestellt. Mir fehlte unter den therapeutischen Aspekten eigentlich die Rolle des Calciumantagonisten unter diesem Gesichtspunkt. Könnten Sie dazu etwas sagen?

Redl, Wien: Eigentlich nicht, weil ich zu wenig über therapeutische Einflüsse von Calciumantagonisten informiert bin. Mir sind persönlich keine entsprechenden Studien bekannt, wo man versucht mit Calciumantagonisten direkt auf allgemein-cellulärer Ebene die Ödeme zu beeinflussen.

Bergmann, Linz: Sie haben jetzt die komplexe Behandlung der Mikrozirkulationsstörung durch eine noch komplexere Behandlung der cellulären Störungen des Schocks ergänzt und erweitert. Welche klinische Relevanz hat Ihrer Meinung nach diese noch komplexere Behandlung der cellulären Störung?

Mayrhofer-Krammel, Wien: Da müßte vielleicht der Kliniker von den beiden Autoren Stellung nehmen.

Schlag, Wien: Das ist eine gute Frage. Ich glaube, die klinische Relevanz dieser hier angeführten Möglichkeiten besteht darin, daß wir eben auch daran denken sollen – wenn wir eine Behandlung im Schock beginnen, daß wir sozusagen die frühesten Veränderungen erfassen sollen und diese sind eben im Bereich der Zelle. Wir geben so viele Medikamente und wissen eigentlich gar nicht wo diese wirken und was sie machen. Wenn ich zum Beispiel nur an das Trasylol denke. Und darum glaube ich, ist eben das Studium dieser Medikamente an der Zellmembran beziehungsweise an der Zelle sehr wichtig. Ich denke hier auch an die Zellen in der Lunge. Wenn es zu diesen Schwellungen kommt, wie eben Herr Redl gezeigt und gesagt hat, kann es dann bei unserer Behandlung – bei der Wiederauffüllung der Zirkulation – zu einem Übertritt von Flüssigkeit in das Lungengewebe kommen und wir schädigen mehr als helfen. Besonders dann, wenn die Schockbehandlung spät einsetzt und sich diese Schäden an der Zelle ausbilden können, beziehungsweise wenn wir unter hohem Druck infundieren und transfundieren und damit den kritischen Capillardruck in der Lunge überschreiten.

Ich glaube, die wichtigste Konsequenz – um womöglich wenige Medikamente zu geben – ist, daß wir so rasch wie möglich behandeln. Nicht erst nach 60 min. Darin liegt eigentlich die richtige Antwort. Dann benötige ich diese einzelnen Medikamente nicht mehr, ich muß nur das Volumen auffüllen. Herr Redl hat neue Möglichkeiten der medikamentösen Behandlung angeführt, die sicher noch viel Studium für die klinische Relevanz benötigen werden.

Meszmer, Heidelberg: Ich habe hier weniger eine Frage als einen Kommentar. Ich glaube, es ist wichtig festzustellen, daß die Schockforschung über viele Jahre völlig stagniert hat. Die Forderung nach initialer Volumstherapie ist wahrhaftig nicht neu. Wir wissen was sie tatsächlich in der Mikrozirkulation macht, aber sonst müssen wir eingestehen, daß wir über viele Jahre überhaupt keinen Fortschritt in der Schockbehandlung feststellen konnten. Der Beitrag von Herrn Redl zeigt meines Erachtens, oder war wahrscheinlich auch so gemeint zu zeigen, wo die Schockforschung sich heute bewegt. Wir haben nämlich neue Mechanismen oder es sind neue Mechanismen bekannt geworden, die jetzt intensiv bearbeitet werden und die zumindest die Aussicht auf gewissen Erfolg geben. Zum Beispiel die Beeinflussung der freien Radikale, die tatsächlich entstehen und die durch Scavenger abgefangen werden können.

Ich kann Ihnen das sagen, da verschiedene Autorengruppen auf der ganzen Welt eifrig dabei sind den Effekt von Calciumantagonisten im Schock auf die cellulären Veränderungen zu untersuchen. Ich glaube, das Wichtigste heute ist festzustellen, was auch eben Herr Schlag gesagt hat – daß es nach wie vor keinen Zweifel gibt an der Notwendigkeit und der Berechtigung der Volumstherapie. Je früher die einsetzt, desto weniger muß man sich um diese cellulären Veränderungen kümmern und nachdem wir da noch nicht so viel wissen, ist die forcierte Volumstherapie, so schnell wie möglich, nach wie vor die Nummer 1. Aber dann wissen wir auch, daß das System so komplex ist, daß man eben mit einem Medikament alleine überhaupt nichts ausrichten kann, auch nicht mit ATP, wie Herr Baue an seinen Ratten immer gezeigt hat und was niemand an anderen Species nachvollziehen konnte, schon gar nicht am Patienten. Aber daß wir zumindest wieder einen neuen Weg sehen, wo vielleicht in der Zukunft der Fortschritt möglich ist. Und in diesem Sinne war das Referat sehr verdienstvoll.

Mayrhofer-Krammel, Wien: Zu dem eben zitierten ATP ist mir dieses schöne Diapositiv ins Auge gestochen. Es war mir nicht bewußt welche enormen Mengen von ATP der Körper aufbaut und wieder metabolisiert. Das sind schon gewaltige Mengen. Eine Zufuhr hätte dann ja wenig Sinn, weil der Körper ja genügend Eigenproduktion hat.

Redl, Wien: Ich glaube, es könnte sich niemand leisten.

Mayrhofer-Krammel, Wien: Sind noch Anfragen zu dem Referenten?

Schädlich, Berlin: Es wurde wieder deutlich, daß die Phospholipolyse eine entscheidende Rolle im Rahmen der Membranpermeabilität spielt, insbesondere in Richtung Störung. Diesbezüglich würde sich vielleicht im Rahmen der Therapie ein Gesichtspunkt empfehlen, nämlich der Einsatz von Substanzen aus der Reihe der Lokalanästhetica. Das Procain zumindest vermindert, so konnten wir feststellen, sehr deutlich die Phospholipase A Aktivität.

Mayrhofer-Krammel, Wien: Danke. Daß es sich um eine multidisziplinäre Veranstaltung handelt, zeigt schon die Herkunft der Referenten. Wir haben bisher einen Pathologen, einen Unfallchirurgen, einen Experimentalchirurgen und einen Biochemiker am Rednerpult gehabt und jetzt einen Internisten – bitte Herr Lison, zum Thema Niere im Schock.

Niere im Schock

A.E. Lison

Med. Univ.-Poliklinik, Westfälische Wilhelms-Universität, Domagkstraße 3, D-4400 Münster

Der *gesunden Niere* werden physiologisch 25–30% des Herz-Zeit-Volumens zugeführt. Auf diese Weise werden die verschiedenen Stoffwechselleistungen des paarig angelegten Organs sichergestellt. Die Energie für Stoffwechseltransporte wird in der Nierenrinde nahezu ausschließlich aerob und in der Medulla nahezu ausschließlich anaerob gewonnen. Physiologisch werden mit dem Primärharn 24000 mval Natrium/die ausgeschieden, von denen 70% im proximalen Tubulus, 20% in der Henleschen Schleife und 10% im distalen Tubulus reabsorbiert werden. Die proximale tubuläre Resorption von Natrium und Wasser wird reguliert durch die Größe des Glomerulusfiltrates und durch peritubulär physikalische Faktoren wie den postglomerulären capillaronkotischen Druck, hydrostatischen Druck, möglicherweise durch einen natriuretischen Faktor (de Wardener 1961) und durch die aktive Stoffwechselleistung der Tubuluszellen [5]. Hier liegt der wesentliche Unterschied der funktionellen Leistung der Filtration bzw. Reabsorption zu peripherer Capillare und Glomerulus. Während die beiden letztgenannten ihre Filtration überwiegend in Abhängigkeit vom Blutdruck und damit von der Herzleistung durchführen, stellt die tubuläre Reabsorption eine metabolische Leistung der Epithelzellen des Tubulus dar. 90% der arteriovenösen O_2-Differenz der Niere werden im proximalen Tubulus verbraucht. D.h. dieser Bereich der Niere ist besonders empfindlich für Veränderungen in der Sauerstoffversorgung des Organs. Wie Thurau, Boylan und Mason 1979 belegen, ist die Niere in weiten Bereichen in der Lage, den Sauerstoffverbrauch der renalen Durchblutung anzupassen. Erst wenn die sogenannte Basisdurch-

Hefte zur Unfallheilkunde, Heft 156
Zusammengestellt von G. Schlag

blutung erreicht oder unterschritten ist, ist diese lineare Beziehung unterbrochen. Diese Grenze muß man heute nach experimentellen und klinischen Beobachtungen etwa bei 200 ml/min renalem Blutfluß ansetzen. Ist dieser Grenzwert unterschritten, ist die renale Adaptationsfähigkeit erschöpft und es kommt als Folge von Hypoxämie zu funktionellen Schäden in erster Linie der Zellen des proximalen Tubulus [3, 5].

Diese Situation ist besonders häufig im *Schock* gegeben. Für die kritische Analyse dieser Krankheitsphasen hat sich bewährt, zwischen Einflüssen, die zum funktionellen Schaden Anlaß geben, und solchen Faktoren, die den funktionellen Schaden fortschreiben, zu unterscheiden. In diesem Sinne gibt im Schock die Kreislaufdepression mit Verminderung des renalen Blutflußes unter 200 ml/min den Anlaß zu hypoxämischen Schädigungen der Zellen im proximalen Tubulus und daraus folgend verminderter Resorptionsfähigkeit besonders für Kochsalz, das demzufolge vermehrt im distalen Tubulus angeboten wird. Als Folge des erhöhten Kochsalzangebotes im distalen Tubulusbereich (hier vor allem im Bereich der Macula densa des juxta-glomerulären Apparates) kommt es zu einer Vasoconstriction des Vas afferens des Glomerulus mit daraus resultierender weiterer Verminderung des renalen Blutflußes, weitergehender Schädigung der proximalen Tubuluszellen, erhöhtem Kochsalzverlust und so fort. Es entwickelt sich ein oligo-anurisches Nierenversagen, dessen *Schädigungsphase* gerade dargestellt wurde (Tabelle 1). Ist diese Schädigungsphase einmal etabliert, ist am weiteren Krankheitsverlauf nichts mehr zu ändern. Es schließt sich, je nach Umfang der Schädigungsphase unterschiedlich langdauernd, die sogenannte oligoanurische, daran die polyurische und schließlich die Restitutionsphase an. Die einzige Möglichkeit, den Schweregrad des akuten Nierenversagens und die Zeitdauer des Krankheitsverlaufes zu beeiflußen, besteht in einer sofortigen Intervention zur Stabilisierung des Blutdruckes und damit zur Stabilisierung der Nierenperfusion. Sobald der renale Blutfluß die 200 ml/min Grenze wieder übersteigt, beginnt der Zellbelag des proximalen Tubulus wieder mit der Regeneration [2, 4, 5].

Nun zu den Faktoren, die den *funktionellen Schaden* in der Niere fortsetzen, nachdem die kreislaufabhängige Hypoxämie den Anlaß zum Tubulusschaden gegeben hat. Als Folge der Kreislaufdepression kommt es zu einer Verminderung der glomerulären Filtrationsrate. Diese Verminderung wird verstärkt durch die Änderung des Gefäßwiderstands in der Niere, durch Strukturänderungen in den glomerulären Capillaren als Folge der Hypoxämie und durch Änderung des osmotischen Druckes im Plasma, da ja die physiologische Filtration unterbrochen ist. Schließlich kommt es als Folge der Zellschädigung im proximalen Tubulus und der verminderten Filtrationsrate zu einem Anstieg des intratubulären Druckes, der dazu Anlaß gibt, daß der effektive Filtrationsdruck an der glomerulären Capillarwand weiter herabgesetzt wird [5].

Tabelle 1. Stadien des akuten Nierenversagens im Schock

Akutes Nierenversagen:
1. Schädigungsphase
2. Oligo-anurische Phase
3. Polyurische Phase
4. Restitutionsphase

Als Folge dieser Mechanismen entwickelt sich die Oligo-Anurie, die erst wieder durchbrochen werden kann, wenn nach Stabilisierung des Kreislaufes die letztgenannten, den renalen Schaden fortschreibenden Mechanismen durchbrochen werden können. Wenn diese Kreislaufstabilisierung gelingt, dann entwickelt sich nach entsprechender Erholungszeit für die proximalen Tubuluszellen, die natürlich in direkter Abhängigkeit vom Umfang der Primärschädigung steht, die Phase der Polyurie. In dieser Phase kommt es zu einem Anstieg der glomerulären Filtration bei zunächst gleichbleibend schlechter Reabsorption. Es gehen also Wasser und Salze über die Niere verloren, sodaß eine strenge, am besten klinische Überwachung erforderlich ist. Erst mit zunehmender Wiederherstellung der tubulären Reabsorptionsfähigkeit setzt die Normalisierung des Harnvolumens ein.

Die Niere steuert zur Kontrolle des Wasser- und Kochsalzhaushaltes die glomeruläre Durchblutung u.a. durch Informationen aus der Macula densa des distalen Tubulus, die bei hohen Kochsalzverlusten wahrscheinlich auf hormonalem Wege zu einer Vasoconstriction des Vas afferens führen kann. Kommt es als Folge einer Kreislaufdepression mit einer Verminderung des renalen Blutflußes unter 200 ml/min zu einer hypoxämischen Schädigung der proximalen Tubuli, dann wird reflektorisch die glomeruläre Filtration als Folge des hohen Natriumangebotes im distalen Tubulus weiter vermindert [1, 5, 6].

Für den Kliniker heißt diese Information, daß er bei der Betreuung des Kranken in dieser Phase alles unterlassen muß, was zusätzliche tubulotoxische Schäden hinterläßt und das Kochsalzangebot im distalen Tubulus weiter erhöhen kann. Daher ist der Einsatz von Schleifendiuretica und tubulutoxischen Antibiotica wie z.B. Aminoglykosiden unter allen Umständen zu unterlassen [2]. Furosemid als Schleifendiureticum mit Angriffspunkten am proximalen Tubulus, der Henleschen Schleife und in geringem Umfang auch am distalen Tubulus vermag 35% des primär filtrierten Natriums in den Endharn zu bringen. Es würde in der Phase der schockabhängigen hypoxämischen Schädigung der Niere zu einer Verschlimmerung, wenn nicht gar erst zu einer Etablierung des akuten Nierenversagens auf dem Wege über das tubulo-glomeruläre Feedback führen [2].

Therapie (Tabelle 2)

Als Folge der eben geschilderten Kenntnisse über die Pathophysiologie der renalen Schädigung im Schock, dem sogenannten prärenalen akuten Nierenversagen, ergibt sich, daß in erster Linie kreislaufstabilisierende Maßnahmen die Behandlungsmethode der Wahl sind. Aufgrund der verminderten Flüssigkeitsausscheidung in der Phase der Oligu-Anurie, die ja mehrere Tage bis Wochen dauern kann, ist eine strenge Flüssigkeitsbilanzierung indiziert. Als Regel gilt, daß nicht mehr als 500 ml über den gemessenen Ausscheidungen substituiert werden dürfen, und daß ein Kranker, der soweit beweglich ist, daß man ihn täglich wiegen kann, dann richtig balanziert ist, wenn er täglich 300 Gramm Körpergewicht verliert. Läßt sich eine Exikose nachweisen, so ist großzügige Substitution angezeigt. Bei hydropischen Zuständen ist strenge Volumen- und Kochsalzrestriktion notfalls eine Hämofiltration oder Hämoperfusion zu empfehlen. Vom Einsatz von Mannitol raten wir ab, da das Risiko des Lungenödems mit dieser Therapie verbunden ist. Tubulotoxische Medikamente (Furosemid, Aminoglykoside u.ä.) sollten, wenn irgend möglich, vermieden werden. Schließlich ist strenge Bilanzierung des Säure-Basen-Haushaltes und des Elektrolythaushaltes mit Vermeidung kaliumhaltiger Lösungen dringend zu empfehlen [2].

Aus physiologischen und pathophysiologischen Analysen des tubulo-glomerulären Feedbacks ist bekannt, daß chronische *Kochsalzüberladung* des Organismus diesen Schutzme-

Tabelle 2. Therapeutische Maßnahmen beim schockabhängigen akuten Nierenversagen

ANV-Therapie

– Kreislauf stabilisierende Maßnahmen
– Flüssigkeitsbilanzierung:
  – Exsiccose: großzügige Substitution
  – Überwässerung: Volumenrestriktion
    NaCl-Restriktion
    Hämofiltration oder Hämoperfusion
– Hämodialyse
– keine zusätzlichen, vor allem tubulotoxischen Medikamente (Furosemid, Aminoglykoside, Cephalosporine u.ä.)
– Bilanzierung des Säure-Basen-Haushalts
– Bilanzierung der Elektrolyte (Na^+, Ca^{++}, K^+)

chanismus der Niere ausschalten kann. D.h. für den klinischen Alltag, daß man vor großen operativen Eingriffen und in jeder Situation, in denen ein Kranker dem Risiko des hypovolämischen Schocks ausgesetzt sein könnte, durch rechtzeitige Kochsalzüberladung des Organismus das akute Nierenversagen wenn nicht verhindern, so doch wesentlich in seiner Ausdehnung begrenzen kann. Hier ist zu empfehlen, am Vorabend vor großen operativen Eingriffen salzhaltige Suppen oder erforderlichenfalls kochsalzhaltige Infusionslösungen zu verabreichen [1, 5].

Literatur

1. Häberle DA, Davis JM (1982) Modulation der tubulo-glomerulären feedbacks: Hinweise auf Faktoren in der Tubulusflüssigkeit. Vortrag anläßlich der Verleihung des Vollhardt-Preises beim 15. Symp der Ges f Nephrologie in Basel, 15.09.1982
2. Lison AE (1982) Pathophysiologie und Therapie des posttraumatischen Nierenversagens. In: Peter K, Lawin P, Jesch F (eds) Der polytraumatisierte Patient. INA 32:163
3. Mason J, Takabatake T, Olbricht C, Thurau K (1978) The Early Phase of Experimental Acute Renal Failure. III. Tubuloglomerular Feedback. Pflügers Arch 373:69
4. Sieberth HG (1982) Akutes Nierenversagen. In: Losse H, Renner E (eds) Klinische Nephrologie I, p 315
5. Thurau K, Boylan JW, Mason J (1979) Pathophysiology of acute renal failure. In: Sir Douglas Black, Jones NF (eds) Renal Disease. Blackworth Scientific Public. IV Ed, p 64
6. Venkatachalam MA, Rennke HG, Sandstorm DJ (1976) The Vascular Basis for Acute Renal Failure in the Rat. Preglomerular and Postglomerular Vasoconstriction. Circ Res 38:267

Diskussion

Spiss, Wien: Sie haben festgestellt, daß das Renin-System die Hauptsache für das Entstehen des akuten Nierenversagens beziehungsweise für die Nierenschädigung ist.

Lison, Münster: Nein, das habe ich nicht gesagt, wenn ich Ihnen da widersprechen darf. Vielmehr zeigen die aktuellen Zahlen, die aus dem Physiologischen Institut in München jetzt kürzlich vorlegegt wurden, von Herrn Hebeler und Davis, daß es sich um einen Faktor handelt, der sich im Urin befindet, der offensichtlich diese Information von der Macula densa zum Vasa afferens leitet. Angiotensin ist in diesem Mechanismus nicht aktiv beteiligt – sekundär ja.

Spiss, Wien: Was ist Ihre Meinung über das Kallikreinsystem? Das low molecular weigth Kallikrein-System?

Lison, Münster: Ich habe dieses Problem hier nicht angesprochen, weil ich glaube, daß die Informationen, die über dieses System vorliegen, zur Zeit für den klinischen Einsatz noch nicht ausreichend sind.

Spiss, Wien: Nicht das Renin-Angiotensin-Aldosteron-System alleine, sondern das Zusammenspiel mit dem Kallikrein-Kinin-Prostaglandin-System scheinen nach unseren sowohl experimentell als auch klinischen Untersuchungen für die Autoregulation der Nierendurchblutung verantwortlich zu sein.

Abbildung 1 zeigt das Zusammenspiel dieser beiden Systeme, wobei das zentrale Regulationsenzym das Angiotensin-converting-enzyme ist, welches mit der Kininase II, dem Kinin abbauendem Enzym identisch ist.

In einem Schockmodell (Entblutung von 1 ml/kg/min) konnten wir nachweisen, daß es während eines mittleren arteriellen Blutdruckes (MAP) zwischen 100 und 70 mm Hg zu einem vierfachen Anstieg der Urokallikreinausscheidung kommt, während nach Abfall des MAP unter 70 mm Hg die Urokallikreinausscheidung sistiert (Abb. 2). Renin zeigte dagegen

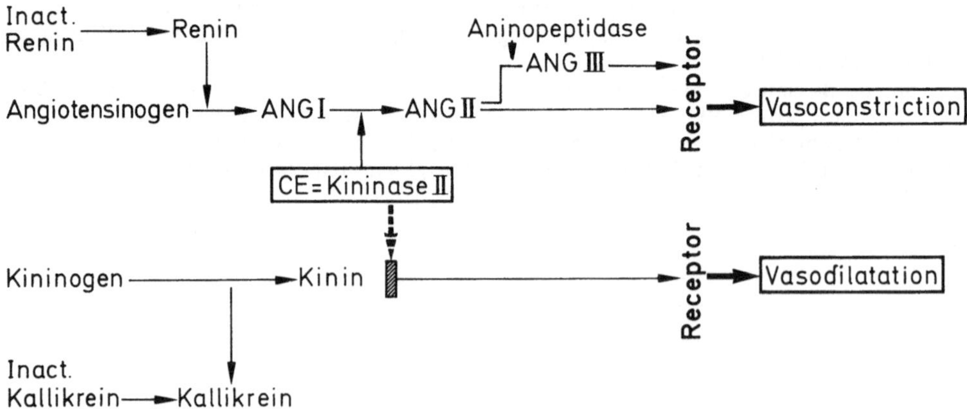

Abb. 1. Kallikrein-Kinin und Renin-Angiotensin System

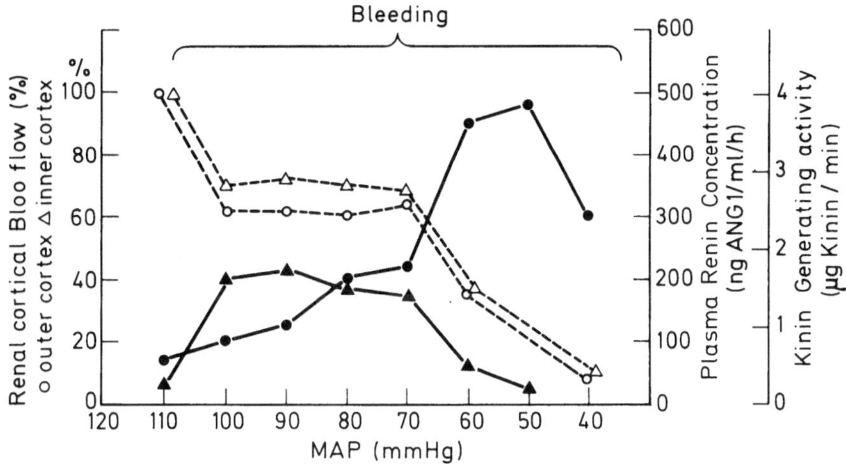

Abb. 2. Abhängigkeit des RCBF, der Plasma-Renin Konzentration und der Urokallikreinausscheidung vom mittleren Aortendruck

spiegelbildliches Verhalten: zweifacher Anstieg zwischen MAP von 100 bis 70 mm Hg, 4-facher Anstieg bei MAP-Abfall unter 70 mm Hg. Ein sehr ähnliches Verhalten von Urokallikreinausscheidung (UKE) und Plasmareninaktivität (PRA) konnten wir bei Intensivpatienten, die ein nicht-oligurisches Nierenversagen aufgrund eines Abfalles der Nierendurchblutung (RBF) und Kreatininclearance (Kr. Cl.) erlitten, feststellen (Abb. 3).

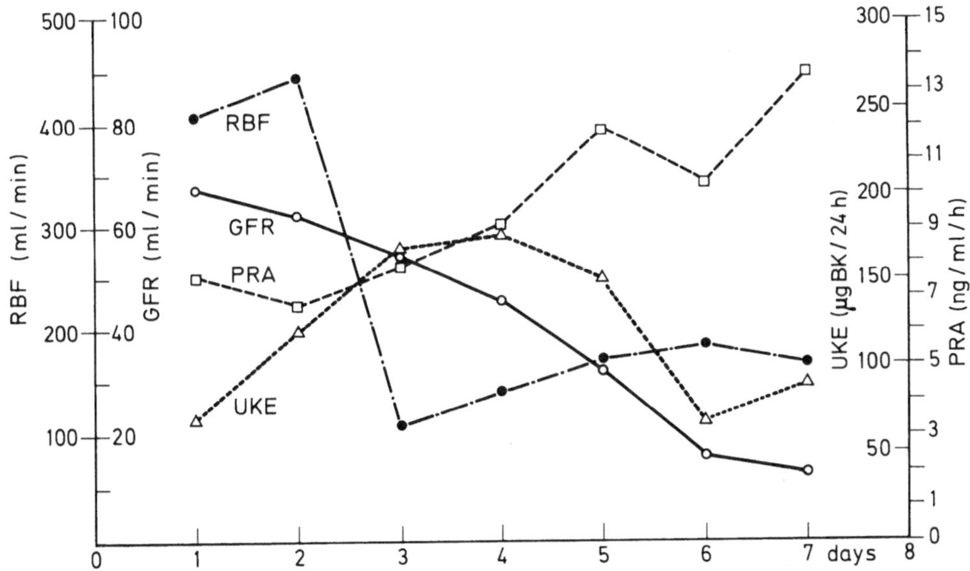

Abb. 3. Parameter von Patienten mit persistierender Reduktion der Nierenfunktion

Unsere Ergebnisse lassen folgenden Schluß zu:

1. Eine Verminderung der Nierendurchblutung führt zu einer Aktivierung des Kallikrein-Kinin-Systems, welches durch Vasodilatation die renale Perfusion steigert, um so die Blutversorgung des Glomerulum zu erhöhen.
2. Eine weitere Reduktion der Nierendurchblutung führt zu einer vermehrten Renin-Freisetzung, um durch Erhöhung des Blutdruckes die glomeruläre Filtration aufrecht zu erhalten.
3. Eine schwere Beeinträchtigung im Zusammenspiel zwischen Vasodilatation und Vasoconstriction könnte die Ursache für die Entstehung des akuten Nierenversagens (ANV) sein.

Diskussion

Lison, Münster: Darf ich dazu noch einen Kommentar geben. Ich glaube, Herr Spiss, daß Ihre Zahlen sehr eindrucksvoll sind und die gibt es ja meines Wissens auch von anderen Arbeitsgruppen in ähnlichen Modellen, aber wenn Sie das so darstellen, dann müssen Sie auch über den Einfluß der Prostaglandine nachdenken und die Beeinflussung durch andere Systeme, und das schien mir eben viel zu früh um das hier zu diskutieren.

Sporn, Wien: Wenn ich Sie recht verstanden habe, haben Sie gesagt, daß Sie Diuretica ablehnen, weil sie den Durchflußmechanismus verstärken können, über die erhöhte Natriumkonzentration im distalen Tubulus. Meinen Sie also, daß beim beginnenden oder sich anbahnenden akuten Nierenversagen Loop-Diuretica kontrainduziert sind, und wenn ja, wie stehen Sie dann zur Aussage zum Beispiel von Brown in der Shoemaker-Gruppe, die empfehlen, im inzipienten Nierenversagen den high output state gerade durch solche Diuretica aufrecht zuerhalten.

Lison, Münster: Man muß hier die Begriffe ganz klar stellen. Wenn das akute Nierenversagen etabliert ist, dann sind Schleifendiuretica absolut riskant für den Kranken, weil wir den Schädigungsgrad der Niere verschlimmern und ihm nicht nützen. Wenn Sie einen Kranken betreuen, der unter dem Risiko steht, einen Schockzustand erleben zu können – also Operationsvorbereitungen zum Beispiel – dann ist bekannt, und das sind die Zahlen die Sie zitieren, die das ja auch beweisen, daß man durch rechtzeitige Kochsalzüberladung des distalen Tubulus diesen renalen Kontrollmechanismus stillegen kann. Die Niere merkt dann den schockabhängingen Verlust an Kochsalz nicht und diese ungünstige Vasokonstriktion, die sonst den Schädigungsgrad der Niere verschlimmert und fortschreitet, bleibt aus. Das heißt mit anderen Worten: Wenn Sie im drohenden Schock ein Schleifendiureticum geben oder am Vortag vor einem schweren operativen Eingriff den Kranken kochsalzreich ernähren, zum Beispiel mit einer kochsalzreichen Suppe oder einer Infusion, dann unterlaufen Sie diesen Mechanismus. Wenn der Schock etabliert ist, setzen Sie den Kranken dem Risiko aus, daß Sie ihn erst aus der Niere im Schock in die Schockniere treiben. Deswegen sehe ich in dieser Phase keine Indikation für Schleifendiuretica. Der Kranke profitiert nicht davon.

Sporn, Wien: Bei welcher GFR im nicht oligurischen Nierenversagen stellen Sie die Diagnose des akuten Nierenversagens? Es sind da ja fließende Übergänge. Also wo ist die Grenze, wo Sie dann sagen kein Lasix?

Lison, Münster: Ich sehe beim akuten Nierenversagen prinzipiell keine Indikation für Saluretica, weil Sie dem Kranken mit dem Salureticum keinen Nutzen bringen. Das einzige, was Sie entscheiden können ist, ob es bereits ein Kranker ist – ob er ein etabliertes tubulotoxisches geschädigtes Nierensystem hat – ja oder nein. Da bin ich mehr dafür, daß man die acht Stunden abwartet, nachdem man die Nieren im Schock betreut hat, den Kreislauf stabilisiert und sieht dann in Ruhe und Gelassenheit dem Wiederauftreten des Harnvolumens entgegen. Die einzige Indikation die bestehen könnte, wäre die Differenzierung zwischen Schockniere und Nicht-Schockniere. Und das ist mir für den Kranken mit der Niere im Schock zu riskant.

Mayrhofer-Krammel, Wien: Wir müssen jetzt mit der Diskussion Schluß machen. Die Herren haben dann sicherlich Gelegenheit in der Pause sich ein bißchen miteinander zu unterhalten.

Lunge im Schock

G. Schlag und H. Redl

Ludwig Boltzmann Institut für experimentelle Traumatologie, Donaueschingenstrasse 13, A-1200 Wien

Morphologische Veränderungen der Lunge im posttraumatischen Schock treten schon innerhalb der ersten Stunde auf und können bei Nichtbeachtung einer entsprechenden prophylaktischen Behandlung zu dem Bild des Schocklungensyndroms – auch bekannt unter dem Begriff des Fettemboliesyndroms – führen. Das Schocklungensyndrom ist unter verschiedenen Namen bekannt, wobei ich nur einige anführen möchte:

Schocklunge
traumatisch-feuchte Lunge
Fettembolie
Da Nang-Lunge.

Hefte zur Unfallheilkunde, Heft 156
Zusammengestellt von G. Schlag

Allen übergeordnet steht der Begriff des ARDS, welcher aus dem Amerikanischen (Acute Respiratory Distress Syndrome) kommt und in der Literatur überall zu finden ist. Man könnte dieses Syndrom auch als akutes Lungenversagen bezeichnen.

Der Organfehler Lunge als Folge des hypovolämisch-traumatischen Schocks tritt in Wirklichkeit viel häufiger auf, als man vermutet. So konnte Chow [1] nach Oberschenkelfrakturen in 7% und bei mehrfachen Frakturen sogar in 24% Zeichen einer Fettembolie beobachten. Ebenso fand zum Beispiel Lepistö [4] bei Oberschenkelfrakturen in 20% und bei kombinierten Ober- und Unterschenkelfrakturen in 30% diagnostische Hinweise auf ein Fettemboliesyndrom. Die Frequenz hängt von der sorgfältigen Beobachtung ab, wobei zum Beispiel klinische Befunde in bezug auf das PO2 bei Luftatmung, Zeichen eines induzierten Verbrauchs der Gerinnung (Thrombocytenabfall) und die Bewußtseinslage unter anderen herangezogen werden.

Bei diesen Beobachtungen ist das direkte Thoraxtrauma als Verletzung nicht inbegriffen, da die Lungencontusion schon primär in den meisten Fällen zu einer Hypoxämie führen kann. Sevitt [14] konnte zum Beispiel in 30–50% seiner Verletzungen einen Abfall des arteriellen PO2 unter 80 mmHg bei Luftatmung beobachten und führte diese Hypoxie auf eine subklinische pulmonale Fettembolie zurück, wobei jedoch Thoraxtraumen nicht ausgeschlossen wurden. Daher kann man sich auch die relativ hohe Frequenz an vermuteten Fettembolien erklären.

Das „Schocklungensyndrom" ist daher als posttraumatische Komplikation häufig zu finden und es sollte besonders darauf geachtet werden.

In einer Übersicht des NIH in Washington zeigte Hurd [2] die Letalität von an ARDS erkrankten Patienten von 10 großen erfahrenen Spitälern, die noch immer 52% aufweist.

Natürlich sind in dieser Statistik auch respiratorische Insuffizienzen mit anderen Ätiologien erfaßt, so zum Beispiel nach einer Sepsis, die mit einer besonders hohen Letalität belastet und im Rahmen der Intensivpflege des Polytraumatisierten gar nicht so selten als Komplikation zu beobachten ist.

Man muß sich daher im klaren sein – ist das Schock-Lungensyndrom einmal aufgetreten – dann ist es meistens zu spät. Der erfolgreichste Weg liegt daher in der Prophylaxe, die unmittelbar am Unfallort bereits einsetzen muß.

Um den Organfehler Lunge nach einem hypovolämisch-traumatischen Schock verständlich zu machen, ist die Morphologie von Bedeutung. Unser Konzept einer prophylaktischen Frühbehandlung – die in diesem Referat nur ganz kurz erwähnt werden soll, da dazu eine eigene Sitzung vorgesehen ist – ist zur Gänze auf unseren morphologischen Untersuchungen aufgebaut und auch begründet.

Im Rahmen dieses Referates möchte ich Ihnen unsere Vorstellungen des posttraumatischen Lungenversagens aufgrund der Morphologie und Pathophysiologie darstellen und daraus mögliche Behandlungsvorschläge zur Prophylaxe anführen, die direkt in das pathophysiologische Geschehen eingreifen können.

Aufgrund unserer lungenbioptischen Untersuchungen [8, 10, 11, 12, 13] aus diagnostischen Gründen konnten wir nach dem Zeitablauf zwei Stadien unterscheiden:

1. Die „Lunge im Schock" – die Schädigung tritt hier unmittelbar nach dem Trauma auf und zeigt ultramorphologisch vier wichtige Veränderungen:
   a) Leukostase von polymorphkernigen Granulocyten in der Lunge (Abb. 1).
   b) Verschiedenartige Endothelzellschwellungen bis zur Nekrobiose des Lungencapillarsystems (Abb. 2).

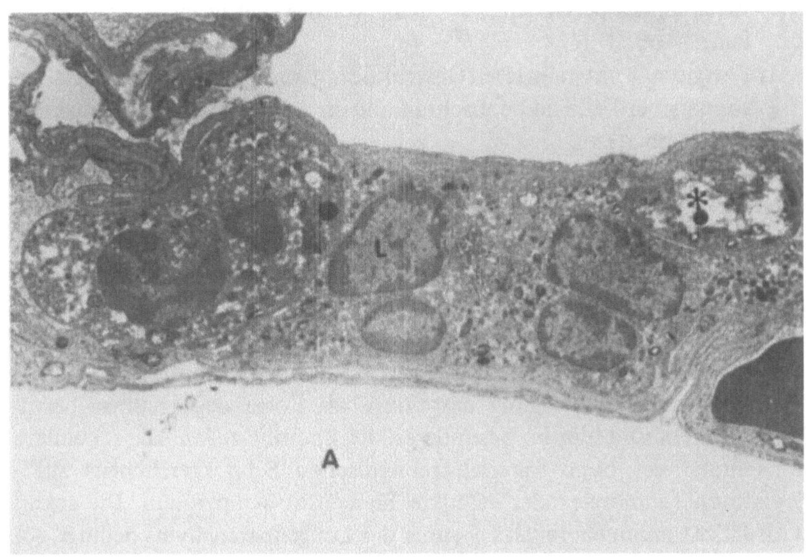

Abb. 1. Massive Leukostase (*L*) bei einer Lunge im Schock. Granulocyten sind teilweise degranuliert (*). *A* – Alveole

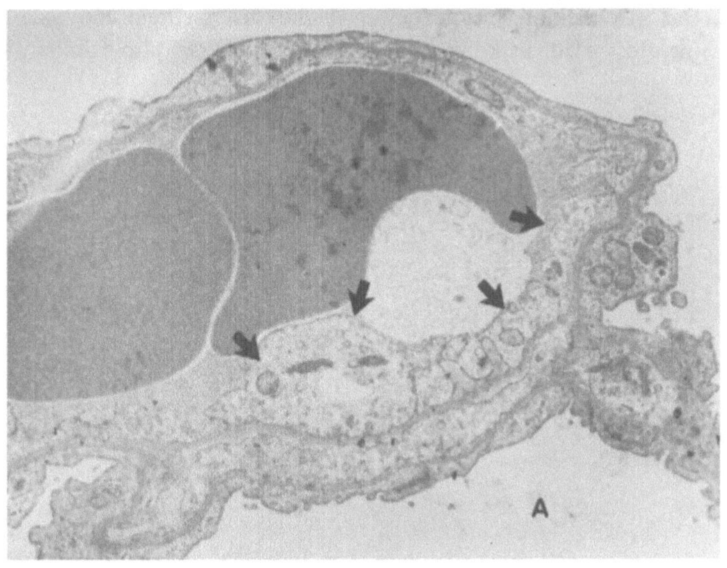

Abb. 2. Endothelschwellungen (*Pfeile*) in einer Lungencapillare. *A* – Alveole

c) Beginnendes perivasculäres Ödem, welches sich in ein interstitielles Ödem ausbreiten kann (Abb. 3).
d) Fettglobuli mit teilweiser Obstruktion ganzer Capillarabschnitte. Dieses Bild ist besonders bei Fälle zu beobachten, die im Schock sterben und massiv polytraumatisiert sind (Abb. 4).

Pathogenetisch unterscheiden wir nach Staub [15] zwischen einer primären und einer sekundären Schädigung der Lunge. Die primäre Schädigung der Lunge als Folge des Traumas kann zum Beispiel durch eine Kontusion infolge Rippenserienfrakturen, durch Aspiration von Magensaft und auch im Rahmen eines septische Prozesses bei langzeitbeatmeten polytraumatisierten Patienten entstehen. Die primäre Schädigung des Lungenparenchyms ist meistens lokal bedingt. Die Angriffsfläche wird dabei entweder die Alveolarregion oder zum Beispiel durch ein Trauma direkt das Lungenparenchyms sein.

Die sekundäre Schädigung der Lunge als Folge des Traumas betrifft vor allem das Capillarsystem und hier im besonderen die Endothelzellen. Die sekundäre Schädigung tritt im Rahmen des hypovolämisch-traumatischen Schockgeschehens auf und kann durch Mediatoren (humorale oder celluläre Elemente) bedingt sein. Die sekundäre Schädigung ist also nicht durch ein lokales Trauma des Lungenparenchyms bedingt, sondern wird durch ein toxisches Agens im Capillarsystem der Lunge verursacht und als Folge kann es zu schweren Permeabilitätsstörungen in der Lunge kommen, deren Folge des Schocklungensyndrom ist.

In seltenen Fällen kann es aber auch zu einer Kombination der primären und sekundären Schädigung kommen, wie es zum Beispiel bei einem Polytraumatisierten bei gleichzeitiger Aspiration von Magensaft zu beobachten ist.

2. Das „Schocklungensyndrom", welches nach einem Intervall von meistens 24–48 h manifest wird. Es kommt hier zu schwersten morphologischen Veränderungen mit allen

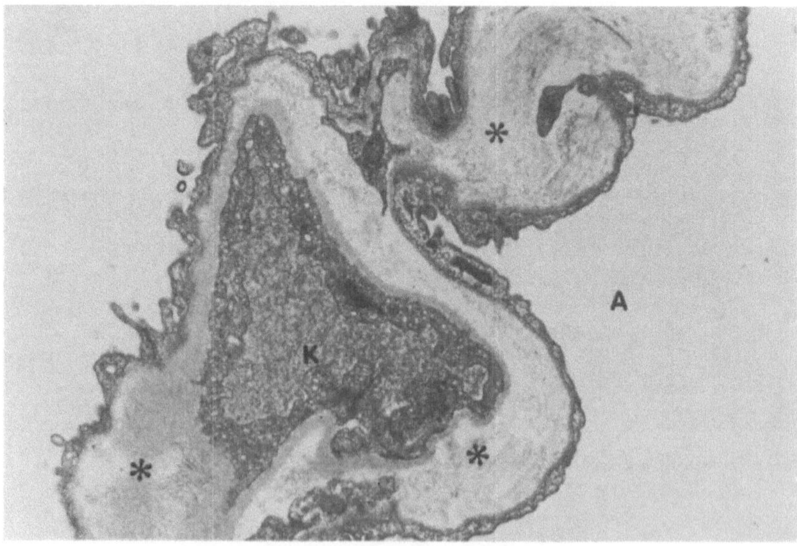

Abb. 3. Interstitielles Ödem (*) um eine Capillare (*K*). *A* – Alveole

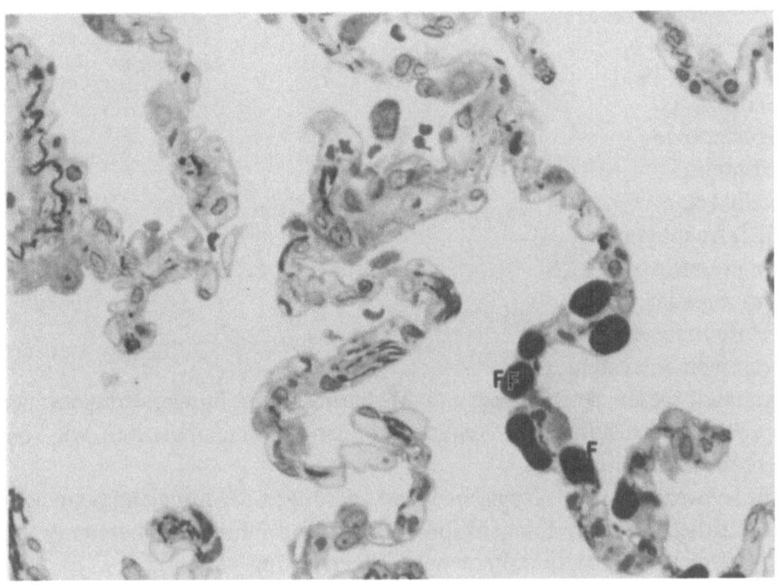

Abb. 4. Fettembolie (*F*) bei einer Lunge im Schock

Phasen des interstitiellen Ödems, sowie zu massiven Veränderungen im Sinne eines fibrinreichen Ödems im Bereich des Alveolarraumes. Sehr frühzeitig überwiegen hier die proliferativen Prozesse, wobei es zu schwersten Fibrosen kommen kann.

Das „Schocklungensyndrom" manifestiert sich im Gegensatz zur „Lunge im Schock" im Röntgen, in der Gasanalyse, in der Lichtmikroskopie und natürlich auch in der Symptomatologie des Patienten.

Aufgrund dieser überraschend schweren morphologischen Veränderungen der Lunge im Schock am Menschen, die sich weder in der Gasanalyse noch im Lungenröntgen zeigen, entwickelten wir zwei Tiermodelle, die genau den Unfall in Verbindung mit einem hypovolämisch-traumatischen Schock des Menschen simulierten und dieselben morphologischen Befunde zeigten. Als Species wurde der Hund und der Pavian verwendet.

Das hypovolämisch-traumatische Schockmodell besteht aus geschlossenen Frakturen, Weichteiltraumen und Blutentzug.

Diese Modelle sind die Voraussetzung zur Aufklärung der Pathogenese der Lunge im Schock und darauf aufbauend die Möglichkeit prophylaktische Behandlungsmethoden zu überprüfen.

Nachdem wir ein morphologisches Bild der Lunge im Schock im Modell erhalten haben, interessieren uns nun mögliche Mediatoren des posttraumatischen Lungenversagens, die sowohl celluläre, als auch vasoaktive Substanzen sein können:

a) celluläre Mediatoren:
   Granulocyten
   Thrombocyten

b) humorale Mediatoren:

Bradykinin
Noradrenalin
Serotonin
Prostanoide
Histamin
Kallikreine
SRS-Anaphylaxie
Angiotensin
Vasopressin
Fibrinopeptide
Komplementsystem

Anhand dieser Aufzählung von Mediatoren des Lungenversagens, welche nicht den Anspruch auf Vollständigkeit erheben können, kann man ersehen, wie komplex das pathogenetische Geschehen ist.

Die schwersten morphologischen Veränderungen der Lunge im Schock treten im Bereich der Endothelzellen der Lungenkapillaren auf und führen wie bereits gezeigt, zu intracellulären Ödemen und zur vollkommenen Zellzerstörung.

Wir glauben, daß folgende Ursachen am Endothelzellschaden beteiligt sind:

1. Sauerstoffmangel
2. Granulocyten.

Der Sauerstoffmangel ist nicht auf eine alveoläre Hypoxie zurückzuführen, sondern aller Voraussicht nach auf eine Perfusionsstörung der Mikrozirkulation infolge eines „Low-Output-Syndroms“ im Schock und aufgrund von mechanischen Obstruktionen durch Mikroemboli. Diese Ansicht ist zur Zeit noch rein hypothetisch und es fehlen dazu die experimentellen Beweise. Rückschlüsse wurden aufgrund von Muskelbiopsien im Schock gezogen, die in der Mikrozirkulation dieselben Endothelzellschwellungen zeigen wie in der Lunge. Im Muskel konnte jedoch in der Mikrozirkulation keine Leucostase festgestellt werden. Bekanntlich kommt es ja im Muskel während des Schockgeschehens zu einem massiven Abfall des Gewebssauerstoffs.

Das dominierende Leitsymptom in der Morphologie der Lunge im Schock ist immer die Ansammlung von polymorphkernigen Granulocyten. Diese können wir sowohl beim Menschen als auch im Tiermodell finden.

Wie können wir uns nun die polymorphkernigen Granulocyten als mögliche Mediatoren des Zellschadens in der Lunge vorstellen?

Es ist vor allem ein sehr komplexes Geschehen, welches zur Zeit nur teilweise aufgeklärt erscheint und noch viele Hypothesen beinhaltet. Schon aus diesem Grund bestehen hier noch viele Aufgaben auf dem Gebiet der Forschung [6, 7, 9].

Der Schlüssel der Aktivierung von Granulocyten liegt aller Voraussicht nach im Komplementsystem und hier besonders beim Komplement C5. Die Aktivierung des Systems erfolgt auf dem alternativen Wege durch das Gewebstrauma. Die Mediatoren des Gewebstraumas zur Komplementaktivierung sind bisher nicht bekannt (Abb. 5).

Das aktivierte Komplement C5 führt zur peripheren Granulocytenaggregation, wie es von Craddock, Hammerschmidt, Jacob und Mitarbeitern [2, 3] sowohl in vitro als auch in vivo nachgewiesen wurde.

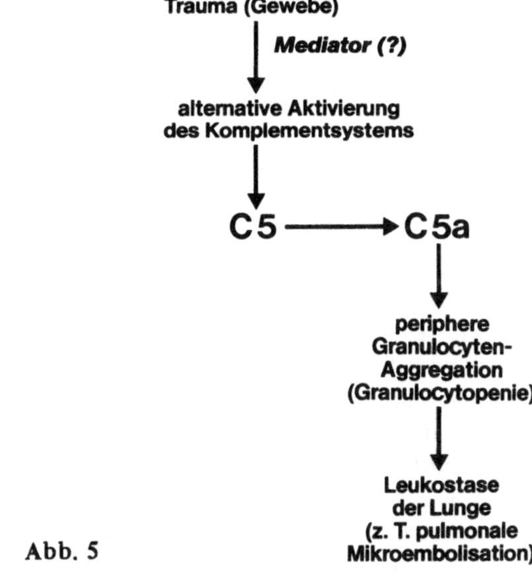

Abb. 5

Bei der Aktivierung des C5 kommt es auch zur Produktion von Anaphylatoxin, welches wiederum zur Freisetzung von Histamin aus Mastzellen und dadurch zur Permeabilitätssteigerung im Capillarsystem führen kann. Es wird dadurch eine zusätzliche Schädigung zu jener der Granulocyten hervorgerufen.

Die in der Peripherie aggregierten Granulocyten, die sich wahrscheinlich auf aggregierte Thrombocyten rosettenförmig anlegen, wie man dies in vitro durch den Test nach Silbergleit sehr schön darstellen kann, embolisieren in die Lunge.

Beim Endothelzellschaden dürften aber vor allem die toxischen Sauerstoffverbindungen – wie zum Beispiel der ionisierte Sauerstoff, Sauerstoffradikale und Wasserstoffsuperoxid – eine sehr wichtige Rolle spielen.

Die neutrophilen Granulocyten sind imstande, hochreaktive Sauerstoffverbindungen – die im Rahmen der Abtötung phagocytierter Bakterien in Form des respiratorischen „Burst" entstehen, zu bilden.

Die Granulocyten besitzen die Fähigkeit, extracellulär metabolisch entstandene Produkte, in Form dieser toxischen Sauerstoffmetaboliten, freizusetzen und dadurch einen direkten Zellschaden herbeizuführen.

Der primäre Endothelschaden des Capillarsystems der Lunge ist daher von ausschlaggebender Bedeutung für das Entstehen eines ARDS im Verlauf eines hypovolämisch-traumatischen Schocks.

Was kann man nun unternehmen, um einerseits die Lunge im Schock zu behandeln und andererseits die Entstehung des gefürchteten Schocklungensyndroms als Bild des ARDS zu verhindern?

1. Frühzeitige Beatmung, welche ein bis zwei Tage durchgeführt werden soll. Bei erhaltenem Bewußtsein kann eine forcierte Atemgymnastik die Beatmung ersetzen (kontrolliert durch mehrfache Gasanalysen während 24 h).
2. Rasche Wiederauffüllung des Kreislaufes durch Blut, Kristalloide oder/und Kolloide.

3. Restriktive Infusionsbehandlung während der ersten zwei bis drei Tage unter Kontrolle der Harnausscheidung.
4. Zur Beeinflussung der Granulocytenaggregation werden Prednisolon (Solu-Dactrin), Methylprednisolon (Solu-Medrol, Urbason), Ibopruf en und Aprotinin (Trasylol) verwendet.
5. Die Komplementaktivierung kann durch Prednisolon und Methylprednisolon beeinflußt werden.
6. Aprotinin (Trasylol) zur Verhinderung der durch das Trauma bedingten Thrombocytenaggregation und des Thrombocytensturzes. Aprotinin bewirkt bekanntlich eine Desaggregierung der Thrombocyten.
7. Mannitol als Radikalfänger toxischer O2-Verbindungen.
8. Soweit vom Allgemeinzustand des Patienten vertretbar, Stabilisierung der langen Röhrenknochen durch primäre Osteosynthese um eine weitere Aktivierung des Gerinnungssystems durch Einschwemmung von gerinnungsaktiven Substanzen aus dem Gewebe zu verhindern.

Die Anwendung von Methylprednisolon oder Prednisolon soll nur während der ersten 24 h durchgeführt werden. Eine Ausdehnung der Corticosteroidverabreichung über Tage hinweg halten wir nicht für gerechtfertigt, da die alveoläre Macrophagentätigkeit durch die Corticosteroide herabgesetzt wird und so die posttraumatische Infektabwehr der Lunge beeinträchtigt werden kann.

Die Anwendung von Aprotinin (Trasylol) sollte auch hier wiederum nur in den ersten 24 h mit einer hohen Gesamtdosierung (3–4 Mill. KIU) kontinuierlich mittels einer Perfusionsspritze durchgeführt werden.

Schlußfolgerung

Aus dem hier gezeigten kann man ersehen, daß das Schocklungensyndrom eine gefährliche Komplikation des posttraumatischen Verlaufes bei polytraumatisierten Patienten sein kann. Es ist daher unsere Aufgabe, dieses Syndrom erst gar nicht in Erscheinung treten zu lassen, um dadurch die posttraumatische Letalität und auch die Morbidität senken zu können.

Wir hatten durch unsere klinischen Lungenbiopsien aus diagnostischen Gründen ein umfassendes Bild dieses frühen pathologischen Geschehens unmittelbar nach dem Unfall erhalten, welches durch keine anderen diagnostischen Maßnahmen zu erstellen war. Die Lungenbiopsie konnte durch eine speziell entwickelte Technik ohne wesentliche Komplikationen durchgeführt werden. So konnte das unmittelbare Geschehen der Lunge im Verlauf des Schocks diagnostiziert werden.

Darauf aufbauend basiert unser pathophysiologisches Modell der „Lunge im Schock" und der daraus sich ergebenden Konsequenzen einer prophylaktischen Frühbehandlung.

Nur dadurch wurde es uns ermöglicht, auch Tiermodelle zu erstellen, die vorher nicht bekannt waren, welche uns dasselbe morphologische und auch pathologische Bild der „Lunge im Schock" zeigen.

Wir können heute an unseren Modellen nicht nur die Morphologie, sondern auch Mediatoren studieren und therapeutische Maßnahmen erproben und hoffen, auf diesem Wege – durch eine intensive Kooperation mit der Klinik – das so gefürchtete posttraumatische Lungenversagen weitestgehend verhindern zu können.

Literatur

1. Chow SP, Hoaglund FT, Mok CK (1980) Fatembolism in Hong Kong Chinese. J Bone Joint Surg 62–A:1138
2. Craddock PR, Hammershmidt DE, White JG, Dalmasso AP, Jacobs HS (1977) Complement (C5a)-induced granulocyte aggregation in vitro: a possible mechanism of complement-mediated leukostasis and leukopenia. J Lab Invest 60:261
3. Hammerschmidt DE, Harris PD, Wayland H, Craddock PR, Jacobs HS (1981) Complement-induced granulocyte aggregation in vivo. Am J Pathol 102:146
4. Hurd SS (1981) Distrestious for research: responses of the lung to injury. IV Am Conf Shock, Marco Island, Florida, June 6
5. Lepistö P, Alho A (1975) Diagnostic features of the fat embolism syndrome. Acta Chir Scand 141:245
6. Redl H, Schlag G (1983) Granulocyten und Lunge im Schock. I: Quantitative Erfassung der Leukostase (in diesem Band)
7. Redl H, Schlag G (1983) Granulocyten und Lunge im Schock. II: PMN-Aggregation und Degranulierung als mögliche Mechanismen der Endothelschädigung (in diesem Band)
8. Redl H, Schlag G, Grisold W, Stachelberger H (1978) Early Morphological Changes of the Lung in Shock Demonstrated in the Light (LM), Transmission Electron (TEM) and Scanning Electron Microscope (SEM) Microscopes. Scanning Electron Microscopes, II:555
9. Schlag G, Redl H (1981) Mediatoren des Lungenversagens nach Traumen. In: Lawin P, Wendt M (eds) Das Thoraxtrauma. Melsunger Medizinische Mitteilungen, Band 53. Bibliomed Medizinische Verlagsgesellschaft mbH, Melsungen: 147
10. Schlag G, Redl H, Glatzl A (1977) Morphologische Veränderungen der Lunge im hypovolämisch-traumatischen Schock. Unfallheilkunde 80:481
11. Schlag G, Regele H (1972) Lungenbiopsien bei hypovolämisch-traumatischem Schock. Med Welt 23:1755
12. Schlag G, Voigt WH, Schnells G, Glatzl A (1976) Die Ultrastruktur der menschlichen Lunge im Schock I. Anaesthesist 25:512
13. Schlag G, Voigt WH, Redl H, Glatzl A (1980) Vergleichende Morphologiie des posttraumatischen Lungenversagens. Anaesth Intensivther Notfallmed 15:315

Diskussion

Steinbereithner, Wien: Ich danke Herrn Schlag für sein, wie soll ich sagen, weit gespanntes Referat. Ich würde aber vorschlagen, daß wir zur Therapie jetzt nicht diskutieren, sondern zu seinen Befunden, die er hier besprochen hat.

Bergmann, Linz: Eine kurze Bemerkung zur Nomenklatur. Ich war also nicht ganz einverstanden, daß der Begriff „ Akutes Lungenversagen" als eine der 55 nach Blaisdell möglichen Synonyma für ARDS angeführt wird. Ich meine, daß die allgemeine Formulierung des Begriffes „Akutes Lungenversagen" anstelle des Begriffes ARDS – bei allem Respekt und bei der Anglo-Amerikanophylie, der ich huldige – verwendet werden soll. Alle anderen Begriffe des akuten Lungenversagens würde sich dem akuten Nierenversagen sehr schön angleichen und die Definition, die Herr Lison uns vorhin gegeben hat: plötzlicher Beginn eines fortschreitenden Nierenfunktionsverlustes würde sich auf Lunge ganz einfach übertragen lassen. Zum zweiten: Die reifen Granulocyten, die Du als reif angedeutet und morphologisch darauf hingewiesen hast, daß diese sozusagen vom Randstrom losgelöst werden, dadurch eingeschwemmt und die Granulocytenzahl vermehrt werden. Sind diese reif nur bezüglich ihrer Morphologie oder liegen Funktionsteste vor, die über die Morphologie hinausgehen, die darauf hinweisen, daß die Reife tatsächlich voll besteht?

Schlag, Wien: Es liegen nur Beweise der Morphologie vor, nicht der Funktionsteste. Besonders im protrahierten Schock oder bei einem beginnenden septischen Schock findet man sehr oft in der Peripherie unreife Granulocyten, morphologisch gesehen. Ich will jetzt die Funktionsdiagnostik der Leukocyten gar nicht heranziehen. Wir machen Funktionsdiagnostiken – nicht im Stadium Schock – sondern erst später (protrahierter oder septischer Schock).

Meszmer, Heidelberg: Herr Schlag, ich glaube es gibt keinen Zweifel, daß man Ihnen zustimmen kann, daß die Frühbeatmung ein wichtiger Punkt ist. Die Frage ist aber: Wie soll der Patient beatmet werden? Meine spezielle Frage an Sie in diesem Zusammenhang ist: Haben Sie untersucht wie die verschiedenen Formen der Beatmung dieses granulocytäre System in der Lunge beeinflussen? Alle möglichen Formen der Beatmung werden hier angewandt und was diese selbst an der gesunden Lunge machen im Hinblick auf release von Mediatoren sowie Verhalten der Granulocyten und anderer Zellen. Haben Sie das in Ihrem Modell untersucht?

Schlag, Wien: Das wird ja morgen sehr ausführlich besprochen und es wird auch ein Referat von uns dazu beitragen. Ich glaube, die Beatmung in Verbindung mit den Granulocyten zu bringen würde ich eher nicht, denn wir greifen hier meines Erachtens auf einen ganz anderen Weg ein und ich glaube, daß wir trotz Beatmung die Leukostase nicht verhindern. Das heißt, es wird auch trotz Beatmung, wie wir es in unseren Versuchen zeigen konnten, eine Leukostase in der Lunge produziert. Die Beatmung kann nur dabei helfen, den Endothelzellschaden – die Schwellung – die wir zum Teil auf die Hypoxie zurückführen – zu vermindern.

Steinbereithner, Wien: Danke. Ich glaube, wir müssen jetzt aufhören, sonst sind wir dem nächsten Referenten gegenüber unfair. Es wird ja morgen nochmals Gelegenheit sein. Herrn Bergmann kann ich nur wünschen, daß er mit seinem Wunsch vielleicht in den nächsten 10 Jahren doch durchkommt.

Biochemisch feststellbare Veränderungen in der Lunge im posttraumatisch-respiratorischen Versagen

A. Nerlich[1], M. Nerlich[2], J.A. Sturm[2], P.K. Müller[1] und H. Tscherne[2]

[1] Max-Planck Institut für Biochemie, D-8033 Martinsried
[2] Unfallchir. Klinik, Medizinische Hochschule, D-3000 Hannover

Der in den letzten Jahren feststellbare Gestaltwandel des Schocksyndroms hat das respiratorische Versagen zur Hauptkomplikation nach schwerem Schock und Trauma werden lassen (Blaisdell und Lewis; Sturm et al.). Damit gewinnt vor allem das Spätstadium dieses respiratorischen Versagens durch die Verlängerung der Überlebenszeit klinisch immer mehr an Bedeutung. Dieses Spätstadium ist klinisch durch eine hochgradige, weitgehend therapieresistente Hypoxie, eine Abnahme der Lungendehnbarkeit wie auch durch radiologisch feststellbare Lungenstrukturveränderungen gekennzeichnet (Blaisdell und Lewis, Sturm et al.). Diese Hinweise auf Gewebsveränderungen im interstitiellen Bereich unterstützen auch die histologischen Beobachtungen einer massiven Bindegewebsvermehrung im Sinne einer interstitiellen Fibrose (Bachofen und Weibel; Porte et al.). Unser Ziel war es, diese posttraumatischen Spätveränderungen quantitativ-biochemisch zu untersuchen.

Dazu analysierten wir die Zusammensetzung der Lungen von 11 Polytraumapatienten, die 8–42 Tage nach Unfall an einem respiratorischen Versagen gestorben waren, sowie die der Lungen von 6 jungen, akut verstorbenen Organspendern. Für die Aufnahme ins Patientenkollektiv legten wir eine Reihe strenger Kriterien fest (Tabelle 1). Die Organe wurden in einer vorgezogenen, partiellen Obduktion innerhalb von 2 h nach Feststellung des Todes entnommen. Anhand dieses Materials bestimmten wir – neben Lungenfrisch- und -trockengewicht – für die größte Gewebsfraktion die Menge an parenchymalem Protein (nach Abzug der quantitativ größten Blutproteinanteile Hämoglobin und Albumin), sowie als Parameter für die Zellzahl und ihre proteinbiosynthetische Leistungsfähigkeit die Menge an Desoxyribonucleinsäure (DNA) und Ribonucleinsäure (RNA). Als spezifische Komponente des Bindegewebes ermittelten wir schließlich die Menge an Kollagen, dem Hauptbestandteil der bindegewebigen Matrix der Lunge.

Als basale Größen für die Veränderungen in der Lunge sind zunächst das Lungenfrisch- und -trockengewicht anzusehen. Dabei ist bei allen Patienten eine deutliche Zunahme beider Parameter zu verzeichnen. Es findet sich jedoch beim Lungenfrischgewicht, das hauptsächlich vom interstitiellen Ödem beeinflußt wird, eine geringere Korrelation zu ansteigender

Tabelle 1. Aufnahmekriterien in das Patientenkollektiv

1. Multiple Verletzungen verschiedener Organe/Körperregionen, wovon mindestens eine als lebensbedrohlich anzusehen ist;
2. errechneter Blutverlust der ersten Stunde von mehr als 1 500 ml;
3. Altersbegrenzung auf 18–45 Jahre;
4. kein schweres Schädelhirntrauma;
5. keine größere, direkte Lungenschädigung;
6. keine früheren, ernsthaften Lungenerkrankungen

Hefte zur Unfallheilkunde, Heft 156
Zusammengestellt von G. Schlag

Überlebenszeit (r = 0.79) als beim Trockengewicht, dem Maß für die eigentliche Gewebsmenge (r = 0.96) (Abb. 1). Bei den biochemischen Daten der Konzentrationen, also der Proportionen der Gewebsanteile zueinander, lassen sich nur geringe Unterschiede zur Norm feststellen (Tabelle 2). Die Berechnung der Gesamtgehalte hingegen ergibt deutliche Zunahmen bei den Spätfällen in allen Parametern. Dabei zeigen die Gesamtgehalte von Protein und RNA lineare, ausgeprägte Zunahmen der Werte mit steigender Überlebenszeit, wohingegen bei Kollagen- und DNA-Gesamtgehalten Patienten bis zur einer Überlebenszeit von etwa 2 Wochen keine Veränderungen zeigen. Bei länger Überlebenden dagegen sind ebenfalls drastische Vermehrungen bei beiden Parametern zu finden (Abb. 2). Die Berechnung des Quotienten von RNA/DNA zeigt ebenfalls beim Patientenkollektiv mit durchschnittlich 1.92 : 1 deutlich erhöhte Werte gegenüber dem Kontrollgut mit 1.05 : 1. Eine Erhöhung dieses Indexes für die proteinbiosynthetische Zelleistungsfähigkeit wurde bislang bereits bei Lungenfibroblasten mit hoher Zellteilungsaktivität nachgewiesen (Tolstoshev et al.).

Unsere Ergebnisse zeigen, daß im Spätstadium des posttraumatisch-respiratorischen Versagens eine ausgeprägte Bindegewebsvermehrung vorliegt, wobei jedoch eine allgemeine Gewebszunahme, wie auch eine gleichzeitige Vermehrung aller weiterer ermittelter Parameter zu verzeichnen ist. Zieht man jedoch die besonderen physiko-chemischen Eigenschaften des Bindegewebes, vor allem Strukturgebung und Rigidität des Gewebes, in Betracht, so wird die Bedeutung dieser massiven Bindegewebsvermehrung in der Spätphase noch unterstrichen. Bei Patienten hingegen, die an einem respiratorischen Versagen innerhalb von etwa 2 Wochen nach ihrem Unfall verstorben waren, bleibt nach unseren Befunden die Rolle des interstitiellen Lungenädems als möglicher Auslöser des Todes bestehen. Gleichwohl zeigt auch schon diese Patientengruppe eine deutlich erhöhte Zellleistungs-

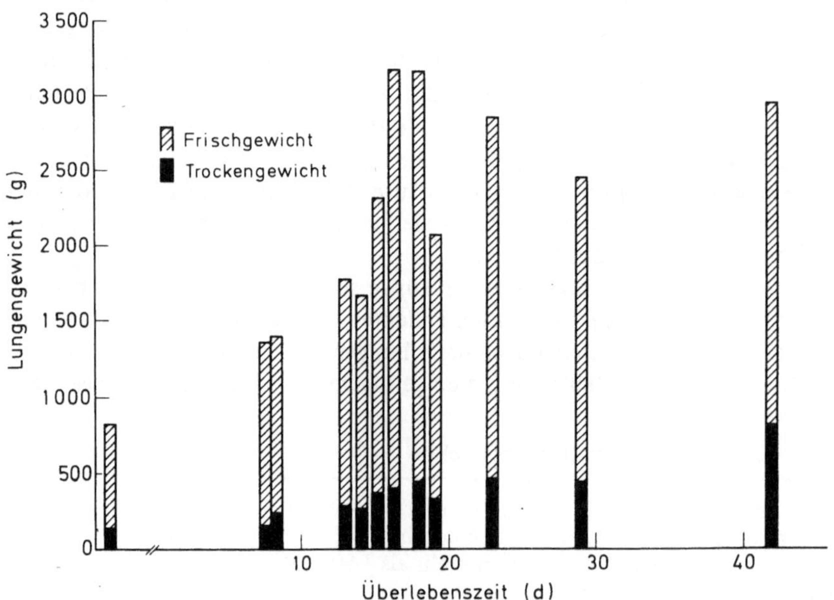

Abb. 1. Darstellung des Lungenfrisch- und -trockengewichtes bei 11 Patienten mit posttraumatisch, respiratorischem Versagen

Tabelle 2. Konzentrationen der Gewebskomponenten

	Kontrolle	Spätstadium des respiratorischen Versagens
	[mg/g Trockengewicht]	
Parenchymales Protein	221.3 ± 8.5	276.9 ± 18.0
Kollagen	150.6 ± 24.9	110.6 ± 15.9
DNA	19.1 ± 1.2	10.9 ± 0.4
RNA	19.6 ± 1.3	23.0 ± 2.3

$\bar{x} \pm s_{\bar{x}}$

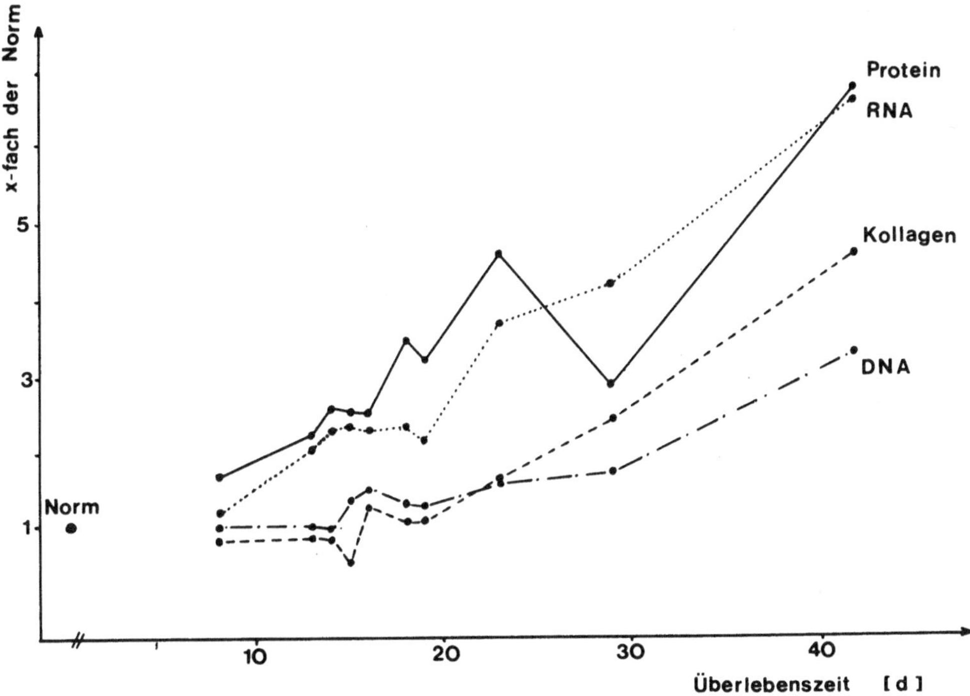

Abb. 2. Veränderung der Gesamtgehalte von Protein, Kollagen, DNA und RNA bei 11 Patienten mit posttraumatisch, respiratorischem Versagen bezogen auf eine normale Kontrollgruppe

kapazität. Wir interpretieren diese Ergebnisse als die Folge einer massiven Stimulierung der Zellen bereits zu einem frühen Zeitpunkt des Geschehens, die schließlich in der Ablagerung großer Bindegewebsmassen im Lungeninterstitium resultiert. Dieses letztendliche Geschehen stellt wohl zur Zeit die Grenze der therapeutischen Möglichkeiten dar, und sollte deshalb weiterhin genauer charakterisiert werden.

Tabelle 3. Weitere biochemische Untersuchungsmöglichkeiten

1. Enzymaktivitätsbestimmungen
2. Bestimmung der Konzentration von Intermediär-spaltprodukten des Stoffwechsels
3. Syntheseratenbestimmung

Eine immunhistologische Studie an unserem Patientengut zur Gewebslokalisation verschiedener Kollagentypen unterstützt dabei die Ansicht eines umfassenden Gewebsumbaus. So läßt sich im Gewebe von Patienten mit einer Überlebensdauer von mehr als 2 Wochen eine deutlich aufgefaserte und stellenweise vermehrte Anfärbbarkeit für Typ I Kollagen feststellen, während Typ III Kollagen rarefiziert und an den Rand des Interstitiums gedrängt erscheint. In Zukunft sollten deshalb in Hinblick auf die immer größer werdende klinische Bedeutung und mit dem Ziel einer therapeutischen Beeinflußbarkeit dieses spät-posttraumatisch-respiratorische Versagen neue, auch klinisch diagnostisch anwendbare Möglichkeiten biochemischer Methodik (Tabelle 3) ausgeschöpft werden.

Literatur

Bachofen M, Weibel ER (1974) Basic Pattern of Tissue Repair in Human Lungs Following Unspecific Injury. Chest 65:145–195

Blaisdell FW, Lewis RF (1977) Respiratory Distress Syndrome of Shock and Trauma: Posttraumatic Respiratory Failure. Major Problems in Clin Surg 21

Porte A, Stoeckel ME, Mantz JA, Tempe JD, Jaeger A, Batzenschlager A (1978) Acute Insterstitial Pulmonary Fibrosis. Intens Care Med 4:181–191

Tolstoshev P, Berg RA, Rennard SI, Bradley KH, Trapnell BC, Crystal RG (1981) Procollagen Production and Procollagen Messenger RNA Levels and Activity in Human Fibroblasts during Periods of Rapid and Stationary Growth. J Biol Chem 256:3135–3140

Sturm JA, Lewis FR, Trentz O, Oestern HJ, Hempelmann G, Tscherne H (1979) Cardiopulmonary Parameters and Prognosis after Severe Multiple Trauma. J Trauma 19:305–316

Zapol WM, Trelstad RL, Coffey JW, Tsai I, Salvador RA (1979) Pulmonary Fibrosis in Severe Acute Respiratory Failure. Am Rev Resp Dis 119:547–554

Diskussion

Steinbereithner, Wien: Danke für die Mitteilung dieser interessanten Untersuchungen. Die zuletzt aufgeworfenen Fragen würden ungefähr einen halben Tag erfordern, bis man das ausdiskutiert hätte. Es ergeben sich hier zweifellos eine Fülle von Fragen.

Schlag, Wien: Ich glaube, die Fibrose spielt im Schocklungensyndrom sicher eine sehr wichtige Rolle. Aber, und das hat vor allem Herr Hassenstein aus Offenbach bewiesen, die Fibrose ist nicht irreversibel. Gerade Hassenstein und Mittermayer haben gezeigt, daß nach einem Jahr die Fibrose weitgehendst zurückgehen kann. Die Hoffnung ist sozusagen nicht verloren. Man muß nur Zeit haben abwarten zu können.

Nerlich, Hannover: Ich möchte dazu sagen, daß sicherlich die Fibrose, die wir festgestellt haben und die auch im histologischen Bild immer wieder festgestellt wurde, nicht unbedingt zum Tode führen muß. Auf der anderen Seite muß man natürlich sagen, daß diese massive Anhäufung des Bindegewebes im Lungeninterstitium den Patienten in einen solch lebensgefährlichen Zustand bringt, daß kleine Veränderungen sicher letztendlich zum Tode führen.

Steinbereithner, Wien: Würden Sie die Frage von Herrn Schlag doch in irgendeiner Form beantworten? Die Fibrose als solche ist überlebbar. Sind Sie auch dieser Meinung?

Nerlich, Hannover: Aufgrund unseres Patientengutes kann man das nicht unbedingt unterstützen. Auf der anderen Seite ist es so, daß die Fibrose, die festgestellt wurde, im Spätstadium ein solches Ausmaß erreicht, daß man also wirklich bei diesen Patienten, die wir hier zur Verfügung hatten, das muß man natürlich betonen, praktisch ein Überleben mehr oder weniger ausschließen muß.

Bergmann, Linz: Bei der Lungengravimetrie gibt es ja außer der Bestimmung des Feucht- und Trockengewichtes, eine ganze Reihe von spezieller Aussagen – zum Beispiel extravasculäres Lungenwasser gravimetrisch bestimmt, usw. Haben Sie über die Bestimmung Feucht-Trockengewicht und Ratio zwischen Feucht-Trockengewicht noch Faktoren oder Kriterien gravimetrisch bestimmt und in diesen Bereichen etwa Veränderungen spezieller Natur gesehen?

Nerlich, Hannover: Das extravasculäre Lungenwasser wurde an diesen Lungen sowohl intravital durch eine Doppelindikatormethode bestimmt, als auch postmortal gravimetrisch ermittelt. Die beiden Methoden haben dabei sehr übereinstimmende Ergebnisse gezeigt und man muß sagen, daß sicher auch das Lungenfeuchtgewicht, wenn Sie sich an die Abbildung erinnern, massive Zunahmen zeigt; daß aber nach etwa 2 Wochen sozusagen eine Grenzlinie erreicht ist, die schließlich nicht mehr überschritten werden kann. Unserer Meinung nach ist das Trockengewicht, also die Gewebesubstanz klar, linear ansteigend und deshalb eher ein Parameter für die ablaufenden Gewebsprozesse.

Steinbereithner, Wien: Ich glaube, wir müssen leider die Diskussion, so interessant sie wäre, hier abbrechen. Ich hoffe nur, daß Sie in 10 oder mehr Jahren den einen oder anderen haben, der sich punktieren läßt.

Traumatischer Schock als Auswirkung einer frühzeitigen Stimulation des sympatho-adrenergen Systems und seine Auswirkung auf die Lungenendstrombahn

P. Sefrin[1], H. Heine[2], H. Heinrich[3] und E. Appel[4]

1 Institut für Anaesthesiologie (Vorstand: Prof. Dr. K.H. Weis) der Universität, Josef-Schneider-Straße 2, D-8700 Würzburg
2 Anatomisches Institut (Vorstand: Prof. Dr. J. Lang) der Universität, Josef-Schneider-Straße 2, D-8700 Würzburg
3 Physiologisches Institut (Vorstand: Prof. Dr. S. Silbernagel) der Universität, Josef-Schneider-Straße 2, D-8700 Würzburg
4 Zentrum der Pharmakologie der Universität (Vorstand: Prof. Dr. D. Palm), D-6000 Frankfurt

Die moderne Medizin hat sich in zunehmendem Maße von einer mehr morphologischen über eine physiologische zu einer funktionellen Betrachtungsweise gewandelt. Beim polytraumatisierten Verletzten resultiert aus der Traumatisierung nicht nur eine Kombination verschiedener lokaler Schädigungen, sondern zusätzliche Stoffwechselstörungen der verschiedenen Funktionskreise. In Analogie zum Verbrennungspatienten bezeichnen wir diesen Zustand als Verletzungskrankheit [6], die durch eine vermehrte Ausschüttung von sogenannten kontrainsulären Hormonen gekennzeichnet ist. Den catecholaminen Adrenalin und Noradrenalin, die im Rahmen der dem Trauma folgenden sympatho-adrenergen Stimulation in kurzer Zeit freigesetzt werden, kommen bei der Regulation des Stoffwechsels und im besonderen bei den Veränderungen im Rahmen der Kompensation der Verletzungskrankheit spezielle Bedeutung zu.

Der bereits 10 min nach einer Traumatisierung noch vor der Ausbildung einer Hypovolämie ausgeprägte Anstieg der Catecholamine kann neben cardialen Auswirkungen zu Veränderungen im Bereich der Mikrozirkulation führen, die besonders an der Lunge Initialveränderungen im Sinne eines Adult-Respiratory-Distress-Syndrom (ARDS) bewirken. Diese Anfangsphase wird bestimmt durch den Schweregrad der Verletzungen und durch die Stimulation des sympathischen Nervensystems mit der Ausschüttung der Catecholamine aus dem Nebennierenmark und den Speichern der sympathischen Nervenendigungen. Die Höhe der Catecholaminausschüttung ist dabei vom Ausmaß der jeweiligen Schädigung bzw. von der Intensität der Reizung der hypothalamischen und medullären Sympathicuszentren abhängig [2, 9]. Im Rahmen unserer Polytraumastudien bestimmten wir den Catecholaminspiegel im Serum von polytraumatisierten Verletzten, die in drei Schweregrade unterteilt wurden. Die Serumbestimmungen erfolgten mit der radioenzymatischen Methode nach Passon und Peuler [4]. Insgesamt wurden 29 Patienten untersucht wobei 10 Patienten zum Schweregrad 1, 9 Patienten zum Schweregrad 2 und 10 Patienten zum Schweregrad 3 gezählt wurden.

Hefte zur Unfallheilkunde, Heft 156
Zusammengestellt von G. Schlag

Ergebnisse

Die Abb. 1 zeigt, daß bereits bei der Entnahme am Unfallort (10 bis höchsten 20 min nach dem Trauma) und eine Stunde post trauma sowohl für Adrenalin wie Noradrenalin die höchsten Werte gemessen wurden. Ab der 3. Stunde post trauma (3. Entnahme) kommt es zu einem Abfall der Catecholamine. Bei der isolierten Betrachung des Adrenalins ist für die drei Schweregrade bis zur 12. Stunde (5. Entnahme) nach dem Unfall ein identischer Schweregrad-abhängiger Kurvenverlauf erkennbar (Abb. 2). Auch bei Noradrenalin ist bis zur 12. Stunde eine deutliche Schweregrad-Abhängigkeit nachweisbar.

Aus diesen Darstellungen lassen sich jedoch keine Rückschlüsse auf eine differente sympathico-nervale und sympathica-adrenale Reaktion ziehen, da für Adrenalin und Noradrenalin verschiedene Normwerte gelten. Unter Zugrundelegung dieser Normwerte läßt sich zeigen, daß ebenfalls wieder Schweregrad-abhängig für Adrenalin gerade in der Frühphase des traumatischen Schocks maximale Sekretionen resultieren. Das Diapositiv zeigt den prozentualen Anstieg der Adrenalinsekretion über den Normwert (90 μg/l) hinaus. Im Vergleich zum Anstieg der Noradrenalinwerte über den Normwert (200 μg/l) zeigt sich deutlich, daß dieser Anstieg nicht in dem Maß erfolgte wie beim Adrenalin.

Aus einer derartigen Aktivierung der sympathischen Zentren kann diese neurohumurale Reaktion eine schocksympathische Umstellung der Makro- und Mikrozirkulation bewirken, die schließlich eine hypoxisch–metabolisch–energetische Störung der Zellfunktion und später auch der Zellstruktur auslöst oder zumindest verstärkt [3].

Grundlage eines ARDS nach Eintritt eines Polytraumas, ist während des Frühstadiums der Lunge im Schock, eine primäre Veränderung der Erythrocyten in den Alveolarcapillaren im Sinne eines „Geldrollenphänomens", dem sich eine zunehmende Leukocytose neutrophiler Granulocyten in der Endstrombahn aufpropft. Diejenigen Granulocyten, die zwischen

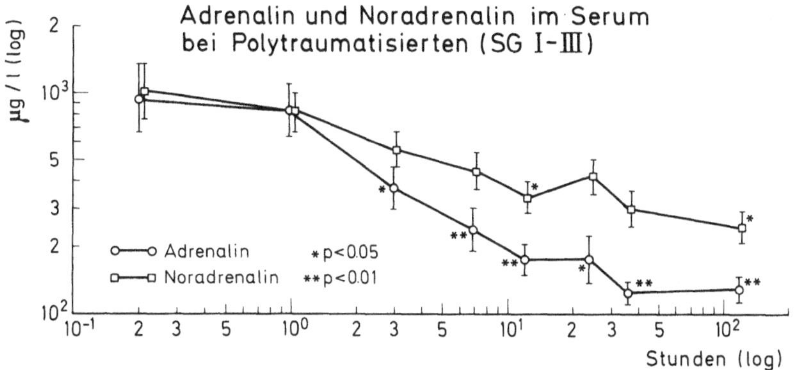

Abb. 1. Serum-Catecholamine im Serum von Polytraumatisierten. Alle Schweregrade gemeinsam (n = 29)

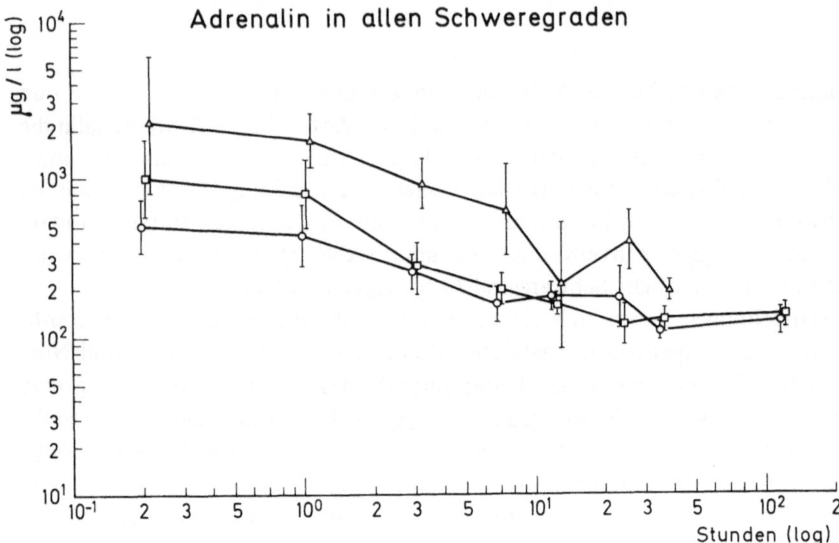

Abb. 2. Adrenalin-Gehalt im Serum von polytraumatisierten Verletzten der Schweregrade I–III. Schweregrad I ●––●; Schweregrad II ■––■; Schweregrad III ▲––▲

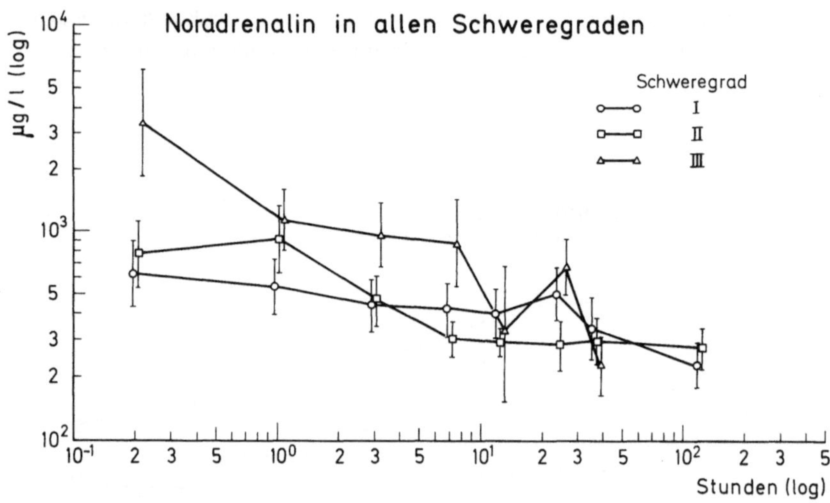

Abb. 3. Noradrenalin-Gehalt im Serum von polytraumatisierten Verletzten der Schweregrade I–III

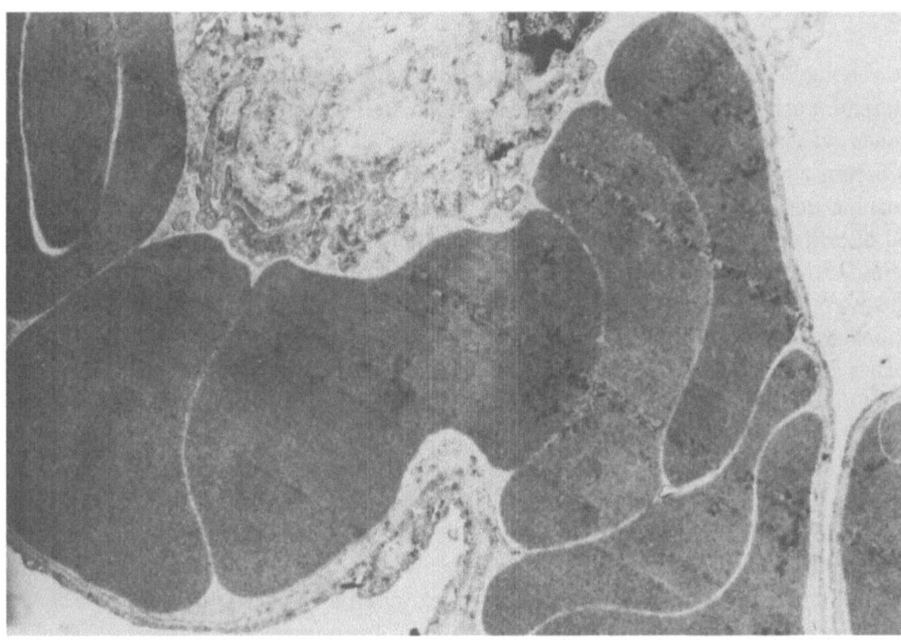

Abb. 4. Lungencapillare nach 5-minütiger Elektrostimulation mit deutlichem „Geldrollenphänomen" rigider Erythrocyten

diese Erynthrocytensäulen geraten, runden ab und verlegen das Capillarlumen durch engen Kontakt zum Capillarendothel. Diese offenbar festsitzenden Granulocyten zeigen keine Peroxidase-Aktivität mehr, sie beginnen bereits mit der Freisetzung lysosomaler Proteasen [1]. Ursachen für diese Granulocytose sind neben schockbedingten Dünndarmläsionen mit über die systemische Zirkulation eingeschwemmten „endogenen Toxinen", die hohen Serumspiegel von Catecholaminen. Der initiale Anstieg führt zu einer schlagartigen Freisetzung des sogenannten marginierenden Randpools der neutrophilen Granulocyten. Gleichzeitig verfestigen die Catecholamine die Erythrocytenoberfläche möglicherweise durch eine Reduktion ihrer Oberflächenladung.

Um diese Veränderungen zu belegen wurden im Tierexperiment der Serumcatecholaminspiegel und die Verformbarkeit der Erythrocyten mit Hilfe des Einloch-Erythrocyten-Rigidometers gemessen (Methodik bei 7). Trauma und Schmerzreize des Unfallgeschehens wurden bei 13 Chloralose-Urethran-narkotisierten Ratten simuliert. Dem Trauma entsprach die zur Entnahme des Blutes notwendige Laparotomie mit Freilegung der Arteria iliacae, sowie die Präparation der Arteria mesenterica superior. Die Schmerzreize wurden durch eine Elektroreizung des Plexus solaris bewirkt. Die Elektrostimulationsdauer betrug 5, 15 und 30 min. Die Frequenz der bipolaren efferenten Stimulation betrug 16 Hertz (Stimulus Isolator; 1 ms, 5 Volt).

Ergebnisse

Die rheologischen Untersuchungen zeigten eine Zunahme der Passagezeit der Erythrocyten. Während nach 5 min Stimulationsdauer noch keine deutliche Rigiditätszinahme zu erkennen war, stieg sie nach 30 min um ca. 1,7% an. Da gleichzeitig der Catecholamingehalt im Serum zunimmt, deutet dies auf eine Beteiligung der Catecholamine an der Rigiditätszunahme der Erythrocyten nach Eintritt eines Schockereignisses hin, wie dies von Petrova und Mitarb. [5] nach in vitro Versuchen bereits mitgeteilt wurde. Damit weist auch dieser Befund auf die große Bedeutung des „Geldrollenphänomens" rigider Erythrocyten bei den frühen Veränderungen hin, vor allem der pulmonalen Mikrozirkulation nach Eintritt eines Schockgesehens [1].

Dies soll an einigen Diapositiven belegt werden. Das nächste Diapositiv zeigt die 4700-fache Vergrößerung einer Lungencapillare nach 5minütiger Elektrostimulation der Ratte. Deutlich sichtbar ist das „Geldrollenphänomen" der rigiden Erythrocyten in der Alveolarcapillare. Die Alveolarwand wird gebildet durch ein flaches Alveolarepithel vom Typ 1 und begrenzt von einem typischen schmalen Bindegewebsraum. Im Bereich der Alveolarwand sind keine Veränderungen nachweisbar. Die nächste Abbildung zeigt eine histologische Untersuchung der Lunge bei hämorrhagischem Schock des Hundes, wobei ein Blutentzug aus der Femoralis bis auf 50 mmHg Mitteldruck innerhalb von 10 min erfolgte. Die Gewebsentnahme erfolgte aus dem rechten Mittellappen. Im oberen Teil nach 5 min ist wiederum das typische „Geldrollenphänomen" der Erythrocyten (ER) in den Alveolarcapillaren ohne Veränderungen der Alveolarwand (A = Alveolarlumen) (a).

Nach 30 min ist eine zunehmende Zahl neutrophiler Granulocyten in die Alveolarcapillaren eingewandert (b).

Nach 60 min ist eine massive Granulocytose Neutrophiler in den einzelnen Capillaren mit Ödem des Capillarendothels, des Alveolarepithels und in geringem Maße des intestitiellen Raumes erkennbar. Die einzelnen Zahlen weisen auf die neutrophilen Granulocyten hin, der Pfeil auf eine Endothelschwellung und die Pfeilköpfe auf die Alveolarepithelschwellung (c).

Thrombocyten oder Fibrin sind auf keinem der Schnitte erkennbar.

Die beiden nächsten Diapositive zeigen eine Lungenbiopsie bei einem polytraumatisierten Verletzten, die 8 h nach dem Trauma beim Nähen eines Lungenrisses entnommen werden konnte.

a) Die Alveolarsepten sind gefüllt mit degranulierenden neutrophilen Granulocyten (G). Die Pfeile deuten auf Destruktionen von Alveolarsepten hin, der Pfeilkopf auf destruiertes Alveolarepithel. In den Alveolarhöhlen sind nekrobiotische Zellen (Nk) sowie Proteinniederschläge im Alveolarraum (A) (2000 x).
b) Capillarausschnitt in 14 000facher Vergrößerung. Es zeigt sich ein intaktes Capillarendothel (E) und Endothelzellen (K), im Alveolarraum (A) ist eine Ansammlung der durch Pfeile gekennzeichneten freigesetzten Lysosomen darstellbar. I weist auf das interstitielle Ödem hin.
c) Bei der 40 000fachen Vergrößerung eines Capillarquerschnittes ist eine gut erhaltene Capillarwand zu erkennen. Der Pfeilkopf weist auf eine eröffnete Inter-Endothel-haften als Ausdruck des interstitiellen Ödems (I) hin. Im Capillarlumen befinden sich weitgehend degranulierte Neutrophile, an deren Oberfläche sich feinste Fibringlobuli, durch Pfeile gekennzeichnet, darstellen. E weist auf eine geringfügige Endothelschwellung hin, Fb = Fibroblasten.

Dieses Bild soll zeigen, daß nach 8 h die Situation des Polytraumatisierten in der Weise sich geändert hat, daß Gerinnungsphänomene aufkommen, die vorher noch nicht zu beobachten waren. Auffälligster Befund der initialen alveolären Capillarstörungen ist das praktisch völlige Fehlen von Thrombocyten oder fibrinreicher Thrombocytenaggregate im gesamten Zeitraum sowohl bei Mensch und Tier [1]. Catecholamine provozieren einen hohen Plasminspiegel in der Lungenzirkulation, weshalb zunächst keine Mikrothrombenbildung resultieren kann. Durch die Catecholamine kommt es besonders im Endothel der alveolären Capillare durch eine gesteigerte Neigung zur Plasminogenaktivatorsynthese. Die Gerinnung wird erst nach Rückgang der hohen Catecholaminwerte und Erschöpfung des proteolytischen Potentials der neutrophilen Granulocyten zum Tragen kommen.

Die Ausschnittvergrößerung von a zeigt ein geborstenes Alveolarseptum, degranulierte Granulocyten in der Capillare mit Gerinnungserscheinungen an der Oberfläche. In der Alveolarhöhle sind als Ausdruck eines Alveolarödems Proteinniederschläge erkennbar.

Untersuchungen von Metz [5] an Katzen, bei denen mit einem ähnlichen Versuchsablauf die Folgen der hyperdynamen Kreislaufreaktion nachgewiesen wurden, zeigten, daß nach der Elektrostimulation es zum Anstieg der Pulsfrequenz und zu einer generellen Vasoconstriction kam. Daraus resultiert eine Blutverschiebung in die Lunge mit einem Anstieg in der Arteria pulmonalis. Der vermehrte Zustrom in die Lunge verursacht eine vermehrte Volumenbelastung des linken Herzens, während der Anstieg des Aortendruckes als Abflußhindernis eine zusätzliche Druckbelastung des linken Ventrikels darstellt. Druck- und Volumenbelastung führen zum Druckanstieg im linken Vorhof und Rückstau in den Lungencapillaren. Bestätigt werden diese Befunde an Polytraumatisierten die häufig eine Linksherzinsuffizienz aufweisen durch Wolf und Mitarb. [8].

In der Initialphase des traumatischen Schocks bewirken Unfallgeschehen und Schmerzreize eine akute Kreislaufumstellung im Sinne einer hyperdynamischen und hypertonen Kreislaufreaktion, die mit einer vermehrten Freisetzung der Catecholamine verbunden ist. Sie haben Starterfunktion für eine Vielzahl von weiteren Veränderungen. Die Widerstandserhöhung der terminalen Strombahn wird neben der initialen Kreislaufveränderung durch die catecholaminbedingte Regiditätszunahme und das Granulocytensticking eingeleitet. Obwohl die daraus resultierenden pathologisch-anatomischen Veränderungen durch mehrere perpetuierende Veränderungen intensiviert werden, kommt der sympatho-adrenergen Reaktion eine zentrale Bedeutung bei der Entwicklung der morphologisch nachweisbaren Organveränderungen in der Frühphase des traumatischen Schocks zu. Neben einer frühzeitigen und ausreichenden Volumentherapie, die am Notfallort beginnen muß, läßt sich die therapeutische Forderung nach einer ebenfalls frühzeitigen Dämpfung des erhöhten Sympathicotonus durch eine ausreichende Schmerzbekämpfung mit Hilfe potenter Analgetica ableiten. Eventuell ist in Ausnahmefällen eine frühzeitige Narkose als potenteste Analgesiemethode mit einer zusätzlichen PEEP-Beatmung bereits im präklinischen Bereich denkbar, um damit prophylaktisch der Entstehung einer Schocklunge vorzubeugen, die vielfach als limitierender Faktor der Intensivtherapie angesehen werden muß.

Literatur

1. Heine H (1981) Die initiale Granulozytose der Lunge nach Eintritt eines Schockereignisses. Med Welt 32:1352
2. Jäättelä A, Alho A, Avikainen V, Karaharjn E, Kataja J, Laholensein M, Lepistö P, Rokkanen P, Tervo T (1975) Plasma catecholamines in severely injured patients: a prospective study on 45 patients with multiple injuries. Br J Surg 62:177
3. Metz G (1981) Der neurogene Schock. Klinikarzt 10:648
4. Passon PG, Peuler JD (1973) A simplified radiometric assay for plasma noreponephrine and epinephrine. Analyt Biochem 51:618
5. Petrova R, Vassileva A, Stoer S, Dukova P. Nikolov N (1979) Veränderungen der elektrophoretischen Beweglichkeit von Kaninchenerythrozyten während Endotoxinschock. Vortrag auf dem 2. Internationalen Schocksymposium 15.–17. Nov. Berlin 1979
6. Sefrin P (1981) Polytrauma und Stoffwechsel. In: Anaesthesiologie und Intensivmedizin, Bd 135. Springer, Berlin Heidelberg New York
7. Seiffge D, Kiesewetter H (1981) Effect of Pentoxifylline on Single Red Cell Deformability. Klin Wschr 59:1271
8. Wolff G, Dittmann M, Frede KE (1980) Pathophysiologie und Untersuchungsmethoden – Haemodynamische Veränderungen. In: Akutes Atemnotsyndrom des Erwachsenen. Springer, Berlin Heidelberg New York
9. Young JG, Gray J (1956) Biochemical response to trauma. III. Epinephrine and nerepinephrine levels in plasma of rats subjected to trumbling trauma. Amer J Physiol 186: 351

Diskussion

Steinbereithner, Wien: Vielen Dank, Herr Sefrin. Ich glaube, das wird zu einigen Diskussionen Anlaß geben. Darf ich gleich mit einer beginnen. Sie haben mehr oder minder, was ja aus dem Titel Ihrer Mitteilung hervorgeht, eine Kausalbeziehung zwischen sympathoadrenerger Aktivität und rheologischen Veränderungen postuliert. Es gibt ja viele Hinweise dafür, aber meine Frage geht jetzt darin: Gibt es dafür experimentelle Beweise? Man müßte ja dann mit Catecholaminen diese Rigidität entsprechend erzeugen können. Frage 2: Warum ist aus Ihrem Referat, wie aus vielen anderen heute, kein Wort von Sympathikolyse gekommen, sondern nur die Schmerzbekämpfung?

Sefrin, Würzburg: Zum ersten Teil der Frage: Wir haben auch experimentell versucht, einen gesteigerten Spiegel von Adrenalin mit entsprechenden Veränderungen gleichzusetzen. Dies ist nicht gelungen. Im Tierexperiment mit der Ratte konnten wir mit den rheologischen Veränderungen die Rigiditätszunahme und zum zweiten eine Veränderung der Passagezeit in den Alveolaren nachweisen.

Zur Sympathicolyse: Hier haben wir keine entsprechenden Befunde, sondern wir sind eigentlich von dem klinischen Bild ausgegangen und wir haben die Polytraumatisierten beobachtet. Wir sahen dort diese hohen Catecholaminwerte und es war die Frage, ob man diese hohen Catecholaminspiegel auch im Tierexperiment nachverfolgen könnte, um sie dann den morphologischen Veränderungen in der Lunge gleichzusetzen. Bei den polytraumatisierten Patienten sahen wir in entsprechenden histologischen Untersuchungen dieses

Geldrollenphänomen und wir versuchten nun dieses ebenfalls im Tierexperiment nachzuweisen. Dies ist, wie ich glaube gezeigt zu haben, gelungen.

Steinbereithner, Wien: Danke. Darf ich noch eine rein methodische Frage an Sie richten: Sie haben gesagt, Sie haben den Plexus solaris gereizt. Ist das sicher, daß es ein Schmerzreiz war oder daß ein vegetativer Reiz verursacht wurde, etwa vergleichbar den alten Rey-Experimenten mit elektrischer Reizung der Splanchnici?

Sefrin, Würzburg: Das kann ich jetzt nicht beruteilen. Ich habe mich da auf die Ergebnisse unserer Physiologen verlassen und die behaupten, daß diese Art der Reizung eine ausschließliche Schmerzreizung sei.

Bergmann, Linz: Herr Sefrin, ich muß nochmals auf die Sympathicolyse, die von Herrn Steinbereithner schon angesprochen worden ist, eingehen. Sie haben doch schon vor mehreren Jahren, aufgrund Ihres ausgezeichneten Notarztwagendienstes, die Möglichkeit gehabt, diese massiven Adrenalin- und Noradrenalinanstiege so frühzeitig – 10 min nach dem Trauma – nachzuweisen. Es erhebt sich hier jetzt wirklich die Frage: Warum ist nicht im Notarztwagendienst eine Indikation zur Sympathicolyse aufgrund Ihrer Befunde bis jetzt durchgedrungen? Wird das einfach vernachlässigt oder warum geschieht hier in dieser Richtung nichts?

Sefrin, Würzburg: Die Schwierigkeit liegt in der Praxis der Durchführung. Es ist vollkommen richtig, daß wir mit unserer frühzeitigen Therapie bei diesen Patienten häufig Befunde erheben konnten, die sonst erst nach der Aufnahme in der Klinik erhoben wurden. Wir postulieren aufgrund unserer Ergebnisse, was heute schon einmal hier angeklungen ist, eine frühzeitige Narkose bei diesen Patienten und wir haben auch einige dieser Patienten bereits am Unfallort mit einer entsprechenden Vollnarkose – Intubationsnarkose – und entsprechender Analgesie behandelt.

Steinbereithner, Wien: Entschuldigen Sie, daß ich unterbreche. Sagen Sie bitte womit analgesiert, denn sonst kommt die Frage sicher nach.

Sefrin, Würzburg: Wir haben eine ganz normale Vollnarkose gemacht mit Relaxation zur Intubation und in vielen Fällen haben wir als Narkoticum Barbiturat verwendet, das fraktioniert nachgespritzt wurde, und haben den Patienten so in die Klinik transportiert. Allerdings ist die Anzahl dieser Patienten, die in dieser Weise therapiert wurden, noch zu gering als daß man sie dem Kollektiv der so nicht behandelten Patienten gegenüberstellen und daraus dann auch eine Aussage ableiten könnte.

Burchardi, Göttingen: Ich denke, daß dieses Betonen oder dieses Inzweifelziehen der Analgesie für ausreichende Therapien sicher sehr wichtig ist. Denken Sie nur an die ganze Problematik, die wir in der Anästhesie mit der stress free analgesia haben, die angeblich durch die Überdosierung von Analgetica, sagen wir Fentanyl, zustandegebracht werden soll. Sie hat sich ja als ein großes Versagen gezeigt. Ich glaube, wir müssen hier ganz deutlich machen, daß Analgesie nur ein Teilproblem dieser ersten Behandlung ist.

Koinzidenz und Verlauf der Schocklunge im Krankengut

J. Andrasina[1], A. Kadlecova[2], J. Bauer[1], A. Stachy[1] und V. Rozdobudkova[1]

1 Abteilung für Unfallchirurgie, Fakultätskrankenhaus, Ratislavova 43, CS-04190 Kosice
2 VEB Imuna, CS-Sarisske Michal'any

Als Hardaway [3] im Jahre 1967 die Schocklunge definierte folgte bis heute eine unübersehbare Anzahl von Veröffentlichungen über äthiologische, pathogenetische und prognostische Aspekte und Folgerungen dieses posttraumatischen, jedoch nicht nur unfallbedingten, Geschehens. In der Schockpathogenese ist es ja selbstverständlich, daß die Lunge pathomorphologisch und pathofunktionell dem Schockgeschehen nicht fernbleiben kann.

Schon bei der Entfaltung des Schocks findet man einen morphologisch und funktionell exakt definierbaren Zustand der *Lunge im Schock,* der sich dann, in zweiter Phase zur *Schocklunge* entfaltet. Über Umstände, die zur Entwicklung beider Phasen führen, berichten wir kurz in Tabelle 1 [1, 5, 7, 8, 9, 13] und 2 [4, 5, 8, 11, 12].

Das frühzeitige Erkennen und die zielbewußte Behandlung dieser Entwicklungsphasen steht im Unfallgeschehen im Vordergrund weil sie in etwa 50% nach hämorrhagisch-traumatischem Schock bei der sich entwickelnden respiratorischen Insuffizienz für dessen letalen Ausgang verantwortlich gemacht werden kann [2].

Auf der Chirurgischen Universitätsklinik und auf der Abteilung für Unfallchirurgie des Fakultätskrankenhauses in Kosice/CSSR verfolgten wir pathomorphologische und -funk-

Tabelle 1. Schocklunge

Hyperventilation, Alkalose
Morphologische Lungenveränderungen
Hypoxämie
Respiratorische Insuffizienz, Tachypnoe
Cyanose
Globalpulmonale Insuffizienz
Kreislaufversagen
Bewußtseinsverlust

Tabelle 2. Lunge im Schock

Ödem des Endothels
Erhöhte Capillarpermeabilität
Interalveoläres Ödem
„capillary leak syndrome“
Wesentliche Erhöhung des pulmonalen Gefäßwiederstandes
Verschlechterung der Gasaustauschverhältnisse

Hefte zur Unfallheilkunde, Heft 156
Zusammengestellt von G. Schlag

tionelle Veränderungen der Lunge, bzw. der Respiration nach Unfall und fanden in der Zeitspanne von 1977 bis 1981 211mal im Sinne der erwähnten Symptomatologie eine Lunge im Schock bzw. eine Schocklunge, bei einer Gesamtzahl von 10 000 Hospitalisierten. Von denen konnten seitens der schockbedingten Lungenveränderungen zwar 125 Patienten gerettet werden, 62 zeigten jedoch unmittelbar nach Abheilung der organbedingten Unfallfolgen eine dauernde Beschädigung der Respiration; ihr erlagen in der Spätphase 32 Patienten mit ausgeprägten morphologischen Lungenveränderungen.

Bei der Beurteilung dieses Bildes und seines Verlaufes kann man kaum sagen, ob sich der Krankheitsverlauf auf der Ebene der Lunge im Schock oder der Schocklunge entwickelt.

Im *röntgenologischen* Bild verlaufen die erwähnten Organveränderungen beim Menschen in 4 bzw. 5 Stadien (s. Schemata Nr. I bis V) (Abb. 1–5): Das Stadium

1. der capillären Hyperämie
2. des lobulären Kollapses bzw. Hämorrhagie,
3. des Ödems,

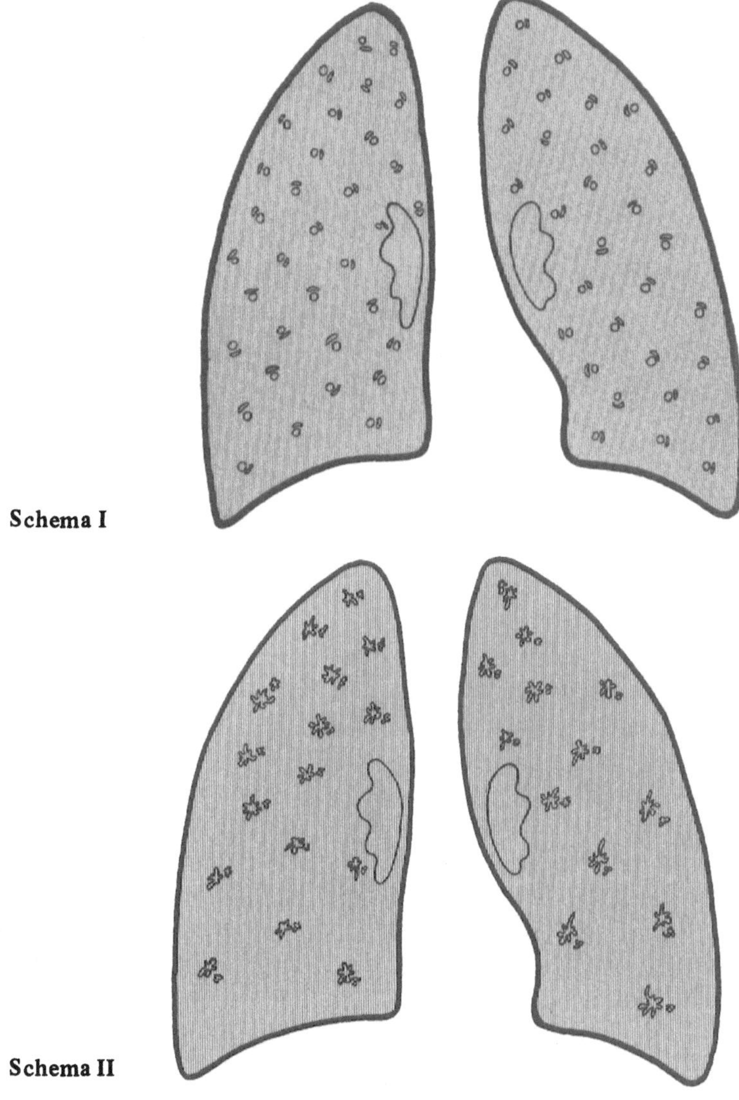

Schema I

Schema II

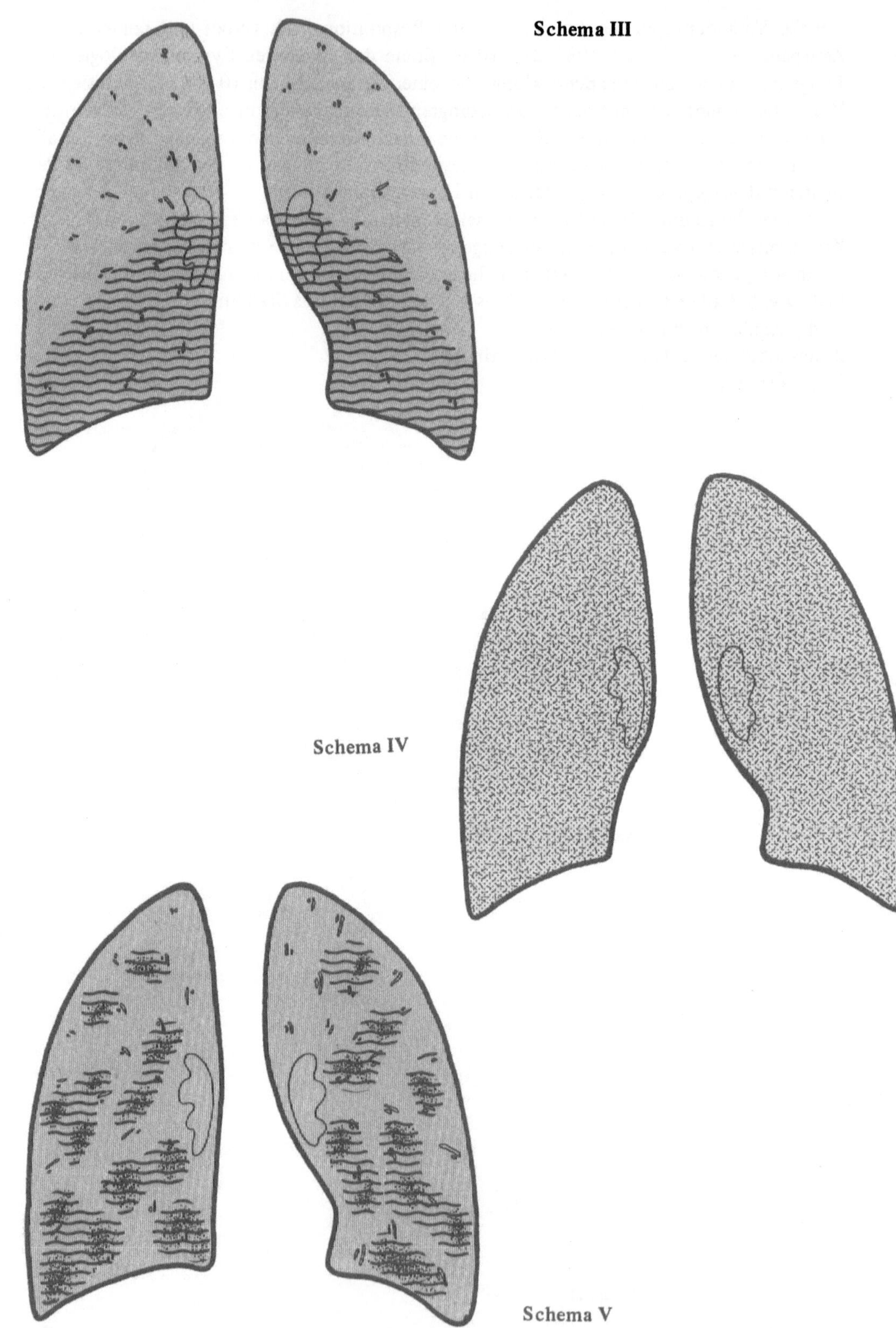

Schema III

Schema IV

Schema V

4. der Karnifikation bzw.
5. der sich retrahierenden Fibrose.

Funktionell findet man bei dem hier beschriebenen Bild eine ausgeprägte Acidose, die zuerst respiratorisch, dann jedoch auch metabolisch verursacht wird. Es tritt auch eine

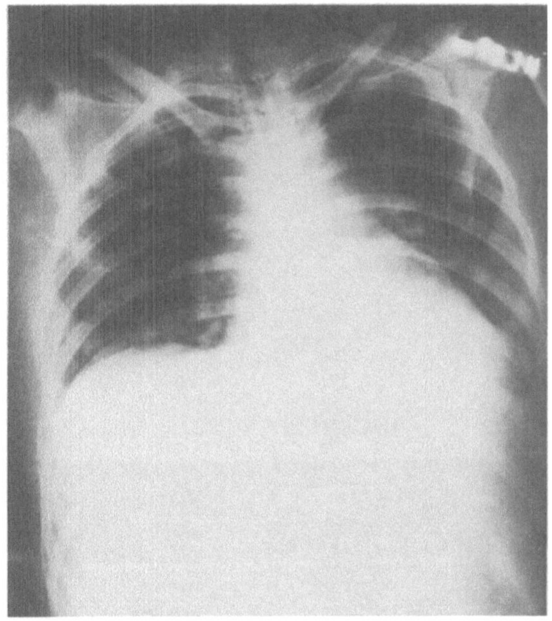

Abb. 1

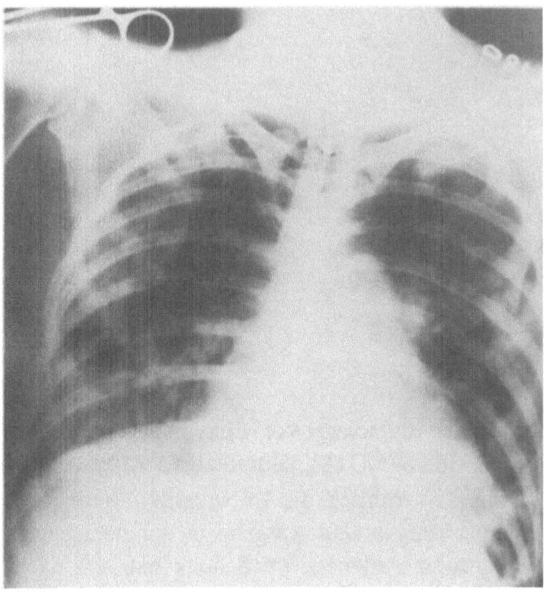

Abb. 2

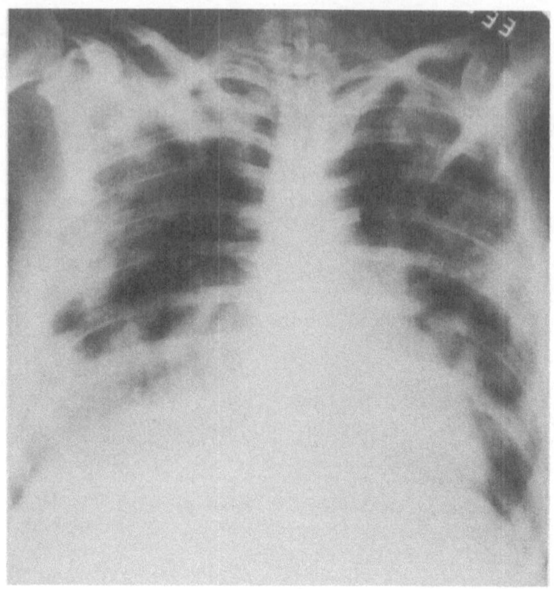

Abb. 3

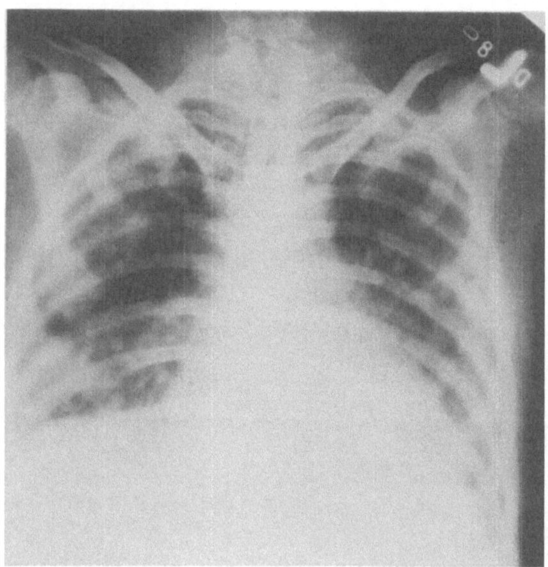

Abb. 4

Unruhe der Blutspiegel von Enzymen in den Vordergrund, besonders der Gammaglutamyltranspeptidase (GGTP), Glutamatoxalattransaminase (GOT) und der sauren Phosphatase.

Wir sahen klinisch die Entwicklung dieser Dynamik in der dargebotenen Reihenfolge leider bis zum letalen Ausgang in der obengenannten Zahl unserer Kranken. Im zweiten Teile unserer Patienten im Schock hat sich nach gezielter und gelungener Therapie der

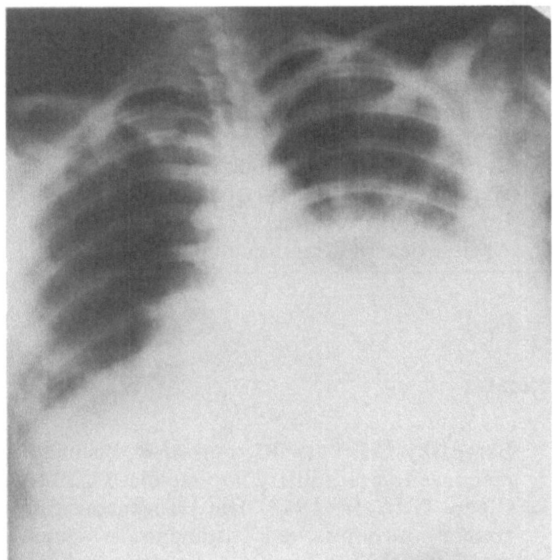

Abb. 5

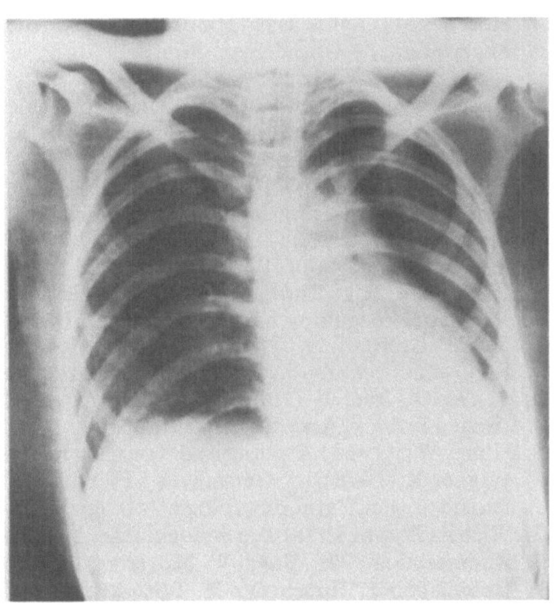

Abb. 6

sich anbahnende Lungenschaden nicht eingestellt und der unmittelbar letale Ausgang des Zustandes wurde vermieden. Leider können hier nicht Zeichen einer morphologisch absoluten Lungenrestitution gefunden werden (Abb. 6).

Das beschriebene Bild entwickelt sich klinisch meist nach Tagen, doch kann es manchmal in einigen, wenigen Stunden auftreten, hauptsächlich in Fällen mit Infektion der Atemwege. Die Therapie muß dieser Situation angemessen sein. Sie betrifft: (Tabelle 3).

Tabelle 3

- □ Einschränkung der Flüssigkeitszufuhr
- ■ Diureseförderung
- □ Erhöhung des KOD des Blutes (20% Albumin)
- □ Kontinueller positiver Lungenüberdruck
- □ Steroide gegen Permeabilitätsstörungen
- ■ Heparin gegen Hypercoagulation
- □ Enzymdesaktivatoren
- □ Antibiotica und Immunoglobine

Literatur

1. Bergofsky EH, Bass BG, Ferrett R, Fishman AP (1963) Pulmonary vasoconstriction in response to precapillary hypoxemia. J Clin Invest 42:1201
2. Cloves GHA Jr (1973) Die Lungenreaktion auf zirkulierende Stoffe bei posttraumatischen und septischen Zuständen. In: Haberland GL, Lewis DH (Hrsg) Neue Aspekte der Trasylol Therapie, Bd 6. Schattauer, Stuttgart
3. Hardaway RM, James PM, Anderson RW, Bredenberg CE, West RL (1967) Intesive study and treatment of shock in man. J Amer Med Ass 199:779
4. Horpacsy G, Schnells G (1980) Die lysosomalen Enzyme im Schock. Theoretische und experimentelle Grundlagen, ihre Bedeutung in der klinischen Diagnostik und Therapie (I). Med Welt 31:1820
5. Horpacsy G, Schnells G (1980) Die lysosomalen Enzmye im Schock. Theoretische und experimentelle Grundlagen, ihre Bedeutung in der klinischen Diagnostik und Therapie (II). Med Welt 31:1859
6. Kilian J, Islam MS, Vatter J, Weller W, Ulmer WT (1970) Kreislauf, Atmung und Nierenfunktion im hämorrhagischen Schock und nach Infusion verschiedener Lösungen. Anaesthesist 19:280
7. Mittermayer C, Vogel W, Burchardi H, Birzle H, Wiemers K, Sandritter W (1970) Pulmonale Mikrothrombosierung als Ursache der respiratorischen Insuffizienz bei Verbrauchkoagulopathie (Schocklunge). Dtsch Med Wschr 95:1999
8. Schlag G, Redl H, Glatzl A (1977) Morphologische Veränderungen der Lunge im hypovolämisch-traumatischen Schock. Unfallheilkd 80:481
9. Schlag G, Redl H (1980) Die Leukostase in der Lunge beim hypovolämisch-traumatischen Schock. Anaesthesist 29:606
10. Ulmer WT (1968) Atmung und Kreislauf im Schock. Therapiewoche 43:1918
11. Wagner K (1978) In: Gersmeyer EF, Yasargil EC (Hrsg) Schock und hypotone Kreislaufstörungen. Pathophysiologie – Diagnostik – Therapie. 2. Aufl. Thieme, Stuttgart
12. Wichert P von (1978) Die Schocklunge. Med Klin 74:1
13. Zimmermann WE, Vogel W, Mittermayer C, Walter F, Kuner E, Schäfer H, Birzle H, Netenjacob J, Hirschauer M, Böttcher D (1972) Gasaustasch- und metabolische Störungen beim traumatisch-hämorrhagischen und septischen Schock und ihre therapeutische Beeinflussung. In: Brendel W, Haberland GL (Hrsg) Neue Aspekte der Trasylol Therapie, Bd 5. Schattauer, Stuttgart

Leber und Gallenblase im hypovolämisch-traumatischen Schock

K. Meissner

Chirurgische Abteilung, A.ö. Krankenhaus Tamsweg, A-5580 Tamsweg

Schockleber

Einleitung

Trotz erfolgreicher Behebung traumatischer Schockzustände kann das Leben der Verletzten im weiteren Verlauf durch schockbedingtes Organversagen ernsthaft gefährdet werden.

Zeitlich und klinisch stehen akute Funktionsstörungen von Lunge und Niere im Vordergrund. Gezielte vorbeugende Maßnahmen und therapeutischer Maximaleinsatz konnten sowohl Häufigkeit als auch Schweregrad dieser Organstörungen vermindern.

Durch diese Fortschritte treten nunmehr weitere schockbedingte Organschäden aus dem Hintergrund hervor, die sich erst nach typischer Latenzzeit manifestieren. Dies trifft vor allem auf die schockbedingte Funktionsstörung der Leber zu.

Angesichts der Lückenhaftigkeit verfügbarer klinischer Daten müssen derzeit zum Verständnis dieses Krankheitsbildes vor allem experimentelle Ergebnisse mit all ihren Vorbehalten herangezogen werden.

Klinik

Die Leberdysfunktion als Schockfolge tritt kaum vor dem 3. Tag, im Regelfall um den 10. Tag nach dem Schockgeschehen auf [9, 42]. Kombinationsläsionen mit Schockfolgen an anderen Organsystemen sind die Regel [42]. Im Gegensatz zu Schockschäden an Niere und Lunge ist die Korrelation von Schockdauer und Schweregrad der Organschädigung nicht unumstritten [41, 64]; Schocklebersyndrome wurden auch nach Schockzuständen von 5 h Dauer beobachtet [64].

Leitsymptom ist der Ikterus [9, 42, 59]. Weiter werden Lebervergrößerung, Leberschmerz, hepatische Encephalopathie und gastroenterale Symptome beobachtet [42]. Bemerkenswert ist eine vergleichsweise geringe Letalität, die 5–10% aller Schockpatienten betrifft [42, 64], sowie die Tendenz zur Abheilung der Schockläsionen an der Leber, die so weit gehen kann, daß hepatale Schockfolgen zu dem Zeitpunkt völlig behoben sind, zu dem der Patient den Schockschäden an Lunge oder Niere erliegt.

Laborprofil

Normabweichungen der Laborwerte verlaufen in einem dreigipfeligen Profil: zunächst werden Werte positiv, die den Zellschaden signalisieren, gefolgt von Ikterus, ausklingend in cholestasespezifischen Veränderungen [9, 59].

Hefte zur Unfallheilkunde, Heft 156
Zusammengestellt von G. Schlag

a) SGOT, SGPT, LDH: Die Werte zeigen einen initialen Anstieg mit Absinken ab dem 5. Tag [9].

b) Bilirubin: Nach initialer diskreter Hyperbilirubinämie, die als Konsequenz der Schockbekämpfung gewertet wird, tritt mit dem 5. Tag ein progressiver Anstieg auf, der um den 10. Tag den Höhepunkt erreicht und dann langsam abklingt. Der Anteil konjugierten Bilirubins ist variabel [9], regelhaft jedoch eher hoch [59].

c) γ-GT, Alk. Phosphatase: Hier beginnt die Anstiegskurve mit dem 5. Tag. Spitzenwerte werden um den 12.–15. Tag erreicht, der Abfall ist schleppend [9].

d) Blutzucker: Initial können hypoglykämische Werte auftreten [17].

e) Lactatspiegel: Ein früher Lactatanstieg wird als Signal von Gewebs-PO_2-Defizit gewertet [45, 47].

f) Gerinnungsfaktoren: Im Gesamtspektrum von Gerinnungsfaktoren korreliert ein früher Abfall des Prothrombins mit dem Schweregrad des Leberzellschadens und ist somit von prognostischer Bedeutung [24].

Makrozirkulation

a) Grundlagen: Unsere Kenntnisse der makrozirkulatorischen Vorgänge im Strombett der Leber beruhen auf thermoelektrischen und elektromagnetisch-flowmetrischen Methoden sowie Messungen der Xenon-Clearance im hämorrhagischen Schockmodell an Hunden und Katzen [11, 26, 29, 36, 68].

b) Einleitung: Im Verlauf von Schock und Schockbehandlung sind der systemische arterielle Druck und die Flowwerte einzelner Organsysteme disproportionalen Veränderungen unterworfen [18, 19, 29], die bei Organen mit überwiegend alpha-adrenergen Receptoren besonders ausgeprägt sind [29].

c) Afferenter Gesamtflow: Im Normzustand hat die A. Hepatica einen 30%igen, die V. Portae einen 70%igen Anteil am gesamten afferenten Blutstrom der Leber [11, 68]. Die Dimension des Pfortaderflows wird wesentlich vom arteriellen Zustrom des Splanchnicusgebietes, vor allem der A. Mesenterica Superior, bestimmt. Im Schock vermindert sich der totale afferente Leberflow sehr rasch und sinkt bis auf etwa 40% des Ausgangswertes [11, 26, 29, 36, 68], wobei der Anteil des Leberarterienflows auf über 50% ansteigt [11].

d) A. Hepatica: Der Flow der A. Hepatica sinkt auf etwa 40% des Ausgangswertes, wobei die Flowreduktion zunächst der Abnahme des systemischen Druckes entspricht [36]. Bei Fortschreiten des Schockes ist eine zunehmend ausgeprägte – möglicherweise humoral gesteuert – Autoregulation im Sinne einer relativen Flowverbesserung zu beobachten [11, 36]. Der Widerstand im Strombett sinkt, wobei geringfügige Abfälle [26], jedoch auch Widerstandsminderungen bis 50% der Norm gemessen wurden [11].

e) V. Portae: Der Pfortaderflow sinkt auf 35% des Ausgangswertes [36], was angesichts der überschießenden Flowreduktion der A. Mesenterica Superior im Zuge der schockbedingten Umverteilung [18, 19] nicht überrascht. Gleichzeitig steigt durch Verengung der Endstrombahn im präsinusoidalen und sinusoidalen Bereich [11, 38] der Widerstand auf 200–530% des Ausgangswertes [11, 26]. Der Pfortaderdruck sinkt auf 64% [36].

Mikrozirkulation

a) Grundlagen: Unsere Kenntnisse der mikrozirkulatorischen Veränderungen der Leber im Schock stützen sich auf klinische Retrospektivstudien unter Heranziehung lichtoptisch und elektronenmikroskopisch faßbarer Veränderungen, sowie auf das hämorrhagische und traumatische Schockmodell an Schweinen, Hunden und Ratten unter Benützung der direkten Gewebs-PO_2-Metrie mit Feinnadelelektroden, Messungen der H_2-Clearance, sowie refklektometrischen Messungen der lokalen Hb- und O_2-Hb-Konzentration [27, 29, 38, 40, 47, 56, 57, 64].

b) Einleitung: Entscheidend für den Ansatz zirkulatorischer Schockreaktionen am Ort metabolischer Abläufe ist die Störung der Mikrozirkulation.

c) Meßergebnisse: Die Mikrozirkulation der Leber sinkt rasch und sensibel [27, 38] auf etwa 50% des Ausgangswertes [27, 38], womit ein identischer Abfall des Gewebs-PO_2 korreliert [27]. Die hämodynamische Störung der Endstrombahn setzt deutlich *vor* meßbaren Veränderungen des systemischen Druckes, der Pulsfrequenz und des PO_2 im arteriellen Blut ein [27, 38]. Der Blutgefäßraum der Leber kann im Versuch von 21% auf 3% vermindert, der Extracellulärraum bis auf 10% des Gesamtvolumens vergrößert werden [45]. Der Abfall des Gewebs-PO_2 der Leber im Schock auf 20 torr deutet an, daß im zentroacinären Bereich der „kritische mitochondriale Wert" von 5–6 torr erreicht werden kann [27]. Bemerkenswert ist die rasche Erholungsfähigkeit mikrozirkulatorischer Störungen der Leber nach Schockbehebung [29, 38].

d) Morphologische Befunde: Die Sinusoide unterliegen einer initialen Kompression [20, 40] durch Leberzellschwellung [9, 20], die im weiteren Verlauf durch Rückstau aus erweiterten Zentralvenen teilweise in Erweiterung übergeht [40, 64]. Der Dissesche Raum entfaltet sich [23, 72]. Eine weitere Beeinträchtigung ergibt sich aus der Bildung von Fibrinoidthromben sowie Thrombo- und Leukocytenaggregaten an der Sinusoidwand [38, 39, 57, 72], die als Folge intravasaler Gerinnung oder Mikroembolisierung aus dem Pfortaderwurzelgebiet gedeutet werden [57].

Lichtoptisch faßbare Befunde

a) Grundlagen: Unsere Kenntnisse basieren auf der Auswertung bioptisch und autopisch gewonnen Materials aus der Klinik, ergänzt durch Befunde an Kaninchen und Ratten im hämorrhagischen, sowie Hunden im septischen Schockmodell [6, 20, 23, 24, 51, 42, 46, 57, 59, 72].

b) Befunde

Frühe Schockfolgen: Als Zeichen metabolischer Depression finden sich Leberzellverfettung [9, 41, 72], Glykogenschwund [39] und Gallethromben [9]. Phagocytotische Einschlüsse in Kupfferschen Sternzellen [23, 72] weisen auf die Anflutung pathogener Substanzen hin. Befunde am Disseschen Raum, an Sinusoiden und Zentralvenen wurden unter Morphologische Befunde, S. 61 vorweggenommen. Den höchsten Grad des Schockschadens repräsentieren focale und konfluirende Leberzellnekrosen im Acinuszentrum [6, 9, 24, 42, 46, 59, 72], entsprechend dem O_2-Gradienten der Mikroarchitektur [72]. Weiter finden sich akut-entzündliche Infiltrationen der Periportalfelder [9].

Späte Schockfolgen: Etwa 14 Tage nach dem Schockgeschehen dominieren die Zeichen der Restitution: Abnahme der Zellverfettung, Auftreten von Schaumzellen und chron. entzündlichen Zellen, gefolgt von fibrotischer Abheilung sowie Gallengangsproliferation. Gallethromben persistieren [9].

Ultrastrukturelle Veränderungen

a) Grundlagen: Die dargelegten Befunde erfließen aus Untersuchungen an Gewebeproben, die bioptisch und autoptisch in der Klinik, vom Schwein im traumatischen, vom Hund und der Ratte im hämorrhagischen, von der Ratte im Liquoidschock gewonnen wurden, sowie an isolierten Zellstrukturen vom Hund im hämorrhagischen Schock [9, 12, 28, 38, 39, 43, 57, 72].

b) Befunde: Ultrastrukturell faßbare Veränderungen treten zeitlich *vor* lichtoptisch verwertbaren Befunden auf [9]. Die *Mitochondrien* – „energieproduzierende" Zelleinheiten – weisen Schwellung [9, 12, 43, 57, 72] und Vacuolisierung [9] auf. Ihre Membran bleibt intakt, die morphologischen Schockschäden sind „dramatisch" reversibel [12]. Das *Kernchromatin* zeigt das Bild der Verklumpung [12], das *endoplasmatische Reticulum* eine Verbreiterung [12], die *Ribosomen* tendieren zur Dissoziation [12, 28], im *Hyaloplasma* treten (hypoxische?) Vacuolen auf [38, 39, 72]. Der Gesamteindruck ist der eines intracellulären Ödems.

Funktionsstörungen auf Zellebene

a) Ionen- und Wassertransport, Zellvolumsregulation

Grundlagen: Unsere Kenntnisse erwachsen aus elektronenmikroskopischen Befunden aus der Klinik, flammenphotometrischen Bestimmungen des Ionengehaltes des Leberzellgewebes sowie des Gewichtsverlustes nach Gewebsdehydration im hämorrhagischen Schockmodell der Ratte [9, 12, 45, 60].

Ergebnisse: Die Meßergebnisse belegen ein frühzeitig auftretendes Versagen energieverbrauchender Membrantransportmechanismen, wie der Ionenschleusen, mit konsekutivem Zusammenbruch elektrochemischer Gradienten [9, 45, 60] Dies beeinträchtigt die Fähigkeit der Na- und Wasserextrusion sowie der K-Aufnahme der Leberzelle und resultiert im Anstieg der intracellulären Na-Konzentration bis auf 200%, des H_2O-Gehaltes bis auf

120% des Ausgangswertes [60], somit einer erheblichen Zellschwellung [9, 45, 60]. Gleichzeitig verarmt die Zelle an K. Nebenbei steigt die intracelluläre Cl- und Ca-Ionenkonzentration; die Mg-Ionenkonzentration sinkt [9].

Der Gesamtwassergehalt des Leberschadens kann im Schock um 3,5% zunehmen [45]. Diese Kompartmentverschiebung kann sich vor allem im Mikrozirkulationsbereich schockpotenzierend auswirken [60].

Analoge Vorgänge werden an der Membran der Mitochondrien angenommen, was die Schockschwellung dieser Organellen erklären könnte [12].

b) Proteinsynthese

Grundlagen: Unsere Kenntnisse beruhen auf elektronenmikroskopischen Befunden bioptisch und autoptisch gewonnenen Lebergewebes aus der Klinik, elektronenmikroskopischen Untersuchungen an isolierten Ribosomen im hämorrhagischen Schockmodell des Hundes, der Messung der Aminosäureaufnahme isolierter Ribosomen im gleichen Modell, sowie spezifischen Aktivitätsbestimmungen isolierten Chromatins im hämorrhagischen Schockmodell der Ratte [9, 28, 73].

Ergebnisse: Die Proteinsynthese der Leberzelle im Schock ist gestört; ursächlich werden Energiemangel und Transskriptionsdefekte angenommen [28, 73]. In der Folge sinken Albumin- und Globulinkonzentration [9].

c) Kohlehydratstoffwechsel

Grundlagen: Unsere Kenntnisse stützten sich auf Untersuchungen an Ratten im traumatischen- und Endotoxinschockmodell, respektive an deren isolierten Leberzellen [17].

Ergebnisse: Der Energiebedarf im Schock wird vorerst durch Glykogenolyse gedeckt. Nach Poolerschöpfung wird Gluconeogenese erforderlich – ein Vorgang, der im Schock hochgradig gestört ist. Die Folge sind Hypoglykämie und sekundärer Hyperinsulinismus [17].

d) Exkretobilitäre Funktion

Grundlagen: Unsere Kenntnisse beruhen auf klinischen Befunden, Galleflußmessungen im hämorrhagischen Schockmodell der Ratte, sowie der Interpretation histologischer Befunde an klinischem Biopsie- und Autopsiematerial [9, 24, 37, 69].

Ergebnisse: Bei erhaltener Konjugationsfähigkeit von Bilirubin sinkt der Gallefluß schon in frühen Schockphasen auf 60% des Ausgangswertes, wobei diese Leistungseinbuße mit dem Maß der Energiereserve des Gewebes korreliert; im weiteren Schockverlauf kann der Gallefluß völlig sistieren [24, 37, 69]. Diese Störung zeigt – im Gegensatz zu anderen Schockfolgen an der Leber – *keine* Tendenz zu rascher Erholung [69].

d) Energiereiche Phosphate, oxydatische Phosphorylierung

Grundlagen: Unsere Kenntnisse basieren auf folgenden Untersuchungen: spektrometrischen, fluorometrischen und elektrophoretischen Messungen des ATP-, ADP- und AMP-Gehaltes homogenisierten Lebergewebes im hämorrhagischen Schockmodell des Hundes und der Ratte; Messung des ATP-Verbrauches schockierten Lebergewebes im hämorrhagischen Versuchsmodell der Ratte; Studien des Effektes stimulierter ATP-Synthese an Hand des Gewebs-ATP-Gehaltes, des Serum-GOT, des Serum-Harnsäurespiegels und der Überlebensrate im hämorrhagischen Schockmodell des Hundes; Messung der ATPase-Aktivität schockierten Rattenlebergewebes an Hand der H^+-Produktion im geschlossenen System; Messung des Redoxpotentials der Adenosinphosphate mittels Oberflächenfluorescenz-Photometrie im hämorrhagischen Schockmodell der Ratte; sowie Messung der oxydativen Phosphorylierung isolierter Mitochondrien an Hand ihres O_2- und Phosphatverbrauches im hämorrhagischen Schockmodell der Ratte [1, 10, 12, 30, 45, 54, 56, 60, 69, 70, 76].

Einleitung: Das Defizit energiereicher Verbindungen stellt eine wesentliche Ursache metabolischer Störungen im Schock dar [9, 45, 69, 70, 73].

Ergebnisse: Im Schock sinkt der ATP-Gehalt – je nach Schockdauer – bis auf 15–25% [1, 45, 60], der ATP:ADP-Quotient auf 33% [60], der hochempfindliche Index der Energy Charge auf 50–65% [54, 60, 69, 70, 76] ab; gleichzeitig steigt die ATPase-Tätigkeit [45] und der Gewebsverbrauch experimentell angebotenen ATPs [10] an.

Nach Schockbehebung füllt sich der Pool energiereicher Phosphate auf [45, 54, 60, 76], erreicht jedoch nicht Kontrollwerte [1, 45]. Die mitochondrale Fähigkeit zur oxydativen Phosphorylierung bleibt im reversiblen Schock erhalten [12, 54, 60], vermag jedoch mit dem ATP-Bedarf nicht Schritt zu halten [45]. Der resultierende Mangel an energiereichen Phosphaten wird mehrheitlich als Hauptursache des metabolischen Versagens der Leberzellen im Schock betrachtet [9, 45, 69, 70, 73]; lediglich für Teilbereiche des Jonentransportes wurden energiepool-unabhängige Mechanismen diskutiert [60].

Leber – RES

a) Grundlagen: Die Kenntnisse vom Verhalten des reticulo-endothelialen Systems der Leber im Schock beruhen auf Messungen der Blut-clearance von Au-Kolloid und dem Nachweis systemischer Bacteriämie nach RES-Blockade der Leber durch kolloidale Kohle im hämorrhagischen Schockmodell des Hundes [14, 55], sowie histologischen Untersuchungen autoptisch gewonnen Lebergewebes von Schockpatienten [23].

b) Einleitung: Der Vielzahl metabolischer Leistungen der Leberzelle steht die nicht minder bedeutsame Aufgabe des Leber-RES gegenüber, das durchgeschleuste Blutvolumen von pathogenen Substanzen zu klären.

c) Ergebnisse: Das Leber RES weist eine Schocktoleranz bis zu 2 h auf. Dann beginnt eine progressive Schädigung, die der Schockdauer entspricht und nach 5 h in einer Funktionshalbierung resultiert [14]. Als Ursache dieser Schockläsion wurden sowohl zunehmende Auslastung durch clearancepflichtige Substanzen [72] als auch Rückwirkungen des Leberzellversagens [9] diskutiert. Nunmehr dürfte jedoch kausal ein direkter hypoxischer Schockschaden weitgehend festehen [9, 68, 72].

d) Diskussion: Die Leistungsdepression des Leber-RES im Rahmen des Leberschocks darf nicht losgelöst von Schockfolgen am Darm gesehen werden, die im bakteriellen Durchbruch der Mucosabarriere, Freisetzung von Histamin, Kininen und aktivierten Gerinnungsfaktoren liegen. Dieser pathogene Cocktail strömt ins Pfortaderblut ab. Die systemische Bacteriämie nach experimenteller Blockade des Leber-RES betrug 100% [55]; die systemische Endotoxinämie nach Überwindung der Leber-RES-Schranke [61] bewirkt Schockpotenzierung [34].

Die Gallenblase als Schockorgan

Einleitung

Das Krankheitsbild der reaktiven Cholecystitis (in der Folge RCH, 49) ist seit 1844 [15] als postoperatives, seit 1939 [5] als posttraumatisches Phänomen bekannt und ging als „akute postoperative respektive posttraumatische Cholecystitis" in die Literatur ein. In weiterer Folge wurden zusätzlich auslösende Ereignisse definiert.

Im folgenden soll dieses Krankheitsbild umrissen, die historische Entwicklung des pathogenetischen Verständnisses skizziert und abschließend der Beweis dafür angetreten werden, daß Kausalzusammenhänge sowohl mit lokalen Schockschäden an der Gallenblase als auch mit Auswirkungen des Schocklebersyndroms bestehen.

Krankheitsbild, Prognose, Therapie

a) Epidemiologische und klinische Daten: Die RCH tritt nach einer durchschnittlichen Latenzzeit von 11,5 Tagen [2, 13, 16, 21, 32, 35, 44, 49, 58, 62, 74; n = 70] klinisch in Erscheinung. Männer werden 4mal häufiger betroffen als Frauen [2, 13, 16, 21, 31, 33, 35, 49, 53, 58, 62, 67, 74; n = 203]. Steinfreie Gallenblasen finden sich 2mal häufiger als steinbefallene [13, 16, 21, 31, 33, 35, 44, 49, 53, 58, 62, 67; n = 196]. Die Wahrscheinlichkeit des Auftretens liegt in gemischt posttraumatisch-postoperativen und Verbrennungskollektiven bei 5‰ [44, 53; n = 4868].

Als auslösende Ereignisse wurden Trauma, Operation, Verbrennung, Blutverlust, Sepsis und kardiale Störungen bekannt [49]. Hinter dem summarischen Titel „kardiale Störungen" verbergen sich coronare Herzkrankheit [21, 31], Herzverletzung [74], offene Herzchirurgie [22, 67] sowie Reanimation nach Herzstillständen [13, 33, 49, 74].

Im eigenen Krankengut posttraumatischer und postoperativer Fälle (n = 10) konnte ausnahmslos ein vorangegangenes Schockereignis nachgewiesen werden. Das Verteilungsmuster möglicher Schockursachen in einem unausgelesenen kumulativen Krankengut wies 43% pyogene Infekte und Sepsis, 13% Blutungen, 10% Verbrennungen, 5% Polytraumen und 5% kardiale Störungen auf [2, 13, 16, 21, 31, 33, 35, 44, 49, 53, 58, 74; n = 105]. In 26% war retrospektiv eine augenfällige Schockursache weder nachzuweisen noch auszuschließen.

b) Symptomatik: Folgende Symptome wurden in fallender Häufigkeit beobachtet: Fieber in 90% [21, 31, 33, 53, 58, 67, 74; n = 210], Schmerz im rechten Oberbauch in 72% [21, 31, 33, 35, 44, 53, 58; n = 108], Darmparese in 40% [21, 31, 33, 53, 58, 67; n = 116], Übelkeit oder Erbrechen in 32% [21, 33, 44, 58, 62, 67, 94; n = 190], Ikterus in 27% [2, 16, 33, 44, 53, 67, 74; n = 223] sowie plötzliche Verschlechterung des Allgemeinzustandes in etwa 15% [16, 33, 35, 49, 67; n = 95]. Dieses Verteilungsmuster wird vom Grad der Kontaktfähigkeit der Patienten mitbestimmt.

c) Pathogenetisch relevante Laborwerte: SGOT, AP, Bilirubin; bakteriologische Befunde: Es erscheint bemerkenswert, daß Hinweise auf hepatocelluläre Schäden in Form von SGOT-Erhöhung in etwa 60% untersuchter Fälle [33, 74; n = 39], auf Cholestase in Form eines

Anstieges des AP-Wertes in etwa 50% untersuchter Fälle [33;n = 42] vorliegen. Das direkt reagierende Bilirubin war im Serum aller untersuchter Patienten [16, 67; n = 29] erhöht.

In etwa 66% untersuchter Fälle [33, 44, 74; n = 61] erwies sich die Blasengalle als bakteriologisch positiv, wobei in 6 von 9 Fällen eines Kollektivs Keimidentität mit der Wund-- oder Blutkultur bestand [44].

d) Problematik der Diagnosestellung: Die Diagnose einer RCH beruht vor allem auf klinischen Daten, die – vor der Kulisse der auslösenden Erkrankung oder Verletzung – nur bei entsprechendem Problembewußtsein Beachtung dingen. Dieses Dilemma geht aus statistischen Zahlen klar hervor: in einem vergleichbaren Kollektiv [13, 16, 21, 31, 33, 35, 49, 53, 58, 62, 67, 74; n = 229] fanden sich 53% Autopsie-„Diagnosen", 23 Relaparotomien bei falscher, und 24% Relaparotomien bei korrekter Diagnose.

Zur Objektivierung der Diagnose kann die Sonographie beitragen. Trotz enttäuschender Literaturberichte [16] konnten wir einen Fall sonographisch klären.

e) Patho-anatomische Daten an der Gallenblase: In einem vergleichbaren Kollektiv [13, 16, 21, 31, 33, 35, 44, 49, 53, 58, 62;n = 140] – rein autoptische Serien wurden wegen negativer Vorauslese ausgeschlossen – fand sich in 35% eine akute Entzündung, in 13% eine akute Entzündung mit Durchwanderungsperitonitis, in 40% Nekrose oder Gangrän, und in 11% eine freie Perforation. Der Anteil lokaler Komplikationen betrug somit 64%.

Der Inhalt der Gallenblasen wurde als teerig, erdig, eingedickt beschrieben [5, 13, 21, 31, 44, 49, 50, 74].

f) Letalität: Die Analyse vergleichbarer Fälle [2, 13, 16, 31, 33, 35, 44, 49, 54, 58, 62; n = 149] ergibt nach operativer Intervention eine Letalität von etwa 16% (n = 98), bei konservativer Behandlung eine Letalität von etwa 88% (n = 51); bei Überlebenden nach konservativer Behandlung erscheint die Diagnose retrospektiv in mehreren Fällen nicht ausreichend gesichert.

g) Verfahrenswahl: Die niederschmetternden Ergebnisse der konservativen Therapie zwingen zur Operation, – nicht trotz, sondern gerade wegen einer allfähigen dramatischen Verschlechterung des Zustandbildes. Dies im interdisziplinären Konsilium plausibel zu machen, kann auf erhebliche Widerstände stoßen.

Grundsätzlich ist die Cholecystektomie anzustreben. Bei nicht mehr gegebener Belastbarkeit für Relaxationsnarkose stellt die Cholecystostomie in Regionalanalgesie ein leistungsfähiges, keineswegs obsoletes Notverfahren dar [16, 21, 33, 35, 62]. Die im Vergleich zur Cholecystektomie höhere Letalität [16] wird teils durch negative Fallauslese, teils durch lokale Komplikationen bei fortschreitender Gangrän [16] bewirkt, liegt jedoch um etwa die Hälfte niedriger als bei nicht-operativer Behandlung [16].

Pathogenese der RCH: Wandel der Vorstellungen

a) Einleitung: Zur experimentellen Erzeugung einer modellhaften akuten Cholecystitis sind zumindest 2 von folgenden 3 Schritten erforderlich: Drosselung der Blutzufuhr, Konzentration der Blasengalle, Zystikusobstruktion [48, 52, 66, 75].

Es liegt nahe, daß diesen pathogenen Faktoren auch klinische Bedeutung zukommt.

b) Historische Entwicklung: Jahrzehnte beschränkte sich die wissenschaftliche Auseinandersetzung mit dem so außerordentlich interessanten Phänomenen der RCH auf kasuistische Mitteilungen mit Hinweisen auf zeitliche Zusammenhänge. In der Folge aufscheinende Erklärungsversuche spiegeln zum Teil die chirurgischen Denkmodelle ihrer Zeit wider.

Direktes Organtrauma: Gegen Ende der von anatomisch-mechanischen Vorstellungen geprägten Ära der Chirurgie versuchte Biebl [5] 1939 die posttraumatisch auftretende RCH durch stumpfes Trauma der Gallenblase zu erklären.

Obwohl diese These, die sich durch Nichtanwendbarkeit auf die überwiegende Mehrzahl bekanntgewordener Fälle ad absurdum führte, lediglich historische Bedeutung besitzt, findet sie immer noch gelegentliche Erwähnung [16].

Dyskinesie als Folge perioperativer Nahrungskarenz und Analgeticagabe: 1947 veröffentlichte Glenn [21] seine jahrelang die Literatur beherrschende These [13, 58, 62, 74], die klinische und anatomische Daten postoperativer Fälle von RCH – die typische Latenzzeit, die in seinen Fällen mit der Wiederaufnahme fester Nahrung zusammentraf, sowie die eingedickte Galle in Operationspräparaten – integrierte. Glenn nahm an, daß die perioperative Nahrungs- und Flüssigkeitskarenz – zu seiner Zeit wohl häufig zu negativer Flüssigkeitsbilanz führend – eine Ruhigstellung der Gallenblase mit Galleeindickung bewirke. Der maximale Kontraktionsreiz für die Gallenblase nach Nahrungsaufnahme verursache einen funktionellen Cysticusverschluß, in weiterer Folge die akute Cholecystitis. Schwegman [62] ergänzte 1953 diese Hypothese durch den Hinweis auf die bekannten Auswirkungen opiathältiger Analgetica auf Motilität und Tonus von Gallenblase und Sphincter Oddi.

Der These Glenns, deren klinische Voraussetzungen in zahlreichen analysierbaren Fällen fehlen [44, 67], kommt insoferne historische Bedeutung zu, als sie die Bedeutung von Galleeindickung und funktioneller Cystikusobstruktion würdigte, wenngleich die Kausalität von „Fasten und Essen“ auf dem Prüfstand der Zeit nicht bestehen konnte.

Zentraler Gefäßverschluß: Hoerr [31] beobachtete 1966 einen Verschluß des Stammes der Art. Cystica und nahm somit ein thrombotisches oder embolisches Geschehen als mögliche Ursache der RCH an.

Obwohl diese These – auf einer nicht mehr reproduzierten Einzelbeobachtung fussend – verlassen ist, stellt sie eine der ersten Stellungnahmen zum vasculären Faktor der Pathogenese dar.

Immunologische Phämonen: Vorster [71] beobachtete 1971 das Krankheitsbild nach traumatischem Schock und fand Nekrosen bei freiem Gefäßstamm. Er vermutete somit ein Shwartzman-Sanarelli-Phänomen.

Die Autoren verwechselten den Stamm der Art. Cystica mit der Endstrombahn und verfolgten somit die Frage nach vasculären Ursachen nicht weiter.

Bakterielle Infektion der Gallenblase: Munster [53] schrieb 1971 einer hämatogenen bakteriellen Besiedlung der Gallenblase führende Bedeutung in der Pathogenese zu, womit er auf die Inzidenz vorangegangener pyogener und septischer Prozesse sowie die häufige Infektion der Blasengalle bezug nahm.

Es darf heute als gesichert gelten, daß allfällige bakterielle Infekte der Gallenblase Folge, nicht Ursache der RCH sind [16, 44, 65, 74].

Organ-Schockreaktion der Gallenblase als integrale Ursache der RCH: 1974 veröffentlichte der Autor [49] seine These, wonach lokale Schockschäden – in Analogie etwa zum Schockdarmsyndrom – das Auftreten der RCH jeder klinischen Ätiologie erklärten, und untermauerte diese Theorie 1975 durch histologische Befunde [50]. Ein Jahr vorher hatte Golden [25] die Entstehungsmöglichkeit focaler Nekrosen der Gallenblase im experimentellen Schock nachgewiesen.

Diese These entspricht der Forderung nach vasculären Cofaktoren der Pathogenese [66, 75] im weitesten Sinne, deckt sich mit Berichten über Mikrogefäßverschlüsse in einschlägigen Fällen [53, 67] und findet breite Bestätigung in genauen Fallanalysen [2, 16, 35, 44, 54, 67, 71, 74].

Das Faktum der Blasengalle-Eindickung findet hierdurch – vorbehaltlich zukünftiger Erkenntnisse einer metabolischen Funktionsstörung der Gallenblasen-Epithelzelle im Schock – keine befriedigende, die Incidenz von Leberzellschädigung, Cholestase, Anstieg direkten Serumbilirubins und Ikterus keine Erklärung.

Integrierte Schockhypothese: Der Summationseffekt von Schockfolgen an Gallenblase und Leber bietet sich als wohlbegründete Erklärung der Pathogenese an.

Kausalzusammenhang der RCH mit lokalem Organschock und Schockleber. Beweisführung

a) Einleitung: Die Glaubwürdigkeit jeder Erklärung der Pathogenese der RCH entspricht dem Maß der Deckungsgleichheit mit der Matrize des experimentellen Modells.

b) Vasculärer Faktor der Pathogenese: Die hohe Empfindlichkeit der menschlichen Gallenblase auf Durchblutungsstörungen zeigt sich dem Kliniker durch die reaktive Gangrän nach Ligatur der Art. Hepatica Propria [51], therapeutischer Embolisation der Art. Hepatica Propria [8], traumatischer Thrombose der Art. Hepatica Communis [49], sowie Dearterialisation der Leber [4].

Im Schock fällt der Durchfluß der Art. hepatica beträchtlich ab; die schon dadurch bedingte passive Flowminderung des Nebenastes Art. cystica könnte durch lokale adrenerge Stimulation eine zusätzliche Verschärfung erfahren, wie der experimentelle Schockschutz der Gallenblase durch Sympathectomie andeutet [32].

Es wurde bereits auf die Vielzahl klinischer Zustandsbilder hingewiesen, die einer RCG vorangehen können. Schock ist der einzige gemeinsame Nenner dieser Ereignisse. Die schocktypische intravasale Gerinnung im Bereich der Gallenblasenwand konnte in klinischem Material sowohl retrospekiv [53, 67] als auch prospektiv [50] nachgewiesen werden.

Zusammenfassend kann festgestellt werden, daß die beweisbare schockbedingte Durchblutungsstörung der Gallenblase das Postulat nach einem vasculären Faktor der Pathogenese erfüllt, focale Schockschäden der Gallenblase somit als Wegbereiter der RCH im Raum stehen. Diese Zusammenhänge wurden in jünsten Veröffentlichungen bereits als gegeben akzeptiert [2, 16, 33].

Eindickung der Blasengalle: Hier können wir davon ausgehen, daß die pathogenetisch bedeutungsvolle Veränderung der Blasengallen-Konsistenz klinisch tatsächlich vorliegt.

Da die hämodynamische Integration von Leber und Gallenblase eine isolierte Schockwirkung auf eines dieser Organe ausschließt, liegt die Annahme wechselseitiger Auswirkungen in der Nachschockphase nahe. Unser Wissen von der hepatocellulären Leistungsdepression im Schock, deren am längsten anhaltende Auswirkung in einer Minderung der Galleproduktion [24, 37, 69] mit resultierender erheblicher intrahepataler Cholestase [9, 59] liegt, erteilt uns die Antwort: die Galleeindickung bei RCH stellt den Nebeneffekt eines synchronen, klinisch vielleicht maskiert verlaufenden Schocklebersyndroms dar.

Diese These wird durch idente Daten im Verlauf beider Krankheitsbilder unterstützt: der Erhöhung von SGOT [9 vs. 33, 74], AP [9 vs. 33] und direktem Bilirubin [9, 59 vs. 16, 67], sowie der mittleren klinischen Latenzzeit [9, 42 vs. 2–72]. Schlußendlich konnten wir beide Krankheitsbilder bei einem letal verlaufenden Fall chronischer Sepsis histologisch nachweisen.

Zusammenfassend können wir feststellen, daß der biliäre Faktor in der Pathogenese der RCH durch ein synchrones Schocklebersyndrom eine plausbile Erklärung findet.

Cysticusobstruktion: Bezüglich des 3. pathogenetischen „Bausteines" schließen wir uns der Ansicht Glenns [21] vom funktionellen Verschluß, resultierend aus Motilitätsminderung und Widerstandserhöhung, an. Lediglich die Ursachen – focaler Schockschaden gegen Dyskinesie durch Fasten, Schocklebersyndrom gegen Dehydration – werden heute anders gesehen.

Bakteriologische und patho-anatomische Daten: ihr Standort im Gefüge der integrierten Schocktherapie: Die Schockreaktion des Leber-RES leistet systemischer Bacteriämie bei intestinalem Focus Vorschub [55]. Dies könnte die so häufig belegbare, vermutlich sekundär erfolgende, bakterielle Infektion der Blasengalle bei RCH begünstigen.

Bei RCH besteht eine besonders hohe Neigung zu Nekrose und Perforation, die im primären Ansatz der auslösenden Noxe „Schock" an der Endstrombahn ihre Erklärung finden könnte. Die breite Palette nekrobiotischer Veränderungen, die von focalen Nekrosen [33] bis zur Totalgangrän [67, 71, 74] reicht, könnte unterschiedlichen Schweregraden des zugrundeliegenden Organschockgeschehens entsprechen.

Abschließende Beurteilung: Alle verfügbaren Daten sowie die Postulate unserer pathogenetischen These fügen sich zwanglos in das zugrundegelegte experimentelle Modell des akuten Cholecystitis ein. Der Zusammenhang zwischen Schock und RCH, sowie Schockleber und RCH darf somit als weitgehend gesichert angesehen werden.

Zusammenfassung

Im Schock erleidet die Blutversorgung der Leber eine Beeinträchtigung, die auf dem Wege einer rasch einsetzenden Mikrozirkulationsstörung zur Schädigung der metabolischen- und Clearancefunktion führt. Dieser Schaden kann sich nach entsprechender Latenzzeit als Schocklebersyndrom manifestieren, – eine Schockfolge, die sich durch eher geringe Letalität und gute Erholungsfähigkeit auszeichnet.

Die vasculär und biliär mit der Leber integrierte Gallenblase ist im Schock einer zumindest analogen Zirkulationsstörung ausgesetzt, deren Folgen durch Auswirkungen des Leberschocks potenziert werden können. Dies kann nach identischer Latenzzeit zur klinischen Manifestation einer akuten reaktiven Cholecystitis (RCH) führen, – einer Erkrankung, die von hoher Komplikationsquote und – bei Unterlassung der rechtzeitigen Operation – hoher Letalität gekennzeichnet ist.

Literatur

1. Abraham J, Hopkins RW, Damewood CA, Simeone FA (1980) Effects of 2-Ethyl-amyno-1, 3, 4-Thiadiazole on Hepatic Adenosine Nucleotides in Experimental Hemorrhagic Shock. Circ Shock 7:373–386
2. Alawneh I (1978) Acute non-calculous cholecystitis in burns. Br J Surg 65:243–245
3. Allendorf H (1971) Phlegmonöse Cholecystitis nach stumpfem Bauchtrauma. Unfallheilkunde 74:385–388
4. Bengmark S, Ericsson M, Lunderquist A, Martensson H, Nobin A, Sako M (1982) Temporary Liver Dearterialization in Patients with Metastatic Carcinoid Disease. World J Surg 6:46–53
5. Biebl M (1939) Traumatic Cholecystitis. Zbl Chir 66:2164–2166
6. Birgens HS, Henriksen J, Matzen P, Poulsen H (1978) The Shock Liver. Acta Med Scand 204:417–421
7. Blinov NI, Yakovleava OA (1964) Acute cholecystitis in the postoperative period. Vestn Chir 92:9–12
8. Blumgart LH, Allison DJ (1982) Resection and Embolization in the Management of Secondary Hepatic Tumors. World J Surg 6:32–45
9. Champion HR, Jones RT, Trump BF, Decker R, Wilson S, Miginski M, Gill W (1976) A Clinicopathologic Study of Hepatic Dysfunction Following Shock. Surg Gynec Obstet 142:657–663
10. Chaudry IH, Sayeed MM, Baue AE (1977) Evidence for inhanced uptake of ATP by liver and kidney in hemorrhagic shock. Am J Physiol 2:83–88
11. Darle N, Lim RC (1975) Hepatic Arterial and Portal Venous Flows during Hemorrhage. Europ Surg Res 7:259–268
12. DePalma RG, Levey S, Holden WD (1970) Ultrastructure and Oxydative Phosphorylation of Liver Mitochondria in Experimental Hemorrhagic Shock. J TRauma 10:122–132
13. Dichtl K (1972) Akute Cholezystitis als postoperative Komplikation. Zbl Chir 97: 1321–1323
14. Döge H, Hennig K, Sinz V (1976) Funktionsprüfung des Leber-RES im hämorrhagischen Schock bei Hunden. Z Exper Chirurg 9:233–238
15. Duncan J (1884) Femoral hernia: Gangrene of the Gallbladder, Extravasation of Bile; Peritonitis, Death. North J Med 2:151–153
16. DuPriest RW, Khane SC, Cowley RA (1979) Acute Cholecystitis Complicating Trauma. Ann Surg 189:84–89
17. Filkins JP, Buchanan BJ, Cornell RP (1975) Hepatic Carbohydrate Metabolic Alterations during Endotoxic and Traumatic Shock. Circ Shock 2:129–135
18. Funovics J, Wolner E (1971) Experimentelle Untersuchungen zur funktionellen Insuffizienz der Arteria Mesenterica Superior. Langenbecks Arch Chir 330:159–173
19. Funovics J, Mösslacher H, Slany J, Wolner E (1972) Klinische und experimentelle Befunde bei funktionellen abdominellen Durchblutungsstörungen. Wien Klin Wschr 84:556–560
20. George BC, Eyan NT, Ullrick WC, Egdahl RH (1978) Persisting Structural Abnormalities in Liver, Kidney, and Muscle Tissue Following Hemorrhagic Shock. Arch Surg 113:289–293
21. Glenn F (1947) Acute Cholecystitis Following the Surgical Treatment of Unrelated Disease. Ann Surg 126:411–420

22. Glenn F, Redo SF (1960) Mitral Stenosis and Biliary Tract Disease. Ann Surg 151: 139–145
23. Gmaz-Nikulin E, Nikulin A (1978) Microscopic changes in liver of individuals died in shock. Folia Med Fac Med Univ Sraviensis 13:165–182
24. Grimaud D, Philip F, Livrelli N (1979) Etude biologique du foie de choc chez l'homme. Ann Anesthesiol Fr 20:79–88
25. Golden GT, Sears HF, Wangensteen SL (1973) Post-traumatic cholecstitis. Am Surg 39:275–279
26. Gülgönen A, Ercan MT (1978) The Effects of Cortisone on Liver Blood Flow in Experimental Hemorrhagic Shock: Using a New Simplified Radioisotope Clearance Method to Measure Liver Blood Flow. J Trauma 18:440–451
27. Hartong JM, Dixon RS, Meyers TT (1977) Use of In Vivo Oxygen Electrode to Determine the Effect of Hemorrhagic Shock on Liver Oxygen Tension. Am J Surg 133: 607–608
28. Hasselgren PO, Almersjo O, Gustavsson B (1980) Structural and Functional Changes in Ribosomes from Ischemic Liver in the Dog: Effects of Short-Term Hepatic Artery Ligation and Hemorrhagic Shock. Eur Surg Res 12:30–38
29. Hirasawa H, Odaka M, Tabata Yo, Kobayashi H, Sato H (1977) Tissue blood flow in brain, liver, renal cortex and renal medulla in experimental hemorrhagic shock. Crit Care Med 5:141–145
30. Hirasawa H, Caudry IH, Baue AE (1978) Improved Hepatic Function and Survival with Adenosine Triphosphate Magnesium Chloride after Hepatic Ischemia. Surgery 83:655–662
31. Hoerr SO, Hazard JB (1966) Acute Cholecystitis without Gallbladder Stones. Am J Surg 111:47–53
32. Howard JM, Milford MT, DeBakey ME (1952) The Significance of the Sympathetic Nervous System in Acute Cholecystitis. Surgery 32:251–256
33. Howard RJ (1981) Acute Acalculous Cholecystitis. Am J Surg 141:194–198
34. Huguet C, Nordlinger B, Douvin D (1979) Note sur l'ischeme hepatique experimentale. Ann Anesthesiol Fr 20:105–106
35. Husslein P, Meissner K (1978) Akute reaktive Cholezystitis. Zbl Chir 103:932–934
36. Ishikawa H, Fukumura J, Nonaka H (1975) Hepatic Circulation in Acute Hemorrhage with Reference to Renal Circulation. Jap Circ J 39:1187–1195
37. Janvier G, Amouretti M, Torrielli R (1977) Cholestase intra hepatique post traumatique. A propos de 22 observations. Anesth Analg Reanim 34:277–295
38. Kessler M, Görnandt L, Therman M, Lang H, Brand K, Wessel W (1973) Oxygen Supply and Microcirculation of Liver in Hemorrhagic Shock. Oxygen Supply. Urban & Schwarzenberg, München Berlin Wien
39. Kief H, Vitak V (1971) Befunde an der Rattenleber bei verschiedenen Schockformen. Med Welt 22:1183–1186
40. Koo A, Liang IYS (1977) Blood Flow in Hepatic Sinusoids in Experimental Hemorrhagic Shock in the Rat. Microvasc Res 13:315–325
41. Larcan A (1978) Le foie de choc. Bull Acad Nat Med 162:649–653
42. Larcan A, Lambert H, Rauber G (1979) L'atteinte hepatique au cours des etats de choc („foie de choc“). Etude etiologique, clinique, biologique et anatomopathologique d'une serie de 89 cas. Gastroenterol Clin Biol 3:105–117
43. Latteri F, Cavallaro V, Licata A (1978) Alterazioni ultrastrutturali del fegato da shock. Ricerche sperimentali. Chir Patol Sper 26:44–58
44. Lindberg EF, Grinnan GL, Smith R (1970) Acalculous Cholecystitis in Viet Nam Casualities. Ann Surg 171:152–157
45. Lindberg B, Haljamae H, Jonsson O, Pettersson S (1978) Effect of Glucagon and Blood Transfusion on Liver Metabolism in Hemorrhagic Shock. Ann Surg 187:103–109
46. Loosli H, Nguyen-Tran TBQu (1981) Hepatite ischemique. Presentation clinico-pathologique de deux cas. Schweiz Med Wschr 11:499–501

47. Lovelace DR, Short BL, Rink RD (1979) Hepatic oxygen supply in reversible and irreversible hemorrhagic shock. J Surg Res 26:120–128
48. Matsakura S, Shirota A (1966) Clinical and Experimental Studies on the Pathogenesis of Cholecystitis. Int Surg Dig 46:327–337
49. Meissner K (1974) Die Gallenblase, als Schockorgan. Beitrag zur Pathogenese der postoperativen und posttraumatischen Cholecystitis. Langenbecks Arch Chir 336:25–33
50. Meissner K (1975) Beitrag zum Thema: Die Gallenblase als Schockorgan. Nachweis von Fibrinoidthromben im Vorstadium von reaktiver Cholecystitis. Langenbecks Arch Chir 340:59–61
51. Mercadier M (1982) State of the Art of Surgery, Breakfast Panels of the 29th Congress of the Soc Internat de Chir, Summary, Harder F, McConn R (eds). Schwabe, Basel, p 49
52. Morris CR, Hohf RP, Ivy HC (1952) An Experimental Study on the Role of Stasis in the Etiology of Cholecystitis. Surgery 32:673–685
53. Munster AM, Goodwin MN, Pruitt GA (1971) Acalculous Cholecystitis in Burned Patients. Am J Surg 122:591–593
54. Ozawa K, Ida T, Kammano T (1976) Different response of hepatic energy charge and adenine nucleotide concentrations to hemorrhagic shock. Res Exp Med 169:145–153
55. Pardy PJ, Spencer RC, Dudley HAF (1977) Hepatic Reticuloendothelial Protection against Bacteremia in Experimental Hemorrhagic Shock. Surgery 81:193–197
56. Rahmer J, Kessler M (1974) Die korrigierte Messung der NAF(P)H'-Fluorescenz der Rattenleber in vivo am Modell des hämorrhagischen Schocks. Langenbecks Arch Chir (Suppl Chir Forum), p 297–300
57. Rokkanen P, Jussila J, Paatsama S, Lahdensuu M, Mäkelä V, Ehnholm C, Myllilä G (1974) Traumatic Shock After Severe Limb Tissue Damage in Pigs. Acta Chir Scand 140:85–90
58. Ruderman RL (1964) Postoperative acute Cholecystitits. Canad Med Ass J 91:1019–1021
59. Sarfeh IJ, Balint JA (1977) Hepatic Dysfunction Following Trauma: Experimental Studies. J Surg Res 22:370–375
60. Sayeed MM, Wurth MA, Chaudry IH, Baue AE (1974) Cation Transport in the Liver in Hemorrhagic Shock. Circ Shock 1:195–207
61. Schüssler P, Eisenburg J, Kruis W, Marget W (1978) Neuere Aspekte zur Bedeutung von Endotoxinen bei einigen gastrointenstinalen Erkrankungen. Fortschr Med 96: 2059–2063
62. Schwegman CW, DeMuth WE jr (1953) Acute Cholecystitis Following Operation for Unrelated Disease. Surg Gynec Obstet 97:167–172
63. Shaw RC (1970) Posttraumatic acute acalculous cholecystitits in young males. Milit Med 135:210–213
64. Sugimoto T, Ogawa M, Shimazaki S, Fujii C, Tahara I (1976) Klinische Untersuchungen über die Schockorgane in Beziehung zur Schockdauer. Anaesthesist 25:51–55
65. Ternberg JL, Keating JP (1975) Acute Acalculous Cholecystitis. Complication of Other Illnesses in Childhood. Arch Surg 110:543–550
66. Thomas CG, Womack NA (1952) Acute Cholecystitis, its Pathogenesis and Repair. Arch Surg 64:590–600
67. Thompson JW, Ferris DO, Baggenstoss AH (1962) Acute Cholecystitis Complicating Operation for Other Disease. Ann Surg 155:489–494
68. Trachte GJ, Lefer AM (1977) Influence of Dopamine on Liver Dynamics in Hemorrhagic Schock Circ Shock 4:305–315
69. Ukikusa M, Ida T, Ozawa K, Tobe T (1979) The Influence of Hypoxia and Hemorrhage upon Adenylate Energy Charge and Bile Flow. Surg Gynec Obstet 149:346–352
70. Ukikusa M, Kamiyama Y, Sato T (1981) Pathophysiology of Hemorrhagic Shock. Anoxic Metabolism of the Rat Liver Following Acute Blood Loss in the Rat. Circ Shock 8:483–490
71. Vorster C, Böttcher G (1971) Isolierte Gallenblasennekrose als Unfallfolge. Chir Praxis 15:45–49

72. Wanke M, Schumann G (1974) Patho-anatomisches Bild des Schocks und seiner verschiedenen Formen. Chirurg 45:97–102
73. Warnick CT, Lazarus HM (1978) Increased Template Activity of Chromatin Isolated from Shocked Liver. Circ Shock 5:157–161
74. Weeder RS, Bashant GH, Muir NW (1970) Acute Non-Calculous Cholecystitis Associated with Severe Injury. Am J Surg 119:729–732
75. Womack JL, Bricker EM (1942) Pathogenesis of Cholecystitis. Arch Surg 44:658–662
76. Yamamoto M, Sato M. Ida T (1978) Obstructive Jaundice and Hemorrhagic Shock. Circ Shock 5:235–249

Diskussion

Trojan, Wien: Ich danke Herrn Meissner für sein Referat.

Schlag, Wien: Ich möchte Ihnen zu diesem schönen Referat gratulieren. Ich glaube, die Schockgallenblase ist gar nicht so selten. Auch wir hatten auf der Intensivstation in diesem Jahr zwei Schockgallenblasen. Man muß nur daran denken, denn wie Sie ja gezeigt haben, ist die Letalität bei konservativer Behandlung enorm hoch.

Meissner, Tamsweg: Sie dürfte noch höher sein. Ich habe hier Fälle einbezogen, fairerweise Überlebende konservativer Therapie, bei denen die Diagnose keineswegs gesichert erscheint. Die Incidenz liegt etwa bei 5 Promille aus einem Kollektiv von über 4000 Fälle zusammengesetzt.

Lehner, Tettnang: Als alter Kliniker vermisse ich das Pankreas- und Choledochustrauma, das vielleicht oft gar nicht zu trennen ist.

Meissner, Tamsweg: Es handelt sich hier sicherlich nicht um eine direkte Traumafolge, sondern um eine Folge des generalisierten Schocks, so daß wir hier streng unterscheiden müssen von lokaler Traumata der Gallenwege, des Choledochus oder des Pankreas.

Oppeck, Horn: Ich möchte die Ausführungen eigentlich nur unterstreichen. Wir haben doch etwa ein-, zweimal im Jahr schwere reaktive Cholecystitiden. Beispielsweise hatten wir vor einer Woche eine traumatische Enucleation des linken Oberschenkels gehabt und etwa eine Woche später wurde er mit einer performierten Gallenblase operiert. Also es kommt häufiger vor als man eigentlich glaubt.

Meissner, Tamsweg: Die 11,5% bitte ich als Mittelwert zu betrachten. Außerdem ist es die Frage – wir wissen es nur, wann wir die Läsion finden; wie lange sie schon bestanden hat ist eine andere Frage. Man nimmt an, je intensiver das Schockgeschehen, desto rascher tritt vermutlich die Konsequenz ein.

Mutz, Wien: Haben Sie in diesem Zusammenhang mit den Mikroemboli in der Gallenblase, auch Veränderungen anderer Organfunktionen gesehen, wie zum Beispiel der Nierenfunktion oder krisenhafte Hochdruckerscheinungen bei Ihren Patienten? Ich denke da insbesondere an eine Erhöhung der Catecholamine.

Meissner, Tamsweg: Krisenhafte Hochdruckerscheinungen haben wir nicht festgestellt. Es ist klassisch, daß das Schocklebersyndrom und die Schockgallenblase in Kombination mit anderen Schockschäden auftritt, vor allem mit der Niere und der Lunge und dies ist auch der Grund warum beispielsweise das Schocklebersyndrom so lange dem Interesse des Klinikers entgangen ist. Aus dem einfachen Grund, weil die Patienten vorher schon an den Nieren- oder Lungenschockfolgen gestorben sind – bevor die großen Entwicklungen auf dem Gebiete der Intensivmedizin es überhaupt ermöglicht haben, daß eine Vielzahl von Patienten dieses Stadium erleben.

Leberveränderungen beim Schock – Histologie

K. Dirschmid

Pathologisches Institut des LKH Feldkirch, Carinagasse 47, D-6807 Feldkirch-Tisis

Bei Schockgeschehen zeigt die Leber histologisch im Beginn eine Ektasie der zentral gelegenen Sinusoide, als initiales Degenerationszeichen weisen die Leberzellen eine feinvacuolär strukturiertes Cytoplasma auf. In weiterer Folge können alle klassischen Zeichen der Degeneration an Kern und Cytoplasma der Leberzellen beobachtet werden, die letzlich granulocytär demarkiert werden. Die nekrotischen Leberzellen können entweder ausgeschwemmt, oder von den ortsständigen Sternzellen phagocytiert werden. Innerhalb der Nekroseareale finden sich spärlich Blutungen, Kupfferzellproliferate mit reichlicher Pigmentspeicherung und Fibrinthromben; das Gitterfasergerüst bleibt zumeist erhalten, es hat wesentliche Funktion für eine geeordnete Regeneration der Hepatocyten, die sich in Mehrkernigkeit und reichlicher Mitosenbildung an den Leberzellen manifestiert. Die Lokalisation der angegebenen Veränderungen beginnen in den Läppchenzentren, die periportale Zone wird zumeist frei gelassen.

Die Leberveränderungen bei Schock sind nicht spezifisch, sie können beispielsweise auch bei Intoxikationen beobachtet werden; insgesamt sind sie nicht von der Art, sondern von der Intensität des Schockgeschehens abhängig. Diese experimentell nachvollziehbaren Leberveränderungen erklären sich primär aus einer Mangeldurchblutung des Organs, sie können durch allgemeine und lokale metabolische Faktoren in weiterer Folge unterhalten werden. Angesichts der ausgeprägten Regenerationsfähigkeit der Leber ist im Vergleich zu anderen Organen eine hohe Kompensationsfähigkeit gegeben.

Hefte zur Unfallheilkunde, Heft 156
Zusammengestellt von G. Schlag

Diskussion

Redl, Wien: Ich möchte zu diesen schönen Untersuchungen nur noch ergänzend sagen, daß auch wir in unseren experimentellen Schockuntersuchungen jeweils eine massive Leukostase in der Leber gefunden haben, und zwar richtig große Aggregate, die teilweise normal überhaupt nicht mehr als Granulocyten erkennbar und erst nach Immunperoxidase-Darstellung mit einem Antikörper gegen Granulocyten noch nachweisbar waren.

Dirschmid, Feldkirch: Diese Leukostase, das wäre vielleicht zu ergänzen, muß im Zusammenhang mit der Lunge offengelassen werden. Diese Leukostase ist bei der Leber sicherlich durch die Nekrosen, als Reaktion vom Blutkreislauf her, aufzufassen.

Stoffwechsel im Schock

W. Haider, S. Duma, W. Mohl und C. Spiss

Forschungsstelle für Intensivtherapie der Klinik für Anästhesie und Allgemeinen Intensivmedizin und der II. Chirurgischen Klinik der Universität, Spitalgasse 23, A-1090 Wien

Im normalen Stoffwechsel wird durch Verbrennung von Kohlenhydraten (Glykolyse) und Fett (Lipolyse) dem Organismus die notwendige Energie zur Verfügung gestellt, während die Hauptaufgabe des Eiweiß-Stoffwechsels vor allem in der Synthese von Zellstrukturen und funktionellen Proteinen (Proteinsynthese) und nicht in der primären Oxydation dieser Substanzen (Proteolyse) zur Energiegewinnung liegt.

Trifft nun den Organismus eine entsprechend schwere Noxe (Trauma, Aggression, Schock), so kommt es, ähnlich wie in der Hämodynamik, auch im Stoffwechsel durch Auto-Regulationsmechanismen zu einer *Kompensation,* welche in sinnvoller Weise vor allem der Aufrechterhaltung des Lebens dient. In einer ersten katabolen *Alarmreaktion* wird durch die Ausschüttung von Catecholaminen über Bildung von cAMP sowohl die Glykogenolyse, als auch die Lipolyse aktiviert, was eine Bereitstellung von akut nutzbarer Energie aus den Depots bewirkt, indem die beiden Hauptverbrennstoffe Glucose und freie Fettsäuren vermehrt zur Verfügung gestellt werden. Für diese Alarmreaktion sind nicht nur die Catecholamine, sondern auch die gesteigerten Spiegel anderer antianabol wirkender Substanzen, wie Glucagon, Glucocorticoide, HGH, ADH, ACTH und TSH verantwortlich zu machen.

In zweiter Folge setzt dann eine *Adaptation* im Sinne einer „metabolischen Zentralisation“ ein, die den eigentlichen Schwerpunkt der schockbedingten Stoffwechsel-Umschaltung darstellt und durch eine Verminderung der Insulinwirkung (Insulinsuppression, „Insulinresistenz“) gekennzeichnet und bewerkstelligt wird. Insulin wirkt im Energie-

Hefte zur Unfallheilkunde, Heft 156
Zusammengestellt von G. Schlag

stoffwechsel ja einerseits durch Steigerung des Membrantransports, Aktivierung der Phosphorylierung und Aktivierung einer Reihe glykolytischer Enzyme (Phosphofruktokinase, Glycerophosphatdehydrogenase, Pyruvatkinase, Pyruvatdehydrogenase) im Sinne einer forcierten Utilisation der Kohlenhydrate, und andererseits durch Verstärkung der Triglyceridsynthese und durch seine antilipolytische Wirkung im Sinne einer verminderten Verwertung der Fette. Im Eiweißstoffwechsel entfaltet Insulin seine spezifisch anabole Wirkung durch Aktivierung des cellulären Aminosäuretransports und der Proteinsynthese.

Durch die beschriebene Hemmung der Insulinwirkung wird nun jedoch umgekehrt die Verwertung der Kohlenhydrate vermindert und jene der Fette verstärkt, bzw. nunmehr ein Abbau der Proteine induziert. Was die Reserven, und damit die eigenständige Energieversorgung des Organismus betrifft, so sind gerade die Glykogenreserven, die mit ca. 350 g (= 1 400 kal) alleine nur für 1 Tag reichen würden, erheblich niedriger als die Fettreserven (ca. 15 kg = 140 000 kal) oder die Proteinreserven (ca. 6 kg = 24 000 kal), mit welchen der Organismus für 3 Monate bzw. 3 Wochen das Auslangen finden könnte.

Daraus ist die Sinnhaftigkeit der Bremsung des Kohlenhydratabbaues bzw. erstärkung des Fett- bzw. Eiweißabbaues verständlich, um so mehr, als die Kohlenhydrate für die glucoseabhängigen vitalen Organe, wie das Gehirn (aber auch Erythrocyten, Nierenmark, RES, Knochenmark) reserviert und eingespart werden müssen. Für diese metabolische Zentralisation wird vom Organismus auch noch der Weg der im Rahmen der Proteolyse einsetzenden Gluconeogenese, also einer Bildung von Zucker aus hochwertigen Proteinen beschritten.

Die Energiesituation im Schock wird außerdem noch dadurch aggraviert, als nicht nur eine einfache kompensatorische Verschiebung der Stoffwechselwege stattfindet, sondern darüber hinaus auch ein erhöhter Bedarf vorhanden ist. Dieser Hypermetabolismus wird nun nicht nur durch den Engpaß auf den Kohlenhydratsektor („Energielücke"), sondern auch durch die vermehrt ausgeschütteten Catecholamine getriggert und stellt den Hauptunterschied zum einfachen Hungerzustand dar. Als Ursache dafür kommen einerseits gesteigerte basale Energieerfordernisse, wie Hyperthermie (Infektion), Hyperventilation (gestörter Gasaustausch), Hypermotorik (Schädel-Hirn-Trauma) und gesteigerte Herzleistung (erhöhter peripherer Widerstand, Zentralisation) infrage, andererseits aber auch der Bedarf für Reparationsvorgänge, wie erhöhte celluläre Transportaktivität (Natriumpumpe, Kaliumeinschleusung), erhöhte Zellproliferation (Wundheilungsprozesse) und erhöhte Syntheseabläufe (z.B. für Immunglobuline). Eine zusammenfassende Skizze kann die Abb. 1 geben.

Wird vom Organismus durch diese metabolische Veränderung eine *Selbstheilung* nicht erzielt, dann kann der Stoffwechsel je nach Schwere und Dauer des Schockzustandes in eine Phase der *Dekompensation* abgleiten. Die ursprünglich notfallmäßig in Kauf zu nehmenden Nachteile der Kompensationsmechanismen können nun ein solches Übergewicht bekommen, daß diese Mechanismen sinnlos und sogar schädlich wirken:

Die Anhäufung von freien Fettsäuren kann parenchymatöse Schäden an Herz und Lunge setzen, abgesehen vom erhöhten Sauerstoffverbrauch, der bei Fettoxydation ja bekannt ist, und der Möglichkeit einer Acidose durch Anhäufung unverbrannter Ketonkörper. Der erhöhte Eiweißabbau bedingt einen Verlust nicht nur an Muskelprotein, sondern auch an wichtigen Proteinen des Plasmas (Enzyme, Gerinnungsafaktoren, Immunglobuline) und der vermehrte Stickstoff-Anfall dieser Katabolie kann zu einer Überlastung der Niere führen. Dieses Bild eines „endogenen Kannibalismus" führt den Stoffwechsel in eine Sackgasse.

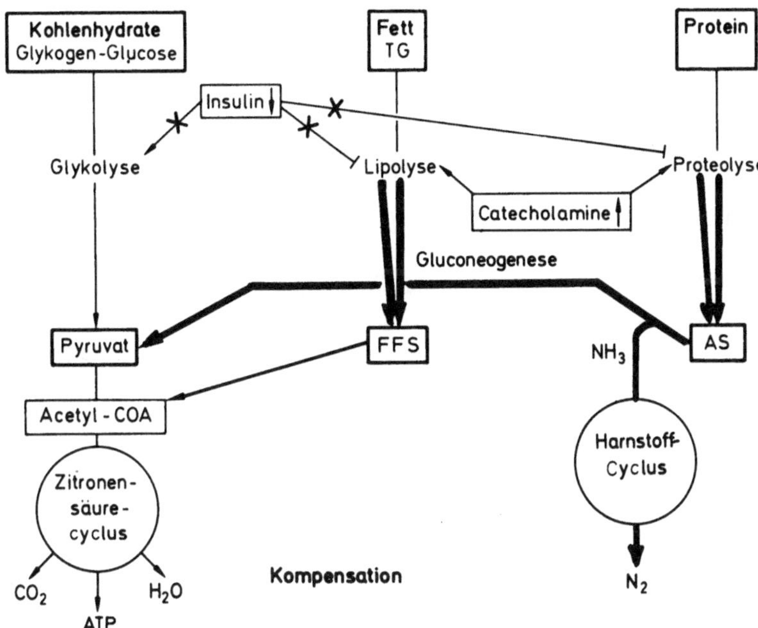

Abb. 1

In diesem Zustand kann nur eine von außen kommende *metabolische Beeinflußung* (Therapie) einen Ansatz zur Sanierung schaffen. Zieht man die Möglichkeit einer Dosis-Wirkungs-Beziehung für Insulin in Betracht, so kann die verminderte Insulinwirkung durch eine entsprechend hohe exogene Insulinzufuhr wettgemacht werden.

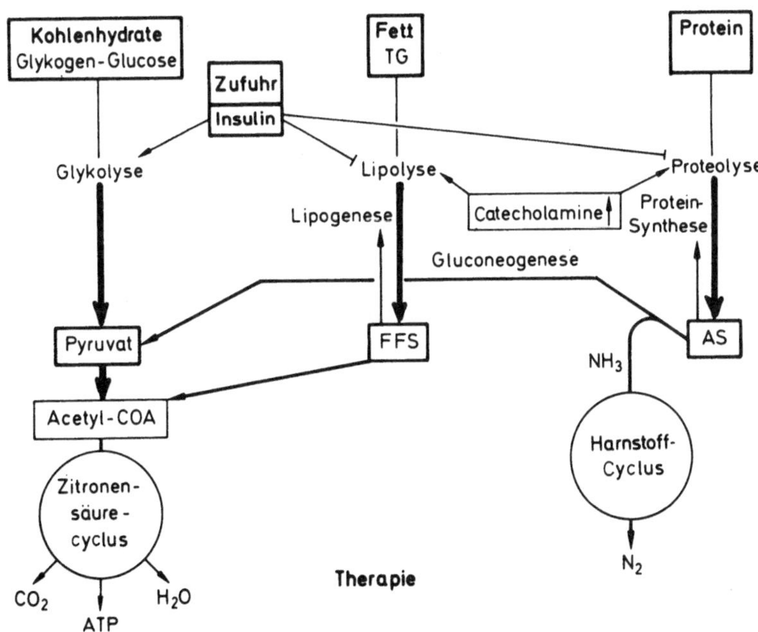

Abb. 2

Wie in der Hämodynamik Durchbrechen und Umkehrung der Zentralisation des Kreislaufes (durch therapeutische Vasodilation) eine Voraussetzung für eine Normalisierung der Gewebsperfusion darstellt, so wird analog auch Durchbrechen und Umkehrung der Zentralisation des Stoffwechsels (durch therapeutische Insulinzufuhr) die Voraussetzung für eine Normalisierung des Zellstoffwechsels bilden. Wie in der Hämodynamik eine entsprechende „Volumen"-Zufuhr (Elektrolytlösungen, Kolloide) nicht fehlen darf, so muß auch im Stoffwechsel für eine entsprechende Substratzufuhr (Glucose, Aminosäuren, evtl. Fett) gesorgt werden.

In Abb. 2 wird schematisch das Wiedereinsetzen des ökonomischen Stoffwechselweges der Glykolyse dargestellt, sowie eine Eindämmung der gesteigerten Lipolyse mit Einsetzen einer Lipogenese und eine Eindämmung der gesteigerten Proteolyse mit Einsetzen einer Proteinsynthese. Durch diese Rückverlagerung wird das Ausmaß der Katabolie allmählich abgebaut und eine Tendenz zur Normalisierung des Stoffwechsel erzielt werden.

Herz im Schock*

G. Schlag, P. Krösl, S. Hallström und H. Redl

Ludwig Boltzmann Institut für experimentelle Traumatologie, Donaueschingenstraße 13, A-1200 Wien

Ich möchte 3 wichtige Aussagen über die Funktion des Herzens im Schock eines sehr bekannten Mannes auf dem Gebiete der Schockforschung an den Beginn unseres Referates stellen.

1. Das Versagen der moykardialen Auswurfleistung führt zum progressiven Kreislauffehler im oligämischen Schock.
2. Verschiedene kompensierende Mechanismen zur Erhaltung einer adäquaten Coronarperfusion sind nicht ausreichend, um das Myokard zu schützen.
3. Die myokardiale Depression trägt zum Kreislaufversagen trotz Transfusion bei, nachdem sich bereits ein irreversibles Stadium entwickelt hat (Wiggers „The Heart in Shock", 1950 [12]).

Anhand dieser drei Statements kann man die Probleme des Herzens im Schock erkennen, die schließlich zum irreversiblen Stadium führen können. Das Kreislaufversagen umfaßt nicht nur das Herz, sondern auch die Peripherie der Gefäße in Verbindung mit dem vegetativen Nervensystem (Tabelle 1).

Die Schwere des cardiovasculären Versagens korreliert am besten mit dem Abfall des HZV, welches als Index der Schwere des Schocks bessere Aussage zuläßt, als der arterielle Druck, der auf Kosten des Flow kompensiert wird.

Die Messung des HZV im Schock ist der zuverlässlichste Parameter zur Diagnose der Hämodynamik und läßt auch eine gewisse Prognose für den weiteren Verlauf erstellen.

* Dieses Projekt wurde in dankenswerter Weise vom Lorenz Böhler-Fonds unterstützt

Hefte zur Unfallheilkunde, Heft 156
Zusammengestellt von G. Schlag

Tabelle 1

Blutung	HZV	BD
10% d. BV	21%	7%
20% d. BV	45%	15%

n. Hinshaw et al (1961) Amer J Surg 102:224

Die Frage stellt sich nun, ob der Abfall des HZV als Folge eines cardiodepressiven Faktors, einer Sauerstoffschuld im Bereich des Herzens, eines zentralen Versagens des Vasomotorenzentrums oder eines peripheren Versagens des vasculären Systems (verminderter vasculärer Tonus, Flüssigkeitsverlust durch erhöhte Permeabilität) bedingt ist. Sicher kommt es im Schock zu einem komplexen Geschehen, wobei eine Ursache nicht allein verantwortlich ist.

Unsere Untersuchungen in bezug auf die Funktion des linken Ventrikels im hypovolämisch-traumatischen Schock beziehen sich vor allem auf das Auftreten von cardiodepressiven beziehungsweise cardiotoxischen Faktoren, die einen direkten Effekt auf das Myokard und dadurch auf die Kontraktilität verursachen können.

Wir möchten nun die Frage in den Raum stellen: „Bewirkt der Schock eine verminderte mechanische Funktion des Herzens – und wenn dem so ist, was ist der Mechanismus?"

Morphologie

Im normalen Lichtmikroskop zeigt das Myokard im Schock manchmal subendocardiale hämorrhagische Nekrosen (Abb. 1). Eine Beeinträchtigung des Myokards kann man in der Ultrastruktur erkennen, und hier ist der morphologische Zustand von der Dauer und der Schwere des hypovolämisch-traumatischen Schock abhängig. Je länger der Schock, um so gravierender die Veränderungen.

Auf Einzelheiten möchten wir hier nicht eingehen, sondern nur zusammenfassend sagen, daß es zu einer Überstreckung der Myofibrillen mit Zerreissen der transversalen und longitudenalen Tubuli im Bereich der Z-Bande und zu einer Vacuolisierung der energiebildenden Mitochondrien mit Übertritt von Glykogen kommen kann und so die morphologischen Grundlagen des Herzens im Schock gebildet werden [11].

Einiges zur Biochemie

Im letzten Jahrzehnt wird immer wieder von toxischen Substanzen gesprochen, die von hypoxischen Geweben des Organismus freigesetzt werden und die Myokardfunktion im Sinne einer Kontraktilitätsabnahme beeinträchtigen. Brand und Lefer haben 1966 zum ersten Mal einen „Myocardial Depressant Factor (MDF)" beschrieben, der durch Gewebshypoxie – besonders im Pankreas – entsteht und freigesetzt wird [1, 2, 3, 4, 7, 8]. Im Laufe der Zeit sind mehrere cardiotoxische Faktoren, so besonders im Endotoxinschock beschrieben worden [6, 9, 10].

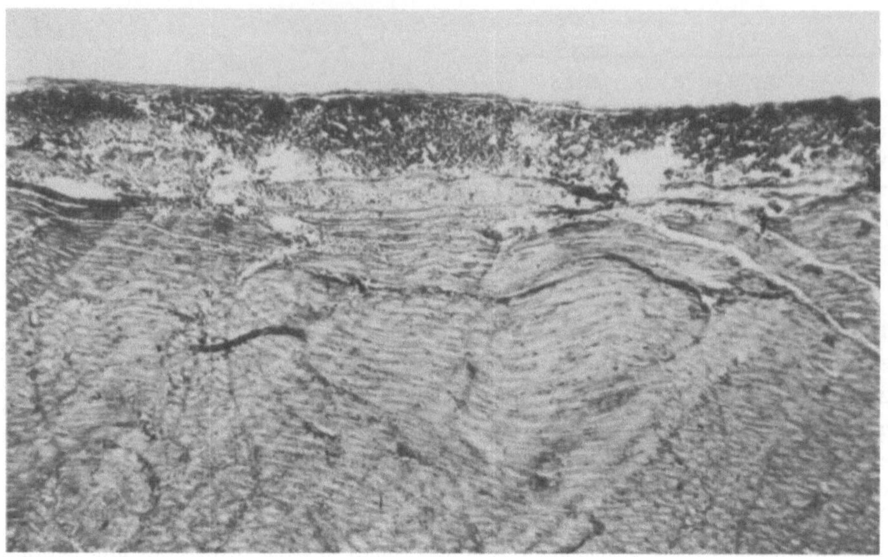

Abb. 1. Subendocardiale Blutung mit teilweiser Aufsplintung der Muskelfasern

Die Faktoren scheinen besonders dann von Intersse zu sein, wenn es sich um einen progressiven Schock beziehungsweise ein prolongiertes oder latentes Schockstadium handelt, wie wir es im Experiment nachweisen konnten.

Anhand der Graphik von Guyton [5] kann man die Erfolglosigkeit der Behandlung zum Beispiel durch Volumenersatz erkennen, wenn das irreversible Stadium erreicht ist, bei welchem, neben Hypoxie und Acidose, vor allem cardiodepressive Faktoren eine sehr wichtige Rolle spielen (Abb. 2).

Zusätzlich muß aber noch gesagt werden, daß die Volumsauffüllung bei prolongiertem Schock auch ein vermehrtes Freisetzen von cardiotoxischen Faktoren bewirken kann, wie es sich im Experiment nachweisen ließ. Dieses Phänomen ist ähnlich der „versteckten Acidose", wo es bekanntlich nach Volumenersatz zu einer massiven Lactatausschwemmung aus dem Gewebe kommt (Abb. 3).

Die Isolierung der cardiotoxischen Substanzen wird chromatographisch aus dem Plasma durchgeführt, wobei dieses vorerst ultrafiltriert wird. Die inotrope Wirkung des Ultrafiltrats beziehungsweise später der Säulenfraktion wird an einem Bioassay – einem Papillarmuskelsystem – auf seine Wirkung getestet.

Ultrafiltrate von Schockplasmen zeigen einen deutlich negativ inotropen Effekt auf den Papillarmuskel (Abb. 4), während die Säulenfraktion einen massiv depressiven Effekt auf die Kontraktionsamplitude des Papillarmuskel aufweist (Abb. 5).

Bei einer Schockdauer von 1 1/2 h ist der negativ inotrope Effekt nicht so deutlich festzustellen, wie nach einer Dauer von 4stündigem Schock (Abb. 6). Das heißt, der prolongierte Schock produziert mehr cardiotoxische Substanzen, die durch den cardiodepressiven Effekt zu einem Herzversagen und dadurch zur Irreversibilität des Schockstadiums führen können.

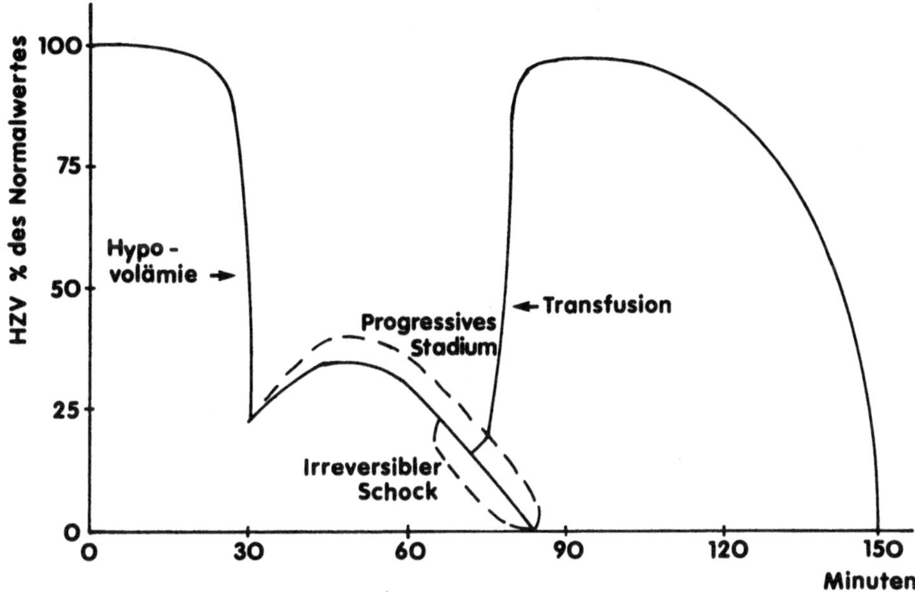

Abb. 2. Verlauf des Herz-Zeit-Volumens während der Hypovolämie. Nach anfänglichem Anstieg bei Transfusion im irreversiblen Stadium deutlicher Abfall bis zum Tod (Guyton A et al. (1973) Circ Physiol)

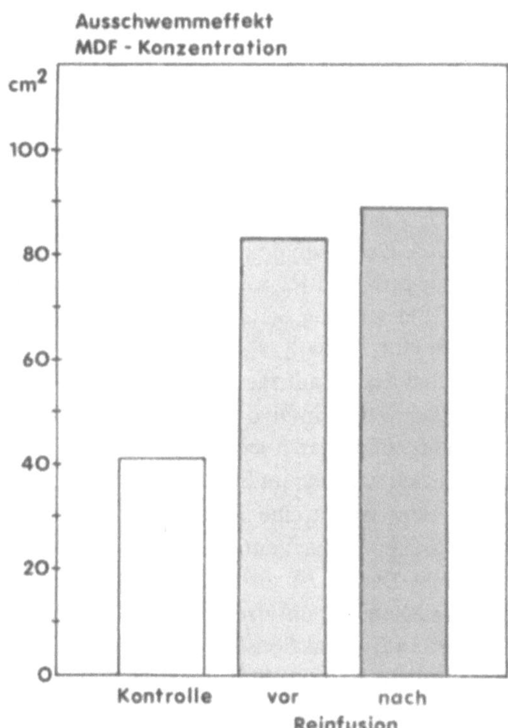

Abb. 3. Peakfläche (Säulenchromatographie) als Maß der MDF-Konzentration in Abhängigkeit von der Reinfusion. Trotz des Verdünnungseffekts tritt nach der Reinfusion durch den Ausschwemmeffekt eine höhere Konzentration auf

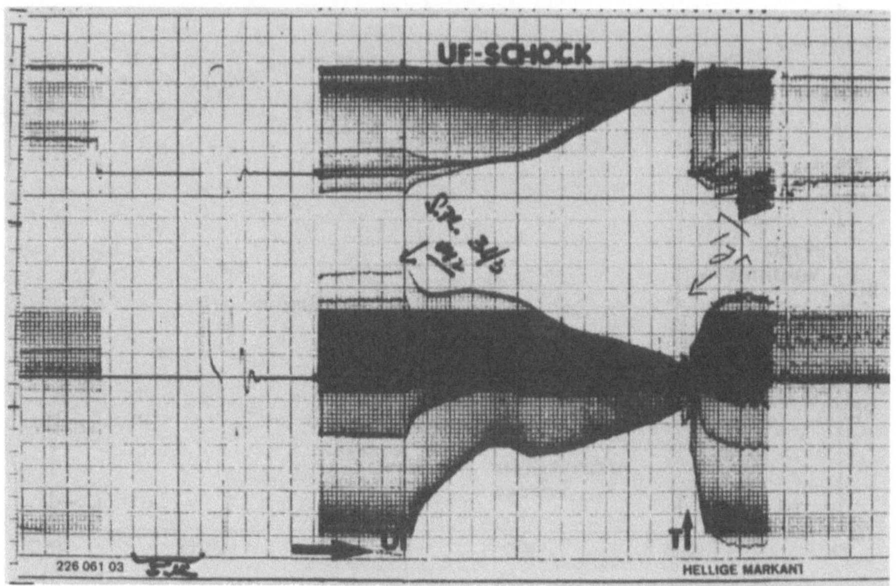

Abb. 4. Negativ inotroper Effekt des Schockplasma-Ultrafiltrats von den Papillarmuskeln nach Tyrodeauswaschung nach Erholung des Muskels

Wie stellt man sich nun den Mechanismus der MDF-Bildung vor? Im Rahmen des hypovolämisch-traumatischen Schocks kommt es zum Abfall des HZV und dadurch bedingt zu einer peripheren Vasoconstriction. Die Vasoconstriction und die durch den HZV-Abfall bedingte Hypotonie, sowie zusätzliche mechanische Verlegungen der Mikrozirkulation durch Aggregate und Mikroemboli führen zur verminderten Gewebsperfusion. Die Abnahme der Perfusion macht sich besonders im Splanchnicusgebiet und hier wiederum im Pankreas bemerkbar. Aufgrund der verminderten Gewebsperfusion kommt es zu einer Acidose und peripheren Gewebshypoxie. Durch die herabgesetzte Perfusion und dadurch bedingten Gewebsacidose und Hypoxie kann es im Pankreas zur Aktivierung von zymogenen Proteasen und auf der anderen Seite zur Freisetzung von lysosomalen Hydrolasen führen. Die Folge davon ist eine Proteolyse, die nun zur Ausbildung von Polypeptiden – wie zum Beispiel dem myocardial depressant factor – führen kann.

Wie kann man in vivo am linken Ventrikel den Nachweis einer Kontraktilitätsveränderung und einer Veränderung der Pumpleistung des Herzens klinisch beweisen und was ereignet sich wirklich im Schock?

Das Herz ist als eine Pumpe mit Motor in integrierter Bauweise zu betrachten, wobei die Herzklappen die Ventile, die Kammer den Pumpzylinder und das Myokard den Motor darstellen. Daraus ist ersichtlich, daß man bei Veränderungen der Herzleistung zwischen den zwei gänzlich unterschiedlichen Aspekten einer veränderten Pumpleistung und einer veränderten Kontraktionsfähigkeit des Myokards unterscheiden muß.

Trotzdem wird auch heute noch oft eine Verminderung der Pumpleistung mit einer Abnahme der sogenannten Kontraktilität gleichgesetzt. So leicht es auf der einen Seite ist, die Veränderungen der Pumpfunktion (durch HZV, Schlagarbeit, Minutenarbeit usw.)

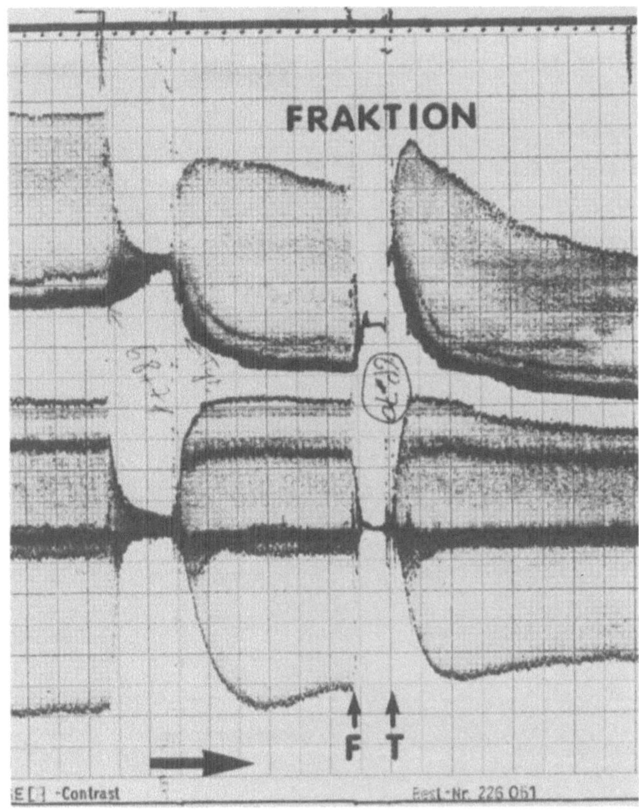

Abb. 5. Negativ inotroper Effekt einer Säulenchromatographie-Fraktion auf den Papillarmuskel

im Schock zu charakterisieren, so schwierig ist dies für die myokardiale Leistungsfähigkeit, da mit Ausnahme der Zeitparameter sämtliche Kontraktilitätsparameter starke Abhängigkeit von enddiastolischer Vordehnung (= Vorbelastung) sowie Widerstand in der Ausstrombahn (= Nachbelastung) zeigen.

Bei Messung von enddiastolischem Druck als Maß für die Vordehnung und (dP/dt)max als Maß für die Kontraktionskraft, läßt sich jedoch folgendes sicher feststellen: Steigender enddiastolischer Druck und Abnahme von (dP/dt)max bedeutet Kontraktilitätsabnahme. Steigendes (dP/dt)max und fallender enddiastolischer Druck Kontraktilitätszunahme (Abb. 7).

Nun zeigen gerade unsere Tierversuche mit dem hypovolämisch-traumatischen Schock, daß sich die Meßwerte im Vergleich zum Ausgangswert alle im Bereich fallender enddiastolischer Drucke, fallenden (dP/dt)max befinden und nur während längerdauerndem Schock vor allem nach Reinfusion, Werte mit höherem enddiastolischen Druck als die Ausgangswerte bei annähernd gleichen (dP/dt)max-Werten erreicht werden.

Daraus läßt sich der Schluß ziehen, daß die im Schock um bis zu 80% verringerte Pumpleistung des Herzens auf Veränderungen im Kreislauf und nicht auf eine Verringerung der myokardialen Leistungsfähigkeit zurückzuführen sind. Erst bei langdauerndem Schock ist

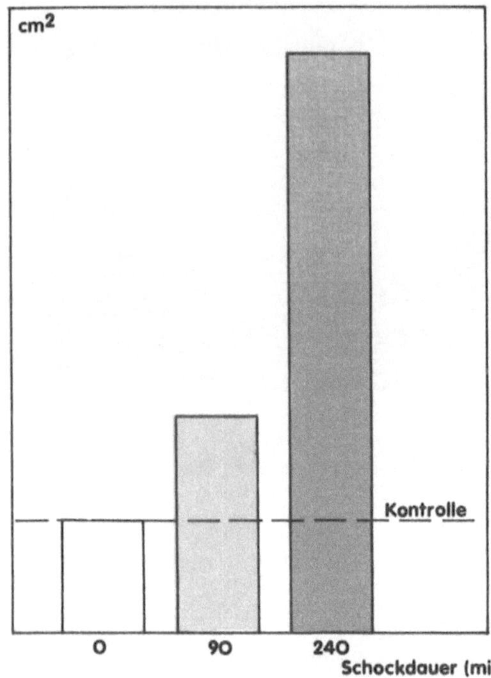

Abb. 6. Auftreten von MDF-Mengen in Abhängigkeit von der Schockdauer

in der späten Schockphase und nach Reinfusion mit einer leichten Verminderung der „Kontraktilität" zu rechnen.

Wie kann man nun das Auftreten dieser cardiotoxischen Faktoren verhindern und die Inotropie des Herzens beziehungsweise die Pumpleistung erhalten?

1. Die verringerte Pumpleistung des Herzens im hypovolämisch-traumatischen Schock ist in erster Linie durch die Wiederauffüllung des Kreislaufes mit sauerstofftragenden Substanzen (Blut) und Kristalloiden und/oder Kolloiden zu erzielen. Man kann dann sehr rasch eine Wiederherstellung der Pumpleistung des Herzens registrieren und in keiner Weise eine Kontraktilitätsbeeinträchtigung beobachten. Der Effekt der Wiederauffüllung des Kreislaufes ist natürlich von der Schockdauer abhängig. Je kürzer der Schock, um so wirkungsvoller die Volumsbehandlung. Eine rasche Normalisierung der Gewebsperfusion verhindert eine gesteigerte Proteolyse.
2. Aprotinin (Trasylol) kann als Antiprotease in die gesteigerte Proteolyse eingreifen und so die MDF-Bildung beeinträchtigen. Eine klare Aussage darüber besteht jedoch noch nicht.
3. Methylprednisolon (Solu-Medrol, Urbason) kann eine Stabilisierung der lysosomalen Membranen bewirken und dadurch eine Freisetzung von lysosomalen Enzymen verhindern. Auch die Wirksamkeit des Methylprednisolons zur Verminderung einer MDF-Freisetzung ist noch nicht einwandfrei geklärt.
4. Die Verwendung von positiv inotropen Pharmaca (Dobutamin, Dopamin) sind in der Phase der Volumsauffüllung nicht indiziert. Erst bei länger anhaltendem Schock und

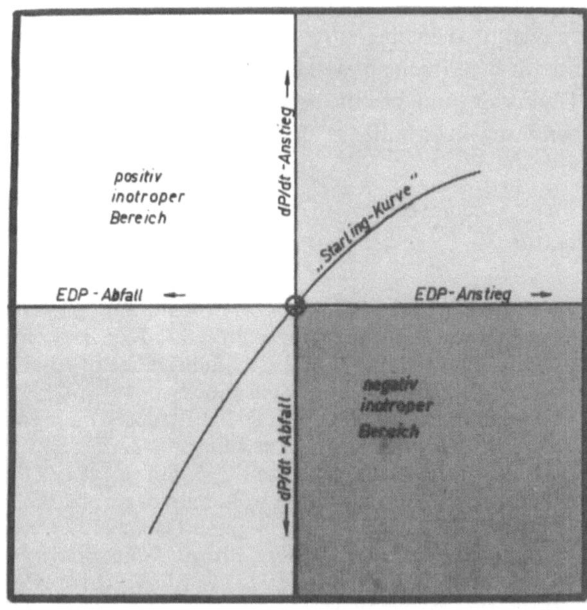

Abb. 7. Zusammenhang zwischen enddiastolischem Druck des linken Ventrikels (EDP) und dem Maximum der ersten Ableitung des Ventrikeldrucks nach der Zeit (dP/dt). „Starlingkurve" ist der Zusammenhang zwischen EDP und dP/dt bei Änderung der enddiastolischen Füllung des Ventrikels ohne Veränderung der Kontraktilität. Zustände im Bereich links oberhalb der Starlingkurve bedeuten Kontraktilitätszunahme, solche rechts unterhalb der Starlingskurve Kontraktilitätsabnahme gegenüber dem Ausgangszustand

verspäteter Volumszufuhr, kann die Kontraktilitätsbeeinträchtigung durch cardiotoxische Substanzen die Verwendung von Dobutamin (5–10 ug/kg/min) als indiziert erscheinen lassen. Herzglykoside sind in diesem Stadium nicht angezeigt.

Schlußfolgerung

Das Herz im hypovolämisch-traumatischen Schock ist in seiner Kontraktilität und damit auch in der Aufrechterhaltung eines effektvollen Herz-Zeit-Volumens dann beeinträchtigt, wenn der Schock prolongiert ist und eine entsprechende Behandlung verzögert wird. Unmittelbar im Schock ist die Kontraktilität annähernd normal und kann sogar gesteigert sein, während die Pumpleistung infolge der verminderten Vorbelastung (Volumen) vermindert ist. Erst nach stundenlangem Schock kommt es durch eine insuffiziente Gewebsperfusion der abdominellen Organe – und hier insbesondere im Bereich des Pankreas – zum Freiwerden von Proteasen, die cardiotoxische Peptide produzieren, welche zu einer direkten Beeinflussung der Inotropie des Myokards führen können.

Die unmittelbare Behandlung des hypovolämisch-traumatischen Schocks mit Volumen ist daher am wichtigsten, damit das HZV soweit angehoben werden kann, um durch eine erhöhte Pumpleistung eine ausreichende Gewebsperfusion zu erzielen.

Aprotonin als Proteasenhemmer und Methylprednisolon als Membranstabilisator können prophylaktisch in die Entstehung von cardiotoxischen Peptiden eingreifen und eine verminderte Freisetzung bewirken.

Glykoside und positiv inotrope Substanzen scheinen in der Prophylaxe und primären Behandlung nicht indiziert zu sein.

Literatur

1. Brand ED, Lefer AM (1966) Myocardial depressant factor in plasma from cats in irreversible post-oligemic shock. Proc Soc Exp Biol (NY) 122:200
2. Glenn TM, Lefer AM (1971) Significance of splanchnic proteases in the production of a toxic factor in hemorrhagic shock
3. Gluckmann EE, Lefer AM (1971) Effects of a myocardial depressant factor on isolated vascular smooth muscle. Am J Physiol 220:1581
4. Green LJ, Shapanka R, Glenn TM, Lefer AM (1977) Isolation of myocardial depressant factor from plasma of dogs in hemorrhagic shock. Biochim Biophys Acta 491:275
5. Guyton AC, Jones CE, Coleman TG (1973) Circulatory Physiology: Cardic Output and its Regulation. Saunders, Philadelphia, p 388
6. Haglund U, Lundgren O (1973) Cardiovascular effects of blood borne material released from the cat small intestine during simulated shock conditions. Acta Physiol Scand Suppl 89
7. Lefer AM (1974) Myocardial depressant factor and circulatory shock. Klin Wschr 52: 358
8. Lefer AM, Martin J (1970) Origin of Myocardial depressant factor in shock. Am J Physiol 218:1423
9. Maksad AK, Cha C, Stuart RC, Brosco FA, Clowes GHA jr (1979) Myocardial depression in septic shock; physiologic and metabolic effects of a plasma factor on an isolated heart. Circ Shock 1:35
10. Okuda M, Yamada T, Hosono K (1973) Characterization of a myocardial depressant factor isolated from cardiogenic shock. Japan Circ J 37:1009
11. Varga T, Reffy A, Vandor E (1980) Myocardial lesion in hemorrhagic hypotension. Rechtsmed 84:99
12. Wiggers CJ (1950) The Heart in Shock. In: Physiology of Shock. The Commonwelth Fund, New York, p 287

Diskussion

Haider, Wien: Wenn man auf dieses letzte Dia bezugnehmen darf – die Vorbelastung ist wichtig anzuheben. Die Kontraktilität zu beeinflussen ist fraglich, wann man damit beginnen soll; aber Senkung der Nachbelastung, das wäre doch ein wichtiger Punkt um ein Herz im Schock entsprechend zu behandeln.

Schlag, Wien: Das ist vollkommen richtig. Nur mit der Senkung der Nachbelastung bin ich allgemein, von der Praxis aus gesehen, eher etwas vorsichtig. Die Nachbelastung zu senken, erst wenn ich das Volumen bei der Hand habe. Darum liegt die Betonung bei mir am Volumen.

Haider, Wien: Das ist ganz klar. Über die zeitliche Folge gibt es nichts zu diskutieren, aber als dritter Schwerpunkt die Nachbelastung, darauf würde ich doch sehr hinweisen. Das ist glaube ich, die Erfahrung der letzten Jahre.

Schlag, Wien: Im hypovolämisch-traumatischen Schock spielt die Nachbelastung sicher eine gewisse Rolle, vielleicht nicht diese Rolle.

Krösl, Wien: Wenn Sie keine Kontraktibilitätsverminderung haben, brauchen Sie die Nachbelastung auch nicht senken, dann kann das Herz ja pumpen. Wenn Sie eine Kontraktilitätsverminderung haben, ist es natürlich nicht ungefährlich die Nachbelastung zu senken, weil das Herz dann dem nicht folgen kann und Sie damit auch ein weiteres Absinken des Drucks provozieren.

Bergmann, Linz: Es wäre halt schön, wenn Du uns zu der Differenzierung „Lunge im Schock" und „Schocklunge" jetzt auch die Differenzierung „Herz im Schock" und „Schockherz" präsentieren und daraus ableiten könntest, was wir an Therapie, wann und unter welchen Kriterien machen sollen.

Schlag, Wien: Typische Bergmann-Frage! Genauso wie bei der „Lunge im Schock" glaube ich für den Praktiker und für mich zum Teil auch als Theoretiker sagen zu können, ist das Wichtigste die frühzeitigste Behandlung. Je früher ich behandle, um so weniger bekomme ich das Syndrom, eben die Schocklunge oder das Syndrom „die Herzinsuffizienz" im Rahmen des posttraumatischen Verlaufes. Das heißt, wenn der Schock innerhalb der ersten Stunden wirklich effektvoll behandelt wird, mit Volumen, ohne jetzt eine generalisierte Vasoconstriction zu belassen, sondern wirklich mit Volumen und mit Eröffnung der Peripherie, dann wird man sicher nicht dieses Syndrom des Herzens bekommen, das heißt „die Herzinsuffizienz". Ganz anders spielt das eine Rolle im septischen Schock, aber das steht hier nicht zur Debatte.

Lintner, Wien: Wir sehen doch im Sektionssaal bei an Schock verstorbenen Patienten immer wieder das sogenannte Schockherz, also ein maximal kontrahiertes Herz mit maximal kontrahierten Papillarmuskeln. Wie läßt sich das eigentlich mit der Kontraktilitätsabnahme jetzt im hypovolämisch-traumatischen Schock vereinbaren?

Schlag, Wien: Das hängt von der Dauer des Schocks ab. Wenn der Patient im Schock verblutet, und das ist sicher dann kein langer Schock, dann wird das Herz natürlich in der Kontraktion dastehen. Aber wenn Sie jetzt einen prologierten Schock über Stunden haben, dann glaube ich nicht, daß das Herz in diesem Zustand der maximalen Kontraktion bei der Obduktion gefunden wird.

Benzer, Wien: Kommt es zum Zeitpunkt „Herz im Schock" zu einer Kontratilitätsverminderung – immer, eventuell oder nie?

Schlag, Wien: Unmittelbar im Schock kommt es zu keiner Kontraktilitätsverminderung. Es kommt zu einer Verminderung der Pumpleistung und das infolge des Volumens, des Preloads. Aber die Kontraktilität im Schock ist nicht vermindert.

Benzer, Wien: Und wie ist das dann mit dem MDF?

Schlag, Wien: Der MDF wird dann interessant, wenn sich der Patient in einem prolongierten Schock befindet. Das heißt, das Schockstadium dauert nicht eine Stunde, sondern es dauert Stunden. Man sieht doch gar nicht so selten, daß ein Patient in einem prolongierten Schock ist. Besonders erkennt man das doch an seiner generalisierten Vasoconstriction – oft noch Stunden nach dem Trauma – und hier wird der MDF interessant.

Benzer, Wien: Ich wollte nämlich darauf hinaus, ob man dabei bleiben kann wie Du apodiktisch behauptet hast – im Schock niemals inotrope Substanzen zu geben.

Schlag, Wien: Ich würde sagen, im Schock finde ich es nicht für notwendig inotrope Substanzen zu geben und besonders auch keine Herzglykoside. Inotrope Substanzen dann, zum Beispiel Dopamin, wenn es eine nierenaktive Dosierung ist, also faktisch auf die Hämodynamik keinen zu großen Einfluß hat, 3 bis 5 μg/kg/min. Aber ich glaube, im Schock, wenn man eine ausreichende Volumsbehandlung macht, sind inotrope Substanzen und speziell Herzglykoside nicht erforderlich.

Benzer, Wien: Also bei Glykosiden bin ich auch der Meinung, beim anderen nicht ganz so, weil man nach eigenen Erfahrungen, glaube ich, prinzipiell im Rahmen einer Volumsgabe auf inotrope Substanzen nicht immer komplett verzichten kann.

Burchardi, Göttingen: Ich darf noch einmal ein Thema von vorhin aufgreifen. Und zwar geht es um die Frage inwieweit schädigt die Hypoxämie das Lungenparenchym? Wir sagen das immer so leicht. Es ist ja auch heute gefallen. Ich wollte Sie, Herr Schlag, fragen: Gibt es dafür tatsächlich akute experimentelle Beweise? Ich weiß nur von einer Untersuchung, ich kann Ihnen jetzt nicht mehr sagen wer diese gemacht hat, mit der totalen Unterbindung einer Lunge, die überhaupt nicht zu einer Schädigung des Lungenparenchyms geführt hat. Offensichtlich ist das Lungenparenchym außerordentlich hypoexieresistent, vielleicht durch die geringe Versorgung über das Bronchialsystem, das dürfte ausreichen. Wissen Sie dazu neueres? Daß wir wirklich allen Ernstes sagen können, die Hypoxie schädigt das Lungenparenchym.

Schlag, Wien: Neuere Untersuchungen darüber gibt es meines Erachtens keine. Ich möchte nur folgendes sagen: Wir haben im Rahmen unserer Untersuchungen bei Lunge im Schock auch Muskelbiopsien durchgeführt und haben im Muskel genau dieselben mikrozirkulatorischen Veränderungen gefunden wie in der Lunge. Das heißt, eine massive Endothelzellschwellung. Wie Sie wissen, kommt es im hypovolämisch-traumatischen Schock zu einem starken Abfall des pO_2 im Muskelgewebe und wir haben als Zusatzbefund die Leukocyten in den Muskelcapillaren vermißt und zogen daraus den Schluß, daß diese Endothelzellschwellungen im Muskel sicher hypoxisch bedingt sind. Ich möchte betonen, wir haben dabei keine Gewebs-pO_2-Messungen durchgeführt. Wir haben zusätzlich im Tierversuch die

Tiere nicht beatmet und beatmet. Bei den beatmeten Tieren haben wir wohl die Leukocytose gefunden, wir haben Endothelzellschwellungen vereinzelt gefunden, aber nicht in dem Ausmaß, wie bei den nicht beatmeten Tieren. Aus diesen beiden Untersuchungen schließen wir, daß die Hypoxie beim Endothelzellschaden sicher eine Rolle spielt.

Burchardi, Göttingen: Könnte man nicht auch genau das Gegenteil schließen, daß man sagen kann, hier ist doch ein Beweis dafür, daß irgendein Mediatorfaktor eine Rolle spielt oder ein Haufen von Mediatoren eine Rolle spielen und gar nicht die Hypoxie. Angefangen von den Granulocyten, die ja in der Lunge sicherlich da waren, nicht in der Muskulatur, aber im Lungengewebe.

Schlag, Wien: Sicher. Wir glauben ja auch an celluläre Mediatoren, aber den Beweis könnten wir bringen, indem wir entsprechende Lungengewebs-pO_2-Messungen durchführen – während des Schocks –, nur ist dies technisch äußerst schwierig.

Schädlich, Berlin: Inwieweit spielt die Kälteproduktion bei der Bildung des MDF eine Rolle? Das wäre doch sehr wichtig im Rahmen der Cardiochirurgie, im Rahmen der Cardiophlegie usw.

Schlag, Wien: Mit „Kälte" habe ich an und für sich keine Erfahrung und kenne auch nichts aus der Literatur.

Meszmer, Heidelberg: Ich möchte nochmal zu der Frage von Herrn Burchardi Stellung nehmen. Mir sind keine glasklaren Untersuchungen bekannt, die zeigen, daß Hypoxie per se die Permeabilität verändert und solche Veränderungen beschreibt, wie wir hier mehrfach gehört haben – von denen ich mich persönlich distanzieren muß. Sie wissen, die Untersuchungen Lewis und Mitarbeiter, die bei totaler Abklemmung Muskel untersuchen und diese finden überhaupt keine Änderungen im Elektronenmikroskop. Es fängt alles erst an, wenn die Reperfusion startet. Das spricht doch sehr dafür, daß die Hypoxie per se am Endothel nichts ausmacht, sondern Mediatoren, welche auch immer diese sein mögen, zum Beispiel Radikale oder sonst was, daß diese bei der Reperfusion erst aktiv werden. So apodiktisch, wie das hier geklungen hat, die Hypoxie per se macht Permeabilitätsstörungen – ich glaube, das darf man nicht im Raum stehen lassen, dafür haben wir nicht genügend Beweise.

Schlag, Wien: Möchte ich gar nicht sagen, daß die Hypoxie Permeabilitätsstörungen macht. Die Hypoxie macht, und das ist doch wohl bekannt, celluläre Schäden. Die Hypoxie macht Membranschädigungen. Also ich möchte nicht sagen, daß die Hypoxie gar keine Rolle spielt, aber ich möchte sie auf jeden Fall irgendwie in Erwägung ziehen. Natürlich spielen Mediatoren eine pathologische Rolle – ich habe hier nur einen Teil der Mediatoren angeführt. Es sind vielleicht inzwischen 30 oder 40 Mediatoren im Schock bekannt, die jetzt zu Störungen im Gewebe führen können. Die Permeabilitätsstörungen an und für sich führen wir auf die Zellschädigung in der Lunge zurück, die man sieht und die morphologisch nachweisbar ist. Es gibt viele Meinungen, die sagen, daß die Permeabilitätsstörung nicht durch die Zelle, sondern durch offene Zellverbindungen bedingt ist. Ich glaube, der

Zellschaden ist die Ursache der Permeabilitätsstörung in der Lunge in Verbindung mit einem erhöhten Pulmonalisdruck.

Trojan, Wien: Wir müssen leider die Diskussion abschließen. Wir müssen die Sitzung pünktlich enden. Ich möchte allen Rednern und insbesondere allen Diskussionsrednern für die Teilnahme danken und schließe hiermit die Sitzung.

II. Diagnostische Maßnahmen im hypovolämisch-traumatischen Schock

(Leitung: H. Bergmann, J. Böhler)

Hämodynamik im traumatischen hypovolämischen Schock

H.-J. Oestern

Unfallchirurgische Klinik der Medizinischen Hochschule Hannover (Direktor: Prof. Dr. H. Tscherne), Karl-Wiechert-Allee 9, D-3000 Hannover 61

Kurze Rettungszeiten mit einer intensiven Volumentherapie bereits am Unfallort haben zu einem bedeutenden Wandel der cardiorespiratorischen Frühveränderungen bei Schwerverletzten geführt. Dies bedeutet auf der anderen Seite jedoch auch, daß immer schwerer verletzte Patienten die Klinik erreichen, welche noch vor wenigen Jahren auf dem Transportweg verstorben wären.

Aufgrund dieser veränderten Situation erhebt sich die Frage, inwieweit die einfachen Herz-Kreislaufparameter wie systolischer und diastolischer Druck sowie die Herzfrequenz eine ausreichende Aussage über die Gesamtsituation des Patienten erlauben.

Um dieser Frage nachzugehen, wurden 700 Schwerverletzte retrospektiv im Hinblick auf die Aussagekraft des diastolischen und systolischen Blutdrucks sowie der Herzfrequenz zum Aufnahmezeitpunkt analysiert. Die Patienten wurden entsprechend der Letalität 4 Schweregradgruppen zugeordnet. Aufgrund dieser Untersuchungen fanden sich keine signifikanten Unterschiede in den Aufnahmewerten zwischen den 4 Gruppen (Abb. 1).

Dies bedeutet, die primär erhobenen Druckwerte erlauben keine signifikante Aussage über die Verletzungsschwere des Patienten und gestatten deshalb nur bei Extremveränderungen therapeutische und prognostische Entscheidungshilfen.

Die Voraussetzung für relevante Aussagen über den Wert bestimmter hämodynamischer Größen ist jedoch ein möglichst homogenes Patientengut, welches beim Schwerverletzten naturgemäß schwierig zu erstellen ist.

Material und Methodik

In einer prospektiven Untersuchung wurden deshalb bei 81 Schwerverletzten hämodynamische Untersuchungen durchgeführt, wobei die folgenden Ausschlußkriterien für die Aufnahme in die Untersuchungen aufgestellt wurden:

1. Schwerverletzte unter 15 Jahren
2. Patienten mit schwerem Schädel-Hirntrauma
3. Verletzte mit einem geschätzten Blutverlust unter 1,5 l
4. Ein Therapiebeginn später als 1 h nach dem Unfall.

Hefte zur Unfallheilkunde, Heft 156
Zusammengestellt von G. Schlag

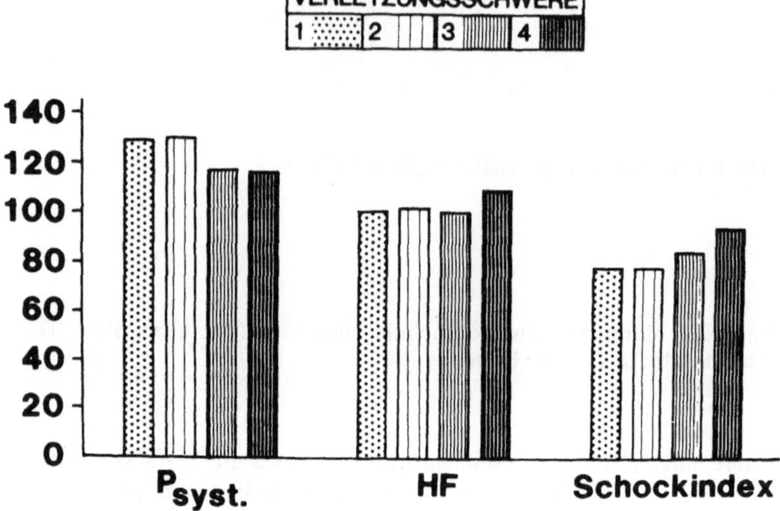

Abb. 1. Systolischer Druck, Herzfrequenz und Schockindex bei vier Schweregraden von Schwerverletzten: Gruppe I Letalität unter 10%, Gruppe II Letalität unter 25%, Gruppe III Letalität unter 50%, Gruppe IV Letalität über 75%. Es bestehen keine signifikanten Unterschiede zum Aufnahmezeitpunkt

Die Erstbehandlung erfolgte mit 3 Ausnahmen bereits an der Unfallstelle durch einen Arzt des Rettungshubschraubers oder Notarztwagens.

Die hämodynamischen Untersuchungen wurden mit Hilfe eines Swan-Ganz-Katheters durchgeführt. Dabei wurden folgende Größen gemessen:
Zentralvenöser Druck (CVD)
Pulmonalarteriendruck (P_{AP})
Pulmonalcapillardruck (PCP)
Herzzeitvolumen (HZV)

Daneben wurden die folgenden Größen berechnet:
Gesamtlungenstrombahn-Widerstand (TPR)
Peripherer Gesamtwiderstand (TSR)
Linksventriculärer Arbeitsindex (LVWI)
Herzindex (HI).

Ein Ziel der Untersuchung bestand darin, hämodynamische Frühveränderungen, welche unter Umständen mit dem letalen Ausgang zusammenhängen, möglichst frühzeitig zu erkennen.

Die Patienten wurden deshalb in Überlebende und Verstorbene gegliedert.

Ergebnisse

38 Patienten verstarben, 43 überlebten. Die morphometrischen Daten wie Größe, Gewicht und Körperoberfläche stimmten bei überlebenden und verstorbenen Patienten überein. Auch die Geschlechtsverteilung war in beiden Gruppen etwa gleich.

Die Haupttodesursache waren in 9 Fällen nicht beherrschbare Blutungen aus der Vena cava und den Lebervenen sowie schwerste Leberzerreißungen. In 19 Fällen lag ein Multiorganversagen und 10mal eine respiratorische Insuffizienz vor.

Hämodynamische Parameter

Wie in der eingangs erwähnten Gruppe fanden sich auch bei dieser Serie keine signifikanten Unterschiede zwischen den überlebenden und verstorbenen Patienten hinsichtlich systolischem und diastolischem Druck und der Herzfrequenz.

Der zentralvenöse Druck war ebenfalls nicht entsprechend dem erheblichen Volumenverlust erniedrigt. Erschwerend in der Bewertung dieser Werte dürfte die hohe Zahl der Thoraxtraumen (50/81) sein (Abb. 2).

Der Pulmonalcapillardruck war zwischen beiden Gruppen während des ersten Tages nicht verschieden. Besonders eindrucksvoll war dagegen der Anstieg des Pulmonalarteriendruckes in beiden Gruppen, wobei signifikante Unterschiede bereits ab der 5. Stunde posttraumatisch beobachtet wurden.

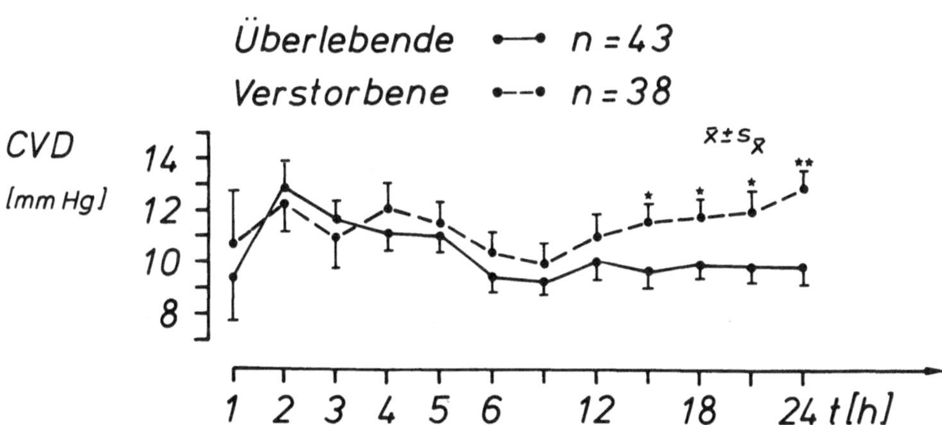

Abb. 2. Verlauf des zentral-venösen Druckes (CVD) innerhalb der ersten 24 h bei 38 verstorbenen und 43 überlebenden Schwerverletzten

Entsprechend dem Anstieg des Pulmonalarteriendruckes (Abb. 3) verlief auch die Erhöhung des pulmonalen Gesamtwiderstandes. Dieser war bereits ab der 2. Stunde zwischen beiden Gruppen verschieden. Als mögliche Ursachen für die pulmonalvasculäre Widerstandserhöhung müssen Hypoxie, Endothelzellschwellung [7], pH-Erniedrigung [5], Mikroembolisierung und Thrombosierung [1, 8] diskutiert werden (Abb. 4).

Dabei fand sich keine Korrelation zwischen pulmonal-vasculärem Widerstand und arteriellem pH-Wert sowie gemischtvenösem pH.

Ebenso fand sich keine Korrelation zur Thrombocytenzahl. Für eine Endothelzellschwellung könnte u.a. der positive Effekt von Mannitol [7] und der positive Effekt, der sich durch hyperosmolare Kochsalzlösungen im Hinblick auf den pulmonal-vasculären Widerstand zeigte, sprechen [6].

Besonders eindrucksvoll war die frühe Erniedrigung des Herzindex und der linksventriculären Schlagarbeit ohne die signifikanten Unterschiede des pulmonalen Capillardrucks (Abb. 5, 6).

Als mögliche Ursachen müssen diskutiert werden: Der Einfluß der Beatmung mit positivendexspiratorischem Druck, wobei die verwandten Drucke im Mittel etwa zwischen 6 und 10 cm Wassersäule lagen [4]. Daneben muß der aufgrund der pulmonalen Widerstandserhöhung erfolgte Anstieg des rechtsventriculären Füllungsdruckes diskutiert werden, der zu einer Verlagerung des Septum nach links und damit zu einer Erniedrigung des linksventriculären Füllungsvolumens geführt haben könnte [2, 3].

Mit Hilfe einer Varianzanalyse wurden alle Parameter zusammengestellt und die ausgewählt, welche die beste Vorhersage im Hinblick auf die Letalität entwickelten. Es wurden deshalb ein Quotient aus Herzindex $\cdot$ P_aO_2/F_iO_2 und P_{AP} errechnet.

Das Ergebnis der Varianzanalyse zeigte neben dem Quotienten aus P_aO_2/F_iO_2 zum Aufnahmezeitpunkt jeweils den Index als aussagekräftigsten prognostischen Index.

Schließlich wurde aus den Werten dieses Parameters eine Kurve erstellt, die die Überlebenswahrscheinlichkeit in Abhängigkeit von der Größe des Wertes dokumentiert (Abb. 7).

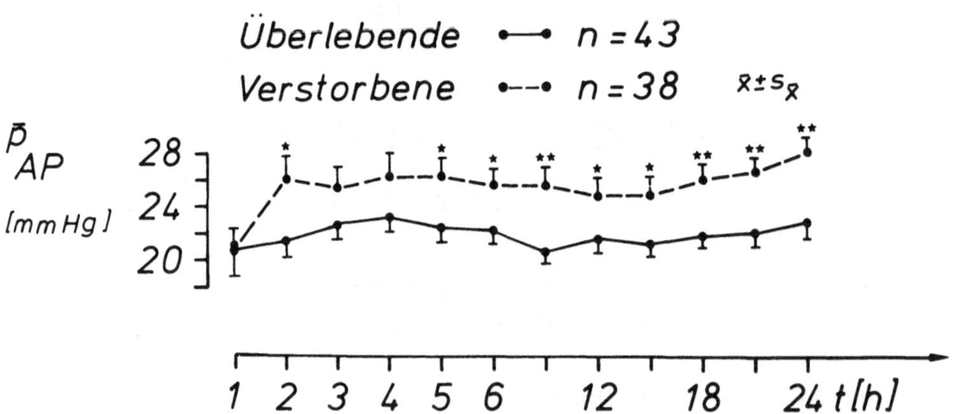

Abb. 3. Verlauf des Pulmonalarteriendruckes (PAP) innerhalb der ersten 24 h bei 43 überlebenden und 38 verstorbenen Schwerverletzten

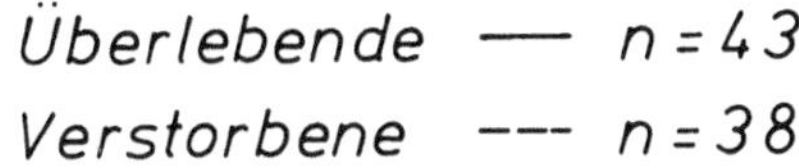

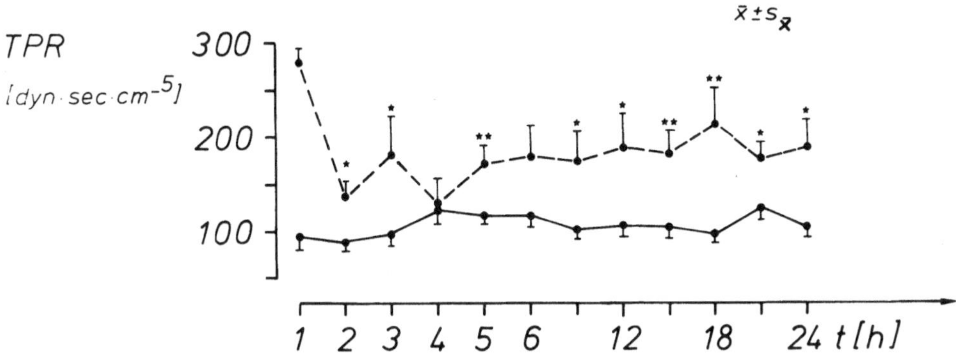

Abb. 4. Verlauf des Gesamtlungenstrombahnwiderstandes (TPR) innerhalb der ersten 24 h bei 43 überlebenden und 38 verstorbenen Schwerverletzten

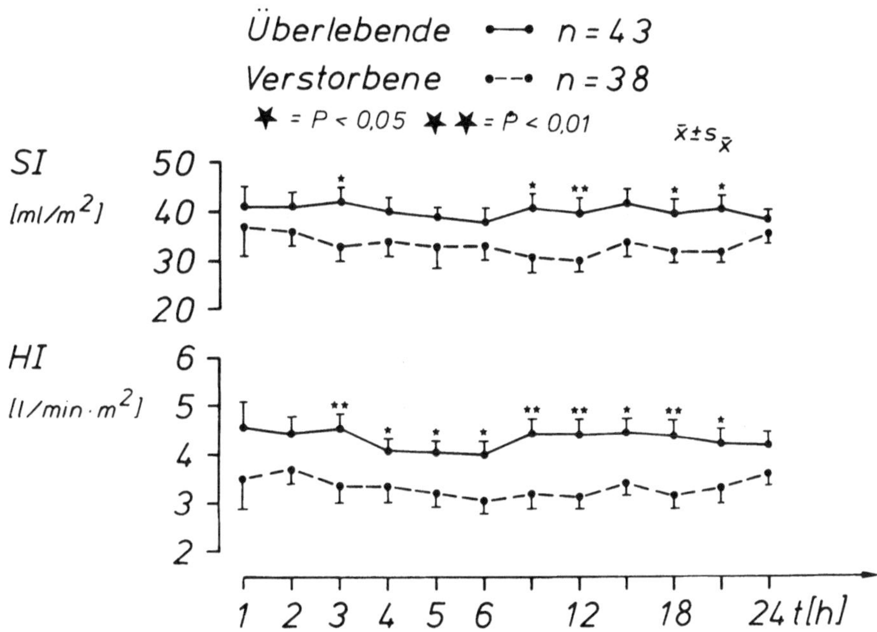

Abb. 5. Verlauf des Herzindex (HI) und Schlagindex (SI) innerhalb der ersten 24 h bei 43 überlebenden und 38 verstorbenen Schwerverletzten

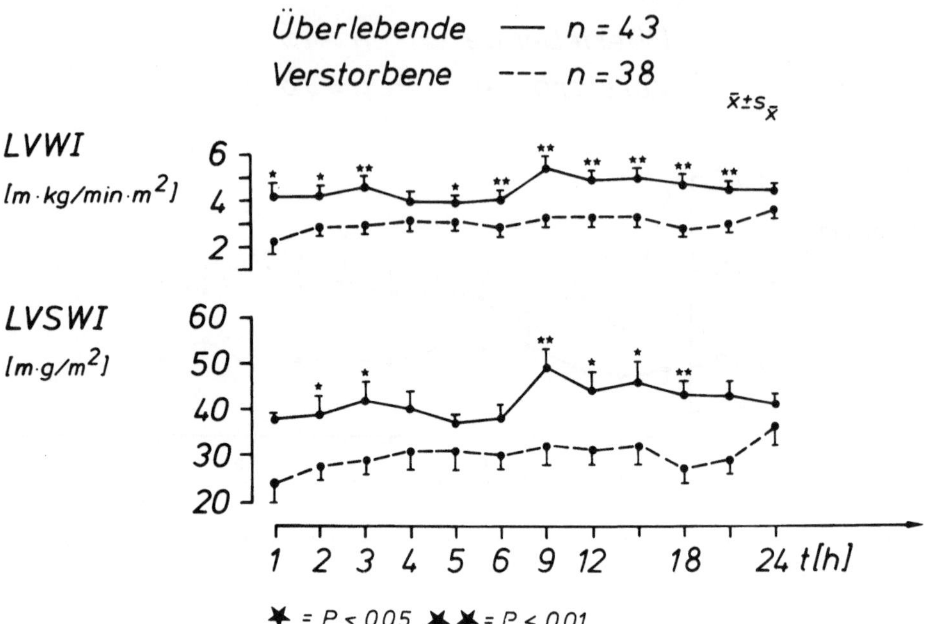

Abb. 6. Verlauf der linksventriculären Schlagarbeit (LVWI) und des linksventriculären Schlagarbeitsindex (LVSWI) innerhalb der ersten 24 h bei 43 überlebenden und 38 verstorbenen Schwerverletzten

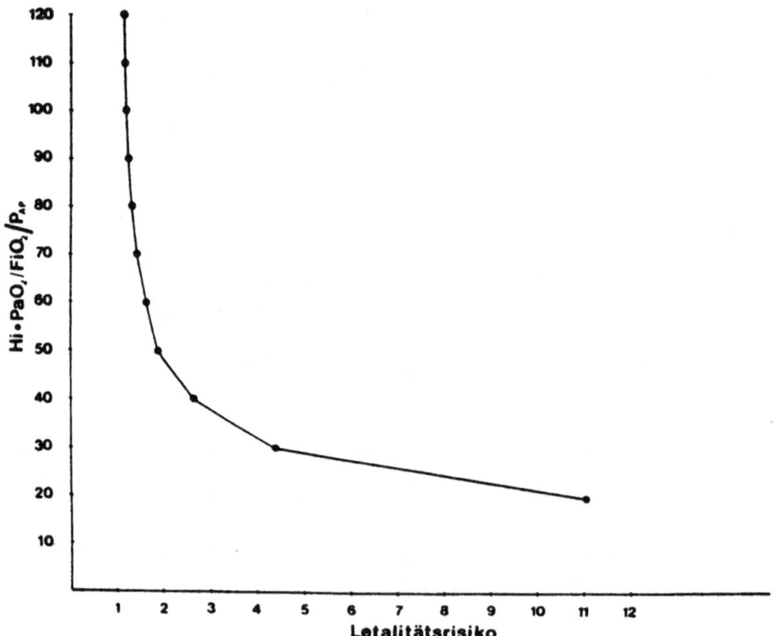

Abb. 7. Darstellung des Letalitätsrisikos anhand des Herzindex (HI) x PaO_2/FiO_2: Pulmonalarteriendruck (PAP). Beispiel: Ein Wert von 20 bedeutet ein Letalitätsrisiko von 11 : 1

Schlußfolgerungen

Zur Überwachung eines Schwerverletzten sollten nicht alle möglichen und erfaßbaren Werte gemessen werden. Vielmehr sollte man sich beschränken auf die Parameter, die eine Aussage erlauben hinsichtlich der Volumen- und Beatmungstherapie, der medikamentösen Behandlung und schließlich hinsichtlich der Prognose.

Zur Volumentherapie wäre der Pulmonalcapillardruck, der zentralvenöse Druck sowie das Herzzeitvolumen notwendig, zur Beatmungstherapie das Herzzeitvolumen und der Pulmonalcapillardruck, zur medikamentösen Behandlung der Pulmonalarteriendruck und das Herzzeitvolumen und hinsichtlich der Prognose erwiesen sich das Herzzeitvolumen, der Pulmonalarteriendruck und der Quotient aus P_aO_2 und F_iO_2 als die aussagekräftigsten Parameter.

Literatur

1. Blaisdell FW, Lim JR, Stallone RJ (1970) The mechanism of pulmonary damage following traumatic shock. Surg Gynec Obstet 130:15–22
2. Brinker JA, Weiss IL, Lappe DL, Rabson IL, Summer WR, Permutt S, Weisfeldt MH (1980) Leftward septal displacement during right ventricular loading in man. Circulation 61:626
3. Glantz SA, Misbach GA, Moores WY, Mathey DG, Lekven I, Stowe DF, Parmley WW, Tyberg IV (1978) The pericardium substantially affects the left ventricular diastolic pressure-volume relationship in the dog. Circ Res 42:433
4. Jardin F, Farcot IC, Boisante L, Curien N, Margairaz A, Bourdarias IP (1981) Influence of positive end-expiratory pressure on left ventricular performance. N Engl J Med 304: 387
5. Malik AB (1978) The role of metabolic acidosis in the pulmonary vascular response to hemorrhage and shock. J Trauma 18:108–114
6. Nerlich ML, Gunther R, Demling R (1982) Hypertonic saline for resuscitation from hemorrhagic shock in awake sheep. Circ Shock (in press)
7. Powers SR, Shah D, Ryon D (1977) Hypertonic mannitol in the therapie of the acute respiratory distress syndrome. Ann Surg 185:619–625
8. Saldeen T (1979) The microembolism syndrome. Intensivmedizin, Notfallmedizin, Anesthesiologie 16:92–101

Diskussion

Schlag, Wien: Herr Oestern, würden Sie sagen, daß man im Schock immer einen Pulmonalkatheter schieben soll – ja oder nein?

Oestern, Hannover: Man sollte es zumindest anstreben, wenn die Möglichkeiten gegeben sind. Man sieht einfach, daß die Untersuchungs- und Überwachungsmöglichkeiten für den Patienten wesentlich günstiger sind, wenn man mehrere Werte zur Verfügung hat. Die

Beatmung ist eben doch besser einzustellen, die Volumentherapie ist besser zu steuern und auch für die medikamentöse Behandlung ergeben sich entscheidende Vorteile.

Burchardi, Göttingen: Bei der Frage nach den Ursachen der Erhöhung des Pulmonalisdrucks meine ich, daß wir gerade hier ganz besonders stark mit Wirkung von Mediatoren zu rechnen haben. Wie stehen Sie dazu?

Oestern, Hannover: Diese Mikrothromben und Mikroembolien müssen ja gewissermaßen als Herd von Mediatoren aufgefaßt werden. Von diesen Mikrothromben und Mikroembolien werden entsprechende Mediatoren freigesetzt. Ich möchte hier nur einige erwähnen: Prostaglandine, ADP, ATP, Serotonin, Histamin, die sicherlich eine entscheidende Bedeutung in der Entwicklung des erhöhten Pulmonalarteriendruckes haben. Das ist zweifelsfrei richtig.

Benzer, Wien: Betrachten Sie den pulmonalen Verschlußdruck wichtig für die Indikation zur Beatmung oder wichtig für die Führung der Beatmung?

Oestern, Hannover: Den pulmonalen Verschlußdruck bezeichnen wir wichtig für die Führung der Beatmung, nicht für die Indikation zur Beatmung. Wir stehen auf dem Standpunkt, daß wir die Schwerstverletzten alle beatmen.

Bergmann, Linz: Herr Oestern, es ist ja undenkbar, von der klinischen Seite her undenkbar, daß Sie jedem Schockierten einen Pulmonaliskatheter legen. Es erhebt sich die Frage: Wo ist die Grenze? Würden Sie sagen, daß Sie, wenn Sie nach wenigen Stunden keine Stabilisierung sehen, dann den Pulmonaliskatheter legen, um eine gewisse Auswahl zu treffen?

Oestern, Hannover: Das ist zweifelsfrei richtig. Man kann nicht bei jedem Patienten einen Pulmonalkatheter schieben, obwohl man es vielleicht anstreben möchte und könnte, aber das ist sicher technisch häufig nicht möglich. Aber genau das, was Sie eben anführten, ist sicherlich richtig. Wenn man nach wenigen Stunden sieht, daß eben die Führung des Patienten Schwierigkeiten bereitet, dann sollte man auf jeden Fall einen Pulmonalarterienkatheter legen.

Sporn, Wien: Wie lange lassen Sie die Pulmonaliskatheter liegen und welche Komplikationen sehen Sie bei längerer Liegedauer?

Oestern, Hannover: In dieser Studie haben wir den Pulmonalarterienkatheter 7 Tage durchwegs liegengelassen. Heutzutage machen wir es abhängig davon, wie die Gesamtsituation des Patienten ist. Das heißt also, in dem Moment, wo der Pulmonalarterienkatheter nicht mehr notwendig ist, wird er entfernt. Das ist eine klare Sache. Komplikationen des Pulmonalarterienkatheter? Da kann ich Ihnen nur sagen, daß wir nur zweimal positive Blutkulturen gesehen haben.

Pulmonale Druck-Fluß-Beziehung bei respiratorischer Insuffizienz nach hypovolämisch-traumatischem Schock

Th. Klöss, K. van Deyk und H. Junger

Zentralinstitut für Anaesthesiologie der Universität Tübingen (Direktor: Prof. Dr. R. Schorer), Calwerstraße 7, D-7400 Tübingen

Nach schwerem Trauma und hämorrhagischem Schock entwickelt sich häufig eine akute respiratorische Insuffizienz. Meist steigt dabei der Pulmonalarteriendruck stark an. Ein Anstieg des berechneten pulmonalvasculären Widerstandes wird oft als aktive pathologische Verminderung des Strömungsquerschnittes in der Lungenstrombahn gedeutet. Berechnete Werte des Pulmonalarterienwiderstandes sind aber stark von Änderungen des Herzzeitvolumen abhängig und müssen daher unter Berücksichtigung des Herzzeitvolumens beurteilt werden.

In Situationen, in denen sich das Herzzeitvolumen ändert, kann also eine Beurteilung des Widerstandes in der Lungenstrombahn nur unter gleichzeitiger Betrachtung des Herzzeitvolumens erfolgen. Dies ist optimal möglich durch Erstellung pulmonaler Druck-Fluß-Kurven. Dazu wird der cardiac index in einem Diagramm mit dem mittleren Pulmonalarteriendruck aufgetragen. Anhand dieser Druck-Fluß-Kurven können Änderungen des Widerstandes in der Lungenstrombahn nachgewiesen werden. Eine Rechtsverschiebung der pulmonalen Druck-Fluß-Beziehung zu höheren Druckwerten beweist eine aktive Verkleinerung des Strömungsquerschnittes in der Lungenstrombahn durch Vasoconstriction oder Obstruktion der Lungengefäße.

Eine Linksverschiebung der Druck-Fluß-Beziehung zu niedrigeren Druckwerten dagegen zeigt eine pulmonale Vasodilatation an.

Bei 12 Patienten mit respiratorischer Insuffizienz nach schwerem Polytrauma wurden über einen Swan-Ganz-Katheter Pulmonalarteriendrucke und Herzzeitvolumen engmaschig gemessen. In einer retrospektiven Auswertung wurden aus den Meßwerten pulmonale Druck-Fluß-Kurven im Diagramm erstellt.

Bei der Auswertung dieser Diagramme konnten bei diesen Patienten 4 verschiedene Muster der pulmonalen Druck-Fluß-Beziehung bei respiratorischer Insuffizienz nach hypovolämisch-traumatischem Schock festgestellt werden.

1. Therapierefraktäre Rechtsverschiebung der pulmonalen Druck-Fluß-Beziehung zu stark erhöhten pulmonalarteriellen Druckwerten

In Abb. 1 ist dazu ein Beispiel aufgetragen. Dieser schwer polytraumatisierte Patient war 6 h nach auswärtiger Erstversorgung unter dem Verdacht auf eine intracranielle Blutung eingeliefert worden. Es dominierte klinisch ein protrahierter Schockzustand, der erst nach Splenektomie und Übernähung von Leberrupturen behoben werden konnte. Die erstmals 12 h postoperativ erfaßte pulmonale hämodynamische Situation, ergeb eine Diskrepanz zwischen erniedrigtem cardiac index und massiv erhöhtem pulmonalarteriellen Mitteldruck. Durch kombinierten Einsatz von Dopamin und Nitroglycerin läßt sich das HZV

Hefte zur Unfallheilkunde, Heft 156
Zusammengestellt von G. Schlag

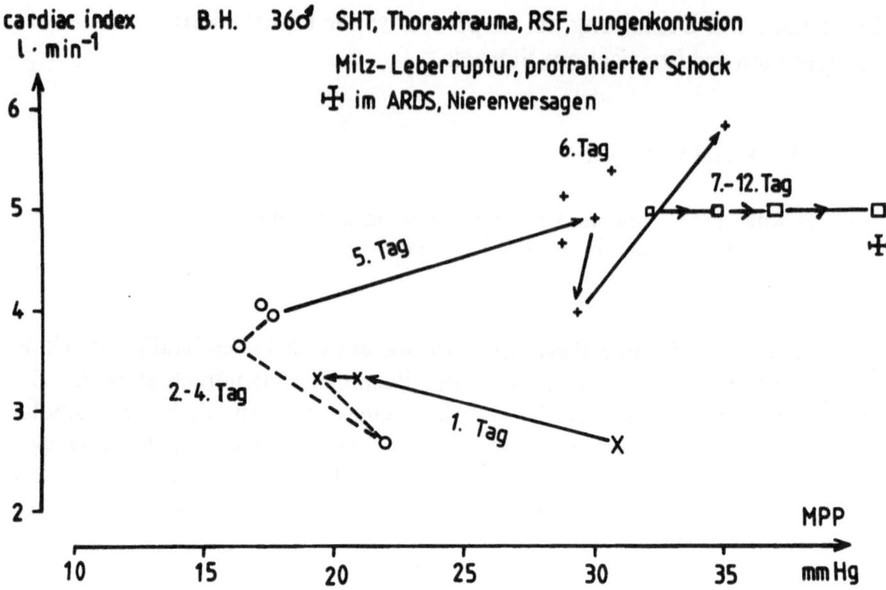

Abb. 1. Verlauf der pulmonalen Druck-Fluß-Beziehung eines 36jährigen Patienten nach schwerem Polytrauma. Erläuterung im Text

gering steigern, der Pulmonalarteriendruck deutlich senken, woraus bis zum 4. Behandlungstag erhebliche Linksverschiebung der pulmonalen Druck-Fluß-Beziehung resultiert.

Parallel dazu verbessert sich die respiratorische Funktion, die FiO_2 kann von 0,5 auf 0,3 gesenkt werden.

Am 5. Behandlungstag kommt es zu erneuten massiven Rechtsverschiebung der pulmonalen Druck-Fluß-Beziehung durch Anstieg des Pulmonalarteriendruckes, während sich die respiratorische Situation erst am folgenden Tag verschlechtert. Am 7. Tag manifestiert sich eine zunehmende Niereninsuffizienz. Während der Gasaustausch durch stetige Erhöhung FiO_2 und des Atemminutenvolumens sichergestellt werden kann, erweist sich die pulmonalarterielle Hypertonie als therapierefraktär. Durch weiteren Anstieg des Pulmonalarteriendrucks kommt es zur zunehmenden Rechtsverschiebung der pulmonalen Druck-Fluß-Beziehung. Der Patient verstirbt am 12. Behandlungstag akut während einer Hämodialyse. Die Sektion ergibt die typischen morphologischen Veränderungen des protrahierten Schocks.

Einen ähnlichen Verlauf der pulmonalen Druck-Fluß-Beziehung zeigen zwei weitere Patienten, die ebenfalls gestorben sind. Bei einer Patientin konnte vor der therapierefraktären Rechtsverschiebung ebenfalls eine Linksverschiebung beobachtet werden. Bei der 2. Patientin entwickelte sich innerhalb 6 h nach schwerem Thoraxtrauma eine erhebliche Rechtsverschiebung durch Anstieg des pulmonalarteriellen Mitteldrucks. Sie verstarb bei therapieresistenter pulmonaler Hypertonie und massiver Herzinsuffizienz.

2. Einfluß einer vasodilatorischen Therapie auf die Rechtsverschiebung der pulmonalen Druck-Fluß-Beziehung

Mit dem Beispiel in Abb. 2 soll der Einfluß einer vasodilatorischen Therapie auf die pulmonale Druck-Fluß-Beziehung demonstriert werden.

Es handelte sich um einen Patienten mit schwerem Schädel-Hirn-Trauma, epiduralem Hämatom, Rippenserienfraktur mit instabilem Thorax und Lungencontusion.

Die nach neurochirurgischer und traumatologischer Erstversorgung durchgeführte hämodynamische Untersuchung des Patienten ergibt eine rechtsverschobene pulmonale Druck-Fluß-Beziehung. Wegen eines FiO_2-Anstieges auf 0,7 bei erhöhtem intrapulmonalen Rechts-Links-Shunt von 41% wird der PEEP auf +10 cm H_2O erhöht. Folge ist ein deutlicher Abfall des Herzindex bei gleichbleibendem Pulmonalarteriendruck. Die vom 2. Behandlungstag an auftretende arterielle Hypertonie kann bis zum 5. Behandlungstag durch hochdosierten Einsatz von Natriumnitroprussid und Nitroglycerin beherrscht werden. Unter dieser Therapie sinkt der pulmonalarterielle Mitteldruck deutlich ab, gleichzeitig steigt das Herzzeitvolumen eindrucksvoll an.

Es resultiert eine Verschiebung der pulmonalen Druck-Fluß-Beziehung nach links oben. Dem entspricht am 6. Behandlungstag eine FiO_2 von 0,3 bei einer Shuntfraktion von 16%. Bei Fortbestehen dieser Konstellation wird die vasodilatorische Therapie am 10. Tag beendet. Bis zum 20. Tag wird eine Entwöhnung vom Respirator möglich. Die physiologische Korrelation zwischen situationsbedingten und damit situationsgerechten stark

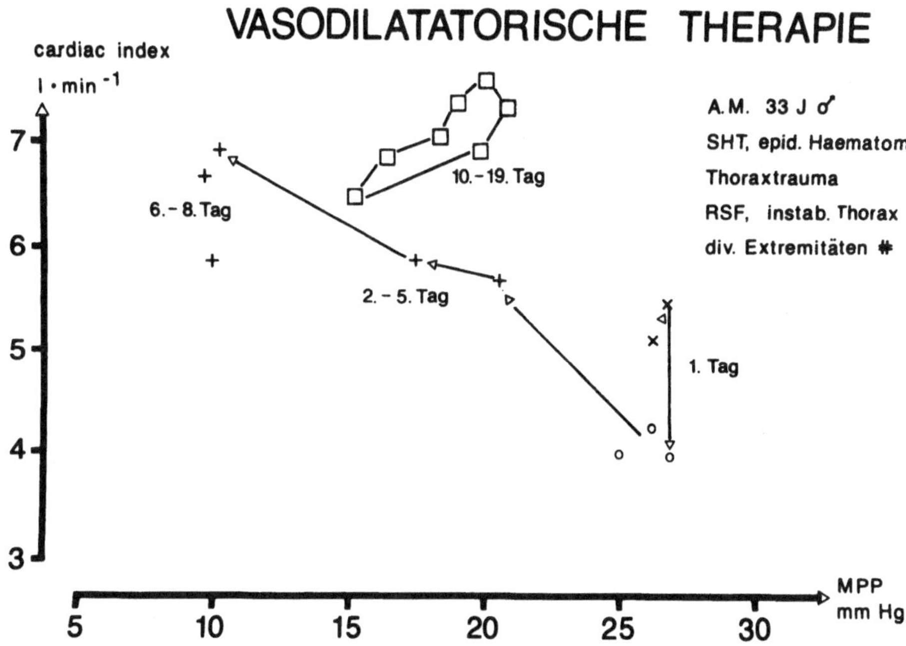

Abb. 2. Verlauf der pulmonalen Druck-Fluß-Beziehung eines 33jährigen Patienten unter vasodilatorischer Therapie. Erläuterung im Text

erhöhten Werten für Herzindex und dem entsprechenden pulmonalarteriellen Mitteldruck kommt dabei deutlich zum Ausdruck.

Bei 4 weiteren Patienten besteht ebenfalls eine rechtsverschobene pulmonale Druck-Fluß-Beziehung. Bei vasodilatorischer Therapie sinkt der pulmonalarterielle Mitteldruck ebenfalls deutlich ab.

Das Herzzeitvolumen muß bei diesen Patienten jedoch durch Catecholamine gesteigert werden. Alle Patienten überleben, da eine erneute Rechtsverschiebung ausbleibt.

3. Normale Relation von posttraumatisch erhöhtem Herzzeitvolumen und mittlerem Pulmonalarteriendruck

Bei einem 22jährigen Patienten mit Rippenserienfraktur links bei instabilem Thorax, massiver Lungencontusion links, schwerer contusio cordis mit Linksherzinsuffizienz und operativer Versorgung von Milz-, Leber- und Nierenrupturen konnte durch Zufuhr von Dopamin, kontrollierte Beatmung mit PEEP +10 cm H_2O und konsequenter Flüssigkeitsrestriktion trotz der bestehenden Linksherzinsuffizienz ein ausreichend hohes Herzzeitvolumen aufrechterhalten werden. Es kommt nicht zu einer Rechtsverschiebung der pulmonalen Druck-Fluß-Beziehung. Auch während der folgenden 4 Tage besteht eine normale Relation zwischen cardiac index und mittlerem Pulmonalarteriendruck. Entsprechend diesen Verhältnissen bleibt die Entwicklung eines ARDS aus, der Patient überlebt das schwere Polytrauma komplikationslos.

Ein ähnlicher Verlauf wird auch bei einem zweiten Patienten mit ausgedehnten Extremitätenverletzungen, Lungencontusion und Mittelgesichtsfraktur beobachtet.

4. Vorübergehende Rechtsverschiebung der pulmonalen Druck-Fluß-Beziehung bei Überwässerung

Bei einer 47jährigen Patientin mit contusio cerebri, C 6-Querschnitt sowie protrahiertem hypovolämischem Schock durch massives retroperitoneales Hämatom bei Nierenvenenruptur verschiebt sich am 1. Behandlungstag die pulmonale Druck-Fluß-Beziehung nach rechts, da eine pulmonale Hypertonie auftritt. Durch Nitroprussidnatrium, weitere Volumensubstitution und Gabe von Catecholaminen tritt eine Linksverschiebung der pulmonalen Druck-Fluß-Beziehung ein, wobei gleichzeitig das HZV ansteigt. Am 3. Tag besteht eine normale Relation zwischen HZV und mittlerem Pulmonalarteriendruck. Danach tritt am 4. Tag eine deutliche Rechtsverschiebung der pulmonalen Druck-Fluß-Beziehung auf. Diese wird bei auskultierbaren feuchten RG's als Folge einer Überwässerung gedeutet. Durch diuretische Therapie und Flüssigkeitsrestriktion wird die Rechtsverschiebung der pulmonalen Druck-Fluß-Beziehung in den folgenden 36 h beseitigt. Der Herzindex ist zu diesem Zeitpunkt noch erniedrigt, steigt jedoch in den nächsten Stunden ohne spezifische Therapie wieder an. Einen gleichgerichteten Verlauf zeigt die pulmonale Druck-Fluß-Beziehung bei einem polytraumatisierten Patienten mit akutem Nierenversagen. Hier wurde durch negativ bilanzierte Hämodialyse eine Linksverschiebung erzielt.

Schlußfolgerungen

a) Pulmonale Druck-Fluß-Kurven sind bei respiratorischer Insuffizienz nach Polytrauma geeignet, den pulmonalen Widerstand unter Beachtung des Herzzeitvolumens zu erfassen.
b) Bleibt die Rechtsverschiebung der pulmonalen Druck-Fluß-Beziehung und kann keine bleibende Linksverschiebung erzielt werden, entwickelt sich ein therapierefraktäres ARDS.
c) Notwendigkeit und Erfolg einer gezielten Steigerung des Herzzeitvolumens oder einer vasodilatorischen Therapie können leicht erfaßt werden.

Diskussion

Bergmann, Linz: Insgesamt schlägt das ja auch in die Überlegungen des Vorreferenten hinein. Die Frage ist nur: Prognostische Überlegungen können Sie aus diesen Untersuchungen oder aus dieser Vorgangsweise eher nicht ziehen. Sie können gezielt therapieren. Können Sie auch prognostische Unterschiede heraussuchen?

Klöss, Tübingen: Wir können sagen, daß alle Patienten, bei denen eine Rechtsverschiebung der pulmonalen Druck-Fluß-Beziehung auftrat und auch weiterhin bestand, nicht überleben. Diese Aussage kann man treffen. Aber das ist eine Aussage, die man auch am klinischen Verlauf sieht, wenn man die FiO_2 immer weiter erhöhen muß und ebenso das Atemminutenvolumen. Der Vorteil liegt hier in der gezielten Therapie und in der Steuerung der Therapie.

Bergmann, Linz: Also je weiter rechts und je weiter unten Sie an der Kurve liegen, um so ungünstiger wird es.

Haider, Wien: Ist dann aus dieser Diskussionsbemerkung es nicht als sehr hartes Statement zu werten, wenn Sie sagen, daß die Rechtsverschiebung konform geht mit der Ausbildung eines ARDS. Der Patient kommt eben ad exitum und hat vielerlei Probleme, aber die Aussage Rechtsverschiebung bedeutet ARDS-Entwicklung, erscheint zu gewagt.

Klöss, Tübingen: Es ist bei allen Patienten so und es ist, das werde ich morgen erzählen – beim septischen Schock noch viel eindrucksvoller. Bei diesem einen Patienten war es auch so, daß die Rechtsverschiebung einer Verschlechterung der respiratorischen Parameter um sicher 12 bis 24 h vorhergeht.

Bergmann, Linz: Vielen Dank. Wir kommen also in entsprechenden Fällen um den Pulmonaliskatheter einfach nicht herum.

Klöss, Tübingen: In den entsprechenden Fällen ja. Wenn ich die Frage vom Vorredner vielleicht noch beantworten darf: Wir legen Pulmonaliskatheter nicht bei jedem Patienten. Erst dann, wenn wir sehen, daß der Patient nicht aus dem Schock kommt, wenn die FiO_2 schnell bedrohliche oder gewisse Grenzwerte (0.4–0.5) überschreitet.

Die Aussagekraft des zentralvenösen Druckes (ZVD) und des „Schockindexes" in Beziehung zu den Blutvolumenveränderungen

Z. Bystřický, M. Kalábová und K. Novák

Forschungsinstitut für Traumatologie Brno (Direktor: Doc. MUDr. J. Kroupa, DrSc), Brno, Ponávka 6/CSSR

In der Literatur der letzten Jahre wird immer noch die Feststellung des sogenannten Schockindex und die Messung des zentralvenösen Druckes zur indirekten Abschätzung der zirkulierenden Blutmenge im hypovolämischen Schock als klinisch brauchbare und zuverlässige Methode beurteilt (Abb. 1a, b).

Der gleichzeitige Abfall des ZVD auf Nullwerte und der Schockindexanstieg über die kritische Grenze von 1,0 gilt nach Meinung mehrerer Autoren als Nachweis des Verlustes von 1/3 des zirkulierenden Blutvolumens.

Da unsere ersten klinischen Messungen nicht eindeutig waren, entschieden wir, die Frage des Zusammenhangs zwischen den primären klinischen Kreislaufparametern und dem Blutvolumen gründlicher zu analysieren. Das Verfolgen des oben angeführten Zusammenhangs haben wir bei 217 Patienten der Intensivtherapieabteilung des Forschungsinstituts für Traumatologie in Brno auf zweierlei Art durchgeführt:

1. Als einmaligen Vergleich bei der 135 Patienten gleichzeitig gemessenen Werte ZVD, SI und Blutvolumen.
2. Als Veränderungen des SI und des ZVD in Abhängigkeit von Blutvolumenanstieg während der Bluttransfusion bei 82 Verletzten.

Der arterielle Druck wurde mit der manometrischen Methode nach Riva-Rocci und der ZVD mit einem Elektromanometer Phillips gemessen; zur Feststellung des aktuellen Blutvolumens haben wir das halbautomatische Blood-Volume-Computer Pitman – als Isotop das Radiojod 125 – benutzt.

Die Ergebnisse unserer Messungen sind auf den folgenden Diagrammen dargestellt (Abb. 2a, b):

Die erste Zweiergruppe von Diagrammen stellt die einmalige Feststellung des Blutvolumens, des SI und des ZVD bei unseren 135 Patienten dar. Die Durchschnittswerte haben wir mit einer Horizontalen bezeichnet. In der Mittelsäule A sind die aktuellen Werte SI und des ZVD bei den 28 Patienten mit dem normalen Blutvolumen. Auf der

Hefte zur Unfallheilkunde, Heft 156
Zusammengestellt von G. Schlag

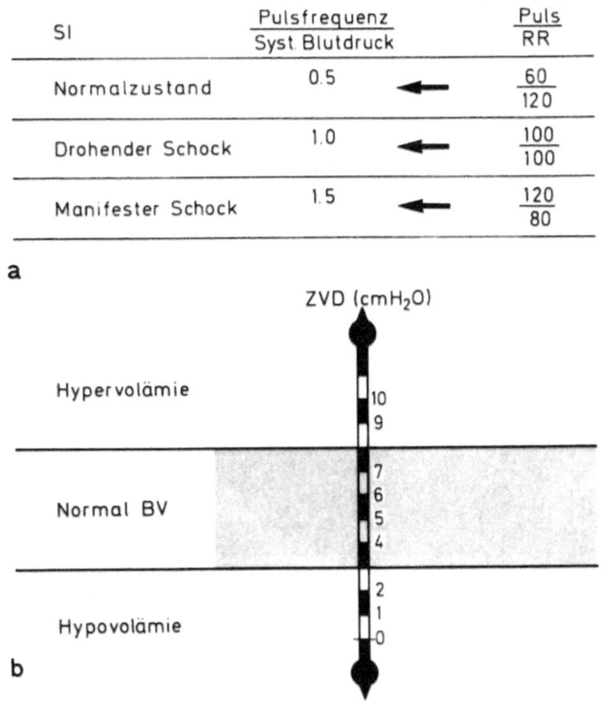

SI	Pulsfrequenz / Syst. Blutdruck		Puls / RR
Normalzustand	0.5	←	60/120
Drohender Schock	1.0	←	100/100
Manifester Schock	1.5	←	120/80

a

ZVD (cmH_2O)

Hypervolämie — 10, 9

Normal BV — 7, 6, 5, 4

Hypovolämie — 2, 1, 0

b

Abb. 1a, b. Schockindex nach Allgöwer

linken (als B bezeichneten) Seite der Diagramme befinden sich die SI- und ZVD-Werte der 79 Patienten mit einem Blutverlust von jeweils 10% des theoretischen Blutvolumens. An diesen Diagrammen ist der Anstieg der durchschnittlichen Werte des „Schockindex" und der Abfall des ZVD in Abhängigkeit zur Größe des Blutverlusts ganz deutlich. Gleichzeitig erkennt man aber auch große Differenzen von einzeln gemessenen Werten, die besonders beim ZVD auffallend sind.

Auf der rechten Seite der Diagramme befinden sich einzelne und durchschnittliche Werte des SI und des ZVD der 28 Patienten, bei denen in der Zeitspanne der Messung ein erhöhtes Blutvolumen im Vergleich zu den Tabellenwerten festgestellt wurde. Auch hier erkennt man die deutliche Abhängigkeit der durchschnittlichen Werte in der ganzen Gruppe vom Grad der Hypervolämie und gleichzeitig große Unterschiede von einzelnen Messungen (Abb. 3a, b).

Die zweite Zweiergruppe von Diagrammen stellt die Unterschiede der SI- und ZVD-Werte vor und nach der Transfusion in der Menge von 10% bis 40% des theoretischen Blutvolumens bei unseren 82 Verletzten dar. Der Abfall der Durchschnittswerte von SI und der Anstieg von ZVD abhängig von der Größe des Blutersatzes, sowie auch die Streuung der einzelnen Messungen sind beträchtlich.

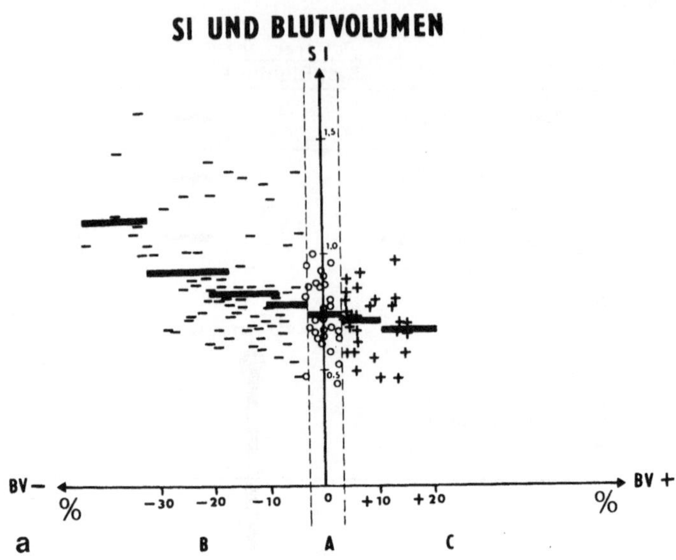

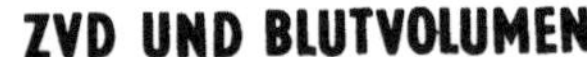

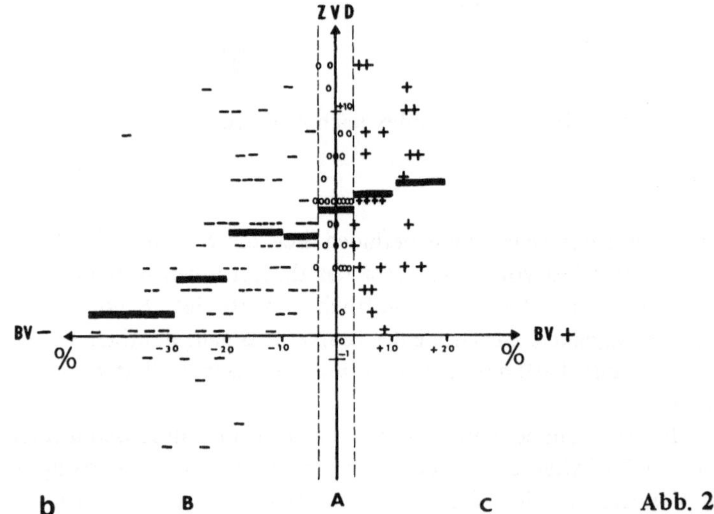

Abb. 2a, b

Unsere Ergebnisse haben wir statistisch analysiert und folgendes festgestellt:

1. Der SI-Anstieg und ZVD-Abfall bei dem Blutverlust sowie deren umgekehrte Veränderungen bei der Hypervolämie sind statistisch signifikant, aber nicht linear und quantitativ.
2. Auch der SI-Abfall und der ZVD-Anstieg in Abhängigkeit vom Blutersatz sind erwartungsgemäß statistisch signifikant, aber nur in Verwertung dieses Krankheitsguts im Ganzen, nicht linear und quantitativ in einzelnen Gruppen je nach Menge der Bluttransfusion.

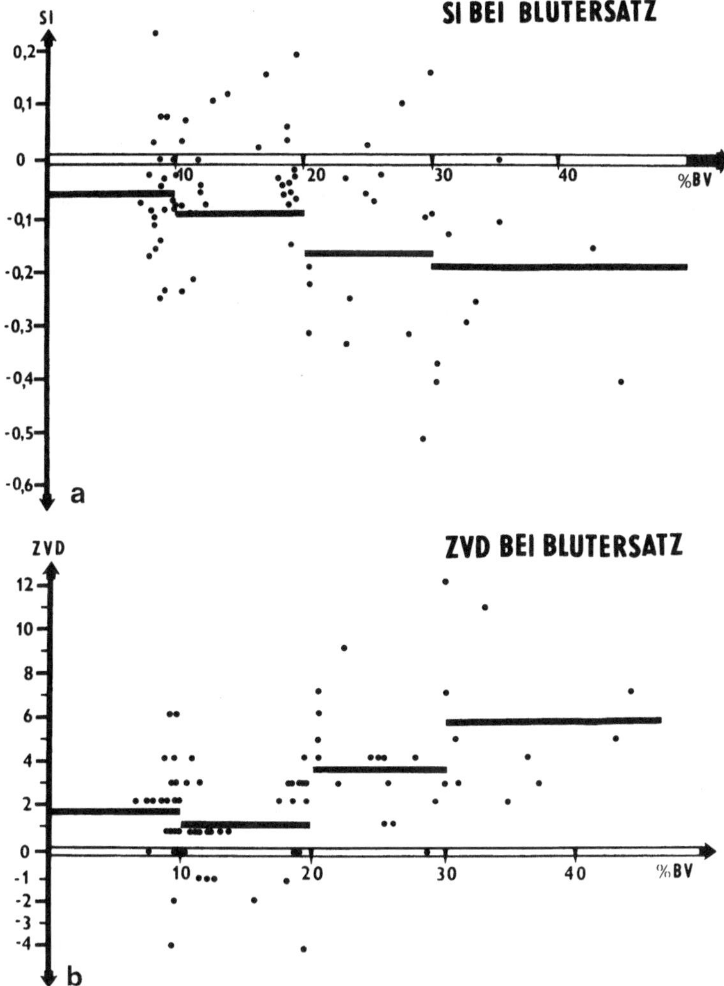

Abb. 3a, b

Unseren Ergebnissen nach können der Schockindex und der ZVD nur als Bestandteil der komplexen klinischen Untersuchung bewertet werden – die isolierten Meßwerte ohne die Kenntnis des allgemeinen Patientenzustands sind kaum entscheidend. Die Begutachtung der Aussagekraft des zentralvenösen Drucks und des „Schockindex" in Beziehung zu dem aktuellen Blutvolumen ist sehr schwierig, besonders bei den Polytraumatisierten durch verschiedene Kompensationsfähigkeiten und individuelle Reaktivität des Verletzten sowie durch medikamentöse Beeinflussung der Herztätigkeit und des Gefäßtonus und die Anwendung anderer wirksamer Heilungsverfahren wie z.B. künstlicher Ventilation usw.

Die Bedeutung des ZVD und des „Schockindex" in der klinischen Praxis kann nach unserer Ansicht nicht als quantitatives Kriterum der Blutvolumenveränderungen aufgefaßt werden, sondern als brauchbarer qualitativer Indikator des hämodynamischen Gleichgewichts zwischen der Strombahnauffüllung und der Herzleistung.

Diskussion

Bergmann, Linz: Wir wären natürlich glücklich, wenn wir mit dem Schockindex als einfachen Parameter auch so gut zurechtkämen, aber sowohl beim Schockindex als auch beim ZVD sind so viele Variablen, daß ich nicht glaube, daß wir, wenn es wirklich darauf ankommt, uns mit dieser einfachen hämodynamischen Meßgröße zufriedenstellen können.

Lungenfunktion

Lungenfunktionsdiagnostik im Schock

H. Burchardi und T. Stokke

Zentrum Anaesthesiologie, Klinikum der Universität, Robert-Koch-Straße 40, D-3400 Göttingen

Die entscheidende Aufgabe der Lunge ist des Gasaustausch für O_2 und CO_2. Vereinfachend ist hierfür das Zusammenwirken zweier Funktionssysteme erforderlich:

$$\underset{\dot{V}}{\text{Ventilation}} \quad \text{und} \quad \underset{\dot{Q}}{\text{Perfusion.}}$$

Störungen eines dieser Funktionssysteme werden daher auch Folgen für die Gasaustauschfunktionen der Lunge haben. So haben Störungen der Perfusion im Schock typische Auswirkungen auf die Lungenfunktion. Dabei wird diese Darstellung sich auf den hypovolämischen und traumatischen Schock beschränken – und zwar auf die Akutphase des Schocks; eine spätere Entwicklung zum ARDS kann und soll hier nicht erörtert werden.

Gasaustausch für CO_2

Der Gasaustausch für CO_2 ist gegeben durch die Größe der *alveolären Ventilation* ($\dot{V}_A$), d.h. dem Anteil der Ventilation, der am Gasaustausch teilnimmt. Die adäquate alveoläre Ventilation wird abgelesen am $PaCO_2$ aus der arteriellen Blutgasanalyse.

Der übrige Anteil der Ventilation, der nicht am Gasaustausch teilnimmt, ist „Totraumventilation" ($\dot{V}_D$); die Gesamtventilation $\dot{V}_E$ ist somit die Summe von alveolärer Ventilation und Totraumventilation:

Hefte zur Unfallheilkunde, Heft 156
Zusammengestellt von G. Schlag

$$\dot{V}_E = \dot{V}_A + \dot{V}_D.$$

Für den optimalen Gasaustausch muß an der gasaustauschenden Alveolar-Einheit das Verhältnis von Ventilation und Perfusion $\dot{V}_A/\dot{Q} = 0{,}8$ sein (dieses ist allerdings selbst unter physiologischen Bedingungen nicht über der gesamten Lunge gleichmäßig gewährleistet). Unter pathophysiologischen Bedingungen weist jede einzelne gasaustauschende Einheit ihr eigenes, unterschiedliches $\dot{V}_A/\dot{Q}$-Verhältnis auf, das zwischen den Extremen $\dot{V}_A/\dot{Q} \rightarrow \infty$ und $\dot{V}_A/\dot{Q} \rightarrow 0$ variieren kann. Das klassische Drei-Kompartiment-Modell nach Riley u. Cournand [5] stellt die Gasaustauschfunktion vereinfachend an diesen Extrembedingungen dar (Abb. 1): In der Mitte das optimale $\dot{V}_A$/Q-Verhältnis von 0,8. Links: Ventilation ohne Perfusion ($\dot{V}_A/\dot{Q} = \infty$), d.h. Ventilation ohne Gasaustausch, ohne Totraumventilation. Rechts: Perfusion ohne Ventilation ($\dot{V}_A/\dot{Q} = 0$), d.h Perfusion ohne Gasaustausch, klinisch eine Atelektase, also venöse Beimischung, intrapulmonaler Rechts-Links-Shunt.

Unter physiologischen Bedingungen ist der Anteil des Totraums ($\dot{V}_D$) an der Gesamtventilation etwa $\dot{V}_D/\dot{V}_T = 0{,}3$, d.h. ca. 1/3 der Ventilation kann für den Gasaustausch genutzt werden.

Bei jeder Beeinträchtigung der Lungenperfusion (Hypovolämie, Schock, Lungenembolie, DIC, Luftembolie etc.) wird dieser Totraumanteil wesentlich größer: Da die Verteilung der Lungendurchblutung auch den Gesetzen der Schwerkraft folgt, werden bei Hypovolämie und hypovolämischem Schock jeweils obenliegende Lungencapillaren nicht mehr oder nur vermindert perfundiert [11]. So ist die typische Lungenfunktionsveränderung im hypovolämischen Schock der Anstieg der Totraumventilation; $\dot{V}_D/\dot{V}_T$ kann dabei bis auf 0,6 (also das Doppelte der Norm) und mehr ansteigen [3, 7].

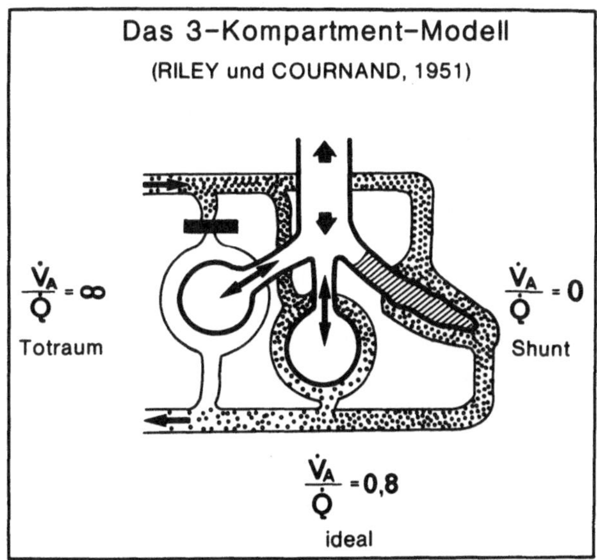

Abb. 1. Vereinfachtes Modell des pulmonalen Gasaustausches, s. Text. (Nach Riley u. Cournand, 1951 [5])

Das bedeutet, daß die Gesamtventilation, also das Atemminutenvolumen, erheblich gesteigert werden muß, damit die Abatmung des CO_2 aufrechterhalten werden kann. Atmet der Patient spontan, so wird er über die zentrale Atemregulation den Atemantrieb verstärken und das Atemminutenvolumen steigern, sofern und solange er dazu in der Lage ist. Wird der Patient apparativ beatmet, so muß das Beatmungsvolumen erhöht werden.

Gasaustausch für O_2

Bei ungeschädigten Lungen ist der Gasaustausch für O_2 im hypovolämischen Schock (zunächst) nicht beeinträchtigt, d.h. der arterielle pO_2 bleibt im Normbereich.

Wegen der Einschränkung der Perfusion im Schock wird jedoch die O_2-Verfügbarkeit (O_2-availibility, O_2-avail.) aus dem arteriellen Blut deutlich abnehmen. Sie ist das Produkt aus Herzzeitvolumen (cardiac index = CI) und O_2-Gehalt (CaO_2) im arteriellen Blut:

$$O_2\text{-avail.} = CI \times CaO_2 \times 10 \quad [\text{ml/min/m}^2 \text{ KOF}]$$

Das bedeutet, daß die O_2-Versorgung der Organe (trotz normalem arteriellen pO_2) beeinträchtigt wird. Wir dürfen uns also hier in der Beurteilung der bedrohlichen Situation von dem normalen arteriellen pO_2 nicht fehlleiten lassen. Es besteht eine Funktionsstörung des Kreislaufs, nicht aber der Lunge.

Anders ist es bei bereits geschädigten Lungen: Die häufige Funktionsstörung für den Gasaustausch von O_2 ist die *venöse Beimischung,* der *intrapulmonale Rechts-Links-Shunt* (Abb. 1) als Mikro- oder Makroatelektasen verursacht durch: Aspiration von Magensaft oder Fremdkörper, Lungencontusion, Sekretverlegung, Schleimhautschwellung, interstitielles Lungenödem (aber auch Infektion, chemische Reize, etc.). Die venöse Beimischung führt stets zu einer Verminderung des arteriellen pO_2, zu einer arteriellen Hypoxämie. Allerdings ist die Auswirkung dieses Rechts-Links-Shunts von verschiedenen Faktoren abhängig:

So ist z.B. verständlich, daß die gleiche venöse Beimischung eine stärkere arterielle Hypoxämie zur Folge hat, wenn das zugemischte zentralvenöse Blut einen niedrigeren O_2-Gehalt aufweist, wenn also die arterio-venöse O_2-Differenz ($avDO_2$) (z.B. im Schock infolge vermehrter peripherer O_2-Ausschöpfung) größer wird (Abb. 2). Insofern müßte sich ein vorliegender Rechts-Links-Shunt im Schock stärker auswirken, der arterielle pO_2 müßte weiter sinken.

Tatsächlich finden wir jedoch im Schock meist keine Verschlechterung des pulmonalen Gasaustausches für O_2: die arterielle Hypoxämie wird nicht schlechter, gelegentlich sogar besser. Die Erklärung hierfür liegt in der Wechselbeziehung zwischen intrapulmonalen Shunt und Herzzeitvolumen: Offenbar durch unterschiedliche Eröffnung („recruitment") pulmonaler Capillaren.

Steigt das Herzzeitvolumen, so erhöht sich auch die venöse Beimischung [10].

Sinkt das Herzzeitvolumen, so vermindert sich auch die venöse Beimischung [7, 13, 14].

Wolff u. Mitarb. [13] konnten diese Wechselbeziehung eindrucksvoll nachweisen (Abb. 3). So nimmt im Schock die venöse Beimischung ab; trotz niedrigeren zentralvenösen O_2-Gehalts wird daher die arterielle Hypoxämie durch den Schock nicht weiter verstärkt.

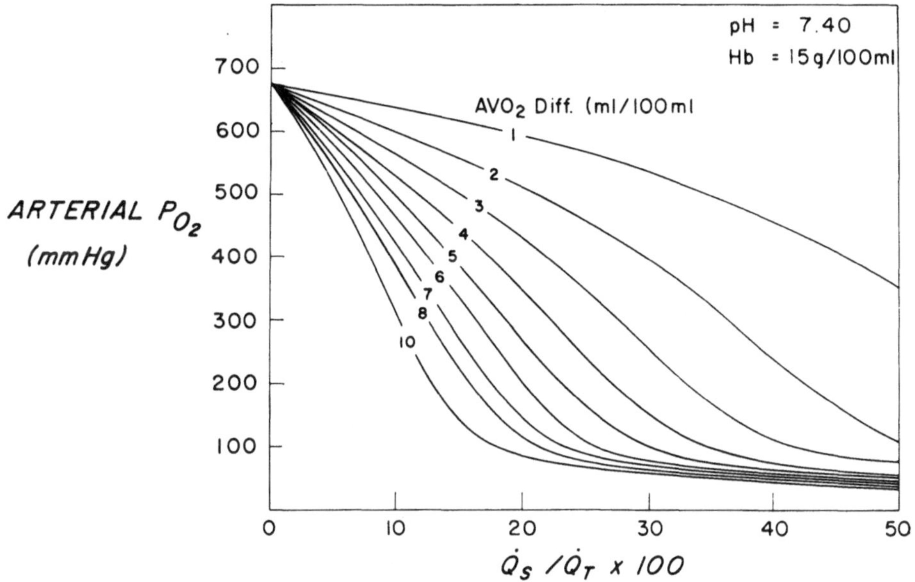

Abb. 2. Arterieller O_2-Druck (P_aO_2) und intrapulmonaler Shunt ($\dot{Q}_S/\dot{Q}_T$) bei unterschiedlichen arteriovenösen O_2-Gehaltsdifferenzen ($avDO_2$) infolge unterschiedlicher Herzzeitvolumina. Berechnete Kurven unter Annahme eines Hämoglobingehalts von 15 g% und eines arteriellen pH von 7,4 (nach Pontoppidan u. Mitarb. [4])

Das bedeutet für die Praxis: Der Schock per se erklärt keine bestehende arterielle Hypoxämie. Ist der PaO_2 pathologisch zu niedrig, so muß immer eine zusätzliche Schädigung des Lungenparenchyms angenimmen werden.

Konsequenzen für die Klinik

Für die Diagnostik der Lungenfunktion, aber auch für die Therapie ergeben sich daraus eine Reihe von Konsequenzen am Patienten im hypovolämischen Schock:

1. Alvoläre Ventilation

Wiederholt ist zu prüfen, ob die alveoläre Ventilation ausreichend ist, d.h., ob CO_2 ausreichend abgeatmet wird. Dieses läßt sich nur am arteriellen pCO_2 beurteilen. Da der Totraumanteil im Schock rasch wecheln kann, ist die *arterielle Blutgasanalyse* häufig zu wiederholen.

Dabei ist auch zu berücksichtigen, daß im Schock O_2-Verbrauch und somit auch CO_2-Abgabe oft reduziert sind; damit besteht in der akuten Phase unter Beatmung durchaus die Gefahr auch einer Hyperventilation (insbesondere bei hektischer manueller Beatmung!). Eine solche Hyperventilation mit respiratorischer Alkalose ist unbedingt zu vermeiden, da

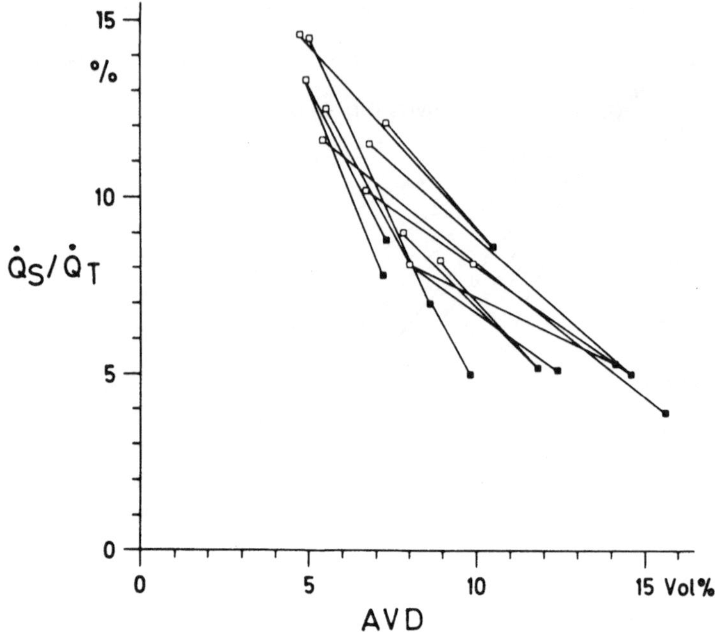

Abb. 3. Zusammenhang zwischen intrapulmonalem Shunt ($\dot{Q}_S/\dot{Q}_T$) und arteriovenöser O_2-Gehaltsdifferenz (AVD) als Ausdruck des Herzzeitvolumens während eines akuten, schweren Schocks (■) und vor bzw. nach dem Schock (□). Meßwerte aus 8 „low-flow"-Situationen bei 7 Patienten (Wolff u. Mitarb. [12])

die ohnehin gestörte O_2-Abgabe an die Gewebe weiter verschlechter wird (Linksverschiebung der O_2-Bindungskurve) und darüber hinaus die Hirndurchblutung vermindert wird.

Häufige arterielle Blutgasanalysen sind daher eine der wichtigsten Verlaufskontrollen, nicht nur zu Vermeidung von Hyperkapnie und Hypokapnie, sondern natürlich auch für die Beurteilung des Säure-Basen-Haushaltes. Daher sollte, wenn möglich, eine *arterielle Verweilkanüle* gelegt werden (transcutane Punktion der A. radialis oder femoralis, u.U. mit Seldinger-Technik). Sie ermöglicht nicht nur die wiederholten Blutgasanalysen, sondern auch die direkte Blutdruckmessung, die eine lückenlose Kreislaufüberwachung gewährleistet.

Weitere Möglichkeiten zur Diagnostik der Ventilation sind für die klinische Routine in der Akutphase des Schocks demgegenüber von untergeordneter Bedeutung.

Die Messung der exspiratorischen CO_2-Konzentration mit Hilfe der *Kapnographie* (URAS) versagt hier: Der große Anteil der Totraumventilation hat eine niedrige exspiratorische CO_2-Konzentration zur Folge; sie täuscht also eine Hyperventilation vor, die u.U. zu völlig falschen therapeutischen Schlüssen verleitet (eine Verminderung der Ventilation wäre u.U. eine Korrektur in die falsche Richtung.

Die *Messung des Totraumanteils* ($\dot{V}_D/\dot{V}_T$) (Tabelle 1) würde zwar interessante Aufschlüsse über den Verlauf geben, liefert jedoch gegenüber der arteriellen Blutgasanalyse keine zusätzlichen entscheidenen Erkenntnisse für die Therapie in der klinischen Routine. Sie hat eher wissenschaftliches Interessse. Darüber hinaus ist die exakte Bestimmung von

Tabelle 1. Messung des Totraumanteils (V_D/V_T)

Formel: $$V_D/V_T = \frac{PaCO_2 - P_{\bar{E}}CO_2}{PaCO_2}$$

Dabei muß der mittlere exspiratorische CO_2-Druck ($P_{\bar{E}}CO_2$) durch Sammeln der Exspirationsluft ermittelt werden:

$$P_{\bar{E}}CO_2 = (P_B - P_{H_2O}) \times F_{\bar{E}}CO_2 \quad [mm\ Hg]$$

Dabei ist:

P_B	=	atmosphärischeer Druck [mm Hg]
PH_2O	=	Wasserdampfdruck bei Sättigung (ca. 20 mm Hg bei 22°C) [mm Hg]
$F_{\bar{E}}CO_2$	=	mittlere exspiratorische CO_2-Konzentration im gesammelten Exspirationsgemisch (z.B. 0,04)

Exakte Trennung von In- und Exspiration erforderlich!

V_D/V_T unter Beatmung keinesfalls so einfach, wie vielfach angenommen wird: die exakte Trennung von In- und Exspirationsluft zum Sammeln des Ausatemgemisches ist schwierig. Mangelhafter Ventilschluß und Gaskompression im Inspirationssystem führen zu „Kontamination" mit Inspirationsluft und damit zu beachtlichen Fehlern [8].

Fehlt ein arterieller Zugang für die Messung des arteriellen pCO_2, so bietet u.U. die Messung des *zentralvenösen* pCO_2 aus einem zentralen Venenkatheter (nicht notwendigerweise aus einem Pulmonalarterienkatheter) einen hinreichend guten Ersatz: in der Regel ist der zentralvenöse pCO_2 etwa 5 mm Hg höher als der arterielle Wert.

2. Oxygenation

Neben der Überwachung der alveolären Ventilation über den arteriellen pCO_2 kommt der Überwachung der Oxygenation über den arteriellen pO_2 bei Patienten in der Akutphase eines Schocks ebenso große Bedeutung zu.

Zwar verursacht der Schock per se ja keine arterielle Hypoxämie, jedoch sind begleitende Schädigungen der Lunge (wie Aspiration, Lungencontusion etc.) bei diesen Patienten nicht selten, so daß bereits in der Akutphase die gesamte Schädigung der Lungenfunktion erfaßt werden muß.

Am einfachsten für die Beurteilung ist die *Bestimmung des* PaO_2 unter Atmung von Raumluft ($F_IO_2 = 0{,}21$). In der Praxis ist allerdings bei Patienten im Schock die Raumluftatmung meist nicht zu vertreten, da aufgrund der verminderten O_2-Transportkapazität alle Reserven der O_2-Zufuhr ausgenutzt werden müssen; daher muß im Schock Sauerstoff gegeben werden. Bei einem normalen arteriellen pO_2 unter Luftatmung (d.h. bei einer arteriellen O_2-Sättigung von 97%) kann die Atmung von O_2 (d.h. $F_IO_2 = 1{,}0$) den O_2-Gehalt des Blutes praktisch nur noch um den geringen, physikalisch im Plasma gelösten Anteil steigern; dennoch läßt sich selbst hiermit eine gewisse Verbesserung des O_2-Transportes erreichen (Abb. 4).

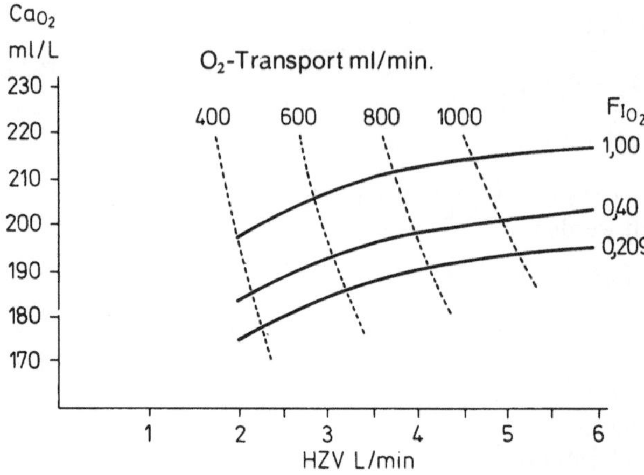

Abb. 4. O_2-Transport (ml/min): Zusammenhang zwischen Herzzeitvolumen HZV (l/min), arteriellem O_2-Gehalt $CaCO_2$ (ml/l) und inspiratorischer O_2-Konzentration F_IO_2: Bei vermindertem HZV läßt sich der O_2-Transport durch Erhöhung des F_IO_2 steigern. (Nach Sullivan [9])

Die exakte diagnostische Beurteilung des arteriellen pO_2 unter O_2-Atmung (d.h. $F_IO_2 > 0{,}21$) ist allerdings wesentlich schwieriger:

Die effektive inspiratorische O_2-Konzentration (F_IO_2) sollte bekannt sein; d.h. sie müßte gemessen werden (selbst bei der Atmung von reinem O_2, z.B. über eine Maske, wird eine $F_IO_2 = 1{,}0$ nicht erreicht).

Die Effektivität des Gasaustausches für O_2 läßt sich am besten an der *alvelo-arteriellen O_2-Druckdifferenz ($AaDO_2$)* ablesen (Tabelle 2). Hier ist allerdings zu berücksichtigen, daß die Größe der $AaDO_2$ sich auch mit der F_IO_2 verändert (Abb. 5): Während sie beim Lungengesunden unter Luftatmung etwa 10–20 mm Hg beträgt, steigt sie bei $F_IO_2 = 1{,}0$ auf etwa 25–65 mm Hg an. Dieses muß berücksichtigt werden und erschwert die Beurteilung.

Diese Beurteilung läßt sich erleichtern durch die Errechnung von *Quotienten:*

a) Quotienten nach Siegel [6]: $\frac{AaDO_2}{PAO_2}$ (normal: $< 0{,}5$)

oder

b) Quotient nach Benzer [1]: $\frac{AaDO_2}{PAO_2}$ (normal: 0,1–0,2)

Diese Quotienten haben sich für die rasche Orientierung in der Praxis durchaus bewährt.

Ist bereits die Lunge geschädigt, besteht also ein intrapulmonaler Rechts-Links-Shunt, so muß berücksichtigt werden, daß der bestehende Schock die Shunt-Durchblutung reduziert; die tatsächlich bestehende Gasaustauschstörung für O_2 kann dann leicht unterschätzt werden.

Ferner ist zu berücksichtigen, daß unter Atmung von reinem Sauerstoff der Shunt-Anteil oft zunimmt. Ursache ist offenbar eine Vermehrung der Atelektasen durch die vollständige Resorption von O_2 in instabilen Alveolen (Alveolenkollaps) [2].

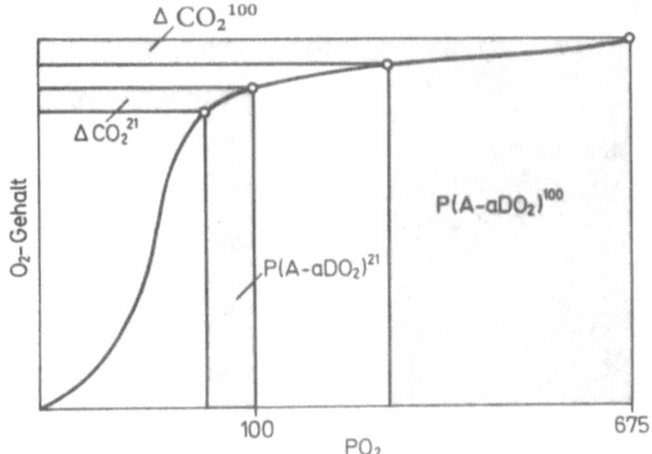

Abb. 5. Auswirkung der O_2-Bindungskurve auf die Abhängigkeit zwischen Shunt und alveolo-arterieller O_2-Druckdifferenz: Unter Luftatmung (F_IO_2 = 0,21) verursacht ein Shunt mit einer Änderung des art. O_2-Gehalts (ΔCO_2^{21}) nur eine geringe Änderung der $AaDO_2$ ($P(A\text{-}aDO_2)^{21}$). Unter O_2-Atmung (F_IO_2 = 1,0) verursacht der gleiche Shunt mit gleicher Änderung des art. O_2-Gehalts (ΔCO_2^{100}) eine erheblich größere Änderung der $AaDO_2$ ($P(A\text{-}aDO_2)^{100}$). (Nach Pontoppidan u. Mitarb. [4])

Die Bestimmung des *intrapulmonalen Rechts-Links-Shunts* (Q_S/Q_T) ist rechnerisch möglich (Tabelle 3). Allerdings muß hierfür der gemischt-venöse O_2-Gehalt ($C\bar{v}O_2$) ermittelt werden (Pulmonalarterien-Katheter): entweder direkt mit dem Lex-O_2–Con oder

Tabelle 2. Alveolo-arterielle O_2-Druckdifferenz ($AaDO_2$)

Formel: $AaDO_2 = P_AO_2 - PaO_2$ [mm Hg]

Der alveoläre O_2-Partialdruck (P_AO_2) ist nicht meßbar; sein idealer Wert kann aber berechnet werden:

Die *vereinfachte* Formel hierfür ist:

$$P_AO_2 = F_IO_2 \times (P_B - P_AH_2O) - PaCO_2 \text{ [mm Hg]}$$

Dabei ist:

F_IO_2	=	inspiratorische O_2-Konzentration (z.B. für Luft = 0,21)
P_B	=	atmosphärischer Druck [mm Hg]
P_AH_2O	=	alveolärer Wasserdampfdruck [mm Hg] (= 47 mm Hg bei 37°C)
$PaCO_2$	=	arterieller CO_2-Druck [mm Hg]

Beispiel: P_AO_2 = 0,21 x (760 – 47) – 40 = 110 mm Hg
$AaDO_2$ = 110 – 90 = 20 mm Hg

Tabelle 3. Intrapulmonaler Rechts-Links-Shunt $\dot{Q}_S/\dot{Q}_T$)

Formel: $$\dot{Q}_S/\dot{Q}_T = \frac{C_cO_2 - C_aO_2}{C_cO_2 - C_VO_2}$$

Dabei ist:

C_c	=	capillärer	
Ca	=	arterieller	O_2-Gehalt
$C_{\bar{V}}$	=	gemischt-venöser (Pulmonalis-Katheter!)	[ml/100 ml]

Der O_2-Gehalt wird generell ermittelt durch:

$$C_x = (Hb \cdot 1{,}34) \cdot O_2\text{-Sat}_x + (P_xO_2 \cdot 0{,}0031)\ [\%]$$

dabei ist:

x	=	entsprechend c, a oder $\bar{v}$
Hb	=	Hämoglobingehalt
O_2-Sat_x	=	O_2-Sättigung, capillär, arteriell, gemischt venös

Überlicherweise unter reiner O_2-Atmung (ca. 20 min) gemessen.
Da der capilläre C_cO_2 nicht meßbar ist, wird angenommen:

$$P_cO_2 = P_AO_2.$$

Unter Voraussetzung einer O_2-Sat_a = 100% (d.h. $PaO_2 \geqslant 150$ mm Hg) vereinfacht sich die Formel:

$$\dot{Q}_S/\dot{Q}_T = \frac{AaDO_2 \cdot 0{,}0031}{(C_aO_2 - C_{\bar{V}}O_2) + AaDO_2 \cdot 0{,}0031}$$

dabei ist:

$AaDO_2$	=	alveolo-arterielle O_2-Druckdifferenz [mm Hg]
$C_aO_2 - C_{\bar{V}}O_2$	=	arterio-venöse O_2-Gehaltsdifferenz [%] (Pulmonalis-Katheter!)

indirekt über die Bestimmung der O_2-Sättigung und des Hämoglobingehaltes, was wieder größere Fehler beinhaltet.

Angesichts des Aufwandes für korrekte Bestimmungen bietet der intrapulmonale Shunt-Anteil ($\dot{Q}_S/\dot{Q}_T$) keine diagnostische Bereicherung für die klinische Praxis. Die Bestimmung bleibt eher dem wissenschaftlich Neugierigen vorbehalten.

Bei der Bewertung der Möglichkeiten einer Blutgasanalyse sollte die *Messung der zentralvenösen O_2-Sättigung* (normal: $\geqslant$ 75 Vol.%) nicht vergessen werden. Sie erlaubt allerdings keine diagnostische Aussage für die Lungenfunktion, sondern ist ein vorzüglicher Wert für die Beurteilung der Kreislaufsituation im Schock.

3. Weitere Diagnostik

Bei der Bewertung der Lungenfunktionsdiagnostik im Schock ist das Schwergewicht auf die arterielle Blutgasanalyse gelegt: sie ergibt als einzige für die klinische Praxis wertvolle diagnostische Hinweise.

Messungen der Atemmechanik (z.B. der Compliance) und der *Gasvolumina* (z.B. Atemminutenvolumen oder der funktionellen Residualkapazität FRC) bieten in dieser Phase keine neuen verwertbaren Erkenntnisse. Sie können lediglich (und nur mit Einschränkungen) als Ausgangsmessungen für spätere Verlaufskontrollen herangezogen werden. Für die klinische Routine sind sie in der Akutphase entbehrlich.

Die aufschlußreiche Diagnostik aus der *Messung des Pulmonalarteriendrucks* wurde dagegen bereits im vorigen Kapitel ausführlich behandelt.

Für die Beurteilung der Lungenfunktion in der Akutphase des Schocks können wir uns in der klinischen Praxis also sinnvoll beschränken auf wiederholte arterielle Blutgasanalysen. Sie bilden die Basis für Diagnostik und Verlaufskontrolle.

Bei den *therapeutischen Maßnahmen* liegt das Schwergewicht eindeutig bei der intensiven, ja aggressiven Schockbehandlung zur Verbesserung der Kreislauffunktion – bei gleichzeitiger O_2-Zufuhr für verbesserten O_2-Transport.

Bei dieser Diagnostik im Akutstadium des Schocks ist das ARDS bewußt nicht berücksichtigt:

1. In der Initialphase zum ARDS, in der zwar die ersten morphologischen Veränderungen (pulmonale Leukostase, Endothelschädigung, interstitielles Ödem) u.U. bereits einsetzen, ist die Lungenfunktion noch völlig unbeeinträchtigt; die pulmonalen Funktionsreserven sind groß.
2. Die ersten Störungen der Gasaustauschfunktion, die auf ein beginnendes ARDS beruhen, beginnen erst u.U. 1 bis 2 Tage später (beginnende art. Hypoxämie). Veränderungen der Compliance und ARDS-bedingter Anstieg des Totraumanteils lassen sich erst nach etlichen Tagen nachweisen.
3. Nachweisbare Störungen der Lungenfunktion in der Akutphase des Schocks stehen also in keinem Zusammenhang mit einem eventuellen ARDS.
4. Da es somit bis jetzt keine Möglichkeit zur Frühdiagnostik des ARDS gibt, sollte man sich bei allen Patienten, bei denen nach klinischer Erfahrung die Gefahr des ARDS besteht, bereits auf Verdacht zur aggressiven Frühbehandlung, evtl. auch zur prophylaktischen Beatmung im Sinne von Wolff [12] entschließen.

Literatur

1. Benzer H, Haider W, Mutz N, Geyer A, Goldschmied W, Pauser G, Baum M (1979) Der alveolo-arterielle Sauerstoffquotient = „Quotient" =
$$\frac{P_AO_2 - P_aO_2}{P_AO_2}$$
Anaesthesist 28:523
2. Dantzker DR, Wagner PW, West JB (1975) Instability of lung units with low V_A/Q ratios during O_2 breathing. J Appl Physiol 38:886
3. Gerst PH, Rattenborg C, Holaday DA (1959) The effects of hemorrhage on pulmonary circulation and respiratory gas exchange. J Clin Invest 38:524

4. Pontoppidan H, Geffin B, Lowenstein E (1973) Acute respiratory failure in adult. Little, Brown & Co., Boston
5. Riley RL, Cournand A (1951) Analysis of factors affecting partial pressures of oxygen and carbon dioxide in gas and blood of lungs: theory. J Appl Physiol 4:77
6. Siegel JH, Farrell EJ, Miller M, Goldwyn RM, Friedman H (1973) Cardiorespiratory interactions as determinants of survival and the need for respiratory support in human shock states. J Trauma 13:602
7. Steenblock U, Mannhart H, Wolff G (1976) The effect of hemorrhagic shock on intrapulmonary right-to-left shunt ($\dot{Q}_S/\dot{Q}_T$) and dead space ($\dot{V}_D/\dot{V}_T$). Respiration 33:133
8. Stokke T, Burchardi H (1982) Einfache, exakte Trennung von In- und Exspirationsgas während maschineller Beatmung. Anaesthesist 31:293
9. Sullivan SF (1972) Oxygen transport. Anaesthesiology 37:142
10. Suter PM, Fairley HB, Schlobohm RM (1975) Shunt, lung volume and perfusion during short periods of ventilation with oxygen. Anesthesiology 43:617
11. Tiefenbrun J, Shoemaker WC (1971) Sequential changes in pulmonary blood flow distribution in hemorrhagic shock. Ann Surg 174:727
12. Wolff G (1979) Die Klinik des akuten progressiven Lungenversagens. In: Ahnefeld FW, Bergmann H, Burri C, Dick W, Halmagyi, Hossli G, Rügheimer E (Hrsg) Klinische Anaesthesiologie und Intensivtherapie, Bd 20: Akutes Lungenversagen. Springer, Berlin Heidelberg New York, p 89
13. Wolff G, Grädel E, Claudi B, Rist M, Schwab T (1972) Der Einfluß des akut erniedrigten Herzminutenvolumens auf den intrapulmonalen Rechts-Links-Shunt. Schweiz Med Wschr 102:198
14. Wyche MQ, Marshall BE (1971) Lung function, pulmonary extravascular water volume and hemodynamics in early hemorrhagic shock in anesthetized dogs. Ann Surg 174: 296

Diskussion

Bergmann, Linz: Vielen Dank, Herr Burchardi, für die klare Darstellung der Problematik.

Benzer, Wien: Ich habe mit dem Uras persönlich keine Erfahrung, aber glaubst Du nicht, daß es eine sehr nützliche kontinuierliche Messung wäre. Nicht zur Feststellung natürlich des CO_2 im Blut und der Beatmung, sondern als Parameter zur Überprüfung der Perfusion?

Burchardi, Göttingen: Genau das ist es, was man sagen könnte, Der Uras ist in solchen Situationen ein gar nicht schlechter Kreislaufparameter. Wir sehen es bei Schocksituationen sehr häufig, daß am Uras, also an der CO_2-Konzentration in der Exspirationsluft sehr rasch eine Wirkung zu sehen ist, einfach dadurch, daß der CO_2-Anteil absinkt. Aber um es nochmal deutlich zu sagen: Eher ein guter Kreislaufparameter als eine Kontrolle zur Lungenfunktion.

Kolloid-osmotischer Druck: Klinische Bedeutung

M.H. Weil

Department of Medicine, University of Health Sciences, The Chicago Medical School, 3333 Green Bay Road, North Chicago, Ill. 60064, U.S.A.

Normales Humanplasma mit einer Gesamtproteinkonzentration von ungefähr 7 g/100 ml hat einen kolloid-osmotischen Druck (COP) von ungefähr 25 torr. Wechsel in der Körperlage genau sowie die Anwendung von Anästhetica können den kolloid-osmotischen Druck verändern. Der COP verringert sich auf ungefähr 21,5 torr nach 4 h in liegender Position wegen der Umkehr der normalen Schwerkraft und der darauffolgenden Reabsorption von hypoonkotischer Flüssigkeit vom Interstitium der unteren Körperpartien in das Gefäßsystem. Bei besonders schwerkranken Patienten ist der COP oft kleiner als 20 torr.

In einer Serie von 200 hintereinander eingelieferten schwerkranken, beziehungsweise verletzten Patienten haben wir in unserem Zentrum einen mittleren COP von 19,1 torr bei Einlieferung gemessen.

Das prinzipiell onkotisch wirksame Protein ist Albumin mit einem Molekulargewicht von 69000, das für 67–75% des normalen kolloid-osmotischen Drucks verantwortlich ist. Globuline und Fibrinogen mit Molekulargewichten von 45000 bis zu 1000000 sind für den Rest des onkotischen Drucks verantwortlich.

In liegenden, gesunden Individuen beträgt der Pulmonalarterien-Wedge-Druck (PAW) 4–12 torr. Nachdem der COP normalerweise zwischen 21 und 26 torr liegt, ist eine Nettokraft zwischen 9 und 22 torr vorhanden um die Flüssigkeit in den Gefäßen zu halten und das Übertreten von Flüssigkeit in das Interstitium und die Alveolen der Lunge zu verhindern.

Bereits normalerweise werden verschiedene Plasmaproteine durch die Pulmonalcapillarmembran transportiert und treten in das Interstitium über, werden jedoch von dort über die Lungenlymphe abtransportiert, die damit die Ansammlung sowohl von Kolloiden als auch von Wasser im Interstitium verhindert. Die Lungenlymphgefäße transportieren überschüssiges vasculäres Filtrat vom Interstitium in den venösen Teil des Kreislaufsystems. Die Lymphgefäße reagieren auf die Menge der interstitiellen Flüssigkeit und vergrößern die Kraft und die Geschwindigkeit des Pumpvorganges, wenn der Flüssigkeitsübertritt ansteigt. In der Lunge dürfte der interstitielle onkotische Druck in normalen Tieren etwa zwischen 50% und 70% von dem des Plasmas liegen. Wenn es zu einem hämodynamischen pulmonalen Ödem kommt, führt das zu einem Anstieg des Lymphflows und einem Abfall des kolloid-osmotischen Drucks der Lymphe auf ungefähr 1/3 der Konzentration des Plasmas. Durch diese Veränderungen des Volumens und des kolloid-osmotischen Drucks verstärkt sich der Nettoeffekt der intravasculär kolloidalen Konzentration und damit kann die Differenz zwischen dem kolloid-osmotischen und dem mikrovasculären Druck, ausgedrückt in der Formel COP minus PAW als praktische Hilfe für die Voraussage von pulmonalen hämodynamischen Ödemen verwendet werden.

Hefte zur Unfallheilkunde, Heft 156
Zusammengestellt von G. Schlag

Meßtechnik

An unserem Zentrum wurde eine Technik zur Messung des kolloid-osmotischen Drucks COP unter Zuhilfenahme eines Transducermembransystems entwickelt. Eine Amicon PM-30 Membran, die für Moleküle größer als 30 000 Molekulargewicht undurchlässig ist, wird fest zwischen einer Probenkammer und einer Referenzkammer, die mit Kochsalz gefüllt ist, gefestigt. Ein Statham P23Db Drucktransducer und ein Differenzdruckverstärker werden für die Messung des negativen Drucks, der sich in der Referenzzelle ausbildet, eingesetzt. Ein Schreiber und eine digitale Ablesung werden für die Dokumentation der Messung verwendet.

Der Transducer wird routinemäßig mit einer Quecksilbersäule zwischen 0 und 40 torr kalibriert. Der 0-Referenzwert wird durch Einpipettieren von 0,3 ml Kochsalzlösung in der Kammer über der Membran erzielt. Nachdem die untere Kammer ebenfalls Kochsalz enthält, ist keine osmotische Differenz über die Membran gegeben. Das Kochsalz wird dann wieder abgesaugt und ungefähr 0,5–0,3 ml Plasma in die Kammer eingefüllt. 5%iges Humanalbumin wird als Routinekontrolle verwendet. Die Reproduzierbarkeit dieser Messung beträgt plus/minus 0,3 torr.

Berechnung des kolloid-osmotischen Drucks von Messungen der Plasmaproteinkonzentration

COP kann auch aus der totalen Plasmaproteinkonzentration, die mit Biuret-Reaktion oder mit einem Refraktometer zu bestimmen ist, berechnet werden. Die Einschränkungen der Daten, die aus totaler Plasmakonzentration oder von Albuminkonzentration gewonnen werden, wird besonders in Patienten sichtbar, die schwer erkrankt sind. Temperaturerhöhung, Anticoagulantien, pH, oder der Effekt der Therapie mit Dextranen, die Gegenwart von abnormen Proteinkonzentrationen oder größere Veränderungen in der Zusammensetzung der Protein, speziell in Patienten mit Leberschäden, können den Zusammenhang zwischen der Proteinkonzentration und dem direkt gemessenen COP verändern. Sogar elektrophoretische Techniken zur Messung von Plasmaproteinkonzentration können in diesem speziellen Fall ungenügend sein. Untersuchungen in 19 Normalpersonen in unserem Zentrum haben gezeigt, daß eine enttäuschend niedrige Korrelation (r = 0,6) zwischen dem kolloid-osmotischen Druck, dem Serumalbumin und der totalen Proteinkonzentration besteht. Wir glauben daher, daß im Moment die direkte Messung des kolloid-osmotischen Drucks die einzige Möglichkeit ist, mit dem eine wirklich quantitative Aussage über den COP schnell und verläßlich in schwer erkrankten Patienten erzielt werden kann.

Klinische Beobachtungen

Akutes Kreislaufversagen (Schock)

Die Zusammenhänge zwischen dem COP und dem PAW und klinischen und röntgenographischen Daten im Lungenödem wurden bei 49 Patienten mit Kreislaufversagen (Schock) untersucht. Verminderungen im COP wurden wesentlich öfter als Zunahme des linksventriculären Füllungsdruckes beobachtet. Zum Zeitpunkt des röntgenographischen Nachweises von pulmonalem Ödem hat der linksventricuäre Füllungsdruck nur bei 7 Patienten 15 torr überschritten. Die röntgenologisch ermittelte Schwere des Pulmonalödems bei diesen Patienten war eng verbunden mit der Größe des kolloid-hydrostatischen Druckgradienten. Bei 8 von 9 Patienten, in denen dieser Gradient kleiner als 0 war, wurden röntgenologische Zeichen eines Pulmonalödems gesehen; nur 5 von 25 Patienten, in denen der COP-PAW Druckgradient 6 torr überschritten hat, wurde radiographisch ein Pulmonalödem entdeckt. Die im Röntgen ermittelte Schwere des Pulmonalödems wurde von 4 (nicht vorhanden) bis 4+ (stark entwickeltes alveoläres Ödem) nach den Kriterien von Turner et al. eingeteilt. Wenn der Gradient kleiner als 0 war, war die mittlere Schwere 2,8, was Ausdruck eines schweren Pulmonalödems ist. Patienten mit einem COP-PAW Druckgradienten von 6 torr oder mehr, hatten einen röntgenologischen Schweregrad von 0,8, was die Wahrscheinlichkeit eines pulmonalen Ödems ausschließt. Alle Patienten, bei denen der COP-PAW Druckgradient < 0 war, sind verstorben. Deshalb war der Gradient von prognostischer Bedeutung, nicht nur im Hinblick auf die Entwicklung eines akuten pulmonalen Ödems, sondern auch im Hinblick auf die Überlebenschance der Patienten.

COP-PAW Gradienten in Patienten mit akutem Herzinfarkt

Bei 14 Patienten, die pulmonales Ödem nach einem akuten Herzinfarkt entwickelt haben, betrug der COP nur 16,9 torr, während bei 12 Patienten mit einem unkomplizierten Herzinfarkt der kolloid-osmotische Druck gemittelt 20,8 torr ($p < 0{,}02$) betrug. Nachdem der pulmonale Wedge-Druck gemittelt über diese Patienten nur 15,7 betrug, bei solchen, die ein akutes Pulmonalödem hatten, dürften Veränderungen im COP für die Reduktion des COP-PAW Gradienten verantwortlich gewesen sein. Dieser Druckgradient betrug im Mittel 9,7 plus/minus 1,7 torr, bei nicht vorhandenem Pulmonalödem war jedoch auf 1,2 plus/minus 1,3 torr ($p < 0{,}002$) bei den Patienten mit akutem Ödem reduziert. Nach Therapie mit Digoxin und Lasix, stieg der COP-PAW Gradient bei den Patienten, bei denen das pulmonale Ödem beseitigt werden konnte. Der Gradient blieb jedoch unter 4 torr, oder war sogar noch weiter reduziert, wenn die Behandlung nicht wirksam war. Daraus kann geschlossen werden, daß die Messung des COP-PAW Gradienten eine wichtige Korrelation mit dem pulmonalen Ödem besitzt.

Pulmonales Ödem während hyponkotischer Zustände

In einer Gruppe von 134 kritisch erkrankten Patienten, in denen der COP < 15 torr war, war die Verringerung COP mit größeren Blut- oder Plasmaverlusten aufgrund von Blutungen, traumatischen Verletzungen, chirurgischen Operationen, Infektionen, schlechter Ernährung oder malignen Erkrankungen verursacht oder verbunden. 80 Patienten (60%) hatten radiographische Zeichen eines Pulmonalödems. Gleichzeitige Messungen des kolloid-osmotischen Drucks und des Pulmonalarteriendrucks wurden bei 34 dieser Patienten durchgeführt. Bei 29 von diesen 34 Patienten war der PAW dauernd unter 15 torr. In allen Fällen, außer in einem Patienten mit einer Barbituratvergiftung, betrug der kolloid-hydrostatische Druckgradient 7 torr oder noch weniger. Daher dürften entweder eine Zunahme des pulmonalen

Capillardrucks oder eine Abnahme des COP in die Pathogenese des akuten hämodynamischen Pulmonalödems verwickelt sein. Ein Abfall des COP und speziell die Reduktion des COP-PAW Gradienten begünstigt den Austritt von Flüssigkeit aus dem intravasculären Kompartment in das Interstitium.

Infusion von kristalloiden Flüssigkeiten

Akutes pulmonales Ödem kann nach der Verabreichung von großen Dosen von kristalloiden Lösungen auftreten. Neun Patienten mit primär vorhandener Hypovolämie haben an unserem Zentrum kristalloide Lösungen im Mittel 3940 ml mit „fluid challenge technique" über ein Intervall von 10 h bekommen und ein akutes pulmonales Ödem entwickelt. Der linksventriculäre Füllungsdruck war 8–12 torr bei diesen Patienten, der kolloid-osmotische war auf 16 puls/minus 2 torr reduziert und der Gradient COP-PAW war von 9 auf 3 torr reduziert. Nach Entwässerung, die mit Lasix induziert wurde, wurde überschüssiges Wasser ausgeschieden und der kolloid-osmotische Druck normalisierte sich. Das war gleichzeitig mit einem Verschwinden des pulmonalen Ödems verbunden. Bei Patienten, die nicht auf Lasix angesprochen haben, blieb der kolloid-osmotische Druck abnormal niedrig und das pulmonale Ödem blieb bestehen. Letztlich sind auch diese Patienten verstorben.

Wir schließen daher, daß die Infusion von großen Volumina kristalloider Lösungen bei Patienten mit Volumsdefizit gefährlich sein können, der plasmakolloid-osmotische Druck bis zu einer kritischen Grenze reduziert wird. Solch eine Reduktion im COP kann ein pulmonales Ödem auslösen, auch wenn der linksventriculäre Füllungsdruck normal ist.

Permeabilität und hämodynamisches pulmonales Ödem

Die Messung der Proteinkonzentration und des kolloid-osmotischen Drucks von tracheobronchialer Flüssigkeit bei Patienten mit akutem Pulmonalödem ist wertvoll um zwischen einem pulmonalen Ödem, das durch Veränderungen in der Permeabilität und von pulmonalen Ödemen, die durch Veränderung der kolloid-hydrostatischen Kräfte verursacht wurden, zu unterscheiden. Der Proteingehalt und der COP in der tracheo-bronchialen Flüssigkeit wurde bei 3 Patienten mit fulminantem cardiogen verursachtem pulmonalem Ödem mit einem durch Capillarpermeabilitätsstörungen verursachten pulmonalen Ödem nach Aspiration und Heroinüberdosis verglichen. Nicht nur daß die Zunahme in der tracheo-bronchialen Flüssigkeitsproteinkonzentration wesentlich schneller im Permeabilitätbedingten pulmonalen Ödem anstieg, war die Proteinkonzentration in der tracheo-bronchialen Flüssigkeit fast mit der Proteinkonzentration im Plasma identisch. Im cardiogen verursachten pulmonalen Ödem war die Proteinkonzentration in der tracheo-bronchialen Flüssigkeit 2/3 oder noch weniger der Konzentration im gleichzeitig gemessenen Plasma. Bei cardiogenem pulmonalem Ödem verursacht die Zunahme des Austritts von Flüssigkeit aus den Capillaren als Folge von Veränderungen der hydrostatischen Kräfte die über die pulmonale Capillarmembran wirksam sind, die Ansammlung von hypoonkotischer Flüssigkeit in den Alveolen und im Tracheo-Bronchialtrakt. Bei einem Permeabilität-bedingten pulmonalen Ödem ist sowohl der vermehrte Austritt, aber noch wichtiger, die erhöhte Permeabilität, für den großen Proteinverlust in der Lunge verantwortlich.

Auflösung des Pulmonalödems

Rackow und andere, die in unserem Labor gearbeitet haben, haben den Zusammenhang zwischen bei Serienmessungen von COP-PAW Gradienten und dem radiographischen Verschwinden des Pulmonalödems bei Patienten mit akutem linksventriculären Versagen untersucht.

Bei 20 Patienten mit akutem cardiogenem pulmonalem Ödem war der COP-PAW Gradient von 0,9–11,2 torr als Folge der Behandlung mit Sauerstoff, Morphin oder Lasix erhöht. Die Zeitverzögerung zwischen dem Anstieg des COP-PAW auf 6 torr oder noch mehr und der radiographisch sichtbaren Auflösung des pulmonalen Ödems war 18–24 h. Das heißt, es ist eine entscheidende Zeitverzögerung zwischen der Rückkehr zu einem normalen COP-PAW Gradienten und der radiographisch sichtbaren Auflösung des akuten Pulmonalödems gegeben.

COP und Mortalität

Beobachtungen an 99 aufeinanderfolgenden schwer erkrankten Patienten haben einen engen Zusammenhang zwischen der Abnahme des COP und der Abnahme im Überleben der Patienten erbracht. Über die ganze Schwankungsbreite des COP von ungefähr Normalwert von 25 bis 10 torr, verringerte sich die Überlebensrate von 90% bis auf 0%. Wenn der COP auf 14,1 torr reduziert war und auf diesem Wert geblieben ist, haben nur 50% der Patienten überlebt. Diese Erfahrungen wurden von anderen Untersuchungen bestätigt. Entsprechend dient die Messung des COPs teilweise als objektiver Parameter des Schweregrades der Erkrankung und teilweise zur Voraussage der Überlebensrate von Patienten.

Klinische Anwendungen

Der eingeschwemmte Swan-Ganz-Pulmonalarterienkatheter ist mittlerweile eines der wichtigsten Hilfsmittel zur Erfassung des hämodynamischen Status und des Risikos von akuten pulmonalen Ödemen bei kritisch veranlagten Patienten geworden. Zusätzliche Präzision in der Voraussage von akuten pulmonalen Ödemen und die Intensivüberwachung von Patienten kann durch die zusätzliche Messung des COP erreicht werden. Nachdem der normale COP bei stehenden Menschen ungefähr 25 torr ist und der normale pulmonale mikrovasculäre Druck ungefähr 8 ist, besteht ein Gradient von ungefähr 17 torr, der vor dem Austreten von Flüssigkeit in das Interstitium entgegenwirkt. Entsprechend der Starling-Transportgleichung kann sowohl eine Zunahme des hydrostatischen Druckes, als auch eine Abnahme der kolloid-osmotischen Kräfte ein akutes pulmonales Ödem bewirken.

Bei 49 Patienten mit akutem Kreislaufversagen wurden Abnahmen des COP wesentlich öfter beobachtet als Zunahmen im linksventriculären Füllungsdruck bei Patienten mit akutem Pulmonalödem. Ein COP-PAW Druckgradient < 0 war immer mit einem akuten Pulmonalödem verbunden, während ein COP-PAW Druckgradient von > 6 torr nur in einer geringen Zahl der Fälle mit einem Ödem verbunden war. Ähnliche Beobachtungen wurden in Patienten mit akutem Herzinfarkt gemacht. Beobachtungen an Patienten mit hypoonkotischen Zuständen bei normalem PAW-Druck verdeutlichen noch mehr die Wichtigkeit einer Reduktion der Reduktion des COP und speziell der Reduktion vom COP-PAW Gradienten für die Entwicklung des akuten Pulmonalödems. Hypoonkotische Zustände können durch einen großen Blut- oder Plasmaverlust aufgrund von Blutungen, traumatischen Verletzungen oder chirurgischen Operationen, als auch durch Entzündungen, Unterernährung und maligne Zustände hervorgerufen werden und zusätzlich natürlich auch durch die Infusion von großen Volumina kristalloider Flüssigkeiten.

In Fällen von akutem Pulmonalödem, die durch eine veränderte Permeabilität hervorgerufen wurden, bei denen die mikrovasculäre Membran nur mehr durchlässig für Plasmaproteine wird, kann man durch die Messung des intravasculären kolloid-osmotischen und des hydrostatischen Drucks nur eine ungenügende Information über die vielen Faktoren, die für das pulmonale Ödem verantwortlich sind, erzielen. Jedoch können solche Fälle oft durch Messungen des COP in der endobronchialen Flüssigkeit indentifiziert werden. Bei den hämodynamischen Typen des pulmonalen Ödems hat die endobronchiale Flüssigkeit einen COP der kleiner als 70% von der gleichzeitig gemessenen COP im Plasma. Beim Pulmonalödem, das durch veränderte Permeabilität hervorgerufen wird, übertrifft der onkotische Druck in endobronchialen Flüssigkeiten mehr als 75% und bei fortgeschrittener Schwere ist der onkotische Druck überhaupt identisch mit dem plasmaonkotischen Druck.

Zusätzlich hat sich der COP als eine wichtige Variable erwiesen bei der Beurteilung des Schweregrades und der Prognose von Patienten mit cardiopulmonalem Versagen. Ein COP von 14,1 torr ist die Mitte zwischen den 50% Überlebensrate und der 50%igen frühen Mortalität in unserer Patientenpopulation.

Wiederholte Messungen, sowohl des COP- und des PAW-Druckes und Berechnungen des COP-PAW Gradienten werden daher vorgeschlagen zur Überwachung von Patienten mit potentiellem oder akutem Pulmonalödem. Die Messung des COP hat den speziellen Vorteil relativ nichtinvasiv zu sein, technisch einfach und mit geringen Kosten verbunden. Solche Messungen erlauben eine wesentlich präzisere Auswahl und Verwendung von Flüssigkeiten zur Kreislaufauffüllung. Die iatrogen bedingte Verdünnung der Plasmaproteine durch eine übermäßige Anwendung von kristalloiden Lösungen kann auf diese Art vermieden werden.

Diskussion

Bergmann, Linz: Vielen Dank, Herr Weil, für den wichtigen, auch klinisch wichtigen Beitrag.

Schlag, Wien: Herr Weil, glauben Sie, daß es notwendig ist, den kolloid osmotischen Druck im Schock erst nach der Schockbekämpfung zu messen?

Weil, Chicago: Das ist eine sehr gute Frage und das ist auch eine sehr praktische Frage. Daß ich nichts falsch sage, antworte ich in englisch: I think the most important value of measuring the colloid-osmotic pressure is either for the purposes of differential diagnosis or for purposes of deciding what fluid to use. Its measurement alone in terms of calculating the colloid-hydrostatic pressure gradient otherwise becomes quite academic. It is true, however, that it also tells you how very sick your patient is – particularly after polytrauma.

Sturm, Hannover: Herr Weil, ich stimme Ihnen zu, daß ein Patient mit einem niederen kolloid-osmotischen Druck sehr stark beeinträchtigt ist. Sie interpretieren Ihre Ergebnisse, daß die Patienten sterben, weil sie einen niedrigen kolloid-osmotischen Druck haben. Könnte es nicht sein – wir wissen alle, daß Schwerverletzte einen Schaden der Permeabilität haben –, daß durch den Eiweißaustritt der kolloid-osmotische Druck sinkt, daß aber dies nur ein Symptom ist und daß die Patienten sterben, weil sie einen Permeabilitätsschaden haben?

Weil, Chicago: This is a very good comment, and a very valid comment. By showing that patients die when they have a low colloid osmotic pressure we proof not that a low colloid osmotic pressure causes death but we only proof whatever is associated with a low colloid osmotic pressure – is associated with death. And it may very well be that the lowering of colloid osmotic pressure may not be the cause of death, but it is also true that if the colloid osmotic pressure is very low and if you now maintain it at that level and particularly if you now fluently repeat an increase of the capillary pressure – it is true that the risk of pulmonary edema is greatly increased. So that's really the information that we have. From the practical point of view the lowering of the colloid osmotic pressure in a very ill patient is a very good prognostic measure.

Bergmann, Linz: Vielen Dank, Herr Weil. Sie haben zwei Diapositive gezeigt. Das eine mit der Erhöhung der Überlebensrate – auf der X-Achse der kolloid-osmotische Druck, Anstieg kolloid-osmotischer Druck, auf der Y-Achse als Erhöhung die Überlebensrate. Das zweite Dia: Ähnliche Erhöhung der Überlebensrate, wenn Sie anstelle des kolloid-osmotischen Drucks die Differenz kolloid-osmotischer Druck–PWP auf der X-Achse aufgetragen haben. Würden Sie einem dieser beiden Verfahren eine bessere prognostische Diagnität zuerkennen oder würden Sie meinen – kolloid-osmotischer Druck allein genügt prognostisch auch?

Weil, Chicago: Ich glaube, daß die Differenz zwischen dem kolloid-osmotischen Druck und dem pulmonary artery wedge-Druck besser ist, als der kolloid-osmotische Druck allein.

But there is no difficulty because it is so very simple to measure colloid osmotic pressure as you don't have to put on a catheter. So in the absence of catherization it becomes helpful to have the colloid osmotic pressure alone even in the absence, in my opinion, of the pulmonary artery wedge pressure.

Bergmann, Linz: But we are specially interested in intensive care medicine about the prognosis of the patients. I would not completely agree with you saying that the difference colloid-osmotic pressure and pulmonar capillary wedge has only academic value. It is more than academic value, don't you think so.

Weil, Chicago: I must tell you that of course – it is my job to be conservative in what I say and I am anxious not to overemphasis the concept – it is true that if you have a normal capillary pressure and a normal colloid osmotic pressure then the concern is very small. When you have abnormalities in both it's best to know both.

Meszmer, Heidelberg: Herr Weil, alle Überlegungen anhand der Starlinggleichung sind ja nur sinnvoll, wenn man von einem steady state ausgeht. Die Frage ist bei diesen Messungen der Capillardruck und der kolloid-osmotische Druck. Ist der Patient zu diesem Zeitpunkt überhaupt im steady state? Mit anderen Worten: Wie oft müssen die Messungen wiederholt werden, damit Sie diese Schlußfolgerungen ziehen können?

Weil, Chicago: We measure the colloid-osmotic pressure when we estimate the blood gases. You normally don't measure the pulmonary capillary pressure continously otherwise you'll have a very high incidence of pulmonary infarction. So what you do in the practice – in the clinic, is, that you continously monitor the pulmonary artery pressure and if it changes you then measure the pulmonary artery wedge pressure. The only difference is if you give large volumes of fluid during the course of resuscitation, and I am thinking in terms of liters per hour, under those circumstances then it is worthwhile to continously monitor the pressures very closely, and the capillary pressure may be measured at intervals of every 20 minutes of and the colloid osmotic pressure at intervals of every hour.

Niere

Diagnose des akuten Nierenversagens im hypovolämisch-traumatischen Schock

O. Knoll

Medizinische Poliklinik der Universität (Direktor: Prof. Dr. H. Losse), Domagkstraße 3, D-4400 Münster

Das akute Nierenversagen (ANV) stellt nach wie vor eine der wichtigsten Schockfolgen dar. Auch wenn heute der Funktionsausfall der Nieren weitgehend durch Dialyseverfahren kompensiert werden kann, verschlechtert sich die Prognose eines Schockpatienten entscheidend mit dem Auftreten eines ANV [3]. Eine frühzeitige Feststellung eines ANV ist notwendig, um die Schädigung der Nieren gering zu halten und um die Risken für den Patienten durch optimale Bilanzierung des Elektrolyt-, Wasser- und Säure-Basen-Haushalts sowie rechtzeitige Dialysetherapie zu minimieren. Auch eine Klärung der Ätiologie eines ANV ist anzustreben, da daraus unterschiedliche therapeutische Konsequenzen resultieren können – beispielsweise bei einer postrenalen Obstruktion. Die Diagnose des ANV erfordert daher 2 Schritte – die Feststellung des ANV und die differentialdiagnostische Klärung seiner Ätiologie.

Hefte zur Unfallheilkunde, Heft 156
Zusammengestellt von G. Schlag

1. Feststellung des akuten Nierenversagens

Die diagnostischen Kriterien zur Feststellung eines ANV zeigt Tabelle 1. Die *Diurese,* die stündlich bestimmt werden sollte, ist der einfachste und wichtigste Parameter der Nierenfunktion. Eine Stundendiurese unter 20 ml wird als Oligurie bezeichnet, eine unter 4 ml/h als Anurie. Im Gegensatz zu früheren Auffassungen kann ein ANV nicht nur oligoanurisch, sondern im Falle einer leichteren ischämischen Schädigung des Nephrons auch polyurisch verlaufen. Dann stehen eine Konzentrationsschwäche (Hyposthenurie) und ein in der Regel mäßiger Anstieg des Serumkreatininspiegels im Vordergrund [2].

Der *Serumkreatininspiegel* ist ein weiterer unerläßlicher diagnostischer Parameter eines ANV. Auch bei polyurischen Verläufen steigt der Kreatininspiegel in der Regel an. Bei hyperkatabolen Stoffwechsellagen, wie sie bei Patienten mit ANV die Regel sind, kann der tägliche Anstieg des Kreatininspiegels über 2 mg/dl betragen. In den meisten Fällen muß bei Serumkreatininspiegeln von 6–8 mg/dl mit der Dialysetherapie begonnen werden, da sonst mit kritischen Urämiesymptomen gerechnet werden muß.

Eine noch bessere Beurteilung des Proteinkatabolismus erlaubt der Anstieg des *Harnstoffspiegels* (bzw. des Harnstoff-Stickstoff-Spiegels). Die verschiedenen Metaboliten des Proteinstoffwechsels, die als sogenannte „Urämietoxine" bei Niereninsuffizienz kumulieren und die klinische Symptomatik der Urämie (Übelkeit, Benommenheit, Koma, Gastroenteritis, Perikarditis, Pleuritis, hämorrhagische Diathese u.a.) verursachen, sind im wesentlichen noch unbekannt und daher nicht meßbar. Man nimmt jedoch an, daß zumindest beim ANV ihre Kumulation dem Anstieg des Kreatininspiegels und des Harnstoffspiegels entspricht [3].

Insbesondere zur Erfassung leichterer Schäden des Nephrons und zur Verlaufskontrolle bei der Erholung der Nierenfunktion hat sich die Bestimmung des Konzentrationsvermögens der Niere bewährt. Dazu eignet sich die *Urinosmolarität* besser als das spezifische Gewicht, das weniger genau ist und in höherem Maße von Störfaktoren wie der parenteralen Ernährung oder Kontrasmitteln beeinflußt wird [2]. Bei oligurischen Patienten kann die *Natriumkonzentration im Urin* eine Differenzierung zwischen einem Funktionsverlust der Nephrone, also einem ANV, und einer funktionellen Oligurie bei Hypovolämie ermöglichen: Natriumkonzentrationen im Urin unter 30 mmol/l sprechen für eine wesentliche aktive Natriumrückreserption im Tubulusapparat und damit für eine funktionelle Oligurie bei Volumenmangel; Natriumkonzentrationen über 35 mmol/l lassen einen Ausfall der Natriumrückresorption und damit ein ANV annehmen. Damit sind diagnostische Tests mit Saluretica nicht nur wegen ihrer geringeren Aussagekraft überflüssig, sondern auch wegen ihres höheren Risikos für die Nierenfunktion kontraindiziert [3]. Schließlich können klinische *Urämiesymptome* wie Übelkeit, Somnolenz und Koma, Gastroenteritis, Perikarditis,

Tabelle 1. Feststellung des akuten Nierenversagens

1. Diurese (Oligurie, Polyurie)
2. Kreatinin i.S.
3. Harnstoff (–N), S.
4. Osmolarität i.U., spez. Gew.
5. Na i.U.
6. Klin. Urämiesymptomatik

Pleuritis, interstitielles Lungenödem u.a. eine kritische metabolische Intoxikation anzeigen und die Einleitung der Dialysebehandlung erforderlich machen.

Nach der Feststellung eines ANV ist es notwendig, sich über die Phase zu orientieren, in der sich das Nierenversagen befindet; denn die verschiedenen Phasen bringen unterschiedliche Risken für den Patienten mit sich und erfordern unterschiedliche therapeutische Strategien (Tabelle 2). Nur in der *Phase der Schädigung,* d.h. also im Schock kann durch Ausschaltung der Noxe, Volumen- bzw. NaCl-Substitution und nach Volumenormalisierung evtl. durch Dopamin die Prognose der Nierenfunktion beeinflußt werden oder gar die Ausbildung eines ANV verhindert werden [3]. Ob in dieser klinischen Situation nach ausreichender Volumen- und NaCl-Zufuhr auch Saluretica eine Besserung der Prognose bewirken können, wie es von einigen tierexperimentellen Modellen bekannt ist, ist umstritten [3, 5]. In allen späteren Phasen eines ANV können und müssen zwar weitere Schädigungen der Nieren vermieden und Risken für den Patienten gering gehalten werden – die Prognose der Nierenfunktion und der zeitliche Ablauf des Nierenversagens sind dann jedoch nicht mehr beeinflußbar. In der *oligoanurischen Phase* findet sich der steilste Anstieg der sogenannten „Retentionswerte" Kreatinin und Harnstoff. In dieser Phase stellen Überwässerung, Hyperkaliämie und Acidose die größten Risiken für den Patienten dar. Diese Risiken können durch exakte Bilanzierung, kaliumarme Ernährung, Pufferung und rechtzeitige Dialyse- bzw. Filtrationstherapie vermindert werden [3]. Bei polyurischen Verläufen wird häufig eine oligoanurische Phase übersprungen; eine mehrtägige initiale Polyurie kann jedoch auch in ein oligoanurisches Stadium übergehen.

In der *polyurischen Phase,* die durch eine Diurese von 300 bis über 6000 ml/24 h bei eingeschränktem Konzentrationsvermögen gekennzeichnet ist, steigen manchmal die Retentionswerte noch an, da sich die glomeruläre Filtrationsrate erst verspätet erhöht. In dieser Phase können insbesondere eine Dehydration bei unzureichendem Volumenausgleich und ein Natriumverlust die Nierenfunktion erneut gefährden. Gerade bei digitalisbehandelten Patienten stellen auch Hypokaliämien ein erhebliches Risiko dar. In der polyurischen Phase sind eine exakte Bilanzierung und häufige Elektrolytkontrollen besonders wichtig. In der Phase der *Restitution der Nierenfunktion,* die bis zu einem Jahr andauert, sind zwar regelmäßig noch Partialfunktionsstörungen nachweisbar (Puffermechanismen, Na- und K-Bilanzen, Konzentrationsvermögen), wesentliche therapeutische Probleme stellen sich jedoch seltener.

2. Differentialdiagnostische Abklärung der Ätiologie eines akuten Nierenversagens

Der zweite wichtige Schritt in der Diagnose des ANV ist die Klärung seiner Ursache. Auch bei einem Nierenversagen im oder nach einem hypovolämisch-traumatischen Schock müssen außer dem Schock selbst sehr wohl auch andere ätiologische Möglichkeiten bedacht werden, da sie häufig eine andere Therapie erlauben und erfordern. Eine Übersicht über die wichtigsten Möglichkeiten gibt Tabelle 3.

Wichtigste, weil häufigste Ursache des ANV ist zweifellos der hypozirkulatorische Schock. Die gängigen Kreislaufparameter (Blutdruck, Herzfrequenz, zentralvenöser Druck) erlauben nicht nur eine gewisse Beurteilung der Schwere des Schocks und des Verlaufs, sondern können auch therapeutische Maßnahmen nahelegen und steuern helfen (Volumensubstitution, NaCl, Eiweiß, Dopamin). Gerade bei Patienten mit vorgeschädigten Nieren

Tabelle 2. Phasen des oligurischen akuten Nierenversagens

	Symptomatik	beachten:
1. Schädigung	z.B. Schock	Therapie
2. Oligoanurie	Isothenurie, Proteinurie, Hämaturie, Retention	K, pH, Bilanz
3. Polyurie	Hyposthenurie, Retention	K, Na, Bilanz
4. Restitution	gestörte Partialfunktionen	

Tabelle 3. Differentialdiagnose des akuten Nierenversagens

1. prärenal hämodynamisch (Schock)
2. Störungen des Elektrolyt- und Wasserhaushalts
3. Acidose (Lactatacidose)
4. Chromoproteinniere (crush, Hämolyse, Myolyse)
5. toxisches Nierenversagen, Nierenrindennekrose
6. akute Uratnephropathie
7. postrenale Obstruktion (Trauma, Einblutung)
8. Nierenarterienverschluß
9. Nierenvenenverschluß, Cavathrombose
10. septische Nephritis
11. rapid progressive Glomerulonephritis

oder fortgeschrittener Gefäßsklerose kann ein ANV schon aus einem geringen Blutdruckabfall resultieren.

Unter den Störungen des Elektrolyt- und Flüssigkeitshaushalts verursacht eine hypotone Dehydration am häufigsten ein ANV. Ein typisches Beispiel zeigt Abb. 1. Flüssigkeits- und Elektrolytverluste sind häufig Folge von Erbrechen, Verlust über Sonden und Fisteln, Verbrennungen, septischen Temperaturen, Diarrhöen sowie intraabdominellen Verschiebungen etwa bei einer Pankreatitis. Elektrolytverluste können häufig auch durch Saluretica und elektrolytfreie Infusionslösungen verursacht werden.

Eine schwere Acidose ist ein weiterer Schädigungsfaktor der Niere. So kann die Acidose, die im hypozirkulatorischen Schock entsteht, die Nierenschädigung verstärken. Ein frühzeitiger Acidoseausgleich verbessert nicht nur die Prognose des Schocks, sondern auch die der Nierenfunktion. Die größten therapeutischen Probleme stellt die Lactatacidose. Frühzeitige Dialysen mit bikarbonatgepufferten Spüllösungen können diese fatale Erkrankungsfolge am ehesten durchbrechen. Ein Acidoseausgleich mit Natriumbikarbonat wird in der Regel durch die entstehende Hypernatriämie begrenzt.

Eine Nierenschädigung durch Chromoproteine tritt insbesondere bei Polytrauma, Verbrennungen und bei Transfusionszwischenfällen auf. Der Nachweis von Chromoproteinzylindern im Urin beweist die Genese nicht, da diese auch bei einem ANV anderer Genese gefunden werden. Eine Chromoprotein-Nephropathie wird bei hohen Serumspiegeln der Zellenzyme LDH, CK und Aldolase, bei ikterischen Patienten und beim Nachweis von freiem Hämoglobin bzw. Myoglobin in Serum und Urin wahrscheinlich. Therapeutisch sollte die Diurese maximal gesteigert und der Urin alkalisiert werden [3].

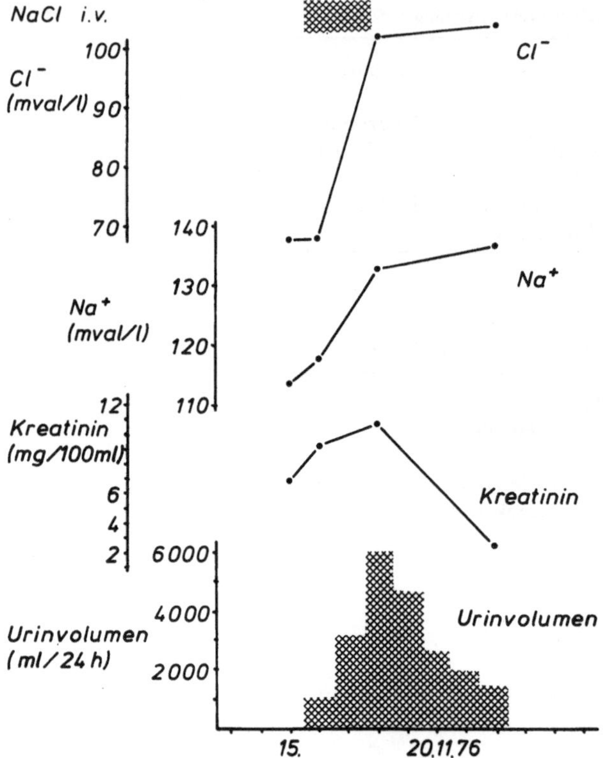

Abb. 1. Akutes Nierenversagen infolge hypotoner Dehydration am 4. postop. Tag nach Cholecystektomie. Flüssigkeitsverluste durch Erbrechen, Magensonde und Drain. Elektrolytfreie Infusionslösungen. Fortführung der saluretischen Therapie eines essentiellen Hypertonus. Besserung der Nierenfunktion nach Infusion isotoner NaCl-Lösung. Pat. E. Sch., w., 48 J

Falls ein ANV sich erst Tage nach einem Schock ausprägt, müssen auch medikamentöse Einflüsse diskutiert werden. Ursächlich kommen Aminoglykoside, Polymyxine, Antimykotica, Dextrane, Antiphlogistica sowie Cephalosporine in Betracht – letztere insbesondere bei gleichzeitiger Gabe von Saluretica [1, 3, 4].

Ein hoher Anstieg des Harnsäurespiegels kann bei vorgeschädigten Nieren, geringer Diurese und saurem Urin zur Uratausfällen in Tubuli und Sammelrohren im Sinne einer akuten Uratnephropathie führen. Das Krankheitsbild wird am häufigsten bei vermehrtem Zellzerfall (z.B. Polytrauma), parenteraler Ernährung mit Fructose, Sorbit und Xylit sowie gleichzeitiger Furosemidtherapie beobachtet [6]. Da der harnsäuresenkende Effekt von Allopurinal langsam ist, können Harnsäurespiegel von über 15–20 mg/dl am schnellsten mit der Hämodialyse gesenkt werden. Eine Urinalkalisierung fördert zusätzlich die schnelle Restitution der Nierenfunktion. Ein typisches Beispiel zeigt Abb. 2.

Eine postrenale Obstruktion der Nierenbecken oder der ableitenden Harnwege muß auch bei einem ANV im hypovolämisch-traumatischen Schock baldmöglichst ausgeschlossen werden. Neben direkten traumatischen Einflüssen und einem retroperitonealen Hämatom

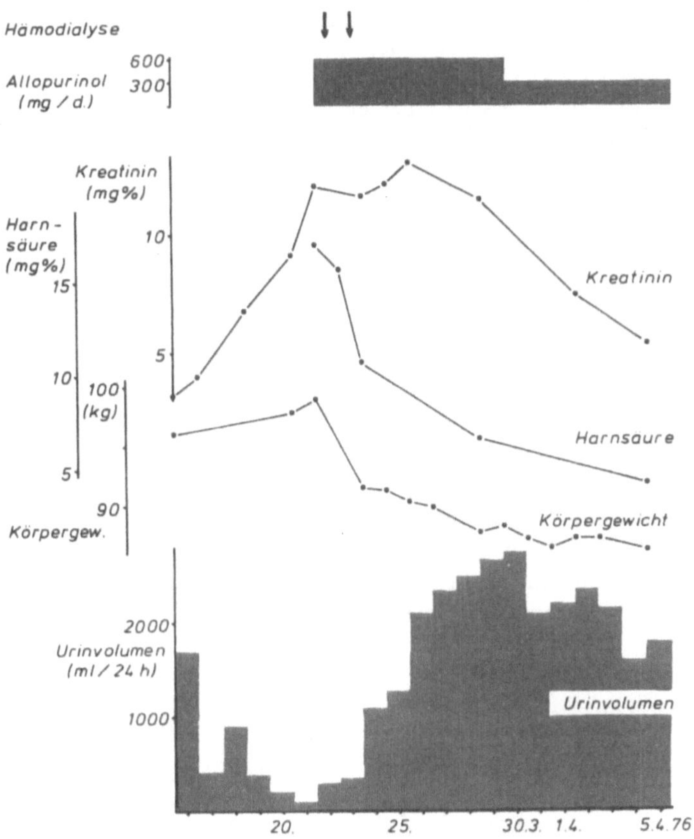

Abb. 2. Akute Uratnephropathie mit Oligoanurie am 6. postop. Tag nach Cholecystektomie. Fortbestehende Cholangitis. Furosemidbehandlung in steigender Dosierung wegen Hypertonie und abnehmender Diurese. Besserung der Nierenfunktion nach Senkung des Harnsäurespiegels mit 2 Hämodialysen und Allopurinol. Pat. J. J., m., 34 J

können auch Coagel nach Einblutungen in das Hohlystem eine Obstruktion bewirken. Zum Ausschluß einer Obstruktion ist zumindest eine sonographische Untersuchung, in nicht völlig eindeutigen Fällen ein retrogrades Urogramm erforderlich.

Von den vasculären Ursachen eines Nierenversagens kann ein Nierenarterienverschluß am ehesten bei einem Aneurysma dissecans auftreten. Nierenvenenverschlüsse kommen insbesondere bei einer Cavathrombose vor. Eine septische Nephritis entwickelt sich meist erst nach längerer Intensivtherapie.

Bei einer schnellen Funktionsverschlechterung der Nieren, die erst 2–3 Wochen nach einem Trauma auftritt, muß auch eine rapid progressive Glomerulonephritis als Ursache diskutiert werden. Gerade Glomerulonephritiden im Rahmen einer Immunvasculitis (z.B. Purpura Schönlein-Henoch) können durch Infektionen wie durch Medikamente (u.a. Antiphlogistica) induziert werden. Gleichzeitige Hautveränderungen (Purpura), Darmblutungen und Leibschmerzen sowie cerebrale Veränderungen können den Verdacht be-

Tabelle 4. Diagnostik zur Klärung der Ursache des akuten Nierenversagens

1. Schockparameter (RR, HF, ZVD u.a.)
2. Na, Cl, Ca i.S.
3. pH, base exzess, evtl. Lactat
4. LDH, CK, Bilirubin, evtl. Hb und Myoglobin i.U.
5. Urinuntersuchung (Prot., Erythr., Zyl.)
6. Harnsäure i.S.
7. Sonogramm
8. retrogrades Urogramm
9. evtl. weiterführende Diagnostik (z.B. CT, Angiographie u.a.)

stärken. Diagnostisch kann eine quantitative und qualitative Untersuchung des Urineiweißes und eine Nierenbiopsie weiterführen. Therapeutisch sind Steroide, Immunsuppressiva und ein wiederholter Plasmaaustausch aussichtsreich.

Das erforderliche diagnostische Programm zur Abklärung der Ätiologie eines ANV ist in Tabelle 4 zusammengestellt. Die aufgeführten diagnostischen Maßnahmen führen kaum zu Risiken für den Patienten, eröffnen jedoch manchmal unerwartete therapeutische Möglichkeiten. Auf eine exakte Abklärung darf daher auch bei einem ANV im hypovolämisch-traumatischen Schock nicht verzichtet werden.

Literatur

1. Dodds MG, Foorch EH (1970) Enhancement by potent diuretics of renal tubular necrosis induced by cephaloridin. Brit J Pharmacol 40:227
2. Schoeppe W (1982) Oligurie, Anurie, Polyurie. In: Losse H, Renner E (Hrsg) Klinische Nephrologie, Bd I, Thieme, Stuttgart, S309
3. Siebert HG (1982) Akutes Nierenversagen. In: Losse H, Renner E (Hrsg) Klinische Nephrologie, Bd I, Thieme, Suttgart, S 315
4. Thiel G (1972) Diagnose und Pathophysiologie der akuten oligoanurischen Niereninsuffizienz. Schweiz med Wschr 102:917
5. Thurau K, Schnermann K (1965) Die Natriumkonzentration an den Macula-densa-Zellen als regulierender Faktor für das Glomerulumfiltrat. Klin Wschr 43:410
6. Zumkley H, Knoll O, Lison A, Loew H (1977) Frühzeitige Hämodialyse bei Hyperurikämie-induziertem akuten Nierenversagen. In: Dittrich PV (Hrsg) Aktuelle Probleme der Dialyseverfahren und der Niereninsuffizienz. Bindernagel, Friedberg 1977

Diskussion

Bergmann, Linz: Vielen Dank, Herr Knoll. Ist die Nierensonographie imstande einen diagnostischen Beitrag zur Schockniere zu leisten?

Knoll, Münster: Es gibt sicherlich gerade bei der Darstellung von Mark und Rinde einige Hinweise, die dazu passen. Ich glaube, die einzige Aufgabe, die sie bewältigen, ist der

Nachweis oder der Ausschluß der Obstruktion. Wir müssen auch bedenken, daß wir es bei Schockpatienten mit sehr erschwerten Untersuchungsbedingungen zu tun haben.

Abdominelle Paracentese

Abdominelle Parencentese im hypovolämischen Schock

H. Pelinka, T. Gaudernak und M. Leixnering

Unfallkrankenhaus Lorenz Böhler (Ärztl. Leiter: Prim. Prof. Dr. J. Böhler), Donaueschingenstraße 13, A-1200 Wien

Die rasche und einfache Abklärung des stumpfen Bauchtraumas stellt auch heute noch ein großes Problem dar. Gerade beim bewußtlosen, schockierten und polytraumatisierten Patienten ist die Paracentese kombiniert mit der Peritoneallavage ein relativ einfacher, aussagekräftiger und schnell durchzuführender diagnostischer Eingriff.

Bereits 1906 wurde von Salomon die erste diagnostische Paracentese publiziert. Wegen vieler falscher Resultate geriet die Methode in Vergessenheit. Die Diskussion wurde etwas belebt durch Neuof und Cohens Beitrag 1926 zur Diagnose akuter intraabdominaler Erkrankungen. Bei der Paracentese gelingt es knapp 90% der Bauchblutungen nachzuweisen, wobei die Blutmenge im Bauchtrauma für den Nachweis entscheidend ist. So erhält man bei 200 ml freiem Blut im Abdomen nur schätzungsweise 20%, bei 500 ml ca. 80% positive Ergebnisse. Auf der Suche nach verläßlicheren Methoden – eine negative Paracentese kann auch bei einem positivem Hämatoperitoneum vorkommen – beschrieben 1965 Root et al. die Technik der Peritoneallavage. Dabei kommt es durch die Verdünnung und Verteilung des intraabdominalen Blutes bei Wiedergewinnung der Spülflüssigkeit zum Nachweis von bereits sehr kleinen Blutmengen. So fand Hildreth in einer Studie an Leichen, daß bereits 30–50 ml in den Bauchraum injiziertes Blut immer nachzuweisen sind. Die diagnostische Peritoneallavage stellt somit eine sehr empfindliche Untersuchungsmethode dar (Tabelle 1 und 2).

Technik

Bevor man mit der diagnostischen Abklärung des Abdomens beim schockierten Patienten beginnt, müssen die Vitalfunktionen überprüft werden. Bei der massiven Blutung in den Bauchraum kommt es nicht selten zu einer Bradykardie, hervorgerufen durch einen Vagus-

Hefte zur Unfallheilkunde, Heft 156
Zusammengestellt von G. Schlag

Tabelle 1. Arbeitsunfall

OBU	30
BU	11

Tabelle 2. Unfallart

Verkehr	34
Sturz (aus Höhe)	7

tonus durch die peritoneale Reizung. Es kann daher in den ersten Stunden nach dem Bauchtrauma zum Fehlen der für den hypovolämischen Schock typischen Tachykardie kommen. Ergibt die erste klinische Untersuchung klare Hinweise für das Vorliegen schwerer abdomineller Verletzungen so wird der Patient sofort laparotomiert, da jedes Zuwarten die Situation verschlechtern könnte. Ist eine abdominelle Verletzung auf Grund von Nebenverletzungen oder Bewußtlosigkeit nicht auszuschließen, wird routinemäßig nach Setzen eines Blasenkatheters sofort eine Paracentese durchgeführt. Dazu verwenden wir folgendes Instrumentarium:

Neben einer Lokalanästhesie – es eignet sich am besten ein Lokalanästheticum mit adrenalinartigem Zusatz – verwenden wir ein Wundversorgungsset, zusätzlich mit 4 mm Trokar

ein Redondrain

1 l körperwarme Ringerlösung mit Infusionsbesteck für die eventuelle Lavage.

Über die Punktionsstellen gibt es in der Literatur die verschiedensten Angaben. Bis 1979 wurde die pararectale Abdominocentese im linken Unterbauch durchgeführt, in seltenen Fällen in den vier Quadranten. Wir halten uns in den letzten Jahren an die von Slavin angegebene Stelle am unteren Rand des Nabels, da hier ein gefäßarmer Bezirk vorliegt, die Fascie und das Peritoneum direkt unter der Haut zu liegen kommen und bei einer Stichrichtung zum kleinen Becken kaum Verletzungen innerer Organe vorkommen können.

Nach Hautvorbereitung und sterilem Abdecken wird das Lokalanästheticum an der oben beschriebenen Punktionsstelle gespritzt. Danach wird nach der Stichincision der Trokar blind in den Bauchraum eingeführt. Nach Entfernen des Führungsspießes wird das Redondrain durch das Trokarlumen eingeführt, wobei man mit der Trokarhülse die Lage des Drains dirigieren kann. Dabei ist zu beachten, daß es bei Beckenfrakturen durch Perfusion des retroperitonealen Hämatoms in die freie Bauchhöhle positive Ergebnisse geben kann.

Als positives Ergebnis wird gewertet wenn sich reines Blut oder stark blutige Peritonealflüssigkeit durch das Drain entleert. Ist das der Fall, wird sofort die Laparatomie angeschlossen. Bei negativem Ergebnis wird sofort die Peritoneallavage durchgeführt. Dazu wird die körperwarme Ringerlösung in den Bauchraum infundiert – bei Kindern 15–20 ml pro Kilogramm, beim Erwachsenen 1 000 ml. Die Spülflüssigkeit wird zurückgewonnen, indem die Infusionsflasche unter Körperniveau gebracht wird. Die Beurteilung der Spülflüssigkeit erfolgt in positiv, schwach positiv und negativ. Positiv führt auch hier zur Laparotomie, schwach positiv, d.h. durchscheinend, aber leicht gerötet, veranlaßt eine Wiederholung der Lavage, bzw. eine laborchemische Abklärung:

Zählung der Ery, Leuko, Amlyse, Fasern im Sediment und E. coli im Gram Ausstrich. Dabei wird nach Alyono und Perry als positiv beurteilt, wenn mehr Ery als 100000/mm^3, Leuko mehr als 500/mm^3, Amylase höher als 200 U/dl, sowie Fasern im Sediment oder E. coli im Gram Ausstrich oder Galle gefunden werden. Negative Ergebnisse sind Ery unter 50000 und Leuko unter 100/mm^3.

Bei negativer Peritoneallavage kann diese nach einer halben Stunde wiederholt werden, danach kann das Drain entfernt, die Stichincision mit einer Sitnaht verschlossen werden.

Bei alten Operationsnarben am Bauch, d.h. beim Verdacht von Verwachsungen wird prinzipiell eine Punktionsstelle entfernt davon gewählt. Vor allem in den USA wird häufig auch die sogenannte offene Paracentese durchgeführt. Dazu wird in der Medianen unterhalb des Nabels nach Hautvorbereitung und sterilem Abdecken in Lokalanästhesie eine ca. 3 cm lange Längsincision angelegt, mit dem Wundspreizer auseinandergehalten. Das Peritoneum wird angehoben und unter Sicht ein Peritonealkatheter eingeführt (Tabelle 3).

Ergebnisse

In den letzten 5 Jahren wurden im LBK insgesamt 117 schwerst schockierte Patienten mit einem Bauchtrauma behandelt (Tabelle 4). Bei 50 Patienten wurde wegen Dringlichkeit des Zustandes sofort eine Laparotomie durchgeführt, bei den restlichen 67 Patienten eine Paracentese, bzw. Peritoneallavage. 26mal erhielten wir ein negatives, 41mal ein positives Ergebnis, an das sofort eine Laparotomie angeschlossen wurde.

Wir hatten ein falsch positives Ergebnis, wo die Laparotomie keine intraabdominelle Verletzung ergab. Die Blutungsquelle lag vermutlich in einer Bauchwandblutung, die sich durch eines der Löcher des Redondrains extraabdominal entleerte.

Ein falsch negatives Ergebnis fanden wir bei einem zutransferierten Patienten, der aber auf Grund der klinischen Verschlechterung operiert wurde. Bei einem zweiten Patienten war die Paracentese primär negativ. Der Patient wurde auf der Intensivstation beobachtet,

Tabelle 3. Verletzte Organe – Paracentese + OP. n = 41

Milz	12
Leber	5
Darm	1
Mesenterium	2
Kombinationsverletzungen	*21*

Tabelle 4. Hypovolämischer Schock (1977–1981) n = 117

Paracentese–Peritoneallavage			
Neg.	26	Kons.	2 x falsch → Op.
Pos.	41	Op.	1 x falsch (Technik)
Komplik.	1x	Blasenpunktion	
Sofort OP.	50		

wegen zunehmender Verschlechterung und peritonealen Zeichen nach 20 h laparotomiert. Es fand sich ein Mesocolonriß mit Darmnekrose und retroperitonealem Hämatom. Eine weitere, allerdings im weiteren Verlauf harmlose Komplikation ergab sich in der Punktion der nicht katheterisierten Harnblase. Bei der zweiten Punktion war dann die Paracentese negativ. Die Spülflüssigkeit wurde in diesen Fällen nicht untersucht.

Unsere Erfahrungen und Ergebnisse decken sich mit internationalen Angaben. So fanden z.B. Krausz et al. bei 58 positiven Ergebnissen 3 falsch positive, bei 38 negativen 2 falsch negative. Von primär schwach positiven Paracentesen verliefen alle 23 negativ.

Engrave et al. berichteten von 1 465 Peritoneallavagen mit einer Richtigkeit von 98,3%. Drew et al. berichten von Peritoneallavagen bei 230 Kindern unter 10 Jahren und einer Treffsicherheit von 99,1%. Klaue fand bei 455 0,8% unnötige Laparotomien, bei 0,6% erfolgte die verzögerte Indikationsstellung.

Zusammenfassung

Beim stumpfen Bauchtrauma stehen uns verschiedene diagnostische Möglichkeiten im Anschluß und zur Ergänzung der primären klinischen Untersuchung zur Verfügung:

1. Röntgenuntersuchung: Thorax- und Abdomenaufnahmen;
2. Paracentese – Peritoneallavage;
3. Sonographie;
4. CT;
5. abdominelle Angiographie;
6. Szintigraphie;
7. Laparoskopie.

Die Paracentese mit anschließender Peritoneallavage ist unter den angeführten Methoden die, die mit geringem Kostenaufwand und nahezu keinem Zeitverlust bereits im Schockraum oder Erstuntersuchungsraum ohne wesentliche Belastung für den Patienten durchgeführt werden kann. Sie sollte daher als Routinemethode zur Abklärung akuter stumpfer Bauchverletzungen eingesetzt werden.

Literatur

Alho A, Tervo T (1975 Diagnostic laparacentesis and peritoneal lavage in patient with multiple blunt injuries. Acta Chir Scand 141:53–56

Alyono D, Perry J (1981) Value of quantitative cell count and amylase activity of peritoneal lavage fluid. J Trauma 21, 5

Belgerden S, Alper A, Embre A, Yagaci M (1980) Die peritoneale Spülung beim stumpfen Bauchtrauma. Zbl Chirurgie 105:297–299

Drew R, Perry J, Fisher RP (1977) The expediency of peritoneal lavage for blunt trauma in children. Surgery Gyn Obstet, Vol 145

Engel W, Klaue P (1979) Der Wert der diagnostichen Peritonealspülung beim Polytraumatisierten. Akt Traumatol 9

Engelhardt GH (1980) Zur Diagnostik und Therapie von Bauchverletzungen. Akt Traumatol 10:237–246

Fahrländer H (1977) Laparoskopie, Angiographie und Peritonealspülung beim stumpfen Bauchtrauma und beim akuten Abdomen. Intensivbehandlung Nr 4

Kiil J, Andersen D (1977) Peritoneal lavage in the diagnosis of intraperitoneal bleeding. Acta Chir Scand 143
Klaue P (1980) Die diagnostische Punktion und Spülung des Abdomens beim stumpfen Bauchtrauma. Zbl Chir 105:281–290
Klaue P, Kern E (1979) Diagnostik beim stumpfen Bauchtrauma. Unfallheilkunde Heft 8
Klaue P, Schott H (1975/76) Die diagnostische Peritonealspülung. Chir Praxis 20:57–63
Krausz M, Manny J (1981) Peritoneal lavage in blunt abdominal trauma. Surgery Gyn Obstet, Vol 152
Lamke L, Varenhorst E (1978) Abdominal paracentesis for early diagnosis of closed abdominal injury. Acta Chir Scand 144:21--25
Manganaro A, Pachter L, Spencer FC (1978) Experience with routine open abdominal paracentesis. Surgery Gyn Obstet, Vol 146
Olson WR, Hildreth DH (1971) Abdominal parencentesis and peritoneal lavage in blunt abdominal trauma. J Trauma Vol 11, Nr 10
Persch F, Birkner H (1977) Technik und Ergebnisse der diagnostischen Peritonealspülung. Zbl Chir 102
Povacz F, Hager W (1973) Die Bedeutung der abdominellen Katheterparacentese. Unfallheilkunde 76:412–415
Rückert K, Mangold G (1977) Wertigkeit diagnostischer Untersuchungen. MMW 119, Nr 6
Schlag G (1967) Abdominelle Katheterparacentese beim stumpfen Bauchtrauma. Acta Chir 2:17
Slavin AS (1978) The new technique for diagnostic peritoneal lavage. Surgery Gyn Obstet Vol 146
Söderström A, Du Priest R, Cowley A (1980) Falls of peritoneal lavage in blunt abdominal trauma. Surgery Gyn Obstet Vol 151
Wehner W, Lohse F (1978) Erkennung lebensbedrohlicher Bauchverletzungen beim Bewußtlosen. Beitr Orthop Traumatol 25:3

Diskussion

Bergmann, Linz: Vielen Dank, Herr Pelinka. Es scheint angebracht die Diskussion nach dem Vortrag Moser zu führen. Ich darf daher zunächst Herrn Moser aus Linz bitten über die abdominelle Paracentese, Ergebnisse 1965 bis 1980, zu berichten.

Herr Pelinka, würden Sie sich dann noch für die Diskussion zur Verfügung halten.

Die abdominelle Paracentese – Ergebnisse 1965–1980

K.D. Moser und L. Dorninger

Unfallkrankenhaus Linz (Leiter: Prim. Dr. R. Streli), Blumauerplatz 1, A-4020 Linz

Kommt es infolge eines Unfalles zu einem stumpfen Bauchtrauma, so besteht wegen der Gefahr der intraabdominellen Blutung für den Verletzten eine akute, häufig eine akut lebensbedrohliche Gefahr. Nicht selten wird das Ausmaß einer derartigen Verletzung durch ein harmlos erscheinendes klinisches Zustandsbild verschleiert. Die alleinige klinische Diagnostik ist auch bei großer Erfahrung unzuverlässig. Der wichtigste Faktor für die Prognose einer intraabdominellen Verletzung ist deren rasche Diagnose und damit die rechtzeitige Indikation zur Operation. Die Diagnose sollte

1. ohne apparativen Aufwand
2. in kurzer Zeit
3. mit sicherem Ergebnis

erstellt werden können. Beim isolierten stumpfen Bauchtrauma ergibt sich die Diagnose meist aus den allgemeinen lokalen Veränderungen:

1. Abwehrspannung und Druckschmerz der Bauchdecke
2. Fehlen der Darmgeräusche
3. Flankendämpfung
4. Erbrechen, trockene Zunge
5. Schulterschmerz (rechts Leber, links Milz)
6. Abdomenleeraufnahme (Zukschwertsches Zeichen, Luftsichel).

Beim Bewußtseinsgestörten, Alkoholbeeinträchtigten oder mehrfach Verletzten ist ein Teil dieser Hinweise nicht prüfbar, bzw. es besteht nicht mehr die Zeit, um das Ergebnis einzelner Untersuchungen abzuwarten. Bei Thorax-, Becken- und Wirbelsäulenverletzungen ist es oft schwer, die Symptomatik dieser Verletzungen von den abdominellen Symptomen zu trennen. Da der Chirurg mit Zunahme der Mehrfachverletzungen immer häufiger mit solchen Situationen konfrontiert wird, sind in den letzten Jahren folgende diagnostische Maßnahmen vorgeschlagen worden:

1. Paracentese und Peritoneallavage
2. Probelaparotomie
3. Laparoskopie
4. Ultraschalluntersuchung
5. Szintigraphie
6. Angiographie
7. Computertomographie.

Die unter Punkt 3–7 genannten Untersuchungsmethoden erfordern Übung, eine spezielle Apparatur und mehrfaches Umlagern oder Verlegung des schwerverletzten Patienten z.B. zur Computertomographie, welche in den Unfallkrankenhäusern nicht vorhanden ist. Bei

Hefte zur Unfallheilkunde, Heft 156
Zusammengestellt von G. Schlag

durchschnittlich 20–30 Laparotomien jährlich kann nicht die entsprechende Übung zur Erzielung einer hohen diagnostischen Treffsicherheit mit dieser speziellen Diagnostik erreicht werden. Die Probelaparotomie lehnen wir ab, da dieser Befund als diagnostisches Hilfsmittel bei negativem Befund eine sicher schwere Beeinträchtigung des polytraumatisierten Patienten darstellt.

Die abdominelle Katheterparacentese, die von Schlag 1965 im Unfallkrankenhaus Linz eingeführt wurde, ist ein einfacher, von jedem Chirurgen beherrschbarer, wichtiger diagnostischer Behelf. Der instrumentelle Aufwand ist gering. Ein Trokar ϕ 4 mm, ein Redondrain ϕ 3 mm, Lokalanästhesie und ein Wundversorgungsset.

In Lokalanästhesie wird das Abdomen mit dem Trokar in dem Schnittpunkt einer Linie zwischen Spina iliaca anterior superior und Nabel mit dem lateralen Rectusstand punktiert. Die Punktion erfolgt in Richtung auf das kleine Becken, nur bei Beckenfrakturen nach proximal, da hierbei meist ein großes retroperitoneales Hämatom vorliegt. Bei Punktion eines retroperitonealen Hämatoms wäre das Ergebnis falsch positiv. Bei Querschnittgelähmten ist äußerste Vorsicht bei der Punktion geboten, weil hier die Bauchdeckenspannung fehlt. Der Obturator wird entfernt und das Redondrain in die Hülse des Trokars eingeführt. Falls sich kein Sekret oder Blut entleert, werden 500 ccm isotone Kochsalzlösung infundiert und danach langsam abgelassen. Bei blutiger Verfärbung der Spülflüssigkeit ist ebenfalls die Indikation zur Laparotomie gegeben. Das Drain wird 24 h bei negativen Ergebnissen belassen und dann entfernt. Ein negatives Ergebnis schließt eine intraabdominelle Verletzung nicht aus, ein positives Ergebnis stellt die Indikation zur Laparotomie dar.

Um die Treffsicherheit der abdominellen Katheterparacentese zu überprüfen, welche in der Literatur zwischen 75% und 95% angegeben wird, wurde diese Untersuchung durchgeführt.

Von 1965–1982 wurden im Unfallkrankenhaus Linz 350 Patienten wegen eines abdominellen Geschehens laparotomiert oder eine Paracentese durchgeführt (Tabelle 1). In 212 Fällen erfolgte die Laparotomie nach vorangegangener postiver Paracentese, 64mal wurde eine Laparatomie ohne Paracentese durchgeführt, hiervon 6mal mit negativem Ergebnis (Tabelle 2); 74mal zeigte die Paracentese einen negativen Befund und in keinem Fall mußte auch später laparotomiert werden (Tabelle 3). Von den 212 positiven Paracentesen waren 7 falsch positiv, d.s. 2,5%. Hierbei handelt es sich 3mal um eine Blutung aus der Bauchwand, welche nicht durchstochen war. Die Blutung stammte aus einer Verletzung der A. epigastrica. Dreimal lag die Katheterspitze in einem retroperitonealen Hämatom und 1mal bestand bei positiver Paracentese nur eine Sickerblutung aus dem Retroperitoneum. Somit belief sich die Treffsicherheit der retroperitonealen Katheterparacentese auf 97,5%, wobei hervorzuheben ist, daß keine einzige falsch negative Paracentese beobachtet werden konnte. Die allgemein beschriebenen Komplikationen, wie Anstechen einer Darmschlinge, Verletzung großer Gefäße etc. wurden in unserem Krankengut in einem Falle beobachtet.

Tabelle 1. UHK Linz 1965–1982 (n = 350)

212	Paracentese + Laparotomie
74	Paracentese ohne Laparotomie
64	Laparotomie ohne Paracentese

Tabelle 2. Treffsicherheit der Paracentese (n = 286)

205	Positiv
7	Falsch positiv
74	Negativ
0	Falsch negativ

Tabelle 3. Falsch positive Paracentesen (n = 7)

3	Blutungen aus der Bauchwand
3.	Retroperitoneale Lage des Drains
1	Sickerblutung aus dem Peritoneum

In den Tabellen 4 und 5 sehen Sie aufgeschlüsselt den Verletzungsmechanismus und die bei der Laparatomie gefundenen intraabdominellen Verletzungen. Bei den Begleitverletzungen steht an 1. Stelle das Thoraxtrauma gefolgt von Schädelhirnverletzungen, sowie Verletzungen des Beckens und der Wirbelsäule.

Aufgrund eigener Erfahrungen und dem Hinweis auf das Schrifttum empfehlen wir die abdominelle Katheterparacentese guten Gewissens, insbesondere wegen ihrer Einfachheit und der hohen Treffsicherheit von 97,5%.

Tabelle 4. Verletzungsmechanismus

Pkw	140
Motorrad	69
Absturz	88
Einklemmung	38
Schlag	15

Tabelle 5. Verletzungen der intraabdominellen Organe

Milz	170	Harnblase	12
Leber	63	Niere	9
Pankreas	15	V. iliaca	3
Dünndarm	57	Harnröhre	6
Mesenterium	45	Magen	9
Dickdarm	12	A. mes. inf.	3
Zwerchfell	15	Taenien	9

Literatur

1. Baltensweiler J (1973) Diagnostik intraabdominaler Blutungen beim Bewußtlosen. Chir Praxis 17:429
2. Guernsey IM, Ganchrow MI: Diagnostric laparatomy in the patient with multiple injuries. J Trauma 15:1053
3. Kern E, Klaue P (1975) Diagnose und Operationsindikation beim stumpfen Bauchtrauma. Dtsch Med Wschr 100:660
4. Povacz F (1971) Persönliche Mitteilung
5. Schlag G (1967) Abdominelle Katheterparazenthese beim stumpfen Bauchtrauma. Act Chir 1:17

Diskussion

Bergmann, Linz: Ich bitte jetzt um Wortmeldungen zu den beiden Referaten.

Povacz, Wels: Ich möchte Herrn Moser noch ergänzen. Einige der Paracentesen, über die hier beriehtetet wurden, habe ich noch in Linz gemacht und es war schon eine abdominelle Verletzung durch die Paracentese in dem Material, und zwar habe ich selber bei einer Nierenruptur, in der Annahme einer zusätzlichen Bauchverletzung, eine Paracentese durchgeführt und durch den Dickdarm direkt in das Nierenlager hineingestochen und es kam dann arterielles Blut im Schwall heraus. Es mußte laparotomiert werden, das Drain wurde zurückgezogen und die zweimalige Durchstechung des Dickdarms wurde übernäht. Später wurde die Niere entfernt. Es hat sich keinerlei Komplikation daraus entwickelt.

Helms, Landshut: Ich hätte eine Frage an Herrn Pelinka. Er hat in seiner Dringlichkeitsstufe das Sonogramm nach der Paracentese gestellt. Ist diese Dringlichkeit in der Reihenfolge noch gegeben, wenn man bedenkt, daß das Sonogramm erstens komplikationslos ist, zweitens, daß ich dort subcapsuläre Blutungen früher erkennen, die ich mit der Paracentese natürlich nicht erkenne und wenn ich sie erkannt habe, den Patienten natürlich intensiver überwachen kann? Der dritte Vorteil des Sonogramms – ich kann dem Operateur halt recht frühzeitig sagen wo vermutlich die Blutungsquelle ist; das heißt, daß er entsprechend seine Laparotomie beginnen kann. Hat unter diesen Gesichtspunkten nicht das Sonogramm heute die Stellung der Paracentese einzunehmen?

Pelinka, Wien: Wir haben kein Sonogramm, daher ist bei uns die Reihenfolge zuerst die Paracentese. Das negative Sonogramm, soviel ich aus der Literatur entnehmen konnte, ist nicht aussagekräftig, sondern einzig und allein das positive Sonogramm beweist, währenddem bei der Paracentese ja doch – auch die negative Paracentese – durch Peritoneallavage weiter abgeklärt werden kann (laborchemisch).

Daher glaube ich, daß bei vorhandenem Sonogramm sicherlich dieses an und für sich auch eine ausgezeichnete Methode ist. Bei uns hat sich die Paracentese mit anschließender Peritoneallavage so bewährt, daß ich sie jedoch an erste Stelle setzen würde.

Beck, Feldkirch: Wir verwenden die Sonographie, haben aber bei den oft unvorbereiteten Patienten beträchtliche Schwierigkeiten wegen der Gasansammlung im Oberbauch. Ich glaube, dort ist die Paracentese immer noch gerechtfertigt.

Poigenfürst, Wien: Man darf bei dieser Situation nicht vergessen, daß es sich sehr oft um Polytraumatisierte handelt und dabei ist die peritoneale Lavage und die Paracentese natürlich ein zeitgewinnender Untersuchungsweg, bei dem man bei der Akutversorgung zum Beispiel einer Schädelverletzung, sich gleichzeitig eine Information über das Abdomen verschaffen kann.

Tscherne, Hannover: Ich glaube, man sollte sich daran erinnern, und vor allem unsere jungen Mitarbeiter wissen das nicht mehr, daß die Diagnostik der intraabdominellen Verletzungen bis vor wenigen Jahren doch viele Probleme aufgeworfen hat und daß wir mit den neuen Untersuchungen heute ganz andere Ergebnisse erzielen können. Die Bauchverletzung, auch im Rahmen eines Polytraumas, spielt heute eigentlich aus unserer Sicht im Rahmen des Verletzungsmusters die geringste Rolle. Wenn man jetzt Stellung zur Lavage und Sonographie nimmt, ist es so, daß die Lavage natürlich in der Hand des Unfallchirurgen ein äußerst beliebtes und geübtes Verfahren ist und wir einfach mit der Sonographie noch zu wenig Erfahrung haben. Ich bin aber auch der Meinung, daß die Sonographie die Lavage wahrscheinlich zunehmend verdrängen wird, weil es einfach ein nicht invasiver Eingriff ist. Denken wir zum Beispiel an Kinder. Da ist es wesentlich einfacher mit der Sonographie zu arbeiten, aber man muß ganz klar sagen: Wieso haben wir sie nicht an erster Stelle? Wir haben noch zu wenig Erfahrung!

Bergmann, Linz: Herr Pelinka, Sie haben bei den laborchemischen Untersuchungen der Erythrocyten, Leukocyten, usw., nicht das Hämoglobin genannt. Wäre es denkbar, daß durch Hämoglobinmessungen in der Lavageflüssigkeit eine weitere Steigerung der Empfindlichkeit zustande kommen könnte im Vergleich zum direkten Erythrocytennachweis? Sie müssen natürlich hämolysieren, aber das kann man ja dann berechnen.

Pelinka, Wien: Dazu habe ich keine eigenen Erfahrungen, aber soweit ich eben vorwiegend aus der amerikanischen Literatur entnehmen konnte, wurden die verschiedensten Parameter überprüft. Man hat sich dann letztlich, und das waren eben besonders Alyono und Perry, auf Zählung der Erythrocyten und Leukocyten geeinigt, weil das eine sehr einfache Methode ist. Das kann in der Zählkammer von jeder Laborassistentin gemacht werden und geht auch sehr schnell.

Böhler, Wien: Wir haben als Ergänzung dazu auch noch die Amylase bei Pankresverletzungen gemacht.

Reschauer, Graz: Ich wollte Herrn Moser fragen: Wieviele Ihrer Patienten hatten bereits vor dieser Paracentese eine Laparotomie und haben Sie nicht gesehen oder sind Sie nicht der Meinung, daß bei Vorliegen einer Laparotomie oder mehrerer Laparotomien vor dem Trauma, die Komplikationsrate doch etwas höher liegt und Sie sind vielleicht in Ihrer Indikationsstellung dann etwas differenzierter?

Moser, Linz: Das waren ungefähr 10% der Patienten, die vorher eine Laparotomie gehabt haben und bei diesen ist die Einstichstelle entfernt von der Laparotomienarbe durchgeführt worden.

Bergmann, Linz: Weitere Bemerkungen? Völlige Einigkeit? – Gut.

Angiographie
(Leitung: J. Böhler, H. Bergmann)

Angiographie der Beckenregion bei Beckenfrakturen und Schock

T. Gaudernak und H. Pelinka

Unfallkrankenhaus Lorenz Böhler, Donaueschingenstraße 13, A-1200 Wien

Hämatome bei Beckenfrakturen entstehen in den meisten Fällen durch Blutungen aus dem spongiösen Beckenknochen und werden in der Regel durch die umgebenden Weichteile rasch tamponiert. Nur selten ist daher eine Beckenfraktur durch einen schweren Schockzustand kompliziert.

Andererseits kann die Zerreißung einer Arterie oder Vene im Bereiche des kleinen Beckens schwere retroperitoneale Blutverluste mit hämorrhagischem Schockzustand nach sich ziehen. Eine Selbsttamponade dieser Blutungen kommt erst nach einem erheblichen Verlust und riesigen Hämatommassen mit allen ihren Nebenwirkungen zustande.

Ein blindes chirurgisches Vorgehen mit dem Ziel einer Ligatur der A. iliaca interna führt durch das Aufheben der Tamponade meist zu einer sehr heftigen Blutung und wegen der Schwierigkeit, die Blutungsquelle rasch zu lokalisieren, gelingt es selten die Blutung definitiv zu versorgen.

Zur Anatomie (Abb. 1)
In der Gefäß-Nerven-Straße des kleinen Beckens liegen wichtige Gebilde knapp nebeneinander, wodurch die chirurgische Übersicht noch dazu bei Blutungen sehr erschwert ist. Hauptblutungsquellen sind Äste der A. iliac. int. und hier in erster Linie die A. glutea sup., die im Foramen suprapiriforme von dislocierten Knochenkanten verletzt wird. Genauso gefährdet sind natürlich die Venen, die aber wegen ihres geringen Druckes keinen so großen Blutverlust zur Folge haben. Ist die Fascia pelvis parietalis zerrissen, so findet die Blutung im lockeren Bindegewebe des spatium paravesicale kaum Widerstand. Mehrere

Hefte zur Unfallheilkunde, Heft 156
Zusammengestellt von G. Schlag

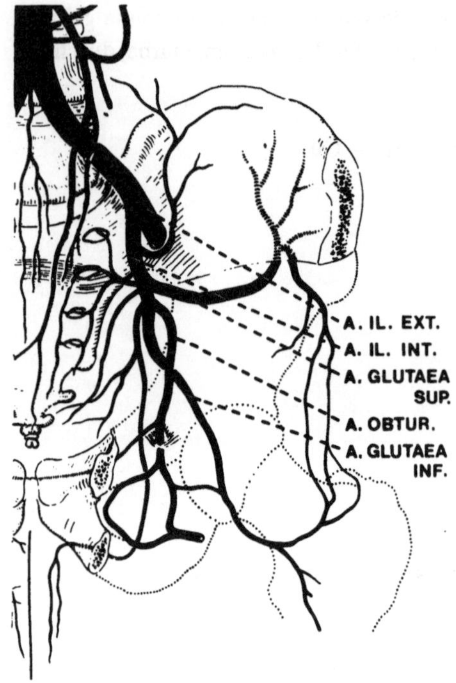

Abb. 1. Blutungsquellen bei schweren Beckenfrakturen sind in erster Linie Äste der Arteria iliaca interna, insbesondere die A. glutea superior, die A. obturatoria und seltener die A. glutea inferior

Liter Blut können in diesen Bindegewebsraum verloren gehen. Die zentral gelegene Harnblase wird dadurch von den Seiten her eingedrückt.

Nur selten ist das Peritoneum zerrissen, eine Peritoneallavage kann allerdings durch leichte Sickerblutungen schwach positiv sein.

Diagnostische Abklärung

Besteht der Verdacht, daß ein hämorrhagischer Schockzustand durch eine Blutung in das kleine Becken entstanden ist, so führen wir nach der Paracentese eine Blasenfüllung durch. Die Verdrängung der Blase beweist ein paravesicales Hämatom durch eine meist arterielle Wühlblutung bei Zerreißung der Fascia pelvis (Abb. 2). In solchen Fällen halten wir die diagnostische Angiographie der Beckenetage für angezeigt. Die Untersuchung erfolgt durch Gegenstromangiographie von der Leiste aus oder besser durch Kathetertechnik. Eine Röntgendurchleuchtungskette und ein Blattfilmwechsler sind unerläßlich. Da geringe Kontrastmittelaustritte in der arteriellen Phase leicht zu übersehen sind, müssen auch Spätaufnahmen gemacht werden.

Mit der Feststellung eines retroperitonealen Hämatoms, man könnte das wahrscheinlich besser mit einer Sonographie machen, sind aber die Möglichkeiten der angiographischen Technik nicht erschöpft. Es gelingt mit entsprechenden Kathetern das gerissene Gefäß selektiv darzustellen und zu embolisieren.

Der Vorteil dieser Methode besteht darin, daß eine Eröffnung des Hämatoms mit all den daraus entstehenden Komplikationen nicht erforderlich ist, daß die Operation in

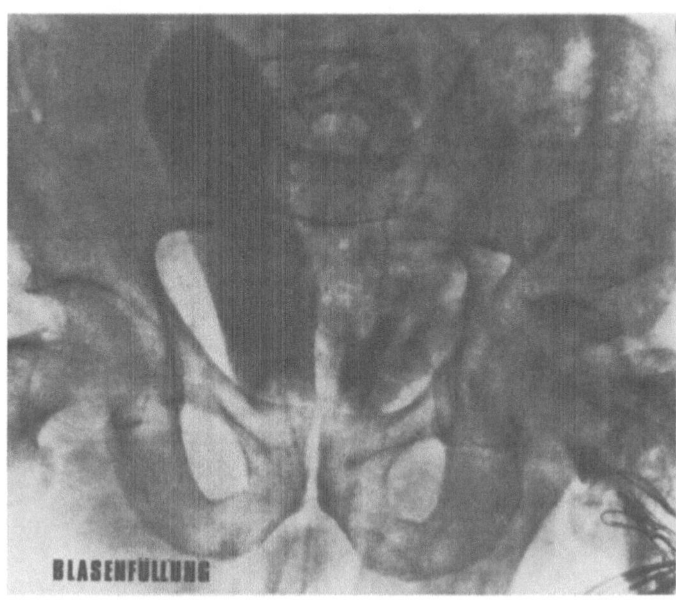

Abb. 2. Die Kontrastmittelfüllung der Blase zeigt das mächtige Hämatom durch eine arterielle Wühlblutung aus der linken A. glutea superior bei zentraler Hüftluxationsfraktur auf der linken Seite

Lokalanästhesie an der Arterienpunktionsstelle durchgeführt werden kann und weiters, daß der Effekt des Eingriffes, nämlich der Verschluß des blutenden Gefäßes sofort angiographisch erfaßt werden kann. Es ist uns bisher in zwei Fällen gelungen arterielle Blutungen im kleinen Becken angiographisch zu lokalisieren und die Blutung durch Embolisierung zu stillen.

Fallbeispiel (Abb. 3 u. 4)
Ein 61jähriges Mann wird als Fußgänger von einem Pkw niedergestossen und erleidet eine schwere Beckenfraktur. Anfänglich stabile Kreislaufverhältnisse. In den nächsten Stunden Verschlechterung der Kreislaufsituation und wegen Verdacht auf intraabdominelle Blutung wird eine Paracentese durchgeführt. Es findet sich keine Blutung in der Bauchhöhle. Eine Blasenfüllung zeigt eine mächtige Verdrängung der Blase, weshalb eine Übersichtsangiographie der Beckenetage und eine Phlebographie durchgeführt wird. Die A. glutea sup. zeigt eine Ruptur in Höhe des Frakturspaltes mit Kontrastmittelaustritt, auch am Phlebogramm ist eine beträchtliche Blutung aus dem Frakturspalt zu erkennen. Da sich der Zustand des Patienten trotz Infusionstherapie nicht wesentlich bessert, wird die A. glutea sup. mit einem Katheter selektiv aufgesucht und das Gefäß mit Muskelbrei aufgefüllt. Eine Kontrollangiographie zeigt den selektiven Verschluß des Gefäßes, die Blutung ist behoben. Der Patient hat sich in der Folge gut erholt und 3 Monate später das Krankenhaus verlassen.

Hämatome im kleinen Becken können vor allem bei schlechter Kreislaufsituation zu einer erheblichen Kompression der Beckenvenen mit entsprechenden Stauungszeichen in der Extremität führen. Eine phlebographische Untersuchung ist vor allem dann indiciert, wenn sich Zeichen einer akuten Beckenvenenkompression oder Thrombose einstellen. Wir bevorzugen in diesen Fällen die transossäre Phlebographie über das Trochantermassiv.

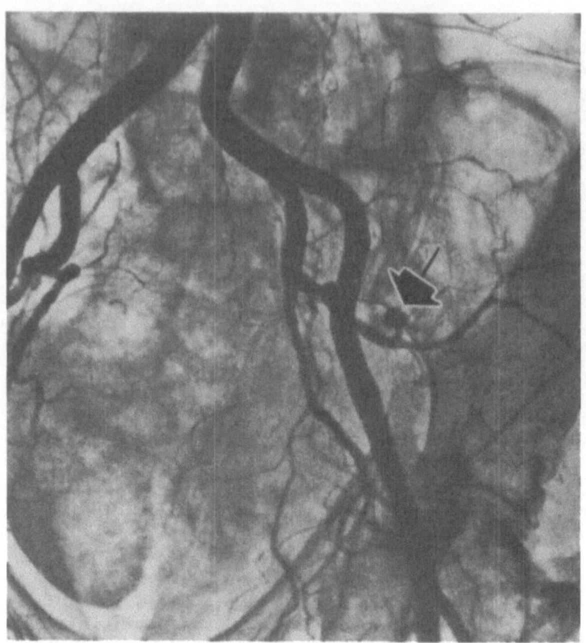

Abb. 3. Verschlechterung der Kreislaufsituation bei einem 61jährigen Patienten mit einem schweren Beckenbruch. Das Angiogramm zeigt einen Kontrasmittelaustritt aus der linken A. glutea superior, die Gefäße durch Hämatom abgedrängt

Fallbeispiel (Abb. 5): Beckenfraktur bei einem jungen Mann, der ebenfalls als Fußgänger von einem Pkw niedergestossen wurde. Neben einer Beckenfraktur besteht noch eine Bandzerreißung am Kniegelenk. Der bestehende hämorrhagische Schockzustand kann durch Transfusionen und Infusionen beherrscht werden, am nächsten Tag zunehmende Schmerzen und Schwellung mit Blauverfärbung des linken Beines. Unter Verdacht auf einen akuten Beckenvenenstau durch Hämatomdruck wird eine transossäre Phlebographie vom gleichseitigen Trochanter durchgeführt. Es läßt sich ein deutlicher Kontrastmittelaustritt aus dem Frakturbereich darstellen, eine Thrombose der Vene liegt nicht vor, jedoch eine erhebliche Kompression. Eine Angiographie ergab keinen Hinweis auf eine arterielle Blutung.

Die angiographische Untersuchung wird unerläßlich, wenn eine schwere Beckenfraktur durch einen Schockzustand und Extremitätenischämie kompliziert ist.

Fallbeispiel (Abb. 6): Ein 55jähriger Mann wird von einem PKW niedergestoßen und schwer schockiert eingeliefert. Es besteht keine massive Blutung nach außen, keine Blutung in den Brustkorb, die Paracentese ist negativ. Neben einem Schienbeinkopfbruch und einem Innenknöchelbruch sowie Rippenbrüchen, Schlüsselbeinbruch und Schulterverrenkung besteht eine zentrale Hüftgelenksluxationsfraktur mit starker Verschiebung des hinteren Pfeilers. Vorerst fehlende periphere Pulse. Im Laufe der nächsten Stunden wird eine Ischämie des linken Beines immer deutlicher. Eine aus diesem Grund durchgeführte Angiographie von der rechten Leiste her zeigt eine Thrombose der A. iliac. ext., eine Phlebographie einen massiven Kontrastmittelaustritt aus der V. iliac. ext.

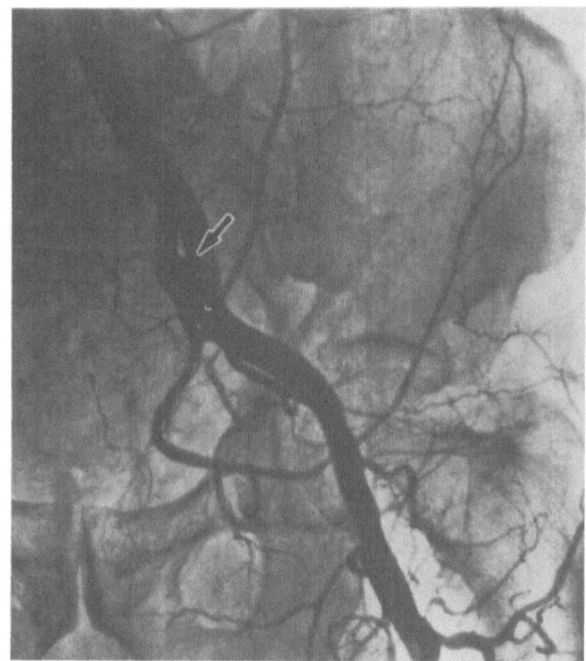

Abb. 4. Zeigt ein Angiogramm nach dem Verschluß der A. glutea superior (*Pfeil*) durch Auffüllen des Gefäßes mit Muskelbrei über einen selektiv eingeführten Katheter

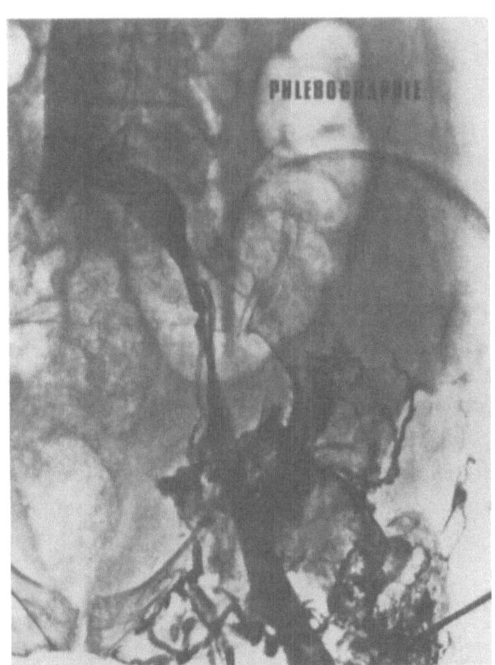

Abb. 5. Transossäre Phlebographie vom großen Rollhöcker aus: Kompression der Beckenvenen durch Frakturhämatom (Kontrastmittelaustritt im Frakturbereich), keine Thrombose

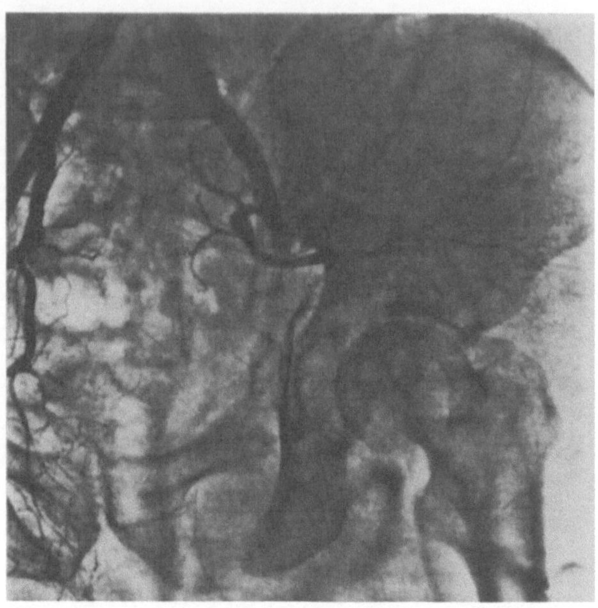

Abb. 6. 55jähriger Mann, Polytrauma, Beckenfraktur, Ischämie des linken Beines. Die Angiographie zeigt eine Thrombose der A. iliaca externa in Frakturhöhe. Bei der Operation fand sich eine Zerreißung der Vena iliaca externa, die Arterie war äußerlich intakt; nach gedeckter Thrombectomie gute Durchblutung des Beines

Bei der Operation wird die V. iliac. gezielt aufgesucht und genäht, das Hämatom ausgeräumt, die A. iliac. mit einem Fogarty-Katheter von der gleichen Leiste aus thrombektomiert. Die Durchblutung des Beines war gerettet. Wegen einer Schockniere mußte der Patient dann längere Zeit dialysiert werden.

Zusammenfassung

Bei Beckenfrakturen mit Blutungsschock und Extremitätenischämie ist die Angiographie zur Operationsplanung unerläßlich. Bei entsprechender angiographischer Technik besteht die Möglichkeit chirurgisch unbeeinflußbare Blutungen im kleinen Becken mit selektiver Darstellung zu verifizieren und die Blutung durch Embolisierung des Gefäßes zum Stillstand zu bringen, wie wir bei zwei Patienten eindrucksvoll erleben konnten.

Literatur

Barth KH, Kumar AJ, Kaufman SL, White RI jr (1980) Therapeutische Embolisationen im extrakraniellen Kopf- und Halsbereich mit einem neuen System abstoßbarer Silikonballone. Fortschr Röntgenstr 133:409

Carmignani G, Belgrano E, Puppo A, Cichero A, Gaboardi F, Quanttrini S, Giuliani L (1980) Die Embolisation der Arteria iliaca interna bei Karzinomen mit lebensbedrohlichen Blasenblutungen: Sofort- und Langzeitergebnisse. Fortschr Röntgenstr 132:75
Strecker EP, Kauffmann G, Gilsbach J, Bischoff W, Wenz W (1979) Indikation und Wert der Katheterverschlußbehandlung. Fortschr Röntgenstr 131:520
Thelen M, Brühl P (1978) Arterielle Katheter-Embolisation beim blutenden Blasen-Karzinom. Fortschr Röntgenstr 129:198
Wolf KJ (1978) Therapeutische Embolisation von Organarterien – Tierexperimentelle Untersuchungen, erste klinische Erfahrungen, Einführung eines neuen Embolisationsmaterials. Fortschr Röntgenstr 128:414
Wolf KJ (1979) Therapeutische Embolisation von Organarterien – Tierexperimentelle Untersuchungen, erste klinische Erfahrungen, Einführung eines neuen Embolisationsmaterials; Teil II. Fortschr Röntgenstr 131:511
Wolff KJ, Hipelli R, Haumer M (1979) Therapeutische Embolisation schwerer Blutungen aus der Prostataloge nach transurethraler Prostataresektion. Fortschr Röntgenstr 130: 366

Diskussion

Böhler, Wien: Ich danke Herrn Gaudernak. Vor allem für diese sehr schönen, demonstrativen Bilder.

Beck, Feldkirch: Die eben geschilderte Methode ist besonders elegant, wenn man zum Beispiel Hinweise für eine solche Verletzung hat, etwa bei einer Beckenfraktur. Ich habe vor kurzem zwei Fälle operiert, auch mit massivem Retroperitonealhämatom, wo kein Hinweis, gar keine Fraktur, vorhanden war. Das eine war eine Schrotschußverletzung, auch mit Verletzung der A. glutea cranialis und das zweite, ein junger Mann, dem eine Torstange auf den Rücken gefallen ist, mit massivem Retroperitonealhämatom und auch umschriebener Verletzung dieser Gefäße, die dann ligiert werden konnten. Hätte man Hinweise, daß eine solche Verletzung vorliegt, hätte man das natürlich viel eleganter machen können. Aber leider kann das auch passieren ohne Hinweise.

Böhler, Wien: Wobei die Schwierigkeit bei der offenen Freilegung ist, daß manchmal die Blutungsquelle nicht zu finden ist, sondern daß man sich nur in einem Schwall von Blut befindet, der immer größer wird.

Diagnostische Wertigkeit der Sonographie im Schock

M. Aufschnaiter und H. Kofler

II. Chirurgische Univ.-Klinik (Vorstand: Prof. Dr. E. Bodner), Anichstraße 35, A-6020 Innsbruck

Bei jedem schockierten, schwerverletzten Patienten stellt sich die Frage, ob eine Blutung im Abdomen oder Thorax als Ursache des bedrohlichen Zustandes anzusehen ist. An der II. Universitätsklinik für Chirurgie in Innsbruck wird zur Beantwortung dieser Frage routinemäßig die Sonographie – und zwar vom Chirurgen selbst – vorgenommen.

Material und Methode

Von April 1980 bis August 1982 wurde an 168 Patienten mit stumpfem Bauch- und Thoraxtrauma die Sonographie zur Akutdiagnostik eingesetzt. Die Untersuchung umfaßt die Beurteilung der Bauchhöhle, des Retroperitoneums, der Pleurahöhlen sowie des Perikards und – durch das Herz als akustische Vorlaufstrecke hindurch – das Mediastinum mit der Aorta descendens vom Aortenbogen nach distal. Die Kontrolle des sonographischen Befundes erfolgte anhand von Operation, Obduktion, weitergehenden Untersuchungsverfahren sowie am klinischen Verlauf.

Ergebnisse

Die Ergebnisse sind in Tabelle 1 dargestellt. Hier ist die sonographische Diagnose der jeweiligen Abschlußdiagnose gegenübergestellt. Wie daraus hervorgeht, konnte – abgesehen von zwei Fällen – bei allen Verletzten eine klinisch relevante Blutung nachgewiesen oder mit Sicherheit ausgeschlossen werden. Bei einem Patienten gelang wegen eines über den gesamten Stamm ausgebreiteten Hautemphysems bei Rippenserienfraktur die Untersuchung aus physikalisch-technischen Gründen nicht, in einem weiteren Fall konnt der noch wenig erfahrene Untersucher keine bindende Aussage machen. Lediglich bei diesen zwei Patienten mußten wir zusätzlich zur Sonographie noch die Peritoneallavage vornehmen.

Diskussion

Das Prinzip des sonographischen Blutungsnachweises beruht auf dem Nachweis von pathologischen Flüssigkeitsansammlungen in Pleurahöhlen, Perikard sowie in der Peritonealhöhle

Hefte zur Unfallheilkunde, Heft 156
Zusammengestellt von G. Schlag

Tabelle 1. Ergebnisse der Sonographie bei 168 Patienten

Sono-Diagnose	Anzahl	Abschlußdiagnose
„Klinisch relevante Blutung"		
Nein	110	Keine operationsbedürftige Verletzung
Ja (zudem 4mal Milzruptur, 2mal Leberruptur direkt nachgewiesen)	32	Ruptur von: Milz (19), Leber (10), Darm (3), Zwerchfell (3)
Retroperitoneales Hämatom	13	Nicht revisionsbedürftig (7) Nierenruptur (6)
Pleuraerguß	8	Hämatothorax bei Rippenfraktur
Leberkontusion	4	Leberkontusion
Zentrale Leberruptur	1	Zentrale Leberruptur mit Bilhämie
Perikardtamponade	1	Herzohrruptur
Mediastinales Hämatom	1	Aortenruptur
Keine Aussage	2	Leberruptur (1), Keine Operationsbedürftige Verletzung (1)

und im Retroperitoneum als *indirektem* Verletzungszeichen. Der *direkte* Nachweis der Organverletzung selbst gelingt hingegen nur selten, ist aber für die Indikationsstellung zur Notoperation beim schockierten Patienten von untergeordneter Bedeutung. Eine Blutung in die freie Bauchhöhle läßt sich – abhängig von Lokalisation und Körpergewicht – schon ab einer Menge von 30–300 ml nachweisen. Dies gelingt am frühesten rechts subhepatisch (Abb. 1), links subphrenisch um die Milz herum sowie im Douglasschen Raum. Flüssiges Blut ist echolos, Coagel hingegen weisen ein echoreiches, solid erscheinendes Muster auf.

In Tabelle 2 sind die wesentlichen Eigenschaften von Sonographie und Peritoneallavage einander gegenübergestellt. Als „klinisch relevant" bezeichnen wir eine Blutung, die unabhängig von der Schwere der Organverletzung selbst, durch ihre Menge – oder insbesondere Lokalisation wie etwa im Herzbeutel (Abb. 2) – hämodynamisch wirksam ist und eine dringliche Therapie erfordert.

Hervorzuheben ist, daß die Sonographie im Gegensatz zur Peritoneallavage auch die Beurteilung von Retroperitoneum, Pleurahöhlen, Perikard und Aorta erlaubt. Die Ultraschalluntersuchung erfolgt mit einem leicht transportablen Real-time-Gerät im Schockraum der Unfallambulanz im Anschluß an die klinische Untersuchung. Der Zeitaufwand beträgt je nach Fragestellung und Untersuchungsbedingungen zwei bis fünf Minuten. Es ist besonders darauf hinzuweisen, daß notfallmedizinische Maßnahmen nicht unterbrochen werden müssen.

Die Sonographie hat sich an unserer Klinik als ein vielseitiges und bei einschlägiger Erfahrung des Untersuchers sehr verläßliches diagnostisches Hilfsmittel zur Beurteilung des schockierten Unfallpatienten erwiesen [1].

Dies deckt sich auch bei der Erfahrung anderer Autoren [2, 3]. Die frühzeitige und routinemäßige Ultraschalluntersuchung erlaubt es, mit großer Zuverlässigkeit eine Blutung in Abdomen und Thorax als Ursache des Schockzustandes nachzuweisen, oder – was schließlich nicht minder wichtig ist – auszuschließen.

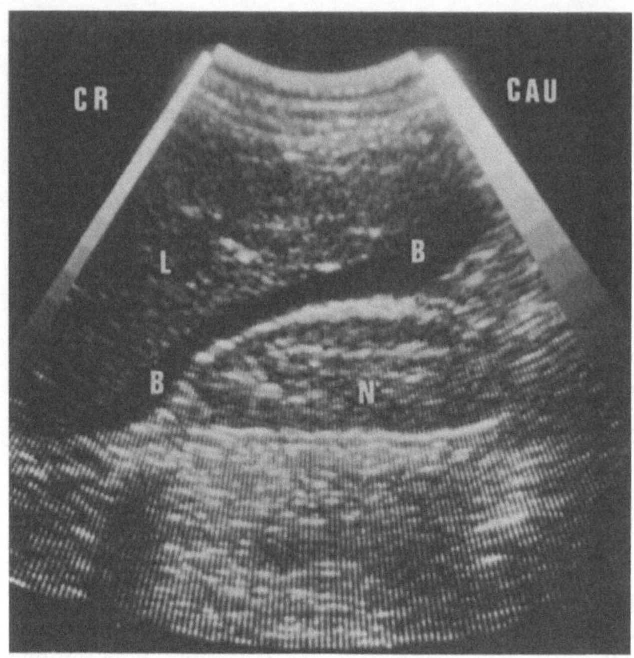

Abb. 1. Längsschnitt im rechten Oberbauch. Hämaskos (1 600 ml) bei Milzruptur. Blut (*B*) zwischen Leber (*L*) und Retroperitoneum mit rechter Niere (*N*). *H* = cranial; *F* = caudal

Zusammenfassung

Am Krankengut von 168 stumpfen Bauch- und Thoraxtraumen wird die diagnostische Wertigkeit der Sonographie aufgezeigt, um – insbesondere beim schockierten Unfallpatienten – eine klinisch relevante Blutung in Abdomen und Thorax nachzuweisen oder

Tabelle 2

	Sonographie	Peritoneallavage
Verfügbarkeit	begrenzt	unbegrenzt
Generell anwendbar	ja	nein
Patientenbelastung	0	+
Risiko	0	+
Empfindlichkeit	geringer	größer
Klinisch relevante Blutung	+	+
Magen-Darmverletzung	(+)	+
Direkter Verletzungsnachweis	(+)	–
Retroperitoneum	+	–
Pleurahöhle	+	–
Perikard	+	–
Aorta	+	–

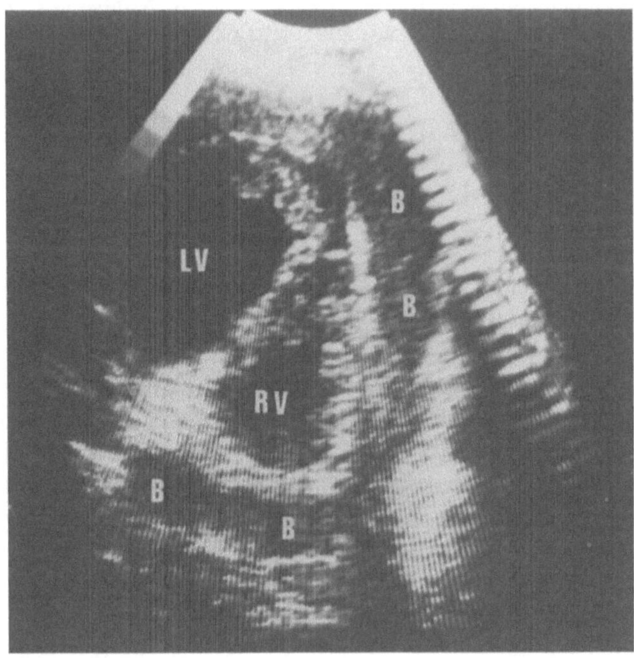

Abb. 2. Querschnitt im 4. ICR links parasternal. Perikardtamponade bei Herzohrruptur. Das Herz is von Blut (*B*) umgeben. *LV* = linker Ventrikel; *RV* = rechter Ventrikel

auszuschließen. In 166 Fällen erfolgte eine korrekte sonographische Beruteilung. Zweimal konnte keine Aussage gemacht werden. Diagnostische Möglichkeiten und Grenzen der Ultraschalluntersuchung werden in Gegenüberstellung zur Peritoneallavage erörtert.

Summary

The diagnostic value of sonography for the detection of relevant intraabdominal or intrathoracic hemorrhage, especially in polytraumatized patients, is shown in a series of 168 emergency patients. In 166 cases sonography led to a correct diagnosis, 2 times sonographic diagnosis was not possible. Advantages and limits of ultrasonography are discussed in comparison with diagnostic peritoneal lavage.

Literatur

1. Aufschnaiter M, Kofler H (1982) Sonographische Akutdiagnostik beim Polytrauma. Akt Traumatol 12 (im Druck)
2. Eggemann F, Waldthaler A (1981) Das stumpfe Bauchtrauma: Diagnostik durch Realtime-Sonographie. Ultraschalldiagnostik 1981, 3-Ländertreffen Graz. Thieme, Stuttgart New York

3. Hauenstein KH, Billmann P, Wimmer B, Nöldge G (1981) Wertigkeit der Sonographie beim stumpfen Bauchtrauma. Ultraschalldiagnostik 1918, 3-Ländertreffen Graz. Thieme, Stuttgart New York

Diskussion

Böhler, Wien: Ich danke Herrn Aufschnaiter für diese schöne Demonstration mit den eindrucksvollen Bildern.

Bergmann, Linz: Das soll jetzt kein Glaubensbekenntnis sein, was ich sage, aber ich möchte doch darauf hinweisen, daß sich die Sonographie in den letzten Jahren so exzessiv qualitativ und quantitativ entwickelt hat, daß man daran denken sollte, wenn man schon dezentral sonographiert, die entsprechenden Erfahrungswerte aus einem Teilgebiet heraus hochstellt und entsprechende Anforderungen an den Sonographierenden stellt. Man geht heute häufig sehr leichtfertig mit der Sonographie um, übergetitelt „Apparat hingestellt, keine Strahlenbelastung, wunderbar, man kann alles damit machen". Diese Aussagekraft des Sonographierenden ist eine Funktion seiner Erfahrung. Letztlich wird es mit der Sonographie wahrscheinlich ähnlich wie mit der Röntgenologie sein, daß eine Zentralisierung nicht zu vermeiden sein wird.

Aufschnaiter, Innsbruck: Das bessere Ergebnis bringt zweifellos die Sonographie in strikter Verbindung mit der Klinik. Ich komme aus der Allgemeinchirurgie. Wir untersuchen unsere Patienten selbst und das Ergebnis ist sicher besser. Das kann ich aus eigener Erfahrung sagen.

Böhler, Wien: Das gleiche Argument trifft aber auch für die Röntgenuntersuchung zu. Es sollte auch der Kliniker das Röntgenbild beurteilen und nicht der Röntgenologe, der den Patienten eigentlich nicht kennt.

Wagner, Wien: Wie hoch sind die Anschaffungskosten des mobilen Gerätes, das Sie im Schockzimmer verwenden?

Aufschnaiter, Innsbruck: Die Anschaffungskosten liegen etwa ab öS 200.000,-- aufwärts, wobei gute Real-time-Geräte, und es kommen eigentlich nur diese Geräte in Frage, weil diese leicht transportabel sind und eine schnelle Untersuchungstechnik erlauben, preislich etwa im Schnitt so zwischen öS 300.000,-- und öS 400.000,-- liegen. Es kommt natürlich auch auf die Qualität an.

Differentialdiagnose der akuten Compressio cerebri

O. Schröttner[1], R. Reschauer[2] und H. Tritthart[1]

[1] Universitätsklinik für Neurochirurgie (Vorstand: Univ.-Prof. Dr. F. Heppner), Auenbruggerplatz, A-8036 Graz
[2] Department für Unfallchirurgie (Leiter: Prof. Dr. R. Szyszkowitz) der Chirurgischen Univ.-Klinik (Vorstand: o.Univ.-Prof. Dr. J. Kraft-Kinz), Auenbruggerplatz, A-8036 Graz

Einleitung

Zunehmende Bewußtseinstrübung beim Schädelhirntrauma ist ein Notfall. Die Ursachen der Bewußtseinstrübung können extra- oder intrakraniell sein. Fragen der Überlagerung der Bewußtseinsstörung durch Sedierung, diabetisches Koma, Hypoxie oder Hypotension müssen rasch und automatisch abgehandelt werden. Bei mangelnder Erklärung des Komas durch extrakranielle Faktoren ist steigender intrakranieller Druck auf Basis eines intrakraniellen Hämatoms oder eines Hirnödems anzunehmen.

Differentialdiagnostik der akuten Compressio cerebri

Die Druckwirkung auf den Hirnstamm kann rostrocaudal durch ein Subdural-, Epidural oder intracerebrales Hämatom sowie durch ein Hirnödem erfolgen oder direkt durch subdurales oder epidurales Hämatom der hinteren Schädelgrube.

Das Kardinalsymptom der Compressio cerebri ist die Bewußtseinsstörung, die sich als Bewußtseinstrübung oder als Bewußtlosigkeit äußert [2].

Die Einschätzung der Bewußtseinslage muß sofort, präzis und einfach erfolgen. Der nächste Schritt ist eine rasche, relevante und automatisch neurologische Untersuchung – man orientiert sich hier am besten an Neuroanatomischen Syndromen beim Koma [5], d.h.: der in rostrocaudaler Richtung auf den Hirnstamm wirkende Druck beginnt klinisch mit Bewußtseinstrübung beim diencephalen Syndrom und endet bei der medullären Kompression im tiefen cerebralen Koma mit schlaffen areflektorischen Extremitäten. Das bekannteste Stadium der Hirnstammeinklemmung ist das Mittelhirnsyndrom mit Beuge- oder Strecksynergismen auf Schmerzreize und weiten, auf Licht nicht reagierenden Pupillen, sowie irregulärer Atmung. Eine Variante des Mittelhirnsyndroms ist die Uncusherniation, das ist die Einklemmung mediobasaler Schläfenlappenanteile ins Tentorium, mit klinisch einseitiger Oculomotorisparese und kontralateraler Hemiparese.

CT oder cerebrale Angiographie sind als weitere Untersuchungsmöglichkeiten meist vorhanden und geben Aufklärung über die intrakranielle Situation. Beim intrakraniellen Hämatom wird zunächst einseitig trepaniert und der Cortex hinsichtlich eines Hirnödems beurteilt. Bei normalen intrakraniellen Druckverhältnissen bleibt es bei der einseitigen Trepanation. Zeigt sich jedoch ein Entlastungsödem in der Trepanationslücke, so muß über eine externe Ventrikeldrainage der intrakranielle Druck laufend kontrolliert werden: steigt er auf Werte um 40 mm Hg ist die Indikation zur bitemporalen Entlastungstrepanation gegeben [1] (Tabelle 1).

Hefte zur Unfallheilkunde, Heft 156
Zusammengestellt von G. Schlag

Tabelle 1. Differentialdiagnose der akuten Compressio cerebri beim diencephalen Syndrom und bei der Uncusherniation

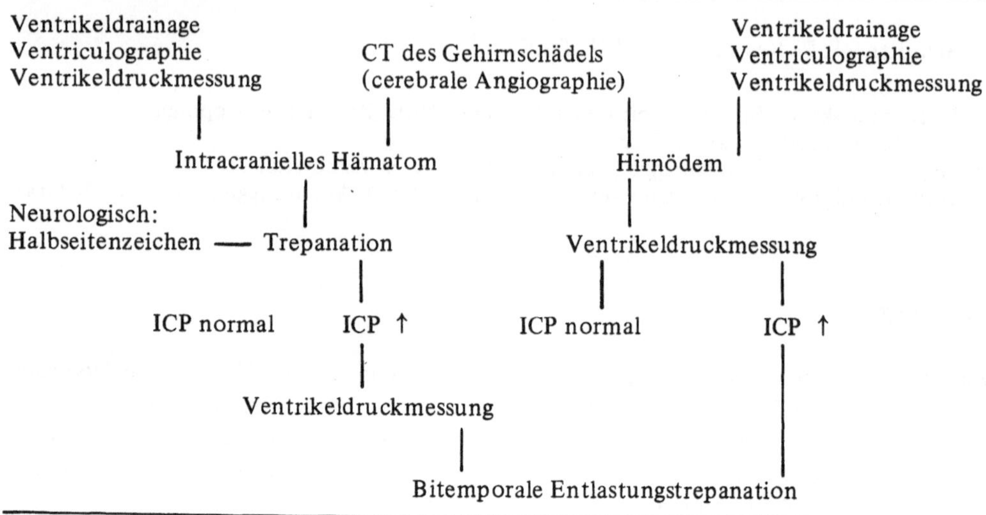

Steht kein CT oder keine cerebrale Angiographie zur Verfügung so wird man auf Grund neurologischer Halbseitenzeichen trepanieren und bei erhöhtem Hirnödem eine Ventrikeldruckverlaufskontolle vornehmen.

Fehlen auch Seitenhinweise für die intrakranielle Blutung und stehen CT und Angiographie nicht zur Verfügung, so wird primär über eine externe Ventrikeldrainage mit positivem Kontrastmittel oder mit Luft ventriculographiert. Zeigt das Röntgenogramm Verdrängung eines Seitenventrikels bzw. Massenverschiebung, so wird man auch hier die intrakranielle Blutung entleeren und via liegendem Ventrikeldrain die intrakraniellen Druckverhältnisse in ihrem Verlauf kontrollieren.

Zeigen CT oder Ventriculographie ein Hirnödem so sollte auch hier auf jeden Fall der intrakranielle Druck durch ein externes Ventrikeldrain kontinuierlich kontrolliert werden. Unsere Beobachtungen haben nämlich gezeigt, daß vom Aussehen des Ventrikelsystems im supratentoriellen Raum (enge oder weite Ventrikel) kein Rückschluß auf die Höhe des intrakraniellen Drucks gestellt werden darf [4]. Auch von den klinischen Symptomen des Patienten kann man nicht immer auf die Höhe des intrakraniellen Drucks rückschließen. Eindeutige Herniationszeichen wie Streckspasmen, irreguläre Atmung, diencephale Dysregulation gehen zwar meist mit hohen intrakraniellen Druckwerten und einer Compressio cerebri einher, aber es können durchaus die selben Symptome bei weitgehend normalem intrakraniellen Druck auftreten [1].

Zeigen sich bei der kontinuierlichen Druckmessung intrakranielle Druckwerte um 30 mm Hg, so sollte mit der bitemporalen Entlastungstrepanation nicht gezögert werden. Jede geringe weitere intrakranielle Volumszunahme führt auf Grund der exponentiell rasch ansteigenden Druck-Volumskurve zu exzessivem Schädelinnendruck und bedingt dann das Stadium der anhaltenden und irreversiblen Inkompensation: dann wäre eine bitemporale Entlastungstrepanation nicht mehr zielführend [3].

Aus diesem Grund führen wir bei ersten Zeichen der Mittelhirnkompression die bitemporale Entlastungstrepanation durch und legen auch zur nachfolgenden kontinuierlichen Kontrolle des intrakraniellen Drucks eine externe Ventrikeldrainage an. Bei weiteren Drucksteigerungen hatten wir dadurch eine Möglichkeit der Liquorentnahme zur Druckentlastung und konnten auch den therapeutischen Effekt von Mannitol, Beatmung und dergleichen kontinuierlich beobachten.

Ergebnisse

Von 148 Patienten mit diencephalem Syndrom oder Uncusherniation haben wir 112 Patienten wegen intrakraniellen Hämatoms operiert; intra- und postoperativ bleibt der intrakranielle Druck im Normbereich. 17 Patienten mit Hirnödem – durch CT oder Ventriculographie festgestellt – hatten normale intrakranielle Druckverhältnisse und mußten deshalb nicht bitemporal entlastet werden. Von diesen insgesamt 129 Patienten mit normalem Hirndruck verstarben 21% (Tabelle 2).

Bei 13 Patienten mit intrakraniellen Hämatomen und bei 6 Patienten mit Hirnödem wurde hoher Ventrikeldruck diagnostiziert und unverzüglich bitemporal trepaniert. Hier verstarben 26% der Patienten.

In den Jahren 1977 bis 1981 haben wir beim Mittelhirnsyndrom 66 von 74 Patienten bitemporal entlastet, wobei 44 Patienten über eine externe Ventrikeldrainage an einen Statham P23dB-transducer angeschlossen wurden. Für die Aufzeichnung haben wir ein Hellige Electro Manometer und einen Rikadenki Schreiber verwendet. Bei 26 Patienten war die Entlastung wegen eines Hirnödems allein vorgenommen worden (39%). Bei 6 Patienten konnten wir durch Ventrikeldrainage und kontinuierliche Druckmessung den Hirndruck im Normbereich halten. Zwei Patienten wurden einseitig trepaniert. Von den 74 Patienten sind 49 verstorben, das sind 66% (Tabelle 3).

Zusammenfassend kann man sagen: nach Ausschluß extrakranieller Ursachen beim SHT mit Bewußtlosigkeit müssen alle Bestrebungen dahin zielen rasch eine durch intrakranielles Hämatom oder Hirnödem hervorgerufene Compressio cerebri zu erkennen. Auf Grund des neurologischen Status wird entschieden ob eine CT-Untersuchung oder eine cerebrale

Tabelle 2. Diencephales Syndrom und Uncusherniation. Ergebnisse 1977–1981 – 148 Patienten (Univ.-KLinik für Neurochirurgie in A-8036 Graz)

Intrakranielle Hämatome | Hirnödem

ICP ↑ 13 Pat. | ICP ↑ 6 Pat.

19 Pat.
(† 5 Pat. = 26%)
Bitemporale Entlastungstrepanation

ICP 112 (25) Pat. | 129 Pat. | 17 (3) Pat. ICP
(† 28 Pat. = 21%)

Tabelle 3. SHT und Mittelhirnsyndrom. Ergebnisse 1977–1981 – 74 Pat. († 49 Pat. = 66%) (Univ.-Klinik für Neurochirurgie in A-8036 Graz)

6 Pat.:	Ventrikeldrainage (2 Ponsblutung) (1 Hirnödem)	66 Pat.:	Bitemporale Entlastungstrepanation
		44 Pat.:	Ventrikeldruckmessung
2 Pat.:	Trepanation (SDH) (EDH der HSG)	26 Pat.:	Diagnose Hirnödem

Angiographie zur weiteren Abklärung noch zeitlich möglich sind oder ob wegen eindeutiger, zunehmender Hirndruckzeichen sofort bitemporal entlastet werden soll. Dort wo ein CT nicht möglich und die neurologische Untersuchung keine Seitenhinweise ergibt, wird die externe Ventrikeldrainage – durch Ventriculographie – wichtige diagnostische Hinweise – intrakranielle Raumforderung, Hirnödem – liefern und durch Ventrikeldruckmessung die Entscheidung zum optimalen Zeitpunkt der bitemporalen Entlastung bringen.

Von den 148 Patienten die zum Zeitpunkt des Beginns der Diagnostik neurologisch ein Diencephales Syndrom oder eine Uncusherniation boten, verstarben 23 Patienten = 22%; von den 74 Patienten mit Mittelhirnsyndrom verstarben 49 Patienten das sind 66% = 3mal mehr Patienten als bei der beginnenden Compressio cerebri beim diencephalen Syndrom. Deshalb muß danach getrachtet werden den Patienten in einem sogenannten neuroanatomischen Frühstadium der Hirnstammkompression einer gezielten Diagnostik und adequaten Behandlung zuzuführen.

Zusammenfassung

Mehrfachverletzungen beim SHT mit akutem Blutverlust können zu anämischer Hypoxämie mit bilateraler Dysfunktion der cerebralen Hemisphären, Koma und nachfolgendem Hirnödem führen. Vor allem bei schon bestehendem posttraumatischen Hirnödem, kann ein intrakranielles Extravasat akute Compressio cerebri bewirken, bei deren Diagnose (klinisch-neurologisch, CT, intraventriculäre Druckmessung) als neurochirurgische Akutmaßnahme die bitemporale Entlastungstrepanation durchgeführt wird. Diagnostik und neurochirurgische Maßnahmen bei 222 schweren Schädelhirntraumen, die in den Jahren 1977–1982 an der Univ.-Klinik für Neurochirurgie in Graz behandelt wurden, werden besprochen.

Summary

Polytraumatic injuries with sudden heavy loss of blood can cause cerebral hypoxaemia with bilateral dysfunction of the hemispheres, coma, and subsequently oedema of the brain. Posttraumatic oedema especially when coupled with intracraniel hemorrhage will lead to cerebral compression, making a neursurgical intervention imperative. Diagnostic methods and operativ interventions are discussed in 222 patients treated at the Neurosurgical Clinic in Graz between the years 1977–1981.

Literatur

1. Auer L (1979) Long Term Monitoring of Ventricular Fluid Pressure in Patients with Head Injury Problems and Indications. Neurosurg Rev 273
2. Frowein RA (1980) Prognostische Bedeutung des posttraumatischen Komas. In: Neurotraumatologie. Derzeitige Schwerpunkte. 8. Internationales Symposium, Erlangen. Thieme, Stuttgart New York
3. Heppner F, Diemath HE, Hochsteger E, Tritthart H, Schröttner O (1977) Die bitemporale Entlastungstrepanation. Kongreßbericht der Österreichischen Gesellschaft für Chirurgie. 18. Tagung (Graz, 19.–21. Mai 1977)
4. Oberbauer R, Auer L, Clarici G, Tritthart H, Sager WD (1980) Relevanz computertomographischer Befunde für die Höhe des intracraniellen Drucks bei Patienten mit schwerem Schädelhirntrauma. In: Neurotraumatologie. Derzeitige Schwerpunkte. 8. Internationales Symposium, Erlangen. Thieme, Stuttgart New York
5. Salcman M (1980) Neurologic Emergencies. Recognition and Management. Raven Press, New York

Differentialdiagnose zum Schädel-Hirn-Trauma
Besonderheiten des kindlichen Schädel-Hirn-Traumas

R. Reschauer[2], H. Tritthart[1] und O. Schröttner[1]

[1] Universitätsklinik für Neurochirurgie (Vorstand: Prof. Dr. F. Heppner), Auenbruggerplatz, A-8036 Graz
[2] Universitätsklinik für Chirurgie (Vorstand: Prof. Dr. J. Kraft-Kinz), Department für Unfallchirurgie (Leiter: Prof. Dr. R. Szyszkowitz), Auenbruggerplatz, A-8036 Graz

Unter den Mehrfachverletzten findet sich mit 50%–80% ein bemerkenswert hoher Anteil von Schädel-Hirn-Traumen. Infolge der noch nicht ausreichenden Adaptation an die Gefahren der Umwelt scheint die Disposition zum Schädel-Hirn-Trauma im Kindesalter besonders groß. Die Schädel-Hirn-Verletzung steht nämlich bei der kindlichen Todesursache an erster Stelle. Dies hat uns bewogen, auf die spezielle Problematik des Schädel-Hirn-Traumas, welches sich in Pathogenese und Klinik in vielen Punkten vom Schädel-Hirn-Trauma des Erwachsenen unterscheidet, einzugehen.

Im Kleinkindesalter ist der Kopf im Verhältnis zum übrigen Körper wesentlich schwerer als beim Erwachsenen, sodaß bei Stützen der Kopf verletzungsanfälliger ist. Hinzu kommt die noch nicht ausgebildete Abwehrreaktion im Kindesalter. Das bei der Geburt unreife Gehirn wächst bis zum 4. und 5. Lebensjahr unverhältnismäßig rasch und ist in dieser Phase ödembereiter bei noch instabiler Bluthirnschranke.

Das kindliche Gehirn ist gegenüber O_2-Mangel empfindlicher als das des Erwachsenen, sodaß die allgemeine Labilität des Stoffwechsels verunfallte Kinder relativ leichter in Extreme des Säurebasenhaushaltes verfallen.

Hefte zur Unfallheilkunde, Heft 156
Zusammengestellt von G. Schlag

Das Verteilungsmuster der akuten intrakraniellen Blutung unterscheidet sich im Kindesalter von dem des Erwachsenen. Intracerebrale Blutungen sind im Kindesalter die Ausnahme. Epidurale Blutungen sind durch die adhärente Dura oft lokal begrenzt und im älteren Jugendalter häufiger als im frühen Kindesalter. Bei der subduralen Blutung sind chronische Verlaufsformen nur im ersten Lebensjahr gehäuft, während später die akute Form überwiegt.

Die oft gut abgrenzbaren Stadien der Mittelhirnkompression beim Erwachsenen können beim Kind so rasch verlaufen, daß sie dem Beobachter entgehen.

Die Reserveräume bei zunehmendem intrakraniellen Druck sind im Frühkindesalter durch offene Schädelnähte größer, bei geschlossenen Nähten jedoch geringer als beim Erwachsenen. Intraventriculäre Druckmessungen haben bei Kindern nach Schädel-Hirn-Traumen vielfach hohe Druckwerte ergeben, ohne daß das beim Erwachsenen bei gleichen Druckverhältnissen signifikante klinische Substrat der Mittelhirnkompression zu sehen war. Geringe Druckzunahmen können beim Kind jedoch das klinische Bild wesentlich rascher verschlechter, als dies beim Erwachsenen der Fall ist. Daraus läßt sich schließen, daß die intraventriculären Druckverhältnisse beim Kind nicht immer in Korrelation des klinischen Verlaufes intrakranieller Raumnot steht.

Blutverluste nach Polytrauma können beim Kind häufig neurologische Ausfälle vortäuschen. Temporale Kontusionsherde führen so z.B. in dieser Situation zum Bild einer einseitigen akuten Compressio cerebri. Die relative Hypoxie des kontusionierten Hirnanteiles täuscht dabei schwere neurologische, jedoch reversible Ausfallssymptomatik vor.

Es können durch den traumatischen Schock im Kindesalter, wie wir in unserem Patientengut oftmals feststellen konnten, auch bei fehlendem anatomischen Substrat häufig focale Läsionen vorgetäuscht werden, wobei dies nur durch die axiale Computertomographie ausgeschlossen werden konnte. In dieser Situation war teilweise akute Mittelhirnsymptomatik zu sehen. Die intraventriculäre Druckmessung hat jedoch normale Werte ergeben. Nach Stabilisierung der Kreislaufverhältnisse kommt es dann zum raschen Rückgang der neurologischen Symptomatik.

Wir haben von 1950–1980 422 Kinder mit Mehrfachverletzungen auf der Neurochirurgischen Klinik behandelt, wobei das Schädel-Hirn-Trauma im Vordergrund stand. Polytraumatisierte mit leichtem Schädel-Hirn-Trauma sind in diesem Patientengut nicht enthalten. Es fand sich 221mal ein gedecktes Schädel-Hirn-Trauma neben 107 Impressionsfrakturen, 21 Epiduralhämatomen, 10 akuten und 63 chronischen Subduralhämatomen. 32 Patienten verstarben an den Folgen des Schädel-Hirn-Traumas.

Bei der jahreszeitlichen Verteilung fand sich ein Gipfel im Juni und Oktober. Schlüsselt man das Krankengut nach Jahren auf, so fand sich ein Gipfel im 6. und bei Knaben zusätzlich im 12. Lebensjahrzehnt.

Bei der Diagnostik müssen die bereits erwähnten grundlegenden Unterschiede des kindlichen Schädel-Hirn-Traumas zum Erwachsenen Berücksichtigung finden.

Im Rahmen des neurologischen Aufnahmestatus muß in jedem Fall ein Schädelröntgen durchgeführt werden, wobei bei Kindern vielfach trotz schwerem Schädel-Hirn-Trauma radiologisch eine Fraktur nicht nachweisbar ist, sodaß der Schweregrad des Schädel-Hirn-Traumas allein dem neurologischen Aufnahmsbefund zuzuordnen ist.

Gerade beim Schädel-Hirn-Trauma des Kindes müssen Verletzungen der Halswirbelsäule beachtet werden, wobei oft radiologisch keine sicheren knöchernen Veränderungen zu finden sind.

Im Rahmen der instrumentellen Diagnostik in der Differentialdiagnose der intracerebralen Raumnot steht heute die axiale Computertomographie an erster Stelle. Für die Kontinuität der Diagnostik ist neben neurologischer Verlaufskontrolle und Intensivbehandlung die computertomographische Verlaufskontrolle von Bedeutung. Darüberhinaus ist durch die axiale Computertomographie die Differentialdiagnose Hirnödem und Extravasat als Ursache schwerer neurologischer Ausfallssymptomatik möglich.

Bezüglich Aussagekraft, Schnelligkeit und schonender Durchführung steht das CT heute weit vor der cerebralen Angiographie. Die Angiographie wird eigentlich nur mehr für spezielle diagnostische Fragen verwendet.

Die Echoencephalographie hat als nicht invasive Methode Bedeutung als Orientierungshilfe in Zentren, wo kein CT zur Verfügung steht. Das Elektroencephalogramm und die Isotopenszintigraphie sind für die akute Notfallsituation ungeeignet.

Eine Lumbalpunktion bei frisch Verunfallten halten wir für kontraindiziert, da die Gefahr der Tonsilleneinklemmung durch die intrakranielle Raumnot besteht.

Die Untersuchung des Augenhintergrundes bringt in der Akutphase der Schädel-Hirn-Verletzung keine diagnostische Hilfe.

Ein nicht unwesentlicher Faktor in der Behandlung, zwar weniger unter dem Aspekt der Diagnose, als vielmehr im Hinblick auf die Überwachung und Prognose, ist die intrakranielle Druckmessung.

Nachdem erfahrungsgemäß in der Peripherie die axiale Computertomographie nicht zur Verfügung steht, wurde in der Steiermark ein neuro-traumatologischer Hubschrauberdienst installiert. Ein Transport eines schwerverletzten Kindes vom erstaufnehmenden Krankenhaus in ein übergeordnetes Zentrum kann jedoch nur dann durchgeführt werden, wenn ein akutes intrakranielles Extravasat ausgeschlossen wurde.

Zusammenfassung

An Hand eines Patientengutes von 422 mehrfachverletzten Kindern, bei denen das Schädel-Hirn-Trauma im Vordergrund stand, wird auf die Besonderheiten der Pathophysiologie und Klinik des kindlichen Schädel-Hirn-Traumas hingewiesen. Im Rahmen der instrumentellen Diagnostik hat sich die Überlegenheit der axialen Computertomographie gezeigt. Die Angiographie sollte nur mehr den differentialdiagnostischen Problemen vorbehalten bleiben. Auch Echoencephalographie und Isotopenszintigraphie sind für eine Notfallsituation ungeeignet, für die Verlaufskontrollen eignet sich die intraventriculäre Druckmessung, wobei jedoch auf die Besonderheiten des Druckverlaufes beim kindlichen Schädel-Hirn-Trauma geachtet werden muß.

Literatur

1. Franke K, Unger RR, Paul B (1978) Das Schädelhirntrauma in der Notfallpraxis. VEB Verlag, Berlin
2. Voth D: Diagnostik und Therapie der Schädel-Hirn-Verletzung. Zeitschrift für Kinder-Chirurgie, Hippokrates, Stuttgart, Suppl zu Bd 33, S 6–12
3. Schärli AF: Das schwerverletzte Kind. Taktisches Vorgehen – Therapie. Zeitschrift für Kinder-Chirurgie, Hippokrates, Stuttgart, Suppl zu Bd 33, S 13–19

4. Pia HW (1965) Zentrale Regulationsstörungen bei kindlichen Hirnverletzungen und ihre Behandlung. Acta Neurochir 21:71–92
5. Pia HW: Behandlungsgrundsätze und Prioritäten des Polytraumas in der Neurochirurgie. Unfallchirurgie II/81, S 86–89
6. Lundberg N: Intracranial Dynamics after Severe Head Injury. Clinical Investigations. International Symposium on Head Injuries, p 228–231

Diskussion

Böhler, Wien: Die Vorträge 25 und 26 sind jetzt zur Diskussion.

Vecsei, Wien: Frage an Herrn Schröttner. Haben Sie Probleme bei der Ventrikeldrainage bei derartigen Hirnödemen wie hier in dem Computertomographen gezeigt worden ist?

Schröttner, Graz: Wenn Sie bitte die Frage spezifizieren, in welcher Hinsicht Schwierigkeiten?

Vecsei, Wien: Kathetereinführung und Druckmessung.

Schröttner, Graz: Bezüglich der Kathetereinführung haben wir keine Schwierigkeiten. Es kann höchstens sein, daß der Ventrikel durch das Ödem schon so verlegt ist, daß nur mehr einige Tropfen Liquor herauskommen. Dann kann man bestenfalls noch eine Druckmessung durchführen. Ansonsten haben wir keine Schwierigkeiten.

Schedl, Wien: Gleich auch eine Frage an Sie. Wie lange lassen Sie den Ventrikelkatheter liegen und haben Sie Infektionsprobleme?

Schröttner, Graz: Wir lassen den Ventrikelkatheter 7 Tage, das ist die Grenze. Infektionen haben wir in diesem Zeitraum keine gehabt.

Bergmann, Linz: Ich hätte drei Fragen an Herrn Schröttner. Die erste Frage ist ein wenig von Herrn Reschauer beantwortet worden. Haben Sie harte Daten und in welcher Größenordnung hat sich die cerebrale Angiographie durch den Einsatz des CT reduziert? Frage 2: Welche Dignität messen Sie der Messung der cerebralen Compliance in dem ganzen diagnostischen und therapeutischen Ablauf zu? Frage 3: Nützen Sie die Liquordrainage in Form einer kontinuierlichen oder intermittierenden, auf einen bestimmten Level eingestellten Größenordnung vor ihrer breiten Aufklappung auch entsprechend aus? Überlegungsmäßig müßte man schon vor dem Erreichen von 40 mm Hg ICP mit der Liquordrainage arbeiten, daß man vielleicht diese Größenordnung gar nicht erreichen würde?

Schröttner, Graz: Bezüglich der ersten Frage möchte ich sagen, daß die cerebrale Angiographie natürlich immer ihre Indikation hat, vor allem des nachts, wo bei uns der CT nicht zugänglich ist, aber genaue, harte Daten kann ich Ihnen da nicht liefern. Bezüglich der Bedeutung der cerebralen Compliance ist bei der akuten Compressio cerebri das sicher nicht so im Vordergrund. Und zur letzten Frage möchte ich sagen, daß natürlich diese Druckwerte von 40 mm Hg ja keine absoluten Werte darstellen, sondern man soll sich da hinsichtlich des neurologischen Zustandsbildes sehr elastisch halten und eher frühzeitig, vom Druckverlauf abhängig, eine bitemporale Entlastung durchführen.

Bergmann, Linz: Da sind Sie mir ein bißchen ausgewichen mit der Beantwortung der dritten Frage. Würden Sie Stellung nehmen zur Ausnützung der intermittierenden, längerdauernden Liquordrainage vor der Entlastungstrepanation? Wir haben immer wieder einmal gesehen, daß man doch mit dieser, wenn man sie exakt und konsequent durchführt, beim Hirnödem entsprechende Ergebnisse erzielen kann und Zeit gewinnt, um dann das Hirnödem zusätzlich beeinflussen zu können, so daß man sich letztlich in dem einen oder anderen Fall eine breite Aufklappung ersparen könnte. Vielleicht noch eine Bemerkung zur Infektion beim intraventriculären ICP-Meßvorgang. Ich glaube, die üblichen Ziffern liegen bei 3%. Man darf nicht sagen wir sehen nichts, sondern etwa mit 3% Infektionsraten muß man im großen Stil gesehen rechnen.

Schröttner, Graz: Ich habe das, glaube ich, nicht richtig verstanden. Es war ja auch am Dia die Verlaufskontrolle der Ventrikelmessung. Natürlich wird eine Ventrikeldrainage gelegt und auch über mehrere Stunden bis Tage der intraventriculäre Druck in seinem Verlauf gemessen. Man kann dann auch die temporale Entlastungstrepanation dadurch vermeiden. Das war auch bei diesen 6 Patienten der Fall, wo Druckwerte in einem Normbereich blieben und wo wir dann auch eben durch Liquorentnahmen und durch andere therapeutische Maßnahmen, wie Mannitolgaben, den Druck durchaus in normalen Werten halten konnten.

Helms, Landshut: Herr Schröttner, Sie haben bei 19 Patienten die bilaterale Trepanation durchgeführt. Sie haben eine relativ geringe Mortalität. Sie haben 19 Patienten gehabt, haben nur eine Mortalität von 26%. Die ist sehr gering. Liegt das daran, daß Sie nur Kinder und Jugendliche trepaniert haben, denn bei Erwachsenen wird es ja nur wirklich als Ultima ratio mit einer wesentlich höheren Mortalität angegeben. Und zweitens: Wie war das Outcome der anderen 13 Patienten?

Schröttner, Graz: 66% von diesen 19 Patienten, die bitemporal entlastet wurden, das war deshalb so niedrig, das habe ich ja ausgeführt, weil wir in einem klinischen Frühstadium der Hirnstammkompression operiert haben. Das heißt, wir haben, bevor eine totale Dekompensation eingetreten ist, eine bitemporale Entlastung durchgeführt. Die wesentlich höhere Mortalität mit 66% resultiert ja dann auch aufgrund eines weiter fortgeschrittenen Mittelhirnsyndroms. Da ist ja natürlich die Mortalität weitaus höher.

Schlag, Wien: Da es sich hier primär um den hypovolämisch-traumatischen Schock handelt, wäre meine Frage die: Wenn Sie einen Patienten mit einem Schädel-Hirn-Trauma haben und nicht den hypovolämisch-traumatischen Schock echt ausschließen können, also die „intraabdominelle Blutung", was machen Sie hier?

Tritthart, Graz: Darf ich als Co-Autor antworten. Zuerst ist einmal die neurologische Exploration. Sie müssen den Patienten genau anschauen. Wenn Sie neurologisch keinerlei

Symptomatik eines Mittelhirnkompressionssyndroms haben, dann ist nicht anzunehmen, daß bei diesen Patienten ein Schädel-Hirn-Trauma, zumindest die Ursache der Bewußtlosigkeit ist, und dann natürlich den CT, die axiale Computertomographie.

Schlag, Wien: Ich spreche aber gerade hier für Unfallabteilungen, die nicht alle diese Möglichkeiten haben.

Tritthart, Graz: Dann müssen Sie ihn neurologisch anschauen.

Schlag, Wien: Das ist sicher richtig, die neurologische Diagnostik. Aber ich glaube, gerade in diesen Fällen ist die prophylaktische abdominelle Paracentese sehr angezeigt um eine intraabdominelle Blutung auszuschließen.

Tritthart, Graz: Das ist keine Frage, aber es ist um das Schädel-Hirn-Trauma gegangen.

Schlag, Wien: Ja – aber in Verbindung mit dem hypovolämisch-traumatischen Schock.

Povacz, Wels: Herr Reschauer hat wieder erwähnt, daß er keine Druckmessung lumbal durchführt, wenn der Verdacht auf einen Hirndruck besteht. Das schleust sich auch durch alle Bücher, daß damit die Gefahr einer Hirneinklemmung besteht. Nun möchte ich Sie fragen: Bis zu welchem Zeitpunkt punktieren Sie nicht? Wir haben in den Unfallkrankenhäusern und auch auf meiner Abteilung regelmäßig ab dem zweiten Tag bei Verdacht auf Hirndruck Lumbalpunktionen durchgeführt, um den Druck zu entlasten. Manche Patienten sind, wenn man den erhöhten Druck durch eine lumbale Punktion erniedrigt, bedeutend beschwerdefreier, beziehungsweise oft beschwerdefrei. Die Punktion wird immer im Liegen durchgeführt und nie im Sitzen. Es wird der Druck lumbal gemessen und dann bis zur Norm Liquor abgelassen. Wir haben nie gesehen, daß das irgendwelche neurologischen Komplikationen mit sich gebracht hätte.

Tritthart, Graz: Wir machen nie eine Lumbalpunktion. Da haben Sie großes Glück gehabt und diese Patienten hatten sicher keine Mittelhirnkompressionsymptomatik und damit keine Großhirnschwellung, auch keine Herniation der Tonsillen. Ich halte das für ausgesprochen gefährlich beim Schädel-Hirn-Trauma lumbal zu punktieren.

Schröttner, Graz: Vor allem wenn ein Hämatom der hinteren Schädelgrube vorliegt, dann ist das praktisch der Tod des Patienten.

Bergmann, Linz: Der lumbal gemessene „intrakranielle" Druck differiert um so mehr vom eigentlichen ICP, je höher der Wert ist, also von der absoluten Größe her hat man mit der Lumbalpunktion keinen Wert auf den man sich verlassen kann.

Charakteristica des Polytraumas

Der Traumaindex

U.P. Schreinlechner und K. Eber

Unfallkrankenhaus Lorenz Böhler (Ärztlicher Leiter: Prim. Prof. Dr. J. Böhler), Donaueschingenstraße 13, A-1200 Wien

Die Erstellung eines Traumaindex ist der Versuch den Schweregrad der Verletzungen eines Patienten zahlenmäßig darzustellen. Mit dem Traumaindex können Patienten bezüglich der Schwere ihrer Verletzung verglichen, bzw. soll der Versuch einer Aussage im Hinblick auf den weiteren Verlauf gemacht werden.

Die Notwendigkeit ergibt sich einerseits aus der Tatsache, daß Mehrfachverletzte primär nicht immer von einem erfahrenen Traumatologen bzw. Anästhesisten versorgt werden, und somit die Schwere der Verletzungen nicht immer richtig gedeutet und die entsprechenden Maßnahmen eingeleitet werden. Außerdem kommt es immer wieder vor, daß mehrere Verletzte anfallen und nicht gleichzeitig einer entsprechenden Behandlung zugeführt werden können. Hier wird man dann auf eine Art „Triage" zurückgreifen müssen. In beiden Fällen kann der Traumindex eine Hilfestellung bieten.

Bei Durchsicht der Literatur ist festzustellen, daß entsprechende Arbeiten vorwiegend im amerikanischen Schrifttum erschienen sind und etwa aus den letzten 10–15 Jahren stammen. Wir finden darunter relativ einfache, aber auch aufwendige Methoden, die auf eine Unzahl von Parametern zurückgreifen. Dies zeigt aber auch die Schwierigkeit auf, die Schwere von Verletzungen einigermaßen exakt numerisch zu erfassen. Auch wir hatten bei der Auswertung unseres Patientengutes dieses Problem und mußten daher mehrmals eine Änderung unseres Bewertungsschemas vornehmen.

Am einfachsten und auch in der Praxis gut handhabbar erschien uns der Traumaindex von J.R. Kirkpatrick und R.L. Youmans, der auch als Grundlage für unseren Traumaindex dient. Tabelle 1 zeigt das von uns entworfene Bewertungsschema.

Wir errechnen den Traumaindex direkt bei der Einlieferung des Verletzten und nicht nach einem Beobachtungszeitraum von 24–48 h. Somit sind auch Parameter wie Blutgase, Stundenharn, Blutbild, zentraler Venendruck und anderes mehr nicht berücksichtigt.

Bewertet werden Region, die Verletzung, das Alter des Patienten, der cardiovasculäre Zustand, der respiratorische und der zentralvenöse Zustand. Berechnet wird der Traumaindex folgendermaßen: Aus den ersten beiden Feldern werden der jeweils erreichte höchste Punktewert und aus den übrigen 4 Feldern die entsprechende Punktewerte addiert und nach der Anzahl der 6 Bewertungsgruppen durch 6 diviert.

Dazu 2 Beispiele: Ein 20jähriger Patient wird mit Stichverletzungen eingeliefert. Er ist soporös, dyspnoisch, druck- und pulslos. Er weist eine Stichwunde im Bereich des Thorax und weitere Stichwunden in der linken Lendenregion sowie am linken Vorder- und Oberarm auf. Am Lungenröntgen sieht man einen deutlich zeltförmig verbreiterten Herzschatten

Hefte zur Unfallheilkunde, Heft 156
Zusammengestellt von G. Schlag

Tabelle 1. Traumaindex

Name:		AZ.:	DAT.:
Region	Extremitäten peripherer, Körperoberfläche	1	
	Wirbelsäule, Tibia, Humerusschaft	2	
	Femurschaft, Gesichtsschädel	3	
	Thorax, Hirnschädel, Rückenmark (unter C IV)	4	
	Abdomen, Becken	5	
	Gehirn, Rückenmark – C IV	6	
Verletzung	Laceration, Stammprellung	1	
	Fraktur, massive Hämatome am Stamm	2	
	3. gradig offene Fraktur	3	
	Stich, Quetschung oder Rupt. parench. Organe, multiple Frakturen	4	
	Blutung großer Gefäße, intrakranieller Gefäße	5	
	Schuß, Herzverletzung	6	
Alter	40–49 a	1	
	50–59 a	2	
	60–69 a	4	
	70–79 a	5	
	über 80 a	6	
CVS	RR 60–100, Puls über 100	3	
	RR unter 60	5	
	nicht meßbar	6	
RS	Brustschmerzen	1	
	Dyspnoe	3	
	Cyanose	5	
	Apnoe	6	
ZNS	Somnolenz	2	
	Sopor	4	
	Coma	6	

im Sinne einer Herzbeuteltamponade. Der Patient wird notfallmäßig thoracotomiert und eine Herznaht durchgeführt. Die übrigen Stichkanäle werden ebenfalls revidiert und versorgt. Wegen einer Nachblutung muß der Patient am 1. postoperativen Tag rethoracotomiert werden. Danach komplikationsloser Heilungsverlauf.

Der Traumaindex wird wie folgt berechnet:

Der maximale Punktewert für die Region beträgt 4 Punkte, für die Verletzung 6 Punkte. Der Patient ist noch nicht 40 Jahre alt, erhält also hier 0 Punkte. Er war bei der Einlieferung druck- und pulslos: 6 Punkte; dyspnoisch: 3 Punkte; soporös: 4 Punkte.

Addiert man diese Zahlen zusammen erhält man den Wert 23. Dieser Wert wird nun durch 6 dividiert und man erhält als Traumaindex 3,8 (Tabelle 2).

Wir möchten gleich hinzufügen, daß dies der einzige von 250 Patienten war, welcher mit einem so hohen Traumaindex überlebt hat.

Tabelle 2. K. Ch., 20 a, Stichverletzungen

Diagnose:	1. Vulnus ictum cordis et hämatoperikard.	
	2. Vulnera icta regionis lumbalis, antebrachii et humeri sin	
	CVS: Puls- und drucklos	
	RS: Dyspnoe	
	ZNS: Sopor	
TI:	Region:	4
	Verletzung	6
	Alter	0
	CVS:	6
	RS:	3
	ZNS:	4
		23 : 6 = *3,8* = *TI*

Ein weiteres Beispiel: Patient R.G., 38 Jahre alt, Verkehrsunfall. Bei der Einlieferung ist der Patient komatös, dyspnoisch, der Blutdruck 70 mm Hg, Pulsfrequenz 140. Nach entsprechender Schockbekämpfung und diagnostischer Abklärung ergeben sich folgende Verletzungen: Hirncontusion, offene frontoparietale Impressionsfraktur links, Milzruptur, Oberschenkelfraktur beidseits, offener Luxatio pedis subtalo links, Trümmerfraktur des rechten Fersenbeins, Schlüsselbeinfraktur rechts, Rippenfraktur links, Speichenfraktur links an typischer Stelle, Kniebandverletzung rechts und zahlreiche Rißquetschwunden.

Der Patient wird von 2 Operationsteams gleichzeitig versorgt. Postoperative Weiterbehandlung auf der Intensivstation, wo der Patient letztendlich nach 14 Tagen verstirbt. Dazu der Traumaindex: Für die Region (Gehirn) 6 Punkte, für die Verletzung (multiple Frakturen, bzw. Ruptur eines parenchymatösen Organs) 4 Punkte, für das Alter 0 Punkte. Cardiovasculär erhält der Patient 3 Punkte, für das respiratorische System infolge Dyspnoe ebenfalls 3 Punkte und für das zentralnervöse System infolge Koma 6 Punkte.

Die Summe der einzelnen Zahlen ergibt 22, diviert durch 6 ergibt einen Traumaindex von 3,6 (Tabelle 3).

Während wir bei der Auswertung mit anderen Traumaindices ohne Teilungskoeffizienten große Überschneidungen zwischen den TIs von überlebenden und verstorbenen Patienten hatten und dadurch keine Aussage über Grenzwerte möglich war, erscheint uns der nun vorgelegte Traumaindex relativ aussagekräftig zu sein.

Ausgewertet wurden 250 Krankengeschichten von größtenteils Mehrfachverletzten aus den Jahren 1980 und 1981. Dabei wurde keine Rücksicht auf das Alter, bzw. auf den Verletzungsgrad der Patienten genommen. Es zeigte sich, daß bis zu einem Traumaindex von 1,6 alle Patienten überlebten, 1 Patient mit einem Traumaindex von 1,8 verstarb. Es handelte sich dabei um einen 84jährigen Patienten, welcher nach einer pertrochanteren Fraktur an einer Lungenembolie ad exitum kam. Die Mortalität steigt dann mit höherem Traumaindex kontinuierlich an. Ein Patient mit einem Traumaindex von 3,8 überlebte. War der Traumaindex höher, überlebte keiner der verletzten Patienten. Der höchste bei uns festgestellte Traumaindex war 4,6 (Abb. 1).

Entsprechend unseren Ergebnissen würden wir demnach Patienten bis zu einem Traumaindex von 1,8 als mittelgradig verletzt, bis zu einem Traumaindex von 2,9 als schwer verletzt und darüber als lebensbedrohlich verletzt bezeichnen.

Tabelle 3. R. G. 30 a, Verkehrsunfall

Diagnose:	1. Contusio cerebri	
	2. Fractura aperta impressa fronto-temporo-basalis sin.	
	3. Fractura diaphyseos femoris utriusque.	
	4. Luxatio aperta pedis subtalo sin.	
	5. Fractura aperta comminuta calcanei dext.	
	6. Fractura claviculae dext.	
	7. Fractura costae III sin.	
	8. Fractura radii l.t. sin.	
	9. Ruptura lienis.	
	10. Instabilitas postero lateralis gen dext.	
	11. V.l.c. multiplices.	
	CVS: RR 70 mm Hg, Puls 140 p.M.	
	RS: Dyspnoe	
	ZNS: Koma	
TI:	Region:	6
	Verletzung:	4
	Alter:	0
	CVS:	3
	RS:	3
	ZNS:	6
		22 : 6 = *3,6 = TI*

Sicherlich ist die Zahl der ausgewerteten Patienten noch zu gering und das Bewertungsschema weiter verbesserungsfähig. Trotzdem erscheint uns der Traumaindex vor allem in der Hand eines nicht ausgesprochen traumatologisch oder anästhesiologisch ausgebil-

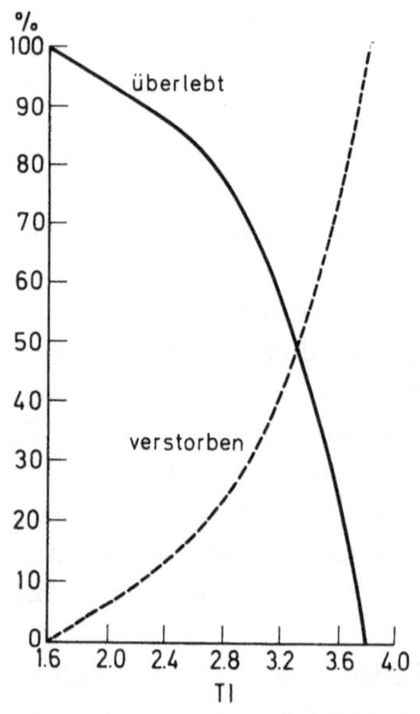

Abb. 1. Traumaindex 1980/81 (n = 250)

deten Arztes als ein wichtiges Hilfsmittel zur Beurteilung des Schweregrades der Verletzungen. Auch bei Katastrophenfällen und dem Anfall von vielen Schwerverletzten scheint er als Mittel der Triage nützlich zu sein. Er soll jedoch unter normalen Umständen keineswegs dazu führen eine endültige Prognose über den weiteren Verlauf des Patienten abzugeben, bzw. die Durchführung einer entsprechenden Behandlung von ihm abhängig zu machen.

Die Klassifizierung der Verletzungsschwere

H.-J. Oestern, J. Sturm und H. Tscherne

Unfallchirurgische Klinik der Medizinischen Hochschule (Direktor: Prof. Dr. H. Tscherne), Karl-Wiechert-Allee 9, D-3000 Hannover 61

Die Bewertung der Verletzungsschwere, insbesondere für die Triage, ist ein sehr altes Problem. Bereits im alten Ägypten (Smith Papyrus [2]) wurden die Verletzungen in 3 klinische Schweregrade eingeteilt und therapeutische Empfehlungen aufgestellt. Die Riß-Quetschwunde des Schädels wurde prognostisch und therapeutisch günstig beurteilt. Bei einer offenen Schädelfraktur war die Prognose zweifelhaft und infolgedessen wurde zu einer Maximaltherapie geraten. Dagegen galt die Prognose bei der offenen Schädeltrümmer- oder Impressionsfraktur als infaust, und eine Behandlung wurde nicht mehr empfohlen.

Ziele einer Verletzungsschweregradeinteilung

Außer der Lebensbedrohung, dem entscheidenden Kriterium aller Einteilungen über die Verletzungsschwere, dienen die Klassifizierungen darüberhinaus der Bewertung einer dauernden Behinderung, der Behandlungszeit, dem Energieaufkommen etc.

Ziel der klinischen Graduierung von Schwerverletzten ist einmal eine Aussage über die Prognose und zum anderen eine Vergleichbarkeit des Krankengutes zu ermöglichen.

Bisherige Verletzungsschweregradeinteilungen

Die erste allgemein anerkannte Verletzungsskala wurde an dem Cornell Medical College 1952 durch Dehaven [6] für Verletzungen bei Flugzeugunfällen entwickelt. Diese Einteilung war jedoch für Verkehrsunfälle ungeeignet. Die Einteilung von Williams [9] beschrieb bereits den Zustand des Patienten hinsichtlich Pupillenreaktion, Puls, Atemfrequenz, Blutdruck, Bewußtseinslage und Hautbeschaffenheit.

Hefte zur Unfallheilkunde, Heft 156
Zusammengestellt von G. Schlag

Diese Einteilung diente der raschen Orientierung über den Gesamtzustand des Patienten und erlaubte ebenfalls keinen Vergleich über die Verletzungsschwere. Der AIS (Abbreviated Injury Scale) als die verbreitetste Einteilung umfaßt zunächst neun Verletzungsschweregrade, wobei die Graduierungen 6, 7, 8 und 9 tödlich waren [8].

Der AIS wurde 1976 [4] und 1980 [5] weiter komplettiert und zwar in einer Graduierung von 0–5. Danach bedeutet 0 unverletzt und 5 lebensgefährlich verletzt, die Graduierung 6 bedeutet den sicheren Tod (Tabelle 1).

Der Comprehensive Research Injury Scade [8] beschrieb ähnlich wie der AIS die Verletzungsschwere und darüberhinaus noch die Energieaufnahme, die Lebensbedrohung, den Dauerschaden, die Behandlungsdauer und die Häufigkeit des Verletzungsvorkommens. Die Skalierung reichte von 0–5.

Der Comprehensive Research Injury Scale [8] beschrieb ähnlich wie der AIS die Verletzungsschwere und darüberhinaus noch die Energieaufnahme, die Lebensbedrohung, den Dauerschaden, die Behandlungsdauer und die Häufigkeit des Verletzungsvorkommens. Die Skalierung reichte von 0–5.

Der Einfluß subjektiver Beurteilung wurde durch die mathematische Bestimmung einer Punktzahl für die Gesamtverletzungsschwere mittels des ISS als Injury Severity Score [1, 3] vermieden. Der ISS basiert auf den definierten AIS-Werten der Einzelverletzungen: Jeweils die höchsten AIS-Ziffern der drei am schwersten verletzten Körperregionen wurden quadriert und dann addiert.

Schweiberer [7] klassifiziert den Schwerverletzten in drei verschiedene Schweregrade, abhängig vom Verletzungsmuster und von den Kreislaufreaktionen.

Eigene Einteilung

Ausgehend von den Schwierigkeiten, die sich bei allen bisher zur Verfügung stehenden Graduierungen ergaben, haben wir versucht, einen neuen praktikableren Index zu entwickeln. Dazu wurden die Daten von 700 schwerverletzten Patienten als Datenbank organisiert und mit dem Statistik-Programmpaket SPSS (Statistical Package for the Social Sciences) ausgewertet. Als Datenbanksystem wurde das System SIR (Scientific Information Retrieval) verwendet. Zur Beurteilung, inwieweit sich einzelne Parameter zur Prognose des Sterberisikos eignen, wurde das Verfahren der Diskriminanzanalyse verwendet. Mit diesem statistischen Verfahren wurde versucht, die beiden Kollektive (überlebt, verstorben)

Tabelle 1. Graduierung des AIS am Beispiel der Thorax- und Schädelverletzungen

AIS	Kopfverletzungen	Thoraxverletzungen
1	Benommenheit, keine Bewußtlosigkeit	Einzelne Rippenfraktur
2.	Bewußtlosigkeit $<$ 15 min	Rippenserienfraktur (3 R.)
3.	Bewußtlosigkeit $>$ 15 min ohne folgende neurologische Symptomatik	Pneumothorax
4	Bewußtlosigkeit $>$ 15 min mit neurologischer Symptomatik	Instabiler Thorax
5	Bewußtlosigkeit $>$ 24 Std	Ausgedehnte Lungenkontusion

Tabelle 2. Einfluß des Alters auf den PTS

Alter (Jahre)	Einfluß
0– 9	0
10–19	0
20–29	0
30–39	0
40–49	1
50–54	2
55–59	3
60–64	5
65–69	8
70–74	13
⩾ 75	21

mit Hilfe einer Trennfunktion (Diskriminanzfunktion) so gut wie möglich zu trennen. Dabei gingen die zu untersuchenden Parameter mit bestimmten Gewichten in die Trennfunktion ein.

Einen entscheidenden Einfluß auf die Prognose hatte das Alter und die verletzte Körperregion. Blutdruck und Puls sowie Venendruck hatten zum Aufnahmezeitpunkt nur einen geringen Einfluß. Der Bewertungsschlüssel setzt sich zusammen aus einem Alterssummanden und einer Punktebewertung von Verletzungen in den Körperregionen Schädel, Thorax, Abdomen, Becken, Wirbelsäule und Extremitäten (Tabelle 2, 3).

Aufgrund dieser Einteilung wurden 78,5% der später Überlebenden und 67,2% der später Verstorbenen richtig zugeordnet. Insgesamt war die Prognose bei 75% der Patienten korrekt. Die drei höchsten AIS-Werte erlaubten eine korrekte Vorhersage bei 73% der Überlebenden gegenüber 63% bei den später verstorbenen Verletzten. Insgesamt wurden die Verläufe von 69,8% der Patienten richtig vorhergesagt. Der ISS [1] führte zu einer korrekten Prognose bei 73,4% der Patienten (83,0% Überlebende, 52,2% Verstorbene) (Abb. 1). Der Vorteil des von uns aufgestellten Polytraumaschlüssels (PTS) liegt vor allem in seiner Einfachheit und damit in seiner Praktikabilität (Abb. 2).

Tabelle 3. Graduierung der Thoraxverletzungen im PTS

Sternum, Rippenfrakturen (1–3)	2
Rippenserienfrakturen	5
Rippenserienfrakturen beidseitig	10
Hämato-, Pneumothorax	2
Lungencontusion	7
Lungencontusion beidseitig	9
Instabiler Thorax zusätzlich	3
Aortenruptur	7
Errechnete Punktzahl	

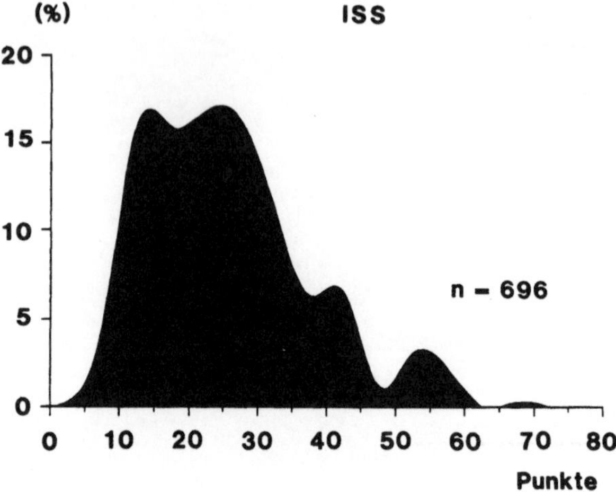

Abb. 1. Verteilung des ISS bei 696 schwerverletzten Patienten

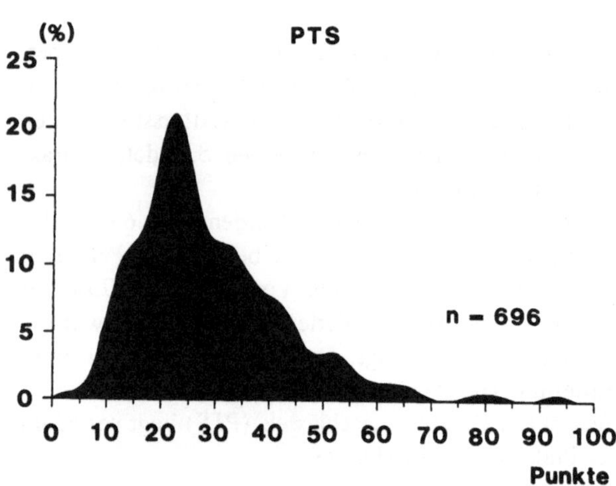

Abb. 2. Verteilung des PTS bei 696 schwerverletzten Patienten

Zusammenfassung

In einer Untersuchung über 700 Schwerverletzte wurden in Diskriminanzanalysen die Faktoren herausgearbeitet, welche hinsichtlich der Letalität einen entscheidenden Einfluß hatten. Zum Aufnahmezeitpunkt hatte außer dem Verletzungsmuster das Alter den höchsten Einfluß. Entsprechend einer Gewichtung für die verschiedenen Verletzungen wurde eine Verletzungsskala entwickelt, die in einfacher und praktikabler Form die Errechnung einer Punktzahl erlaubt. Mit dieser Punktzahl kann die Prognose ermittelt und die Vergleichbarkeit von Patienten mit verschiedenen Verletzungen vereinfacht werden.

Literatur

1. Baker SP, O'Neill B, Haddon W, Long WB (1974) The injury severity score: a method of describing patients with multiple injuries and evaluating emergency care. J Trauma 14:187–196
2. Breasted JH (1930) The Edwin Smith Papyrus. University of Chicago
3. Bull JP (1975) The injury severity score of road traffic accidents in relation to mortality, time of death, hospital treatment time and disability. Acc Anal Prev 7:249
4. Committee on Injury Scaling (1976) The Abbreviated Injury Scale 1980 Revision. American Association for Automotive Medicine
5. DeHaven H (1952) The site, frequency and dangerourness of injury sustained in 800 survivors of light plane accidents. Crash Injury Research, Cornell University
6. Schweiberer L, Saur K (1974) Pathophysiologie der Mehrfachverletzungen. Langenbecks Arch Klin Chir 337:149–156
7. States JD (1969) The abbreviated and the comprehensive research injury scale. In: Proceedings of the 13th Stapp Car Crash Conference, p 282
9. Williams RE, Schamadan IH (1969) The "Simbol" rating and evaluating system. Arizona Med 26:886–887

Diskussion

Bergmann, Linz: Man wird ja ein bißchen überfordert, wenn man diese große Zahl an Versuchen-Verletzungsgrade zu klassifizieren sieht und man fragt sich kritisch: Welche ist denn nun die beste Methode?

Frage: Gibt es vergleichende Untersuchungen, die ein Patientenmaterial nach den verschiedensten Klassifizierungsmöglichkeiten hier vergleichend gegenüberstellt und daraus statistisch das Optimum errechnet? Das ist die eine Frage. Zweite Frage: Index 1, Index 2 – welcher ist besser?

Oestern, Hannover: Zu Ihrer ersten Frage wäre zu sagen, daß wir es versucht haben. Wir haben den AIS zu Hilfe genommen und den ISS und haben bei beiden Indices festgestellt, daß die Aussagekraft wesentlich geringer war. Nun muß man vielleicht dazu sagen, daß jeder Index von der entsprechenden Behandlung abhängig ist. Das heißt, die Behandlung muß gleich sein um gleiche Ergebnisse mit diesem Index zu erstellen. Das ist eine Voraussetzung. Vielleicht ist es so erklärbar, warum ein Index in einer Klinik angewendet eine recht gute Übereinstimmung hat, während in einer anderen Klinik angewandt – doch eine verhältnismäßig schlechte Übereinstimmung erzielt wird. Das wäre zumindest eine Möglichkeit, warum der ISS, der wie gesagt von Belker 1974 inauguriert wurde und in ihren Untersuchungen eine sehr gute Übereinstimmung hatte, während er in den nachfolgenden Untersuchungen, die insbesondere auch in Baltimore durchgeführt wurden und auch bei uns, keine Übereinstimmung mehr mit der Prognose zeigte.

Zu Ihrer zweiten Frage kann ich nur sagen, daß der Index 1 besser ist. Das ist der Index, der den Pulmonalarteriendruck und den Herzindex mit berücksichtigt. Sie sind damit nicht einverstanden?

Bergmann, Linz: Ich bin mit der Beantwortung der ersten Frage nicht ganz einverstanden.

Oestern, Hannover: Es gibt Untersuchungen, auch aus Baltimore, die den ISS genauso analysiert haben, die dann einen eigenen Index aufgestellt haben und zwar haben sie jeder Verletzung eine bestimmte Überlebenswahrscheinlichkeit zugeordnet und haben dann hinterher für ihr Patientengut einen akzeptablen Index herausgefunden, wobei man auch sagen muß, daß in diesem Index die Zahl der Patienten, die falsch beurteilt wurden und später starben, recht hoch ist. Dieser liegt bei 40%.

Vecsei, Wien: Meine Bemerkung bezieht sich weniger als negative Kritik, als auf die Schwierigkeit. Wir haben nach dem ISS versucht unser Polytraumamaterial aufzuschlüsseln um vergleichbare Gruppen ja nach Behandlungschemen und -regimen zu haben. Dann haben wir gesehen, daß die Schwierigkeiten darin liegen, daß eine absolut tödliche Einzelverletzung eine relativ geringe Zahl bekommt und eine relativ leichte Mehrfachverletzung in Zahlen hineingerät, die absolut tödlich sein müßten und trotzdem überleben. Da liegt die Crux und ich glaube, gerade heute wäre es gut eine Zahl zu besitzen, aufgrund der man die Therapie aufgeben könnte, etwas segensreiches, aber wer kann sich danach richten.

Schlag, Wien: Schreinlechner und Eber haben bei uns versucht einmal festzustellen, welcher Patient ist schwerverletzt und welcher nicht. Ich glaube, wir haben dies hier mit relativ einfachen Zahlen versucht durchzuführen. Das ist die Voraussetzung, damit der Index auch vom Arzt angewendet wird. Es gibt amerikanische Indices, die viele Listen beinhalten – der Arzt verzweifelt daran und verzichtet auf den Index.

Aus diesem Grund hat eben Schreinlechner einen einfachen Index erstellt und wir können einmal aufgrund des einfachen Index festhalten – wer ist mittelverletzt, wer ist schwerverletzt und wer hat wenig Chancen. Aus diesem Grund haben wir dann auch die Letalität anhand der Zahl festgestellt. Zu Ihrem Index, den ich sicher für sehr interessant halte, fehlt mir eigentlich die Einteilung – was ist jetzt schwer oder mittel oder polytraumtisiert. Sie haben einmal vor vielen Jahren einen Polytraumaindex herausgegeben. Haben Sie den jetzt geändert?

Oestern, Hannover: Ich habe vier Schweregradgruppen, abhängig von der Punktezahl gezeigt.

Buchardi, Göttingen: Ich glaube, wir müssen uns fragen was wir mit dem Index wollen. Es kann doch gar nicht darum gehen, wollen wir die Frage beantwortet haben, wollen wir behandeln oder sollen wir es sein lassen, sondern die Bedeutung des Index wäre doch die, daß man anhand dieses die Erfolge seiner Therapie über eine längere Zeit kritisch überprüft und das würde heißen ein Index ist dann wichtig, wenn er über eine längere Zeit und hoffentlich auch für mehrere Krankenhäuser gleichbleibt.

Böhler, Wien: Das ist die Schwierigkeit!

Burchardi, Göttingen: Wobei man aber auch immer davon ausgehen muß, das eine maximale Therapie erfolgen und eine Therapieähnlichkeit dabei sein muß. Das ist ein ganz, ganz wichtiger Faktor.

Behandlung und Prognose des hypovolämische-traumatischen Schocks beim Polytrauma

K.K. Dittel, P. Dürr und E. Kraft

Chirurgische Klinik des Marienhospital (Ärztlicher Direktor: Prof. Dr. Kraft), Böheimstraße 37, D-7000 Stuttgart 1

Einleitung

Traumatologen und Anästhesiologen werden gleichermaßen konfrontiert mit den Folgen posttraumatischer Schockzustände im Rahmen des Polytraumas. Der Schock ist ein polyätiologischer Vorgang, der die Vitalsysteme bedroht. Er wird – unabhängig von seinen vielfältigen Ursachen – definiert als akutes Kreislaufversagen mit einer insuffizienten Capillarperfusion und gestörten Austauschfunktion zwischen Blut und Zelle. Sinkt die Durchblutung der lebenswichtigen Organe über längere Zeit unter ein kritisches Minimum, so entsteht ein das Leben unmittelbar bedrohender Zustand, der unter dem Bild der Gewebshypoxie zum Tode führen kann. Nach Ablauf von ca. 30 min führen die morphologischen und biochemischen Veränderungen in das irreversible Stadium der Dezentralisation.

Unter den verschiedenen Schockformen nimmt der hypovolämische Schock wegen seiner Häufigkeit durch Unfälle eine Prioritätsstellung ein. Vom „traumatischen Schock" als einer speziellen Form des Volumenmangelschocks wird dann gesprochen, wenn neben einem akuten Blutverlust ausgedehnte traumatische Weichteilschädigungen bestehen.

Beim Erwachsenen beträgt das durchschnittliche Gesamtblutvolumen 7% des Körpergewichtes oder 2,6 l/m^2 Körperoberfläche. Hinsichtlich des Schockindex und der darauf bezogenen Volumenfläche ergibt sich beim Index von 1,5 ein Verlust von durchschnittlich 30%–35%, beim Index von 2 von 40%–45% und beim Index über 2 von mehr als 50%.

Krankengut

In Anlehnung an die Verletzungsschweregradeinteilung beim Polytrauma nach Schweiberer erfolgte die Auswertung der Befunde und Behandlungsergebnisse von 100 Patienten, die von 1972 bis 1981 bei uns behandelt wurden und bei denen ein verletzungsbedingter Schockindex von mindestens 1,5 bei der Klinikaufnahme vorlag. 76% der Patienten überlebten ihr Polytrauma, 24% verstarben daran (Abb. 1).

Es handelte sich um 64 Männer und 36 Frauen. Bis zum 50. Lebensjahr überwog anteilsmäßig das männliche Geschlecht mit 79%, in den darüberliegenden Jahrzehnten das weibliche Geschlecht mit 60%.

Ursächlich waren in 66% Verkehrsunfälle, in 34% sonstige Unfälle für die Verletzungsfolgen mit schwerem Schockzustand verantwortlich.

Hefte zur Unfallheilkunde, Heft 156
Zusammengestellt von G. Schlag

A Verkehrsunfälle 66%

a Autounfälle 29%
b Zweirad 15%
c Fußgänger 22%

B Übrige Unfälle 34%

a Arbeitsunfälle 13%
b Häusliche Unf. 10%
c Sportunfälle 1%
d Sonstige Unf. 10%
(Suicid, Körperverl.)

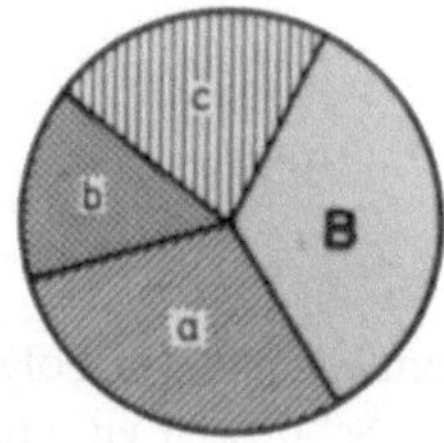

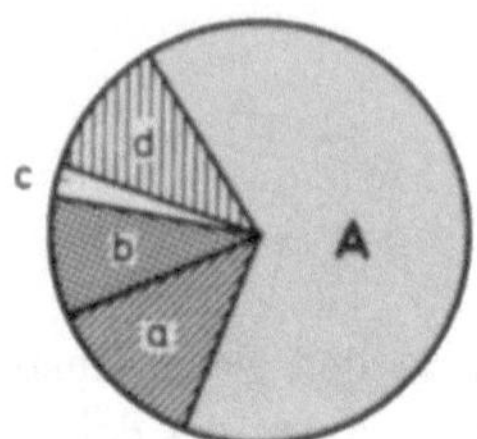

Abb. 1. Verteilung der Unfälle mit Schockfolgen in Prozent

Befunde

79% der Patienten hatten ein Schädel-Hirn-Trauma, 52% ein Thoraxtrauma und 43% ein Bauchtrauma erlitten. 93% wiesen Verletzungen des Bewegungsapparates betreffend Extremitätenfrakturen, Verletzungen der Wirbelsäule und des Beckens auf (Abb. 2).

Die Aufschlüsselung der Verletzungsarten bei den 24 verstorbenen Patienten zeigte eine 100%ige Verletzungshäufigkeit des Bewegungsapparates, während 87,5% ein Schädel-Hirn-Trauma, 58% ein Thoraxtrauma und 50% ein Bauchtrauma erlitten hatten (Abb. 3).

Bei 50% fand sich eine zweifache, bei 33% eine dreifache und bei 17% eine vierfache Verletzungskombination. Von den Verstorbenen hatten 9% eine zweifache, 7% eine dreifache und 8% eine vierfache Verletzungskombination.

Mit 33% fand sich bei den Zweifachverletzten als häufigste Kombination ein Schädel-Hirn-Trauma mit traumatisiertem Bewegungsapparat. Jeweils 17% der Dreifach- und Vierfachverletzten wiesen zusätzlich ein Thoraxtrauma bzw. ein kombiniertes Thorax-Bauch-Trauma auf (Tabelle 1).

Bei 100 Patienten fand sich zu 72% ein Verletzungsschweregrad II und zu 28% ein Grad III. Bei den Überlebenden entfielen 84% auf Grad II und 16% auf Grad III, bei den verstorbenen 33% auf Grad II und 67% auf Grad III.

Behandlung

75% aller Patienten mußten am Unfalltag operativ notfallmäßig behandelt werden. Dies betraf sowohl die Gruppe der Überlebenden als auch die Gruppe der Verstorbenen (Tabelle 2).

Bei 62,7% aller Operierten waren Osteosynthesen erforderlich, bei 30,7% erfolgte eine Laparotomie, bei 25,3% eine Thoracotomie bzw. Thoraxdrainage und bei 21,3% eine Craniotomie.

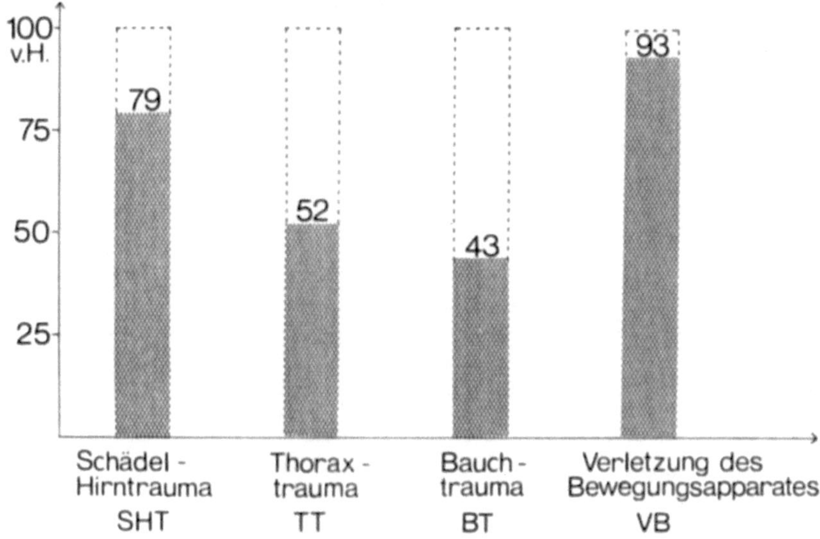

Abb. 2. Häufigkeit der Verletzungsarten beim schweren Schock (n = 100)

2-fach Verletzung		3-fach Verletzung			4-fach Verletzung
SHT + VB	BT + VB	SHT + TT + VB	SHT + BT + VB	TT + BT + VB	SHT + TT + BT + VB
8	1	4	1	2	8

Abb. 3. Art der Verletzungsmuster der bei schwerem Schock Verstorbenen (n = 24)

In der Gruppe der Überlebenden mit 57 lag die Quote der Osteosynthesen bei 70,1%, die der Laparotomien bei 28,1%, der Thoracotomien bei 19,3% und der Craniotomien bei 14,1%. Wesentliche Unterschiede zeigten sich in der Gruppe der verstorbenen Patienten, von denen 18 operiert wurden. Osteosynthesen erfolgten bei ihnen in 38,9% ebenso häufig bei Laparotomien, Thoracotomien und Craniotomien bei jeweils 44,4%.

Tabelle 1. Verhältnis von Verletzungsmuster und Verletzungsschwere beim schweren Schock aller Patienten (n = 100)

Verletzungsschwere	Verletzungsmuster		
	2fach	3fach	4fach
Grad 2	43	24	5
Grad 3	7	9	12

Tabelle 2. Notfalloperationen am Unfalltag

	Gesamtzahl aller operierten Patienten (n = 75)	Überlebende Patienten (n = 57)	Verstorbene Patienten (n = 18)
Art der Operation			
Osteosynthese	47	40	7
Laparotomie	23	16	7
Thoracotomie/ Thoraxdrainage	19	11	8
Craniotomie	16	8	8

Mehrfachoperationen am Unfalltag – überwiegend als gleichzeitige Parallelversorgung – waren bei 32% der operierten Patienten indiziert, bei den Überlebenden zu 19,3%, den Verstorbenen zu 72,2% – also fast 4mal häufiger.

Notfallmäßige operative Eingriffe am Unfalltag erfolgten ausschließlich wegen akut lebensbedrohlicher Komplikationen, die eine protrahierte Schocksymptomatik zur Folge hatten, weil eine ausreichende Volumensubstitution verletzungsbedingt unmöglich war. Insbesondere die Verletzungen an den Körperhöhlen mußten teilweise im Schockzustand operativ versorgt werden, da massive akute Blutungsquellen vorlagen. Bei 25% der Patienten waren keine primären operativen Maßnahmen indiziert, entweder aufgrund von schwersten Verletzungen mit völlig aussichtsloser Prognose oder wegen nicht operationsbedürftiger Befunde.

Prognose

Die Mortalität zeigt eine ansteigende Abhängigkeit von der Schockdauer. Während von 23 Patienten, die innerhalb von 15 min der Primärbehandlung zugeführt werden konnten, keiner verstarb, betrug die Mortalität bei 36, die erst nach 1/2 h zur Behandlung kamen, 16,7%. Entsprechend dem zunehmendem Zeitintervall stieg sie bei 45 min auf 33,3%, bei 60 min auf 50% an (Abb. 4).

Ähnliche Ergebnisse finden sich für die Beziehungen Mortalität und Schockindex. Während 12,7% bei einem Index von 1,5 verstarben, lag die Quote beim Index von 2 bei 28% und beim Index über 2 bei 75% (Abb. 5).

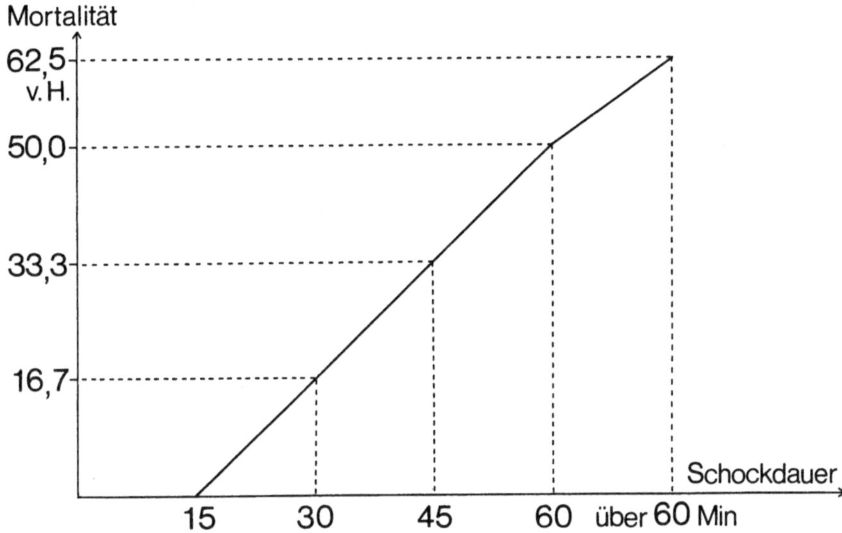

Abb. 4. Schockdauer und Mortalität (n = 100)

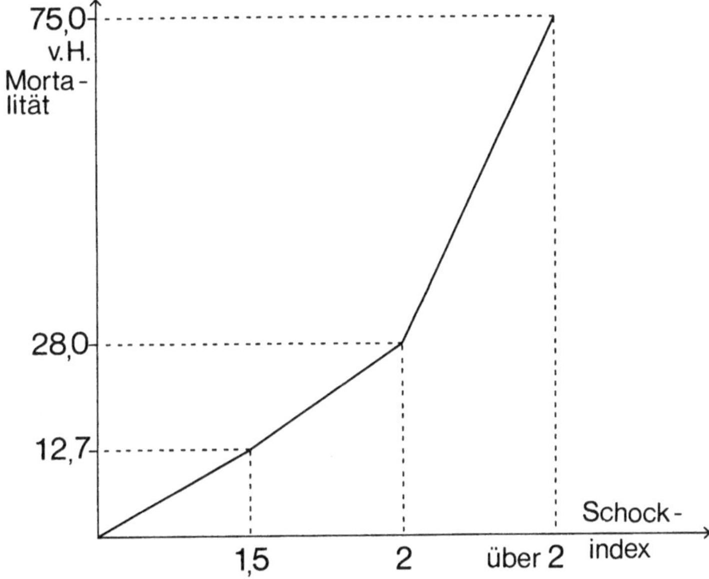

Abb. 5. Schockindex und Mortalität (n = 24)

Tabelle 3. Vergleichende Befunde bei Überlebenden und Verstorbenen

	Überlebende (n = 76)	Verstorbene (n = 24)
Durchschnittlicher Schockindex	1,6	2,0
Durchschnittliche Schockdauer	33 min	54 min
Durchschnittliche Überlebenszeit	–	5,7 Tage
Durchschnittliche Dauer des stationären Aufenthaltes	63 Tage	–

Faßt man die Befunde bei Überlebenden und Verstorbenen zusammen, so ergibt sich ein durchschnittlicher Schockindex bei 76 Überlebenden von 1,6 bei 24 Verstorbenen von 2,0. Dies entspricht einem um 25% höheren Faktor. Die durchschnittliche Schockdauer bei den Überlebenden lag bei 33 min, bei den Verstorbenen bei 54 min und somit 63,4% höher. Die durchschnittliche Überlebenszeit der Verstorbenen betrug 5,7 Tage, die durchschnittliche Dauer des stationären Aufenthaltes der Überlebenden 63 Tage.

Zusammenfassung

Die Mortalität zeigt somit eine kombinierte Abhängigkeit einerseits vom Schockindex und der Schockdauer, andererseits vom Verletzungsschweregrad und vom Verletzungsmuster, nicht jedoch eindeutig von der einzelnen Verletzungslokalisation. Ein alleiniger Bezug der Mortalität auf einen dieser Parameter ist nicht zu finden. Entscheidend ist die Abhängigkeit vom komplexen Verletzungsgeschehen und dem Gesamtbefund.

Bei vergleichender Betrachtung beider Gruppen, der Überlebenden und der Verstorbenen, wird offensichtlich, daß die Prognose beim traumatisch bedingten Schock entscheidend von einem multifaktoriellen Geschehen und insbesondere der Qualität der Erstversorgung abhängt. Traumatische Schädigungen können jedoch derart ausgedehnt sein, daß sie therapeutisch nicht mehr beeinflußbar sind und als limitierendes patho-genetisches Kriterium eine Erfolgschance primär unmöglich machen.

Diskussion

Oestern, Hannover: Ich wollte fragen, wie Sie die Schockdauer definiert haben. Das paßt ja sehr schön her, die Abhängigkeit der Schockdauer und die Letalität.

Dittel, Stuttgart: Die Schockdauer haben wir folgendermaßen definiert: Vom Zeitpunkt des Unfallgeschehens bis zur ersten effektiven Infusionstherapie.

Oestern, Hannover: Bis zur ersten Infusionstherapie?

Dittel, Stuttgart: Bis zur ersten Infusionstherapie, entweder im Notarztwagen oder direkt in der Klinik. Es ist bei uns so – wir haben in Stuttgart relativ viele Krankenhäuser, so daß die Anfahrtswege relativ kurz sind und damit auch die Transportzeiten sich entsprechend reduzieren lassen. Daher diese Zeiten, die insgesamt ja relativ kurz erscheinen.

Böhler, Wien: Aber man kann doch nicht sagen die Schockdauer ist bis zum Beginn der Behandlung. Das ist doch nur die Dauer des Nichtbehandeltseins.

Dittel, Stuttgart: Der Schockzustand dauert natürlich weiterhin noch an, aber in dem Moment, wo eine intravenöse Infusionstherapie und Schockbehandlung möglich ist, wird ja die Progredienz des Vorgehens zumindest verändert und abgebrochen. Daß sich die Entwicklung des Schockzustandes im weiteren Verlauf sicherlich ändert, ist ja klar, denn sowohl durch die Operation als auch durch fortlaufende Blutungen wird sich der Schock wieder einstellen, wenn die entsprechende Behandlung abgebrochen wird.

Tscherne, Hannover: Vielleicht sollte man therapiefreies Intervall anstelle Schockzeit sagen. Aber der Vortrag hat ja auch gezeigt, daß es sehr schwer ist Krankengut zu vergleichen. Die Schweiberer-Einteilung ist eine sehr subjektive Einteilung, und die Zuteilung in die einzelnen Gruppen muß subjektiv sein. Wir können zum Beispiel die Erfahrungen nicht bestätigen, daß man die einfachen Parameter in eine Klassifizierung einbeziehen kann. Daher muß sich eine Klassifikation nach dem Verletzungsmuster und nach dem Alter orientieren, weil das Alter einen ganz erheblichen Einfluß hat. Alle diese Einzelverletzungen sind einer Diskriminanzanalyse unterzogen, wie die Wahrscheinlichkeit im Hinblick auf die Letalität ist, und da haben sich zum Beispiel so interessant Tatsachen ergeben, daß die einfachen Bauchverletzungen eigentlich auf die Letalität sehr wenig Einfluß haben. Verletzungen wie ein zweitgradiges Schädelhirntrauma, Thoraxtrauma, Milzruptur zum Beispiel haben eine viel geringere Letalität als ein soliertes schweres Beckenkompressionstrauma. Das sollte man berücksichtigen.

Zum letzten wollte ich noch sagen, daß natürlich unser Krankengut auch mit allen anderen Parametern (AES, ISS) verglichen wurde und wegen der Insuffizienz der Indices diese neue Einteilung vorgenommen wurde.

III. Behandlung des hypovolämische traumatischen Schocks
(Leitung: H. Benzer und H. Tscherne)

Notfallmaßnahmen beim hypovolämisch-traumatischen Schock

W. Dick

Zentrum für Anästhesiologie (Leiter: Prof. Dr. F.W. Ahnefeld, Prof. Dr. W. Dick, Prof. Dr. Dr. A. Grünert) der Universität, Prittwitzstraße 43, D-7900 Ulm

Die Einsatzmeldung eines Notarztwagens lautet: Ein 17jähriger Junge ist mit seinem Mofa auf einen parkenden Sattelschlepper aufgefahren.

Der Notarzt erhebt am Unfallort folgenden Status: Gesicht verschwollen und blutverschmiert, Brillenhämatom, erhebliche Blutung aus Mund und Nase, Pupillen mittelweit, Lichtreaktion vorhanden, Bewußtsein klar, Atmung suffizient, Kreislauf stabil.

Er vermutet eine Schädelbasisfraktur, multiple Gesichtsschädelverletzungen, eine Unterarmfraktur links und eine Oberschenkelfraktur links.

Zur Soforttherapie werden 500 ml eines kolloidalen Volumenersatzmittels infundiert sowie 40 mg Dexamethason zur Hirnödemprophylaxe, 30 mg Fortral zur Analgesie intravenös verabreicht, anschließend erfolgt der Transport in eine Klinik ohne Arztbegleitung.

Der Patient wird ca. 1/2 h später im Schockraum eines Krankenhauses eingeliefert. Er ist nicht ansprechbar, die Pupillen sind mittelweit und seitengleich, der Patient blutet erheblich aus Mund und Nase sowie aus multiplen Platz- und Rißwunden im Gesicht. Ober- und Unterkiefer sind instabil, der Gaumen und das vordere Zungendrittel gespalten; er blutet aus beiden Gehörgängen. Der Blutdruck beträgt 80 :60 mm Hg, die Pulsfrequenz 120.

Mund- und Rachenraum sind mit Blut gefüllt, die Atemwege verlegt. Daher wird der Patient zunächst orotracheal intubiert. Aus der Trachea wird ebenfalls reichlich Blut abgesaugt. Bei der Peritoneallavage zeigt sich massiv blutige Spülflüssigkeit, so daß der Patient sofort laparotomiert werden muß. Es besteht eine Milzruptur sowie mehrere kleinere Mesocoloneinrisse. Das Schädelcomputertomogramm ergibt ein Epiduralhämatom rechts perietal, das ebenfalls sofort operativ versorgt wird. Multiple Frakturen werden zunächst durch Gips und Extensionen ruhiggestellt. Die klinische Primärversorgung dauert insgesamt 6 h. Die definitiven Diagnosen lauten: Schädel-Hirn-Trauma mit Schädel- und Schädelbasisfraktur sowie epi- und subduralem Hämatom rechts parietal, Mittelgesichtsfrakturen, Ober- und Unterkieferfrakturen, stumpfes Bauchtrauma mit Milzruptur und Mesocoloneinrissen, Thoraxtrauma mit Contusio cordis, Unterarmfrakturen sowie Handfrakturen, Oberschenkelfraktur links.

Aus einer eigenen Auswertung von 5 000 Notfalleinsätzen geht hervor, daß bei jedem dritten Unfallverletzten ein hypovolämisch traumatischer Schock schon am Notfallort diagnostiziert werden kann (Tabelle 1).

Hefte zur Unfallheilkunde, Heft 156
Zusammengestellt von G. Schlag

Tabelle 1. Häufigkeit des hypovolämisch traumatischen Schocks bei Unfallpatienten – Zahl der Notfallpatienten (n = 5 000)

Herz-Kreislauffunktion	Unfälle	Akute Erkrankungen
Schock	35%	13%
Arrhythmien	1,2%	14%
Herz-Kreislaufstillstand	6,4%	14%

In der eingangs dargestellten Kasuistik war der Gefahr eines möglichen Schocks durchaus Aufmerksamkeit geschenkt worden. Die Verletzungen waren jedoch unterschätzt worden und hatten abgelenkt von anderen Prioritäten der außerklinischen Notfallversorgung, nämlich der zunehmenden Einschränkung des Bewußtseins mit sekundärem Verlust der Schutzreflexe.

Aus der oben genannten Auswertung geht weiter hervor, daß bei der außerklinischen Notfallversorgung nahezu 30% der Patienten bewußtseinseingeschränkt und über 13% völlig bewußtlos waren. Aus diesen Zahlen wird ersichtlich, daß die Einschränkung oder gar der Verlust des Bewußtseins im Rahmen des hypovolämisch traumatischen Schocks eine erhebliche zusätzliche Bedeutung besitzt (Tabelle 2).

Die Konsequenz aus diesen beispielhaften Zahlen lautet, jeden Patienten, d.h. auch den Patienten im Gefolge eines Unfalls mit scheinbar unproblematischen Verletzungen zunächst und in bestimmten weiteren Abständen einer grob orientierenden Untersuchung seiner *gesamten* Vitalfunktionen zu unterziehen.

Diese orientierende Untersuchung beantwortet die Frage nach der Bewußtseinslage, nach der Suffizienz oder Insuffizienz der Atmung sowie dem Zustand der Herz-Kreislauf-Funktion (Tabelle 3).

Erst nach dieser orientierenden Untersuchung und gegebenenfalls daraus abgeleiteten – vital indizierten – Sofortmaßnahmen ist die genauere Inspektion der Verletzungen sinnvoll. Wird diese Reihenfolge nicht eingehalten, besteht die Gefahr, daß das Verletzungsmuster zwar akribisch beschrieben wird, der Patient aber aufgrund der inzwischen eingetretenen irreversiblen vitalen Schädigung seine Diagnose nicht mehr erlebt [4, 8].

Die außerklinischen Sofortmaßnahmen beim hypovolämisch traumatischen Schock müssen den Prioritäten der orientierenden Untersuchung entsprechen.

Tabelle 2. Häufigkeit von Bewußtseinsstörungen bei Unfallpatienten – Zahl der Notfallpatienten (n = 5 000)

Bewußtseinslage	Unfälle	Akute Erkrankungen
Benommen	29%	33%
Bewußtlos, Reflexe erhalten	4%	8%
Bewußlos, reflexlos	2,5%	3,2%
Weite Pupillen, reaktionslos	6,8%	13,5%

Tabelle 3. Notfall-Checkliste

1. Bewußtsein
2. Atmung
   □ normal □ eingeschränkt □ fehlt
3. Herz-Kreislauf-Funktion
4. Wasser-Elektrolyt und Säuren-Basen-Haushalt

Ganz allgemein muß jeder derartige Patient vor zusätzlichen schädigenden Einflüssen seiner Umgebung geschützt werden, insbesondere vor Hitze, Kälte oder Nässe, dringliche Blutstillungen sollten sofort vorgenommen werden [10]. Schon zur Prophylaxe empfiehlt sich beim nicht schädelverletzten Patienten eine Lagerung in 20° Kopf-Tief-Lage, wenn möglich auf einer Vakuummatraze, um spätere Umlagerungen zu vermeiden und eine stabile Lage zu garantieren. Die Ruhigstellung etwa vorhandener Frakturen gehört mit zu den Sofortmaßnahmen beim schockierten Patienten.

Auch dann wenn der Patient bewußtseinsklar ist und noch scheinbar stabile Kreislaufverhältnisse zeigt, wird ein venöser Zugang angelegt und zumindest eine Elektrolytlösung (z.B. Ringer-Lactat) infundiert, besser bereits ein Volumenersatzmittel.

Bekanntlich ist die Initialphase des traumatischen Schocks nicht selten durch ein erhöhtes Herzzeitvolumen und damit „normale" Blutdruckwerte gekennzeichnet [11].

Klagt der Patient über starke Schmerzen, so benötigt er neben der Ruhigstellung und lokalen Versorgung der Frakturen eine wirksame Schmerzbekämpfung.

Diese therapeutische Maßnahme vermag die Situation entscheidend zu verbessern, indem der Anteil von Schmerz, Unruhe und Angst an der vitalen Gefährdung beseitigt oder vermindert wird [2].

Welche Substanz letztlich zur Schmerzbekämpfung gewählt wird, ist einigermaßen unerheblich. Sie muß intravenös verabreicht werden, einen raschen Wirkungseintritt gewährleisten und möglichst geringe Wirkungen auf Atem- und Kreislauffunktion ausüben (Tabelle 4).

Bei stabiler Kreislauflage können ohne weiteres Opiate wie Morphin, Metadon, Piritramid etc. in geringen Dosen (d.h. 5 mg Morphin, 1,25 mg Metadon oder 3,75 mg Piritramid) intravenös verabreicht werden. Reicht diese Dosis nach einem Wartezeitraum von 15 min

Tabelle 4. Auswahl von Analgetica für den Patienten im hypovolämisch-traumatischen Schock

Analgetica nur intravenös		
1. Morphin	5,00 mg	
oder		
L-Methadon	1,25 mg	repetiert
oder		mit Volumenersatz
Piritramid	7,50 mg	
2. Pentazocin	15,00 mg	fraktioniert
(Ketamin)		mit Volumenersatz

nicht aus, kann sie gegebenenfalls wiederholt werden. Nicht abwarten bedeutet unter Umständen die Gefahr der protrahierten Überdosierung mit sekundärer Ateminsuffizienz.

Zeigt der Patient bei klarer Bewußtseinslage Zeichen einer beginnenden Schocksymptomatik, z.B. Tachykardie, Abfall des systolischen Blutdrucks und Einschränkung der Blutdruckamplitude, so müssen die bereits eingeleiteten Maßnahmen der Volumensubstitution sofort intensiviert werden.

Als Volumenersatzmittel sind in der Notfallversorgung prinzipiell Teil- oder Vollelektrolytlösungen, insbesondere aber die künstlichen kolloidalen Volumenersatzmittel wie Dextran, Gelatine oder Hydroxyäthylstärke geeignet. Die Bevorratung von Humanalbumin oder Plasmaproteinlösung im Notarztwagen dürfte ökonomisch problematisch sein (Abb. 1). In jedem Falle sollte mindestens 1 000 ml oder mehr in 20 min infundiert werden.

Bei Patienten, die sich bereits im latenten oder manifesten Schock befinden und über starke Schmerzen klagen, sollten zur Analgesie Substanzen gewählt werden, die keine direkten hypotensiven Eigenschaften entfalten wie z.B. Pentazocin 15 mg i.v. als Einzeldosis, Tramadol oder auch Ketamin in niedriger Dosierung.

Intensiv wird immer wieder darüber diskutiert, welche parenteralen Zugangswege bei der außerklinischen Versorgung eines Patienten im Schock gewählt werden sollten.

Prinzipiell sollte der nächstmögliche periphere Zugang punktiert werden. Es empfiehlt sich, mindestens zwei großlumige Venenverweilkanülen anzulegen, um auch größere Volumenverluste rasch kompensieren zu können.

Nicht von jedem in der Notfallmedizin Tätigen kann generell verlangt werden, in der Punktion zentraler Venen Experte zu sein. Die Kanülierung der Vena jugularis interna oder der Vena subclavia bleibt demjenigen vorbehalten, der diese Methode beherrscht. Alle übrigen müssen sich mit Armvenen oder auch der gestauten Vena jugularis externa zufriedengeben.

Jeder Patient im latenten oder manifesten Schock ist schon per se als respiratorisch insuffizient anzusehen.

Notfall-Medikamente – Schock –	Teil- Voll-Elektrolyt-Lösungen	Dextran-Lösungen	Gelatine-Lösungen	H.Ä-Stärke-Lösungen
Dehydrations-Schock	Wahl		Zusatz	
Haemorrhagischer Schock	Not-Behelf	40 4%	Wahl	40 6%
Sonstige Schockformen	Not-Behelf	60 6%	Wahl oder Zusatz	450 6%

Abb. 1. Möglichkeiten der Volumensubstitution im Rahmen der Notfallversorgung des hypovolämisch traumatisierten Patienten

Bei klarer Bewußtseinslage sollte daher zumindest Sauerstoff über eine Maske oder eine Nasensonde verabreicht werden (Abb. 2).

In der oben beschriebenen Kasuistik war aber nach anfänglicher Bewußtseinsklarheit des Patienten während des Transportes offensichtlich unbemerkt auch noch ein Bewußtseinsverlust eingetreten. Im Rahmen dieses Bewußtseinsverlustes war es durch Aufhebung der Schutzreflexe zur Aspiration von Blut aus dem Mund- und Nasen-Rachen-Raum gekommen; zusätzlich dazu bestand eine Thoraxkontusion mit Contusio cordis.

Die entsprechenden Maßnahmen der sofortigen endotrachealen Intubation und Beatmung unterblieben. So geriet der Patient bei inzwischen eingetretenem hypovolämisch traumatischem Schock zusätzlich in ein hypoxisch ausgelöstetes cerebrales Koma, zu dem dann die Folgen des Schädel-Hirn-Traumas noch hinzutraten.

Nach Wallenfang und Schürmann [9] besteht ein Schockzustand bei reinem Schädel-Hirn-Trauma nur in 1% der Fälle, bei Kombinationsverletzungen jedoch bei 11% oder mehr.

Wie bereits erwähnt, rangiert die Priorität der respiratorischen Versorgung des traumatisch hypovolämisch geschädigten Patienten schon im Rahmen der außerklinischen Notfall-

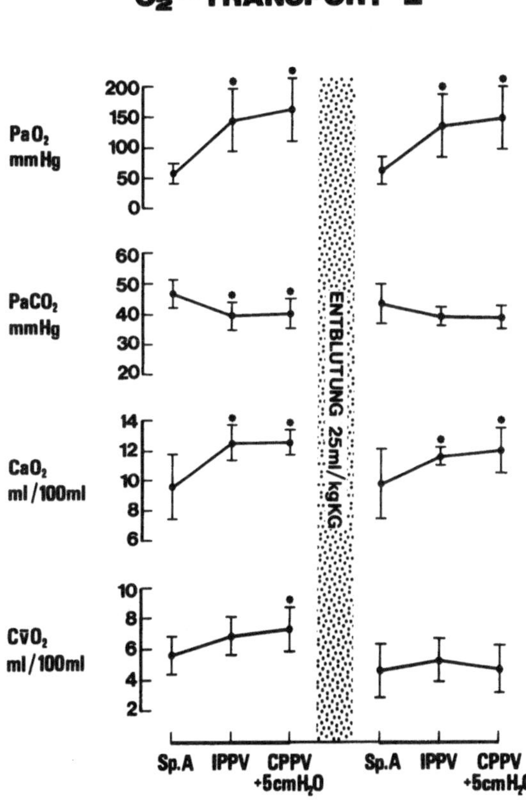

Abb. 2. Einfluß der PEEP-Beatmung auf den Sauerstofftransport im hypovolämischen Schock (tierexperimentelle Untersuchungen [1])

medizin mindestens an der gleichen Stelle wie die zirkulatorische Versorgung. Möglichst frühzeitige endotracheale Intubation zur Garantie einer adäquaten Ventilation und Sauerstoffzufuhr sowie zur Verhinderung einer Regurgitation und Aspiration sind dann unerläßlich, wenn die Bewußtseinslage des Patienten stark eingeschränkt ist, erst recht aber, wenn er das Bewußtsein verloren hat. Frühbeatmung bedeutet den Beginn dieser Maßnahmen bereits außerhalb der Klinik [5].

Ist der Patient bewußtlos, kann er meist ohne zusätzliche Medikamente intubiert werden. Ist die Bewußtseinslage bei manifestem Schock nur eingeschränkt, so kann Etomidat oder Ketamin, gegebenenfalls – wenn der Patient krampft – auch Succinylcholin appliziert werden. Besonders der Patient im Schock mit Schädel-Hirn-Trauma muß atraumatisch und ohne Irritation intubiert werden, um nicht intrakranielle Drucksteigerungen mit der Gefahr der cerebralen Perfusionsminderung bei niedrigen systemischen Blutdruckwerten auszulösen.

Die Intubation und Beatmung mit Sauerstoff kann die systemische und cerebrale Perfusion entscheidend verbessern, indem intrapulmonale Shuntbildungen reduziert werden. Die primäre vorsichtige Anwendung von positiv endexspiratorischen Drucken auch in der außerklinischen Notfallmedizin trägt durchaus zur Verbesserung der Oxygenierung durch Reduzierung von Shuntvolumen bei (Abb. 2).

Daß mit 5 cm PEEP auch unter hypovolämischen Bedingungen keine wesentlichen negativen Auswirkungen zu beobachten sind, hat unsere Arbeitsgruppe im Tierexperiment demonstriert [1] (Abb. 3).

Selbst der verzögerte Einsatz von PEEP in der Klinik ist nach neueren Untersuchungen therapeutisch effektiver als die einfache intermittierende Überdruckbeatmung allein (Abb. 4).

Der limitierte Einsatz derart geringer positiv endexspiratorischer Druckwerte dürfte auch dann nicht von Schaden sein, wenn ein Schädel-Hirn-Trauma mit dem Verdacht einer intrakraniellen Drucksteigerung gleichzeitig besteht. Verschiedene Untersuchungen haben PEEP-Stufen bis zu maximal 8 cm H_2O als auch für die primäre intrakranielle Druckerhöhung einigermaßen unbedenklich dargestellt, wenn durch die PEEP-Beatmung die Oxygenierungsbedingungen wesentlich verbessert werden können und kein systemischer Druckabfall entsteht.

Wie schon erwähnt, sollte bei der Versorgung des Schädel-Hirn-traumatisierten Patienten im hypovolämisch traumatischen Schock besonders streng auf adäquate systemische Blutdruckwerte geachtet und auf Maßnahmen Wert gelegt werden, die den intrakraniellen Druck zu senken vermögen. Eine leichte Hyperventilation schon in der außerklinischen Notfallversorgung zusammen mit massiver Volumensubstitution und Corticosteroidgaben erfüllen diesen Zweck.

Patienten im hypovolämisch traumatischen Schock sind nicht selten zusätzlich durch ein Thoraxtrauma gefährdet; dies war auch in der oben beschriebenen Kasuistik der Fall. Die einfache Kontusion bietet für die außerklinische Erstversorgung keine größeren Probleme, allenfalls das Erfordernis von Maßnahmen zur Verbesserung der Oxygenierung. Treten unter der Notfallversorgung, insbesondere bei endotrachealer Intubation und Beatmung, jedoch plötzlich die Anzeichen eines Spannungspneu auf, so kann nur die sofortige Drainage des Pneumothorax unter Notfallbedingungen diese Komplikation beheben [6].

Für den Transport des hypovolämisch traumatischen Patienten gilt die Maxime, die Vitalfunktionen zu stabilisieren, bevor der Transport beginnt. Ausnahmen davon sind nur

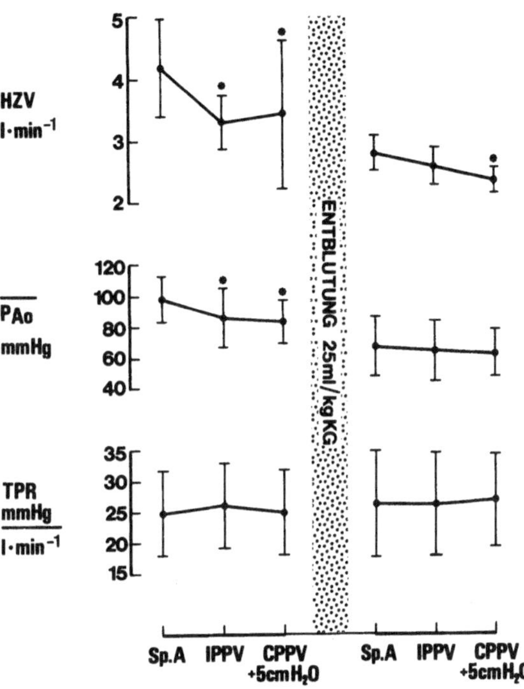

Abb. 3. Verhalten hämodynamischer Parameter des hypovolämischen Tieres unter PEEP-Beatmung [1]

Verletzungsfolgen, die durch die üblichen Maßnahmen nicht beherrschbar sind bzw. eine Situation, in der der Volumenverlust trotz aller Maßnahmen rascher vor sich geht als die Volumensubstitution möglich ist.

Jeder Patient im Schock bedarf – mit der eben genannten Einschränkung – eines extrem schonenden Transportes. Liegt der Patient mit dem Kopf in Fahrtrichtung, so tritt durch hohe Startgeschwindigkeit nämlich eine Minderdurchblutung des Gehirns auf, durch starkes Bremsen ein gegenteiliger Effekt. Dadurch werden erhebliche vegetative Störungen wie Übelkeit, Blutdruckabfall etc. sowie bei Verletzungen erhebliche zusätzliche Schmerzen bewirkt [3].

Luft- wie bodengebundene Rettungsmittel verursachen darüber hinaus bestimmte Schwingungsmuster. Diese können durch die Lagerung des Patienten auf der Vakuummatraze deutlich gemildert werden.

Während des Transportes werden durch Luftschwingungen, Sondersignale, Fahrtgeräusche etc. Lärmpegel von 80–100 BDA verursacht. Derartige Lärmpegel führen beim wachen oder nur oberflächlich bewußtlosen Patienten zu zusätzlichen vegetativen Störungen. Unnötige Lärmeinflüsse müssen daher vermieden werden, bei wachen oder somnolenten Patienten sollte für einen Gehörschutz zumindest während des Transportes mit dem Rettungshubschrauber gesorgt werden.

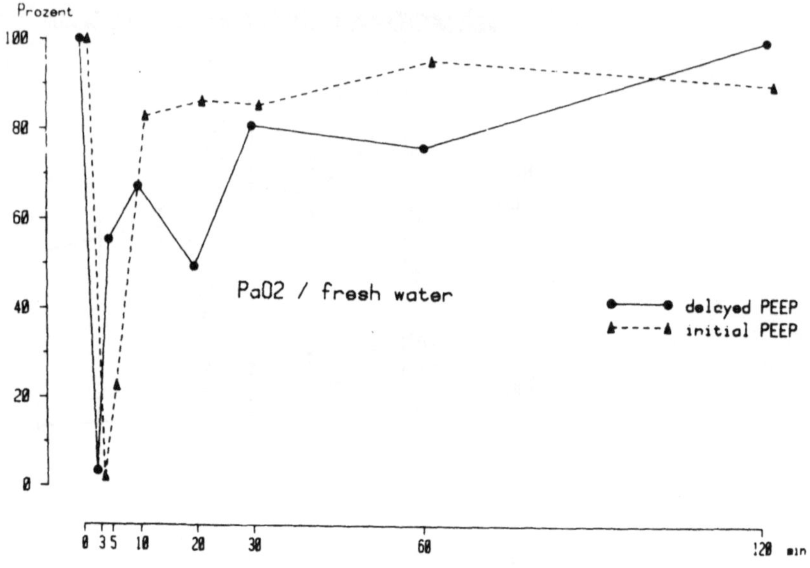

Abb. 4. Auswirkungen der verzögertern PEEP-Beatmung im Tierexperiment auf die Oxygenierung

Während des Transportes bereits müssen die für erforderlich gehaltenen Vorbereitungen in der Klinik über Funk getroffen werden, damit nicht bei Eintreffen eines außerklinisch optimal versorgten Patienten in der Klinik die Rettungskette unterbrochen wird [7].

Die definitive operative Versorgung eines Patienten mit effektiv therapiertem hypovolämisch traumatischen Schock kann nunmehr beginnen.

Literatur

1. Dick W, Lotz P, Milewski P, Ohmann Ch, Spilker D, Schindewolf H, Traub E (1980) PEEP-Beatmung bei der notfallmedizinischen Erstversorgung. Notfallmedizin 6:1237
2. Dick W (1981) Schmerzlinderung – postoperative Phase, Polytrauma. In: Bergmann H (Hrsg) Hypnomidate und Analgetika. Narkoseeinleitung und Schmerzbekämpfung. Maudrich, Wien München Bern, S 71
3. Gorgaß B, Ahnefeld FW (1980) Der Rettungssanitäter – Ausbildung und Fortbildung. Springer, Berlin Heidelberg New Yor, S 201–202
4. Hoffman E (1976) Mortality and morbidity following road accidents. Ann Roy Coll Surg Engl 58:233
5. Pfenninger E, Dick W, Ohmann Ch (1982) Pathophysiologie weist zum richtigen Handgriff. Notfallmedizin 8:296
6. Spelsberg F (1982) Thoraxdrainage – Pro und Contra. Notfallmedizin 8:212
7. Spilker E-D, Kilian J (1981) Organisation der klinischen Erstversorgung von Polytraumatisierten. Notfallmedizin 7:551
8. Strate RG, Boies LR (1976) The emergency management of trauma. Otolaryngol Clin North Am 9:315

9. Wallenfang T, Schürmann K (1982) Schock und Schädelhirntrauma. In: Frey R, Stosseck K (Hrsg) Der Schock und seine Behandlung. Fischer, Stuttgart New York, S 189
10. Wechselberger F (1982) 25 Jahre Erfahrung in der Schockbekämpfung am Unfallort und während des Transportes. In: Frey R, Stosseck K (Hrsg) Der Schock und seine Behandlung. Fischer, Stuttgart New York, S 343
11. Trentz O, Hempfelmann G (1982) Der traumatische Schock. In: Frey R, Stosseck K (Hrsg) Der Schock und seine Behandlung. Fischer, Stuttgart New York, S 107

Erstmaßnahmen bei polytraumatisierten Verletzten im traumatisch-hämorrhagischen Schock

P. Sefrin

Institut für Anaesthesiologie (Vorstand: Professor Dr. K.-H. Weis) der Universität, Josef-Schneider-Straße 2, D-8700 Würzburg

Im Vordergrund der Schädigungen bei schweren Unfällen steht die Mehrfachverletzung. Durchschnittlich werden 81% aller lebensbedrohlichen Polytraumen durch Verkehrsunfälle verursacht. Die Schwierigkeit bei der Erstversorgung ist die Komplexität der verschiedenen Schädigungen und die Tatsache, daß mehrere Verletzungen zur gleichen Zeit in ihrer Vitalgefährdung konkurrieren. Die Vitalschädigungen müssen vorrangig beseitigt werden, da nicht so sehr die lokale Ausdehnung der Verletzungen als vielmehr die gestörte Funktions lebensnotwendiger Organsysteme im Vordergrund der Erstmaßnahmen steht.

Die pathophysiologischen Auswirkungen beim Polytrauma ergeben sich entsprechend aus dem Zusammenwirken von Organ- bzw. Gewebstrauma und dem Schock. Es handelt sich dabei meist um den sog. traumatisch-hämorrhagischen Schock, bei dem es über verschiedene Mechanismen zu einer Auswirkung auf den gesamten Organismus kommt. In Analogie zum Verbrennungsverletzten, bei dem wir auch zwischen der lokalen Schädigung und der Verbrennungskrankheit unterscheiden, kann beim Polytraumatisierten neben den lokalen Traumen von einer Verletzungskrankheit gesprochen werden. Die Überlebensaussichten für die Polytraumatisierten sind durch drei Kriterien bestimmt:

1. Die Schwere der Verletzung.
2. Das Zeitintervall zwischen Unfall und Beginn der Therapie.
3. Der Zusammenarbeit zwischen ärztlichen Spezialdisziplinen von der Erstversorgung am Unfallort bis zur Endversorgung in der Klinik.

Während der erste Punkt nach Einwirken eines Traumas nicht beeinflußt werden kann, besteht für die Punkte 2 und 3 Möglichkeiten einer Intensivierung und Verbesserung. Intensive Bemühungen auf dem Gebiet der Unfallrettung, der Erstversorgung und Intensivtherapie haben die Chancen des Polytraumatisierten erheblich verbessert. Der organisierte

Hefte zur Unfallheilkunde, Heft 156
Zusammengestellt von G. Schlag

schnellst mögliche Transport eines Rettungsteams, bestehend aus Notarzt und speziell ausgebildeten Rettungssanitätern in Notarztwagen und Rettungshubschraubern, an den Unfallort hat in den letzten Jahren eine sehr erfolgreiche Entwicklung genommen und ist zum integrierten Bestandteil der modernen Versorgung geworden.

In einer Untersuchung von Sachweh und Mitarb. aus dem Jahre 1978 an ingesamt 243 Polytraumatisierten konnte nachgewiesen werden, daß die Überlebenschancen dieser Patienten ganz erheblich von der Kreislaufstabilisierung im präklinischen Bereich abhängig ist. Die Letalität von 130 Patienten im Schock betrugen 49%, dabei starben 26% der Patienten direkt an den Schockfolgen. Von 113 mit stabilen Kreislaufverhältnissen eingelieferten Patienten verstarben in der Folge nur 15% (Abb. 1).

Die Ersttherapie des Polytraumatisierten muß sich am Gesamtzustand des Verletzten orientieren, da es keinen starren Schematismus in der Reihenfolge der einzelnen Maßnahmen geben kann. Prinzipiell muß ohne definitive Diagnostik die Therapie noch am Notfallort durch den Notarzt begonnen und auf der Fahrt im Notarztwagen in die Klinik fortgesetzt werden. Wie in der Notfallmedizin allgemein üblich, muß unter den eingeschränkten Bedingungen mit einer begrenzten Ausstattung an Geräten eine Diagnostik durchgeführt und die erforderliche Therapie den Möglichkeiten der Präklinik angepaßt werden. Auch wenn heute der Rettungsdienst mit Notarzt als vorverlagerte Intensivbehandlungseinheit bezeichnet wird, so kann die Ersttherapie im Rettungsdienst nicht mit klinischen Maßstäben gemessen werden. Vielfach wird sie geprägt durch Improvisationen, um mit den vorhandenen Möglichkeiten ein Optimum für den Patienten zu erreichen.

Bevor die Therapie eingeleitet wird, muß sich der Notarzt einen Überblick über den Verletzungsstand und die Akutbedrohung des Patienten verschaffen. Im Vordergrund steht dabei die Erkennung von Leitsymptomen, die auf das Ausmaß der vitalen Bedrohung hindeuten. Dazu stehen dem Untersucher meist nur die fünf Sinne zur Verfügung. Ein erster Hinweis bietet das Erkennen einer äußeren Verletzung, wobei jedoch auch schwerste geschlossene Schädigungen bei völlig fehlenden äußeren Traumazeichen möglich sein können (Abb. 2). Bevor mit einer Stabilisierung der vitalen Funktionen begonnen werden kann, müssen Atmung, Herz, Kreislauf und Bewußtsein einer genaueren Untersuchung unter-

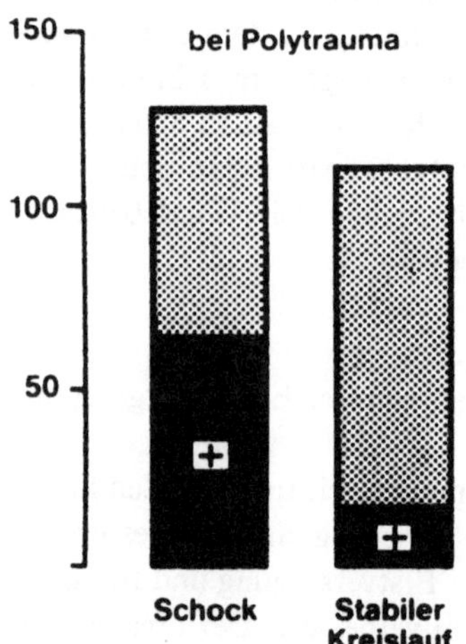

Abb. 1. Kreislaufzustand bei Polytraumatisierten bei Aufnahme im Krankenhaus und Letalität (Aus: Sachweh D, Wrbitzky R, Grisse RD (1978) Zur Diagnose und Therapie des Kombinationstraumas. Act Traum 8:283)

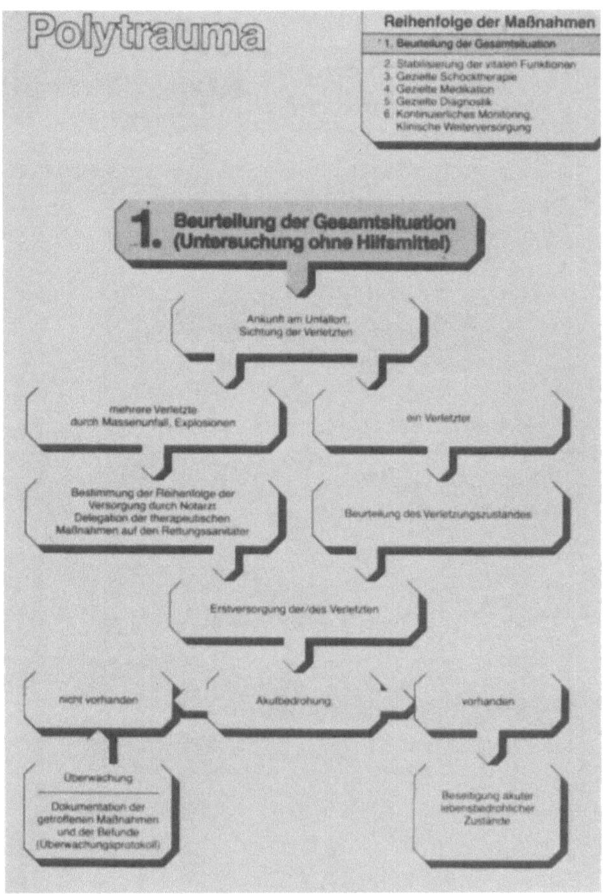

Abb. 2

zogen werden. Die Zuordnung der einzelnen Leitsymptome und die Beurteilung der Intensität der Schädigung bestimmt die daraus resultierende Soforttherapie. Nach den ersten lebenserhaltenden Maßnahmen wie Freimachen und Freihalten der Atemwege, Reanimation, Blutstillung und Ruhigstellung von Frakturen muß umgehend oder sogar gleichzeitig eine ausreichende Schocktherapie eingeleitet werden. Diese Maßnahmen werden in ihrer Intensität geprägt durch die Länge des Transportweges, den technischen Möglichkeiten des Rettungsdienstes und den Fähigkeiten des Rettungsteams (Abb. 3).

Inwieweit Maßnahmen aus dem klinischen Bereich in den Bereich der präklinischen Versorgung vorverlagert werden können, hängt von der reibungslosen Zusammenarbeit mit der aufnehmenden Klinik ab. Allerdings muß auch an prophylaktische Maßnahmen aus dem Bereich der Klinik gedacht werden, die zur Verhinderung schock- und traumaspezifischer Komplikationen im notärztlichen Bereich beitragen können.

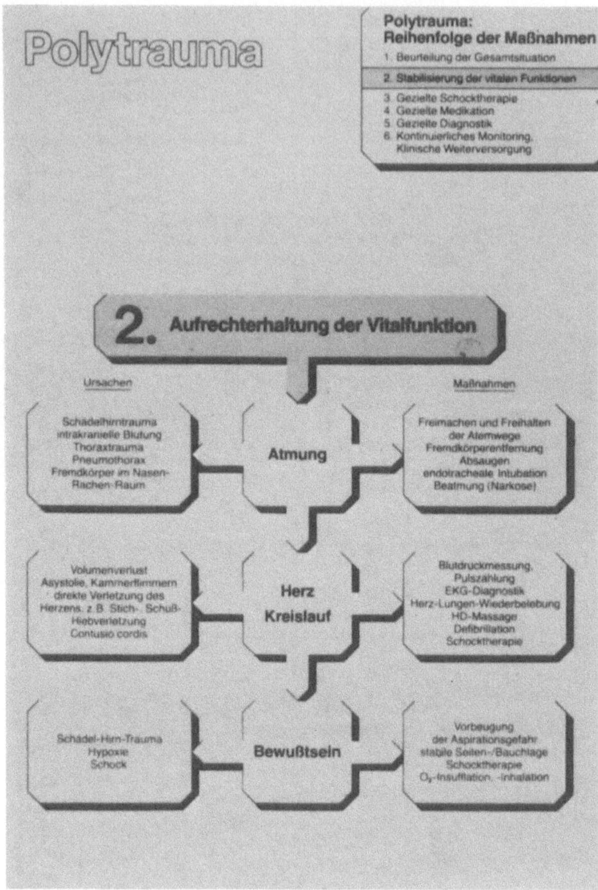

Abb. 3

Drei wesentliche Gesichtspunkte bestimmen das therapeutische Vorgehen.

1. Die Beurteilung der Schwere der Verletzung.
2. Die frühzeitige Erfassung wichtiger Parameter.
3. Die Festlegung von Prioritäten für den Transport.

Die Kriterien der Zuordnung zu einem der drei Schweregrade in die man die Polytraumatisierten einteilt, sind die Kombination der Einzelverletzungen, die Gefährdung der Vitalfunktionen (Störung der Atmung und des Kreislaufes z.B. bei Thorax- und Abdominalverletzung), die Intensität des Schockzustandes und die Schwere des Schädelhirntraumas. Durch eine derartige Zuordnung kann einmal eine Aussage über die Prognose zum anderen über die Dringlichkeit der klinischen Versorgung gemacht werden.

Durch die frühzeitige Erfassung wichtiger Parameter gelingt es nicht nur einen Beitrag zur Frühdiagnostik zu leisten, sondern auch eine kontinuierliche Überwachung (insbesondere der vitalen Funktionen) zu gewährleisten. Vordergründiges Problem ist die richtige Beurteilung des hämorrhagisch-traumatischen Schock und seiner Organfunktionsstörungen. Die Akutdiagnostik beinhaltet die einfache Messung von Kreislaufgrößen wie Blutdruck und Pulsfrequenz (Schockindex), zentraler Venendruck und die Beachtung klinischer Schockzeichen (Unruhe, Blässe, Schweiß u.a.m.) (Abb. 4).

Blutungen als die häufigste Ursache der Hypovolämie und damit des Schocks werden vielfach in ihrem Ausmaß fehlgedeutet. Der Blutverlust, besonders bei multiplen Frakturen, wird, da nicht äußerlich sichtbar, unterschätzt. Überschätzt werden dagegen äußere Blutungen. Blutungen in die Körperhöhle oder in die Gliedmaßenweichteile werden leicht unterschätzt, da sie nur indirekt feststellbar sind.

Die Veränderungen des Gesamtorganismus bezüglich der Mikrozirkulationsstörungen, der Minderung des Herzzeitvolumens und des Säure-Basen-Haushaltes sollen hier nur kurz

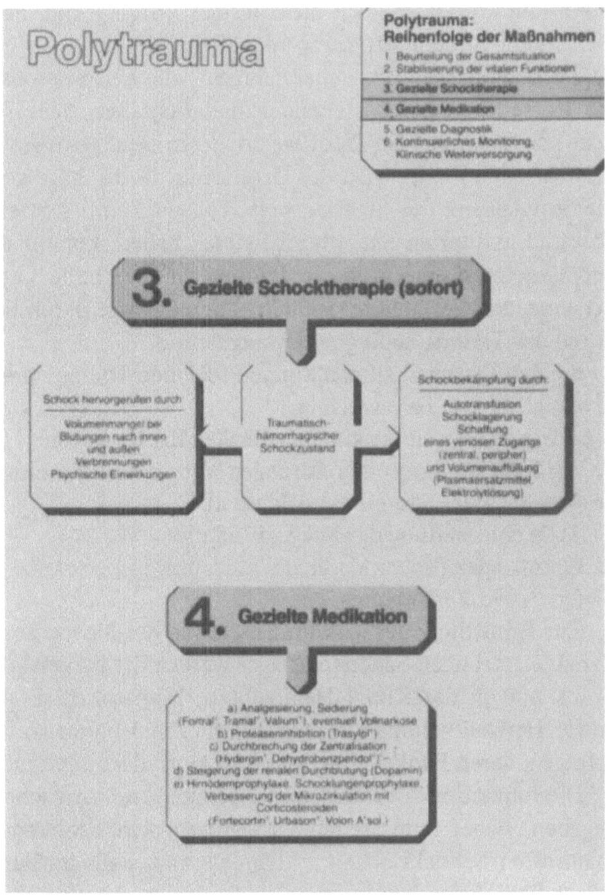

Abb. 4

angesprochen werden. Von besonderer Bedeutung ist die Auswirkung des Schockgeschehens auf die Lunge, die durch lokale Schädigungen (offenes und stumpfes Thoraxtrauma, Rippenfrakturen, instabiler Thorax u.a.) schon in ihrer Funktion eingeschränkt ist und durch einen schockbedingten Sauerstoffmangel noch weiter geschädigt wird. Immerhin sterben 30% der Verletzten an der daraus resultierenden Ateminsuffizienz. Kennzeichen dieser potenzierenden Schädigungen sind Abnahme der Lungendehnbarkeit, Neigung zu Atelektasen, Zunahme der Totraumventilation und interstitielles Ödem, was schließlich im Bild der posttraumatischen Lungeninsuffizienz (Schocklunge) einmündet. Die Aufrechterhaltung und Wiederherstellung von Atmung und Kreislauf am Unfallort zum frühestmöglichen Zeitpunkt sind die Grundpfeiler in der Behandlung des Polytraumatisierten, die die Erfolge der klinischen Intensivtherapie überhaupt erst ermöglichen und zur Senkung der Letalität maßgeblich beitragen.

Die Funktionsstörungen der Niere als Folge der Einschränkung der Durchblutung und des Sauerstoffmangels sowie der Minderung des Glomerulofiltrates und der Tubulusfunktion treten am Unfallort noch nicht in den Vordergrund, müssen jedoch in die therapeutische Versorgung mit einbezogen werden.

Therapeutische Einzelmaßnahmen wie beispielsweise das Anheben des Blutdrucks, die Korrektur einer bestehenden metabolischen Acidose und andere müssen im Rahmen der Kombination der Stoffwechselstörungen gesehen werden. Durch die Infusion von Plasmaersatzmitteln wird der Organismus in die Lage versetzt, bei leichten Schockformen die Entgleisung des Stoffwechsels voll zu kompensieren. Wie eigene Untersuchungen an polytraumatisierten Patienten bewiesen haben, kommt dem Zeitfaktor bei der Versorgung der Verletzten eine große Bedeutung zu. Die hohe Letalität ist nicht nur eine Folge der Schwere der Verletzung, sondern auch bedingt durch die häufig zu späte Beseitigung der durch das Trauma bedingten Dysregulation.

Bei den Erstmaßnahmen können folgende Therapierichtlinien Anwendung finden:

1. Ausgleich der Hypovolämie
   – Wiederherstellung einer ausreichenden Perfusion.
2. Wiederherstellung einer normalen Ventilation der Lunge.
3. Ausgleich des Säure-Basen-Haushaltes.
4. Aufrechterhaltung der Mikrozirkulation.
5. Einsatz spezifischer Medikamente.
6. Operative Versorgung.

Zur Ermittlung der Zusammensetzung der Menge der zu infundierenden Lösungen und der zu ersetzenden Sauerstoffträger werden die Parameter Blutdruck, Puls, zentraler Venendruck und in der Klinik Hämoglobin, Hämatokrit, Elektrolyt- und Eiweißkonzentration sowie Harnzeitvolumen herangezogen. Die Volumenzufuhr muß über großlumige Gefäße erfolgen, deren Punktion peripher am Notfallort noch möglich ist.

Die Indikation zur Punktion ist bereits beim Verdacht auf eine derartige Notfallsituation gegeben, sicher muß sie jedoch erfolgen beim drohenden Schock, auch wenn noch keine manifesten Schockzeichen vorhanden sind. Falls im Bereich von Handrücken oder Unterarm keine Venen punktierbar sind, erfolgt das Vorschieben eines zentralen Venenkatheters über die Ellenbogenvene, wozu es keiner besonderen Übung bedarf. Nur in den Fällen, in denen dieses Vorgehen nicht praktikabel ist, wird auf die Punktion zentraler Venen (Vena subclavia, Vena jugularis interna) zurückgegriffen. Hierbei bietet zusätzliche Sicherheit gerade bei unruhigen und schwer hypovolämischen Traumatisierten die Verwendung eines zentralen Venenkatheters, der mit einem zusätzlichen Sicherheitsventil versehen ist (Fre-Katheter-Set). Bei der Punktion hat sich die Entnahme einer Blutprobe bewährt, die wir zur Kreuzprobe mit einem gesonderten Einsatzfahrzeug vorausschicken, um möglichst bald eine Transfusion mit relativ hohem Sicherheitsgrad vornehmen zu können. In Fällen mit massivem Blutverlust kann es erforderlich werden, daß auf dem Transport eine Druckinfusion angelegt wird. Hierbei besteht bei herkömmlichen Systemen die Gefahr der Luftembolie. Es dürfen deshalb im Rettungsdienst nur noch Drucksysteme verwandt werden, bei denen dieser Druck mit Hilfe einer Manschette von außen appliziert wird. Die Infusionsbehälter müssen zu diesem Zweck aus kompressiblem Plastikmaterial angefertigt werden.

Die Intubation am Notfallort durchgeführt, schafft die Voraussetzung für eine ausreichende Oxygenierung. Im Rahmen einer frühzeitigen Narkose, die jedoch nur vom Routinierten begonnen werden sollte, kann eine PEEP-Beatmung nützlich sein. Sie kann bestehende Störungen wirkungsvoll beseitigen. Allerdings ist der Einsatz eines PEEP-Ventils nicht ungefährlich, da auch hier mit Komplikationen und negativen Auswirkungen zu rechnen ist. Diese betreffen in erster Linie die Zirkulation (Absinken des Herzzeitvolumens) und den intrakraniellen Druck. Mit einer Beschränkung der primären Beatmung auf 5–8 cm H_2O können diese negativen Auswirkungen die Effizienz der Maßnahme nicht gravierend gefährden.

Eine bestehende metabolische Acidose wird durch die Gabe von Natriumbicarbonat korrigiert. Basendefizit und Körpergewicht bestimmen die Dosis nach Anfertigen einer Blutgasanalyse. Im präklinischen Bereich wird insbesondere bei Transportwegen bis zu 30 min eine Korrektur nicht erforderlich sein und erst nach Einleiten einer Schocktherapie und einer Analyse durchgeführt werden müssen. Die voreilige Pufferung einer vermeintlichen Acidose kann durch zusätzliche Linksverschiebung der Sauerstoffdissoziationskurve die Gewebsoxygenierung deutlich beeinträchtigen.

Das Ausmaß der Störungen der Mikrozirkulation, die durch die Aktivierung des Gerinnungssystems im Rahmen ausgedehnter Gewebsverletzungen, besonders durch die Einschwemmung procoagulatorischer Aktivitäten verursacht wird, wird durch die Schwere des traumatisch-hämorrhagischen Schocks bestimmt. Unterschreitet dabei das Hämostasepotential eine kritische Grenze, so wird diese Störung als Vorauscoagulopathie bezeichnet. Dabei ist unerheblich, ob man der disseminierten, intravasalen Coagulation Koinsidenz oder Kausalität bezüglich des Schockgeschehens zuspricht. Zur Unterbrechung der intravasalen Aktivierung von Thrombin ist die Gabe von Heparin erforderlich. Die intravenöse Gabe eines Heparinbolus am Notfallort hat sich der kontinuierlichen Verabreichung als low-dose-Heparinisierung während des stationären Aufenthaltes als nicht überlegen erwiesen.

Als Ergänzung dieser Grundzüge der Notfalltherapie können eine Reihe von Pharmaca sinnvoll angewandt in der Frühphase der Verletzungskrankheit zur Normalisierung der Gesamtsituation beitragen. Zu den spezifischen Medikamenten muß allerdings gesagt werden, daß es entgegen der in der klinischen Routine verwandten Medikamenten erhebliche Unterschiede geben kann. Die im folgenden aufgeführten Medikamente können deshalb nicht Anspruch auf Vollständigkeit erheben, sondern sind lediglich als Vorschlag und Anregung zu betrachten (Abb. 5).

Die Erstversorgung von Polytraumatisierten erfordert das gesamte Spektrum nicht nur chirurgischer Maßnahmen, sondern insbesondere auch intensivtherapeutischer Bemühungen. Die vitale Bedrohung, die auch nach der Erstversorgung fortbesteht, da es im Rahmen der Intensivtherapie zu einer temporären Substitution gestörter oder ausgefallener Organ-

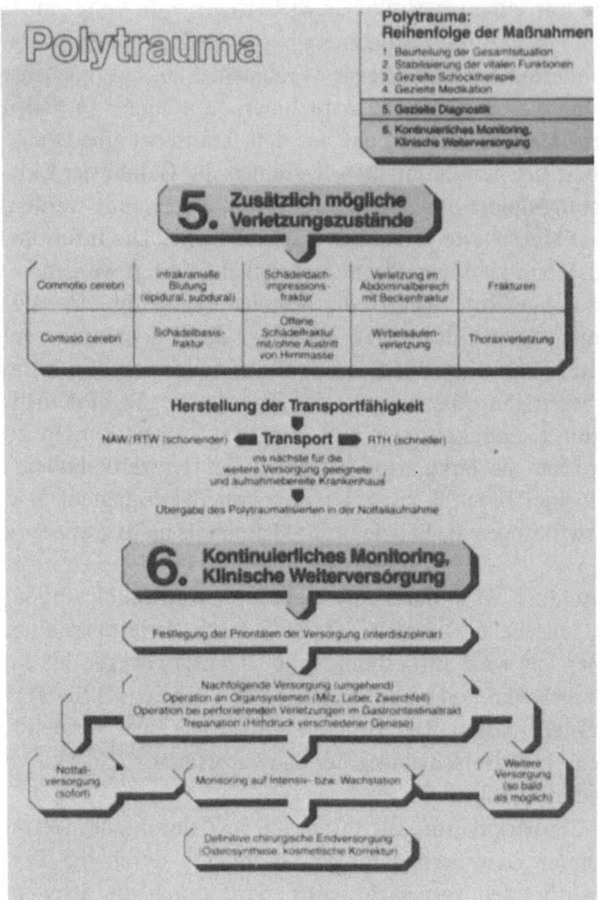

Abb. 5

funktionen kommt, rechtfertigt die gesonderte Betrachtung dieses Verletzten. Ziel aller Maßnahmen muß es sein, irreversible Schäden des Gesamtorganismus durch Kombination von allgemeinen und lokalen Auswirkungen des Traumas zu verhindern. Hierbei kommt dem frühzeitigen Einsatz des gesonderten geschulten und qualifizierten Arztes an der Notfallstelle eine besondere Bedeutung zu.

Die präklinische Versorgung des Polytraumas

G. Hohlbach, A.W. dePay und M. Kern

Klinik für Chirurgie der Medizinischen Hochschule (Direktor: Prof. Dr. F.W. Schildberg), Ratzeburger Allee 160, D-2400 Lübeck

In der Bundesrepublik Deutschland ereigneten sich 1981 nahezu 350 000 Verkehrsunfälle mit Personenschaden; dabei wurden 139 402 Menschen schwer verletzt (Tabelle 1). Daß die Überlebenschance dieser Personen entscheidend von der Zeitspanne zwischen Unfalleintritt und Erstversorgung abhängt, ist bekannt und wurde durch Untersuchungen von Sagimoto, Felix und anderen Autoren eindrucksvoll nachgewiesen. Bereits 1938 wurde von Martin Kirschner anläßlich der 62. Tagung der Deutschen Gesellschaft für Chirurgie die Forderung erhoben, den Arzt zum Patienten zu bringen und nicht umgekehrt. Damit war das Prinzip der vorgezogenen, klinischen Primärbehandlung erkannt. Voraussetzungen für die Erfüllung dieser Forderung sind eine optimale Organisation der Rettungsdienste und ein hoher Standard ärztlichen Handelns am Unfallort.

Entsprechend den strukturellen Gegebenheiten unserer Hochschule wurde in den letzten Jahren ein Notarztsystem nach dem Rendezvous-Prinzip aufgebaut. Ein Notarzteinsatzfahrzeug (NEF), das mit einem Fahrer und einem Arzt besetzt ist, befindet sich an der Klinik. Die Alarmierung erfolgt über eine Leitstelle und geht gleichzeitig an den RTW, der sich dem Unfallort am nächsten befindet. Der Vorteil dieses Systems besteht darin, daß mit dem NEF ein zusätzlicher Helfer zur Verfügung steht und der Notarzt nach Durchführung der Primärversorgung bei Bedarf sofort zu einem anderen Einsatz gebracht werden kann. Das NEF kann auch zum Vorabtransport von Blutproben herangezogen werden, so daß bereits bei Eintreffen des Verletzten in der Klinik aktuelle Laborwerte zur Verfügung

Tabelle 1

Unfallstatistik Hansestadt Lübeck (1981)	
Verkehrsunfälle mit Personenschaden	1.509
Verletzte	1.778
Tote am Unfallort (Polizei-Verkehrsunfalldienst)	22
Unfallstatistik BRD (1981)	
Verkehrsunfälle mit Personenschaden	342.617
Verletzte	487.608
leicht	336.542
schwer	139.402
Tote am Unfallort (ADAC)	11.674

Hefte zur Unfallheilkunde, Heft 156
Zusammengestellt von G. Schlag

stehen. Ergänzt wird unser bodengebundenes Rettungssystem durch einen regionalen Luftrettungshubschrauber.

Wir haben von Juni 1980 bis September 1982 insgesamt 7 003 Notarzteinsätze durchgeführt; davon betrafen 382 die Versorgung von Schwerverletzten der Grade IV–VI nach der modifizierten NACA-Klassifikation. 236 dieser Verletzten wurden in unserer Klinik weiterbehandelt (Tabelle 2). Entsprechend dem Aufgabengebiet unseres Notarztes, das den Stadtbereich von Lübeck betrifft, befanden sich 86% aller Einsätze innerhalb eines Bereiches von 12,5 Kilometern. Die Anfahrtzeit betrug in 82% weniger als 10 min. In 33% wurde in den Fahrerprotokollen eine Verzögerung eingetragen, die in 82% zu Lasten einer Behinderung durch andere Verkehrsteilnehmer ging. Nur 2mal war die Ortsangabe falsch. In 94% aller Fälle war die Versorgung am Notfallort innerhalb von 20 min durchgeführt. Der Transport der Verletzten in die Klinik konnte in der Mehrzahl innerhalb von 30 min nach Alarmierung durchgeführt werden (Tabelle 3). Unser Notarzt hat also in der Mehrzahl der Fälle den Einsatzort zu einem Zeitpunkt erreicht, in dem eine Störung oder ein Sistieren der Vitalfunktionen noch mit Aussicht auf Erfolg behandelt werden kann; innerhalb dieses Zeitraumes ist auch noch eine wirkungsvolle Frühtherapie der Schockorgane möglich, deren entscheidende pathologische Veränderungen sich bekanntlich innerhalb von 30 min nach Unfalleintritt entwickeln.

Die vordringlichsten Aufgaben in der präklinischen Versorgung Polytraumatisierter sind durch die Sicherung der Atmung und des Kreislaufes sowie durch die Stillung von Blutungen gekennzeichnet. Ziel der Behandlung gestörter Vitalfunktionen ist die Herstellung der Transportfähigkeit zur Durchführung der Weiterbehandlung, die in der nächsten, der Schwere der Verletzungen angemessenen Klinik erfolgen muß. Weitere Maßnahmen sind die Sicherung der Unfallstelle, das Bergen von Verletzten, Überwachung während des Transportes und schließlich die ordnungsgemäße Übergabe der Verletzten an das weiterbehandelnde Team in der Klinik (Tabelle 4). Auf die detailierte Darstellung der weiteren Maßnahmen soll wegen der Kürze der Zeit hier nicht eingegangen werden.

Bei Vorliegen einer Ateminsuffizienz muß geklärt werden, ob der Verletzte auf Grund äußerer Ursachen nicht atmen kann oder ob eine zentrale Atemstörung vorliegt. Auf die Erkennung und Beseitigung mechanischer Ursachen braucht hier nicht näher eingegangen zu werden. Sie werden meistens richtig erkannt. Die Störungen des Gasaustausches als Schockfolge werden jedoch häufig unterschätzt. Von unseren Notärzten wurden bei Ver-

Tabelle 2. Einsatzstatistik – Notarztwagen Medizinische Hochschule Lübeck (Juni 1980–September 1982)

Einsätze insgesamt	7.003
Polytraumen (NACA 4–7)	372
Weiterbehandlung an der Klinik für Chirurgie der Medizinischen Hochschule Lübeck	236
davon NACA 4	132
NACA 5	81
NACA 6	23
Weiterbehandlung an anderen Kliniken	146

Tabelle 3. Einsatzmerkmale (NAW–MHL)

Entfernung zum Unfallort:	bis 7,5 km	58%
	7,6–12,5 km	28%
	mehr als 12,5 km	14%
Fahrtzeit zum Unfallort:	bis 10 min	82%
	11–20 min	14%
	mehr als 20 min	4%
Verweildauer am Unfallort:	bis 10 min	54%
	11–20 min	40%
	mehr als 20 min	6%
Fahrtverzögerungen:		33%
	davon durch Verkehr	81%
	falsche Ortsangabe	3%
	andere Ursachen	16%

Tabelle 4. Präklinische Versorgung des Polytraumas

Lebensrettende Sofortmaßnahmen
- Sicherung der Atmung
- Sicherung des Kreislaufs
- Blutstillung

Beurteilung der Unfallsituation
- Anzahl der Verletzten
- Schweregrad der Verletzungen
- Unfallstelle sichern
- Zusätzliche Hilfe

Weitere Maßnahmen
- Bergen
- Erweiterte Diagnostik
- Verbinden
- Schienen
- Herstellen der Transportfähigkeit

Transportüberwachung

Übergabe an weiterbehandelnde Klinik

letzungen vom Grad NACA–IV bis VI nur in 22% eine Ateminsuffizienz festgestellt. Die Indikation zur Intubation und Beatmung wurde in 13% bzw. 12% gestellt; in den Fällen mit „leichter respiratorischer Insuffizienz“ wurde Sauerstoff über die Nasensonde verabreicht. Diese Zahl primärer Intubationen und Beatmungen am Unfallort erscheint deshalb bedenklich, weil immerhin bei 28% aller Verletzten sofort nach Klinikaufnahme wegen einer respiratorischen Insuffizienz, die nur mit Hilfe der Blutgasanalyse nachweisbar war, eine sofortige Intubation durchgeführt werden mußte (Tabelle 5).

5% aller Verletzten mußten wegen Sistieren der Vitalfunktionen reanimiert werden. Bei Schwerstverletzten mit erloschener Atmungs- und Kreislauffunktion hat ein Reanimationsversuch keine Aussicht auf Erfolg. Hier müssen die Prioritäten zu Gunsten der weniger

Tabelle 5. Sicherung der Atmung

Verletzte n = 236 (NACA 4–6) (Juni 1980–September 1982)	NAW–MHL
Diagnosen:	
Ateminsuffizienz	22%
Atemstillstand	1,3%
Mechanische Verlegung	4%
Notärztliche Maßnahmen	
Freimachen und Freihalten der Atemwege	17%
O_2-Gabe	19%
Medikamente	6%
Intubation	13%
Beatmung	12%
Koniotomie	1,3%
Sekundäre Intubation nach Klinikaufnahme	
Wegen respiratorischer Insuffizienz	28%

Schwerverletzten mit reellen Überlebenschancen gesetzt werden. Ein Schockzustand wurde in 54% diagnostiziert. 94% aller Verletzten waren während der notärztlichen Versorgung mit bis zu 1 000 ml kolloidaler und kristalliner Lösung substituiert worden. Der tatsächliche Bedarf wird insbesondere bei multiplen Frakturen und Weichteilverletzungen häufig unterschätzt. Das klinische Bild des fahlen, kaltschweißigen, schockierten Verletzten mit Cyanose der Schleimhäute, frequentem, fast fadenförmigem Puls und kaum meßbarem Blutdruck trifft für die Mehrzahl der Verletzten im frühen Schockstadium nicht zu. In der Initialphase ist der Blutdruck häufig erhöht, obwohl ein peripherer Sauerstoffmangel nachzuweisen ist (Tabelle 6).

Wir haben deshalb in einer prospektiv angelegten Studie bei einem eingeschränkten Patientengut Blutgasanalysen unmittelbar am Unfallort durchgeführt. Es zeigte sich, daß bereits 15 min nach Unfalleintritt bei einem Schockindex von 1, der vom klinischen Aspekt her vielleicht noch nicht so gravierend beurteilt wird, bereits eine erhebliche metabolische Acidose als Ausdruck der peripheren Mangelversorgung nachzuweisen ist (Tabelle 7). Der zusätzliche Volumenbedarf der zur Kreislaufrekompensation notwendig war, betrug nach Klinikaufnahme bei Verletzten, die einen Schockindex über 1 aufwiesen durchschnittlich 1,8 Liter Blut, 840 ml kolloidaler Lösungen und 530 ml kristalliner Lösungen. Daraus leitet sich die Forderung zu einer frühzeitigen adäquaten Volumenzufuhr ab (Tabelle 6).

Nach Sicherung der Vitalfunktionen müssen weitere Maßnahmen ergriffen werden. Die Blutstillung gelingt meist, auch bei Verletzungen großer Stammarterien, durch Druckverbände. Frakturen müssen zur Vermeidung zusätzlicher Weichteilschäden, die den Erfolg späterer, operativer Maßnahmen in Frage stellen können, schonend und sachgemäß reponiert und ruhiggestellt werden. Pneumatische Schienen sind nur am Unterschenkel und am Unterarm angezeigt. Sie dürfen zur Vermeidung eines iatrogenen Kompartmentsyndroms nicht zu kräftig aufgeblasen werden. Bei allen übrigen Frakturen erfolgt die Lagerung am besten auf einer Vakuummatraze. Eine ausreichende Analgesie stellt eine zusätzliche

Tabelle 6. Sicherung des Kreislaufes

Verletzte n = 244 (NACA 4–7) (Juni 1980–September 1982)		NAW–MHL
Diagnosen		
Schock		54%
Herzstillstand		5%
Notärztliche Maßnahmen		
Infusionen		
– 1000 ml		94%
> 1000 ml		6%
Zentralkatheter		8%
Medikamente		35%
Schrittmacher		0,5%
Reanimationen		5%
davon primär erfolgreich NACA 4–6		100%
davon primär erfolgreich NACA 7		0%
Zusätzliche Infusionsmenge nach Klinikaufnahme (bis zur Kreislaufkompensation)		
Schockindex bei Aufnahme	> 1	< 1
B		
Blut	1800 ml	550 ml
Kolloid	840 ml	570 ml
Kristallin	530 ml	1250 ml
Gesamt	3170 ml	2370 ml

Maßnahme zur Behandlung schmerzbedingter vasovagaler Kreislaufreaktionen dar (Tabelle 8).

Sämtliche wichtigen Verletzungen, insbesondere die des Thorax, müssen bereits vor dem Transport abgeklärt sein. Ein sich entwickelnder Spannungspneumothorax kann unter den Geräuschbedingungen eines NAW oder RTW mit Sicherheit nicht mehr diagnostiziert werden. Eine Überwachung während des Transportes muß sich auf wiederholte Blutdruckmessungen und das Registrieren der Herzaktionen mit EKG-Sichtgerät beschränken. Ein weiteres Monitoring ist aus zeitlichen und hygienischen Gründen kaum durchführbar; im übrigen ist der Notarzt während des Transportes in der Überwachung des Patienten weit-

Tabelle 7. Säure-Basenstatus und Schockindex Polytraumatisierter Schweregrad III (n = 21)

	Alter	HCO_3	PH	BE	Schockindex
Unfallort		18,4 (± 2,8)	7,30 (± 0,14)	–7,5 (± 4,5)	1,06 (± 0,2)
	40,0 (± 19,9)				
Klinikaufnahme		20,2 (± 3,8)	7,35 (± 0,05)	–6,9 (± 5,3)	1,22 (± 0,4)

Tabelle 8. Blutstillung – Weitere Maßnahmen

Verletzte n = 236 (NACA 4–6) (Juni 1980–September 1982)	NAW–MHL
Blutstillung	34%
Reposition und Ruhigstellung von Frakturen	18%
Speziallagerungen	29%
Analgetica	21%

Tabelle 9. Transportüberwachung

Verletzte n = 236 (NACA 4–6) (Juni 1980–September 1982)	NAW–MHL
Maßnahmen während der Fahrt	
Überwachung	84%
Zusätzliche Venenpunktion	10%
Intubation	0,5%
Reanimation	0,5%
Komplikationen während der Fahrt	
Keine	89%
Kreislauf, Atmung, Erbrechen, Blutung	11%

gehend auf seine Sinnesorgane angewiesen. Ein Transport ohne Arzt darf nur erfolgen, wenn die Vitalfunktionen absolut stabilisiert, die Verletzungen erkannt und versorgt sind und der Notarzt zu einem anderen Einsatz abgerufen wird. Ein Transport ohne Arztbegleitung wurde bei uns nur in 16% aller Unfallversorgungen durchgeführt. Trotzdem sollte dies die Ausnahme darstellen, da während des Transportes Komplikationen auftreten können. Bei allen unseren Verletzten traten immerhin in 11% Störungen der Atmung, des Kreislaufes, Erbrechen und Blutungen auf.

Durch eine suffiziente, präklinische Versorgung kann die Prognose Polytraumatisierter sicher verbessert werden. Voraussetzung ist allerdings, daß diese schwere Aufgabe nicht den Jüngsten und Unerfahrensten überlassen wird (Tabelle 9).

Zum Einfluß der präklinischen Beatmung auf die Prognose des Polytraumatisierten

A.W. dePay, G. Hohlbach und R. Pursche

Chirurgische Klinik der Medizinischen Hochschule (Direktor: Prof. Dr. F.W. Schildberg), Ratzeburger Allee 160, D-2400 Lübeck 1

Einleitung

Polytraumatisierte ohne äußere oder zentrale Störungen der Atmung ermitteln auch dem erfahreren Notarzt am Unfallort meist den Eindruck einer ausreichend respiratorischen Funktion. Wie aus dem vorausgegangenen Vortrag von Herrn Dr. Hohlbach hervorging, wurden von den Notärzten unserer Klinik nur 12% aller Polytraumen primär beatmet. Ein hoher Prozentsatz primär nicht Beatmeter mußte jedoch sofort nach Klinikaufnahme wegen manifester respiratorischer Insuffizienz beatmet werden. Wir stellten deshalb folgende Fragen:

1. Kann bereits am Unfallort eine Gasaustauschstörung nachgewiesen werden,
2. erreichen die präklinisch Beatmeten die Klinik in einem besseren Zustand,
3. kann durch die präklinische Beatmung die Prognose Polytraumatisierter verbessert werden.

Wir haben deshalb 1981 und 1982 über einen begrenzten Zeitraum von mehreren Monaten unser Krankengut analysiert.

Methodik und Patientengut

Insgesamt handelte es sich um 56 Polytraumatisierte der Schweregrade I bis III nach Schweiberer. 14 Verletzte waren noch am Unfallort intubiert und beatmet worden. Die Beatmung erfolgt mit dem Oxylog, einem Gerät zur volumenkonstanten, kontrollierten Beatmung mit inspiratorischer Sauerstoffkonzentration von 50 oder 100%. Durch Aufsetzen eines Ambu-PEEP-Ventils wird die Beatmung mit einem positiv-endexpiratorischen Drucknieveau ermöglicht.

Das sich grundsätzlich an den klinischen Erfahrungen orientierende Beatmungsmuster von 15 ml Atemzugvolumen pro geschätzem kg Körpergewicht, Atemfrequenz von 10–20 Zügen pro Minute und PEEP von 5 bis 7,5 mbar wurde angestrebt. Die Sauerstoffkonzentration der Einatemluft betrug 50 bzw. 100%.

Bei einem Teil der Patienten war in diesem Zeitraum noch vor Beginn der Schock- und Respiratorbehandlung eine arterielle Blutgasanalyse am Unfallort durchgeführt worden. Diese Blutproben wurden sofort in einem mit Eis gekühlten Behälter mit dem Notarzteinsatzfahrzeug (NEF) in die Klinik gebracht, so daß die Blutgasanalyse innerhalb von 10–15 min nach Entnahme durchgeführt werden konnte.

In der Klinik wurden die Patienten so lange beatmet, bis bewiesen war, daß eine akute respiratorische Insuffizienz beseitigt ist oder feststand, daß diese nicht in ein ARDS übergeht.

Hefte zur Unfallheilkunde, Heft 156
Zusammengestellt von G. Schlag

Ergebnisse und Diskussion

Die kleine Fallzahl des Gesamtkollektivs und des Schweregrads I konnte eine umfassende statistische Aufarbeitung nicht ermöglichen, so daß wir uns auf die Darstellung der Verläufe einfacher Parameter der Schweregrade II und III beschränkt haben. Wie aus den Tabellen 1–3 hervorgeht, war das Patientengut in Bezug auf Alter und Geschlecht homogen, die Letalität betrug 34%, die häufigsten Verletzungen waren Schädelhirntrauma und Thoraxtrauma. Über 70% aller Verletzungen vom Schweregrad II wiesen eine Kombination von 3 oder 4 Einzelverletzungen auf, während beim Schweregrad III ebenfalls in über 70% 3–5 schwere Einzelverletzungen vorlagen.

17 Patienten war bei Eintreffen des Notarztes eine arterielle Blutprobe zur Blutgasanalyse entnommen worden (Tabelle 4). In 9 Fällen war der Notarzt innerhalb von 15 min

Tabelle 1. Alter, Geschlechts- und Schweregradverteilung, Letalität polytraumatisierter Patienten (n = 56)

		n	Alter	Weiblich	Männlich	Letalität
PT	I	8	48,0 ± 6,9	2 (25%)	6 (75%)	2 (25%)
PT	II	18	47,3 ± 21,8	5 (28%)	13 (72%)	6 (33%)
PT	III	30	38,5 ± 18,9	8 (27%)	22 (73%)	11 (36%)
	ges.	56 ± 20,9	43,8	15 (27%)	41 (73%)	19 (34%)

Tabelle 2. Verletzungsmuster schwerer Einzelverletzungen bei Polytraumatisierten (n = 56)

			Schädel	Thorax	Abdomen Becken	Extremitäten
PT	I	n = 8	7 (87%)	3 (37%)	2 (25%)	4 (50%)
PT	II	n = 18	16 (88%)	11 (66%)	7 (39%)	10 (56%)
PT	III	n = 30	29 (96%)	18 (60%)	10 (33%)	20 (67%)

Tabelle 3. Anzahl der schweren Einzelverletzungen bei Polytraumatisierten (n = 56)

			1	2	3	4	5	6	7
PT	I	n = 8	25%	25%	25%	25%	–	–	–
PT	II	n = 18	6%	6%	33%	39%	6%	11%	–
PT	III	n = 30	7%	7%	23%	23%	27%	7%	7%

Tabelle 4. Blutgasanalysen Polytraumatisierter am Unfallort (n = 17)

	n	pO_2	pCO_2	HCO_3	pH	BE	Schock-index
Unfallort (gesamt)	17	50,2 ± 10,7	38,8 ± 7,4	18,1 ± 2,2	7,35 ± 0,09	−6,5 ± 3,5	1,3 ± 0,3
Entnahme früher als 15 min nach Unfall	9	66,4 ± 10,3	37,8 ± 7,3	17,7 ± 2,4	7,32 ± 0,05	−6,6 ± 4,1	1,1 ± 0,2
Entnahme später als 15 min nach Unfall	8	50,2 ± 10,0	39,8 ± 7,9	18,4 ± 1,5	7,37 ± 0,07	−6,3 ± 3,0	1,4 ± 0,3

nach Eintritt des Unfallereignisses am Unfallort, in 8 Fällen wurde die Blutprobe zur Blutgasanalyse später als 15 min nach Unfalleintritt entnommen. Während in der ersten Gruppe das arterielle pO_2 im Durchschnitt 66,4 mmHg bei einem Schockindex von 1,1 betrug, wurden in der zweiten die Verletzten mit einem bedrohlich abgesunkenen arteriellen pO_2 von 50 mmHg und einem deutlich erhöhten Schockindex vorgefunden, während die arteriellen pCO_2-Werte annähernd gleich waren. Alle Verletzten zeigten eine respiratorisch nicht kompensierte metabolische Acidose. Dies zeigt einerseits die von der Zeitspanne zwischen Unfall und Erstversorgung abhängige, bedrohliche Zunahme der pulmonalen und zirkulatorischen Insuffizienz, andererseits aber auch die Notwendigkeit einer früh einsetzenden suffizienten Therapie.

In Abhängigkeit vom Schweregrad ergibt sich folgendes Bild (Tabelle 5, 6): 18 Patienten vom Schweregrad II waren am Unfallort noch ausreichend oxygeniert. Bei 13 Patienten lag am Unfallort keine klinisch erkennbare Störung der Atmung vor, weshalb diese Verletzten ohne Beatmung in die Klinik transportiert wurden. Auch bei Klinikaufnahme zeigten sie eine ausreichende Oxygenation und alveoläre Ventilation. Die Kreislaufsituation war durch entsprechende Schocktherapie am Unfallort verbessert worden, so daß der Schockindex von 0,9 auf 0,83 gesenkt werden konnte. Die bei Klinikaufnahme bestehende leichte metabolische Acidose mag Ausdruck eines Anflutens vermehrter Stoffwechselmetaboliten aus der Peripherie durch verbesserte Zirkulation sein. Innerhalb von 24 h nach Klinikaufnahme mußten jedoch 7 Verletzte (53,8%) wegen akuter respiratorischer Insuffizienz intubiert und beatmet werden. 6 Patienten (46,1%) verstarben innerhalb von 14 Tagen. Von den 13 am Unfallort zunächst nicht Beatmeten mußten 25% über 10 Tage hinaus beatmet

Tabelle 5. Veränderung der Blutgasanalyse, Schockindex und Letalität Polytraumatisierter (Schweregrad II) *ohne* präklinische Beatmung (n = 13)

	Alter	pO_2	pCO_2	HCO_3	pH	BE	SI	†	überlebt
Unfallort		61,1 ± 15,1	37,1 ± 5,8	24,8 ± 7,5	7,42 ± 0,06	−1,0 ± 2,1	0,99 ± 0,26		
	54,2 ± 2,11							6 (46%)	7 (54%)
Klinik-aufnahme		72,0 ± 16,5	35,25 ± 5,75	21,2 ± 2,57	7,39 ± 0,11	−2,3 ± 4,8	0,83 ± 0,1		

Tabelle 6. Veränderung der Blutgasanalyse, Schockindex und Letalität Polytraumatisierter (Schweregrad II) *unter* präklinischer Beatmung (n = 5)

	Alter	pO_2	pCO_2	HCO_3	pH	BE	SI	†	überlebt
Unfallort		77,1 ± 10,6	29,2 ± 3,9	17,0 ± 5,7	7,32 ± 0,07	−0,6 ± 2,0	1,2 ± 0,3		
	36 ± 7,6							0	5 (100%)
Klinik-aufnahme		128,5 ± 56,1	32,0 ± 5,0	22,1 ± 3,9	7,40 ± 0,08	+1,04 ± 2,75	0,79 ± 0,15		

werden. 5 Patienten, die wegen einer erkennbaren Störung noch am Unfallort intubiert und beatmet wurden, zeigten bei Klinikaufnahme unter inspiratorischer Sauerstoffkonzentration von 50 bzw. 100% ein durchschnittliches arterielles pO_2 von 128,5 mmHg bei ausreichender alveolärer Ventilation. Der arterielle pO_2-Wert lag jedoch deutlich unter dem für diese inspiratorische O_2-Beimischung zu erwartenden Wert und darf als Ausdruck einer bereits in der Frühphase des Schocks erhöhten Shuntfraktion gewertet werden. Diese Verletzten zeigten bei einem Schockindex von 1,2 bereits am Unfallort eine schwere metabolische Acidose, die pulmonal nicht kompensierbar war. Durch adäquate Schocktherapie war unter Beatmung sowohl eine Verbesserung der metabolischen als auch der respiratorischen Situation zu erreichen. Aus dieser Gruppe ist kein Patient verstorben, alle Verletzten konnten nach spätestens 6 Tagen extubiert werden.

Für den Schweregrad III (n = 30) verhält es sich ähnlich (Tabelle 7, 8). Es ist auffällig, daß sich bei den 21 primär nicht Beatmeten auch unter Schocktherapie der Schockindex von 1,06 auf 1,22 verschlechtert hat. Das arterielle pO_2 fiel bis zur Klinikaufnahme von durchschnittlich 72 mmHg auf 58,4 mmHg ab. Aus dieser Gruppe mußten innerhalb von 24 h nach Klinikaufnahme 15 Patienten (71,4%) wegen respiratorischer Insuffizienz beatmet werden. Die Letalität in dieser Gruppe betrug 48%. Von den präklinisch beatmeten Polytraumatisierten starben nur 2 (22%). Über die Hälfte dieser Verletzten konnte dagegen bereits nach 48 h wieder extubiert werden.

Der Verlauf einiger einfacher Beatmungsparameter präklinisch Beatmeter und nicht Beatmeter kann in der Verletztengruppe vom Schweregrad III dargestellt werden (Abb. 1). Um eine gleichbleibend ausreichende Oxygenation und alveoläre Ventilation zur gewähr-

Tabelle 7. Veränderung der Blutgasanalyse, Schockindex und Letalität Polytraumatisierter (Schweregrad III) *ohne* präklinische Beatmung (n = 21)

	Alter	pO_2	pCO_2	HCO_3	pH	BE	SI	†	überlebt
Unfallort		72,0 ± 9,3	40,2 ± 2,3	18,4 ± 2,8	7,30 ± 0,14	−7,5 ± 4,5	1,06 ± 0,2		
	40,0 ± 19,9							10 (48%)	11 (52,5%)
Klinik-aufnahme		58,4 ± 10,9	38,8 ± 3,2	20,2 ± 3,8	7,35 ± 0,05	−6,9 ± 5,3	1,22 ± 0,4		

Tabelle 8. Veränderung der Blutgasanalyse, Schockindex und Letalität Polytraumatisierter (Schweregrad III) *unter* präklinischer Beatmung (n = 9)

	Alter	pO_2	pCO_2	HCO_3	pH	BE	SI	†	überlebt
Unfallort		53,4 ± 11,2	37,9 ± 6,7	17,7 ± 0,9	7,32 ± 0,04	−8,5 ± 1,5	1,5 ± 0,2		
	39,8 ± 18,8							2 (22%)	7 (78%)
Klinik- aufnahme		185,8 ± 19,9	36,37 ± 12,1	23,23 ± 2,9	7,41 ± 0,11	+0,39 ± 3,44	1,0 ± 0,4		

leisten, war das Bedarfsatemminutenvolumen der primär nicht beatmeten Verletzten höher als das der präklinisch beatmeten, während das Bedarfs-FiO_2 in beiden Gruppen nahezu gleich war. Die endinspiratorischen Beatmungsdrucke lagen bei den primär nicht Beatmeten deutlich höher.

Bei 71% aller Polytraumen vom Schweregrad III und 53,8% vom Schweregrad II, die primär nicht beatmet waren, wurde die Indikation zur Intubation und Beatmung innerhalb der ersten 24 h gestellt (Abb. 2 u. 3). Von den primär Beatmeten mit Schweregrad II konnten innerhalb von 6 Tagen alle extubiert werden, davon ist keiner gestorben. Dagegen mußten von den 13 primär nicht Beatmeten 25% über 10 Tage hinaus beatmet werden, 2 Verletzte starben am 4. Tag nach Klinikaufnahme, 4 weitere nach mehr als 10 Tagen, was einer Gesamtletalität dieser Gruppe von 46% entspricht.

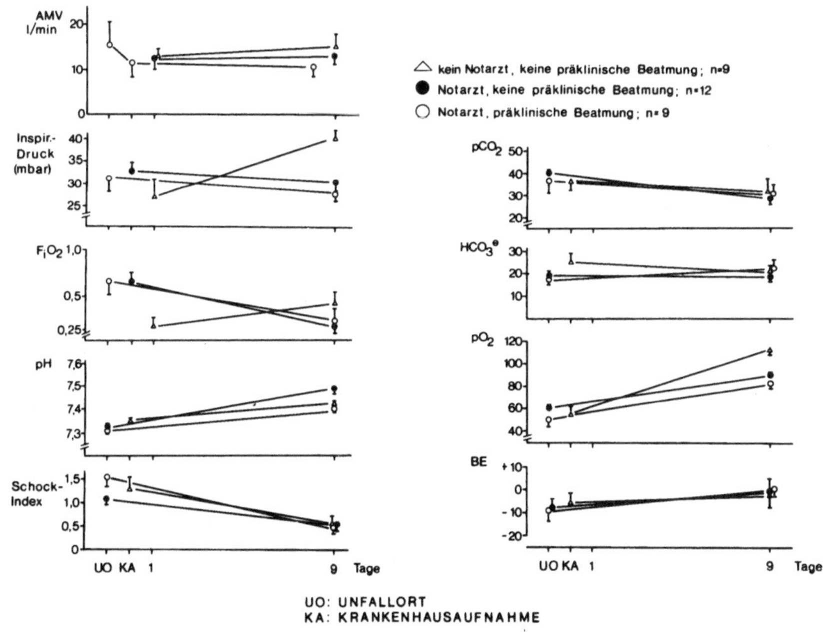

Abb. 1. Polytrauma (n = 30) Schweregrad 3

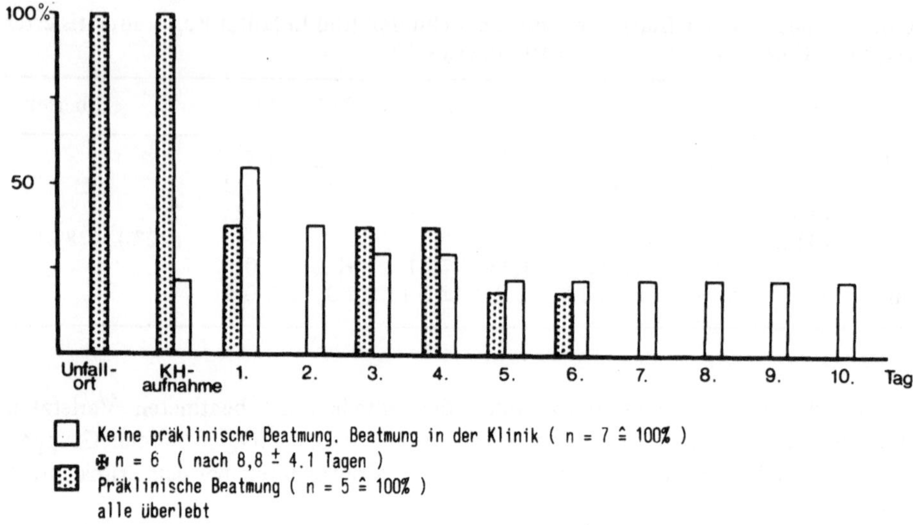

Abb. 2. Polytrauma (Schweregrad 3). Beatmungsdauer

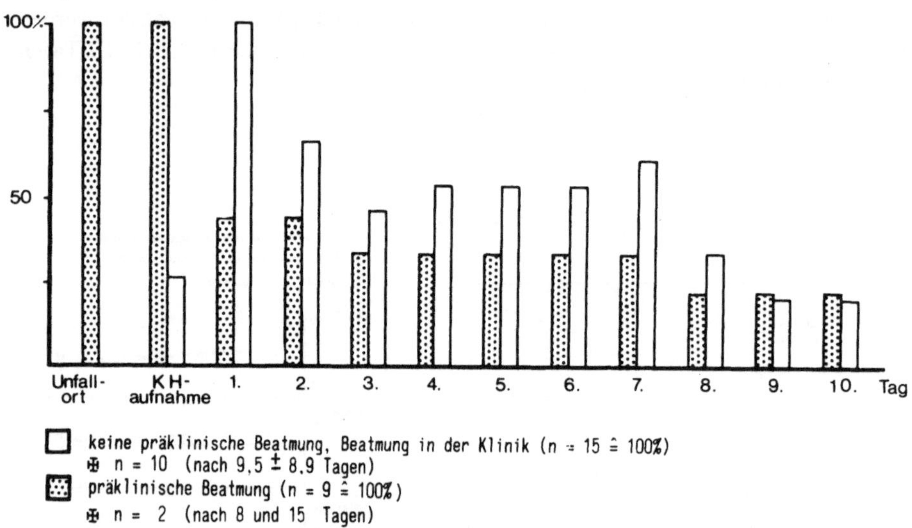

Abb. 3. Polytrauma (Schweregrad 3). Beatmungsdauer

Von den primär nicht Beatmeten vom Schweregrad III verstarben innerhalb von 10 Tagen 9 und ein weiterer nach mehr als 10 Tagen Beatmung. Dies entspricht einer Gesamtletalität von 66%, während von den präklinisch beatmeten Verletzten 2 nach 8 und 15 Tagen verstarben und ihre Letalität damit 22% betrug. Hier mußten nach einem Tag nur noch 4, nach 10 Tagen noch 2 Patienten beatmet werden.

Wir fassen zusammen und ziehen die Schlußfolgerung:

1. Polytraumatisierte zeigten bereits 15 min nach Unfallseintritt eine deutliche respiratorische Funktionseinschränkung.
2. Diese kann durch eine Schocktherapie allein nicht adäquat behandelt werden.
3. 75% aller Polytraumen vom Schweregrad III und 50% vom Schweregrad II entwickeln innerhalb von 24 h nach Unfalleintritt eine respiratorische Insuffizienz, die zur Beatmung zwingt.
4. Je später mit der Beatmung begonnen wird, umso länger muß sie fortgeführt werden.
5. Primär nicht beatmete Polytraumen haben in Abhängigkeit vom Schweregrad eine um 20–40% höhere Letalität.

Wir leiten daraus die Forderung ab, daß jeder Polytraumatisierte vom Schweregrad II und III bereits am Unfallort intubiert und beatmet werden sollte.

Diskussion

Schlag, Wien: Ich möchte Herrn dePay fragen: Wenn Sie am Unfallort intubieren und beatmen, haben Sie da nicht Angst, daß es zu einem Pneu kommen kann, zu einem Spannungspneu? Haben Sie dabei schon diese Erfahrungen erlebt?

dePay, Lübeck: Wir haben in zwei Fällen Spannungspneu bekommen und haben die auch erkannt und am Unfallort mit einer Thoraxdrainage behandelt.

Schlag, Wien: Ich glaube, diese Erfahrung von Herrn dePay ist sehr wichtig, denn es wird immer wieder das Argument eingeworfen primär zu intubieren und zu beatmen ist viel zu gefährlich. Wie wir aus verschiedenen Untersuchungen wissen, glaube ich, daß die primäre Beatmung beziehungsweise eben die entsprechende Verhinderung der respiratorischen Insuffizienz in der Prophylaxe der Schocklunge von großer Bedeutung ist.

Bergmann, Linz: Herr Dick, wie lange dauert die Entwicklung eines Hirnödems? Müssen wir beim Transport bereits mit ICP-Erhöhungen rechnen? Können wir mit der Hyperventilation allein zurechtkommen? Wenn wir mit ICP-Erhöhungen rechnen müssen, dann müssen wir den Kopf etwas erhöht lagern und ihn auf keinen Fall zu Vermeidung von venösen Abflußstörungen auf die Seite drehen.

Dick, Ulm: Wir haben die Frage mit Herrn Reulen, einem der Neurochirurgen bei uns, diskutiert, der sich sehr viel mit der Hirnödemprophylaxe durch Steroide beschäftigt hat. Er bezweifelt im Augenblick, daß die Steroide noch wirksam sind, aber er hat klipp und klar konstatiert, daß vom ersten Augenblick an mit der Entwicklung eines Hirnödems zu rechnen sei und alle Maßnahmen eingeschlagen werden müssen und zwar sofort mit Beginn der Versorgung.

Weil, Chicago: Ich wollte nur etwas über die intravenösen Zugänge sagen. Vor vielen Jahren haben wir in der Notfallmedizin die Vena femoralis mit sehr, sehr gutem Erfolg benützt. Ist das nicht eine bessere Technik als die V. subclavia und die Jugularis interna?

Dick, Ulm: Wir haben ja früher häufig in der Klinik der V. femoralis Punktion beziehungsweise eher die Venae sectio, in den Zeiten, als wir keine Katheter hatten, benützt und wenn ich mich recht erinnere, sind in dieser Zeit und mit dieser Technik erheblich mehr venöse Thrombosen aufgetreten, als mit der Katheterisierung im Bereich der oberen Hohlvene. Sei es nun vom Arm aus oder über die Subclavia oder Jugularis.

Schedl. Wien: Ich kann mich an mein Studium erinnern und das ist bei mir noch nicht so lange her, daß uns eingetrichtert wurde, daß die Gabe von Analgetica beim Verdacht eines stumpfen Bauchtraumas kontraindiziert ist. Heute ist oft die Frage angeschnitten worden, daß man Analgetica am Unfallort geben soll. Frage: Gilt das nicht mehr oder gibt es hier spezielle Indikationen zur Gabe von Analgetica am Unfallort?

Dick, Ulm: Das hängt möglicherweise mit der Einstellung der Klinik zusammen. Wir haben von seiten unserer Unfall- und Bauchchirurgen keinerlei Einschränkungen der Angabe von Analgetica, einfach weil gesagt wird, wir machen sowieso bei dem geringsten Verdacht auf ein Bauchtrauma eine abdominelle Paracentese. Infolgedessen sind wir großzügig mit der Gabe von Opiaten. Es gibt vielleicht einen kleinen Ausweg aus dem Dilemma der von Herrn Piese in Aachen publiziert worden ist, daß man am Notfallort zur Bekämpfung der Schmerzen intravenös niedrige Dosen von Ketamin nehmen kann und daß mit Aufnahme in die Klinik dann die gesamte abdominelle Symptomatik wieder auftaucht.

Benzer, Wien: Gibt es noch eine wichtige Anfrage? Keine wichtige mehr? Dann kommen wir zur nächsten Gruppe Anästhesie und Intensivbehandlung im Schockraum.

Anästhesie

Anästhesie im hypovolämisch-traumatischen Schock

N. Franke, K. Peter, U. Jensen und H. Laubenthal

Institut für Anästhesiologie der Ludwig-Maximilians-Universität, Klinikum Großhadern, Marchioninistraße 15, D-8000 München 70

Der akute und prolongierte Volumenmangelschock ist in jedem Falle lebensbedrohend und bedarf unverzüglicher anästhesiologischer und chirurgischer Therapie. Nur so kann den pathophysiologischen Veränderungen des hypovolämischen Schocks und den daraus folgenden, eventuell tödlichen Folgen vorgebeugt werden.

Hefte zur Unfallheilkunde, Heft 156
Zusammengestellt von G. Schlag

Bei Abnahme des intravasalen Volumens nimmt der venöse Rückstrom zum Herzen ab. Als Folge der verminderten Füllung der Ventrikel sinkt das Herzzeitvolumen ab. Um einen ausreichenden Perfusionsdruck der lebenswichtigen Organe (Herz, Gehirn) zu gewährleisten, kommt es kompensatorisch zu einer sympathico-adrenergen Stimulation mit bis zu 50facher Steigerung der Adrenalin- und 10facher Erhöhung der Noradrenalinkonzentration [1]. Ausgelöst wird dies durch Aktivierung der Baroreceptoren des Aortenbogens und des Carotissinus, was maximal Nebennierenstimulation und generelle postganglionäre Adrenalin- und Noradrenalinfreisetzung bewirkt. Durch periphere Vasoconstriction in besonders prädisponierten Organen, Niere, Haut, Splanchnicusgebiet und in geringem Maß Skelettmuskulatur [2] wird eine Umverteilung des geringeren Herzzeitvolumens zugunsten des Cerebral- und Coronarkreislaufs erreicht, die in nur geringem Ausmaß catecholaminempfindliche α-Receptoren aufweisen. Dies bewirkt einen „normalen" oder gar gesteigerten Blutdruck bei extrem erhöhtem peripheren Gesamtwiderstand und minimalem Herzzeitvolumen und sichert die Durchblutung und damit das Überleben von Herz und Gehirn.

Es konnte gezeigt werden, daß die in den betroffenen Organen (Niere, Haut, Splanchnicusgebiet, Skelettmuskulatur) resultierende Vasoconstriction nahezu ausschließlich präcapilläre Arteriolen betrifft [3]. Daraus folgt eine maximale Behinderung des Einstroms in die Capillaren; der Druckabfall entlang der präcapillären Widerstandsgefäße, der normal ca. 50–70 mm Hg beträgt, kann dann regional bis auf 90–100 mm Hg ansteigen, sodaß peripher der verengten Arteriole der Druck auf extrem niedrige Werte absinken kann. Der Strömungsdruck für die eigentliche Capillarperfusion kann auf extrem niedrige Werte abfallen, der capilläre Einstrom wird also maximal gedrosselt. Darüberhinaus ist es charakteristisch für den hämorrhagischen Schock, daß nicht nur der capilläre Einstrom gedrosselt wird, sondern ebenso das vorhandene Perfusionsvolumen über den verminderten Capillarquerschnitt mißverteilt wird [4]. Das vorhandene Perfusionsvolumen strömt dabei durch einige wenige Capillaren schnell ab, während in direkt benachbarten Bezirken zähflüssiges Blut stagniert [5]. Dieses Nebeneinander von Stase- und Shuntbezirken erklärt die überproportionale Verminderung des transcapillären Austausches im Schock. Die zum Stoffaustausch benötigte Oberfläche perfundierter Capillaren wird durch die Durchblutungsumverteilung in der Mikrozirkulation weiter eingeschränkt.

Als gemeinsame Folge der capillären Einstrombehinderung und der Mißverteilung der Perfusion durch funktionelle arterio-venöse Kurzschlußverbindungen werden lange, nutritive Capillaren, durch ihre Länge und hohem Perfusionswiderstand, vermindert durchströmt. Der Metabolitenabtransport aus dem Gewebe ist vermindert. Saure, aus anaerober Energiegewinnung stammende Stoffwechselprodukte werden lokal angehäuft. Der Sauerstoffantransport an das Gewebe ist unzureichend, da nicht nur das Sauerstoffangebot an das Gewebe auf Grund der verminderten Durchblutung sinkt, sondern auch durch die Mißverteilung der Perfusion die Diffusionsstrecken für Sauerstoff im Gewebe vergrößert werden.

Wird durch die Minderperfusion nutritiver Capillaren und die Gewebeanoxie die Zellfunktion in großen Organen irreversibel geschädigt, so kann häufig ein tödlicher Ausgang trotz dann folgender adäquater Therapie nicht verhindert werden („irreversibler Schock").

Erste therapeutische Maßnahme beim hypovolämischen Schock muß daher eine rasche und vollständige Normalisierung des intravasalen Blutvolumens sein. Dafür in Frage kommen Vollblut, Blutplasmapräparate, Kolloidlösungen sowie Kristalloidlösungen. Unter den sofort verfügbaren kolloidalen Volumenersatzmitteln sollte Dextran der Vorzug gegeben werden, da es durch Verbesserung der Fließeigenschaften des Blutes die Perfusion der Mikrozirkulation verbessern [6] und so die schockspezifischen Veränderungen in der Endstrombahn verhindern kann.

Die Durchführung einer Anästhesie ist im hämorrhagischen Schock theoretisch kontraindiziert. Muß sie aus vitaler Indikation (z.B. Milzruptur, Aortenruptur) dennoch durchgeführt werden, so ist vor allem auf Grund der schockspezifischen Veränderungen des cardiozirkulatorischen Systems und der Endstrombahn folgendes zu beachten:

1. Die kompensatorische Stimulation des sympatica-adrenergen Systems darf vor vollständiger Therapie und Normalisierung des intravasalen Volumens durch die Anästhesie nicht aufgehoben werden, da sonst ein lebensbedrohlicher Blutdruckabfall droht. Die Durchblutung des cerebralen und kardialen Strombetts ist dann nicht mehr gesichert. Die Narkose sollte daher möglichst als Allgemeinanästhesie mit Intubation, nicht aber als Regionalanästhesie durchgeführt werden. Es dürfen auch nur solche Anästhetica Verwendung finden, die die sympathico-adrenerge Reaktion während Hypovolämie beeinträchtigen. Da durch die Folgen der Schock-spezifischen Mikrozirkulationsstörung darüberhinaus Metabolisierung, Umverteilung und Ausscheidung aller Allgemeinanästhetica gestört ist, sollte deren Dosierung stark reduziert werden.
2. Auch bei dringendster Indikation zur operativen Intervention kann die Anästhesie erst eingeleitet werden, wenn die notwendigen, vorbereitenden Maßnahmen abgeschlossen sind, die eine erfolgreiche Therapie des Schocks sicherstellen. Dazu gehört die zuverlässige Plazierung einer ausreichenden Anzahl großkalibriger venöser Zugänge und eines zentralvenösen Katheters. Bestehen cardiovasculäre (z.B. Herzinsuffizienz) oder pulmonale Risikofaktoren, so sollte präoperativ ein Swan-Ganz-Katheter in der A. pulmonalis plaziert werden, da in diesen Fällen nur so die erforderliche Information über die Füllungsdrucke des Herzens und das Herzzeitvolumen zur Steuerung einer optimalen Therapie gewonnen werden können.

Untersuchungen über die Wirkungen der Anästhetica beim schockierten Patienten liegen zahlreich vor. Die klinische Wertung der einzelnen Substanzen sollte aber nur aufgrund der Kenntnisse über die Pathophysiologie des hämorrhagischen Schocks auch unter Berücksichtigung von Ergebnissen tierexperimenteller Studien erfolgen.

Das zur Anästhesieeinleitung am häufigsten gebrauchte Barbiturat Thiopental hat neben seinen gut sedierenden und narkotischen Wirkungen auch einen dosisabhängigen negativinotropen Effekt auf das Herz und dilatiert in höheren Dosen die glatte Gefäßmuskulatur [6]. Thiopental muß im hämorrhagischen Schock sehr vorsichtig dosiert werden, da die Rückverteilung in das Fettgewebe durch die schockspezifische Minderperfusion der dortigen Endstrombahn verlangsamt ist. Nur so kann einem eventuell katstrophalen massiven Blutdruckabfall durch Dilatation der Arteriolen vorgebeugt werden. Außer der Unbestimmtheit der notwendigen Dosierung spricht weiter gegen Barbiturate, daß sie die Perfusion der Mikrozirkulation selbst ungünstig beeinflussen [7] (Abb. 1) und so die Sauerstoffversorgung des Gewebes weiter gefährden können.

Zur Narkoseeinleitung beim schockierten Patienten wird wegen seines sogenannten kreislaufstabilisierenden Effektes, der geringen atemdepressorischen Wirkung und der sehr guten analgetischen Eigenschaften das Ketamin empfohlen. Ketamin stimuliert das sympathico-adrenerge System, dilatiert in höheren Dosierungen die glatte Gefäßmuskulatur und hat darüberhinaus einen negativ-inotropen Effekt auf das Myokard [8]. Tierexperimentell läßt sich im induzierten hämorrhagischen Schock bei der Ratte eine verlängerte

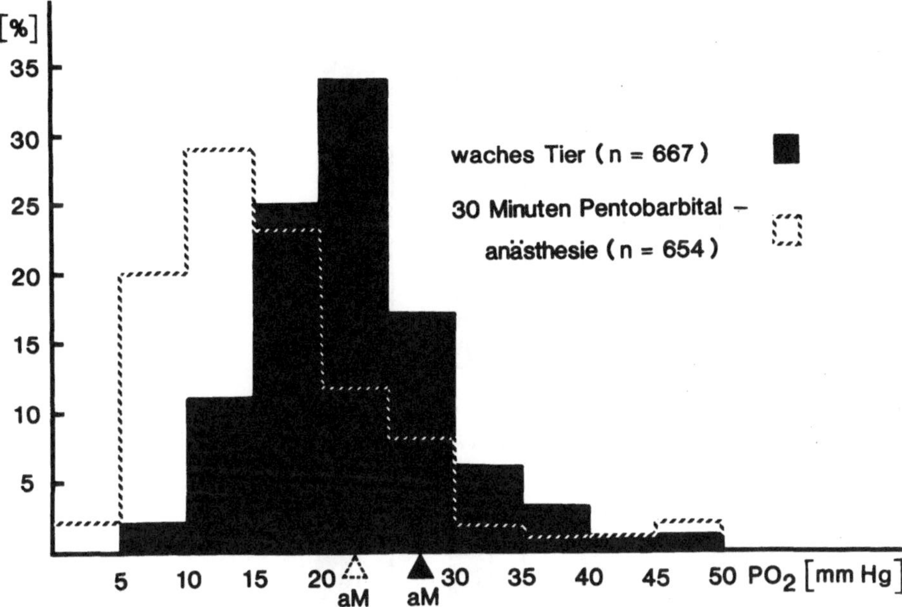

Abb. 1. Histogramme lokaler pO_2-Werte im Gewebe der Hamsterhaut. Man erkennt, daß nach 30 min Pentobarbitalanästhesie (30 mg/kg) die Histogramme in Richtung niederer pO_2-Werte verschoben sind

Überlebenszeit während Ketaminanästhesie nachweisen [9]. Ob diese Ergebnisse auf den Menschen übertragbar sind erscheint fraglich. Besonders wichtig scheint, daß unter Ketaminanästhesie der pulmonale Gefäßwiderstand bis zu 100% ansteigen kann. Dies könnte bei dem Bestehen einer pulmonalen Vasoconstriction zu einem bedrohlichen Ansteigen der Nachlast des rechten Ventrikels und Rechtsherzversagen führen.

Das Hypnoticum Etomidate wirkt auch im hämorrhagischen Schock weitgehend kreislaufneutral. Der sedative Effekt von Etomidate ist im Vergleich zu Thiopental deutlich geringer, im hämorrhagisch-hypovolämischen Schock hat dies jedoch wahrscheinlich untergeordnete Bedeutung.

Zur Fortführung der Anästhesie wird heute häufig das zentral angreifende morphinähnliche Analgeticum Fentanyl angewandt. Das Herzkreislaufsystem und die glatte Gefäßmuskulatur werden nur gering durch diese Substanz beeinflußt.

Da die volatilen Anästhetica Halothan und Emflurane dosisabhängige kreislaufdepressive und vasodilatierende Effekte haben, dürfen sie im hämorrhagischen Schock nur nach ausreichender Volumengabe und Kreislaufstabilisierung angewendet werden.

Relevant für die Durchführung der Anästhesie im hypovolämisch-hämorrhagischen Schock mit schockspezifischer Minderperfusion der Mikrozirkulation erscheinen Befunde, die eine homogenere Perfusion der Endstrombahn nach Anwendung von Halothan und Enflurane nachweisen [10] (Abb. 2). Es konnte gezeigt werden, daß bei Enflurane- oder Halothanapplikation die Perfusion nutritiver Capillaren verbessert wird und die Sauerstoffspannung im Gewebe steigt (Abb. 3).

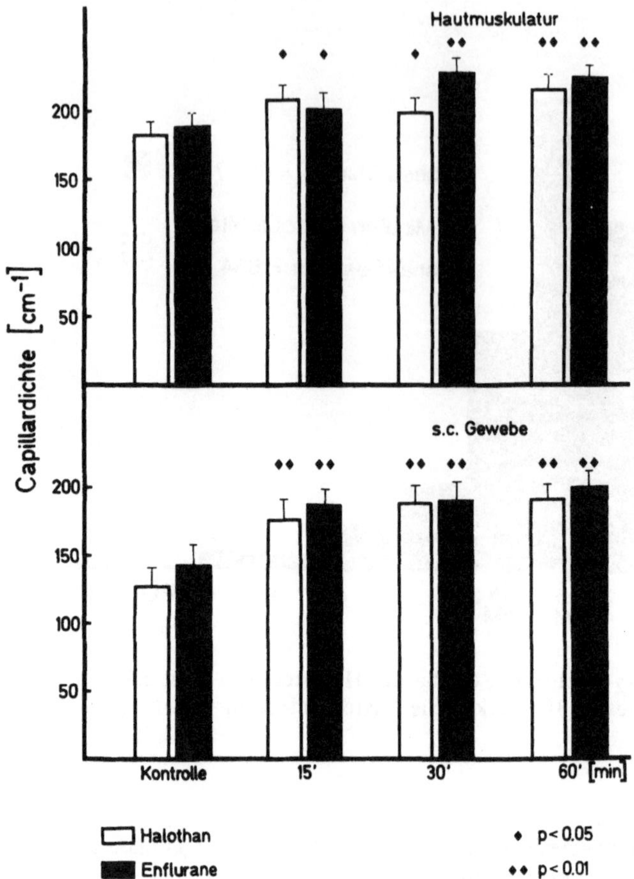

Abb. 2. Veränderungen der funktionellen Capillardichte während 60 min Halothan- oder Enfluraneanästhesie, bei vollständiger Normovolämie intravital-mikroskopisch im Gewebe der Hamsterhaut gemessen. Es ist verdeutlicht, daß während Halothan- und Enfluraneanästhesie die funktionelle Capillardichte ansteigt, die Perfusion der Capillaren also ansteigt

Ziel der Therapie des hämorrhagischen Schocks muß eine Normalisierung der Perfusion der Mikrozirkulation der verschiedenen Organe sein. Eine Voraussetzung dafür ist die Wiederherstellung eines ausreichenden Herzzeitvolumens. Dies ist häufig durch alleinige Volumengabe nicht zu erreichen [11]. Minderung der Nachlast des rechten und des linken Ventrikels durch einen Vasodilator allein kann besonders bei vorgeschädigtem Myokard die Herzauswurfleistung steigern. Zusätzliche Gabe einer positiv-inotropen Substanz verbessert das Herzminutenvolumen weiter ohne daß dies von einer überproportionalen Steigerung des myokardialen Sauerstoffverbrauchs begleitet ist [12]. Zur Induktion der Vasodilatation am besten geeignet erscheint Nitroglycerin, da durch diese Substanz eine homogenere Perfusion der Mikrozirkulation mit Verbesserung der Sauerstoffabgabe an das Gewebe erreicht werden kann (Abb. 5). Es ist zu vermuten, daß durch diese Effekte des Nitroglycerins eine nutritive Minderperfusion der Organe verhindert oder schnell wieder

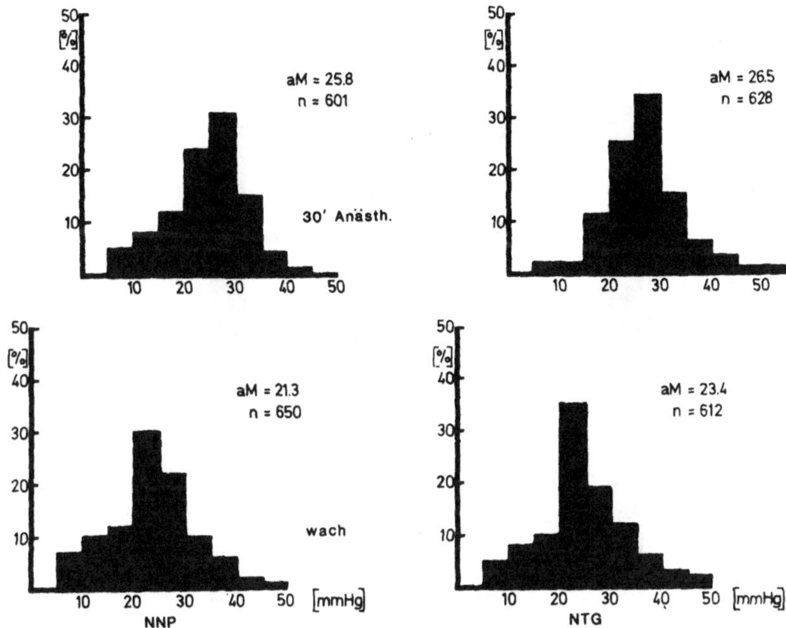

Abb. 3. Als Folge der homogeneren Capillarperfusion während Enfluraneanästhesie werden die lokalen pO_2-Werte in Richtung höherer Werte verschoben, die Gewebesauerstoffversorgung also verbessert

behoben werden kann. Im Gegensatz dazu führt die Anwendung von Natriumnitroprussid selbst zu einer gestörten Distribution des Blutflusses (Abb. 4) und folglich zu einer Verschlechterung des Sauerstofftransportes an die Organe (Abb. 5).

Ein konsequenter Volumenersatz, ein intensives invasives Monitoring, die Anwendung intravenös applizierbarer und volatiler Anästhetica und die kombinierte Anwendung von Vasodilatatoren und positiv-inotropen Substanzen sind die Voraussetzung für die erstaunlichen Erfolge, die heute in der Behandlung des hämorrhagisch-hypovolämischen Schocks unter Anästhesiebedingung erzielt werden.

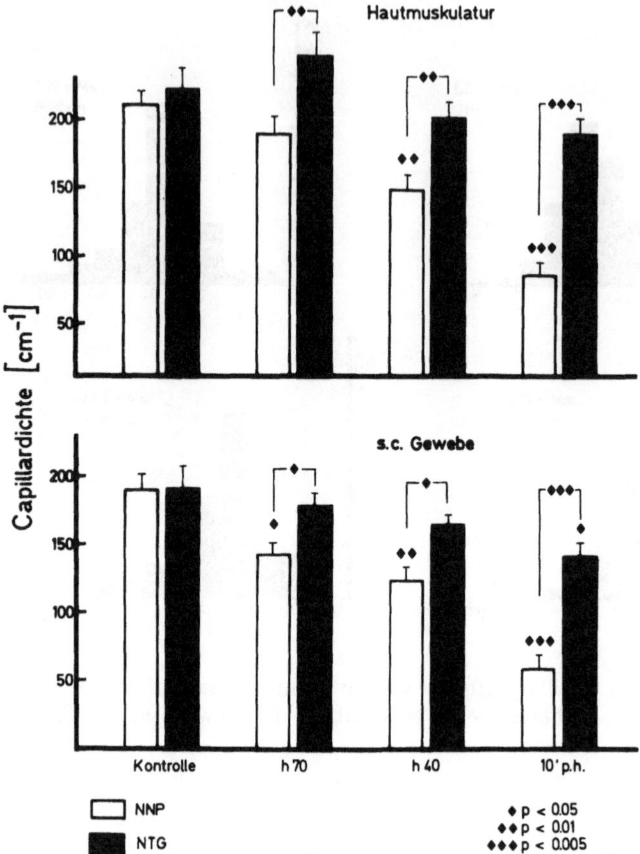

Abb. 4. Die funktionelle Capillardichte – wieder gemessen in der Hautpräparation des Hamsters – bleibt während Nitroglycerininfusion trotz Senkung des mittleren arteriellen Drucks auf 70 mm Hg (h 70) und 40 mm Hg (h 40) unverändert. Als Ausdruck der Störung der Capillarperfusion sinkt die funktionelle Capillardichte während und 10 min nach (10' p.h.) Natriumnitroprussidinfusion ab

Literatur

1. Lillehei RC, Longerbeam JK, Bloch JH, Manax WC (1964) The modern treatment of shock based on physiologic principles. Clin Pharmacol Ther 5:63
2. Shoemaker WC (1976) Pathophysiology and therapy of shock states. In: Berk JL, Samphiner JE (eds) Handbook of Critical Care. Little Brown and Company, Boston, p 205
3. Chien S (1967) Role of the sympathetic nervous system in hemorrhage. Phys Rew 47: 214
4. Applegreen KL, Lewis DH (1972) Capillary transport in relation to perfusion pressure and capillary flow in hyperemic dog skeletal muscle in shock. Europ Surg Res 4:29
5. Djojosugito AM, Folkow B, Deberg B, White SA (1970) A comparison of blood viscosity measured in vitro and in vascular bed. Acta Physiol Scand 78:70

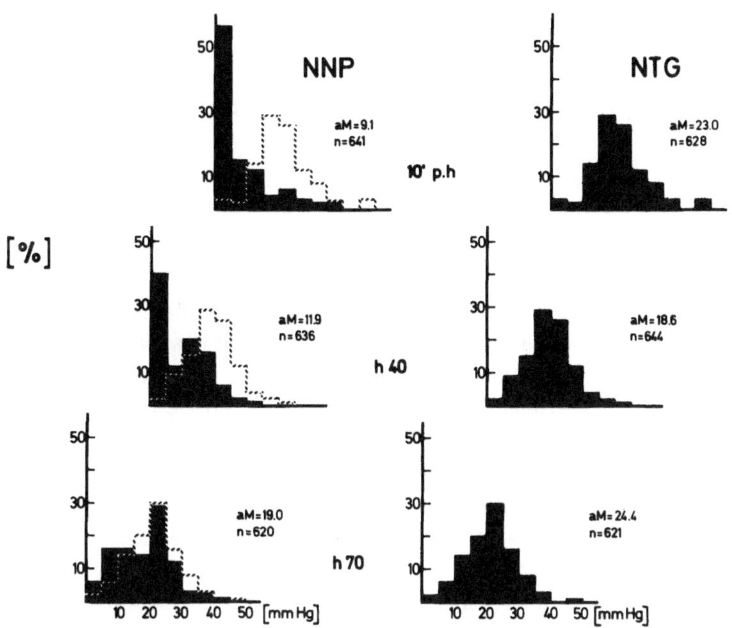

Abb. 5. Als Folge der Verschlechterung der Capillarperfusion während und nach Natriumnitroprussidinfusion wird die Sauerstoffversorgung des Gewebes gefährdet, hypoxische und anoxische lokale pO_2-Werte häufiger. Im Gegensatz dazu bleibt die Verteilung der lokalen pO_2-Werte während Nitroglycerininfusion homogen und läßt keine Gefährdung der Gewebesauerstoffversorgung befürchten

6. Hershey SG, Zweifach R, Rovenstine EA (1953) Effects of depth of anesthesia on behavior of peripheral vascular bed. Anesthesiology 14:245
7. Franke N, Endrich B, Laubenthal H, Peter K, Meßmer K (1982) Einfluß von Pentobarbital auf die Mikrozirkulation. Anästh Intensivtherapie. Notfallmedizin 17:11
8. Lanning CF, Harmel MH (1975) Ketamine anesthesia. Ann Rev Med 26:137
9. Longnecker BE (1975) Effect of anesthetic agent on survival following hemorrhage. Anesthesiology 39:A 111
10. Franke N, Endrich B, Meßmer K (1981) Effects of volatile anesthetics on microvascular hemodynamics. Biblthca Anat 20:358
11. Thornton JA: Blood loss, colloid infusion and blood transfusion. In: Gray TC, Nunn JF, Utting JE (eds) General Anaesthesia. pp 1037
12. Franke N, Peter K, Laubenthal H, Schmucker P, Vogel H (1982) Therapie der akuten Herzinsuffizienz nach kardiochirurgischen Eingriffen durch Nitroglycerin und Dobutamin. Anästh Intensivmed 23:227

Anästhesie bei schweren Gefäßverletzungen und Gliedmaßenreplanationen

C. Bogner, J. Heiß, J. Lange, B. Landauer und P.C. Maurer

Institut für Anästhesiologie der Technischen Universität, Klinikum rechts der Isar, Ismaninger Straße 22, D-8000 München 80

Von Januar 1969 bis Juli 1982 wurden an der gefäßchirurgischen Abteilung des Klinikums rechts der Isar 468 Gefäßverletzungen behandelt (Tabelle 1). Dabei handelte es sich in 20% der Fälle um schwerste Verletzungen, die eine Zerstörung mehrerer Arterien und Venen, verbunden mit großen Weichteilverletzungen aufwiesen. In diesen 20% sind 49 Fälle von Gliedmaßenamputationen enthalten, replantiert wurden 42 Arme und 7 Beine. Die Behandlung und Anästhesie dieser Patienten mit ausgedehnten Gefäßverletzungen, insbesondere mit Gliedmaßenamputationen und nachfolgender Replantation unterscheiden sich vom normalen traumatischen Schock (Tabelle 2). Das Schockgeschehen dieser Patienten mit schweren Gefäßverletzungen wird in 3 kritische Phasen unterteilt. Phase 1 hypovolämisch-traumatischer Schock; Phase 2 ein erneuter Volumenverlust nach Gefäßanschluß in Folge Refluxblutungen; Phase 3 Gefahr des Tourniquetsyndroms.

Tabelle 1. Gefäßverletzungen und Gliedmaßenreplantationen von Januar 1969 bis August 1982[a]

Gefäßverletzungen	:	n = 468
davon	:	20% schwerste kombinierte Verletzungen mit Gliedmaßenreplantationen n = 49

[a] Institut für Anästhesiologie und Abteilung für Gefäßchirurgie am Klinikum Rechts der Isar der Technischen Universität München

Tabelle 2. Erstmaßnahmen bei schweren Gefäßverletzungen[a]

Volumenersatz	Kolloide Eiweiß Blut
Überwachung	RR-Pulskontrolle ZVD EKG Urinausscheidung Ausgangsblutparameter

[a] Institut für Anästhesiologie und Abteilung für Gefäßchirurgie am Klinikum Rechts der Isar der Technischen Universität München

Hefte zur Unfallheilkunde, Heft 156
Zusammengestellt von G. Schlag

Phase 1: Hypovolämisch traumatischer Schock. Nahezu alle Patienten die in unsere Klinik mit schweren Gefäßverletzungen mit oder ohne Begleitung größerer Weichteildefekte eingeliefert werden, zeigen die typischen Merkmale des hämorrhagisch bedingten Volumenmangelschocks. Die einfach meßbaren Kreislaufparameter, wie Blutdruck und Puls zeigen einen systolischen Blutdruck unter 100 mm Hg, eine Tachykardie um 120/min, das EKG ist unauffällig. Wie bei jeder Schockbehandlung ist schnelles Vorgehen für den Patienten lebenswichtig, d.h. bei unseren gefäßverletzten Patienten möglichst rasch den Volumenmangel zu beseitigen, um den mit fortschreitendem Schockgeschehen zwangsläufig eintretenden Schäden zuvorzukommen. Die Erstmaßnahme bei schweren Gefäßverletzungen bestehen also in Volumenersatz und kontinuierlicher Überwachung des Patienten. Man benötigt mehrere großlumige Venenzugänge, einen zentralvenösen Katheter und einen Blasenkatheter. Es schließt sich die Abnahme von arteriellem Blut an, zur Bestimmung von Hb, Hk, Thrombocyten, Blutzucker, der Gerinnung und der arteriellen Blutgasanalyse. Besonders wichtig erscheint die Bestimmung der Blutgruppe und die Durchführung der Kreuzprobe, um über Blutkonserven verfügen zu können. Das Ergebnis dieser ersten Blutuntersuchungen zeigt bei der arteriellen Blutgasanalyse eine insuffiziente Spontanatmung und metabolische Acidose mit erniedrigtem pO_2 und erhöhtem pCO_2 mit pH Erniedrigung und Basenüberschußwerten bis zu -15, im Durchschnitt jedoch bei -4—-8. Es erfolgt Ausgleich durch die bekannte Formel mit Natriumbicarbonat. Bei den Serumwerten zeigen sich außer einer häufig extremen Kaliumerniedrigung und einer Verminderung des Gesamtproteins keine pathologischen Werte. Die Hb-Werte liegen nahezu immer unter 10 g%. Der primäre Volumenverlust wird durch kolloidale Lösungen, in unserem Hause durch Hydroxydäthylstärke und Eiweißpräparate ausgeglichen. Bei Hämoglobinwerten unter 10g% und Hämatokritwerten unter 30%, muß ein weiterer Volumenersatz in Gabe von Sauerstoffträgern bestehen. Weiterhin wichtig ist der schnelle Transport in den Operationssaal.

Die Narkoseeinleitung erfolgt bei uns mit einem kurzwirksamen Barbiturat entweder Thiopental oder Brevimytal und anschließender Intubation mit Syccinylcholin (Tabelle 3). Ketanest wird seltener benutzt. Zur Aufrechterhaltung der Narkose kommt eine kombinierte Inhalationsnarkose (Lachgas-Sauerstoff im Verhältnis 2 : 2 und kleinen Volumenprozenten von Halothan oder Ethrane) zur Anwendung. Zusätzlich erfolgt die Gabe von Fentanyl. Eine Relaxierung des Patienten wird mit Pancuronium oder Alloferin erreicht. Eine reine NLA wird nicht durchgeführt. Die Beatmung des Patienten erfolgt mit Normaventilation und einem Peep bis zu +5cm H_2O (Tabelle 4). Außerdem erhält der Patient nach Narkoseeinleitung eine Magensonde und zur Messung der Temperatur ebenfalls eine Sonde. Anschließend erfolgt die Kanülierung meist der A. radialis oder dorsalis pedis. Die Möglichkeiten der Überwachung des Patienten während der Narkose bestehen in Messung von Puls und Blutdruck, EKG, Temperatur, zentralvenösem Druck und stündlicher Urinproduktion. Eine blutige arterielle Druckmessung wird in jedem Fall angestrebt, ist sie nicht möglich, hat sich die unblutige automatische Druckmessung bewährt. Durch die Kanülierung einer Arterie besteht neben der blutigen arteriellen Druckmessung die Möglichkeit, ständig, bei uns etwa stündlich, eine arterielle Blutgasanalyse durchzuführen. Da die Operationsdauer bei schweren Gefäßverletzungen zwischen 5 und 16 h beträgt, ist auf ein exaktes Monitoring und Blutparameter nicht zu verzichten, um möglichst viele Informationen über den Zustand des Patienten während dieser Langzeitnarkosen, verbunden mit Massivtransfusionen, zu erhalten, z.B. Störungen der Temperaturregulation, der Gerinnung,

Tabelle 3. Narkoseverfahren bei schweren Gefäßverletzungen[a]

Barbiturateinleitung
kombinierte Inhalationsnarkose (Lachgas-Sauerstoff – Halothane oder Ethrane)
Zusätzliche Fentanylgabe
Lang wirksames Relaxans

[a] Institut für Anästhesiologie und Abteilung für Gefäßchirurgie am Klinikum Rechts der Isar der Technischen Universität München

Tabelle 4. Maßnahmen während der Narkose bei schweren Gefäßverletzungen[a]

Weiterer Volumenersatz	Blut Eiweiß kristalline Lösungen freshfrozen plasma
Überwachung	blutig arterielle Druckmessung ZVD EKG Temperatur Regelmäßige Kontrolle der Blutparameter (bb, BGA) Urinproduktion
Unterstützende Medikamente	Bicarbonat Antibioticum Dopamin eventuell Digitalis

[a] Institut für Anästhesiologie und Abteilung für Gefäßchirurgie am Klinikum Rechts der Isar der Technischen Universität München

der Beatmung. Eine Überwässerung muß zur Vermeidung pulmonaler Komplikationen ausgeschaltet werden. Auch sollte durch Anwärmen der Blutkonserven, einer zu großzügigen Korrektur der Acidose und Hyperventilation des Patienten, eine Linksverschiebung der Sauerstoffdissoziationskurve vermieden werden, um die Sauerstoffabgabe an das Gewebe nicht zu beeinträchtigen. Um Gerinnungsstörungen vorzubeugen, werden pro 2 Konserven 1 g Calcium und pro 4–5 Konserven 250 ml „Fresh frozen" Plasma verabreicht, so daß auch keine hypocalcämische Herzstillstände auftreten können.

Gelingt es den Patienten aus dem initialen Schockgeschehen herauszuholen, d.h. den akuten Volumenmangel zu beherrschen, und die Nierenfunktion eventuell durch zusätzliche Gabe von Dopamin in der Dosierung 3 Gamma pro kg u. min, aufrechtzuerhalten, ist viel gewonnen. Während der Präparation der Gefäße und der sich anschließenden Anastomosierung von Arterie und Vene kommt es weiterhin zu einem andauernden Volumenverlust, der in entsprechendem Maße durch Transfusionen aufgefangen werden muß. Die Anzahl der intraoperativ bis zum Anschluß der Arterie notwendigen Konserven schwankt naturgemäß wegen der Art des Gefäßtraumas und der Dauer der OP sehr. Die Zahlen liegen bei 5 bis 25 Konserven.

Phase 2: Erneuter Volumenverlust nach Gefäßanschluß. Nach Gefäßanschluß, d.h. nach Freigabe des arteriellen Blutstromes tritt eine weitere kritische Phase der Operation ein. Sie ist bedingt durch erneuten Volumenverlust, der einmal durch nicht dichtgenähte arterielle Anastomosen erfolgt, jedoch durch zusätzliche Nähte gestoppt werden kann. Die 2. Ursache liegt in Refluxblutungen aus den jetzt wieder arteriell durchbluteten Extremitätenabschnitten, da ein venöser Abfluß noch nicht hergestellt ist. Im Narkoseverlauf ist der erneute Blutverlust durch deutlichen Blutdruckabfall, ZVD-Abfall und Frequenzanstieg erkennbar, so daß weitere Transfusionen in schneller Folge notwendig sind. Die Anzahl der in dieser Phase verabreichten Konserven liegt bei 10–15 Konserven. Dabei ist als besonders wichtig anzusehen, daß zur Vorbeugung eines erneuten hämorrhagischen Schocks vor Freigabe des arteriellen Blutstromes stabile Kreislaufverhältnisse vorliegen, d.h. Blutdruck- Puls und Blutbild sollten sich im unteren Normbereich bewegen. In dieser Phase der Operation wird zur Verbesserung der Mikrozirkulation Rheomakrodex verabreicht.

Phase 3: Gefahr des Tourniquets. Diese kritische 3. Phase in der Behandlung schwerer Gefäßverletzungen und Gliedmaßenreplantationen ist durch die Gefahr des Tourniquet-Syndroms gekennzeichnet. *Diese kritische 3. Phase* tritt dann ein, wenn nach erfolgtem venösen Gefäßanschluß die plötzliche Einschwemmung toxischer Abbauprodukte des Muskelstoffwechsels und aus untergegangenen Zellen des über Stunden nicht perfundierten Extremitätenabschnittes bzw. Amputates in den Körper gelangen. Es handelt sich dabei um Myoglobin, Kalium, Magnesium und Milchsäure, die sowohl lokale als auch allgemeine Reaktionen, wie Hypotonie, Tachykardie, metabolische Acidose und Hypercaliämie hervorrufen können. Der vor Eröffnung des venösen Rückstromes ausgeglichene Säurebasenhaushalt zeigt jetzt wieder eine pH-Erniedrigung und eine Basenüberschußerniedrigung, die korrekturbedürftig sind. Jedoch werden extreme Werte wie zu Beginn der Narkose nicht erreicht. Die Acidose wird nicht blind mit Natriumbicarbonat oder Trispuffer therapiert sondern ca. 5 min nach Eröffnung des Blutstromes die Blutgasanalyse bestimmt, um so eine gezielte Acidosetherapie betreiben zu können. Dies erscheint besonders wegen der schon vorher erwähnten Linksverschiebung der O_2 Disoziationskurve wichtig, da nach völliger Rekonstruktion der Gefäße eine optimale Sauerstoffversorgung des Gewebes erfolgen sollte. Während der Narkose tritt die erwartete Hyperkaliämie nach Gefäßanschluß nicht ein. Auch eine akute Störung der Nierenfunktion, dokumentiert durch nahezu normale Harnstoff- und Kreatininwerte und Erhaltung der Urinproduktion unterstützt durch Lasix und Dopamin war nicht zu beobachten.

Bei allen von uns behandelten Patienten mit schweren Gefäßverletzungen und Gliedmaßenamputationen trat ein akutes Tourniquetsyndrom, d.h. der sog. Tourniquetschock nicht auf.

Tabelle 5. Anästhesieprobleme beim schweren Gefäßtrauma[a]

protrahierter Schock
Massivtransfusion
Langzeitnarkosen

[a] Institut für Anästhesiologie und Abteilung für Gefäßchirurgie am Klinikum Rechts der Isar der Techn. Univ. München

Die Anästhesieprobleme bei Patienten mit schweren Gefäßverletzungen lassen sich noch folgendermaßen zusammenfassen: Die Patienten sind alle im protrahierten Volumenmangelschock, sie brauchen Massivtransfusionen bis zu 40 Konserven pro Patient (Tabelle 5). Außerdem ist eine Langzeitnarkose bis zu 16 h erforderlich.

Eine intraoperative vitale Gefährdung der Patienten konnte während der Operation vermieden werden. Die Verlegung dieser Pat. erfolgte postoperativ auf eine Wachstation, die Pat. befanden sich in gutem Zustand, ansprechbar und stabilen Kreislaufverhältnissen.

Literatur

American Replantation Mission to China (1973) Replantation Surgery in China. Plast Reconstr Surg 52:476

Heiss J, Maurer PC, Bonke St, Lange J, Hopfner R, Duspiva W (1980) Ist Replantation ganzer Gliedmaßen vertretbar und sinnvoll? Erfahrungen und Ergebnisse. Hefte Unfallheilkd 148:599–601

Heiss J, Maurer PC, Lange J, Dörrler, Bonke St, Duspiva W (1982) Gliedmaßenreplantation – Traum, Sensation, chirurgische Realität. Angio 4, Nr 2:51–57

Kindshäuser V, Aigler FW (1979) Das Postischämie-(Tourniquet)Syndrom nach arteriellen Gefäßverletzungen. Unfallheilkunde 82:275–279

Landauer B (1980) Blood component therapy in blood loss and hemorrhagic shock. Intensivbehandlung, Jahrgang 5, Nr 5, S 202–206

Landauer B (1980) Schock. Intensivbehandlung, Jahrgang 5, Nr 4, S 186–201

Landauer B (1980) Zur Narkoseproblematik bei Mehrfachverletzten. Anästh Intensivmed 21:72–80

Landauer B (1978) Narkoseproblematik bei der Massivtransfusion. Anästhesist 27:234–242

Stock W, Geppert E, Haase W, Isselhand W (1976) Hämodynamik und myokardiale Kontraktilität im experimentellen Tourniquet-Schock. Basic Res Cardiol 71:133–149

Zwank L, Schweiberer L, Hertel P (1978) Indikation, Technik und Ergebnisse bei Klein- und Großreplantationen. Z f Plast Chir 2:133

Der Patient im hypovolämisch-traumatischen Schock – Intensivbehandlung im Schockraum

R. Schedl[1], G. Pauser[2], D. Schmid[2], H. Spängler[1] und L. Tonczar[2]

[1] II. Univ.-Klinik für Unfallchirurgie (Vorstand: Prof. Dr. H. Spängler), Spitalgasse 23, A-1090 Wien
[2] Intensivstation II (Leiter: Prof. Dr. H. Benzer) der Klinik für Anästhesie und allgemeine Intensivmedizin (Vorstand: Prof. Dr. O. Mayerhofer) Spitalgasse 23, A-1090 Wien

Die Forderung nach möglichst frühzeitiger und genauer Kontrolle der wesentlichen Vitalparameter beim schwerstverletzten Patienten ist heute eine Selbstverständlichkeit. Hierzu ist jedoch auf den Intensivstationen ein Patientenmonitoring ohne invasive Methoden nicht mehr ausreichend. Erfahrungsgemäß hat sich dort, wo der Einsatz lebensrettender Sofortmaßnahmen am Unfallort erfolgen kann, eine wesentliche Verbesserung der Überlebenschance schockierter Patienten ergeben [2]. Leider sind mancherorts diesem Konzept aus organisatorischen, administrativen, aber auch aus wirtschaftlichen Gründen (was beispielsweise den Einsatz und vor allem den Betrieb von Notarztwagen betrifft) Grenzen gesetzt.

Durch die Tatsache, daß der schwerstverletzte Patient wegen Behandlung des hypovolämischen Schocks, Diagnosestellung und Festlegung von Behandlungsprioritäten oft längere Zeit im Schockraum verbringen muß, wodurch die Weiterführung der Behandlung auf der Intensivstation verzögert wird, war es naheliegend, intensivmedizinische Überwachungsmöglichkeiten auch für diesen Zeitraum für den Patienten und den behandelnden Arzt verfügbar zu machen. Wir sind daher an der II. Univ. Klinik für Unfallchirurgie Wien in enger Zusammenarbeit mit der Intensivstation II der Klinik für Anästhesie und allgemeine Intensivmedizin in den letzten beiden Jahren dazu übergegangen auch invasives Monitoring bereits im Schockraum durchzuführen. Wir haben daher bei Patienten, deren Schwere der Verletzung eine Weiterbehandlung an der Intensivstation erwarten ließ, bereits im Schockraum eine möglichst frühzeitige Erfassung der wichtigsten Vitalparameter [3] angestrebt. Dazu haben wir neben der nichtinvasiven EKG-Abteilung ein kontinuierliches Monitoring der arteriellen Blutdruckwerte und ein diskontinuierliches Monitoring der arteriellen Blutgase und des zentralvenösen Druckes durchgeführt. An invasiven Maßnahmen sind dazu lediglich ein zentralvenöser Zugang und die Kanülierung einer Arterie erforderlich. Bei Patienten mit schwerem Schädelhirntrauma registrierten wir überdies den intrakraniellen Druck kontinuierlich auf epiduralem Weg.

Im Jahre 1981 wurden an unserer Intensivstation insgesamt 180 Patienten eines gemischt chirurgischen Krankengutes behandelt, wobei der Anteil polytraumatisierter Patienten mit 57 Fällen knapp 1/3 des Patientengutes betrug. Infolge der längeren durchschnittlichen Aufenthaltsdauer der Unfallpatienten wurde die Kapazität der Intensivstation allerdings bis zu 50% beansprucht. Zum Monitoring wurden dabei an der Intensivstation pro Patient durchschnittlich 3,7 invasive Zugänge benötigt; bei dem in den Schockraum vorverlegten Monitoring nur 1,2 invasive Zugänge pro Patient (Tabelle 1, 2). Die invasiven Zugänge im

Hefte zur Unfallheilkunde, Heft 156
Zusammengestellt von G. Schlag

Tabelle 1. Häufige invasive Maßnahmen an der Intensivstation

Zentralvenöser Katheter
Arterieller Katheter
Pulmonalarterienkatheter
Suprapubischer Blasenkatheter
Hirndrucksonden

Tabelle 2. Empfohlene invasive Maßnahmen im Schockraum

Zentralvenöser Katheter
Arterieller Katheter

Schockraum waren bei 81,5% der Patienten zentralvenöse Katheter und in 37% arterielle Katheter. Die Dokumentation der im Schockraum gewonnenen Daten erfolgt dabei auf eigenen Schockblättern. Bei Patienten, die mehrere Stunden im Schockraum beobachtet werden mußten, wurden die Patientendaten über einen im Schockraum befindlichen Terminal des Zentralcomputers der Intensivstation automatisch on line, bzw. off line eingegeben und gespeichert.

Im Anschluß an die routinemäßigen Erstmaßnahmen im Schockraum hat sich uns als zentralvenöser Zugang die Punktion der Vena subclavia – natürlich in geübter Hand – als sicherer Weg erwiesen; den Zugang über die Vena jugularis interna wählten wir nur in Ausnahmefällen. Zur Gewinnung arteriellen Blutes verwenden wir im traumatologischen Krankengut vorwiegend die Kanülierung der A. radialis, wobei wir anschließend auf eine Ruhigstellung des Handgelenkes großen Wert legen [1]. Zur Sicherung werden sämtliche Gefäßkatheter mit einer Hautnaht fixiert.

Zusammenfassend können wir aufgrund unserer bisherigen Erfahrungen feststellen, daß eine in den Schockraum vorverlegte und damit frühzeitige Erfassung und Kontrolle der wichtigsten Vitalparameter beim schwerstverletzten und schockierten Patienten im Rahmen unseres Minimalprogramms keinen wesentlichen zusätzlichen Aufwand erfordert, dafür aber bereits in dem variablen Zeitraum von der Einlieferung bis zur endgültigen Übernahme des Patienten auf die Intensivstation wertvolle Informationen über den Verlauf der ersten Stunden liefert.

Literatur

1. Mutz N, Koller W, Pauser G, Schedl R (in Druck) Der Einfluß der Armschienung auf Verweildauer und Monitierbarkeit bei blutiger arterieller Langzeitdruckmessung über die A. radialis. Anästh Notfallmed Intensivther
2. Tscherne H (1977) Moderne Rettungssysteme. Kongreßbericht der 18. Tagung der Österreichischen Gesellschaft für Chirurgie, 919–923
3. Weil MH (1980) Patient evaluation, "Vital signs", and initial care. Critical care (State of the art), Volume 1, I:10–11

Volumstherapie

Kolloide versus Kristalloide bei der Schockbehandlung

M.H. Weil

Department of Medicine, University of Health Sciences, The Chicago Medical School, 3333 Green Bay Road, North Chicago, Ill 60064 USA

Mehr als 80% der Fälle von Schock in einem allgemeinen Spital sind primär durch eine Verminderung des intravasculären Volumens verursacht. Wenn der Schock durch eine Hypovolämie, die einem Blut-, Plasma- oder Flüssigkeitsverlust folgt, verursacht wird, ist eine sofortige Wiederauffüllung des Volumsdefizits die Methode der Wahl. In Patienten mit kardiogenem Schock aufgrund von Herzinfarkt, Verteilungsstörungen verbunden mit Bacteriämie, autonomer Blockade oder Vergiftung mit Narkotica, Sedativa oder Tranquillizern kann das intravasculäre Volumen normal, aber die Kapazität erhöht sein. Wenn das intravasculäre Volumen erhöht wird, kann das Kreislaufversagen möglicherweise verbessert werden. Sogar in Fällen eines obstruktiven Schockes aufgrund von Pulmonalembolie, verbessern Volumsvergrößerungen mit einer Zunahme des Preloads das Kreislaufsystem. Entsprechend stellt die Wiederauffüllung des Kreislaufs die primäre Maßnahme für die Behandlung des hypovolämischen Schocks dar und ist auch eine wichtige begleitende Maßnahme zur Behandlung des Schocks anderen Ursprungs. Speziell aus diesem Grund möchten wir die Wichtigkeit des Volumenersatzes als primäre Maßnahme im Kreislaufschock hervorheben.

Intravasculäre Flüssigkeit

Wir unterscheiden zwischen roten Blutkörperchen, Kolloiden, Elektrolyten und kristalloiden Flüssigkeiten. Die am meisten verbreiteten Elektrolytlösungen sind Ringer-Lactat und physiologische Salzlösung. Diese Natrium-enthaltenden Lösungen können frei zwischen den intravasculären und den interstitiellen Kompartmenten zirkulieren, jedoch nicht in den intracellulären. Die Elektrolytkonzentration beeinträchtigt die Osmolarität des Plasmas, welche das Gleichgewicht zwischen dem Wasser und dem totalen Flüssigkeitsgehalt darstellt. Unter physiologischen Bedingungen werden ungefähr 22% der infundierten Salzlösungen im intravasculären Bereich zurückgehalten. Der verbleibende Teil wird im gesamten extracellulären Raum innerhalb eines Intervalls von ungefähr 30 min verteilt. Beim kritisch kranken Patienten, in dem eine Veränderung der Membranpermeabilität vorliegt, ist die Zurückhaltung der Elektrolytlösungen weniger voraussehbar.

Es wurde behauptet, daß nur 1/10 des infundierten Volumens im intravasculären Kompartment verbleibt. Glucoselösungen entsprechen praktisch gesehen freiem Wasser. Diese werden über das gesamte Körperwasser verteilt. Entsprechend stellen sie Flüssigkeit für

Hefte zur Unfallheilkunde, Heft 156
Zusammengestellt von G. Schlag

beide Intracellulärräume zur Verfügung. Diese beiden Flüssigkeiten unterscheiden sich von Kolloiden dadurch, daß sie entweder natürliche oder synthetische Moleküle enthalten, die den kolloidosmotischen Druck aufrecht erhalten.

Die Kolloidmoleküle werden vorzugsweise im intravasculären Raum zurückgehalten. Albumin ist das natürliche Kolloid im Blut, welches für mehr als 70% des normalen kolloidosmotischen Drucks verantwortlich ist. Es besitzt ein Molekulargewicht von 69 000. Eine Konzentration von 5% Albumin hat einen kolloid-osmotischen Druck der ungefähr bei 20 mm Hg liegt. Ungefähr die Hälfte des infundierten Albumins wird innerhalb von von 24 h abgebaut. Unter den synthetischen Kolloiden wurde Dextran am meisten verwendet. Es ist ein lineares Glucosepolymer, das kommerziell in zwei verschiedenen Präparationen erhältlich ist. Das schließt Dextran ein mit einem mittleren Molekulargewicht von 40 000 (Dextran 40) und einem Dextran mit einem mittleren Molekulargewicht von 70 000 (Dextran 70). Das Dextran-40 repräsentiert eine niedermolekulare Dextranlösung, die relativ schnell aus dem intravasculären Bereich verschwindet – mit einer Halbwertzeit von ungefähr 2 h. Das unterscheidet es deutlich von Dextran-70, welches eine weite Streuung der Molekulargewichte hat, mit einem mittleren von ungefähr 70 000. Die Halbwertszeit im intravasculären Bereich beträgt 12 h. Der kolloid-osmotische Druck einer 6%igen Dextran-70-Lösung entspricht ungefähr 60 mm Hg. Die Nachteile von Dextran inkludieren anaphylaktische Reaktionen in ungefähr 2% der Patienten und geänderte Gerinnungseigenschaften des Blutes. Wenn mehr als 1 Liter davon verwendet wird, wird die Gerinnungszeit signifikant erhöht. Dextrane haben außerdem den Nachteil, daß sie mit der Blutgruppenbestimmung interferieren.

Hydroxyäthylstärke ist nun ebenfalls kommerziell erhältlich. Die Halbwertszeit im Blut ist ungefähr die von Plasma. Es wird als 6%ige Lösung geliefert und hat so einen kolloidosmotischen Druck von 30 mm Hg. Wenn diese synthetische, hyperonkotische Lösung angewendet wird, wird zusätzlich zu dem Volumen der Infusion eine weitere vorübergehende Vergrößerung des intravasculären Volumens erreicht, bedingt durch den vergrößerten osmotischen Druck der Lösung.

Klinische Bedeutung

Wenn das primäre Volumsdefizit mit einem Verlust von Erythrocyten oder Plasma verbunden ist, erachten wir gegenwärtig den Ersatz der roten Blutzellen und der Kolloide in entsprechenden Mengen als wichtigstes Ziel. Kolloidlösungen erweitern das intravasculäre Volumen mit entschieden weniger Volumen als kristalloide Lösungen

1. wegen ihrer Retention im intravasculären Bereich,
2. wegen ihrer kolloidalen Kräfte.

Entsprechend kann die Wiederauffüllung wesentlich schneller vonstatten gehen. Andererseits kann nach Blutverlust oder Plasmaverlust auch eine gleichzeitige Verminderung des extravasculären Volumens stattgefunden haben, so daß eine gleichzeitige Verabreichung von nicht kolloidalen Flüssigkeiten angezeigt erscheint. In Abwesenheit von kritischen cardiopulmonalen Erkrankungen wird eine Anämie relativ gut toleriert und eine Reduktion im kolloid-osmotischen Druck bei Patienten, die einen normalen kardialen Füllungsdruck haben, ist nicht gefährlich. Aus diesem Grund erscheint die Verabreichung von Elektrolytlösungen als Ergänzung zur Auffüllung des intravasculären Volumens mit roten

Blutzellen und Kolloiden bei Schockzuständen, in ein- bis zweifachem Volumen der kolloidalen Flüssigkeiten als geeignete Therapiemaßnahme, und besonders dann, wenn sie unter Überwachung mit üblichen hämodynamischen Messungen stattfindet.

Wenn Elektrolytlösungen als primäre Quelle der Volumsauffüllung verwendet werden, werden die Plasmaproteine verdünnt, mit einer entsprechenden Reduktion des kolloidosmotischen Drucks. Eine derartige Abnahme des kolloid-osmotischen Drucks sollte an und für sich noch nicht gefährlich sein, außer unter Bedingungen, wenn der pulmonale Capillardruck durch eine Zunahme im linksventriculären Füllungsdruck erhöht ist. Die ausschließliche Verwendung von Elektrolytlösungen für massive Volumsauffüllungen erfordert Volumen die ungefähr vierfach größer sind als der eigentliche Volumsverlust. Die überschüssige Flüssigkeit führt zu einem Ödem, das in den meisten Fällen spontan reversibel ist. Es besteht eine fortdauernde Kontroverse über die Richtigkeit solch großer Flüssigkeitsinfusionen von Natrium-enhaltenden Lösungen und den dabei möglichen Gefahren der intravasculären Volumszunahme in solchen Fällen, in denen ein Zellschaden zusammen mit dem Schock besteht. Die gegenwärtigen Tatsachen jedoch weisen darauf hin, daß ohne pulmonales Ödem bei Patienten mit relativ normaler cardiovasculärer Funktion das Risiko einer Volumsauffüllung mit Elektrolytlösungen bei nicht vorhandener schwerer Anämie gering ist.

Flüssigkeitsbilanz

Die primäre Indikation für die Verwendung von nicht kolloidalen, nicht-Elektrolyt-Lösungen ist die Aufrechterhaltung eines normalen Körperosmolaritätszustandes in bezug auf insensible Flüssigkeitsverluste. Praktisch gesehen unterstützen Glucoselösungen die Dehydration und verhindern hyoperosmolare Zustände und erhalten somit eine adäquate freie Wasserausscheidung in der Niere. Die routinemäßige Bestimmung der Plasmaosmolarität zusätzlich zu den Elektrolyten stellt eine gute Richtlinie für den Kliniker dar, um geeignete Mengen von Elektrolyten bzw. Kristalloiden zur Aufrechterhaltung einer Flüssigkeitsbilanz auszuwählen.

In diesem Zusammenhang ist es wichtig, zwischen Volumswiederauffüllung und Flüssigkeitsbilanz zu unterscheiden. Praktisch gesehen gibt es keine Indikation für die Verwendung von nicht Natrium-haltigen Kristalloiden für die Volumsauffüllung mit Ausnahme von Patienten, die in einem hyperosmolaren Zustand sind.

Entscheidende Risiken einer Kristalloidanwendung beinhalten Wasservergiftungen bei hypoosmolaren Zuständen; die Anwendung von vermehrten kolloidhaltigen Lösungen beinhalten das Risiko vom Pulmonalödem, zu einem geringen Anteil auch das eines systemischen Ödems. Schwere pulmonale Ödeme mit akutem Atemversagen bedrohen die Überlebenschance durch Hypoxämie und letzten Endes durch Hyperkapnie. Schwere systemische Ödeme komplizieren die medizinische Betreuung. Mit der Messung sowohl des kardialen Füllungsdruckes und des kolloid-osmotischen Druckes stehen dem Kliniker nun objektive Richtlinien zur Verfügung, aufgrund der er selektiv entweder kolloidale oder kristalloide Lösungen verwenden kann. Wir glauben gegenwärtig, daß eine Reduzierung des kolloidosmotischen-Pulmonalarterien-Wedge-Druckgradienten (Kolloid-hydrostatischer-Druckgradient) auf 4 mm Hg im Hinblick auf die Entwicklung eines pulmonalen Ödems ebenfalls gefährlich ist. Unter diesen Umständen würden wir die Verwendung von Kolloiden bevorzugen. Die jetzt erhältlichen Hydroxyäthyl-Stärke-Präparate stellen ein synthetisches Kolloid dar, das relativ frei von größeren Nebeneffekten erscheint und das eine dem Serum-Albumin vergleichbare intravasculäre Verweildauer besitzt.

Bis jetzt ungeklärt sind die Folgen bei Verwendung von Flüssigkeiten bei Patienten mit erhöhter capillarer Permeabilität und speziell bei permeabilitätsbedingten pulmonalem Ödem. Die Möglichkeit, daß Kolloidanwendung das Austreten von Kolloiden in das Interstitium und die Schwere des pulmonalen Versagens verstärkt, ist unbewiesen. Es ist unser gegenwärtiges Konzept, daß bei permeabilitätsbedingten Pulmonalödemen die Überlebensrate an einen kritischen Zustand der Membranintegrität gebunden ist. Solang eine normale Membranfunktion erhalten ist, ist das Risiko eines Pulmonalödems primär, durch ein Anwachsen des hydrostatischen Druckes in den Capillaren bedingt, um so mehr, als der kolloid-osmotische Druck verringert ist. Das gilt speziell bei den Situationen, wo eine Wiederauffüllung mit relativ geringen Volumina von Kolloiden Vorteile bieten könnte. Jedoch ist es wichtig herauszustellen, daß diese Frage gegenwärtig noch in Schwebe ist und mehr objektive Informationen sowohl auf experimenteller als auch auf klinischer Basis notwendig sein werden.

Drei Jahre klinische Erfahrungen beim Volumenersatz mit kristalloiden Lösungen

J.A.Sturm, H.-J. Oestern, P. Lobenhoffer, M. Nerlich und H. Tscherne

Unfallchirurgische Klinik der Medizinischen Hochschule, Karl-Wiechert-Allee 9, D-3000 Hannover 1

Die Diskussion um die Art der Volumentherapie nach schwerem Trauma hält an. Gegensätzliche Meinung besteht über die Verwendung kolloidaler oder kristalloider Lösungen.

So sollte z.B. die Anhebung des kolloid-osmotischen Druckes durch kolloidale Lösungen positive Effekte bei der Verhütung von Schockfolgeerkrankungen bewirken, andererseits existieren eine Reihe von experimentellen und klinischen Untersuchungen, die sogar ungünstige Auswirkungen der kolloidalen Lösungen aufzeigen (Weil 1979; Rackow 1977; Lucas 1980a, 1980b; Tranbaugh 1980). Die Gabe von Blut bis zu einem Hämoglobinwert von 10–11g% ist unumstritten.

Nach eigenen Untersuchungen unterschiedlicher Therapiekonzepte am Staubschen Schafmodell (Staub 1975) stellten wir ab 1979 die Volumentherapie nach Trauma an der Unfallchirurgischen Klinik der Medizinischen Hochschule Hannover vollständig auf die Verwendung von kristalloiden Lösungen und Blut um. In einer retrospektiven Studie verglichen wir den Krankheitsverlauf vor und nach dieser Therapieumstellung, um eventuelle

Hefte zur Unfallheilkunde, Heft 156
Zusammengestellt von G. Schlag

Unterschiede zu erfassen. Außerdem überprüften wir, ob kristalloide Lösungen die Entwicklung eines Lungenödem aggravieren.

Wir stellten folgende Fragen:

1. Haben kristalloide Lösungen einen ausreichenden Volumeneffekt?
2. Führen kristalloide Lösungen zur Hypervolämie im Sinne einer „Überfusion"?
3. Bewirken Kristalloide durch Erdniedrigung des kolloid-osmotischen Druckes ein verstärktes Lungenödem und bedingt diese Therapie eine Verschlechterung der Lungenfunktion?
4. Wie ist die Aussagekraft des Weilschen Gradienten (KOD–PCP) im Hinblick auf die Entwicklung eines Lungenödems?

Methodik

Es wurden drei Gruppen schwerverletzter Patienten untersucht. Die Patienten waren mindestens 24 h mit einem volumenkonstanten Beatmungsgerät unter Verwendung von PEEP beatmet. Sowohl die Beatmung als auch die Volumentherapie wurde bei allen Gruppen nach gleichbleibenden therapeutischen Richtlinien durchgeführt. Gruppe I wurde im Zeitraum von 1976 bis zum 31.6.1979 mit Blut und kolloidalen Lösungen, insbesondere Albuminlösung, therapiert (n = 54). Die Gruppe II wurde vom 1.7.1979 bis zum 31.12.1981 mit Blut und kristalloiden Lösungen behandelt (n = 90). Zur Schweregradbeurteilung wurden die Verletzungen nach einem Schlüssel eingeteilt und die Homogenität der Gruppen statistisch gesichert. Gruppe III wurde durch Patienten des Jahres 1981, die das Bild einer Sepsis boten, (positive Blutkultur und Temperaturen von 38,5°C an fünf aufeinanderfolgenden Tagen) gebildet (n = 19). Diese Patienten, die ebenfalls alle mit Kristalloiden behandelt waren, wurden in eine Gruppe ohne (Gruppe A) und mit ausgeprägtem Lungenödem (Gruppe B) unterteilt.

Untersuchungsparameter

Gruppe I und II:
Hämodynamik: Blutdruck (RR); Pulsfrequenz (HF); zentral-venöser Druck (ZVD).

Lungenfunktion: Horowitz-Quotient (PaO_2/FiO_2); maximaler Inspirationsdruck (MXIP), positiv endexspiratorischer Druck (PEEP); Beatmungsdauer.

Sonstige Parameter: Blut-pH, Base Excess, Kreatinin, Dialysehäufigkeit, Proteinkonzentration.

Gruppe III:
Extravasculäres Lungenwasser (EVLW) mit der Doppelindikator-Dilutionsmethode (Thermo-Green-Dye); Herzzeitvolumen (HZV); pulmonal-capillärer Druck (PCP); Weilscher Quotient (KOD – PCP).

Ergebnisse

Gruppe I und II: Das Verletzungsmuster der Gruppe I (Kolloid) und II (Kristalloid) war nicht signifikant verschieden. In Gruppe II waren die besonders schwerverletzten Patienten etwas zahlreicher. Die Letalität der Gruppe I betrug 35%, die Letalität der Gruppe II 28%. Sämtliche morphometrischen Daten waren gleich.

Volumenbedarf: Gruppe I erhielt in den ersten 24 h im Mittel 5 290 ml Kristalloide, 3 877 ml Blut, 1 393 ml Plasmaproteinlösungen, 389 ml Humanalbumin 20%.

Die Gruppe II: 8 445 ml Kristalloide, 3 005 ml Blut und 120 ml PPL sowie 15 ml HA 20%. Die Flüssigkeitsbilanz der ersten 24 h war in der kristalloid-behandelten Gruppe um 76% höher (Gruppe II 5 268 ml, Gruppe I 2 989 ml). Diese größere Menge an retinierter Flüssigkeit wurde in dieser Gruppe rasch mobilisiert und mit einer „Negativ-Bilanz" am fünften posttraumatischen Tag normalisiert. Die initiale „Plus-Bilanz" der Gruppe I war niedriger, andererseits war über 4 Tage eine doppelt so große Flüssigkeitsgabe mit insgesamt längerer Retentionszeit notwendig (Abb. 1).

Volumeneffekt: Die nach Infusion erreichten Kreislaufgrößen zeigt die Tabelle 1.

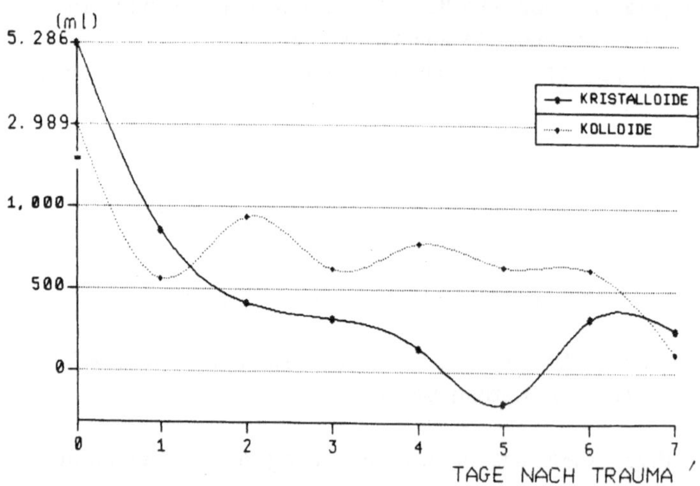

Abb. 1. Flüssigkeitsbilanz pro 24 h im Verlauf nach Trauma über 7 Tage bei kristalloid- und kolloid-behandelten Patienten

Tabelle 1

Gruppe	I	II	I	II
	6 h		24 h	
RR syst. mm Hg	134 ± 26	133 ± 27	138 ± 25	136 ± 21
RR diast. mm Hg	76 ± 17	75 ± 17	75 ± 15	74 ± 15
HF min^{-1}	105 ± 20	99 ± 20	104 ± 21	101 ± 21

Als Ausdruck der Volumensituation soll der ZVD-Wert der ersten 7 Tage für beide Gruppen dargestellt werden:

Tag:	1.	2.	3.	4.	5.	6.	7.	
Gruppe I	8,7	9,9	9,7	9,8	9,1	11	10,2	cm H_2O
Gruppe II	8,3	8,5	8,7	9,3	8,6	9	10	cm H_2O

Lungenfunktion

Die Patienten der Kolloidgruppe wurden im Schnitt 9 ± 1,1 Tage beatmet, die Patienten der Gruppe II 6,6 ± 1,7 Tage. Die Oxygenierung beider Gruppen war im Mittel mit einem Horowitz-Quotienten von 293 in Gruppe I und 283 in Gruppe II gleich.

Um diesen Effekt zu erreichen, war in der Kolloid-Gruppe ein PEEP von 7,4 cm H_2O erforderlich, in der Kristalloid-Gruppe ein PEEP von 5,5 cm H_2O. Dem etwas höheren PEEP-Wert in Gruppe I entsprach ein etwas höherer MXIP von 32 mm Hg, in Gruppe II dementsprechend von 29 mm Hg.

Sonstige Parameter

Der pH-Wert als indirektes Maß für die metabolische Situation war nach 6 und 24 h in beiden Gruppen mit 7,4 bzw. 7,42 gleich. Bei den Base Excess Werten war ebenfalls kein Unterschied zu finden.

12% der kolloidal-behandelten Patienten erlitten ein Nierenversagen und mußten dialysiert werden, in der kristalloid-behandelten Gruppe waren es 5%. Als Ausdruck der besseren Nierenfunktion in Gruppe II fand sich ein gleichbleibend niedrigerer Kreatininwert ab dem zweiten Tag nach Trauma.

Trotz der Kristalloidtherapie war die Proteinkonzentration in der Gruppe II bis zum 18. Tag im Schnitt nur 0,7 ± 0,2 g% niedriger. Der Minimalwert in dieser Gruppe war am zweiten Tag nach dem Trauma mit 5,06 g% erreicht. Der Mittelwert der Gruppe I betrug 6,2 ± 1,9 g%, der der Gruppe II 5,2 ± 1,3 g%.

Gruppe III:
Gruppe A: Das EVLW dieser Gruppe war definitionsgemäß mit 5,5 ± 0,9 ml/kgKG im Normbereich. Die Gruppe B hatte ein schweres Ödem im Mittel von 15,4 ± 6,8 ml/kgKG EVLW. Der höchste Wert in dieser Gruppe mit einem absoluten Lungenwassergehalt von 3,5 l entsprach 39 ml/kgKG.

Die Werte für KOD, PCP, HZV und Weilschen Gradienten sind der Tabelle 2 zu entnehmen.

Diskussion und Zusammenfassung

Die eingangs gestellten Fragen beantworten wir wie folgt:

1. Durch Zufuhr von kristalloiden Lösungen ist es hervorragend möglich, die Zirkulationsstörungen nach Schock zu behandeln. Die identischen Blutdruck- und Herzfrequenzwerte nach 6 bzw. 24 h belegen dies. pH-Wert und Base Excess im Normbereich sind weitere Hinweise für eine gute Perfusion. Dieser Effekt ist durch eine Zufuhr von 2 l Ringerlactat in den ersten 10 min (Venae sectio an Vena saphena und Braunülen) in gleicher Schnelligkeit wie mit kolloidalen Lösungen zur erreichen. Die Infusionstherapie wird nach Überwindung der Schockphase nach Urinausscheidung und Kreislaufgrößen wie üblich fortgeführt. Im Gegensatz zu Ausführungen in der Literatur (Virgilio 1976) war bei alleiniger Verwendung der kristalloiden Lösungen nicht das zwei bis dreifache an Ringerlactat im Vergleich zur Gruppe I erforderlich. Dies hätte einer Infusionsmenge von 11 bis 15 l entsprochen. Um 1 900 ml Proteinlösung zu ersetzen, mußte nur doppelt soviel kristalloide Lösung (3 100 ml) verabreicht werden. Dieser erstaunliche Befund wird auch von Moss (1981) diskutiert.
   Die Tatsache, daß wir in der Kristalloidgruppe 23% weniger Blut transfundieren mußten, obwohl diese Gruppe mehr schwerverletzte Patienten enthielt, entspricht Befunden von Lucas (1980).
2. Bei dieser retrograden Untersuchung steht uns zur Beurteilung einer eventuellen „Überinfusion“ mit dadurch bedinger Herzbelastung durch Ringerlactat, wie sie von manchen Autoren angeführt wird, der zentrale Venendruck zur Verfügung. Der Wert ist in beiden Gruppen nicht verschieden, in der Kristalloidgruppe sogar etwas niedriger. Es finden sich keine Hinweise für eine Überfüllung des Kreislaufs mit nachfolgender Herzinsuffizienz. Kristalloide Lösungen sind also hervorragend zur Volumentherapie geeignet und haben keinerlei Nachteile gegenüber der Verwendung kolloidaler Lösungen.
   In der mit Kristalloid behandelten Gruppe fanden wir darüber hinaus Parameter einer besseren Lungenfunktion. Wie z.B. auch von Lucas (1980b) berichtet, zeigt diese Gruppe

Tabelle 2

	Gruppe A	Gruppe B
KOD mm Hg	16,4 ± 2,1	14,8 ± 2,1
PCP mm Hg	8,1 ± 3,0	9,9 ± 3,0
HZV ml/kgKG	113 ± 18	125 ± 40
KOD–PCP mm Hg	5,1 ± 4,2	3,7 ± 4,6

eine kürzere Beatmungszeit. Gleichzeitig war zur Erreichung einer ausreichenden Oxygenierung ein geringerer PEEP erforderlich.
Ein weiterer wesentlicher Unterschied zwischen beiden Gruppen ergab sich bei Größen der Nierenfunktion. Mit einem höheren Salz- und Wasserangebot in der Kristalloidgruppe konnte die Nierenversagensquote halbiert werden. Dieses Ergebnis trägt unserer Meinung nach wesentlich dazu bei, daß die Letalität in Gruppe II niedriger ist. Bei einmal eingetretenem Nierenversagen ist die Letalität in Gruppe II so hoch wie in Gruppe I.
Überraschend waren die geringen Unterschiede in der Proteinkonzentration beider Gruppe. Trotz ausschließlicher Zufuhr kristalloider Lösungen betrug der Unterschied im Mittel nur 0,7 g%. Der niedrigste Eiweißwert war am 2. und 3. Tag nach Trauma festzustellen. Zu diesem Zeitpunkt ist ein posttraumatischer Permeabilitätsschaden ausgebildet und führt zu einem Austritt von Protein (Sturm 1982).
Für den geringen Unterschied in den Proteinkonzentrationen könnte ein Mechanismus als Erklärung herangezogen werden, der von Kramer (1982) beschrieben wurde. Durch die Zufuhr von kristalloiden Lösungen und den dadurch bedingten Übertritt eiweißfreier Lösungen aus dem Gefäß in das Interstitiium werden im Extravasalraum Proteine gewaschen und in den Intravasalraum zurückgeführt. Dieses Absenken der Proteinkonzentration im Extravasalraum und die Rückführung von Proteinen könnte als Effekt dieser Lösungen zur Protektion der Lunge verstanden werden.
Moss (1981) erklärte die auch von ihm gefundenen relativ geringen Differenzen der Plasmaproteinkonzentrationen zwischen kristalloid und kolloid-behandelten Gruppen damit, daß zugeführtes Protein sehr rasch das Gefäßsystem verlasse. Durch einen solchen Mechanismus würde die extravasale Proteinkonzentration durch die Therapie erhöht.

3. Die quantitative Bestimmung des EVLW ist ein exakter Parameter für das Ausmaß eines eventuellen Lungenödems. Im Gegensatz zu den Unsicherheiten bei der Beurteilung von Röntgenbildern, den Schwierigkeiten bei der Beurteilung der $AaDO_2$ oder der pulmonalen Shuntfraktion (die HZV-abhängig sind) gibt diese Größe eine exakte Aussage zur Entwicklung eines Lungenödems. Einflüsse unterschiedlichster Art können daher mit dieser Größe erstmals genau beurteilt werden.
Bei den Patienten mit normalem Lungenwassergehalt und mit schwerem Lungenödem finden wir gleiche Werte für KOD und Weilschen Gradienten. Es zeigt sich damit, daß keinerlei Abhängigkeit der Lungenödementwicklung von der Größe des KOD existiert ($r = 0{,}27$) (Abb. 2). Auch der Gradient KOD–PCP zeigt keinen Zusammenhang mit dem Ausmaß des Ödems ($r = 0{,}31$) (Abb. 3). Der geringe oder fehlende Einfluß dieser Werte auf die Flüssigkeitsverteilung ist aus der Starling-Gleichung erklärbar. Der KOD hat in der Lunge nur einen geringen Anteil von etwa 25% an den Kräften, die die Flüssigkeitsverteilung steuern. Bei Permebabilitätsschädigungen der Capillarmembran ist dieser Einfluß weit geringer und eventuell völlig aufgehoben.
Die Absenkung des kolloid-osmotischen Druckes nach der Infusion kristalloider Lösungen hat also keinen Einfluß auf die Entwicklung eines Lungenödems. Diese Befunde werden durch die Ergebnisse der Gruppe I und II im Vergleich unterstrichen.
Aufgrund der bisherigen Erfahrungen mit der Verwendung kristalloider Lösungen zur Volumentherapie nach schwerem traumatischem Schock werden wir auch in Zukunft mit diesem therapeutischen Regime fortfahren.

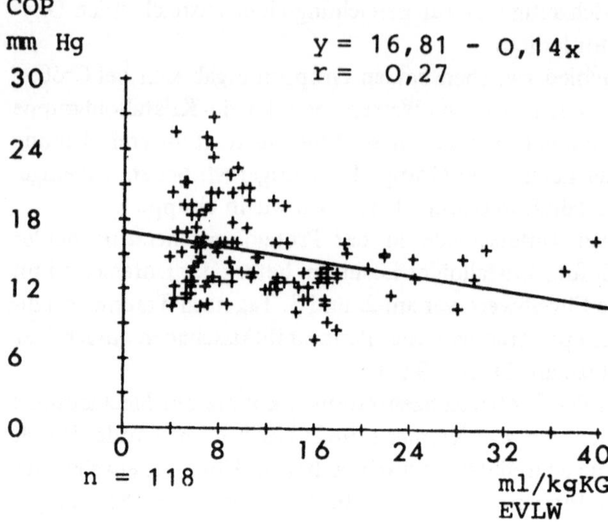

Abb. 2. Zusammenhang des kolloid-osmotischen Druckes und der Lungenwassermenge bei Patienten mit Sepsis

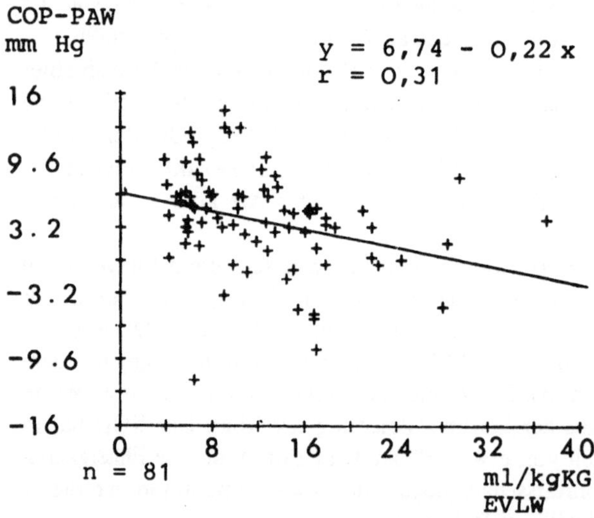

Abb. 3. Zusammenhang des Gradienten COP–PCP und Lungenwassermenge bei Patienten mit Sepsis

Literatur

1. Kramer GC, Harms BA, Bodai BJ, Demling RH, Renkin EM (1982) Mechanisms for Redistribution of Plasma Protein Following Acute Protein Depletion (in press)
2. Lucas CE, Bouwman DL, Ledgerwood AM, Higgins RF (1980) Differential Serum Protein Changes Following Supplemental Albumin Resuscitation for Hypovolemia Shock. J Traum 20:47–51
3. Lucas CE, Ledgerwood AM, Higgins RF, Weaver DW (1980) Impaired pulmonary function after albumin resuscitation from shock. J Traum 20:446–451
4. Moss GS, Lowe RJ, Jilek J, Levine HD (1981) Colloid or crystalloid in the resuscitation of hemorrhagic shock: A controlled clinical trial. Surgery 89(4):434–438
5. Rackow EC, Fein JA, Leppo J (1977) Colloidosmotic pressure as a prognostic indicator of pulmonary edema and mortality in the critically ill. Chest 72:709–713
6. Staub NC, Bland RD, Bringham KL, Demling RH, Erdmann AJ, Woolverton WC (1975) Preparation of chronic lung lymph fistulas in sheep. J Surg Res 19:315–320
7. Sturm JA (1982) Lung Water Content in the Multiple traumatized Patient. International Conference on Pathophysiology and Therapy of Severe Acute Lung Disease, Tutzing
8. Tranbaugh RF, Lewis FR, Christensen JM, Elings VB (1980) Lung water changes after thermal injury. Ann Surg 192:479–490
9. Virgilio RW, Smith DE, Zarins CK: Balanced electrolyte solutions: experimental and clinical studies. Crit Care Med 7:98–106
10. Weil MH, Henning RJ, Puri VK (1979) Colloid oncotic pressure: clinical significance. Crit Care Med 7:113–116

Volumen und Blutersatz im traumatisch-hämorrhagischen Schock

H. Harke und S. Rahman

Zentrale Abteilung für Anästhesie des Klinikums der Christian-Albrechts-Universität (Leiter: Prof. Dr. J. Wawersik), Schwanenweg 21, D-2300 Kiel

Der Eintritt einer akuten Volumenmangelsituation ist bei einem polytraumatisierten Patienten nicht selten Ausgangspunkt und Beginn einer lebensbedrohlichen Komplikation. Zur Behandlung akuter Volumenverluste stehen heute eine Vielzahl verschiedenster kristalloider und kolloidaler Substitutionslösungen zur Verfügung, deren Vor- und Nachteile nach wie vor kontrovers diskutiert werden. In der Tat gestaltet sich eine objektive Bewertung der verschiedenen Volumensubstitute ausgesprochen schwierig. Und zwar deshalb, weil sie sich nicht nur durch unterschiedliche physiologische Grundsubstanzen, sondern auch durch unterschiedliche Molekulargewichte und Kolloidkonzentrationen unterscheiden (Tabelle 1). Insofern sei zur objektiven Bewertung der verschiedenen Effekte der Volumensubstitute das einzig statthafte Verfahren, eine prospektive randominierte Beobachtungsreihe, vorgestellt.

Hefte zur Unfallheilkunde, Heft 156
Zusammengestellt von G. Schlag

Tabelle 1. Kolloidale Plasmaersatzmittel

	%	Mw.
I. Körpereigene Plasmaersatzmittel		
Frischplasma	6–8	
Plasma-Protein-Lösung (PPL)	3–5	
II. Körperfremde Plasmaersatzmittel		
Dextran 40	10	40 000
Dextran 60	6	60 000
HAES	10	200 000
HAES	6	450 000
HAES	6	40 000
Oxypolygelatine	5,5	30 000
Harnstoffvernetzte Gelatine	3,5	35 000
Succinyl, Gelatine	3	35 000

Material und Methodik

Es wird über 100 konsekutive Hysterectomie-Patientinnen berichtet. Nach streng zufälliger Zuteilung wurde intra- und unmittelbar postoperativ eine der folgenden Infusionslösungen appliziert:

1. Isoione-Elektrolytlösung als Kontrolle
2. 5%ige Plasmaproteinlösung
3. 10%ige Dextranlösung, Dextran 40 (Rheomacrodex)
4. 10%ige Hydroxyäthylstärke HAES 200/0,5 (HAES-Steril)
5. 6%ige Dextranlösung, Dextran 60 (Macrodex)
6. 6%ige Hydroxyäthylstärke, HAES 450/0,7 (Plasmasteril)
7. 6%ige Hydroxyäthylstärke, HAES 40/0,5
8. 5,5%ige Oxypolygelatine (Gelifundol)
9. 3,5%ige harnstoffvernetzte Gelatine (Hämaccel)
10. 3%ige Gelatine (Neo-Plasmagel)

Das Infusionsvolumen betrug 1000 ml und die Infusionsdauer 120 min.

Labordiagnostische Untersuchungen

Volumenwirkung. Die Messung des Hämatokrits als Parameter für den Volumeneffekt erfolgte nach der Methode von Guest u. Weichselbaum (zitiert nach [8]). Dabei korreliert die Hämatokritabnahme proportional mit der Volumenwirkung.

Hämostasiologische Methoden. Die Messung der Thrombocytenfunktion erfolgte nach der Methode von Born u. Cross [1]. Die partielle Thromboplastinzeit (PPT) wurde mit den Reagenzien der Behring-Werke, Marburg, bestimmt.

Bestimmungsmethoden der biogenen Amine

Histamin: Fluorometrische Bestimmung nach Lorenz et al. [6].
Serotonin: Fluorometrische Bestimmung nach Hardemann et al. [3].

Untersuchungsablauf

Die Untersuchungen erfolgten: präoperativ zur Kontrolle, sodann nach Narkoseeinleitung, jedoch noch vor Infusionsbeginn, nach Ende der 1. Infusion, nach Ende der 2. Infusion, sodann 3, 6 und 18 h nach Ende der 1. Infusion. Die Gesamtzahl der Ergebnisse wurde für jede Meßgröße durch doppelte Varianzanalyse ausgewertet.

Ergebnisse und Diskussionen

Volumenwirkung

Zunächst wurde der Volumeneffekt der verschiedenen Volumenersatzmittel anhand der Veränderung des Hämatokritwerts bestimmt (Abb. 1). Dabei zeigte sich, daß die hochkonzentrierten kolloidalen Lösungen den stärksten Volumenzuwachs bewirken. Nach Infusion von 1000 ml erzielen die 10%igen Detran- und Hydroxyäthylstärkelösungen die größte Volumenwirkung. Mit weiterer Abnahme der Kolloidkonzentration sinkt der Volumeneffekt: So zeigen die 3- bzw. 3,5%igen Gelatinelösungen den geringsten Volumenzuwachs. Herauszustellen ist, daß bei vergleichbaren Ausgangsvolumina für Elektrolytlösungen ein nennenswerter Volumeneffekt nicht nachweisbar wird, was jedoch nicht bedeutet, daß bei einer Vervielfachung des Infusionsvolumens nicht gleichfalls eine ausreichende Volumenwirkung zu erzielen wäre.

Zur Erlangung einer optimalen Volumenwirkung ist in Blutungssituationen, z.B. im hämorrhagisch-traumatischen Schock die Funktionsfähigkeit der Blutstillungsmecha-

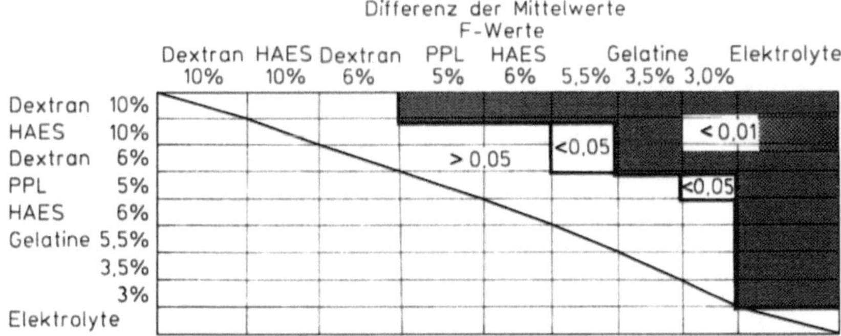

Abb. 1. Varianzanalyse über die Hämatokritabnahme als Maß für die Volumenwirkung nach Infusion verschiedener Plasmaersatz- und Substitutionsmittel

nismen eine unabdingbare Voraussetzung. Insofern sollten unter operativen oder traumatischen Bedingungen durch Infusion kolloidaler Volumenersatzmittel nicht jene Mechanismen gestört werden, die in traumatisierten Capillarbezirken zum Verschluß geöffneter Gefäße und somit zur Erhaltung der Blutvolumenkonstanz beitragen. Der Capillarverschluß in traumatisierten Gewebebezirken wird im wesentlichen durch Adhäsion von Thrombocyten bewirkt, die zunächst einen wundverschließenden Thrombocytenpfropf bilden und auf diese Weise den initialen Blutaustritt nach der Verletzung verhindern. Der primäre Capillarverschluß wird im weiteren Verlauf durch Aktivierung der intracapillären Fibrinbildung stabilisiert. Da in hämorrhagischen Schocksituationen Störungen der Blutgerinnung unvermeidbar sind, sollten die lebensrettenden Blutstillungsmechanismen durch den Einsatz von Volumenersatzmitteln nicht noch zusätzlich beeinträchtigt werden.

Hämostase

Thrombocytenaggregation. Als Folge einer erhöhten intraoperativen Stimulation des Gerinnungssystems beobachtet man in der Kontrollgruppe nach Elektrolytinfusion eine erhöhte Aggregationsneigung (Abb. 2). Vergleichbar ist auch die Zunahme der Aggregationsrate bei jenen Patienten, denen intraoperativ 5%ige Plasmaproteinlösung infundiert wurde. Dieser Effekt unterstreicht den physiologischen Ablauf der Blutstillungsmechanismen: Unter operativen Bedingungen ist eine erhöhte thrombocytäre Aggregationsfähigkeit physiologisch und fördert die Ausbildung eines effektiven Wundverschlusses. Dieses Reaktionsverhalten wird von kolloidalen Plasmaersatzmitteln grundsätzlich beeinträchtigt, und zwar in direkter Abhängigkeit von ihrer Kolloidkonzentration. Demnach zeigen die 3%igen Gelatinelösungen den geringsten, die 10%igen Hydroxyäthylstärke- bzw. Dextranlösungen den stärksten aggregationshemmenden Effekt.

Plasmatische Gerinnung (Fibrinbildungsphase). In Analogie zu den Änderungen der thrombocytären Aggregationsfähigkeit beobachtet man bei den Elektrolytpatienten als Ausdruck einer beschleunigten Gerinnselbildung eine Verkürzung der partiellen Thromboplastinzeit

Differenz der Mittelwerte
F-Werte
Elektrolyte | PPL 5% | Gelatine 3,5% | 3% | 5,5% | HAES 6% | Dextran 6% | HAES 10% | Dextran 10%
Elektrolyte
PPL 5%
Gelatine 3,5%
Gelatine 3%
Gelatine 5,5%
HAES 6%
Dextran 6%
HAES 10%
Dextran 10%
<0,05
<0,05
<0,01
>0,05
<0,05
<0,05
<0,05

Abb. 2. Varianzanalyse über die Beeinflussung der thrombocytären Aggregationsgeschwindigkeit nach Infusion verschiedener Plasmaersatz- und Substitutionsmittel

(PTT) Die erhöhte Aggregationsfähigkeit, welche den Verschluß eröffneter Capillaren einleitet, wird gleichzeitig durch eine beschleunigte intracapilläre Fibrinbildung unterstützt, wie dies durch den Verlauf der PTT-Zeit demonstriert wird (Abb. 3). Dieser Effekt wird durch die Infusion von Plasmaproteinlösung, Gelatine oder 6%iger Hydroxyäthylstärke gar nicht oder nur unwesentlich beeinflußt. Die Meßwerte der PTT bewegen sich in der Größenordnung der Elektrolytpatienten. Demgegenüber induzieren die 10%igen Hydroxyäthylstärke- und Dextranlösungen eine deutliche Verzögerung der intraoperativ erhöhten Fibrinbildung: Im Mittel verlängert sich die PTT über den Normwert hinaus und liegt in einer Größenordnung von durchschnittlich 43 s.

Als Konsequenz dieser ausgeprägten Hemmung der Blutstillungsmechanismen nach 10%iger Hydroxyäthylstärke oder Dextraninfusion sollte in traumatisch hämorrhagischen Schocksituationen der Einsatz dieser Präparate zumindest zurückhaltend gehandhabt werden.

Die Freisetzung biogener Amine

Neben diesen gerinnungsphysiologischen Rückwirkungen besitzt die durch Plasmaersatzmittelinfusionen induzierte Freisetzung biogener Amine eine besondere klinische Relevanz [6]. Wie man sieht, kommt es unter operativen Bedingungen aufgrund einer vermehrten Histaminfreisetzung im Operationsgebiet zu einem Anstieg der Plasmahistaminkonzentration von dem Mittel 0,6 auf 1,6 ng/ml. Dem entspricht in der Kontrollgruppe (Ringer-Lösung) eine Zunahme um 128% vom Ausgangswert (Abb. 4). Vergleichbare Konzentrationsänderungen zeigen die Mehrzahl der übrigen Patientenkollektive. Lediglich nach Infusion 5,5%iger Oxypolygelatine steigen die Plasmahistaminwerte auf mehr als 3 ng/mg signifikant an (Abb. 4).

Im Gegensatz zu den auffälligen Änderungen der Plasmahistaminkonzentration bleibt die Plasmaserotinkonzentration während operativer Eingriffe praktisch konstant. So liegen die Meßwerte bei der Mehrzahl der Infusionslösungen 120 min nach Infusionsbeginn im Ausgangsbereich. Lediglich nach Infusion von 6%igem Dextran, 5,5%iger Gelatine und

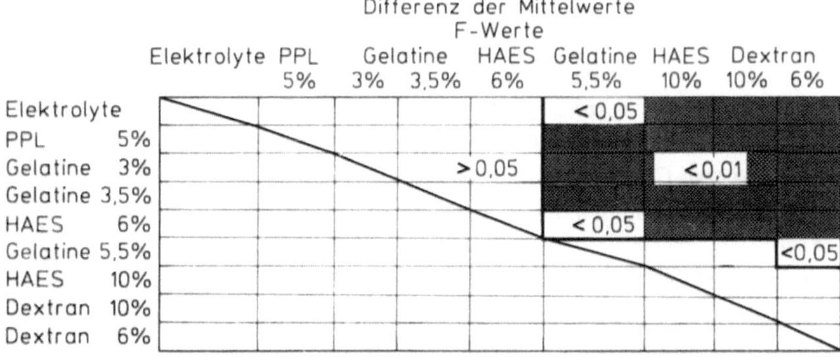

Abb. 3. Varianzanalyse über die Beeinflussung der partiellen Thromboplastinzeit durch Infusion verschiedener Plasmaersatz- und Substitutionsmittel

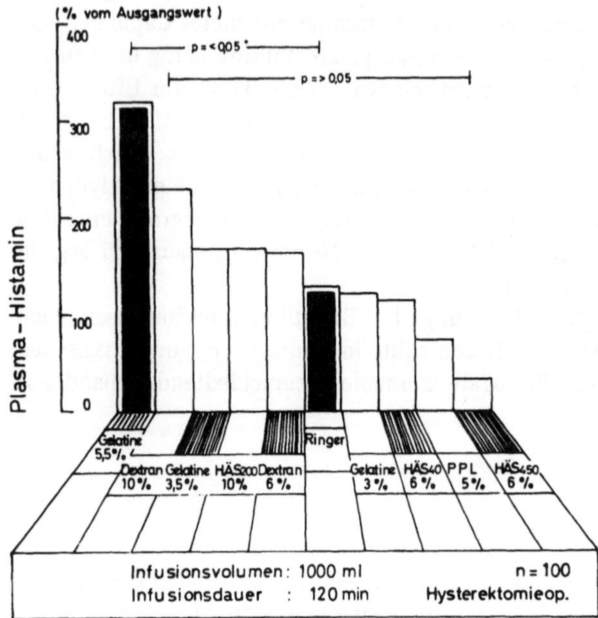

Abb. 4. Säulendiagramm über die Beeinflussung der Plasma-Histaminkonzentration intraoperativer Infusion verschiedener Plasmaersatz- und Substitutionsmittel. Dargestellt sind die durchschnittlichen Abweichungen des Histaminspiegels vom Ausgangswert unmittelbar nach Infusionsende

5%iger Plasmaproteinlösung kommt es zu einem bislang unerklärlichen, signifikanten Anstieg der Plasmaserotoninkonzentration (Abb. 5).

Schlußfolgerungen

Wenngleich Stellenwert und klinische Relevanz der gesteigerten Histamin/Serotoninliberation z. Z. nicht schlüssig beantwortet werden können, so ist doch die Schlußfolgerung gestattet, daß die vermehrte Freisetzung von Histamin bzw. Serotonin nach 5,5%iger Gelatine, Dextran 40 oder PPL-Infusion ein zumindest ebenso unerwünschter Effekt ist wie die massive Gerinnungshemmung durch Dextran 40, Dextran 60 oder 10% HAES 200/ 0,5. Insofern erscheinen im traumatisch-hämorrhagischen Schock vor allem jene Präparate zur Volumensibstitution induziert, die nebenwirkungsarm sind und damit den erwünschten volumenstabilisierenden Effekt nicht infrage stellen. Im wesentlichen sind dies: 6%ige HAES 450/0,7, 6%ige HAES 40/0,5, 3,5%ige Gelatine, 3%ige Gelatine und in der Tat Elektrolytlösungen.

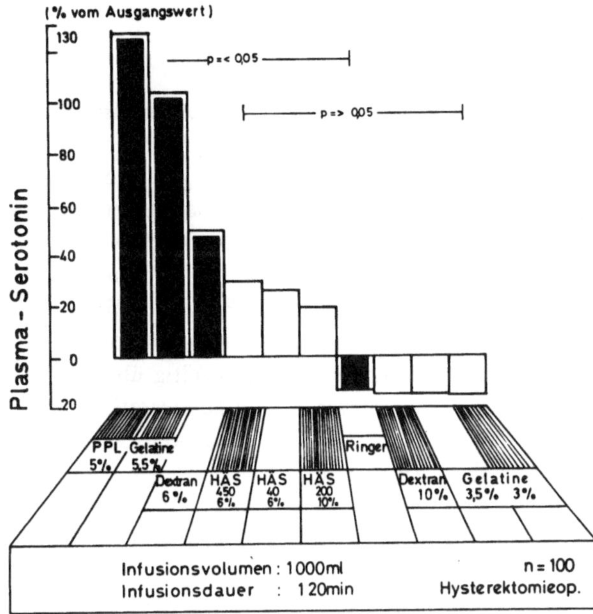

Plasmaersatzmittel: Serotoninliberation

Abb. 5. Säulendiagramm über die Beeinflussung der Plasma-Serotoninkonzentration nach intraoperativer Infusion verschiedener Plasmaersatz- und Substitutionsmittel. Dargestellt sind die durchschnittlichen Abweichungen des Histaminspiegels vom Ausgangswert unmittelbar nach Infusionsende

Literatur

1. Born GVR, Cross MJ (1963) The aggregation of blood platelets. J Physiol 168:178
2. Ehrly AM (1971) Rheologische Probleme beim Einsatz von Plasmaersatzstoffen. Bibl Haematol 37:309
3. Hardeman MR, Den Uyl A, Brins HK (1972) A semimechanized method for the fluorometric determination of 5-Hydroxytryptamine (Serotonin) in blood plasma and platelets. Clin Chim Acta 37:71
4. Harke H, Thoenies R, Margraf I, Momsen W (1976) Der Einfluß verschiedener Plasmaersatzmittel auf Gerinnungssystem und Thrombocytenfunktion während und nach operativen Eingriffen. Anaesthesist 25:366
5. Harke H, Pieper C, Meredig J, Rahman S, Rüssler P (1980) Rheologische und gerinnungsphysiologische Untersuchungen nach Infusion von HAES 200/0,5 Dextran 40. Anaesthesist 29:71
6. Lorenz W, Reimann HJ, Barth H, Kusche J, Meyer R, Doenicke A, Hutzel M (1972) A sensitive and specific method for the determination of histamine release in man: its application in studies with propanidid and thiopentone. Eur J Pharmacol 19:180
7. Popov-Cenic S, Müller N, Kladetzky RG, Hack G, Lang U, Safer A, Rahlfs VW (1977) Durch Prämedikation Narkose und Operation bedingte Änderungen des Gerinnungs- und Fibrinolysesystems und der Thrombocyten. Einfluß von Dextran und Hydroxyäthylstärke (HAES) während und nach der Operation. Anaesthesist 26:77
8. Richterich R (1971) Klinische Chemie Theorie und Praxis. Karger, Basel New York

Diskussion

Meszmer, Heidelberg: Die Ausführungen von Herrn Harke sind so frisch, daß ich sie, glaube ich, direkt aufnehmen muß. Erstens, Herr Harke, muß man doch mal feststellen, daß es auch so etwas wie klinische Erfahrung gibt und die ist evidenterweise doch genau entgegengesetzt dessen, was Sie ausgeführt haben. Über die Anwendung zum Beispiel von Dextran im traumatisch-hämorrhagischen Schock. Die Verlängerung Ihrer Thrombinzeit von 3–10%, das setzen Sie gleich mit einer massiven Gerinnungsstörung? Da haben wir terminologische Schwierigkeiten, würde ich sagen. Prinzipiell finde ich es als einen gewaltigen Rückschritt, wenn wir hier über Volumenänderungen intraoperativer Art sprechen, die alleine auf Hämatokritmessungen beruhen und gleichzeitig über Halbwertszeiten beziehungsweise Verweildauer Aussage gemacht wird, wo eine Operation läuft, die ja per se den Hämatokrit beeinflußt. Wenn das nicht so wäre, bräuchten Sie ja überhaupt keine Volumentherapie. Ich hätte gerne dazu Anworten.

Harke, Kiel: Das sind so viele Fragen auf einmal, die einer dezidierten Beantwortung sicherlich bedürfen. Zunächst zur Änderung der Gerinnungsparameter. Es war nicht Sinn der Untersuchungen den Einfluß auf den direkten Blutverlust zu prüfen. Das ist bei dieser Arbeit überhaupt nicht erfolgt. Es sollte nur dargestellt werden, welche Veränderungen sich intraoperativ in der Hämostase abspielen. Es kommt hier bereits zu gravierenden Veränderungen, denn bis zu 50% des Ausgangswertes ist eine 50%ige Einschränkung der Thrombocytenfunktion, an der kann man praktisch nicht vorbeigehen. Daß gleichfalls noch das plasmatische System blockiert wird, unterstützt eigentlich den Hinweis, daß man bei Blutungssituationen, bereits 60 min nach Beginn eines Volumenmangels mit der Behandlung schwerer hämostatischer Störungen eben zurückhaltend sein sollte. Es besteht gar kein Zweifel, daß Dextrane eine hervorragend rheologische Eigenschaft haben. In dieser Studie kamen phantastische rheologische Ergebnisse heraus, aber das ist etwas ganz anderes. Man kann nicht auf der einen Seite antithrombotische Therapie betreiben – man kann nicht Heparin gegen Dextran als wirksames Antithromboticum austauschen und auf der anderen Seite einen praktisch nebenwirkungsfreien Volumsersatz durchführen, in Situationen, in denen eine erhöhte Blutungsbereitschaft besteht.

Nerlich, Hannover: Eine Frage an Herrn Weil. Sie sind Professor of Medicine. Behandeln Sie polytraumatisierte Patienten? Ich habe so den Eindruck, daß Ihre Daten zeigen, daß es sich hier um Patienten handelt, die durchaus auch herzinsuffizient sind und ich glaube, daß die Unterschiede zwischen Ihnen und den Daten von Herrn Sturm durch das differente Krankengut zu erklären sind.

Weil, Chicago: The answer is yes. I have some questions. The first thing is, I can't understand how you use a 40% greater volume of Ringer solution when almost everyone is talking about 3 to 5 times the volume. That's particularly true of the work of Shire's und so far; all of the other comparators have found volumes as we did. There are approximately 4 to 5 times those of colloid. The second question I have, is, you said that you conformed your method of extravascular lung water measurement. What was the method used? Was it the double indicator dilution technique and if so how did you confirm it?

The third is, I have difficulty understanding the concept of overinfusing and dialysing. I don't think we have ever overinfused or dialysed, because we have techniques of fluid challenge like the one that I showed you and that give you the critical points of volume response, and finally the question as to the beneficial effects of a kidney. What is the evidence or is that theoretical?

I also have one other problem and that is, it looked to me as if you had given all of the patients a relatively generous volume of blood. As a matter of fact the volumes of blood administered in some instances exceeded the volumes of Ringer solution. Were these randomized studies or were they retrospective studies and what made you decide when to use blood and when to use crystalloid fluid. I am sure, that some of the things that I talked about we preferably discuss in the hall, but I do have some very serious problems with your studies.

Sturm, Hannover: Vielen Dank für die Fragen. Ich kann sicher nicht alle beatnworten. Ich fange hinten an. Das Blut ist gegeben bis zu einem Hämatokrit von 30, wie das allgemein gemacht wird, und es zeigt Ihnen, daß wir über traumatologisch schwer verletzte Patienten sprechen. Wir haben dieselben Probleme mit der Studie wie Sie, auch wir haben nur retrospektive Patienten hier vorzustellen. Wir haben experimentelle Daten, die durch das Staubsche Schafmodell belegt sind. Die Lungenwassermethode ist gravimetrisch überprüft. Sie wissen, daß die Gravimetrie die Methode ist, um die Genauigkeit einer Methode zu zeigen, so daß wir recht genau wissen, daß diese Methode stimmt. Die Dilution, von der ich sprach, stammt eigentlich mehr aus einer Argumentation, die Sie angeführt haben; mit dieser kristalloiden Lösung und dem Abwandern von Kristalloiden in den Extravalsraum verdünnen wir. Wir setzen die Eiweißkonzentration etwas herab. Das ist der Begriff Dilution, den ich in diesem Zusammenhang gesehen haben möchte. Was den kolloid-osmotischen Druck betrifft – wir messen ihnn nicht, muß ich Ihnen gestehen – wir kalkulieren ihn, weil wir glauben, daß der kalkulierte kolloid-osmotische Druck mindestens die gleichen Unsicherheiten hat, wie die Messung des kolloid-osmotischen Drucks mit verschiedenen Membranen. Sie wissen, daß die Membranporengröße den kolloid-osmotischen Druck entscheidend verändert. Neuere Osmometer, die vorgestellt werden, haben dort vielleicht eine etwas günstigere Porengröße und sind, wenn man das machen will – wir machen das nicht – zu verwenden. Die Menge der Elektrolytlösung, die wir angeben, entspricht genau der Mehrmenge, die wir benötigt haben, dem drei- bis vierfachen der früher verwendeten Eiweißlösung. Insofern, und da decken wir uns mit den Autoren Virgilio, Moss etc., verwenden wir das drei- bis vierfache. Aber auch für uns war es überraschend, daß wir zur Herstellung eines ausgezeichneten Volumeneffekts gar nicht so viel Kristalloide benötigen wie manche das angeben und vielleicht ist daher auch unser Patientenkollektiv am Schluß recht gut geworden.

Benzer, Wien: Vielen Dank.

Zum Problem der frühzeitigen Einsetzung des Methylprednisolons beim hypovolämischen Schock

L. Tonczar[1], H. Benzer[2], H. Martinek[3], R. Schedl[3] und H. Spängler[3]

1 Klinik für Anaesthesie und Allg. Intensivmedizin der Universität Wien (Vorstand: Prof. Dr. O. Mayrhofer), Spitalgasse 23, A-1090 Wien
2 Forschungsstelle für Intensivmedizin der Klinik für Anaesthesie und Allg. Intensivmedizin und der II. Chirurgischen Universitätsklinik (Vorstand: Prof. Dr. H. Benzer), Spitalgasse 23, A-1090 Wien
3 II. Univ.-Klinik für Unfallchirurgie der Universität (Vorstand: Prof. Dr. H. Spängler), Spitalgasse 23, A-1090 Wien

Die Gabe von Corticosteroiden wird bei allen Schockformen bereits seit Jahren diskutiert, nachdem gezeigt werden konnte, daß Glucocorticoide in hoher, pharmakologisch wirksamer Dosierung sowohl gegen letale Dosen von Adrenalin, als auch gegen die exzessive Vasoaktivität der Endotoxine bei Hunden einen wirksamen Schutz ausüben. Die Fragen jedoch a) wie weite diese Ergebnisse auf den Menschen übertragbar sind und b) ob die Corticosteroide bei allen Schockformen eine günstige Wirkung entfalten, bleiben zunächst unbeantwortet. Wir haben deshalb im Jahre 1978 eine randomisierte Studie mit der Zielsetzung konzipiert, auf die vorhin erwähnten Fragen bei Patienten, die einen hypovolämisch-traumatischen Schock erlitten, Antworten zu bekommen.

Patientenkollektiv und Methodik

Nach Vorselektierung und Randomisierung wurden 2 Patientenkollektive gebildet. Beide Gruppen erhielten eine nach analogen Gesichtspunkten standardisierte Schocktherapie, ein Kollektiv erhielt zusätzlich Methylprednisolon. Die Beurteilung des Therapieerfolges wurde anhand von klinisch einfach erhebbaren Parametern, die schließlich einem aufwendigen statistischen Verfahren zwecks Signifikanzprüfung zugeführt wurden, vorgenommen:

Statistische Problemstellung und Hypothesebildung

Weil zunächst nur unzureichende Hypothesen über die Wirkweise und Wirksamkeit mit Methylprednisolon in hoher Dosierung in Bezug auf mehrere medizinische Parameter im Schock vorliegen, sollen die angestellten Untersuchungen auch hypothesebildend sein. Die Meßdaten wurden deshalb hinsichtlich folgender Fragestellungen ausgewertet:

1. Können aus den Daten medizinisch haltbare Hypothesen über die Wirkweise der Therapie gewonnen werden?

Hefte zur Unfallheilkunde, Heft 156
Zusammengestellt von G. Schlag

Wenn ja, soll die Richtigkeit dieser Hypothesen durch statistische Signifikanztests überprüft werden?

2. Bestehen Korrelationen zwischen den Meßwerten und lassen sich die Meßwerte hinsichtlich ihrer Abhängigkeit von der Behandlung zusammenfassen?
3. Sind die festgestellten Verschiebungen der Meßwerte beider Gruppen signifikant?

Ergebnisse mit Analysenübersicht und Diskussion

Beim systolischen Druck ist auffallend, daß dieser in beiden Kollektiven in den ersten 24 h am niedrigsten war. Der systolische Druck befand sich aber trotzdem im Normbereich, ebenso wie der diastolische. Der diastolische verlief jedoch stabiler. Die Pulsfrequenz war hingegen ständig über den als physiologisch geltenden Werten. Pulsfrequenz und diastolischer Druck waren zwischen den beiden Kollektiven am 2. Tag signifikant unterschiedlich.

Während die Hämatokritwerte unauffällig waren, war das Verhalten der Thrombinzeit zwischen beiden Kollektiven fast an allen Tagen signifikant unterschiedlich. Die stärkste Veränderung gegenüber dem Normwert erfuhren die Thrombocyten und der Basenüberschuß. Während aber die BE-Werte rasch in den physiologischen Bereich zurückgebracht werden konnten, blieb die Zahl der Thrombocyten während der Beobachtungszeit um etwa 60% unter dem Normwert. Ihr Verhalten war nur am dritten Tag signifikant verschieden.

Der arterielle Sauerstoffpartialdruck verhielt sich ziemlich konstant und konnte in beiden Gruppen im Normbereich gehalten werden. Beide verhielten sich zwischen den Kollektiven signifikant unterschiedlich.

Nun zu den eingangs erwähnten Fragestellungen (Wirkweise der Therapie, Abhängigkeit der Meßdaten von der Behandlung und Signifikanz):

Betrachtet man die Ergebnisse der Inversen Faktorenanalyse, so erkennt man, daß sich ungleiche Konzentrationen von hohen Faktorenladungen bei folgenden Parametern bemerkbar machten: diastolischer Blutdruck, Thrombinzeit, Basenüberschuß, p_aO_2-Wert. Für diese Parameter konnte also die Hypothese aufgestellt werden, daß ein Unterschied im Therapieeffekt zwischen beiden Gruppen besteht. Der mehrdimensionale Varianzanalysetest konnte aber diesen Unterschied nur mehr für den p_aO_2-Wert mit 95%iger Sicherheit bestätigen, das allerdings sowohl bei Miteinbeziehung, als auch Ausschluß der Verstorbenen. Dieser statistisch ermittelte Effekt konnte mittlerweile in der Klinik insofern bestätigt werden, weil bei gezielter Methylprednisolonapplikation in vielen Fällen eine passagere Besserung der pulmonalen Gesamtsituation eintritt.

Der Test über die Anzahl der extrahierenden Faktoren deutet darauf hin, daß eine Reihe von Zusatzeinflüssen auf jene Patienten Einwirkung haben mußten, die kein Methylprednisolon erhielten. Welcher Natur dieser Einflüsse waren und ob sie exogen oder endogen bedingt waren, kann nicht beantwortet werden, weil sie von der Datenverarbeitung nicht erfaßt wurden.

Nun, welche Aussage erlaubt das angewendete, wirklich sehr anspruchsvolle statistische Verfahren? Aus der Tatsache, daß die Kontingenztafelmethode kaum signifikante Ergebnisse erkennen läßt muß geschlossen werden, daß die Methylprednisolongabe in diesem Krankenkollektiv nicht in der Lage war, das Verhalten der untersuchten Parameter derartig stark zu beeinflussen, daß dadurch eine Verschiebung in- oder außerhalb des Normverhaltens der Parameter stattfinden hätte können. Als Handicaps erwiesen sich die kleinen Stichprobenumfänge, und ferner die Tatsache, daß die Verschiebungen der Meßwerte klein gegenüber den errechneten Mittelwerten und gegenüber dem physiologischen Normbereich waren. Sicher ist, daß die vorgestellten Daten eine endgültige Beurteilung der Bedeutung hoher Corticosteroiddosen im hämorrhagischen Schock *nicht* zulassen. Wir empfehlen sie aber trotzdem weiterhin aus 2 Gründen: Erstens bewirken sie eine partielle Beeinflussung zahlreicher, im Schockgeschehen relevanter Parameter und zweitens, weil keine nachteiligen Auswirkungen, wie erhöhte Infektionsgefährdung, Magen-Darmblutungen usw. auftraten.

Ich fasse zusammen: Es wurde bei einem traumatologischen Patientenkollektiv der grundsätzlichen Frage nachgegangen, ob und in welchem Ausmaß Methylprednisolon den Schockverlauf zu beeinflussen vermag. Obwohl die Zahl der Patienten über 100 war, erwies sich das Gesamtkollektiv trotz Standardisierungen in der Methodologie nicht groß genug, um mit Hilfe der Statistik befriedigende Antworten zu erhalten. Es ist zwar ersichtlich, daß das Methylprednisolon sehr wohl Änderungen im Verhalten einzelner Parameter bewirkte, sein Einfluß war jedoch für den Krankheitsverlauf im gesamten betrachtet ohne Folgen.

Diskussion

Tscherne, Hannover: Herr Tonczar, die Infektrate, sagen Sie, ist in beiden Gruppen gleich gewesen? Wir haben ja doch sehr viel mit Infektproblemen beim Polytraumatisierten, vor allem in der Spätphase, zu kämpfen und in Ihren Gruppen ist die Infektrate in beiden Gruppen gleich gewesen.

Tonczar, Wien: Das kann man sagen. Es wird ja immer wieder davor gewarnt, wie zum Beispiel bei Corticosteroidapplikation, daß dadurch unter Umständen Infekte wie Tuberkulose akut zur Exacerbation gebracht werden können. Wir haben so etwas nicht gesehen.

Tscherne, Hannover: Das ist sehr interessant, weil wir da andere Erfahrungen gemacht haben. Wir haben ja auch vor vielen Jahren eine prospektive Studie gemacht und mußten eigentlich das Problem herausnehmen, weil wir einfach zu viele Infekte gesehen haben. Ist jemand hier, der dazu Stellung nehmen kann und andere Erfahrungen hat?

Brückner, Heidelberg: Wir hatten vor drei Jahren eine Studie angefanden, mußten sie auch aus diesem Grund wieder abbrechen, weil die Infektrate bei den Methylprenisolon-behandelten Patienten doch zu hoch war. Wir hatten also die gleichen Erfahrungen wie Sie gemacht.

Tscherne, Hannover: Weitere Anfragen oder wollen Sie dazu noch antworten?

Mutz, Wien: Wir haben in unserem Bereich nichts gesehen und das trifft sich auch mit der Literatur zu diesem Thema.

Computergestützte Therapie (closed loop) mit vasoaktiven Substanzen beim polytraumatisierten Patienten

N. Mutz, H. Benzer, St. Duma und G. Pauser

Forschungsstelle für Intensivtherapie (Vorstand: Prof. Dr. H. Benzer), Klinik für Anaesthesie und Allgemeine Intensivmedizin (Vorstand: Prof. Dr. O. Mayrhofer) und II. Chirurgische Univ. Klinik (Prof. Dr. E. Wolner), Spitalgasse 23, A-1090 Wien

Der schwerstverletzte Patient ist infolge des erlittenen Traumas aber auch durch verletzungsbedingte chirurgische Akutmaßnahmen von der Dekompensation lebensnotwendiger Organsysteme (Herz-Kreislauf, Lunge, Niere, Leber u.a.) bedroht. Daher sollte der Einsatz eines möglichst umfangreichen Monitorings, welches erlaubt, einerseits lebensbedrohliche Störungen *präventiv* begegnen zu können und andererseits bereits eingetretene Organdysfunktionen *frühzeitig* und *exakt* zu behandeln, beim polytraumatisierten Patienten conditio sine qua non sein.

Allerdings macht eine Vielzahl von anfallenden primären und abgeleiteten Meßdaten die umfassende Datenordnung, -darstellung und Interpretation diese Forderung, werden konventionelle Methoden der Dokumentation angewendet, nahezu unerfüllbar. Ausweg aus diesem Dilemma bieten speziell für den medizinischen Bereich entwickelte EDV-Anlagen, deren Soft-Ware auf die spezifisch intensivtherapeutischen Bedürfnisse abgestimmt sind [4].

Sind die Grundfunktionen einer solchen Computeranlage mit Datensammlung – Datenordnung- und Datendarstellung in übersichtlicher Form definiert, ergibt sich in weiterer Folge als Konsequenz eine Weiterverarbeitung dieses Komplexes zu computergenerierten *Therapieempfehlungen* und letztlich zur *rechnergestützten (automatisierten) Durchführung einzelner Therapiemaßnahmen.*

Der Komplex „computergestützte Therapie" muß grundsätzlich in 2 unterschiedlich ablaufende Verfahren differenziert werden:

A. *Therapie im offenen Regelkreis*

B. *Therapie im geschlossenen Regelkreis* („closed loop").

Während unter der Therapie im „offenen Regelkreis" eine einmalige oder auch repetitive computergesteuerte Applikation von Agentien (Pharmaka, Infusionen) verstanden wird, ist die Therapie im „geschlossenen Regelkreis" (closed loop) durch eine laufende, in ihrer Dosierung von einem Leitparameter abhängige automatisierte Infusion eines Agens charaktersisiert.

Zur quantitativen Charakterisierung dynamischer Vorgänge bei der Therapie im geschlossenen Regelkreis können Verfahren aus der Regelungstechnik und Prozeßsteuerung herangezogen werden: Zunächst wird eine, in engem, akzeptablen Bereich random-gesteuerte Infusionsrate des zu testenden Agens appliziert. Aus dem zufallsgesteuerten Eingangssignal und aus dem daraus resultierenden Steuerparameter läßt sich mittels des Verfahrens der sogenannten Kreuzkorrelation die Übertragensfunktion (= Pharmakokinetik) des angewendeten Pharmakons berechnen. Der entsprechende Steueralgorhythmus für eine computergesteuerte Infusionstherapie im geschlossenen Regelkreis kann anschliessend mittels der daraus abgeleiteten Parameter entwickelt werden [1, 3].

Hefte zur Unfallheilkunde, Heft 156
Zusammengestellt von G. Schlag

Das Prinzip einer Parametersteuerung im closed loop mittels Computer basiert auf Arbeiten von Sheppard [2, 3] und ist am Beispiel der arteriellen Blutdruckregelung in Abb. 1 schematisch dargestellt.

Der über ein kanuliertes arterielles Gefäß registrierte arterielle Mitteldruck (MAP) wird innerhalb kürzester Zeitintervalle laufend vom Rechner kontrolliert und dessen Abweichungen von einem vorgegebenen Sollwert mit diesem verglichen. In Abhängigkeit zu diesem Leitparameter wird, computergeneriert, die jeweilige Infusionsrate des zu applizierenden Agens eingestellt. Gleichzeitig werden, um einerseits maximale Infusionsraten nicht zu überschreiten, und andererseits bei plötzlichem steilem Unter/Überschreiten eines Minimal/Maximaldruckwertes eine automatische Abschaltung der Infusionspumpe bei gleichzeitigem Alarm zu garantieren, Randbedingungen berücksichtigt, deren Kontrolle ebenfalls kontinuierlich erfolgt.

Als wesentliche und für einen klinischen Einsatz unabdingbare Faktoren müssen, soll eine gefahrlose und erfolgreiche Therapie im closed loop-Modus gewährleistet werden, gelten:

A. eine artefaktfreie und langzeitstabile Monitierbarkeit des zu steuernden Stellparameters
B. die Kenntnis um die Dynamik der physiologischen Antwort auf das zu applizierende Agens.

Ein entsprechendes Programm zur „closed loop"-Therapie ist in das, bei uns zur routinemäßigen Überwachung und Dokumentation verwendete Computersystem vom Typ DPS 100 (Fa. Kontron) implementiert. Die notwendige bettseitige Ausstattung (Monitor, Terminal + Adapter, Infusionspumpen) erlaubt die Durchführung einer rechnergestützten Infusionstherapie im geschlossenen Regelkreis gleichzeitig an 6 unserer 10 Betten.

Bei dem von uns angewendeten closed loop-Verfahren handelt es sich um ein adaptives Proportionalsystem. Dabei können in unterschiedlichen Zeitintervallen Zunahme, bzw. Abnahmefaktoren der Infusionsrate gewählt werden. Darüber hinaus ist ein bestimmter Toleranzbereich bestimmbar, innerhalb welchem keine Änderung der einzustellenden

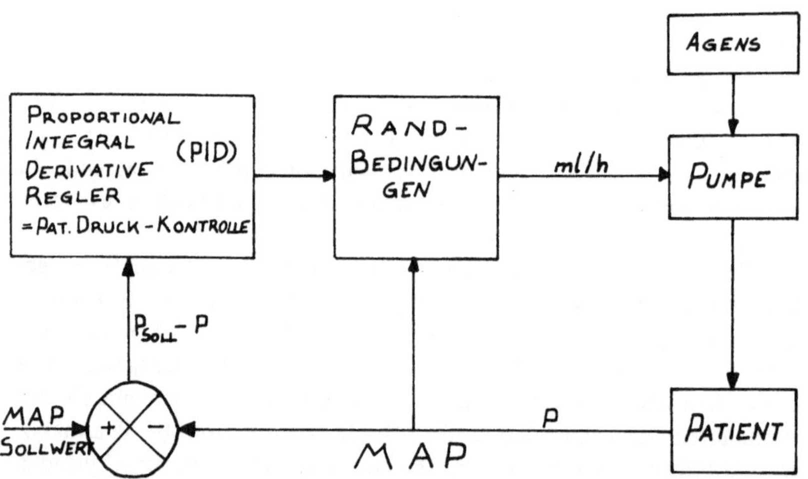

Abb. 1. Prinzip der computergesteuerten arteriellen Blutdruckregelung (n. Sheppard)

Dosis (= Infusionsrate) erfolgt. Durch eine individuelle Definition von Randparametern für den jeweiligen Patienten wird zusätzlich die entsprechende, individuelle Anpassung der Reglercharakteristik garantiert.

Insbesondere bei der Behandlung polytraumatisierter Patienten hat die closed loop-Therapie bei uns zunehmend an Bedeutung gewonnen, wie z.B. bei der Regelung des Herz-Kreislaufsystems (Postschockphase) durch vasoaktive Substanzen (Abb. 2).

Gemäß einem geforderten MAP-Wert von 70 mm Hg wird die NPN-Dosierung so vom Rechner gesteuert, daß sich der MAP in guter Konstanz innerhalb des gewählten Toleranzbereiches bewegt. Selbst eine sich entwickelnde Tachyphylaxie gegenüber NPN wird durch eine adaptive Dosiserhöhung gut kompensiert, wie aus vorliegender Originalregistrierung entnommen werden kann.

Nach den positiven Erfahrungen mit der Applikation von NPN im geschlossenen Regelkreis haben in weiterer Folge zu einer Erweiterung für eine closed loop Therapie anwendbarer Substanzen geführt. Ermutigende Ergebnisse mit dem kombinierten α-β-Blocker Labetalol (Trandate) bei der Behandlung hypertensiver Krisen bei polytraumatisierten Patienten haben uns dazu veranlaßt, erste Therapieversuche auch im geschlossenen Regelkreis durchzuführen. Wir erachten dabei als entscheidenden Vorteil gegenüber der bislang angewendeten Therapie mit NPN, daß Labetalol zusätzlich zu einem schnellen Wirkungseintritt und einer guten Steuerbarkeit infolge entsprechender Pharmakodynamik, auch über längere Anwendungszeiträume hinweg keine toxischen Nebenwirkungen zeigt.

Als vorteilhaft gegenüber bislang geübten Applikationstechniken (Einzelgaben, Infusionen) hat sich die Anwendung des closed loop-Verfahrens auch bei der Infusion von

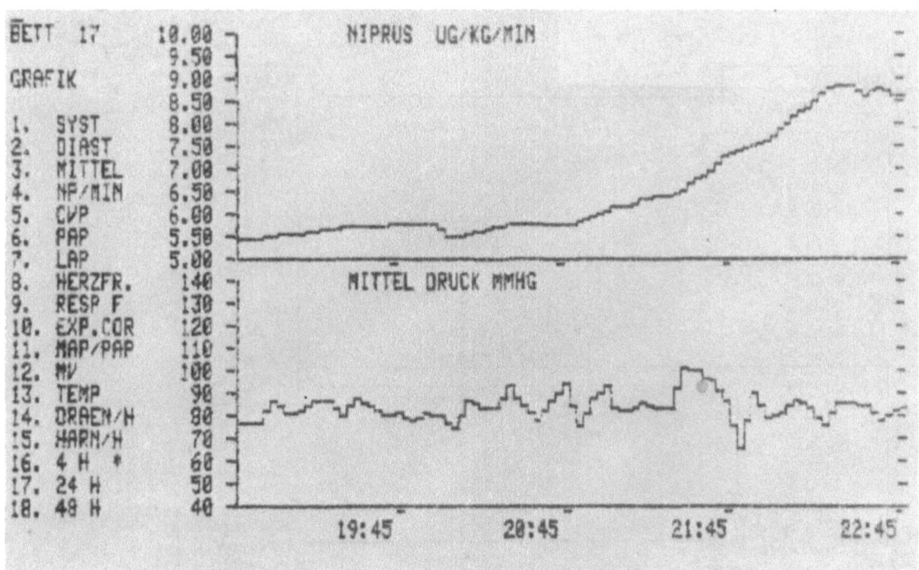

Abb. 2. Hier kann am Beispiel eines polytraumatisierten Patienten mit hypertensiven Krisen die computergesteuerte Applikation von Na-Nitroprussid (NAP) im closed loop demonstriert werden

Catecholaminen (Adrenalin, Isoproterenol) bestätigt. Unsere positiven Erfahrungen beziehen sich insbesondere auf die, durch bedarfsadaptierte Dosis-Wirkungsrelation erzielbare Minimaldosierung.

Ausgehend von der Therapie im geschlossenen Regelkreis mit einem Stellparameter, wurden Erweiterungen solcher automatisierter Techniken durch Installation *mehrerer* Regelkreise an *ein- und demselben* Patienten durchgeführt [2]. Das Prinzip der Steuerung zweier voneinander unabhängiger Regelkreise ist schematisch in Abb. 3 dargestellt.

Während über einen Regelkreis die Kontrolle und Einstellung eines Parameters gemäß dem geforderten Wert (hier wiederum am Beispiel des MAP) laufend über den Rechner erfolgt, wird gleichzeitig über einen zweiten closed loop ein zweiter, vom ersten unabhängiger Parameter computergesteuert geregelt (CVP/bzw. PAP $_{diast.}$) Dabei wird zur Einstellung dieses Leitparameters Flüssigkeit via Infusionspumpe infundiert. Gleichzeitig erfolgt zur Kontrolle des vorgesehenen maximalen Infusionsvolumens die kontinuierliche Registrierung sowohl des bereits applizierten Volumens als auch des kumulativen Flüssigkeitsverlustes des Patienten.

Die Anwendung dieses Verfahrens der closed loop-Technik mit mehreren Stellgrößen ist zum gegenwärtigen Zeitpunkt jedoch noch nicht ausreichend geprüft und auch aufgrund technischer Schwierigkeiten nicht kritiklos anzuwenden. Allerdings läßt für die Zukunft gerade für die Simultansteuerung mehrerer voneinander unabhängiger Parameter im closed loop eine weitere Verbesserung bislang geübter Techniken zur Applikation vasoaktiver Substanzen erwarten.

Aufgrund unserer klinischen Erfahrung mit rechnergestützten Therapieverfahren (closed loop-Therapie) können wir folgende Punkte als Vorteil dieser Methodik gegenüber bislang geübten Methoden manueller Steuerung vasoaktiver Substanzen anführen:

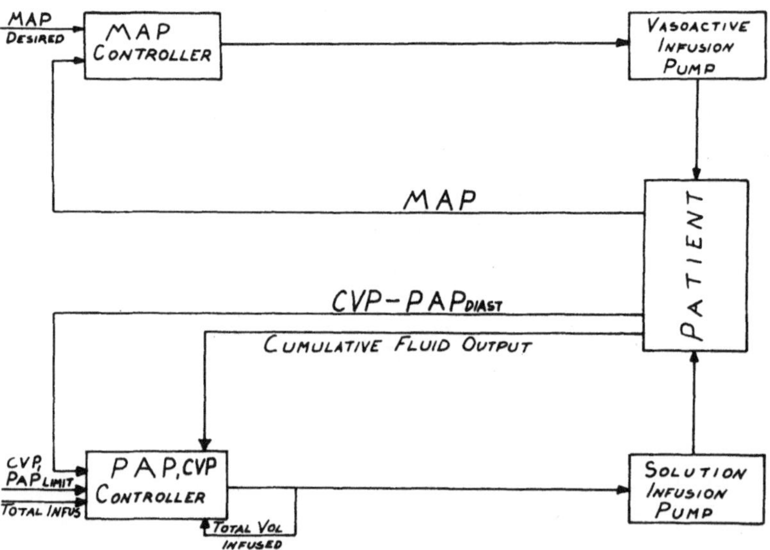

Abb. 3. Schematische Darstellung zweier voneinander unabhängiger Regelkreise bei einund demselben Patienten

1. genaue Steuerung der gewählten Regelgröße durch laufende Neuadaptierung des vasoaktiven Agens an den geforderten Wert.
2. Reduktion der Gesamtdosis des zu applizierenden Pharmakons durch dessen bedarfsadaptierte Dosierung in kürzesten Zeitintervallen.
3. Senkung des Arbeits- und Kontrollaufwandes durch das Personal.
4. Den Erfordernissen entsprechende „optimierte" Therapie.

Diesen Vorteil sind aber auch Nachteile entgegenzustellen, welche eine breite Anwendung der Methodik zum gegenwärtigen Zeitpunkt noch limitieren:

1. Die unbedingt erforderliche Stabilität und Genauigkeit eines (Langzeit-)Monitorings des gewählten Stellparameters.
2. Beschränkung auf Pharmaka, mit entsprechender Pharmakokinetik und Wirkungsmechanismus.
3. Diffizile und technisch aufwendige Steuerung mehrerer Parameter gleichzeitig.
4. Kostenintensives technisch-apparatives Equipment (speziell adaptierter Medizincomputer, Monitoring, Infusionspumpen).

Literatur

1. Davies WDT (1970) System Identification for Self-Adaptive Control. Wiley Interscience, New York
2. Sheppard LC, Kouchoukos NT (1977) Automation of measurements and interventions in the systematic care of postoperative cardiac surgical patients. Med Inst Vol 11: No 5
3. Sheppard LC, Kouchoukos NT, Shotts JF, Wallace FD (1975) Regulation of mean arterial pressure by computer control of vasoactive agents in postoperative patients. In: Hugenholtz PG, Cox JR Jr (eds) Computers in cardiology. Long Beach IEEE Computer Society, p 91
4. Wiener F, Weil MH (1978) Computer – based monitoring and data management in critical care. Methods Inf Med 17:252

Diskussion

Tscherne, Hannover: Herr Mutz, Sie haben hier ja neue Perspektiven in der Intensivmedizin aufgezeigt.

Grafe, Leipzig: Wo bleibt die Einwirkung der Faktoren Arzt-Patienten-Beziehung und die psychische Erfaßbarkeit des Patienten in der Situation nach der Schockbekämpfung. Man hat den Eindruck, daß der Patient gar nicht mehr mit dem Arzt in Berührung kommt.

Mutz, Wien: Ich glaube, daß diese Bemerkung etwas an meinen Ausführungen vorbeigeht. Es handelt sich hierbei einzig und allein um eine exakt führbare Therapie mit ganz speziellen Substanzen. Es ist wohl klar, daß die Arzt-Patienten-Beziehung davon nicht berührt ist. Das hier ist ein technisches Equipment, mit dem ich zum Beispiel Catecholamine oder vasoaktive Substanzen zur Blutdrucksenkung exakt applizieren kann, so exakt wie es eine Schwester oder ein Arzt, der die Infusion manuell steuert, niemals gestalten könnte.

Krösl, Wien: Die Anwendung von closed loop-Systemen stellen einen gewissen Mut dar. Inwieweit haben Sie also sichergestellt, daß es zu keiner Störung von der Meßseite her kommt? Wie weit sind Sicherheitsmaßnahmen – genaugenommen müßten Sie ja das ganze System zweikanalig aufbauen, mit einer Selbstüberwachung der beiden Kanäle – vorgesehen? Die zweite Frage noch: Inwieweit sehen Sie Regelschwankungen, wenn Sie vermischte Regelkreise haben?

Mutz, Wien: Ihre Bemerkung ist völlig richtig. Es ist zum gegenwärtigen Zeitpunkt äußerst schwierig ein solches Verfahren exakt durchzuführen. Es hängt von vielen Parametern ab. Einerseits hängt es an der zu montierenden Stellgröße ab. Wir wissen, daß es allein bei der Kanulierung eines arteriellen Gefäßes zu Resonanzphänomenen kommt, die bestimmte Fehler bedingen. Natürlicherweise muß man darauf achten und es bedarf zum gegenwärtigen Zeitpunkt sicherlich einiger Aufmerksamkeit und einer zuvor durchgeführten Kontrolle des Stellparameters, ob dieser auch stimmt. Dann haben wir das durchführen können. Es ist sicherlich jeder Therapie mit einer manuellen Steuerung überlegen.

Krösl, Wien: Darf ich noch dazu sagen: Sie brauchen also ständig eine Person, die diesen closed loop überwacht – aus Sicherheitsgründen: Ist das richtig?

Mutz, Wien: Zur Zeit noch – ja!

Krösl, Wien: Das zweite ist das Auftreten von Regelschwingungen, insbesondere wenn Sie mehrere Größen regeln.

Mutz, Wien: Das ist richtig und ich habe auch gesagt, daß die Durchführung der Regelung von mehreren Größen simultan und äußerst schwierig ist. Gerade beim polytraumatisierten Patienten wissen wir ja, gibt es so viele Variable, insbesondere im Ausdruck des großen und des kleinen Kreislaufes, daß es sicherlich zum gegenwärtigen Zeitpunkt nicht zu empfehlen ist, solche Simultanverfahren durchzuführen. Hingegen kann ich ein Single-Closed-Loop-Verfahren zum gegenwärtigen Zeitpunkt durchaus empfehlen.

Unfallchirurgische Versorgung

Die stabile Osteosynthese am Ober- und Unterschenkel als Prophylaxe des Fettemboliesyndroms beim Polytraumatisierten

M. Mähring, K. Hudabiunigg und O. Stampfel

Universitätsklinik für Chirurgie (Vorstand: Prof. Dr. J. Kraft-Kinz), Department für Unfallchirurgie (Leiter: Prof. Dr. R. Szyszkowitz), Institut für Anästhesiologie der Universität (Prof. Dr. List), Auenbruggerplatz, A-8036 Graz

Frakturen der langen Röhrenknochen wurden ursprünglich als isolierte Organprobleme angesehen und entsprechend behandelt. In den vergangenen Jahrzehnten hat sich die Bedeutung solcher Verletzungen für den Gesamtorganismus herauskristallisiert. Begriffe wie Fettemboliesyndrom, Schocklunge etc. wurden geprägt und bringen die Störung lebensnotwendiger Organsysteme, insbesondere der Lungen zum Ausdruck. Wenn auch die Pathogenese dieses komplexen Geschehens bislang nicht genau geklärt ist, herrscht doch Klarheit darüber, daß instabile Frakturen großer Röhrenknochen dieses Krankheitsgeschehen negativ beeinflussen. Dadurch wurde die stabile Osteosynthese, insbesondere an den unteren Extremitäten als wesentlicher Teil der Intensivbehandlung in ein neues Licht gerückt und neue Indikationen geschaffen: Frakturen die als Einzelverletzungen unter Umständen konservativ behandelt werden könnten, stellen im Rahmen eines Polytraumas meist eine baldige Indikation zur Stabilisierung dar. Ziel der Behandlung von Frakturen des Femur oder der Tibia ist primär eine positive Beeinflussung des Schockgeschehens im weiteren Sinne. Große Gips- und Extensionsverbände stellen ein schweres Pflegehindernis dar, die positive Wirkung einer stabilisierten Fraktur beim SHT ist ebenfalls anerkannt. Neben diesen Vorteilen für den Gesamtorganismus verbessert eine korrekte Osteosynthese die Funktion und kann helfen den Krankenhausaufenthalt zu verkürzen.

Andererseits verbietet ein Schockzustand beim Schwerverletzten sofortige große Eingriffe, die nicht unbedingt zur Erhaltung des Lebens erforderlich sind. Aus diesen genannten Vorteilen einer frühen Stabilisierung einerseits und der daraus resultierenden zusätzlichen Gefährdung andererseits, hat sich die Problematik der optimalen Zeitwahl einer Osteosynthese des Femur und der Tibia ergeben.

Bei einer geschlossenen Serie von 184 Patienten mit 195 Frakturen des Femurschaftes und entsprechenden Begleitverletzungen, welche zwischen 1979 und 1981 in unserem Spital behandelt wurden, haben wir die Bedeutung des Operationszeitpunktes, besonders der Femurfrakturen, in Hinblick auf ein ARDS analysiert.

An unserer Klinik werden Frakturen am Femurschaft nach Möglichkeit primär versorgt, wenn die Allgemeinsituation des Patienten dies erlaubt.

So wurden 56% aller Femurschaftfrakturen primär stabilisiert, bis zum 6. Tag weitere 30%. Ein Großteil der restlichen, erst nach dem 6. Tag versorgten Frakturen wurden von auswärts sekundär zugewiesen oder hatten schwerste Begleitverletzungen, die eine frühere Operation unmöglich machten.

Hefte zur Unfallheilkunde, Heft 156
Zusammengestellt von G. Schlag

Eine Analyse des Zeitpunktes der Femurosteosynthese bezüglich des Alters ergibt, daß in allen Altersstufen die Primärversorgungen am Oberschenkel überwogen.

In diesem Krankengut fanden sich mit 34 Patienten 18,5% Schwerverletzte im Sinne von Tscherne und Trentz oder Mehrfachverletzte vom Schweregrad III nach Schweiberer. Die Begleitverletzungen des gesamten Patientengutes zeigt diese Abbildung.

Betrachten wir den Operationszeitpunkt der Femurfraktur in Abhängigkeit vom Schweregrad I–III nach Schweiberer, fällt der hohe Prozentsatz an Primärosteosynthesen beim Schweregrad II auf: in dieser Patientengruppe wurden nur 6,7% nach dem 6. Tag operiert, wovon die meisten Patienten von auswärts kamen. Hingegen überwiegt in der Gruppe vom Schweregrad III die Sekundär- oder Spätversorgung. Primäroperationen am Femur wurden bei begleitendem Gefäßschaden oder offenen Frakturen II. und III. Grades angestrebt.

Zur Operationstechnik in Gruppe III ist zu sagen, daß am Oberschenkel meist die Plattenosteosynthese gewählt wurde. Die relativ hohe Zahl der Marknägel rührt von den 11 bilateralen Femurfrakturen, wo wir trachteten, wenigsten eine Seite rasch belastungsstabil zu bekommen.

Bei 12 dieser 185 Patienten konnte ein ARDS diagnostiziert werden. Davon entfielen 3 auf den Schweregrad II, wobei die einzige primäre Oberschenkelverplattung in dieser Gruppe an einem 76jährigen, männlichen Patienten zum Exitus nach 3 Wochen führte. Aus der Krankengeschichte war zu entnehmen, daß die Operation bereits eine halbe Stunde nach Einlieferung offensichtlich ohne ausreichende Schockbekämpfung in Angriff genommen wurde. Das heißt, lediglich in 1% aller primär operierten Fälle vom Schweregrad II war ein ARDS zu diagnostizieren, was sicher für die Bedeutung einer frühen Femurstabilisierung bei diesem Schweregrad spricht.

Charakteristisch für die Bedeutung einer frühen Femurschaftstabilisierung im Schweregrad II erscheint uns der folgende Krankheitsverlauf eines 20jährigen Patienten nach Mopedunfall mit Oberschenkelmehrfragmentfraktur nach Einlieferung in ein peripheres Krankenhaus und konservativer Therapie; am 3. Tag Transferierung zu uns wegen „Fettembolie". Bei Normalatmung lediglich PO_2 von 45 mm Hg, im Lungenröntgen charakteristische Veränderungen und Verwirrtheitszustand des Patienten. Nach guter Oxygenierung durch Beatmung erfolgt die Femurverplattung am Tag nach Übernahme, daraufhin rasche Normalisierung sämtlicher Parameter, Entlassung des Patienten am 13. Tag nach Operation. Nachuntersuchung: Lungen- und Femurbefund normal.

Hingegen entwickelten im Schweregrad III 9 Patienten ein ARDS, das entspricht 22% dieser schwerverletzten Patienten. Es zeigt sich, daß besonders bei lebensgefährlich Verletzten mit Schädel-, Gefäß-, thorax-abdominal-chirurgischen Traumen und entsprechendem Schockzustand, der Femurfraktur keine *so* entscheidende Rolle für die Entstehung eines ARDS zukommt. Die Femurosteosynthese darf also in diesem extremen Patientengut nicht als Notoperation eingestuft werden. Zu frühes Eingreifen bedeutet gerade bei diesen Patienten eine zusätzliche Gefährdung ohne entsprechenden Vorteil für die Gesamtsituation des Patienten.

Dazu ein charakteristischer Krankheitsverlauf:

Diese schwerst schockierte 24jährige, im 7. Monat gravide Patientin wurde 6 h nach einem Verkehrsunfall über ein peripheres Spital mittels Hubschrauber unter der Verdachtsdiagnose Aortenruptur eingeliefert. Die Aortographie bestätigte diese Vermutung. Weiters bestand eine Fraktur des Oberschenkels und der Patella. Die Aortenverletzungen wurden sofort mittel Gefäßprothese versorgt. Der O_2-Anteil in der Beatmungsluft war in den ersten 4 Tagen bis 0,7, um eine ausreichende Oxygenierung zu erzielen. Ab dem 4. Tag schien

Tabelle 1. Zeitpunkt der Femurosteosynthese bei Schweregrad II und III

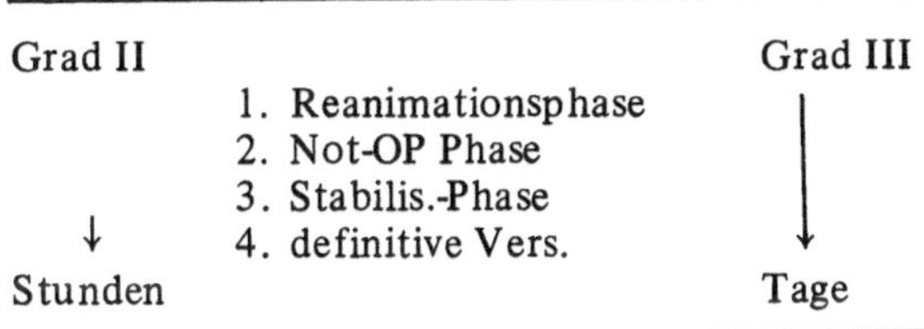

Grad II		Grad III
	1. Reanimationsphase	│
	2. Not-OP Phase	│
	3. Stabilis.-Phase	│
↓	4. definitive Vers.	↓
Stunden		Tage

sich eine Besserung einzustellen, mit niedrigeren O_2-Konzentrationen wurde eine gute Oxygenierung erreicht. Einen Tag später erfolgte deshalb die Femurverplattung. Vom 10.–14. Tag atmete die Pat. bei FiO_2 0,5 spontan. Die Spontangeburt am 18. Tag jedoch verschlechterte die respiratorische Situation und es konnte auch unter hohem FiO_2 in Folge der massiven Lungenfibrose keine Oxygenierung mehr erreicht werden. Die Pat. verstarb am 33. Tag.

Da ein Verunfallter vom Schweregrad III meist alle 4 Behandlungsphasen beim Polytraumatisierten nach Wolff durchlaufen muß, wird die Femurosteosynthese erst nach Normalisierung von Atem- und Kreislaufparametern nach Tagen ausgeführt werden können (Tabelle 1). In dieser Gruppe ist also mit der Femurosteosynthese Tage und unter Umständen Wochen zu warten, bis der Patient in eine respiratorische stabile Situation gebracht wurde.

Ein Schweregrad II hingegen, bei dem oft die Femurfraktur im Vordergrund steht, kann nach adäquater Schocktherapie und Diagnostik nach einigen Stunden über die Stabilisierungsphase in das Stadium der definitiven Versorgung gebracht und nach Möglichkeit endgültig versorgt werden, was eine aussichtsreiche Prophylaxe des ARDS bedeutet.

Bezüglich der Versorgung von Frakturen des Unterschenkels hat unsere Untersuchung zwischen operativem und konservativem Vorgehen keinen Unterschied in Hinblick auf Entwicklung oder Verlauf eines ARDS ergeben. Die Indikation und der Zeitpunkt für eine Osteosynthese an der Tibia wird also weiterhin entsprechend den bisher gültigen Erfahrungen unter besonderer Berücksichtigung funktioneller Aspekte gestellt werden.

Literatur

Muhr G, Tscherne H (1978) Bergung und Erstversorgung beim Schwerverletzten. Chirurg 49:593–600

Schweiberer L, Dambe LT, Klapp F (1978) Die Mehrfachverletzung: Schweregrad und therapeutische Richtlinien. Chirurg 49:608–614

Wolff G, Dittmann M, Rüedi Th, Buchmann B, Allgöwer M (1978) Koordination von Chirurgie und Intensivmedizin zur Vermeidung der posttraumatischen respiratorischen Insuffizienz. Unfallheilkd 81:425

Zeitpunkt der Osteosynthese des schockierten Patienten

J. Buch

Unfallkrankenhaus Lorenz-Böhler (Ärztlicher Leiter: Prof. Dr. J. Böhler), Donaueschingenstraße 13, A-1200 Wien

„Es ist besonders darauf hinzuweisen, daß nicht alle Maßnahmen, die an einem traumatologischen Zentrum durchführbar sind, generell für alle unfallchirurgisch tätigen Kliniken empfohlen werden" – diesen besonderen Hinweis fand ich nur bei O. Trentz und Mitarb. und er scheint mir ganz wesentlich, wenn man zum Operationszeitpunkt der Extremitätenfrakturen bei Mehrfachverletzten Stellung beziehen will. Was in einer Abteilung mit entsprechender personeller und apparativer Ausstattung für den Patienten von Nutzen ist, kann in einer nicht entsprechend ausgerüsteten Abteilung sein Todesurteil sein.

Als Vorteil einer verzögerten Primärversorgung von Extremitätenfrakturen bei einem mehrfach Verletzten unmittelbar nach Beherrschung des manifesten Schockes werden in der Literatur angeführt: Die technisch und biologisch beste Ausgangslage, Erleichterung der Pflege und Decubitusprophylaxe, Verkürzung der Hospitalisierung, Verminderung der Lungenkomplikationen durch die frühzeitige Mobilisierung und durch die Unterbrechung der Kette Schmerz–Sedierung–Atemdepression, positive Rückwirkung auf ein Hirnödem durch die fehlende Schmerzirritation, geringere per secundam Heilung, Fettemboliepro-phylaxe, bessere funktionelle Resultate und anderes.

Die Befürworter einer verzögerten Versorgung führen ins Treffen, daß jede zusätzliche Traumatisierung für den Mehrfachverletzten eine zusätzliche Belastung bedeutet, die die Vorteile der verzögerten Primärversorgung nicht aufwiegt.

Die eigentlichen Entscheidungsparameter dürfen jedoch wie eingangs erwähnt, in der Struktur der einzelnen Abteilungen liegen. Je größer die personellen und apparativen intensivtherapeutischen Möglichkeiten sind, um so eher wird man einer verzögerten Primärversorgung der Extremitätenfrakturen bei Mehrfachverletzten das Wort reden können.

In der vorliegenden Arbeit wurde der Versuch unternommen, bei Mehrfachverletzten mit Oberschenkel- und/oder Unterschenkelfrakturen die Primärversorgung mit der Spätversorgung bei gleichbleibenden intensivtherapeutischen Maßnahmen zu vergleichen. Es wurde die Tatsache ausgenützt, daß im Unfallkrankenhaus Lorenz-Böhler offene Frakturen meist primär (70%), geschlossene Frakturen jedoch nur selten (12,5%) versorgt werden, wenn es sich um Mehrfachverletzte handelt. Ohne zu berücksichtigen, daß die offene Fraktur eine schlechtere Ausgangssituation bietet, wurden nun die Mehrfachverletzten, die innerhalb der ersten 24 h versorgt wurden mit denen verglichen, die später versorgt wurden.

Es wurden die Unterlagen aller Patienten ausgewertet, die 1980 wegen einer Oberschenkel- und/oder Unterschenkelfraktur auf der Intensivbehandlungsstation (IBS) des Unfallkrankenhauses Lorenz-Böhler behandelt wurden. Es handelt sich um 51 mehrfachverletzte Patienten mit 66 operablen Frakturen am Ober- und Unterschenkel. 34 Frakturen waren offen. Das durchschnittliche Alter der Patienten betrug 46,1 (15–83) Jahre. Zur Klassifizierung des Schweregrades der Verletzung wurde der Hospital Trauma Index (HTI) des American College of Surgeons Committee on Trauma verwendet. Die Quadratsumme der

Hefte zur Unfallheilkunde, Heft 156
Zusammengestellt von G. Schlag

3 höchsten Punktewerte aus 6 Organsystemen ergeben hierbei ein theoretisches Punktemaximum von 75. Unsere Patienten hatten einen HTI von 30,3 (11–66).

Der Definition von Tscherne, wonach das Polytrauma eine gleichzeitig entstandene Verletzung mehrerer Körperregionen oder Organsysteme sind, wobei wenigstens eine Verletzung oder die Kombination mehrerer lebensbedrohlich ist, entsprachen 29 (56,8%).

Wir mußten insgesamt 12 (23,5%) Todesfälle hinnehmen, wobei das deutlich höhere Alter von 63 (27–83) Jahre und der erhöhte HTI von 38,4 auffällt. Alle Verstorbenen waren Polytraumatisierte im Sinne von Tscherne.

Vier Patienten verstarben in der ersten Woche wegen schweren Begleitverletzungen. Die 3 Oberschenkelfrakturen wurden bis dahin nicht operiert, von 2 Unterschenkelfrakturen wurde eine zweitgradig offene primär operiert, eine geschlossene extendiert.

Bis zur 3. Woche verstarben vier weitere Patienten, die alle als Begleitverletzung ein schweres Schädelhirntrauma aufwiesen. Eine zweitgradig offene Oberschenkelfraktur wurde nach Wundversorgung nur extendiert, drei Unterschenkelfrakturen (2 davon zweit- und drittgradig offen) wurden primär operativ versorgt.

Die restlichen 4 Patienten verstarben 1–6 Monate nach dem Unfall. Diese Patienten waren über 74 Jahre alt, zwei verstarben plötzlich aus vollem Wohlbefinden heraus, wobei bei der Obduktion jedoch keine Lungenembolie gefunden wurde. Ein Patient litt nebenbei an Prostata carcinom.

Bei den 12 verstorbenen Patienten konnten wir keine Abhängigkeit zwischen Primär- und Sekundärversorgung der Extremitätenfrakturen feststellen.

Es verbleiben somit 39 mehrfachverletzte Patienten mit Frakturen am Oberschenkel und/oder Unterschenkel, die ihre Verletzung überlebten. 14 von ihnen wurden primär, 24 sekundär oder konservativ versorgt. Beide Gruppen unterscheiden sich im HTI um etwa 4 Punkte zu Ungunsten der sekundär Versorgten (25,3 zu 29,2). Als grobe Beurteilungsrichtlinie wurden die Aufenthaltsdauer auf der IBS und der stationäre Aufenthalt herangezogen, da für eine differenzierte Beurteilung die Fallzahl zu gering war. Die primär Versorgten lagen nur 3,7 Tage auf der IBS und waren 45,2 Tage in stationärer Behandlung, wohingegen die sekundär Versorgten 19,3 Tage auf der IBS und insgesamt 59,8 Tage auf der Station zubrachten.

Betrachtet man die 29 Oberschenkelfrakturen, so wurden 9 primär versorgt. Bei den 20 verspätet versorgten Frakturen war auffallend, daß es in 6 Fällen zu präoperativen Veränderungen kam, die sich postoperativ rasch besserten. So wurde in 3 Fällen beschrieben, daß die Patienten plötzlich verwirrt wurden, in einem Fall bestanden bis zur Operation starke Blutdruckschwankungen, in einem weiteren Fall waren präoperativ auffallend mehr Analgetica notwendig. Bei einer posttraumatischen motorischen Aphasie, die sich bis zum Operationszeitpunkt nur etwas besserte, kam es am ersten postoperativen Tag zwar zu einer neuerlichen Verschlechterung, danach jedoch zu einer rapiden Besserung bis zur Restitutio.

Diese retrospektive Studie stellt eine vorläufige Standortbestimmung dar. Obwohl aus ihr die Tendenz abzulesen ist, daß bei entsprechenden intensivtherapeutischen Möglichkeiten die verspätete Primärversorgung nach Beherrschung des manifesten Schockes für den Patienten von Vorteil ist, kann man eine definitive Empfehlung für die Primärversorgung nur nach einer prospektiven Studie abgeben, die bisher bei uns noch nicht durchgeführt wurde.

Literatur

American College of Surgeons. Hospital Trauma Index. Bulletin of the Am College of Surgeons, pp 28–33, February 1980

Ecke H (1978) Verletzungen des knöchernen Skelets beim Polytraumatisierten. Chirurg 49:727–730

Jungbluth KH: Prioritäten der Erstversorgung, INA 32:30–35

Pannike A, Siebert H, Kron H, Weidner R (1981) Behandlungsgrundsätze und Prioritäten des Polytraumas in der Unfallchirurgie. Unfallchirurgie 7:76–85

Schweiberer L, Dambe LT, Klapp F (1978) Die Mehrfachverletzung: Schweregrad und therapeutische Richtlinien. Chirurg 49:608–614

Trent O, Oestern HJ, Hempelmann G, Kolbow H, Sturm J, Trentz OA, Tscherne H (1978) Kriterien für die Operabilität von Polytraumatisierten. Unfallheilkunde 81:451–458

Wolff G, Dittmann M, Ruedi Th, Buchmann B, Allgöwer M (1978) Koordination von Chirurgie und Intensivmedizin zur Vermeidung der posttraumatischen respiratorischen Insuffizienz. Unfallheilkd 81:425–442

Der Stellenwert der Frühosteosynthese bei Polytraumatisierten

V. Vecsei, B. Niederle und E. Trojan

I. Univ.-Klinik für Unfallchirurgie (Vorstand: Prof. Dr. E. Trojan), Alser Straße 4, A-1090 Wien

Definition

Unter Polytrauma verstehen wir jene Kombinationsverletzungen von Körperhöhlen und Extremitäten, die einzeln oder in ihrer Gesamtheit das Leben des Verletzten unmittelbar gefährden.

Krankengut

An der I. Univ.-Klinik für Unfallchirurgie Wien wurden im Zeitraum von 1964 bis 1980 187 Polytraumatisierte behandelt. In rund 73% der Fälle lag ein Schädelhirntrauma, in 49% ein Thoraxtrauma, in 21% ein Abdominaltrauma, in 2,7% eine Querschnittsläsion und schließlich in 90% eine schwere Extremitätenverletzung als Verletzungskomponente vor.

Die Verletzungskombinationen sind in Tabelle 1 dargestellt.

64 Verletzte sind gestorben (34,2%), 123 haben ihre lebensbedrohliche Verletzung überlebt.

Wie andernorts wurde die Therapie dieses Schwerstverletzten alsbald standardisiert: Blutvolumenbestimmung, Volumenersatz unter Kontrolle des Zentralvenendruckes, Blutgasanalyse, Beatmungstherapie mit PEEP und dgl. mehr wurden zur Routine.

Hefte zur Unfallheilkunde, Heft 156
Zusammengestellt von G. Schlag

Tabelle 1. I. Univ.-Klinik für Unfallchirurgie Wien

(1) Polytrauma mit Extremitätenverletzung (n = 169)

Verletzungsmuster	Anzahl	→	†	%
C E	67		23	(34,3)
C T E	38		19	(50,0)
C T A E	12		5	(41,7)
C A E	4		1	(25)
T E	26		4	(15,4)
A E	6		2	(33,3)
Q E	5		3	(60,0)
	169		57	(33,7)

(2) Polytrauma ohne Extremitätenverletzung (n = 18)

Verletzungsmuster	Anzahl	→	†	%
C T A	13		5	(38,5)
C A	2		2	(100,0)
T A	3		0	(0)
	18		7	(28,9)
Summe (1) + (2)	187		64	(34,2)

C = Schädel; A = Abdomen; T = Thorax; Q = Querschnitt;
E = Extremitäten

Bereits die ersten Analysen zeigten, daß der Krankheitsverlauf jener Verletzten, die nach erfolgreicher Schockbehandlung einer primären Therapie ihrer Extremitätenverletzung zugeführt werden, überzeugend günstiger war.

Mit einem Schlage war es klar geworden, daß die Extremitätenverletzungen das posttraumatische Krankheitsgeschehen entscheidend beeinflussen und nicht als bedeutungslose Begleitverletzungen abgetan werden sollten.

Unter Erfüllung folgender Kriterien wurden die Osteosynthesen ins Auge gefaßt:

1. Cerebrale, thorakale und abdominelle Situation waren geklärt (Angiographie, Computertomographie, Thoraxröntgen, evtl. Drainage, Paracentese).
2. Systolischer RR $>$ als 120 mm Hg, Pulsschlag $<$ 100 min, ZVD $\geqslant$ 5 cm H_2O, Hkt $\geqslant$ 30%, Blutgasanalyse am Respirator oder Spontanatmung der Norm entsprechend, Harnproduktion $>$ 50 ml/h.

Die 164 Schwerstverletzten mit Extremitätenverletzungen wiesen 679 Frakturen auf (Tabelle 2).

Eine Gesichtsschädelverletzung mußte aus Gründen des Blutverlustes akut versorgt werden. Becken- und Acetabulumfrakturen waren in fünf Fällen primär oder frühsekundär operiert worden, während von den 216 Extremitätenfrakturen 95 osteosynthetisiert worden waren.

Tabelle 2. Polytrauma-Frakturen

Lokalisation	Anzahl	Operativ	Konservativ
Schädel/Gesichtsschädel	47	1	46
Wirbelsäule	17	0	17
Becken/Hüftgelenk	55	5	50
Extremität	216	95	121
Rippen[a]	76/344	7[a]	69[a]

[a] Anzahl der Patienten

Rippenosteosynthesen nahmen wir in sieben Fällen, in drei ein-, in vier beidseitig vor.

Im Vergleich mit dem Krankengut der Baseler Chirurgischen Klinik haben wir gesamt gesehen 45% der Frakturen operativ versorgt (bei Wolff et al. 58%; s. Tabelle 3).

Die Osteosynthesen wurden in 68,3% der operativ versorgten Frakturen innerhalb der ersten 24 h nach Unfall, in 16,8% innerhalb der ersten Woche, in 7,9% in der zweiten Woche und in 4,9% später vorgenommen. Ein Vergleich mit anderen Angaben ist in der Tabelle 4 dargestellt.

Die Letalität betrug 34,7% in der Gruppe jener, die eine Extremitätenverletzung aufwiesen.

Vergleicht man die Gruppe der Verletzten, bei denen zumindest die wichtigsten Frakturen z.B. der langen Röhrenknochen, wie Femur, stabilisiert worden waren, so ist ein deutlicher Unterschied in der Überlebensrate augenfällig (Tabelle 5).

Der Unterschied in der Todesrate in den verschiedenen Literaturangaben ist zum Teil in der unterschiedlichen Handhabung des Definitionsbegriffes und unterschiedlichen Schwere der Verletzungsformen begründet. Um dies zu belegen, soll das eigene Krankengut weiter aufgeschlüsselt werden.

Stellt man die Kombinationsverletzungen Schädelhirntrauma und Extremitätenverletzung heraus, so entfallen auf 67 derartig Verletzte 23 Todesfälle, d.i. 34,3%. Die Summe aller Todesfälle aus allen anderen Kombinationsgruppen ist 31 bei 97 Verunfallten, das entspricht 31,95%.

Vergleicht man nun die 41 an den Extremitäten operierten Fälle mit den 26 konservativ behandelten, so stehen Todesraten von 8 aus der ersten (19,5%) 14 aus der zweiten Gruppe (53,8%) gegenüber. Ein derartig eklatanter Unterschied ist in der Summationsgruppe auf Grund der Kleinheit der Einzelgruppen und Schwierigkeit der Vergleichbarkeit nicht zu erwarten (Tabelle 6).

Um nicht dem Fehlschluß zu erliegen, daß in der operativen Gruppe der Kombination Schädelhirntrauma und Extremitätenverletzung jene mit leichteren Verletzungen und günstigerer Prognose und in der konservativen jene mit schweren Verletzungen und schlechterer Prognose zusammengefaßt sind legen wir unserem Vergleich die Koma Skala und die Anzahl der Diagnosen zugrunde.

Tabelle 3. Polytrauma. Behandlung der *„operationswürdigen"* Extremitätenverletzungen

	Anzahl der Frakturen	Operativ	Konservativ
Basel[a]	262 (100%)	152 (58%)	110 (42%)
Wien, I. Unf.	225 (100%)	101 (45%)	124 (55%)

[a] Wolff et al. (1978) Unfallheilkunde 81:425–442

Tabelle 4. Literaturübersicht. Zeitpunkt der Osteosynthese (%) Polytrauma

Autor	24 Stunden	2–7 Tage	8–14 Tage	später
Schmit-Neuerburg, Kris (1977)[a]	64,7		33,1	
Wolff et al. (1978)	59,2	17,8	12,5	10,5
Dittel, Weller (1980)	58	23,2	18,8	
I. Unfallkl., Wien (1982)	68,3	16,8	7,9	4,9

[a] Mehrfachverletzte berücksichtigt

In beiden Gruppen schließen wir die Untergruppe Koma IV und die Schädelhirntraumen mit kürzerer Bewußtlosigkeit als 24 h aus.

49 Schädelhirnverletzungen können retrospektiv den Komagraden (I = 17; II = 19; III = 13) zugeordnet werden.

(Bei der Zuteilung der Schweregrade bedienten wir uns der Koma-Skala des Head Injury-Committees, Brüssel 1976; Koma 1: Bewußtlosigkeit ohne Pupillenstörungen und ohne Paresen; Koma 2: Bewußtlosigkeit und zusätzliche Pupillenstörungen und/oder Paresen, Hemisphären-Syndrom; Koma 3: Strecksynergismen; Koma 4: beidseits reaktionslos weite Pupillen).

Die Schwere der Extremitätenverletzung ausgedrückt in der Diagnosenanzahl zeigt keine allzu großen Abweichungen (Tabelle 7).

Die Aufschlüsselung in der Tabelle 8 zeigt, daß durch die Stabilisierung der Extremitätenfrakturen zumindest der langen Röhrenknochen Femur, Humerus und Tibia, die Prognose quo ad vitam verbessert werden konnte.

Tabelle 5. Literaturübersicht. Polytrauma – †

Autor	n	†	Behandlungsart der Extremitätenverletzung operativ n/†	konservativ n/†
Schmit-Neuerburg, Kris (1977)[a]	262	61 (23,3%)	187/28 (15%)	75/33 (44%)
Wolff et al. (1978)	132	20 (25,2%)		
Klapp et al. (1978)[a]	394	106 (26,9%)		
Dittel, Weller (1980)	140	25 (17,9%)		
I. Unfall., Wien (1982)	164	57 (34,7%)	90/24 (26,6%)	74/29 (39,2%)

[a] Auch Mehrfachverletzungen berücksichtigt

Tabelle 6. Polytrauma. Körperhöhle + Extremität (n = 164)

		CE n = 67	Rest n = 97
E	Operativ	41 † = 8 (19,5%)	49 † = 16 (32,6%)
E	Konservativ	26 † = 14 (53,8%)	48 † = 15 (31,2%)

Tabelle 7. Anzahl der Diagnosen

Schweregrad des SHT		Therapie der Extremitätenverletzung Operativ	Konservativ
Koma I	n = 17	4,5	3
Koma II	n = 19	3	2,3
Koma III	n = 13	3,2	4

Schlußfolgerungen

1. Die baldmögliche Osteosynthese im Sinne des verzögerten Primäreingriffes (O. Trentz) nach erfolgreicher Beherrschung des posttraumatischen Schockes und Beseitigung der Vitalgefährdung durch Organläsionen ist eine folgerichtige Konsequenz in der Verhütung der Schockfolgeerkrankungen und Komplikationen.

Tabelle 8

Schweregrad des SHT n		Therapie der Extremitätenverletzungen Operativ			Konservativ		
Koma I n = 17	↑	8	10		3	7	
	†	2			4		
Koma II n = 19	↑	11	13		4	6	
	†	2			2		
Koma III n = 13	↑	9	10		0	3	
	†	1			3		
Σ n = 49	↑	28	33	(85%)	7	16	(44%)
	†	5		(15%)	9		(56%)

2. Die primäre Globalversorgung setzt eine kritische Indikationsstellung, eine sehr gute apparative und personelle Ausrüstung als unabdingbares Grunderfordernis voraus.
3. Die durch die unversorgten Skelettverletzungen bedingte pathophysiologische Kausalkette sei kurz umrissen:
   a) Die von den Frakturen ausgehenden peripheren Schmerzsensationen beeinflussen im negativen Sinne das bestehende Hirnödem, womit der Weg zur Entwicklung von sekundären Hirnschäden, wie Mittelhirnsyndrom und Bulbärhirnsyndrom über Hyperventilation, Hypokapnie und Hypoxämie gebahnt werden kann. Am Schluß steht die foraminale Einklemmung.
   Auf die Bedeutung des Adrenalin- und Noradrenalin-Blutspiegels im Zusammenhang mit schweren Schädelhirntraumen sei in diesem Zusammenhang nur am Rande hingewiesen.
   b) Der zweite Gesichtspunkt ist die negative Wirksamkeit des sympathico-adrenergen Systems auf die Lunge, bzw. Alveole. Die Stufen sind Vasoconstriction, Endotheldefekt, Wasserretention als Nebeneffekt der ADH- und Aldosteronausschüttung, Syndrom des „Capillary leak“, interstitielles Ödem, ARDS.

Zusammenfassung

An Hand des Krankengutes der I. Univ.-Klinik für Unfallchirurgie Wien, wird der Wert der Frühosteosynthese der Frakturen der langen Röhrenknochen im Zusammenhang mit einer Polytraumatisierung erläutert. Es kommt ihr neben dem therapeutischen auch ein prophylaktischer Effekt im Sinne der Verhütung von Spätkomplikationen zu. Die Bedingungen für ein derartiges Procedere dürfen nicht aus den Augen verloren werden.

Literatur

Burri C (1978) Zirkulation beim Polytrauma. Unfallheilkunde 81:443

Dittel KK, Weller S (1980) Chance und Risiko der Osteosynthese beim polytraumatisierten Patienten. Vortrag auf der 44. Jahrestagung der Deutschen Gesellschaft für Unfallheilkunde, Berlin 20.11.1980

Euler J, Gerstenbrand F, Krenn J, Lehfuss H (1972) Frühversorgung von Extremitätenfrakturen bei akuter traumatischer Hirnstammschädigung. Unfallheilkunde 75:45

Hörtnagel H, Hammerle AF, Hackl JM, Brücke T, Rumpl E, Hörtnagl H (1980) The Activity of the Sympathetic Nervous System Following Severe Head Injury. Intens Care Med 6:169

Klapp F, Dambe LT, Schweiberer L (1978) Ergebnisstatistik von 564 polytraumatisierten Patienten. Unfallheilkunde 81:459

Rügheimer E (1980) Das Polytrauma – Indikation zur Früh- und Dauerbeatmung. Langenbecks Arch Chir 352:225

Schmit-Neuerburg KP, Kris MT (1977) Ergebnisstatistik der operativen Primär- und Sekundärversorgung von Extremitätenfrakturen bei Mehrfachverletzten. Akt Traumatol, S 357

Trentz O, Oestern H-J, Hempelmann G, Kolbow H, Sturm J, Trentz OA, Tscherne H (1978) Kriterien für die Operabilität von Polytraumatisierten. Unfallheilkunde 81:451

Vecsei V (1980) Die Frühosteosynthese als komplikationsverhütende Maßnahme in der Versorgung kindlicher Polytraumatisierter. Beitr Orthop Traumatol 27:433

Vecsei V, Trojan E, Euler J, Mühlbacher F (1978) Der Zeitpunkt der Osteosynthese von Extremitätenfrakturen bei schwerem Schädel-Hirntrauma. In: Hefte Unfallheilkd 132. Springer, Berlin Heidelberg New York, S 263

Wolff G, Dittmann M, Rüedi Th, Buchmann B, Allgöwer M (1978) Koordination von Chirurgie und Intensivmedizin zur Vermeidung der posttraumatischen respiratorischen Insuffizienz. Unfallheilkunde 81:425

Zwank L, Schweiberer L (1980) Dringliche Diagnostik und Therapie der Extremitätenverletzungen. Langenbecks Arch Chir 352:251

Die operative Primärversorgung nach Polytrauma

H. Rudolph[1] und H. Foitzik[2]

[1] Abteilung für Unfallchirurgie, Gefäß- und plastische Wiederherstellungschirurgie, Diakoniekrankenhaus, Akademisches Lehrkrankenhaus der Universität Göttingen, Elise-Averdieck-Straße 17, D-2130 Rotenburg/Wümme

[2] Institut für Anästhesie und operative Intensivmedizin, Diakoniekrankenhaus, Akademisches Lehrkrankenhaus der Universität Göttingen, Elise-Averdieck-Straße 17, D-2130 Rotenburg/Wümme

Das Schlagwort Polytrauma hat mit vielen Schlagworten eines gemeinsam: Jeder führt es im Mund, aber nicht jeder versteht darunter dasselbe.

Wir definieren das Polytrauma als eine Verletzung mehrerer Körperregionen und Organsysteme mit Vitalgefährdung, wobei die Betonung auf dem Wort Vitalgefährdung liegt.

Hefte zur Unfallheilkunde, Heft 156
Zusammengestellt von G. Schlag

Eine Thoraxprellung mit gleichzeitiger Radiusfraktur oder eine Bauchdeckenprellung mit Großzehengrundgliedfraktur sind keine Polytrauma.

Ähnliches gilt für das Schlagwort der operativen Primärversorgung: Alle reden davon, viele streben sie an, einige führen sie durch.

Wir verstehen darunter alle Operationen, die innerhalb der Friedrichschen 8-Stunden-Grenze begonnen wurden und unterteilen mit Jungbluth die operativen Primäreingriffe in Notoperationen bei vitaler Gefährdung und Operationen bei nicht direkt vitaler Gefährdung während oder nach der Stabilisierungsphase.

Lebenserhaltende Notoperationen der Dringlichkeitsstufe I müssen ohne Rücksicht auf die Stabilisierung der Kreislauffunktion durchgeführt werden, da sie essentieller Bestandteil einer suffizienten Schocktherapie sind.

Die 4 wesentlichen Eingriffe zur Sicherung der Vitalfunktionen sind:

1. Entlastungstrepanation,
2. Notthoracotomie,
3. Notlaparotomie,
4. Versorgung verletzter großer Gefäße.

Die einzige Kontraindikation für Eingriffe der Stufe I ist der nachgewiesene Hirntod.

Primäreingriffe der Dringlichkeitsstufe II dienen der Erhaltung von Organen und Extremitäten (Tabelle 1).

Wir denken hierbei an Verletzungen der Gefäßstämme im Bereich von Extremitäten und Stamm, besonders aber an die schweren Kombinationsverletzungen im Beckenbereich.

Aber auch drittgradig offene Frakturen oder entsprechende Gelenkverletzungen sind eine Operationsindikation.

Der definitiven chirurgischen Endversorgung müssen die Eingriffe der Stufe III zugeordnet werden. Das Ziel dieser Eingriffe ist die Wiederherstellung anatomisch und funktionell korrekter Verhältnisse an Knochen, Gelenken und Weichteilen. Hier ist besonders an alle Frakturen im Bereich der großen Röhrenknochen sowie an die schweren komplexen Weichteilverletzungen im Bereich von Gesicht, Hand oder Fuß zu denken.

Dabei gibt es für die Art der chirurgischen Versorgung kein allgemeingültiges Rezept. Je nach Kreislaufstabilisierung reichen die Fixationsmethoden von Platte oder Nagel über Fixateur externe bis zu Drahtextension oder Gipsverband. Die Taktik wird im ständigen Kontakt zwischen dem erfahrenen Operateur und Anästhesisten flexibel gestaltet, im Notfall die Methode schnell geändert oder der Eingriff sogar abgebrochen.

Die Stabilisierung der Kreislaufleistung wird allgemein auch für den Polytraumatisierten als Grundvoraussetzung für eine operative Primärversorgung der Stufe III angesehen. Ein Patient mit schlechten Vitalfunktionen soll nach allgemeiner Empfehlung zur Stabilisierung zunächst auf der Intensivbehandlungsstation behandelt werden.

Tabelle 1. Operative Primärversorgung der Dringlichkeitsstufe II zur Erhaltung von Organen und Extremitäten

1. Gefäßoperationen
2. Urogenitaloperationen
3. Osteosynthese bei offenen Frakturen und Gelenkverletzungen

Verschiedene Autoren sind der Meinung, daß ein nicht lebensnotwendiger Soforteingriff hier die Überlebenschancen verschlechtern würde. Diese Meinung teilen wir in dieser Form nicht.

Bei uns ist eine Primärversorgung der Stufen II und sogar III erlaubt, wenn sich während der operativen Notversorgung der Stufe I eine Stabilisierungstendenz der hämodynamischen und respiratorischen Parameter abzeichnet.

Dies ist nach unseren Erfahrungen häufiger der Fall als allgemein angenommen. In solchen Fällen stellt die Länge des operativen Eingriffes das geringere Risiko für den Patienten dar, als die vielen allseits bekannten Nachteile einer unzureichenden oder schlechten Versorgung bei Verletzungen der großen Röhrenknochen und Gelenke in der späten Rehabilitationsphase.

Operationszeiten von 6 bis 10 h, in einem Einzelfall sogar 17 h, haben sich für unsere Patienten nicht als nachteilig erwiesen. Falls möglich, sollte in solchen Fällen mit mehreren Op.-Teams gleichzeitig gearbeitet werden.

Trotz Optimierung des Blutvolumens und Gasaustausches in der frühen Diagnostikphase des Polytraumatisierten gelingt es oft nicht, eine ausreichende Herzleistung zu erzielen. Diese Herzminderung ist bei Polytraumatisierten in der Regel in den ersten Stunden bis wenigen Tagen nicht zu umgehen und muß in Kauf genommen werden.

Es bleibt daher oft nur die Möglichkeit einer Erhöhung der Herzleistung zusätzlich durch Dopamin oder Dobutamin.

Ein weiteres Problem ist die analgetische Behandlung. Die Verminderung der traumatischen Streßsituationen durch Schmerz muß großzügig gehandhabt werden. Vor der Einleitung einer solchen Behandlung muß allerdings genau geprüft werden, inwieweit die Diagnostik beim Schädelhirntrauma oder einer Abdominalverletzung erschwert oder verunmöglicht wird. Wir meinen jedoch, daß Sedierung und Schmerzbekämpfung so wichtig zur Vermeidung weiterer gefährlicher Schockfolgen sind, daß sich dem andere Gesichtspunkte unterzuordnen haben.

Aus diesem Grunde hat bei Schädelhirnverletzungen sofort nach Aufnahme des Patienten eine fachneurologische Untersuchung zu erfolgen. Durch die Computertomographie wurden Primärdiagnostik und Verlaufskontrolle entscheidend verbessert.

Die sehr häufigen Weichteilläsionen sind unserer Meinung nach eine dringende Indikation zur Primärversorgung der Stufe III von Extremitätenfrakturen und Verletzungen großer Gelenke, da die postoperative Infektquote dann im Gegensatz zur Sekundärversorgung deutlich geringer ist.

Diese Sekundärversorgungen können bei entsprechenden Weichteilschäden häufig erst nach mehreren Wochen und sogar erst nach Monaten durchgeführt werden – wir denken hierbei besonders an Verbrennungen oder Verätzungen – und heilen oft mit schwerwiegenden funktionellen Ausfällen oder unbefriedigender Rekonstruktion der anatomischen Formen aus.

Die einzige Kontraindikationen zur operativen Primärversorgung der Stufen II und III sind die nicht stabilisierbaren Vitalfunktionen Kreislauf, Atmung, Zentralnervensystem, eine nicht beherrschbare Gerinnungsstörung sowie unzureichende technische und personelle Voraussetzungen.

Wer darf und soll ein Polytrauma versorgen? Jeder erfahrene Operateur!

Eine *optimale* Versorgung des Polytraumas ist aber zwangsläufig an eine personelle Ausstattung gebunden, die größeren Krankenhäusern oder Kliniken vorbehalten ist (Tabelle 2).

Tabelle 2. Fachlich-personelle Voraussetzungen für eine optimale Primärversorgung bei Polytrauma

1. Chirurgie	5. Neurologie – Neurochirurgie
2. Anästhesie	6. HNO – Augen – Kieferchirurgie
3. Radiologie	7. Laborarzt
4. Urologie	

Wesentlich bei dieser Aufzählung der beteiligten Kollegen ist auch die schnelle und reibungslose Zusammenarbeit mit einem Laborarzt.

Allerdings ist das Vorhandensein einer derartigen Kollegenschar noch keine Garantie für eine optimale Primärversorgung, wenn bei der Zusammenarbeit durch so viele Beteiligte das Zeitintervall zwischen Anforderung und Eintreffen zu lang ist. Entscheidend auch die Koordination durch *einen* Erfahrenen.

Bei den technisch-räumlichen Voraussetzungen für eine optimale Primärversorgung sind bereits Notarztwagen oder Helikopter am Unfallort für den weiteren Verlauf wichtig, da nur eine schnell einsetzende und nicht unterbrochene Schocktherapie und Diagnostik gute Ergebnisse erwarten lassen (Tabelle 3).

Wir haben in Rotenburg in den Jahren 1975 bis 1982 328 Patienten mit Polytrauma behandelt. Es handelt sich hierbei nur um Patienten, die auf der Intensivstation aufgenommen wurden. Patienten, die auf dem Transport im Notarztwagen oder im Reanimationsraum verstarben, sind in dieser Zahl nicht enthalten.

Dabei waren erwartungsgemäß die Kombinationsverletzungen Schädelhirntrauma und Extremitätenfrakturen, Schädelhirntrauma und Thorax, Thorax- und Extremitätenfrakturen sowie Becken- und Extremitätenfrakturen am häufigsten (Tabelle 4).

Tabelle 3. Technisch räumliche Voraussetzungen für eine optimale Primärversorgung bei Polytrauma

1. Notarztwagen	5. Blutbank
2. Reanimationsraums	6. Op.-Räume
3. Rö.-Diagnostik (CT)	7. Intensivpflegeeinheit
4. Labor	

Tabelle 4. Häufigkeit von Kombinationsverletzungen bei 328 Patienten mit Polytrauma (1975–1982) (Diakoniekrankenhaus Rotenburg/Wümme)

	N
Schädelhirntrauma und Extremitäten	94
Schädelhirntrauma und Thorax	76
Thorax und Extremitätenfrakturen	56
Becken und Extremitätenfrakturen	49
Thorax und Abdomen	33
Schädelhirntrauma und Abdomen	31
Abdomen und Extremitätenfrakturen	29

Tabelle 5. Verstorbene Patienten: Mit Polytrauma (1975–August 1982) (Diakoniekrankenhaus Rotenburg/Wümme)

	N	†
1975	29	7
1976	32	3
1977	47	7
1978	52	2
1979	48	8
1980	44	2
1981	49	4
1982	37	4
	338	37 = 10,9%

Tabelle 6. Letalität der Mehrfachverletzung

		N	Letalität
Streicher	(1975)	156	30%
Schmit-Neuerburg	(1974)	200	25%
Schweiberer	(1974)	284	32%
Kremer	(1971)	286	21%
Schriefers	(1971)	292	27%
Schriefers	(1976)	156	26%
Rudolph/Foitzik	(1982)	338	10,9%

Die durchschnittliche Behandlungsdauer der Patienten auf der Intensivstation betrug 7,05 Tage pro Patient bei einer Spanne von 1–90 Tagen (Tabelle 5).

Die Letalität der polytraumatisierten Patienten schwankt in der Literatur zwischen 10–30% (Tabelle 6). Diese Zahlen sind aber trotz gemeinsamen Bemühens um allgemeingültige Parameter nicht kritiklos zu vergleichen.

In dieser Aufstellung nach Schriefers aus dem Jahre 1980 zeigt sich der eklatante Anstieg der Verletzungsletalität bei Erhöhung der Verletzungskombinationen.

Zum Abschluß darf ich noch 2 Fallbeispiele demonstrieren, die die Möglichkeiten der Primärversorgung selbst bei älteren und alten Menschen mit Polytrauma aufzeigen:

80jähriger Patient mit Schädelhirntrauma I. Grades, Mesenterialruptur, Oberarmfraktur rechts, Oberschenkelschaftbruch rechts, Unterschenkel-2-Etagenbruch rechts, Fraktur des linken oberen Sprunggelenkes sowie multiplen Platz-Quetschwunden. Primärversorgung durch Laparotomie, Schraubenosteosynthese des rechten Oberarmes, Plattenosteosynthese der 2-Etagen-Unterschenkelfraktur, Unterschenkelliegegips und Naht der Platzwunden.
Die Operationsdauer betrug 6 h, der Klinikaufenthalt 6 Monate.

Der 2. Patient im Alter von 66 Jahren erlitt ebenfalls einen Pkw-Unfall und zog sich ein Schädelhirntrauma I. Grades, stumpfes Bauchtrauma mit Ruptur von Milz, Leber, Pankreas, Nebennieren, Mesenterium, Magen- und Quercolonwand, 2.–3.gradig offenen Oberschenkelschafttrümmerbruch links und Kniegelenksluxationsfraktur links, offene Fibulafraktur links sowie eine Vielzahl von multiplen Platz-Riß-Quetschwunden zu. Der Patient wurde primär versorgt durch Laparotomie mit Exstirpation von Milz, Nebenniere, Teilexstirpation des Pankreas, Naht von Leber, Mesenterium und Darmwand. Es wurde ein Fixateur externe am linken Bein mit temporärer Kniearthrodese angelegt und eine Patellateilresektion sowie die Naht der Platzwunden durchgeführt.

Die Operationsdauer betrug 5,5 h, der Klinikaufenthalt 8 Monate.

Entscheidend für eine erfolgreiche Behandlung sind aber neben den optimalen personellen, technischen und räumlichen Voraussetzungen noch immer die Erfahrung der Behandler und die hervorragende und schnelle Zusammenarbeit zwischen Operateur und Anästhesist mit ihren Bindegliedern Reanimationsraum, Op.-Saal und Intensivstation sowie kurze Wege zwischen diesen Bindegliedern.

Eine Störung dieser Beziehung bedeutet zwangsläufig schlechte Behandlungsresultate und dies nicht nur beim Polytrauma.

Diskussion

Tscherne, Hannover: Was heißt Primärversorgung. Der Begriff der Primärosteosynthese stammt schon von der Schweizer AO und gilt aber aus meiner Sicht mehr für die isolierte Verletzung, das heißt, die 6–8-Stunden-Grenze. Beim Polytrauma können wir nicht von einer solche Zeitspanne ausgehen. Wir müssen, was wir bei Solitärfrakturen möglichst nicht machen, beim Polytrauma sehr oft in die Phase des höchsten posttraumatischen Ödems – nach 24 oder 48 Stunden – hineinoperieren, so daß man die Primärversorgung sicherlich weiter ausdehnen muß. Vielleicht darf ich den Herrn Mähring als ersten zum Mikrophon bitten. Haben Sie denn irgendwelche Kriterien für eine primäre Osteosynthese beim Polytrauma? Geht das nach Gefühl des diensthabenden Oberarztes oder wie wird dann da an der Grazer Klinik vorgegangen?

Mähring, Graz: Die Indikation wird grundsätzlich bei diesen Extrem- oder Schwerverletzten mit dem Anästhesisten besprochen.

Tscherne, Hannover: Was ist, wenn der sehr müde ist?

Mähring, Graz: Es gibt natürlich Anästhesisten, bei denen ist es etwas schwierig und manchmal unmöglich, sie von der Notwendigkeit einer Frühosteosynthese zu überzeugen, aber ich glaube, ich kann doch sagen, daß in den allermeisten, und das zeigen auch unsere Operationszahlen und Operationszeitpunkte, wir die Früh- und Sofortosteosynthese anstreben.

Tscherne, Hannover: Also unter der Voraussetzung, daß sich der Patient in der Stabilisierungsphase befindet und hämodynamisch sowie respiratorisch stabil ist, gehen Sie an die Osteosynthese heran.

Mähring, Graz: Ja.

Tscherne, Hannover: Wie lange warten Sie, wenn er sehr rasch in die Stabilisierungsphase kommt? Fangen Sie da schon 2 Stunden nach dem Unfall an?

Mähring, Graz: Sie sprechen jetzt von den Polytraumatisierten?

Tscherne, Hannover: Von den Polytraumatisierten, Operationszeit 10–15 h.

Mähring, Graz: An solche Operationszeiten kann ich mich bei uns nicht erinnern. Bei diesen Patienten steht im Vordergrund die Notoperation und wenn es der Anästhesist für möglich hält, daß es im Rahmen so einer Notoperation, beim Beispiel ein neurochirurgischer Eingriff, eine Extremitätenstabilisierung möglich ist, dann schließen wir diese an. Das ist also einige Male der Fall gewesen, daß wir zusammen mit den Neurochirurgen gearbeitet haben.

Tscherne, Hannover: Ich gebe Ihnen jetzt ein definitives Beispiel: Nehmen wir ein leichtes Schädel-Hirn-Trauma, instabiler Thorax, Thoraxkontusion, beidseitiger Oberschenkelbruch und offener Unterschenkelbruch an.

Mähring, Graz: Dazu ist zu sagen, daß wir bei Thoraxverletzungen, insbesondere bei einem nicht abgeklärten und nicht stabilen Thorax, mit den Osteosynthesen sehr zurückhaltend sind.

Tscherne, Hannover: Versorgen Sie die offene Fraktur? Die Oberschenkelfrakturen?

Mähring, Graz: Die Oberschenkelfrakturen würden wir konservativ behandeln. Wenn es sich um einen offenen Unterschenkelbruch handelt und der Patient wäre kreislaufmäßig gut, würden wir die primäre Stabilisierung befürworten, anderenfalls würden wir eine Wundversorgung machen und auch diese Fraktur konservativ anbehandeln.

Tscherne, Hannover: Herr Rudolph, sind Sie damit einverstanden? Sie sind ja am weitesten von Wien entfernt.

Rudolph, Rotenburg: Wir richten uns nach dem, was uns die Anästhesisten erlauben und nur nach dem. Auch das muß ich sagen – die Anästhesisten erlauben uns eigentlich alles. Die 8-Stunden-Grenze, die Sie angesprochen haben, war natürlich von mir eine Erwähnung – wir müssen ja einen Zeitpunkt finden, auf den wir uns einigen. Selbstverständlich ist es unser Ziel und in der Regel auch unser Vorgehen, sofort zu beginnen. Der Patient kommt wenn irgend möglich direkt aus dem Reanimationsraum, wenn möglich auch unter Umgehung des Reanimationsraumes, in den Operationssaal. Das geht Hand in Hand. Ich muß also vielleicht an dieser Stelle auch noch mal unseren Anästhesisten für diese exzellente Zusammenarbeit, die mit einem hohen moralischen und persönlichen Engagement betrieben wird, danken.

Wagner, Wien: Ich wollte vorerst ersuchen: Kann man vielleicht irgend welche definitiven Parameter im Rahmen dieser Diskussion herausarbeiten? Wir sprechen immer von Einzelfällen und was sich der jeweilige diensthabende Oberarzt oder der Anästhesist traut. Ob man auch für ein klinisches Zentrum und für ein Peripheriespital Parameter herausarbeiten könnte, wann was operiert werden kann.

Tscherne, Hannover: Ich glaube schon, wenn die Bedingungen optimal sind. Also wenn alle apparativen und personellen Voraussetzungen optimal sind, der Patient in der Stabilisierungsphase ist, dann sollte man mit der Versorgung der Extremitätenverletzungen beginnen. Es ist nur die Frage wie weit man geht. Ob man nun einmal das stufenweise macht und vielleicht nach der Versorgung der offenen Fraktur einmal einen Stop macht, neu den Patienten durchcheckt und sagt: Können wir weitermachen, können wir nicht weitermachen? Ob man eine Pause einlegt und die Primärversorgung vielleicht auf 24 Stunden, bei besserer Kondition der Dienstmannschaft, vorverlegt?

Wagner, Wien: Gehört zu diesem Durchchecken in Hannover in jedem Fall ein Swan-Ganz-Katheter?

Tscherne, Hannover: Es wäre gelogen, wenn man das behaupten würde. Es wird nicht in jedem Fall ein Swan-Ganz-Katheter gelegt. Wenn man natürlich die Möglichkeit hat es zu tun, machen wir das sicherlich. Ich will nur ein Beispiel einer Versorgung bringen. Die Schädelverletzung. Bei kurzen Rettungszeiten – Computertomographie negativ – eine halbe Stunde, Stunde nach dem Unfall – sie gehen an die Versorgung von vielen Verletzungen, operieren dann möglicherweise 10 oder 15 h, inzwischen entwickelt sich das intrakranielle Hämatom. Schon das ist ein Grund, daß man da eine Unterbrechung in der Versorgung unternimmt, um nochmals neurologisch durchzuchecken. Und zum anderen glaube ich – es ist natürlich schon so – ein Patient kann auch zu Tode operiert werden. Das ist gar keine Frage. Kein chirurgischer Eingriff ist atraumatisch, das heißt, es ist für den Patienten selbstverständlich ein Trauma. Man muß da insgesamt schon sehr vorsichtig sein. Vielleicht bewährt sich – wo es geht – eine primäre Totalversorgung anzustreben. Ich muß aber schon sagen, daß die primäre Totalversorgung ohne jede Unterbrechung bei uns eigentlich die Ausnahme ist. Zum anderen gibt es natürlich das Problem, wenn die Osteosynthese zu sehr aufgeschoben wird, dann kommt der Patient in das Stadium des Multiorganversagens mit Sepsis – er ist gefährdet durch die Sepsis und wir haben es mehrere Male erlebt, daß wir dann nach ein oder zwei Wochen eine geschlossene Fraktur operieren – wir öffnen die Fraktur und das ganze Frakturhämatom ist schwer infiziert.

Schedl, Wien: Man sollte bei bewußtlosen Patienten mit Schädel-Hirn-Trauma, bei denen man im Anschluß einen längeren Eingriff vor hat, unserer Meinung nach prinzipiell vorher den intrakraniellen Druck messen, weil man damit zumindest über die mechanischen Verhältnisse im Schädel Bescheid weiß.

Tscherne, Hannover: Das ist ein sehr wichtiger Hinweis, aber so kann man das immer machen.

Differenzierte Atem- und Beatmungstherapie

H. Benzer, A. Geyer, W. Haider, W. Koller, N. Mutz und G. Pauser

Forschungsstelle für Intensivtherapie (Vorstand: Prof. Dr. H. Benzer), Klinik für Anästhesie und Allgemeine Intensivmedizin (Vorstand: Prof. Dr. O. Mayrhofer) II. Chirurgische Univ.-Klinik (Vorstand: Prof. Dr. E. Wolner), Spitalgasse 23, A-1190 Wien

Ich werde in diesem Referat versuchen, folgende Fragen zu beantworten:

1. Warum ist eine differenzierte Atem- und Beatmungstherapie eine sinnvolle Zusatzbehandlung beim Schock?
2. Was *ist* eigentlich und was *kann* eine sogenannte prophylaktische Frühbeatmung?

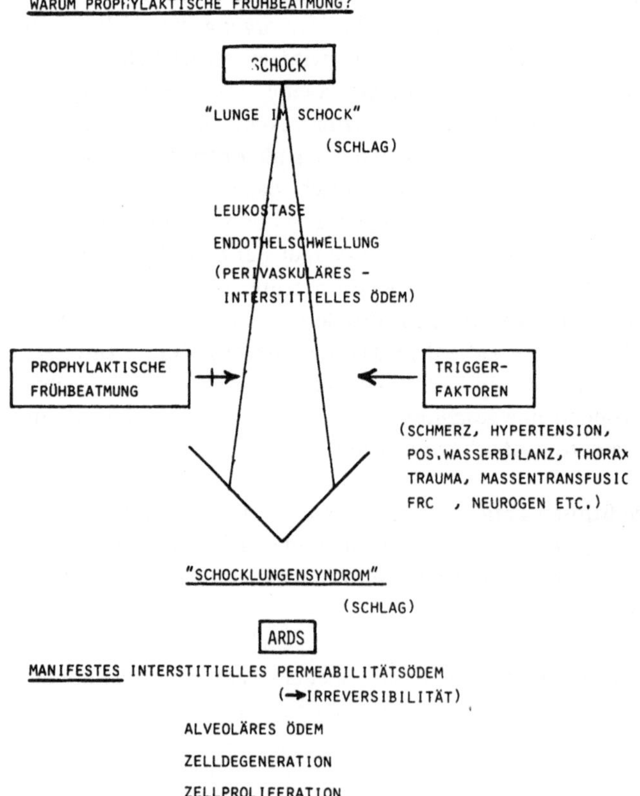

Abb. 1. Zusammenhänge zwischen Schock und Veränderungen in der Lunge. Bedeutung von Triggerfaktoren und der prophylaktischen Frühbeatmung

Hefte zur Unfallheilkunde, Heft 156
Zusammengestellt von G. Schlag

3. Welche Methoden stehen uns zur Verfügung?
4. Wann sollen diese eingesetzt werden?

Bei jedem Schock kommt es in der Lunge zu Frühveränderungen, die Schlag [7] in der Bezeichnung „Lunge im Schock" zusammenfaßt. Diese Veränderungen sind vor allem Leukostase, Endothelschwellung, und im wechselnden Ausmaß das parivasculäre, interstitielle Ödem (Abb. 1).

In Abhängigkeit von Triggerfaktoren (z.B. Schmerz, Hypertension, Massentransfusion, Abnahme der funktionellen Residualkapazität) können die ursprünglichen Veränderungen in der Lunge zunehmen, so daß sich das sogenannte Schocklungensyndrom, ein ARDS entwickelt.

Beim ARDS besteht ein manifestes intersititielles Permabilitätsödem. Dieses Ödem ist für die Irreversibilität verantwortlich. Daneben besteht ein alveoläres Ödem, man findet Zelldegenerationen und schließlich die Zellproliferation [2, 3, 4]. Die *prophylaktische Frühbeatmung* soll diesen Prozeß unterbrechen bzw. abschwächen.

Wir stellen uns die Frage, was eine prophylaktische Frühbeatmung in dieser Situation vermag (Abb. 2). Die prophylaktische Frühbeatmung kann das Bild einer Lunge im Schock natürlich nicht verhindern, sie kann jedoch sekundäre Lungenveränderungen und damit die Progredienz des Prozesses vermindern oder verhindern.

Solche sekundäre Lungenveränderungen sind Abnahme der FRC, Bildung von Atelektasen, gleichzeitig in benachbarten Lungengebieten Überblähung von Alveolen und damit Totraumventilation. In überblähten Arealen kommt es zu einer Zunahme der vasculären Resistance und dies führt zu einer Redistribution des pulmonalen Flows in den Bereich der Atelektasen, was wiederum zu einer Vermehrung der venösen Beimischung führt. Atelektasen und rhythmische Überblähung führen jedoch zu einem Surfactantverlust und verursachen eine Zunahme der Progredienz.

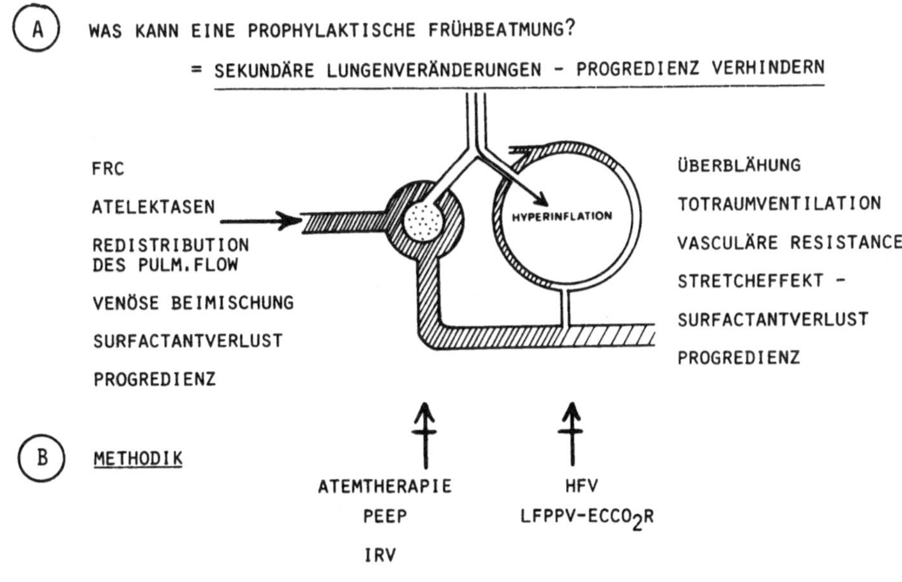

Abb. 2. Sekundäre Lungenveränderungen beim Schock, Darstellung der Angriffspunkte einer prophylaktischen Frühbeatmung

Die Methoden einer differenzierten Atem- und Beatmungstherapie sollen solche sekundäre Lungenveränderungen verhindern. Die Atemtherapie, die Erhöhung des endexspiratorischen Druckes und eine inversed ratio ventilation soll die Ausbildung von Atelektasen verhindern. Inwieweit eine high frequency ventilation oder eine low frequency positive pressure ventilation mit einer extracorporalen CO_2-Entfernung [6] der Entwicklung von Überblähungen in der Lunge entgegenwirken kann, muß die klinische Erfahrung erst aufzeigen.

Es soll versucht werden, diese differenzierten therapeutischen Methoden zu definieren und ihre Indikation abzugrenzen (Abb. 3).

Nachdem jeder Schockzustand zu Veränderungen in der Lunge führt, verlangt letzterer immer den Einsatz einer differenzierten Atemtherapie. Welche Vielzahl von therapeutischen Methoden eingesetzt werden müssen, hängt von den begleitenden Triggerfaktoren ab. Bei entsprechender klinischer Schwere des Schocks und Vorhandensein einer entsprechenden Zahl von Triggerfaktoren wird eine prophylaktische Frühbeatmung einzusetzen sein. Prophylaktisch heißt, daß sie so gestaltet wird, daß sie der Entwicklung in Richtung ARDS entgegenwirken kann. Frühbeatmung heißt, daß diese Beatmung zu einem Zeitpunkt eingesetzt wird, bei dem noch keine respiratorische Insuffizienz vorhanden ist. Liegt gleichzeitig eine respiratorische Insuffizienz vor (ARI), dann wird man eine prophylaktische Beatmung einsetzen. Diese Beatmung dient wieder der Prophylaxe eines ARDS. Unabhängig von der Zeit, kann sie jedoch nicht mehr als Frühbeatmung bezeichnet werden, da die Beatmung infolge der respiratorischen Insuffizienz absolut indiziert war. Ist ein ARDS bereits aufgetreten, dann wird man eine differenzierte Beatmung einsetzen.

In der Abb. 4 werden Definition und Indikation zur prophylaktischen Therapie beim Schock an einem Beispiel dargestellt. Der Patient hat nach einem Autounfall eine Beckenfraktur aquiriert, es besteht ein Schockzustand. Wir werden in dieser Situation z.B. dem Patienten eine differenzierte Atemtherapie, etwa einen Masken-CPAP zukommen lassen. Bestehen gleichzeitig z.B. eine Milzruptur, die eine Operation notwendig machen, werden wir möglicherweise noch mit einer differenzierten Atemtherapie auskommen. Diese könnte darin bestehen, daß wir den Patienten bei verzögerter Extubation eine CPAP-Atmung zukommen lassen.

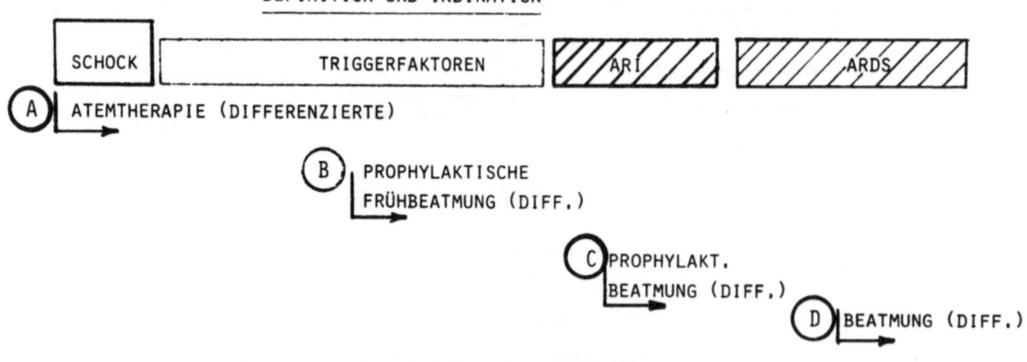

Abb. 3. Definition und Indikation differenzierter Methoden einer Atemtherapie und prophylaktischen Beatmung

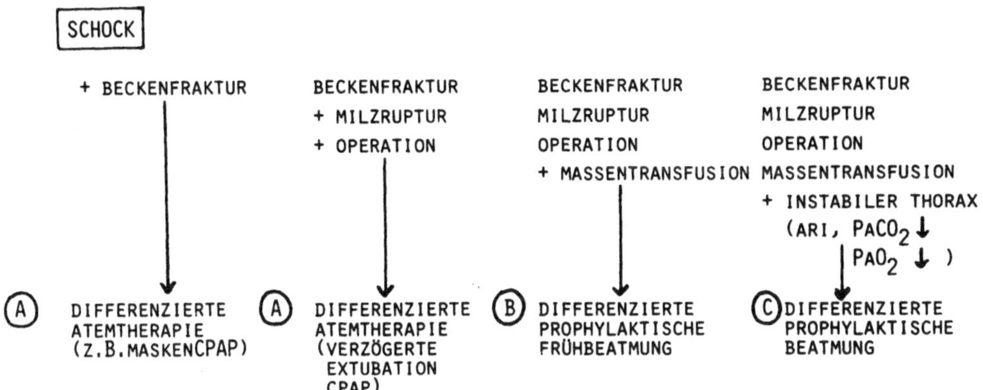

Abb. 4. Indikation einer differenzierten Atem- bzw. Beatmungstherapie anhand eines Beispiels

War gleichzeitig eine Massentransfusion notwendig, werden wir einen Schritt weitergehen und den Patienten mit einer differenzierten prophylaktischen Frühbeatmung zusätzlich behandeln. Wenn der Patient jedoch gleichzeitig eine Serienrippenfraktur erlitten hat, welche zu einem instabilen Thorax mit einer akuten respiratorischen Insuffizienz führte, dann wird der Patient mit einer differenzierten prophylaktischen Beatmung behandelt.

Welche Methoden der differenzierten Atemtherapie stehen uns nun zur Verfügung (Abb. 5)?

Voraussetzung für die Durchführung einer differenzierten Atemtherapie ist die Möglichkeit, diese „rund um die Uhr" durchführen zu können. Das verlangt eine gewisse Organisation. Wichtige Bestandteile dieser Atemtherapie sind der konsequent durchgeführte *Lagewechsel* (daher die große Bedeutung einer stabilisierenden Frühversorgung), das Atemtraining, Abhustübungen und Beatmungsinhalationen. Zur Beatmungsinhalation wird eine intermittierende Überdruckbeatmung oder eine Kombination, letztere mit einer Totraumbeatmung eingesetzt. Diese Kombination ermöglicht eine besonders gute Prophylaxe bzw. Therapie von Atelektasen.

Besondere Bedeutung kommt den Methoden der Vibration zu. Diese Methoden dienen der Sekretolyse und damit durch die bessere Reinigung der Lunge einer Prophylaxe von Atelektasen. Eine Vibrationstherapie kann in konventioneller Weise äußerlich durchgeführt werden, mit einer hochfrequenten Beatmungsmethode kann man jedoch in einfacher Weise mit Maske oder über den Tubus auch eine innere, sehr wirksame Vibration mit Sekretolyse durchführen.

Im Zentrum der differenzierten Atemtherapie steht jedoch die Anwendung von CPAP. Eine CPAP-Atmung kann intermittierend oder auch kontinuierlich durchgeführt werden. Dazu eignet sich die Anwendung des CPAP über eine dicht sitzende Maske oder über einen endotrachealen Tubus. Damit ist nun ein fließender Übergang zur differenzierten Beatmung erreicht.

"RUND UM DIE UHR" - ORGANISATION NOTWENDIG

1. LAGEWECHSEL (→UMVERTEILUNG) FRÜHVERSORGUNG!

2. ATEMTRAINING

3. ABHUSTÜBUNGEN

4. BEATMUNGSINHALATION

A) IPPB

B) IPPDB (ATELEKTASE)

5. VIBRATION (SEKRETOLYSE, ATELEKTASE)

A) ÄUSSERE

B) "INNERE" HFP MIT MASKE ODER TUBUS

6. CPAP - INTERMITTIEREND, KONTINUIERLICH

A) MASKE

B) ENDOTRACHEALER TUBUS

$PaCO_2$ ↓
PaO_2 ~

↓

FLIESSENDER ÜBERGANG ZUR DIFFERENZIERTEN BEATMUNG

Abb. 5. Methoden der differenzierten Atemtherapie

Bei der differenzierten Beatmung (Abb. 6) gehen wir in unserem Bereich nach dem sogenannten „step by step approach" vor.

Leitparameter ist immer die inspiratorische Sauerstoffkonzentration. Wir versuchen, so weit wie möglich, diese nicht über 50% zu steigern. Es wird zunächst versucht, die Spontanatmung zu erhalten, und mit einer augmentierten Ventilation den Patienten zu behandeln. Hier eignet sich vor allem eine intermittierende maschinelle Beatmung mit CPAP. Wichtige Leitparameter, die die Vorgangsweise nun bestimmen, sind: die Atemfrequenz, die Blutgasanalyse, der Kreislauf, hier vor allem der Pulmonalarteriendruck, der Säure-Basen-Haushalt, die Nierenfunktion, das Lungenröntgen.

Der klinische Zustand, die Bewußtseinslage, die angeführten Parameter, bestimmen nun die Vorgangsweise. Ist eine augmentierte Ventilation nicht ausreichend, schreiten wir zum zweiten Schritt, zur kontrollierten Überdruckbeatmung. Leitparameter ist wiederum die inspiratorische Sauerstoffkonzentration. Wir wählen zunächst ein Inspirations-Exspirationsverhältnis von 1:2, wählen einen endexspiratorischen Druck von 5 und steigern diesen bis maximal 15 cm H_2O. Dies um die inspiratorische Sauerstoffkonzentration nicht über 50% erhöhen zu müssen.

Wenn in dieser Situation während der Bronchialtoilette durch den Abfall des endexspiratorischen Druckes eine kritische Situation entstehen sollte, dann wird mit der Methode der high frequency pulsation während der Bronchialtoilette eine Beatmung durchgeführt

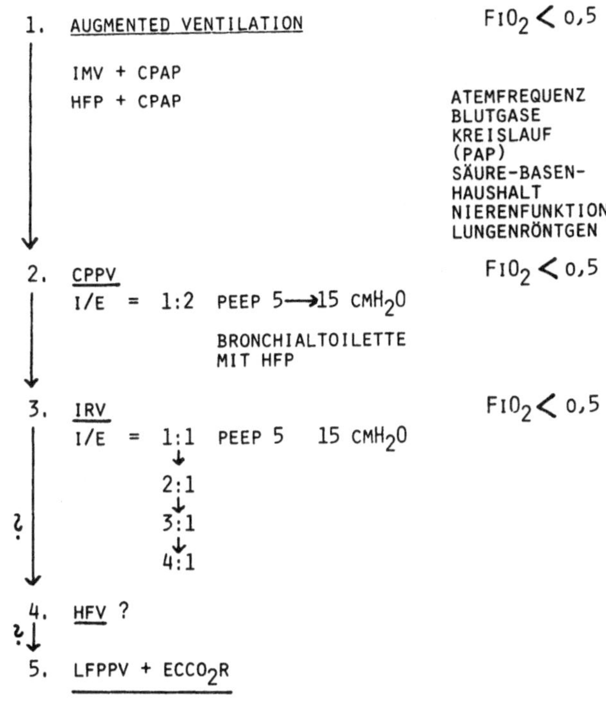

Abb. 6. Differenzierte Beatmung, „step by step approach"

[8]. Diese Form der hochfrequenten Beatmung im offenen System verhindert den Abfall des endexspiratorischen Druckes.

Kann mit dieser konventionellen Form der Beatmung bei einem FiO_2 von 50% kein entsprechender Gasaustausch erzielt werden, dann schreiten wir zum nächsten Step, in dem wir das Atemzeitverhältnis verändern.

Bei der nun folgenden inversed ratio ventilation [1] beginnen wir mit einem Inspirations-Exspirationsverhältnis von 1 : 1. Wir beginnen mit einem endexspiratorischen Druck von 5 cm Wasser und steigern diesen, wiederum vom Leitparameter inspiratorische Sauerstoffkonzentration abhängig, bis auf maximal 15 cm Wasser. Wir trachten die inspiratorische Sauerstoffkonzentration unter 50% zu halten. Ist dies nicht möglich, dann verändern wir das Inspirations/Exspirationsverhältnis Schritt für Schritt in der angegebenen Weise auf 2 : 1, 3 : 1 und schließlich 4 : 1.

Inwieweit die high frequency ventilation in diesem step by step approach Bedeutung gewinnen wird, ist bis heute noch nicht abgeklärt.

Gattinoni et al [6] konnten zeigen, daß möglicherweise die low frequency positive pressure ventilation mit einer extracorporalen CO_2-Entfernung eine größere klinische Bedeutung in diesem Beatmungskonzept bekommen könnte.

Zusammenfassung

Eine prophylaktische Frühbeatmung soll in einem Schockzustand die Progredienz von Veränderungen in der Lunge abbremsen oder verhindern. Differenzierte Atem- und Beatmungstherapien sollen vor allem sekundäre Lungenveränderungen vermindern oder verhindern. Solche Veränderungen sind vor allem Atelektasen und Überblähung von Alveolen.

Bei jedem Schockzustand wird eine differenzierte Atemtherapie notwendig werden. In Abhängigkeit von gleichzeitig vorhandenen Triggerfaktoren wird man eine prophylaktische Frühbeatmung einsetzen. Diese dient der Prophylaxe eines ARDS, wir sprechen von Frühbeatmung, weil sie zu einem Zeitpunkt eingesetzt wird, bei dem noch keine respiratorische Insuffizienz vorhanden ist.

Ist eine respiratorische Insuffizienz vorhanden, so können wir dann nur noch von einer prophylaktischen Beatmung sprechen. In der Vielzahl der Methoden für eine differenzierte Atemtherapie steht die CPAP-Atmung im Vordergrund. Eine differenzierte Beatmung wird nach einem sogenannten „step to step approach" durchgeführt.

Literatur

1. Baum M, Benzer H, Mutz N, Pauser G, Tonczar L (1980) Inversed Ratio Ventilation (IRV). Anaesthesist 29:592
2. Benzer H, Baum M, Coraim F, Haider W, Pauser G, Mutz N (1982) Therapie der posttraumatischen respiratorischen Insuffizienz. In: Der polytraumatisierte Patient. INA, Thieme, Stuttgart, S 79
3. Benzer H, Baum M, Duma St, Mutz N, Scherzer W (1982) Konventionelle Beatmungstherapie versus neue therapeutische Konzepte. In: Das Thoraxtrauma. Bibliomed, Melsungen
4. Benzer H, Coraim F, Mutz N, Geyer A, Pauser G (1979) Probleme der „repiratorischen" Beatmung bei der Schocklunge. In: Akutes progressives Lungenversagen. INA, Thieme, Stuttgart, S 263
5. Duma St, Baum M, Benzer H, Mutz N, Pauser G (im Druck) Inversed Ratio Ventilation nach kardiochirurgischen Eingriffen. Anaesthesist
6. Gattinoni L, Pesenti A, Rossi GP, Vesconi S, Fox U, Kolobow T, Agostini A, Peizzola A, Langer M, Uziel L, Longoni F, Damia G (1980) Treatment of acute Respiratory Failure with low-frequency positive pressure ventilation and extracorporeal removal of CO_2. Lancet, August 9, p 292
7. Schlag G, Redl H, Voigt W-H, Krösl P, Lohninger A (1982) Pathophysiologie der Schocklunge. In: Der polytraumatisierte Patient. INA, Thieme, Stuttgart, S 65
8. Wagner J, Baum M, Benzer H, Geyer A, Jonas L, Koller W, Mutz N (im Druck) Hochfrequente Beatmung – High Frequency Pulsation – zur tracheobronchealen Absaugung ohne Unterbrechung der Beatmung. Anaesthesist

Die Indikation zur Beatmung nach Polytrauma

H. Foitzik[1], H. Rudolph[2], L. Sause[1] und H. Dölle[2]

[1] Institut für Anästhesie und operative Intensivmedizin, Diakoniekrankenhaus, Akademisches Lehrkrankenhaus der Universität Göttingen, Elise-Averdieck-Straße 17, D-2130 Rotenburg/Wümme
[2] Abteilung für Unfallchirurgie, Gefäß- und plastische Wiederherstellungchirurgie, Diakoniekrankenhaus, Akademisches Lehrkrankenhaus der Universität Göttingen, Elise-Averdieck-Straße 17, D-2130 Rotenburg/Wümme

In der Behandlung des ARDS beim polytraumatisierten Patienten spielt die Frühbeatmung oder besser „prophylaktische Beatmung" eine herausragende Rolle. Beatmungstherapie als differenzierte und komplexe Behandlungsform ist mit einer hohen eigenen Komplikationsrate belastet. Die Indikationen zur Beatmung erfordern daher bereits höchste Anforderungen und kritische Reflexion an den Therapeuten. Welche objektiven Kriterien stehen dem Kliniker zur Verfügung?

Grundsätzlich ist zu sagen, daß die Indikation zur Intubation und kontrollierten Beatmung, wie sie z.B. von Pontoppidon und Mitarb. erarbeitet worden sind, auch beim polytraumatisierten Patienten gültig sind.

Danach sind eine Atemfrequenz über 35/min, eine Vitalkapazität unter 15 ml/kg Körpergewicht, eine inspiratorische Kraft unter 25 cm Wassersäule, ein arterieller Sauerstoffpartialdruck unter 70 Torr bei Sauerstoffatmung, ein pCO_2 über 55 Torr und eine alveoloarterielle Sauerstoffdruckdifferenz über 450 mm Hg Indikation zur Intubation und Beatmung.

Die laborchemischen und respiratorischen Parameter sind für die Indikation zwar von eminenter Aussagekraft, dürfen jedoch nur im Zusammenhang mit dem klinischen Bild beurteilt und gewertet werden. So ist die Hypoxämie im traumatischen Schock in den meisten Fällen nicht Schockfolge, sondern bereits Symptom einer ablaufenden respiratorischen Störung. Dies entspricht der allgemeinen klinischen Erfahrung, daß Schockbehandlung allein nicht geeignet ist, die bestehende arterielle Hypoxie zu beheben. Auf diese Zusammenhänge haben besonders Wolf und Mitarb. hingewiesen.

Weitere leicht zu erfassende und sicher zu deutende atemphysiologische Parameter sind Atemfrequenz, Beurteilung von Dyspnoe und Cyanose. Ihre Ermittlung ist zeitsparender als die Bestimmung von Vitalkapazität und funktioneller Residualkapazität.

Das Röntgenbild kann insbesondere anfangs normal sein, diskrete diffuse Transparenzminderungen werden leicht als kardiale Lungenstauung fehlgedeutet. Feinstreifige bis grobfleckige weiche Infiltrate und ein Luftbronchogramm treten erst in späteren Stadien des ARDS auf.

Zur Indikationsstellung zur Beatmung wird heute vielfach auch die Erfassung hämodynamischer Parameter gefordert. Dies ist sicher richtig. Die pulmonale Hypertonie ist ein regelmäßiger pathologischer Befund beim ARDS des polytraumatisierten Patienten. Die Bestimmung von Herzzeitvolumen und venoarteriellem Shunt sind hier von eminenter und prognostischer Bedeutung. Nicht immer allerdings wird es in der Notsituation und

Hefte zur Unfallheilkunde, Heft 156
Zusammengestellt von G. Schlag

sofort möglich sein, einen Swan-Ganz-Katheter zu plazieren und hämodynamische Messungen vorzunehmen.

Letztlich können auch Analysen des Gerinnungspotentials die Indikationsstellung zur Beatmung erleichtern. Die Verbrauchscoagulopathie, wie sie beim Polytraumatisierten so häufig auch in der Lungenstrombahn morphologisch als Mikroembolie-Syndrom erkennbar ist, läßt sich häufig durch Gerinnungsanalyse frühzeitig nachweisen. Sie hat jedoch für die Indikationsstellung zur Beatmung weniger praktische Relevanz. Ihre kausale Bedeutung ist weiter umstritten.

Sind die Indikationen für die Beatmung bei ausgeprägtem Atemnotsyndrom, also aufgrund klinischer, respiratorischer und hämodynamischer Größen weitgehend gesichert, so muß für das nicht so deutlich ausgeprägte Syndrom bei Mehrfachverletzten erwogen werden, ob das Postulat der alleinigen und primären Beatmungstherapie mit PEEP, hohen Atemhubvolumina und niedriger Atemfrequenz hier wirklich gelten darf bzw. ob nicht vielmehr die Beatmung Schaden anrichtet. Wie die Resultate der primären Langzeitbeatmung auch beim Thoraxtrauma zeigen, ist z.B. eine innere Schienung zur Stabilisierung der Thoraxwand, wie sie heute noch für 2–3 Wochen gefordert wird, sicher nicht günstig. Barotrauma, Störung der Surfactant-Funktion und Infektion machen den primär gewonnenen respiratorischen Vorteil zunichte.

Diese Erfahrungen haben erfreulicherweise zu einem Umdenken im therapeutischen Konzept geführt. Gefördert wurde diese Entwicklung durch verbesserte Methoden der Atemtherapie einerseits und durch alternative Beatmungstechniken andererseits, wie die sogenannte „respiratorische Beatmung“. Ihr Konzept ist Erholung und Ruhigstellung der Lunge.

Dies wird erreicht durch Anwendung eines hohen PEEP, ein niedriges Hubvolumen, eine Atemfrequenz über 20/min und ein umgekehrtes – inverses – Atemzeitverhältnis.

Auch die konservativen Verfahren der Atemtherapie haben eine neue Bedeutung erlangt. Für die sogenannte forcierte Atemtherapie stehen heute eine ganze Reihe differenzierter Methoden zur Verfügung. Atemschulung, Totraumatmung, intermittierende Überdruckbeatmung als Beatmungsinhalation mit vorgeschaltetem exspiratorischen Widerstand und die Kombination von intermittierendem Überdruck mit Totraumvergrößerung sind einige Beispiele hierfür.

Für das Thoraxtrauma speziell kommt als wesentlicher therapeutischer Fortschritt der letzten Jahre die gleichzeitige intensive Schmerzbehandlung durch Periduralanalgesie mit langwirkenden Lokalanästhetica oder Opioiden hinzu.

Den wichtigsten Fortschritt in der konservativen forcierten Atemtherapie hat in den letzten Jahren die konservative Anwendung von endexspiratorischem Druck unter Spontanatmung (CPAP) gebracht.

Hierbei ist CPAP, z.B. über Maske verabreicht, schonender für den Patienten als Beatmung und wird in der Regel gut toleriert. Es bewirkt einen Wechsel im Atmungsmuster, z.B. eine deutliche Frequenzabnahme bei Zunahme des Atemzugvolumens. Eine Senkung der Atemarbeit und eine merkbare Verbesserung des Gasaustausches sind die Folgen.

Die Resultate der konsequent durchgeführten konservativen forcierten Atemtherapie sind insbesondere beim Thoraxtrauma bestechend.

Führen diese Maßnahmen jedoch in kurzer Zeit nicht zum Ziel, muß ohne zeitlichen Verzug die Indikation zur verzögerten, sekundären Beatmung gestellt werden. Gerade dies erweist sich in der Klinik jedoch als sehr schwierig. Welche Parameter stehen uns hierbei als Hilfe zur Verfügung?

Für das Thoraxtrauma speziell haben Kirk u. Ali (1978) und Benzer u. Mitarb. (1981) differentialtherapeutische Richtlinien zur Beatmungsindikation bzw. zur Atemtherapie erarbeitet. Zugrunde liegt eine Einteilung der Atemstörungen beim Thoraxtrauma in 4 Schweregrade vor. Diese gelten, von den atemmechanischen Besonderheiten der Thoraxverletzung abgesehen, prinzipiell auch für das Polytrauma.

Dies geht auch aus den folgenden Diapositiven hervor, die im wesentlichen zeigen sollen, wo die Grenzen einer konservativen Therapie liegen und wo unbedingt beatmet werden muß. Es wird hierbei bewußt akzentuiert auf die klinische Symptomatik eingegangen. Es ist selbstverständlich, daß respiratorische und hämodynamische Meßgrößen in die Überlegungen zur Beatmungsindikation eingehen müssen.

Besteht bei Thoraxtrauma keine paradoxe Atmung, ist das Lungen-Röntgen unauffällig, der Patient kooperativ, so ist eine Beatmung in der Regel nicht notwendig. Hier ist eine Domäne der konservativen forcierten Atemtherapie.

Ebenfalls einer forcierten Atemtherapie zugängig sind Thoraxverletzte, die eine „mäßige" paradoxe Atmung mit oder ohne Pneumo- oder Hämatothorax aufweisen, bei denen Atelektase oder Infiltrate vorliegen können, die zusätzlich chirurgisch versorgte oder unversorgte Frakturen der langen Röhrenknochen haben. Ist der Patient nicht ausreichend kooperativ, ist bereits aufgrund des klinischen Eindrucks die kontrollierte Beatmung in Erwägung zu ziehen.

In der 3. Gruppe ergibt sich allein aus klinischer Sicht eine klare Beatmungsindikation, wenn eine einseitige paradoxe Atmung mit Pneumo- oder Hämatothorax, röntgenologischen Zeichen der Infiltration, Atelektasen oder Lungenkontusionsherde erkennbar sind und wenn im übrigen zusätzlich eine Mehrfachverletzung vorliegt. Entsprechend sind auch die atemmechanischen, respiratorischen und hämodynamischen Parameter wesentlich ungünstiger als in den beiden Vorgruppen zu bewerten.

In der 4. Gruppe schließlich liegt das ausgeprägte Atemnotsyndrom mit Polytrauma vor, im Falle der Thoraxverletzung auch doppelseitige paradoxe Atmung. Hier gelten ohnehin die oben genannten Kriterien zur obligaten Primärbeatmung.

Abschließend möchten wir über unsere Erfahrungen mit der Beatmungstherapie bei polytraumatisierten Patienten berichten und unsere Resultate zur Diskussion stellen. Aus dem Zeitraum von Mitte 1975 bis Mitte 1982 haben wir insgesamt 338 polytraumatisierte Patienten auf der Intensivbehandlungsstation einer Analyse unterzogen.

Die Zuordnung dieser Patienten in die Gruppe Polytrauma erfolgte nach den bereits von Herrn Kollegen Rudolph genannten Kriterien. Danach sind mehrfache, auch schwere Extremitätenverletzungen ohne anderweitige Verletzungsfolgen nicht berücksichtigt, ebenso wenig z.B. Radius-, Hand-, Patella- und ähnliche Frakturen im Rahmen von Verletzungskombinationen. Weiterhin sind ausgeschlossen Schädelhirnverletzungen I. Grades und einzelne Rippenfrakturen.

Es ergeben sich folgende Verhältnisse: 81 von 338 Patienten wurden kontrolliert beatmet, das entspricht 24%. 29 hiervor waren definitionsgemäß nicht Langzeitbeatmungs-Fälle, da es sich meist um ausleitende Narkose nach Beatmung unter 24 h Dauer handelte. Die restlichen 52 – das sind 15,4% aller Patienten – wurden durchschnittlich über 7,2 Tage beatmet.

Die längste Behandlungsdauer betrug 25 Tage, die Verweildauer auf der Intensivstation durchschnittlich bei 7 Tagen.

Analysiert man die 52 Langzeitbeatmungs-Patienten, so ergibt sich folgendes Bild: Primär, d.h. sofort beatmet wurden 32 Patienten, hiervor sind 11 verstorben. 21 Patienten, entsprechend 40%, dieser Gruppe konnten auf eine periphere Bettenstation zur Weiterbehandlung verlegt werden.

In der 2. Kolumne sind 20 Patienten aufgeführt, die erst nach einem Beobachtungszeitraum, der sich von 6 h bis zu 4 Tagen nach der Aufnahme erstreckt, intubiert und beatmet worden. Hierunter sind auch Patienten, die nach operativer Primärversorgung zunächst erfolgreich extubiert worden waren. Von diesen 20 mit verzögert gestellter Beatmungsindikation sind ebenfalls 11 Patienten verstorben, was einer Letalität von etwa 21% entspricht und nur 9, entsprechend 17,3%, konnten auf eine periphere Bettenstation verlegt werden.

Betrachtet man unabhängig von der Trennung in primär- und sekundär beatmete Polytraumatisierte die Letalität allein, so sind von den insgesamt 52 Langzeitbeatmeten 22 verstorben, das entspricht 42%, während mehr als die Hälfte, nämlich fast 58% auf eine Normalstation verlegt werden konnten.

Sind also von insgesamt 338 Patienten 10,9%, also 37, verstorben, so beträgt die Letalität der beatmeten unter ihnen mit 42,3% fast das Vierfache. Bis auf einen einzigen Patienten waren alle 37 nach einem Polytrauma Verstorbenen beatmet gewesen. Allerdings sind hier auch die Verletzten mit Beatmung unter 24 h Dauer enthalten. Als Todesursachen waren mit abfallender Häufigkeit das schwere Schädelhirntrauma, irreversible respiratorische Insuffizienz mit Pneumonie, Verblutung, Gerinnungsstörungen mit Verbrauchscoagulopathie, Niereninsuffizienz und Organversagen mit histologisch verifizierten Schockorganen beteiligt. Einen Patienten haben wir bei zunächst unter Beatmung nicht erkannter Schädelbasisfraktur an einer bakteriellen Meningoencephalitis verloren.

Unter Berücksichtigung der auch schon im Referat von Herrn Kollegen Rudolph genannten Ausschlußkriterien für das Polytrauma können wir aufgrund dieser Resultate und unserer eigenen klinischen Erfahrungen folgende Schlußfolgerungen ziehen:

1. Bei vielen Patienten mit Mehrfachverletzungen kann bei konsequenter Anwendung einer konservativen forcierten Atemtherapie Langzeitbeatmung vermieden werden. Das in unserem Krankenhaus im wesentlichen seit 1975 unveränderte therapeutische Vorgehen bei Polytraumatisierten und Thoraxverletzten mit Ausnutzung aller Reserven der konservativen forcierten Atemtherapie mit stündlicher Beatmungsinhalation, CPAP-Atmung, über Maske, Totraumatmung, konsequente atemkrankengymnastische Behandlung rund um die Uhr, hat sich damit auch nach unserer Erfahrung bewährt. Nicht indiziert für eine konservative Atemtherapie sind selbstverständlich Kombinationstraumen mit Schädelhirnbeteiligung, der schwere traumatische Schock und schwerste Mehrfachtraumen. Hier ist und bleibt die sofortige Respirator-Therapie das Mittel der Wahl.
   Wir möchten jedoch davor warnen, unter Zuwarten bei Beobachtung von ARDS-gefährdeten Patienten einfach nur abwarten verstehen zu wollen.
2. Essentielle Voraussetzung für den Erfolg einer so verstandenen forcierten Atemtherapie sind lückenlose Schockbehandlung möglichst bereits am Unfallort, frühestmögliche operative Primärversorgung, Kooperation des Patienten, apparative und vor allem personelle Ausstattung.

Ein Hochfrequenz-Jet System zur posttraumatischen Pulmonalprotektion

K. Czech

Unfallkrankenhaus Lorenz Böhler, Donaueschingenstraße 13, A-1200 Wien

Die Anwendung externer mechanischer Energie in Form von Vibration oder Klopfmassage ist ein bekannter Bestandteil der Physikotherapie bei pulmonalen Problemen. Grundlage ihrer Wirkung ist mit hoher Wahrscheinlichkeit die Thixotropie des Bronchialsekrets. Man versteht darunter, daß primär hochviscöse Flüssigkeiten unter mechanischer Agitation wie Rühren oder Schütteln verflüssigen (Ketchup-Effekt). Da eine außen am Thorax angreifende Kraft nur über Vermittlung von Thoraxwand und Lungenparenchym, also mit starker Dämpfung auf die Atemwege wirken kann, bleibt ihr Effekt relativ gering. Wesentlich besser wäre es, wenn es gelänge, unter Umgehung dämpfender Gewebsschichten direkt über den Respirationstrakt mechanische Energie zu übertragen, vorausgesetzt, daß dadurch die Spontanatmung nicht behindert wird. Es wäre dadurch nicht nur eine gesteigerte Wirkung zu erwarten, sondern auch eine Einsatzmöglichkeit in Fällen, wo Thoraxwandverletzungen konventionelles Vibrieren oder Klopfen unmöglich machen.

Genau diese Bedingungen, nämlich Übertragung mechanischer Energie in Form von hochfrequenten Gasstößen ohne Behinderung der Spontanatmung, finden sich bei den verschiedenen Arten der Hochfrequenzbeatmung (Hochfrequenz-Jet-, Hochfrequenz-Druck, forcierte Diffusions-, Hochfrequenz-Oscillations- und Vibrationsbeatmung). Tatsächlich berichten einige maßgebende Autoren über gesteigerte Sekretmobilisation und gegenüber konventioneller Beatmung verbesserte Oxygenation. Unsere Fragestellung war, ob es möglich ist, diese Effekte von der eigentlichen Beatmungsindikation zu trennen und auch beim nichtintubierten spontanatmenden Patienten auszulösen.

Von der Patientenseite her ist der Mundstück- oder Maskenjet problemlos. Das Verfahren wird am Anfang zwar als ungewöhnlich, keineswegs aber als unangenehm empfunden, in der Mehrzahl der Fälle sogar als subjektiv erleichternd.

Fallbeispiel 1: 33jähriger Mann, Fenstersturz, Serienrippenfraktur, Hämathothorax. Zehn Tage nach dem Unfall entwickelte der Patient eine Totalatelektase, die auch durch fiberbronchoskopische Absaugung und manuelles Blähen nicht zu beheben war (Bild 1). Nach nur 5 h intermittierendem oralen Jet findet sich eine deutliche Aufhellung der Atelektase, Volumszunahme der rechten Thoraxhälfte und Rückbildung der Mediastinalverschiebung (Bild 2).

Fallbeispiel 2: 68jähriger Mann, Verkehrsunfall, Serienrippenfraktur. Bei seit langem bestehender chronischer Bronchitis entwickelt sich nach 5 Tagen eine Totalatelektase der linken Lungenhälfte. Nach bronchoskopischem Absaugen sowohl mit fiberoptischem als auch starrem Gerät findet sich zwar eine deutliche Aufhellung, es liegen aber immer noch ausgedehnte atelektatische Bezirke vor. Unter oraler Jet-Therapie nach 3 und 13 h angefertigte Röntgenaufnahmen zeigen eine rasche Rückbildung und nahezu Normalisierung der Verhältnisse.

Außer zur Therapie und seit längerer Zeit auch routinemäßigen Prophylaxe pulmonaler Sekretansammlungen wird das Verfahren von uns zur Verbesserung der Oxygenation eingesetzt.

Hefte zur Unfallheilkunde, Heft 156
Zusammengestellt von G. Schlag

Fallbeispiel 3: 19jähriger Mann, 15 Tage nach Motorradunfall von einer ausländischen Intensivbehandlungsstation an unsere Abteilung transferiert. Es lag eine Anurie mit einem BUN von 216 mg/100 ml vor, sowie ein schweres ARDS. Bei CPPV-Beatmung mit PEEP 18 mbar und FiO_2 = 1,0 (also reinem Sauerstoff) bot die Blutgasanalyse folgende Werte, entsprechend einer $AaDO_2$ von 608.

pH	7,24
pCO_2	46,1
pO_2	52,7
HCO_3	19,0
TCO_2	20,3
BE	- 7,6
SAT	78,7
SBC	17,8

Es wurde daraufhin die CPPV-Beatmung mit kontinuierlichen Jet überlagert. 8 h später fanden sich bei FiO_2 = 0,5 (also nur mehr 50% inspiratorischem Sauerstoff) folgende Werte, entsprechend einer $AaDO_2$ von 218.

pH	7,34
pCO_2	40,3
pO_2	95,1
HCO_3	21,3
TCO_2	22,5
BE	- 3,8
SAT	95,9
SBC	21,1

Der Verlauf war atmungstechnisch problemlos. Als Ursache des Nierenversagens konnte eine massive Fehltransfusion nachgewiesen werden.

Fallbeispiel 4: zeigt einen 44jährigen Mann, der 6 Tage nach Versorgung einer Pfählungsverletzung mit Perforation von Harnblase, Dünn- und Dickdarm wegen Peritonitis relaparatomiert werden mußte. 24 h nach Respiratorentwöhnung sanken bei Sauerstoffinsufflation die arteriellen pO_2-Werte ab und unterschritten die Toleranzgrenze von 60 torr. Durch orale Jet-Therapie in zunächst 2stündigen, dann 4stündingen Abständen konnten die Blutgaswerte deutlich gebessert und dadurch neuerliche Intubation und Beatmung vermieden werden.

Fallbeispiel 5: 21jährige Frau, erlitt bei Sturz aus dem 3. Stock Nieren-, Leber- und Milzruptur, Rippenfrakturen mit Hämatothorax rechts und Spannungspneumothorax links, Wirbelfraktur sowie einige Extremitätenfrakturen. Die Beatmung war zwar problemlos, die Patientin war aber wegen ihrer psychiatrischen Grunderkrankung extrem agitiert und hätte nur unter massiver Sedierung und teilweise sogar Relaxierung weiter am Respirator gehalten werden können.

Dieses Vorgehen erschien uns angesichts von 3 rupturierten Abdominalorganen wegen der mangelnden klinischen Beurteilbarkeit als zu riskant. Wir entschlossen uns daher nach 16 h Beatmung zu rascher Entwöhnung der Extubation. Es wurde orale Jet-Therapie in 1- bis 2stündigen Intervallen angeordnet. Immer dann, wenn auf Grund von Personalengpässen für einige Stunden keine Jet-Behandlung durchgeführt werden konnte, sanken die arteriellen Sauerstoffwerte bedrohlich ab (tiefster Wert pO_2 34 torr) um regelmäßig kurz nach Neubeginn der Jet-Therapie auf gut tolerable Werte zu steigen. Es war keine neuerliche Beatmung erforderlich.

Es ist uns bewußt, daß das Prinzip der frühzeitigen Beatmung zur Prophylaxe des posttraumatischen Lungenversagens nicht (oder noch nicht) allgemein anerkannt ist. Wesentliche Vorbehalte dürften vor allem darin begründet sein, daß es praktisch kaum durchführbar ist, wirklich alle Patienten zu beatmen, bei denen wegen des Ausmaßes der Verletzungen ein posttraumatisches ARDS möglich ist. Wir glauben, mit der intermittierenden oralen Jet-Therapie einen Ausweg aus diesem theoretisch-praktischen Zwiespalt gefunden zu haben. Durch die eigenen therapeutischen Erfolge ermutigt haben wir die Indikation zur Beatmung zunehmend enger gestellt. Zwar können wir mit keinen statistisch verwertbaren Doppeluntersuchungen dienen, es mag aber als vorläufiger Hinweis gelten, daß unter diesem Regime an der Intensivbehandlungsstation des Unfallkrankenhauses Lorenz Böhler innerhalb eines Jahres kein Fall von posttraumatischem Lungenversagen aufgetreten ist.

Beatmungsdauer nach Polytrauma

B.J. Hilka und J.A. Sturm

Unfallchirurgische Klinik der Medizinischen Hochschule (Direktor: Prof. Dr. H. Tscherne), Karl-Wiechert-Allee 9, D-3000 Hannover 61

Einleitung

Mechanische Beatmung unter Verwendung von positiv endexspiratorischem Druck (PEEP) trägt bei polytraumatisierten Patienten zur Verhinderung eines adult respiratory syndroms (ARDS) bei. Indikation und Dauer der Beatmungstherapie werden von empirischen Gesichtspunkten bestimmt. In der Entwöhnungsphase, dem sog. „Weaning", muß das richtige Beatmungsverfahren gewählt werden, um eine Verschlechterung der Lungenfunktion zu verhindern und die Intubationszeit möglichst kurz zu halten. Einer der diskutierten Punkte ist dabei die Anwendung von kontinuierlich-positivem Atemwegsdruck (CPAP) während der Weaning-Zeit bis zur Extubation, oder wie häufig geübt, die Einschaltung eines Zwischenschrittes ohne positiven Atemwegsdruck (zero-endexpiratory pressure = ZEEP).

Feely (1975) und Quan (1981) beschrieben z.B. sowohl einen günstigeren Verlauf der Weaning-Phase als auch der Zeit nach Extubation bei alleiniger Anwendung von CPAP.

In Zusammenhang mit der Beatmung polytraumatisierter Patienten haben wir folgende Fragen untersucht:

1. Wie beeinflußt der Intubationszeitpunkt Beatmungsdauer und Prognose?
2. Wie lange wird bei bestimmten Verletzungsmustern beatmet?
3. Welches Procedere sollte für die Entwöhnungsphase von der Beatmung gewählt werden? (CPAP oder ZEEP)

Hefte zur Unfallheilkunde, Heft 156
Zusammengestellt von G. Schlag

Material und Methodik

1. Bei 319 Patienten, die direkt vom Unfallort in die Unfallchirurgische Klinik der Medizinischen Hochschule Hannover eingeliefert wurden, haben wir Intubationszeitpunkt und Beatmungsdauer bei Überlebenden und Verstorbenen untersucht. Seit 1979 wurde keine vezögerte Intubation, d.h. Intubation später als 24 h nach dem Unfall, mehr durchgeführt. Um die eventuellen Einflüsse dieser Änderung zu erfassen, haben wir eine Einteilung der Polytraumatisierten in 2 Zeiträume von 1973 bis 1979 und von 1979 bis 1982 vorgenommen.
2. Ebenso wurde geprüft, ob typische Beatmungsdaten bei bestimmten Verletzungsmustern gefunden werden können. Es wurden dabei folgende Patientengruppen (n = 201) gebildet:
A) Patienten mit Schädelhirntrauma II. und III. Grades;
B) schweres Thoraxtrauma;
C) Abdominale Verletzungen mit Laparotomie und
D) multiple schwere Frakturen.
Dabei wurde darauf geachtet, daß das jeweilige Verletzungsmuster im Vordergrund stand und nicht durch zusätzliche schwere Verletzungen überlagert wurde.
3. Wir untersuchten 2 Gruppen polytraumatisierter Patienten, die mindestens 2 Tage beatmet waren. Eine Gruppe (n = 21) wurde nach mechanischer positiver Druckbeatmung ausschließlich unter Benutzung von CPAP entwöhnt und direkt extubiert. Die Patienten der zweiten Gruppe (n = 17) wurden während der Entwöhnungsphase von der maschinellen Beatmung anfangs mit CPAP, dann unter Einschaltung von ZEEP als Zwischenschritt von der Beatmung abtrainiert. Dies geschah wie üblich mit dem sogenannten „T-Stück" oder „Querrohr". Bei der Betrachtung dieser beiden Gruppen wurden die pulmonalen Parameter in der Entwöhnungsphase und nach der Extubation verglichen. Die Homogenität aller Kollektive wurde mit der Hilfe von Varianzanalysen festgestellt.

Ergebnisse

1. 14,6% der Patienten (n = 47) kamen bereits intubiert vom Unfallort in die Medizinische Hochschule Hannover. In beiden Gruppen wurden 241 Patienten sofort intubiert, d.h. innerhalb von 24 h nach dem Unfall. Es verstarben im gesamten Zeitraum 35,4%. Dieser Prozentsatz splittet sich folgendermaßen auf: Von 1973 bis 1979 verstarben 39,2% der Sofortintubierten, von 1979 bis 1982 verstarben 29,1% (Tabelle 1). Von den Spät- und Reintubierten verstarben bis 1979 60%. Im Zeitraum ab 1979 wurden keine Patienten verzögert intubiert, die in der Tabelle 1 aufgeführten 6 Patienten wurden nach früher Extubation reintubiert. Davon verstarb ein Patient.

Die mittlere Beatmungsdauer sowie die Dauer der Weaning-Phase ist in Tabelle 2 dargestellt. Vor 1979 wurde durchschnittlich 6,4 Tage beatmet, seit 1979 war eine maschinelle Beatmung für 4,4 Tage erforderlich. Für sofort intubierte Patienten betrug die entsprechende Beatmungsdauer bis 1979 5,0 Tage und seit 1979 3,8 Tage. Spät- und Reintubierte mußten im Gegensatz dazu 8,0 bzw. gleichbleibend 8,6 Tage bis zum Beginn der Weaning-Phase beatmet werden. Bei den Verstorbenen ist eine umgekehrte Entwicklung zu beobachten: Vor 1979 betrug die Beatmungsdauer 6,7 Tage, nach 1979 9,8 Tage, dies entspricht einer Verlängerung der Überlebenszeit um 32%.

Tabelle 1. Primär polytraumatisierte Patienten der Unfallchirurgischen Klinik der Medizinischen Hochschule Hannover. Letalität vor und nach 1979 in Abhängigkeit vom Intubattionszeitpunkt (n = 319)

	1973 bis 1979	1979 bis 1982	Gesamt
Sofortintubierte Patienten	178	110	288
Überlebende	108 (68,8%)	78 (70,9%)	$\bar{x}$ = 64,6%
Verstorbene	70 (39,2%)	32 (29,1%)	$\bar{x}$ = 35,4%
Spät- bzw. Reintubierte Patienten	25	6	31
Überlebende	10	5	$\bar{x}$ = 48,3%
Verstorbene	15	1	$\bar{x}$ = 51,7%

Tabelle 2. Beatmungsdauer bei polytraumatisierten Primärpatienten. Überlebende und verstorbene Patienten (n = 319)

	1973 bis 1979	1979 bis 1982
Sofortintubierte Patienten n = 288	178	110
Überlebende	5,0 T. (n = 108)	3,8 T. (n = 78)
Verstorbene	6,7 T. (n = 70)	9,8 T. (n = 32)
Spät- und Reintubierte Patienten (n = 31)	25	6
Überlebende	8,0 T. (n = 10)	8,6 T. (n = 5)
Verstorbene	7,5 T. (n = 15)	40 T. (n = 1)

2. Die nach unterschiedlichen Verletzungsmustern eingeteilten Patientengruppen zeigten deutlich unterschiedliche Anteile von Beatmungs- und Weaning-Zeit an der Gesamtintubationsdauer. Die besonders lange Weaning-Zeit bei Schädelhirnverletzten beruht auf der anhaltenden Bewußtlosigkeit der Patienten. Wie erwartet, erforderte das Thoraxtrauma die längste Beatmungszeit. Nach abdominalen Verletzungen mußte fast ebensolange beatmet werden. Überraschend kurz waren die Zeiträume bei multiplen Frakturen, obgleich mindestens 3 schwere Frakturen vorlagen. Bei allen Gruppen beansprucht die Weaning-Phase 60% der Intubationszeit (Abb. 1 u. 2).

3. Der Vergleich zweier Patientengruppen mit unterschiedlichem Vorgehen in der Entwöhnungsphase zeigt folgende Ergebnisse (Abb. 3): Die Gruppe, die ausschließlich unter CPAP-Atmung entwöhnt wurde (PW-Gruppe), zeigte einen signifikant besseren arteriellen PO_2 im Vergleich mit ZEEP-Atmung in der Weaning-Zeit (QR-Gruppe).

Außerdem war die Atemfrequenz der Patienten ohne positiven Atemwegsdruck mit über 25/min deutlich höher als bei Patienten mit CPAP-Atmung (Abb. 4). Der FiO_2 war bei beiden Gruppen 0.36. Nach Extubation fanden wir keine signifikanten Unterschiede der Atemfrequenz und der Oxygenierung.

Wenn der Zwischenschritt ZEEP-Atmung nach CPAP und vor Extubation benutzt wurde, war die Weaning-Phase um 30% verlängert.

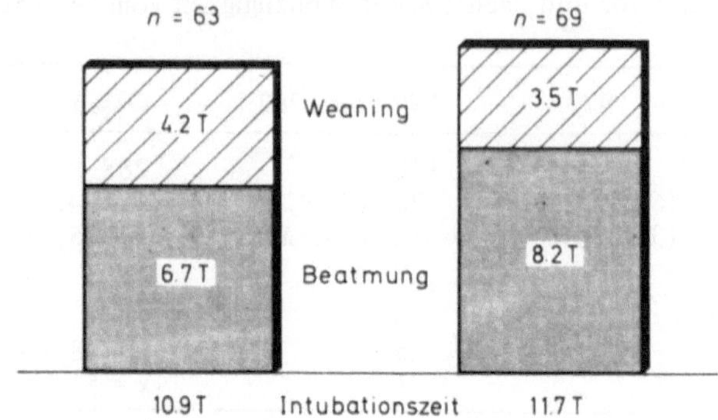

Abb. 1. Dauer von Beatmung und Weaning-Phase bei A) Schädelhirnverletzung, B) Thoraxtrauma (keine lebensgefährliche Begleitverletzungen), n = 201

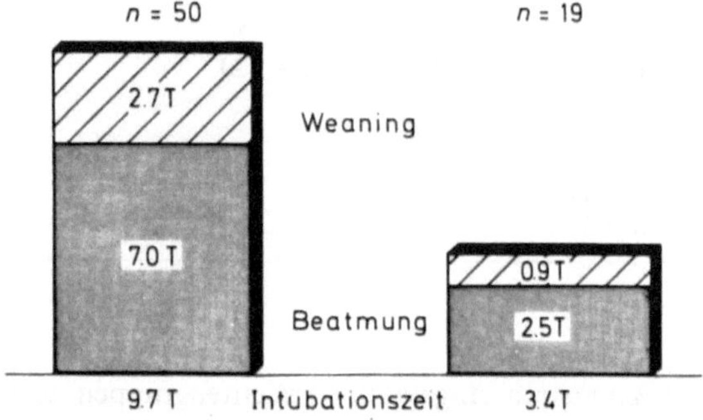

Abb. 2. Dauer von Beatmung und Weaning-Phase bei C) abdominellen Verletzungen, D) multiplen Frakturen (keine lebensgefährliche Begleitverletzungen), n = 201

Diskussion und Zusammenfassung

1. Da in diese restrospektive Studie u.a. auch eine Änderung der Volumentherapie mit eingeht, kann eine geringere Letalität nicht zum Beweis für die Richtigkeit eines Beatmungsregimes herangezogen werden. Andererseits spricht die hohe Letalität in der verzögert intubiert und beatmeten Gruppe doch dafür, daß sofortige Beatmung bei der Prophylaxe eines ARDS von Bedeutung ist. Die sofortige Intubation, die wir bei Schwerverletzten nach 1979 betreiben, kann daher zur Senkung der Letalität in dieser Gruppe beigetragen haben.

Bei der Indikation zur Beatmung eines Polytraumatisierten sollte daher auf keinen Fall gezögert werden, bis Zeichen eines beginnenden ARDS wie steigende Atemfrequenz oder

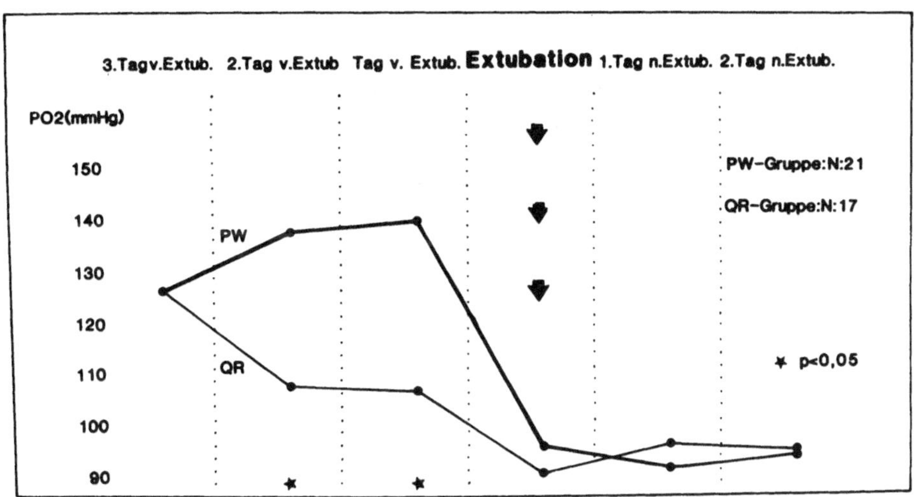

Abb. 3. Arterieller PO_2 in der Extubationsphase bei Vergleich von zwei Patientengruppen: 1) QR-Gruppe: Weaning mit ZEEP; 2) PW-Gruppe: Weaning mit CPAP (mittl. PEEP 6 cm H_2O)

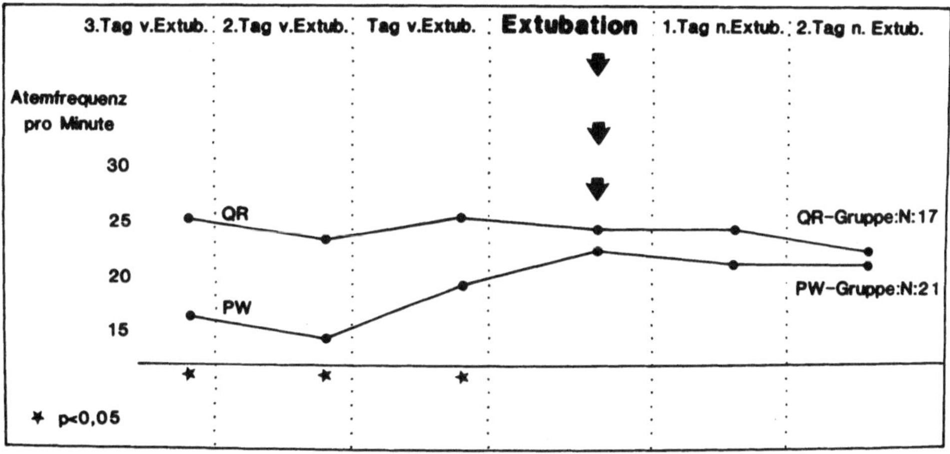

Abb. 4. Atemfrequenz pro Minute in der Extubationsphase bei Vergleich von zwei Patientengruppen: 1) QR-Gruppe: Weaning mit ZEEP; 2) PW-Gruppe: Weaning mit CPAP (mittl. PEEP 6 cm H_2O)

niedriges PCO_2 in der Anfangsphase auftreten. Die schwerverletzten Patienten sind abhängig vom Verletzungsmuster, sofort zu intubieren und zu beatmen.

2. Die Analyse der Beatmungs- und Weaning-Zeiten bei bestimmten Patientengruppen zeigt eine relativ lange Beatmungszeit nach abdominalen Verletzungen. Diese Zeit steht der Beatmungsdauer bei thoraxverletzten Patienten kaum nach. Dieser überraschende Befund

könnte durch die Behinderung der Bauchatmung in der Weaning-Phase bedingt sein. Die uns retrospektiv zur Verfügung stehenden Daten erlauben keine weitere Interpretation. Bei den schädelhirntraumatisierten Patienten ist die lange Beatmungs- und Entwöhnungszeit auf eine längere Bewußtlosigkeit mit Minderung wichtiger Schutzreflexe (Hustenreiz) zurückzuführen. Die lange Beatmungszeit der Patienten mit Thoraxtraumen deckt sich mit Untersuchungsergebnissen unserer Arbeitsgruppe, wonach diese Schwerverletzten einen primär höheren Flüssigkeitsgehalt der Lunge aufweisen (Sturm 1982).

3. Die deutlich unterschiedlichen Werte für arteriellen O_2-Partialdruck und Atemfrequenz bei Spontanatmung mit CPAP oder ZEEP entsprechen Ergebnissen von Spilker (1979). Die von ihm tierexperimentell gefundene Erniedrigung der funktionellen Residualkapazität unter ZEEP-Beatmung könnte die Ursache für diesen Befund auch bei Patienten sein. Entsprechende klinische Messungen liegen von Quan [4] und Craig [1] vor. Ein wichtiger Vorteil der CPAP-Atmung ist damit eine deutliche Reduktion der Atemarbeit bei gleichzeitig besserer Sauerstoffversorgung. Eine Verschlechterung der Lungenfunktion mit höherer Atemfrequenz und geringerem Oxygenierungsgrad tritt beim Übergang von CPAP zu ZEEP-Atmung, auf. Diese nachteiligen Effekte sind vom Übergang der kontrollierten Beatmung mit PEEP zur Spontanatmung mit ZEEP bekannt (Lavin 1982, Quist 1975). Wie Quan [4] ausführte, ist die Verschlechterung unter ZEEP vor allem auf den Wegfall des „natürlichen PEEP", der durch Schluß der Epiglottis am Ende der Ausatmung entsteht, zu erklären. Der Wegfall dieser natürlichen Atemwegdruckerhöhung bei Querrohr- oder T-Stück-Atmung bedingt die schlechtere funktionelle Residualkapazität (FRC). Wir folgten daher der Empfehlung von Quan [4] und extubierten die Patienten von einem mittleren CPAP von 5–7 cm H_2O direkt ohne den Zwischenschritt ZEEP. Im Gegensatz zu Quan fanden wir allerdings *nach* Extubation bei beiden Gruppen keine signifikant unterschiedlichen Parameter der Oxygenierung oder der Atemfrequenz. Vorteile hat die Entwöhnung mit CPAP vor allem in einer deutlichen Verkürzung der Intubationsdauer von 64% auf 37% anteilig an der Gesamtintubationsdauer (Abb. 5).

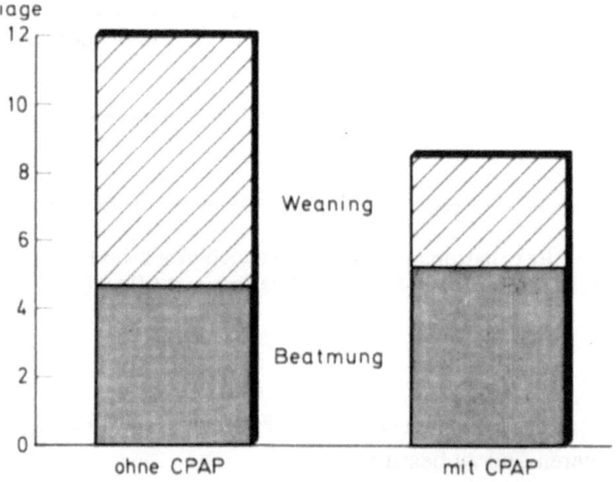

Abb. 5. Anteil der Weaning-Phase an der Intubationszeit bei zwei Patientengruppen: a) Weaning mit ZEEP; b) Weaning mit CPAP

Zusammenfassend werden die eingangs gestellten Fragen folgendermaßen beantwortet:

1. Die sofortige Beatmung aller Schwerverletzten trägt zur Verkürzung der Beatmungsdauer und zur Senkung der Letalität bei.
2. Die verschiedenen Verletzungsmuster bedingen unterschiedliche Beatmungs- und Weaning-Zeiten.
3. Die alleinige Verwendung von CPAP-Atmung während der Weaning-Phase verkürzt die Intubationszeit deutlich. Ein Übergang auf ZEEP-Beatmung verschlechtert die Oxygenierung und erhöht die Atemarbeit. Extubation direkt von CPAP hat keine Nachteile. ZEEP-Atmung als Zwischenschritt bei der Entwöhnung vom Respirator ist daher nicht erforderlich und nicht mehr zu empfehlen.

Literatur

1. Craig DB, McCarthy DS (1972) Airway closure and lung volume during breathing with maintained airways positive pressures. Anaesthesiology 36:540–544
2. Feeley TW, Saumarez R, Klick JM, McNabb TG, Skillmann JJ (1975) Positive end-expiratory pressure in weaning patients from controlled ventilation. Lancet 18:725–728
3. Lawin P (1981) Praxis der Intensivbehandlung. Thieme, Stuttgart, S 16, 23
4. Quan SF, Falltrick RT, Schlobohm RM (1981) Extubation from ambient exspiratory positive airway pressure in adults. Anesthesiology 55:53–56
5. Quist JH, Poutoppidan H et al. (1975) Hemodynamic responses to mechanical ventilation with PEEP: The effect of hypovolemia. Anaesthesiology 42:45–48
6. Spilker D (1979) Probleme der Adaptation und Entwöhnung bei Respiratorbeatmung. In: Ahnefeld FW, Bergmann H et al. (Hrsg) Klinische Anästhesiologie und Intensivtherapie, Bd 20: Akutes Lungenversagen. Springer, Berlin Heidelberg New York, S 178–194
7. Sturm JA (1982) Lung Water Content in the multiple traumatized patient. International Conference on Pathophysiology and Therapie of Severe Acute Lung Disease., Trutzing

Postoperative beziehungsweise posttraumatische Intensivbehandlung
(Vorsitz: W. Haider, J.A. Sturm)

Substratspiegel während kompletter parenteraler Ernährung in der frühen posttraumatischen Phase bei Schädel-Hirn-Trauma

Margot Semsroth, W. Koller, G. Pauser und K. Steinbereithner

Klinik für Anästhesie und allgemeine Intensivmedizin, Spitalgasse 23, A-1090 Wien

Ein guter Ernährungsstatus ist in hyperkatabolen Phasen nach einem schweren Trauma eine äußerst wichtige Voraussetzung um die Resistenz des Körpers zu fördern und Organfunktionen zu erhalten. Deswegen ist das führende Ziel einer Ernährungstherapie in dieser frühen posttraumatischen Periode strukturelle und funktionelle Proteinverluste weitgehend zu vermindern. Der Erfolg einer totalen parenteralen Alimentation hängt dabei von verschiedenen Kriterien ab:

1. Vom Zustand des Patienten,
2. von den Mengen und Kompositionen der Nährstoffe, die pro Zeiteinheit in der jeweils speziellen klinischen (metabolischen) Situation zugeführt werden und
3. von der zu bewahrenden Homöostase der verabreichten Nährstoffe und deren Metaboliten im Blut.

Dies scheint von großer Bedeutung für eine maximale Endoxydation der energieliefernden Substanzen, Glykogenbildung und optimaler Proteinsynthese zu sein.

Das Ziel dieser Studie war es, die Sicherheit und Effektivität eines kompletten Nährstoffangebotes unter besonderer Berücksichtigung einer speziellen Aminosäurelösung (Traumafusin) zu überprüfen.

Patienten und Ernährungsregime

Sechs polytraumatisierte Intensivpatienten, die neben anderen schweren Verletzungen alle ein Schädel-Hirn-Trauma hatten, wurden für 10 Tage total parenteral ernährt. In Tabelle 1 sind die Charakteristica der Patienten zusammengestellt. Alle waren primär respiratorisch insuffizient und mußten künstlich beatmet werden. Kurz nach Aufnahme auf der Intensivbehandlungsstation, nachdem sich Kreislauf- und Gasaustausch stabilisiert und die Körpertemperaturen normalisiert hatten (zentral 35,5°C, peripher 30,0°C) wurde mit der parenteralen Ernährung begonnen. Am ersten Tag erhielten die Patienten 1,0 g Aminosäuren (AS) und 2,0 Glucose pro kg Körpergewicht (KG) und Tag. Am zweiten Tag wurden 0,3 g Fett pro kg KG pro Tag hinzugesetzt. Die Nährstoffmengen wurden dann kontinuierlich bis auf 1,6 g AS, 5,0 g Glucose und 2,0 g Fett gesteigert. Dieses Angebot entsprach einer Gesamtenergiezufuhr von 45 kcal pro kg KG (177 kJ/kg KG) und einem Flüssigkeitsangebot von 46 ml pro kg KG pro Tag ab dem 5. Tag (Tabelle 2).

Hefte zur Unfallheilkunde, Heft 156
Zusammengestellt von G. Schlag

Tabelle 1. TPN bei schwerem Schädelhirntrauma

Patient	Alter	KG
J.Z.	44 ♂	Schädelhirntrauma + Kieferfraktur
E.M.	46 ♂	Schädelhirntrauma + Schulterfraktur
E.J.	30 ♂	Schädelhirntrauma + Ober-Unter- und Kniegelenksfraktur
W.R.	22 ♂	Schädelhirntrauma + Serienrippenfraktur + Wirbelfrakturen (L_2–L_4) + Bronchusriß
R.H.	21 ♂	Schädelhirntrauma + Serienrippenfraktur + Wirbelbruch (Th_{12}) mit Paraplegie + Clavicula- und Kniegelenksfraktur
G.J.	56 ♀	Schädelhirntrauma + Serienrippenfraktur + Beckenringfraktur

Tabelle 2. TPN bei schwerem Polytrauma – Ernährungsregime

	1. Tag	3. Tag	5.–10. Tag
Gesamtenergie/KG	13 kcal/45 kJ	33 kcal/138 kJ	45 kcal/177 kJ
Stickstoff (g)	0.16	0.25	0.25
kcal-N-frei G N	82	105	154
Flüssigkeit (ml)	36	39	46

Ergebnisse und Kommentare

Entsprechend der hormonellen Situation nach einem schweren Trauma waren die Blutzuckerspiegel während der gesamten Untersuchungsphase deutlich erhöht. Bei 5 Patienten mußte zumindest zeitweise Insulin zugesetzt werden, um die Spiegel unter 11,0 mmol/l zu halten. Zwei besonders schwer Erkrankte erhielten über die gesamte Dauer von 10 Tagen Insulin substituiert.

Sowohl die Cholesterin- wie auch Triglyceridspiegel waren anfänglich erniedrigt. Die Gesamttriglyceride stiegen unter laufender Fettzufuhr langsam auf Normalwerte an, während die Cholesterinspiegel weiterhin erniedrigt blieben. Bei keinem Patienten mußte die vorgesehene Fettgabe wegen einer Hypertriglyceridämie reduziert werden.

Bei den Stickstoffbilanzen wurden sowohl Änderungen im Urea-Stickstoffgehalt des Blutes (BUN) wie auch Verluste über die Magensonde berücksichtigt. In Abb. 1 sind die Mittelwerte der BUN-Änderungen von Tag zu Tag wiedergegeben. Das Ausmaß dieser Änderungen soll zeigen, wie wichtig diese Korrekturen für die Stickstoffbilanzen sind. In Abb. 2 sind Stickstoffbilanzen von Tag zu Tag wie auch die kumulativen Werte dargestellt. Sie deuten ebenso wie die erhöhten 3-Methylhistidinverluste im Harn auf einen ausgeprägten endogenen Proteinabbau hin.

Durch die Zufuhr von Aminosäuren konnte der anfänglich leicht erniedrigte AS-Pool im Plasma (Tabelle 3) bis zum 6. Tag im Normbereich gehalten werden. Danach kam es aber trotz Substitution zu einem kontinuierlichen Abfall bis auf etwa 2150 μmol/l am 9. Untersuchungstag.

Die Aminosäurenverluste im Harn mit einem maximalen Wert von 2,1% der Zufuhr spielen quantitativ keine große Rolle, wenn auch Histidin am 2. Tag im Mittel zu 25% verloren ging, aber dann bis auf 11% der Zufuhr am letzten Untersuchungstag bei gleichzeitig erniedrigten Plasmaspiegeln absank.

Die glucoplastischen Aminosäuren im Plasma zeigten einen nahezu parallelen Verlauf zum gesamten AS-Pool: langsamer Anstieg bis etwa zum 5. Tag und dann kontinuierlicher Abfall z.T. unterhalb des Referenzbereiches. Prolin lag als einzige AS in dieser Gruppe relativ konstant im mittleren Konzentrationsbereich.

Die verzweigtkettigen Aminosäuren (Leucin, Isoleucin und Valin), die als einzige im Muskel selbst metabolisiert werden können, waren zu Beginn unterhalb der Referenzbereiche erniedrigt. Während Leucin und Valin vom 2. bzw. 3. Tag bis hin zum 6. bzw. 7. Tag in

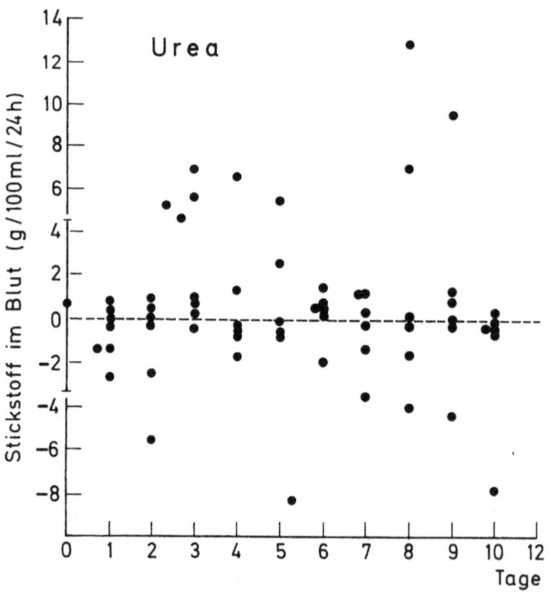

Abb. 1. Urea- Stickstoff-Veränderungen im Plasma (Retention oder Verlust) von Tag zu Tag während der gesamten Untersuchungsphase

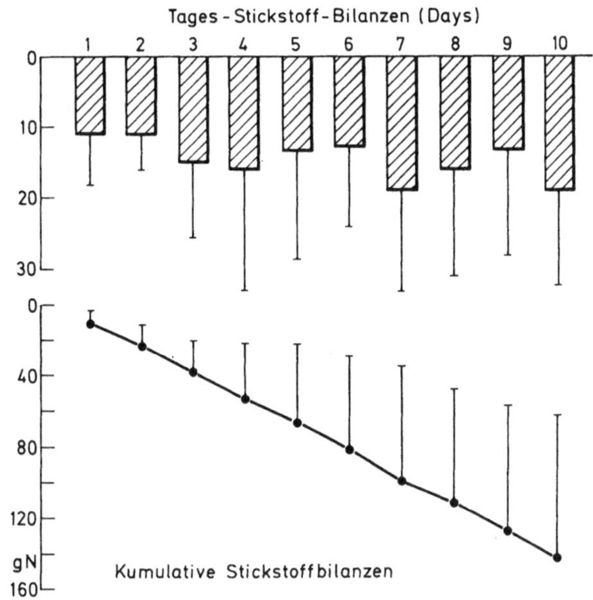

Abb. 2. Stickstoffbilanzen unter totaler parenteraler Ernährung in der frühen posttraumatischen Phase

einem „steady state" blieben, danach aber doch wieder abfallende Tendenz hatten, blieb Isoleucin immer im unteren Normbereich.

Die Plasmaspiegel von Phenylalanin, die bereits primär erhöht waren, stiegen unter der Aminosäuregabe noch weiterhin an. Im Gegensatz dazu blieben die Tyrosinspiegel niedrig, was auf mangelnde Umwandlung aus Phenylalanin spricht. Das Verhältnis dieser beiden Aminosäuren gilt als Katabolie-Indikator und ist in unserer Untersuchung an allen Tagen kontinuierlich erhöht. Korrespondierend zu den niedrigen verzweigtkettigen AS ist auch die Relation dieser ketogenen Gruppe zu Phenylalanin und Tyrosin (Fischer-Quotient) an allen Tagen erniedrigt.

Tabelle 3. Aminosäurenpool im Plasma (n = 6)

Tag	AS (μmol/l)
1	2777 ± 389
2	3017 ± 457
3	2900 ± 449
4	3136 ± 532
5	3351 ± 553
6	2843 ± 379
7	2490 ± 479
8	2459 ± 431
9	2149 ± 278
10	2215 ± 164

Schlußfolgerungen

1. Gegenüber vergleichbaren früheren Untersuchungen [4] konnten die Stickstoffbilanzen etwas verbessert werden. Damit scheint das getestete Aminosäurengemisch gut utilisiert zu werden.
2. Es gelang aber auch mit diesem Regime nicht den Katabolismus wirklich entscheidend zu beeinflussen, obwohl Daten hinsichtlich der Homöostase im Plasma von Blutzucker und Triglyceriden die Annahme nahelegen, daß die zugeführten 5.0 g Glucose und 2.0 g Fett gut utilisiert wurden.
3. Im Vergleich zu einem ähnlichen Regime von Schmitz et al. [3] sind die renalen Aminosäurenverluste bei uns noch geringer, obwohl die Zufuhr um 60% höher lag. Möglicherweise könnte dies ein Argument für die Verwendung von Glucose und Fett anstelle von Zuckeraustauschstoffen als Energiequelle darstellen.
4. Was das Verhalten der einzelnen Aminosäuren angeht, sind alle mit Ausnahme von Phenylalin bis zum 6. Tag im Normalbereich. So können wir annehmen, daß der Leber ein optimales Pattern zur Proteinsynthese angeboten wurde. Die aus zahlreichen Studien bekannte Erhöhung des Phenylalanin/Tyrosin Quotienten nach Trauma und Sepsis ließ sich auch in dieser Untersuchung bestätigen. Inweiweit eine Reduktion oder Exclusion der essentiellen AS Phenylalanin in frühen hyperkatabolen Phasen sinnvoll wäre, schiene diskussionswürdig.
5. Auffällig ist der deutliche Abfall des plasmatischen Aminosäuren-Pools teilweise beträchtlich unter die Ausgangswerte ab dem 7. Tag. Ähnliche Beobachtungen konnte Askanazi [1] beschreiben. Bei dieser Poolreduktion bestehen aber zwischen den einzelnen Aminosäuren keine wesentlichen Relationsänderungen. Diese erst um den 8. Tag besonders auffällig werdenden Hypoaminoacidämie ist schwierig zu deuten, muß aber, da Wasserretension oder erhöhte Harnverluste auszuschließen sind und auch Indikatoren einer zusätzlich erhöhten Gluconeogense fehlen als Ausdruck eines erhöhten „Fluxes" in Richtung Gewebe aus dem Extracellulärraum gedeutet werden. Inwieweit hierbei eine vermehrte viscerale Proteinsynthese im Spiele ist [2], läßt sich aus unserer Untersuchung nicht schlüssig entscheiden. Für die Beantwortung der Frage, ob dieser relative Hungerzustand auch weitere Erhöhung einer oder aller drei Nährstoffkomponenten zu bessern oder zu korrigieren wäre, sind zusätzliche Untersuchungen nötig.

Literatur

1. Askanazi J, Carpentier YA, Michelsen CB, Elwyn DH, Fürst P, Kantrowitz LR, Gump FE, Kinney JM (1980) Muscle and plasma amino acids following injury. Ann Surg 192: 78–85
2. Ryan NT (1976) Metabolic adaptions for energy production during trauma and sepsis. Surg Clin North Am 56:1073–1090
3. Schmitz JE, Dölp R, Grünert A, Ahnefeld FW (1981) Verhalten der freien Aminosäuren im Plasma und Urin polytraumatisierter Intensivpatienten unter Zufuhr einer Aminosäurenlösung mit 10%igem Gehalt verzeigtkettiger Aminosäuren. Infusionstherapie 8: 244–252
4. Semsroth M, Beisbarth H, Steinbereithner K (1979) Renal excretion of amino acids in polytraumatized patients under two regimes of total parenteral nutrition (TPN). Acta Chir Scand (Suppl) 494:118–120

Diskussion

Hochwarther, Güssing: Welche Erfahrungen haben Sie mit Fettinfusionen und haben Sie irgendwelche gravierende Nebenwirkungen in der Serie durch Fettinfusionen gehabt?

Semsroth, Wien: Wir testen vorher die Patienten mit einem Fettbelastungstest. Außerdem prüfen wir täglich die Triglyceride. Wenn diese im Normalbereich bleiben, haben wir keine Probleme damit, weil der Patient sie ja auch wirklich utilisieren kann und wir ihn nicht überladen. Wichtige Voraussetzung ist natürlich, daß der Patient nicht in einem Schock ist und daß es ihm nicht schlecht geht – dann darf ich kein Fett geben. Wenn die periphere Durchblutung verschlechtert wird, dann muß ich das Fett natürlich sofort stoppen. Ich habe ja ein paar Parameter, wie ich das testen kann, und dann glaube ich, kann man das mit gutem Gewissen geben.

Oestern, Hannover: Wann würden Sie dann mit Fettinfusionen beim Schwerverletzten beginnen?

Semsroth, Wien: Unsere Daten deuten darauf hin, daß wir ruhig sehr früh beginnen können, wenn wir Schritt für Schritt die Mengen steigern. Wir haben am zweiten Tag mit 0,3 g/kg Körpergewicht begonnen, das entspricht bei einem 70-kg-Patienten etwa 100 ml Fett und wir sehen uns dann die Triglyceride an. Das haben wir bei allen Patienten getan und steigern dann auf 200, 300, 400, usw. Die Triglyceride im Mittel deuten darauf hin, daß 2 g/kg Fett adäquat waren. Viel höher gehen wir nicht.

Haider, Wien: Sie haben von einer Korrektur der Stickstoffbilanz gesprochen. Haben Sie das auf die Körperoberfläche korrigiert oder was wollten Sie damit?

Semsroth, Wien: Die Korrektur der Stickstoffbilanzen mit der Änderung des BUN im Plasma. Das heißt also, mit der Stickstoffretention oder dem zusätzlichen Verlust. Das ist bei Traumatisierten, besonders im metabolisch unstabilen Zustand sehr wichtig um zu halbwegs aussagekräftigen Bilanzen zu kommen. Die Retention von einen zum anderen Tag lag bei einigen Patienten bei 8 Gramm. Und wenn diese soviel Stickstoff retinieren und weniger ausscheiden, habe ich eine falsch gute Bilanz und um diesen Fehler nicht zu begehen, muß man eigentlich mit dem Delta-BUN korrigieren.

Stressinduzierte gastrointestinale Blutungen beim schweren Schädelhirntrauma

H. Tritthart[1], O. Schröttner[1] und R. Reschauer[2]

[1] Universitätsklinik für Neurochirurgie (Vorstand: o. Univ.-Prof. Dr. F. Heppner), Auenbruggerplatz, A-8036 Graz
[2] Department für Unfallchirurgie (Leiter: Prof. Dr. R. Szyszkowitz), der Chirurgischen Univ.-Klinik (Vorstand: o. Univ.-Prof. Dr. J. Kraft-Kinz), Auenbruggerplatz, A-8036 Graz

Die Pathophysiologie der Stressblutung des Magen-Darm-Traktes ist weiterhin unklar [1, 5, 8]. Somit müssen sich Prinzipien der Prophylaxe und Konservativtherapie mehr auf klinische Empirie stützen als auf pathogenetisch gesicherte Vorstellungen. In der Entstehung von Stressläsionen im tierexperimentellen Modell lassen sich aggressive Faktoren und defensive Mechanismen unterscheiden. Unser heutiges Konzept lastet hier übermäßig stark auf dem Prinzip der Säure und somit dem Überwiegen von aggressiven Faktoren und weniger auf abgeschwächten defensiven Mechanismen, wie der Durchblutung der Magenschleimhaut [8]. Im Tierexperiment lassen sich durch Stimulation der vorderen und lateralen Hypothalamusabschnitte Veränderungen an der Magenschleimhaut hervorrufen, wie sie im Stressmodell beobachtet werden. Bislang ist es nicht klar, ob hier die konsekutive Fehlregulation alleine über den Nervus vagus oder Hypophysennebennierenachse vor sich geht. Die Häufigkeit blutender Stressläsionen des Magen-Darm-Traktes hängt von der Grundkrankheit ab, die sowohl Zeitpunkt des Auftretens als auch den klinischen Verlauf bestimmt. Im neurochirurgischen Patientengut sind es zentrale Hirnläsionen unterschiedlicher Genese, die zu blutenden Läsionen des Magen-Darm-Traktes führen können. Hier wird nur über Stress-Läsionen bei Patienten mit schwerem Schädelhirntrauma berichtet.

Patienten und Methodik

Von 1970 bis 1981 wurden an der Univ.-Klinik für Neurochirurgie Graz 648 (531 Männer, 117 Frauen) mit schwersten Formen des Schädelhirntraumas stationär behandelt. Bei diesen schwer schädelhirnverletzten Patienten konnten folgende Beobachtungen gemacht werden:

Die Wahrscheinlichkeit einer gastrointestinalen Blutung war in der jüngeren Patientengruppe größer als in der älteren Patientengruppe, wobei zu bedenken ist, daß die Jugendlichen auch schwerste cerebrale Läsionen über längere Zeit überleben können, als dies bei älteren Patienten beobachtet wurde. Die Sekretion der Magensäure, gemessen über Magenverweilsonden ist nach schwerem Schädelhirntrauma vielfach erhöht. Die Erhöhung der Magensäuresekretion war jedoch nicht obligat, doch häufig bei Patienten mit Komplikationen vonseiten des Magen-Darm-Traktes. Eine direkte Relation der Magensekretion zum intrakraniellen Druck bestand nicht. Die Blutungen waren zwischen 3. und 6. Tag am häufigsten, mit der Spitze am 4. Tag, später waren sie die Ausnahme. Bei zentralen Hirnläsionen anderer Genese fanden wir Blutungen des Magendarmtraktes durchwegs später,

Hefte zur Unfallheilkunde, Heft 156
Zusammengestellt von G. Schlag

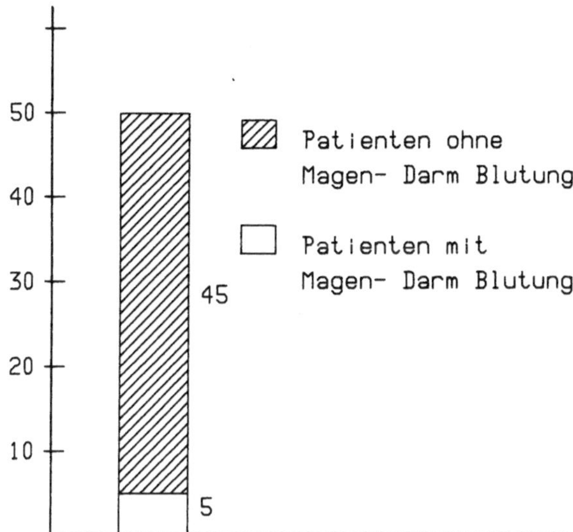

Abb. 1. Prophylaxe mit Antacida (n = 50)

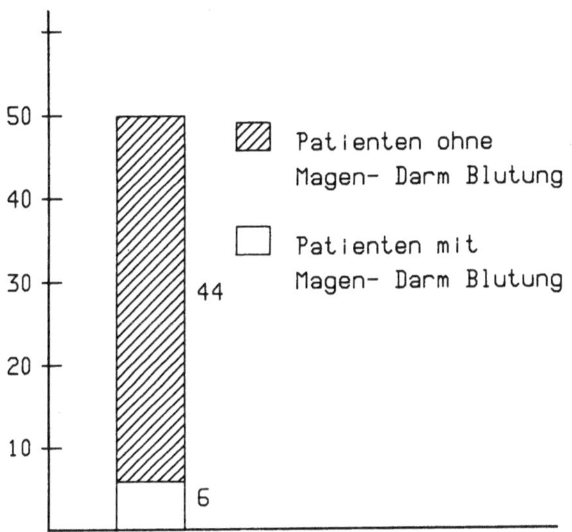

Abb. 2. Prophylaxe mit Cimetidin (n = 50)

mit der Spitze um den 10. Tag. Endoskopische Befunde von klinisch nachweisbaren Blutungen erbrachten durchwegs flache erosive Läsionen, häufig cardionahe und niemals typische Ulcera [9]. Ohne Prophylaxe wurden in 10% klinisch nachweisbare Blutungen des Magendarmtraktes gesehen, die konservativ kaum zu beherrschen waren. Unter klinisch nachweisbaren Blutungen verstanden wir Aspiration von Blut aus der Magenverweilsonde, Melaena, positiver Hämokult durch 6 Tage, bzw. rasch abfallender Hämatokrit mit positiver Endoskopie.

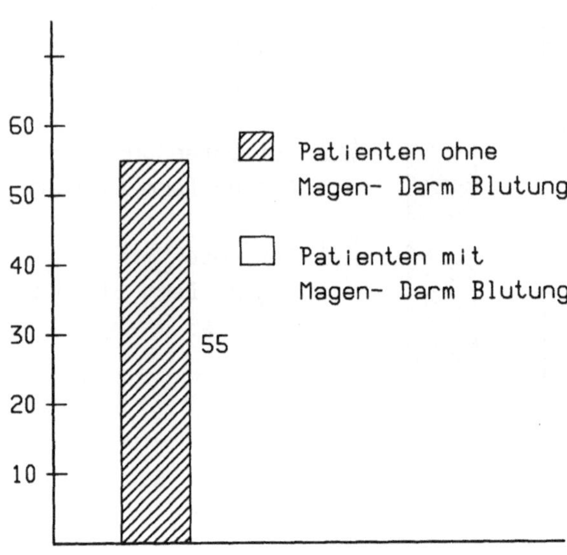

Abb. 3. Prophylaxe mit Pirenzepin (n = 55)

In den letzten vier Jahren wurden bei 227 Patienten (39 Frauen, 188 Männer) mit schwersten Formen des Schädelhirntraumas Prophylaxe mit Antacida, H_2Antagonisten und dem muscarinischen Receptorenblocker Pirenzepin durchgeführt. Alle diese Patienten hatten akute Mittelhirnsymptomatik, vielfach mit intrakraniellem Extravasat, waren bei der Aufnahme bewußtlos und verblieben mindestens 3 Tage in cerebralem Koma.

Ergebnisse

Die Häufigkeit von erosiven Veränderungen der Magenschleimhaut dürfte bei etwa 90 und mehr Prozent liegen [2, 3]. Ohne Prophylaxe wurden in 10% klinisch nachweisbarer Blutungen des Magendarmtraktes gefunden, die kaum konservativ beherrscht werden konnten. Prophylaxe mit Antacida, wobei der PH-Wert um 4,5 zu halten versucht wurde, zeigte die Häufigkeit von klinisch nachweisbaren Stressblutungen in 10% (Abb. 1). Prophylaxe mit H_2-Antagonisten hat die Blutungsfrequenz in unserem Patientengut ebenfalls bei 10% gezeigt (Abb. 2). Sowohl bei Antacida als auch bei H_2-Antagonisten waren jedoch aufgetretene Blutungen häufig konservativ unter Kontrolle zu bringen. Mit der bekannten Zahl der Blutungen ohne Stressprophylaxe und mit Stressprophylaxe durch Antacida oder H_2-Antagonisten haben wir in den letzten 2 Jahren Prophylaxe mit dem muscarinischen Receptoren-Blocker Pirenzepin durchgeführt. Eine Doppelblindstudie oder prospektive Studie war ethisch nicht vertretbar, sodaß eine retrospektive vergleichende Studie durchgeführt wurde. Es wurden Gruppen zu je 50 Patienten mit verschiedener Prophylaxe gegenübergestellt. Die Patienten waren in Alter, Geschlecht und Art der Hirnläsion gleichzusetzen. Patienten, die den 4. Tag nicht überlebten, wurden nicht in die Studie aufgenommen. Die Therapie mit Pirenzepin begann mit einem Bolus von 20 mg, dann 50 mg in 24 h und in den folgenden Tagen 30 mg in 3 Dosen, wobei die Länge der Verabreichung vom klinischen Zustandsbild abhängig wurde [9]. Bei Patienten mit schwerem Schädelhirntrauma unter Stressprophylaxe mit Pirenzepin war bisher keine gastrointestinale Blutung nachweisbar (Abb. 3). Inzwischen hat sich die Zahl der so prophylaktisch behandelten Patienten auf 92 erhöht. Die klinischen Ergebnisse sind erfreulich, geben jedoch derzeit noch keine Antwort auf die Pathophysiologie dieser lebensbedrohenden Komplikationen. Es wäre denkbar, daß in dieser Patientengruppe Pirenzepin Impulse, die von verletzten Hirnanteilen über den Vagus an die Magenschleimhaut ausgehen und so Stressläsionen auslösen, blockiert.

Diskussion

Die Frage nach der Wirksamkeit von Pirenzepin zur Prophylaxe von gastrointestinalen Stressblutungen nach schweren Schädelhirntraumen konnte in unserer Studie eindeutig bejaht werden. Die Untersuchungen wurden in einem retrospektiven Gruppenvergleich durchgeführt. Die Häufigkeit von stressinduzierten Blutungen nach schweren Schädelhirntraumen konnte durch Antacida und H_2-Antagonisten nicht wesentlich beeinflußt werden (Abb. 1, 2). Hingegen ist bei Pirenzepin der Erfolg bislang gesichert (Abb. 3). Die in der Literatur beschriebene Stressblutungsprophylaxe mit Antacida und H_2Receptoren-Antagonisten, in vielen Studien mit gutem Erfolg belegt, hat nie Schädelhirnverletzungen alleine, vielmehr immer ein gemischtes Schwerkranken-Patientengut beinhaltet [4, 7]. Stressblutungen nach schweren Schädelhirntraumen stellen unserer Erfahrung nach eine eigene Situation dar und sind nicht mit Stressläsionen als Komplikation anderer schwerer Erkrankungen oder Verletzungen zu vergleichen. Der Therapieerfolg mit Pirenzepin in dieser Gruppe bedarf weiterer, vor allem tierexperimenteller Untersuchungen, um hier die empirisch gefundenen Ergebnisse objektivieren zu können [6].

Zusammenfassung

Gastrointenstinale Blutungen als Komplikation schwerer Schädelhirnverletzungen werden unterschiedlich häufig beobachtet [1, 2, 3, 5, 9]. Die Prophylaxe kann aufgrund der nicht bekannten Pathophysiologie der Entstehung dieser Blutungen nur empirisch sein. Prophylaxe bei diesen Patienten mit Antacida oder H_2-Blockern (Abb. 1, 2) hat gegenüber unbehandelten Patienten kaum eine Änderung der Frequenz, wohl der Qualität gezeigt. Prophylaxe mit Pirenzepin hat bei unseren Patienten nach schweren Schädelhirntraumen keine nachweisbare Blutung gebracht (Abb. 3). Trotz Therapieerfolges mit Pirenzepin bleibt die Pathophysiologie von Stressläsionen des Magendarmtraktes unklar.

Summary

Patients with severe head injury may run a high risk of gastrointestinal (G-I) bleeding. Prophylaxis für GI bleeding in those patients treated with antacid or H_2 blocker resulted in a milder course, but not in a measurable decrease in frequency, compared to patients with no prophylaxis at all. In patientes with severe head injuries receiving Pirenzepine prophylaxis we found no evidence of GI-bleeding. It remains for further studies to clarify the nature of stress ulcers as well as the reasons for the therapeutical success of Pirenzepin on patients with severe head injuries.

Literatur

1. Berndt V, Götz E, Schönleben K, Langshans P (1978) Das Streßulcus: derzeitiger Stand von Pathogenese, Klinik, Prophylaxe und Therapie. Prakt Anästh 13:108
2. Breucha G, Kieninger G, Müller G (1981) Streßulcusprophylaxe beim Polytrauma: Einfluß von Pirenzepin und Cimetidin auf Magensäzresekretion und Serumgastrin. Therapiewoche 31:5649
3. Croker JR (1979) Acute Gastro-Intenstinal Bleeding in the critically ill Patient. Intens Care Med 5:1
4. Fritsch WP, Schacht U, Scholten Th, Hengels KJ, Müller J, Strasser K (1980) Effects of cimetidine and Pirenzepin on preoperative electrical vagal stimulation of gastric acid secretion. Scand J Gastroenterol 15 (Suppl) 66:95
5. Fritsch WP, Scholten Th, Müller J, Hengels KJ (1981) Pathogenese der Streßläsionen. INA, Band 23:1
6. Hammer R, Koss FW (1980) Zum Wirkungsmechanismus des Magensekretionshemmers Pirenzepin. Fortschr Med 78:549
7. Hastings PR, Skillmann JJ, Bushell LS, Silen W (1978) Antacids titration in the prevention of acute gastrointestinal bleeding. N Engl J Med 298:1041
8. Kitagawa H, Fujiwara M, Osumi Y (1979) Effects of water-immersion stress on gastric secretion and mucosal blood flow in rats. Gastroenterology 77:298
9. Tritthart H, Heppner F (1982) Stress ulcer prevention in patients with severe head injury: effect of Pirenzepine. Excerpta Medica Amsterdam (in Druck)

Diskussion

Dupont, Kassel: Anfang des Jahres war im Lancet eine Veröffentlichung von der Harvard-Medical School. Da wurde gezeigt, daß durch lange Gaben von Cimetidin und Antacida ein sogenannter Pool für Bakterien im Magen geschaffen wurde. Das heißt, Hospitalkeime hatten sozusagen einen wunderbaren Nährboden in dem annähernd alkalischen Magensaft. Wäre das nicht ein guter Hinweis, daß Sie jetzt nicht mehr mit Cimetidin and Antacida behandeln sollten? Der Magen dient als Keimreservoir und die Keime, die sonst nur auf der Intensivstation gefunden wurden, konnten später im Magensaft nachgewiesen werden, später dann in der Lunge. Vielleicht haben Sie ähnliche Beobachtungen gemacht, daß auf der Intensivstation so ungefähr nach 3 bis 5 Tagen plötzlich pulmonale Infektionen auftraten, die durch Hospitalkeime bedingt waren.

Tritthart, Graz: Bei diesen schweren Schädel-Hirn-Verletzungen treten in 80% pulmonale Komplikationen auf. Diese stehen aber doch im Zusammenhang mit dem Schädel-Hirn-Trauma beziehungsweise mit dem Verletzungsmechanismus.

Haider, Wien: Waren das operierte Patienten oder waren auch nicht operierte Patienten darunter?

Tritthart, Graz: Bei allen Patienten wurde aufgrund der Schwere des Schädel-Hirn-Traumas ein Ventrikelkatheter gelegt, beziehungsweise eine Ventriculographie und intraventriculäre Druckmessung durchgeführt. In Abhängigkeit der Läsion wurde operiert. Bei einer Balkenblutung beziehungsweise bei einer Blutung im Bereich der Stammganglien und normalem, intraventriculärem Druck, wurde naturgemäß nicht operiert. Beim massiven Hirnödem und konsekutiver Mittelhirnsymptomatik wurde sehr wohl operiert, entsprechend auch bei Extravasaten wie einem Sub- oder Epiduralhämatom. Eine intraventriculäre Druckmessung hatten alle. Wir hatten keine Polytrauma, sondern nur Schädel-Hirn-Traumen. Wir haben nur diese schwersten Formen solitärer Schädel-Hirn-Verletzungen.

Aminosäuremuster nach schwerem traumatischem Schock

H.P. Lobenhoffer und H.J. Oestern

Unfallchirurgische Klinik der Medizinischen Hochschule (Direktor: Prof. Dr. H. Tscherne), Karl-Wiechert-Allee 9, D-3000 Hannover 61

Nach Überwindung der initialen Schockphase ist der mehrfach verletzte Patient durch die Folgekrankheiten des traumatischen Schocks, insbesondere durch Sepsis und Multiorganversagen, gefährdet. Neben hämodynamischen Parametern [4] sollte auch die metabolische Situation des Patienten Aussagen über Prognose und Verlauf erlauben. In dieser Studie untersuchten wir das Serumaminosäuremuster sowie relevante Laborwerte hinsichtlich Verlaufsänderung und prädiktiver Bedeutung.

Material und Methoden

Das Kollektiv umfaßte 696 polytraumatisierte Patienten unserer Klinik aus den Jahren 1972–1981. Bei 24 dieser Patienten erfolgten im Rahmen einer prospektiven klinischen Studie die Aminosäurenbestimmungen.

Es handelte sich um 512 (73,6%) männliche und 184 (26,4%) weibliche Personen, das mittlere Alter betrug 34,8 ± 18,2 Jahre. Alle Patienten waren aufgrund ihrer Verletzungen

Hefte zur Unfallheilkunde, Heft 156
Zusammengestellt von G. Schlag

auf die Intensivstation aufgenommen und beatmet worden. Im einzelnen wiesen 76% Frakturen des Schädels, 62% Thoraxverletzungen, 37% innerabdominelle Läsionen, 21% Beckenfrakturen und 14% Wirbelsäulenverletzungen auf. Die Verletzungsschwere betrug nach der ISS-Klassifikation [1] im Mittel 25,6 ± 11,8. Die Patienten erhielten in den ersten 24 h durchschnittlich 10 Liter Blut, Elektrolyt- und Eiweißlösung zur Volumensubstitution. Die mittlere Beatmungsdauer betrug 10,8 Tage, es verstarben 223 (32%) der Patienten.

Die 24 Patienten mit Aminosäurenbestimmungen unterschieden sich in den morphometrischen Daten nicht vom Gesamtkollektiv. Da in der erwähnten Studie nur schwerstverletzte Patienten einbezogen wurden, lag der mittlere ISS-Wert mit 45,6 höher, es verstarben 9 (37,5%) dieser Personen. Diese Gruppe erhielt eine standardisierte parenterale Ernährung mit 40 Kcal/kg Körpergewicht und 1,0 g freien Aminosäuren pro 24 h. Blutentnahmen erfolgten morgens 8 Uhr, 10 h nach Ende der letzten Aminosäureninfusion. In der ersten Woche täglich, dann zweimal wöchentlich wurden säulenchromatographisch mittles eines Beckmann Multichrom M bestimmt: Glycin, Alanin, Serin, Threonin, Valin, Leucin, Isoleucin, Asparaginsäure, Glutaminsäure, Phenylalanin, Thyrosin, Methionin, Lysin, Histidin, Arginin und Ornithin.

Für das Gesamtkollektiv erfolgten täglich Bestimmungen des Bilirubins, der CHE, der Transaminasen, der Glucose und des Harnstoffs durch den SMAC der Firma Technicon. Zur Datenhaltung verwendeten wir das SIR-Datenbanksystem (Scientific Information Retrieval), statistische Auswertungen erfolgten mittels SPSS (Statistical Package for the Social Sciences). Angewendet wurde die univariate Varianzanalyse sowie der ungepaarte T-Test, das Signifikanznieveau war auf $\alpha = 0{,}05$ festgelegt.

Ergebnisse

Aminosäuren

Sowohl für die überlebenden als auch für die später verstorbenen Patienten zeigten die Verlaufskurven von Glycin, Alanin, Serin, Threonin, Valin, Leucin, Isoleucin, Glutaminsäure, Asparaginsäure, Lysin, Arginin und Histidin in den ersten 5 Tagen nach Trauma keine Abweichung vom Normbereich. Während Glycin, Alanin, Serin, Ornithin und Arginin auch weiterhin keine Veränderungen zeigten, fielen ab Tag 6 die Werte für Valin, Leucin und Isoleucin bei später Verstorbenen ab, wobei die Differenz für Isoleucin und Leucin am Tag 6 und 7, für Valin am Tag 7 signifikant ist (Abb. 1, 2). Niedrigere Werte in der Verstorbenengruppe zeigten auch Threonin (signifikant für Tag 7) und Glutaminsäure (signifikant für Tag 8), wobei die Werte für letztere Aminosäure in beiden Kollektiven insgesamt stets ca. 100% über der Grenze des Normbereichs lagen.

In beiden Gruppen um 40% erhöht waren auch die Werte der Asparaginsäure. Die aromatischen Aminosäuren Phenylalanin und Tyrosin wiesen nach Trauma einen kontinuierlichen Anstieg in beiden Gruppen auf, der bei Phenylalanin ausgeprägter war als bei Tyrosin (Abb. 3). und annähernd zu einer Verdopplung des Ausgangswerter führte.

Methionin zeigte nur bei den später Verstorbenen ab Tag 7 einen Anstieg, der zu einem Maximalwert von 85 μmol/l führte, jedoch statistische Signifikanz nicht erreichte.

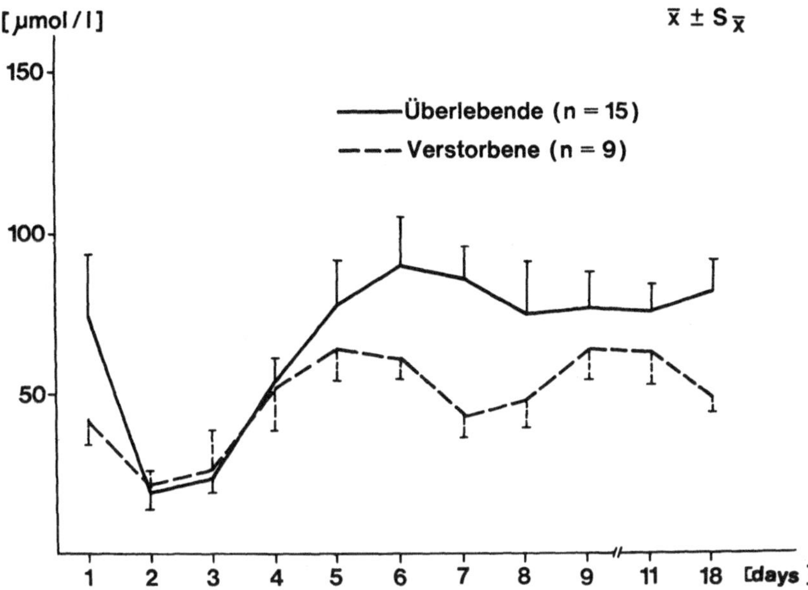

Abb. 1. Isoleucin im Serum bei 24 Polytraumatisierten. Signifikante Unterschiede: Tag 6, Tag 7

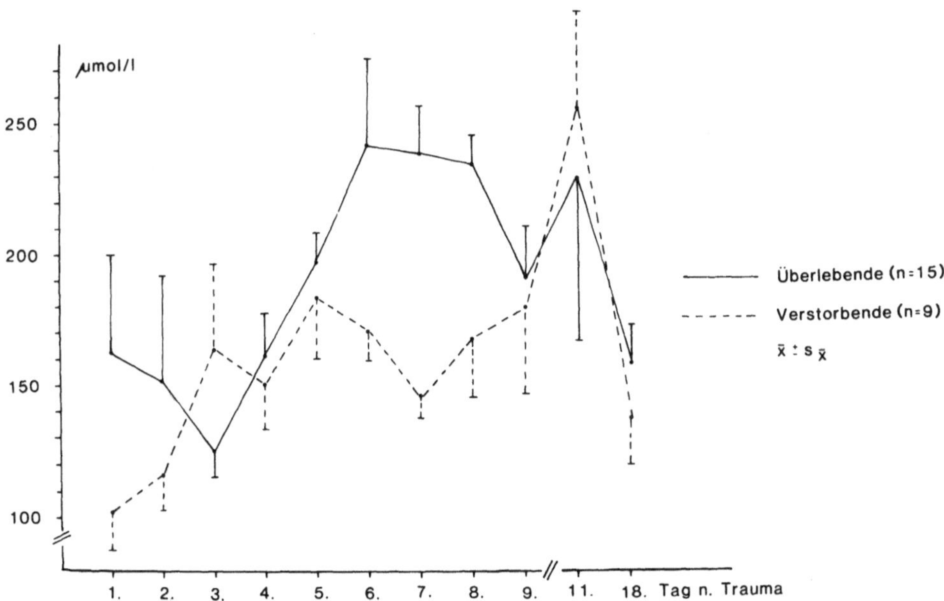

Abb. 2. Leucin im Serum bei 24 Polytraumatisierten. Signifikante Unterschiede: Tag 6, Tag 7

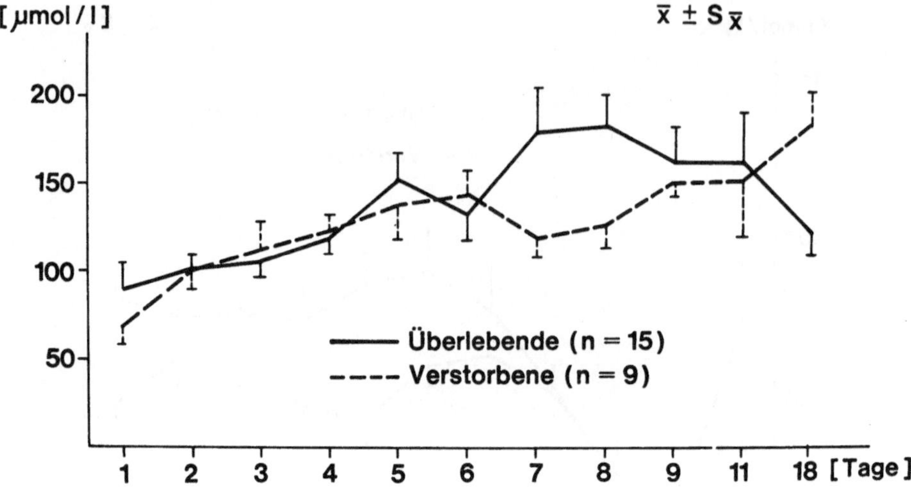

Abb. 3. Phenylalanin im Serum bei 24 Polytraumatisierten

Laborwerte

Das Bilirubin stieg in den ersten Tagen nach Trauma in beiden Gruppen leicht an. Ab Tag 6 wiesen die dann verstorbenen Patienten wesentlich höhere Werte bis 150 μmol/l auf, die Differenz zu den weitgehend normalisierten Werten der Überlebenden ist ab Tag 8 signifikant (Abb. 4).

Die CHE zeigt bei zunächst gleichem Verlauf ab Tag 11 einen signifikanten Abfall im Verstorbenenkollektiv (Abb. 5).

Die Transaminasen wiesen bei insgesamt leicht erhöhten Werten um 40 U/l keine wesentlichen Schwankungen oder Differenzen zwischen den Gruppen auf.

Der Serumglucosespiegel war ab Tag 4 bei den später verstorbenen Patienten signifikant höher als bei den Überlebenden (Abb. 6).

Diskussion

Unter parenteraler Ernährung mit einer balancierten Aminosäuren-Lösung zeigten Polytraumatisierte mit komplikationslosem Verlauf ein weitgehend normales Aminosäurenmuster im Serum. Es kam allerdings zu einem Anstieg der aromatischen Aminosäuren Phenylalanin und Thyrosin sowie der Glutaminsäure. Patienten, die später ein septisches Multiorganversagen entwickelten, zeigten ab 6. Tag nach Trauma ein deutlich verzerrtes Serum-Aminosäuremuster: Die Werte der verzweigtkettigen Aminosäuren Valin, Leucin und Isoleucin und der aliphatischen Aminosäure Threonin waren signifikant niedriger als die der Überlebenden bei hohen Spiegeln der aromatischen Aminosäuren und des schwefelhaltigen Methionins. Dieses Muster ist bei Sepsis auch anderer Genese bekannt [5]. Die durch zunehmende Insulinresistenz gestörte Glucoseutilisation führt bei gleichzeitig geblockter Lipolyse zu einem peripheren Energiedefizit trotz Hyperglykämie. Dies wird

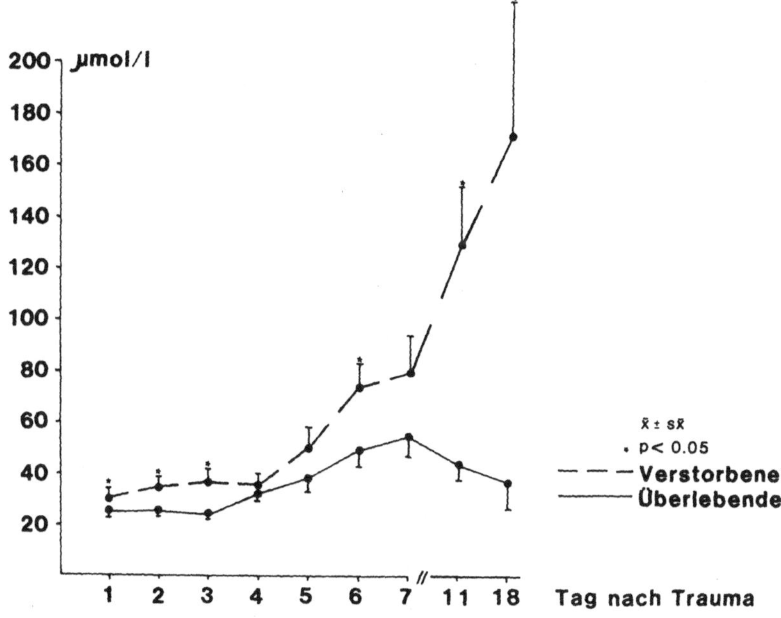

Abb. 4. Bilirubin im Serum bei 696 Polytraumatisierten

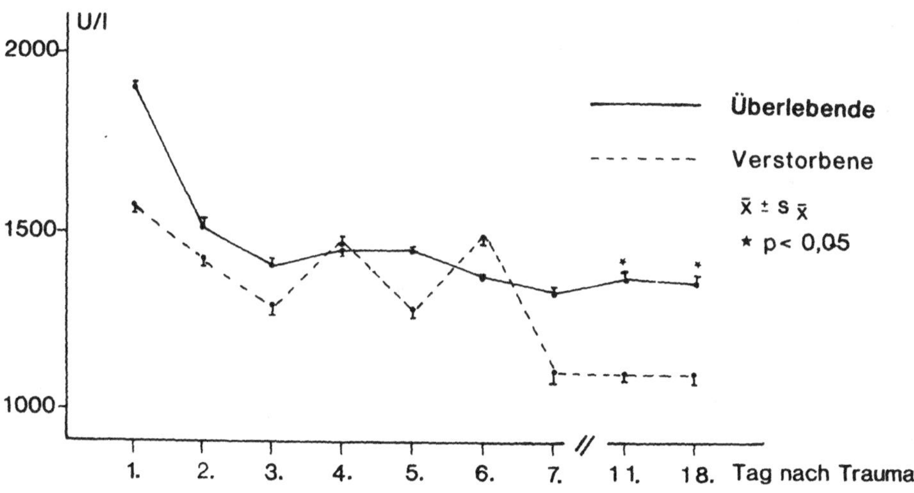

Abb. 5. CHE im Serum bei 696 Polytraumatisierten

durch vermehrte Proteolyse insbesondere im Muskel und das Einfliessen der freiwerdenden Aminosäuren in den Energiehaushalt kompensiert [3]. Da der Muskel verzweigtkettige Aminosäuren verstoffwechseln kann, sinken die Serumspiegel dieser essentiellen Aminosäuren. Die übrigen freigesetzten Aminosäuren müssen in der Leber metabolisiert werden.

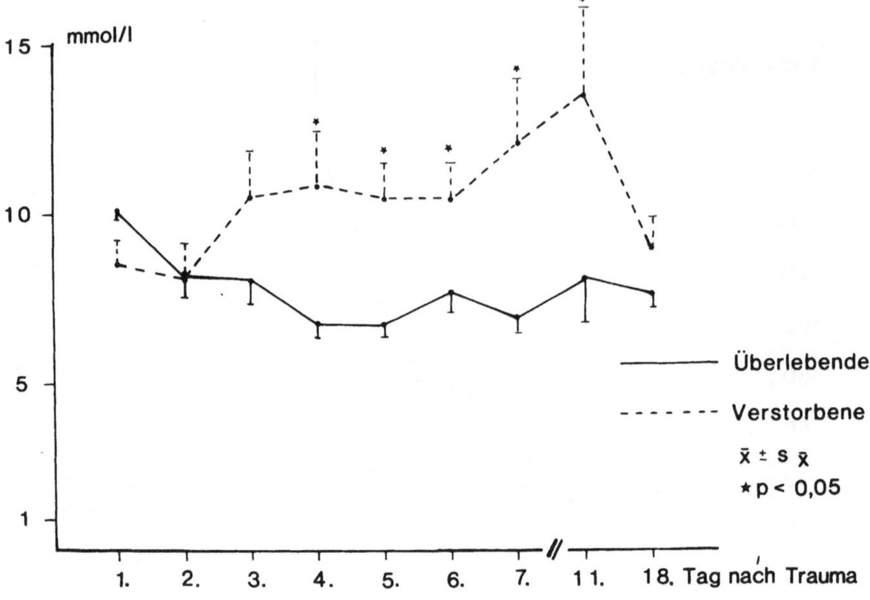

Abb. 6. Glucose im Serum bei 696 Polytraumatisierten

Die Leberfunktion ist jedoch bei dieser Patientengruppe zunehmend beeinträchtigt, wie der Anstieg der aromatischen Aminosäuren, insbesondere des Phenylalanins sowie des Methionins zeigen. Der Bilirubinanstieg ab 6. Tag nach Trauma muß ebenfalls als Ausdruck der beeinträchtigten exkretorischen Leberfunktion gelten, andere Ursachen einer Hyperbilirubinämie wie Hämatomresorption oder Transfusionen sind zu diesem Zeitpunkt unwahrscheinlich [7]. Die CHE als Parameter der Syntheseleistung der Leber sinkt ab Tag 11 signifikant ab, bei dem etwas verschobenen Zeitpunkt ist die lange Halbwertszeit des Enzyms von ca. 10 Tagen zu bedenken. Ob diese Leberfunktionsstörung die Manifestierung eines Zellschadens durch den traumatischen Schock [2] darstellt oder Ausdruck einer Hemmung der Synthese auch kurzlebiger Funktionsproteine durch Mangel an peripher verstoffwechselten essentiellen verzweigtkettigen Aminosäuren [6] ist, bleibt offen.

Somit wiesen später an Multiorganversagen und Sepsis verstorbene Patienten bereits am 6. Tag nach Trauma eine schwere metabolische Störung auf, die trotz Zufuhr einer Aminosäurenlösung zu einem Abfall der peripher metabolisierten verzweigtkettigen Aminosäuren führte. Der Anstieg der in der Leber verstoffwechselten aromatischen Aminosäuren und des Methionins, der Bilirubinanstieg sowie der Abfall der CHE sind Zeichen einer Leberinsuffizienz.

Parameter mit prädiktiver Bedeutung sind daher vor allem die verzeigtkettigen Aminosäuren Valin, Leucin und Isoleucin sowie das Bilirubin.

Literatur

1. Baker SP, O'Neill B, Haddon W, Long WB (1974) The injury severity score: a method for describing patients with multiple injuries and evaluating emergency case. J Trauma 14 (3):187
2. Champion HR, Jones RT, Trump BF, Decker R, Wilson S, Niginski M, Gill W (1976) A clinico-pathologic study of hepatic dysfunction following shock. Surg Gynec Obst 142:657
3. Freud H, Atamian S, Holroyde J, Fischer JE (1979) Plasma amino acids as predictors of the severity and outcome of sepsis. Ann Surg 190 (5):571
4. Hempelmann G, Trentz OA, Trentz O, Oestern H-J, Piepenbrock S, Sturm J (1977) Monitoring kardiopulmonaler Parameter nach schwerem Polytrauma. Prakt Anaesth 12: 445
5. Moyer ED, McMenamy RH, Cerra FB, Reed BA, Yu L, Chenier R, Caruana J, Border JA (1981) Multiple systems organ failure: III. Contrasts in plasma amino acid profiles in septic trauma patients who subsequently survive and do not survive-effects of intravenous amino acids. J Trauma 21 (4):263
6. Moyer E, Cerra F, Peters D, Chenier R, Oswald G, Watson F, Yu L, McMenamy R, Border J (1981) Multiple systems organ failure: VII. Reduction in plasma branched-chain amino acids-correlations with liver failure and amino acid infusion. J Trauma 21 (11):965
7. Nunes G, Blaisdell FW, Nargaretten W (1970) Mechanism of hepatic dysfunction following shock and trauma. Arch Surg 100:546

Diskussion

Haider, Wien: Über die verzweigtkettigen Aminosäuren ist ja die Weltliteratur voll. Würden Sie eher in der Gruppe der Verstorbenen den relativen Abfall von Leucin und Isoleucin oder den Wiederanstieg im Bereich des Kontrollkollektivs mit der postulierten Leberschädigung erklären?

Lobenhofer, Hannover: Man muß sicher von einer katabolen Stoffwechsellage und vom Beginn einer Leberschädigung um den 7. Tag nach Trauma ausgehen. Diesen Wiederanstieg von Leucin würden wir dadurch erklären, daß eben etwas später mit Zunahme des Leberschadens auch aus der Leber selbst wieder Aminosäuren freigesetzt werden.

Haider, Wien: Wodurch ist dann der Abfall bedingt?

Lobenhofer, Hannover: Ich glaube, das ist der Beginn des Multiorganversagens und der Sepsis mit verstärktem Energiebedarf, der so nicht gedeckt werden kann, so daß eben diese Aminosäuren verstärkt in der Muskulatur utilisiert werden.

Schädlich, Berlin: Wie haben sich im Vergleich dazu die Glucosewerte verhalten?

Lobenhofer, Hannover: Die Glucosewerte sind ab Tag 4 signifikant bei den später verstorbenen Patienten erhöht.

Intensivmedizinische Probleme nach Replantation im Bereich der unteren Extremitäten

K. Hudabiunigg[1] und M. Mähring[2]

[1] Institut für Anästhesiologie der Universität (Vorstand: Univ.-Prof. Dr. F.W. List), Auenbruggerplatz, A-8036 Graz
[2] Department für Unfallchirurgie (Leiter: Univ.-Prof. Dr. R. Szyszkowitz) der Universitätsklinik für Chirurgie (Vorstand: Univ.-Prof. Dr. J. Kraft-Kinz), Auenbruggerplatz, A-8036 Graz

Die großen Fortschritte der Chirurgie in der Osteosynthese der Gefäß- und Mikrochirurgie sowie der Reanimationstechniken erlauben heute die Versorgung und Rekonstruktion praktisch jeder Extremitätenverletzung unabhängig vom Ausmaß und der Schwere derselben. Die rekonstruierte oder replantierte Extremität verursacht aber in der Folge Störungen, die den Gesamtorganismus schwer beeinträchtigen und die Überlebenschancen des Verletzten massiv verringern können.

Dies trifft besonders dann zu, wenn diese Eingriffe im Oberschenkelbereich durchgeführt werden. Bei fast allen der hier (Tabelle 1) aufgelisteteten Patienten kam es zu einem posttraumatischen Nierenversagen. Die Ursachen dafür liegen im langandauernden Schockgeschehen mit der daraus resultierenden Hypoperfusion der Nieren als auch in der zusätzlichen Schädigung der Tubuli durch toxische Metaboliten aus der ischaemiegeschädigten Extremität.

Die Rhabdomyolyse, die nach längerer Ischämiedauer aber auch durch alleinige Muskelquetschung zustande kommt, kann auch ohne protrahierte Schocksymptomatik allein für die Tubulusnekrosen und das ANV verantwortlich sein.

Die Möglichkeiten sowohl der regulären Dialyse als auch der Diafiltrationsbehandlung schufen die Voraussetzung für die rechtzeitige Behandlung der Acotämie, Überwässerung und Hyperkaliämie. Solange die Zirkulation aufrecht erhalten werden konnte, war auch immer der Anschluß an eine künstliche Niere möglich. Die Notwendigkeit der Heparinverabreichung beim polytraumatisierten Patienten stellt bei minimaler Heparinisierung wie sie von Vogel u. Kopp (1976) beschrieben wurde, ein nur relativ geringes Blutungsrisiko dar.

Eine Erholung vom posttraumatischen Nierenversagen war allerdings immer dann massiv verzögert, wenn schwere Weichteilinfektionen vorlagen. Erst nach Beherrschung derselben, welche in allen angeführten Fällen die Amputation erforderte, kam es zur zügigen Wiederherstellung der Nierenfunktion.

Trotz aller intensivmedizinischen Bemühungen verstarben die Patienten, bei denen sich neben dem akuten Nierenversagen ein posttraumatisches Lungenversagen entwickelte.

Bei allen am ARDS verstorbenen Patienten wurde die Amputation des schwerst geschädigten Beines entweder überhaupt nicht oder erst nach Entwicklung des ARDS vorgenommen. Als Ursache für die Entstehung des Lungenversagens kamen immer mehrere Faktoren zusammen.

Diese sind: protrahierter Schock mit DIC, Hypalbuminaemie und Massentransfusionen, die oft wegen der massiven Nachblutungen über Tage hinweg nötig waren.

Hefte zur Unfallheilkunde, Heft 156
Zusammengestellt von G. Schlag

Tabelle 1

			Diagn. u. Versorg.	protr. Schock (> 12 h)	Isch. Zeit	ANV	ARDS	Sepsis	Amput. prim.	Amput. sec. (Tag)	Exitus	
F.H.	♀	59	offener OSCH + USCH + Gefäß primär	ja	8	ja	ja	ja		nein	ja	6
R.R.	♂	19	offener OSCH + Gefäß primär	ja	6	ja	ja	ja		ja (5)	ja	18
N.N.	♀	16	traumat. Amp. re. OSCH + li. USCH primär	–	6	ja	ja	–		nein (Replant)	ja	12
J.E.	♂	17	offene Lux. fr. Hüfte + Gefäß primär	ja	6	ja	nein	ja		ja (43)	nein	
R.Ch.	♂	17	OSCH + Gefäß primär	ja	8	ja	nein	ja		(10)	nein	
M.A.	♂	23	traumat. Amputat.	ja	–	ja	nein	nein	ja		nein	
P.G.	♂	22	Gefäß + zentr. Hüftlux.	nein	3	ja	nein	nein		nein	nein	
F.W.	♂	27	OSCH + USCH Trümmerfrakt., Compartment-syndrom	nein	–	ja	nein	ja		ja	nein	
F.H.	♂	17	Beckenfrakt. + Gefäß primär	nein	3	nein	nein	Gasbrand ja		ja	nein	
L.M.	♂	19	offener OSCH + USCH + Milzruptur	ja	?	nein	nein	nein	ja		nein	

Zu dieser außerordentlich gefährlichen Situation eines ARDS kam es in der Phase zwischen dem ersten und dritten Tag nach Abschluß der Akuttherapie, da diese Patienten nicht in der Lage waren, die aus dem dritten Raum in den intravasculären Raum zurückströmenden Flüssigkeitsvolumina über die zu diesem Zeitpunkt bereits geschädigten Nieren zu eliminieren. Angesichts der typischen Vorgeschichte kann die Diagnose ARDS oder FES zu diesem Zeitpunkt nicht überraschen. Röntgenologisch treten nach einem Intervall kleinfleckige, milchglasige Verschattungen auf, der paO_2 fällt ab, Fieber tritt auf und der nicht sedierte Patient läßt deutliche psychische Verhaltensänderungen erkennen.

Diese Erfahrungen mit Patienten, an denen Erhaltungsversuche schwerstverstümmelter Beine bzw. Replantationen am Oberschenkel durchgeführt wurden, haben uns zu folgenden (Tabelle 2) intensivmedizinischen Procedere veranlaßt:

1. Während der von Wolff definierten ersten und zweiten Behandlungsphase des Polytraumatisierten (das ist die Reanimationsphase und die Operationsphase für die lebenserhaltenden Operationen) werden in Bezug auf die zu operierende Extremität nur die notwendigsten operativen Eingriffe zur Vermeidung einer weiteren Kreislaufinstabilität und eines weiteren Blutverlustes durchgeführt. Osteosynthesen werden erst in der Stabilisierungsphase (= Phase 3) unternommen. Replantationsversuche am Oberschenkel werden beim Vorliegen von schwersten Nebenverletzungen bzw. im manifesten Schockzustand nicht mehr durchgeführt, sondern es wird primär amputiert.
2. Die totale Ischämiezeit einer zu replantierenden Extremität darf 6 h keineswegs überschreiten.
3. Ist ein Erhaltungsversuch nach Schwerstverletzungen am Oberschenkel trotz der Einschränkungen des Punktes 1 und 2 möglich, so gilt der Patient als potentieller Kandidat für ein akutes Nierenversagen. Alle therapeutischen und Überwachungsmaßnahmen sind auf die Erhaltung der Nierenfunktion ausgerichtet. Dem Dopamin und dem Mannitol wurden von einigen Autoren protektive Möglichkeiten eingeräumt. Die Neptrotoxizität, insbesondere verschiedener Antibiotica wird strengstens beachtet.
4. Tritt ein manifestes Nierenversagen auf, so verhindern nach Lee und anderen schwere Infektionen, nekrotische Gewebsteile und die toxischen Metaboliten aus der verstümmelten Extremität die Erholung vom Nierenversagen. Zusätzlich entwickelt sich die

Tabelle 2. Procedere für Großreplantationen

- Erstversorgung
  frühestmögliche Kreislaufstabilisation,
  keine Großeingriffe oder Definitivversorgung
  bei bestehender Schocksymptomatik
- Ischämiezeit
  nicht über 6 h
- potentieller „ANV-Kandidat“
  Mannitol (Dopamin) Cave Nephrotoxine
- bei manifestem ANV
  Amputation beim Vorliegen von Infektionen
  oder anderen schweren Weichteilproblemen
- soziale Fragestellung
  Länge des Spitalsaufenthaltes, Beruf etc.

Gefahr des Auftretens eines posttraumatischen oder septisch bedingten Lungenversagens. Daher muß durch ein aggressives chirurgisches Eingreifen die Lokalproblematik gelöst werden. Meist wird eine Amputation notwendig sein. Keinesfalls soll ein falsches Reputationsbedürfnis von Replantationsteams dazu führen, daß schwerst infizierte und nachblutende replantierte Beine auf alle Fälle zu erhalten versucht werden. Präoperative Dialysen und entsprechende Anästhesieverfahren erlauben auch am schwerst beeinträchtigten Patienten diese „Reamputationen", ohne die nach unseren Erfahrungen eine Erholung von Nierenversagen nicht eintrat und überdies die in allen Fällen tödliche weitere Komplikation eines schwerstgradigen ARDS hinzukam.

Mit dem hier geschilderten Vorgehen gelang es uns in den letzten Jahren, den Prozentsatz der überlebenden Beinamputierten trotz der Komplikationen des Nierenversagens sehr hoch zu halten, insbesondere wenn man bedenkt, daß nach internationalen Statistiken die Überlebensrate nach posttraumatischem Nierenversagen kaum höher als mit 50% anzusetzen ist.

Außerdem war nach den Amputationen die Möglichkeit gegeben, diese Patienten frühzeitig in die Rehabilitation zu entlassen, wodurch das Auftreten auch sozialer Probleme, die während eines mehrmonatigen Spitalaufenthaltes entstehen können, verhindert werden konnten.

Diskussion

Oestern, Hannover: Wenn ich Sie richtig verstanden habe, empfehlen Sie jetzt praktisch die Replantation nur noch bei isolierten Verletzungen.

Hudabiunigg, Graz: Das ist richtig. Vor allem darf es sich also keineswegs um Patienten handeln, die sich in irgend einer Form in einem manifesten Schockgeschehen befinden; also in Zentralisation bei nicht ausreichenden Blutdruckwerten, mit schwersten Nebenverletzungen am Thorax oder im Bereich des Bauches. Bei diesen Patienten wird nur die lebenserhaltende Operation durchgeführt und primär amputiert.

Oestern, Hannover: Wie ist die Funktion nach diesen Replantationen? Wie lange dauert die durchschnittliche Rehabilitationszeit?

Hudabiunigg, Graz: Ich habe persönlich als Intensivmediziner damit keine Erfahrung. Wir haben einen Fall sehr deutlich in Erinnerung. Wenn ich diesen kurz darstellen darf. Es war ein 16jähriger, der eine Unterschenkelamputation hatte. Diese ist intensivmedizinisch problemlos verlaufen. Er mußte allerdings aufgrund der Pseudarthrose und der septischen Probleme im Unterschenkelbereich mit Unterbrechungen ein Jahr hospitalisiert werden. Das Bein war weitgehend funktionslos. Er ist in dieser Zeit, wie ich es ausdrücken würde, sozial völlig desintegriert worden. Er war vorher Mittelschüler, war anschließend Hilfsarbeiter. Anläßlich eines Einbruches, bei dem er dann von der Polizei entdeckt wurde, ist er mit dem Moped geflohen, hatte einen neuerlichen Sturz, das Replantat ging dabei endgültig verloren und er starb bei der Verletzung. Es ist das vielleicht eine etwas drastische Darstellung eines einjährigen Aufenthaltes im Spital aufgrund einer Replantation im Unterschenkel, aber wir empfinden sie doch als eine Notwendigkeit der Darstellung, speziell im bezug auf die sozialen Desintegrationen, die sich hier entwickeln können.

Werner, Graz: Beim manifesten Nierenversagen behandeln Sie primär mit der Hämodialyse oder versuchen Sie noch mit der Peritonealdialyse durchzukommen?

Hudabiunigg, Graz: Wir machen beim manifesten Nierenversagen normgerechte Hämodialysen, wenn wir zeitgerecht unseren Skribner-Shunt, den wir für diese Dialysen immer anlegen, zustandebekommen. Wenn es sich um reine Hyperhydrationsprobleme handelt und der Skribner-Shunt aus irgendwelchen technischen Problemen nicht sofort anlegbar ist, führen wir Ultrafiltrationsbehandlungen durch und dann erst in weiterer Folge die Hämodialyse. Von der Peritonealdialyse sind wird vollkommen abgekommen.

Die Lungenfunktion nach Langzeitbeatmung bei polytraumatisierten Patienten

G. Pauser, H. Benzer, N. Mutz und W. Schlick

Forschungsstelle für Intensivtherapie (Vorstand: Prof. Dr. H. Benzer) der Klinik für Anästhesie und Allgemeine Intensivmedizin (Vorstand: Prof. Dr. O. Mayrhofer) und der II. Chirurgischen Univ.-Klinik (Vorstand: Prof. Dr. E. Wolner), Spitalgasse 23, A-1090 Wien

Die Intensivtherapie ist eine enorme Belastung für verschiedene Organsysteme. Infolge der zunehmenden Beatmungsfrequenz und der differenzierten respiratorischen Maßnahmen ist die Lunge ganz besonders gefährdet. Gerade in letzter Zeit geht die Bestrebung der Intensivmedizin dahin, nicht nur die Akutphase zu sehen, sondern auch in der Postintensivphase Restzustände festzustellen, und sofern dies möglich ist, auch zu behandeln. Aus Beobachtungen und Ergebnissen von Nachuntersuchungen könnte somit ein positives Feedback erfließen um so die Behandlungsmethoden verbessern zu können. Aufgrund von Arbeiten der Arbeitsgruppen aus Würzburg und Göttingen haben wir ebenfalls langzeitbeatmete Patienten nach Polytraumen von unserer Intensivstation aus den Jahren 1977 bis 1981 insbesondere in Hinblick auf ihre Lungenfunktion untersucht. Tabelle 1 gibt die Zahl der Polytraumatisierten mit Langzeitbeatmung aus den erwähnten Jahren wieder.

Beatmungsdauer 7 Tage bis 8 Monate; 28–33% des Gesamtbelags, aber ca. 50% der Belagstage. Die durchschnittliche Liegedauer von 10,5 Tagen wird deutlich überschritten.

Hefte zur Unfallheilkunde, Heft 156
Zusammengestellt von G. Schlag

Tabelle 1. Polytraumatisierte mit Langzeitbeatmung

	1977	1978	1979	1980	1981	Gesamt
Zahl	51	46	80	53	57	287 .

Tabelle 2. ARI – erhöhtes Risiko

1. Direktes Thoraxtrauma	
2. Zahl der Begleitverletzungen	– Fraktur von Röhrenknochen
	– SHT (neurogen)
3. Nachfolgende septische Komplikationen	

Bei der Beobachtung dieses Patientenkollektivs fällt auf, daß die Störung der Lungenfunktion im Anschluß an die Intensivbehandlung (Respiratortherapie!) mit dem Schweregrad und der Zahl der Begleitverletzungen korreliert.

Stellvertretend für die Gruppe der bislang nachuntersuchten Patienten mit schwersten Verletzungen und nachfolgender notwendiger aggressiver Therapie soll anhand einer Kasuistik die Problematik dieser Patientengruppe dargestellt werden. Unsere Patientin erlitt im Rahmen eines Autounfalles eine Contusio cerebri, Serienrippenfrakturen beidseits, eine Sternumfraktur mit instabilem Thorax und wurde in diesem Zustand bewußtlos im Schockzimmer aufgenommen. Nach entsprechender Versorgung beinhaltete die Therapie an unserer Intensivstation neben den routinemäßigen Maßnahmen eine Sternumcerclage, eine Tracheotomie nach 5-tägiger nasotrachealer Intubation und was hier im besonderen herausgestellt werden soll, eine 2-monatige kontrollierte Beatmung mit PEEP und nachfolgendem 1-monatigen Entwöhnungsmanöver über IMV und CPAP. Darüber hinaus mußte wegen einer Trachealstenose eine 2malige Trachealresektion vorgenommen werden. Während dieser Beatmung trat eine Lungenfibrose auf, welche wir mit einer antiprofilerativen Therapie (d-Penicillinamin = Artamin) zu behandeln versuchten. Nach der Entlassung von der Intensivbehandlungsstation wurde bei dieser Patientin, wie bei sämtlichen anderen, die atemphysiologische Untersuchung im Rahmen der Postintensivbehandlung angeschlossen. In Abb. 1 ist zu erkennen, daß sich das Residualvolumen innerhalb von 5 Monaten auf subnormale Werte restituierte.

Allerdings bleibt auch nach einem Jahr nach der Entlassung die Vitalkapazität der Patientin deutlich hinter dem geforderten Wert von 4 Liter zurück (2,8 l). Infolge einer Diffusionsstörung ist auch der Partialdruck für den arteriellen Sauerstoff weit unter dem, dem Alter entsprechenden Wert. Der Diffusionskoeffizient für CO betrug 7,05 ml/min/mm Hg bei einem Normalwert von 20. In Abb. 1 ist weiters die geringe Belastbarkeit der Patientin bei der Untersuchung am Fahrradergometer im April 1978 zu erkennen (bei 75 Watt paO_2-Abfall auf 62 torr).

Infolge der ausgeprägten restriktiven Atemwegserkrankung wurde an die Untersuchung der Lungenvolumina und Blutgaswerte eine Untersuchung der Lungencompliance angeschlossen. Abbildung 2 zeigt die Druck-Volumenbeziehung, erhoben zwischen September 1977 und Juni 1978. Deutlich ist die schlechte Compliance unmittelbar nach der Ent-

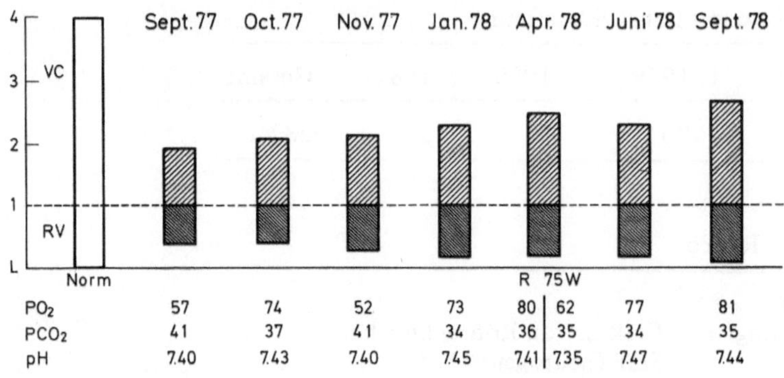

Abb. 1. 33 J. Patient mit Beatmungsfibrose

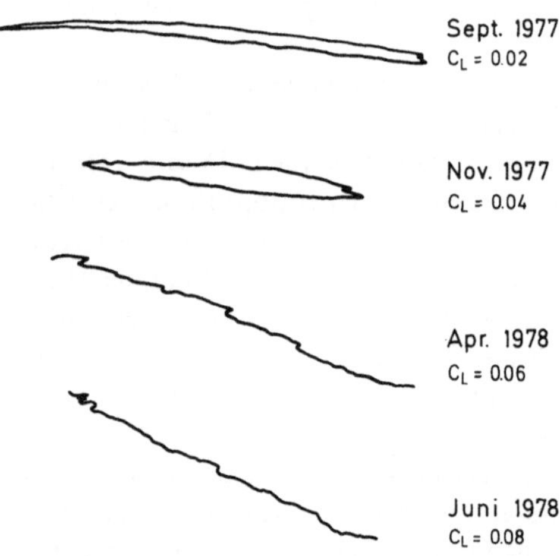

Abb. 2. Lungencompliance bei einer 33 J. Pat. mit Beatmungsfibrose

lassung von 0,02 (bei einem Normwert von 0,2) zu erkennen. Nach einem Intervall von 21 Monaten verbesserte sich die Compliance, blieb jedoch deutlich hinter dem Normwert zurück.

In der Abb. 3 (oberer Abschnitt) sehen Sie weiters die erhobenen Flow-Druckkurven, welche über die Atemwegsresistance Aufschluß geben. Die S-förmige Kurve zeigt an, daß ein bestimmter Flow nicht überschritten werden kann, welcher Umstand somit auf eine Stenose der oberen Luftwege hinweist (2maliges Auftreten einer Trachealstenose). Im unteren Abschnitt dieser Abbildung sehen sie die Fluß-Volumen-Beziehung, welche unter anderem ebenfalls die Stenose in den oberen Luftwegen belegt.

Zusammenfassend blieb also eine ausgeprägte restriktive Ventilationsstörung mit Verminderung der Vitalkapazität und der totalen Lungenkapazität und eine Diffusionsstörung zurück.

Im Kontrast zu dieser Patièntin konnte aber bei vergleichbaren Polytraumatisierten keine solche ausgeprägte Atemstörung im gleichen Zeitraum der Nachuntersuchung festgestellt werden. In Übereinstimmung mit den eingangs zitierten Arbeitsgruppen können wir aus dieser Beobachtung daher keine verbindliche Empfehlung für eine *spezielle* Therapie zur Verhinderung gravierender Residualzustände geben. Wir glauben jedoch aufgrund unseres Überblicks sowohl über den Zeitraum der eigentlichen Intensivtherapie als auch über die Phase der nachfolgenden Rekonvaleszenz bestimmte Faktoren für einen verbesserten Outcome dieser Patienten verantwortlich machen zu können. Diese Faktoren bedingen ein bestimmtes differenziertes Therapiekonzept. Dieses beinhaltet folgende Punkte: Entsprechende Atemtherapie (step by step approach), restriktive Flüssigkeitsbilanz (Einsatz der Hämofiltration zur Verbesserung des Gasaustausches!), Aldosteronhemmer, Prophylaxe sympathico-adrenerger Stimulation (Labetalol), Schmerzbekämpfung, Methylprednisolon (?). Ergänzt werden muß ein solches Konzept unserer Meinung nach durch gezielte Maßnahmen der Rehabilitation, welche sich auf Aspekte der physikalischen Therapie, aber auch auf psychosoziale Maßnahmen stützen muß. Allerdings müssen auch Faktoren beachtet werden, die eine Rehabilitation solcher Patienten entweder negativ beeinflussen

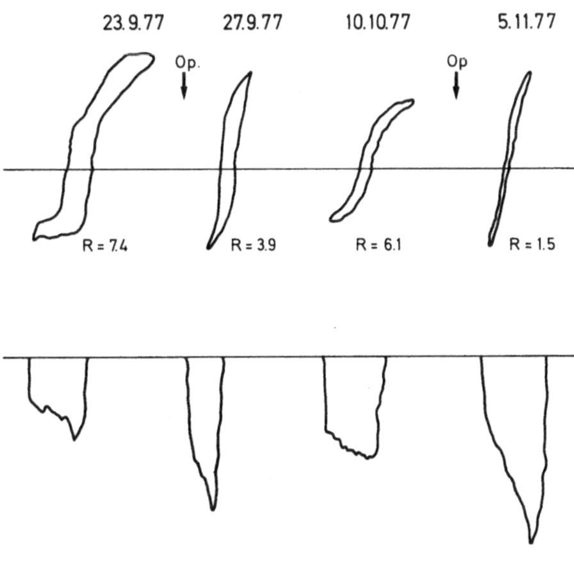

Abb. 3

oder überhaupt in Frage stellen können; das sind präexistente Lungenerkrankungen, Rauchgewohnheiten, höheres Lebensalter und die Topik der Thoraxverletzung.

Literatur

1. Benzer H, Baum M, Coraim F, Haider W, Pauser G, Mutz N (1982) Therapie der posttraumatischen respiratorischen Insuffizienz. In: Peter K, Lawin P, Jesch F (Hrsg) Der polytraumatisierte Patient. Thieme, Stuttgart New York
2. Benzer H, Coraim F Mutz N, Geyer A, Pauser G (1979) Probleme der „Respiratorischen" Beatmung bei der Schocklunge. In: Mayhofer O, Schlag G, Stoeckel H (Hrsg) Akutes progressives Lungenversagen. Thieme, Stuttgart
3. Braun U, Munz E, Voigt E, Fassolt A (in Druck) Veränderungen der Lungenfunktion nach Thoraxtrauma: Ein Beitrag zur Beurteilung der funktionellen Spätfolgen. Anaesthesist
4. Schedel R, Lazarus F, Weis KH (1982) Lungenfibrose nach ARDS. Anaesthesist 31:1–5

Diskussion

Burchardi, Göttingen: Herr Pauser, vielen Dank für diese schöne Präsentation. Das deckt sich in der Tat auch mit Ergebnissen von Atigers, der eine Reihe von ungefähr 30 schweren ARDS-Patienten nachuntersucht hat, bei der auch herauskam, daß im Laufe von einem bis eineinhalb Jahren die Funktion der Lunge wieder nahezu restituiert wurde. Natürlich wird man die morphologischen Veränderungen nicht rückgängig machen können, aber die Funktion kann sich damit abfinden.

Haider, Wien: Gibt es Befunde, daß ein beatmeter Patient, was seine nach der Rehabilitation eintretende Lebensqualität betrifft, sich gegenüber dem nicht beatmeten Patienten unterschiedlich verhält?

Pauser, Wien: Wir haben im Rahmen anderer Nachuntersuchungen die Behinderung von ehemaligen Intensivpatienten zu evaluieren versucht. Hier war besonders auffällig, daß allein beim Statement „Nach dem Aufenthalt auf der Intensivstation leide ich unter Atemnot" es eigenartigerweise keinen Unterschied gibt zwischen beatmeten und nicht beatmeten Patienten. Das bezieht sich aber auf das laienhafte Statement „Ich leide unter Atemnot".

Oestern, Hannover: Wie haben Sie diese Lungenfibrose diagnostiziert? Röntgenologisch?

Pauser, Wien: Röntgenologisch und aus den Daten, die ich in diesen drei Abbildungen dargestellt habe. Also durch atemphysiologische Untersuchungen. Es wurde nicht diagnostiziert durch Entnahme von Lungengewebe.

Oestern, Hannover: Glauben Sie, daß diese Lungenfibrose reversibel ist? In welchen Stadien? Es gibt da ja auch Untersuchungen mit Biopsien.

Pauser, Wien: Ich glaube, daß zumindest ein therapeutischer Nihilismus sicherlich nicht angebracht ist und man auf jeden Fall versuchen sollte, unter allen Umständen die Therapie fortzusetzen, auch mit ungewöhnlichen Maßnahmen. Wieweit man hier antiproliferative Maßnahmen zum Zuge kommen lassen kann, das glaube ich, kann man aus dieser einzelnen Kasuistik noch nicht sagen.

Bergmann, Linz: Herr Pauser, die Daten stammen von 1977 und 1978. Haben Sie spätere Untersuchungen dieser Patienten? Die Resistance ist normalisiert worden die VK ist noch vermindert. Tiffeneau habe ich nicht gesehen. Ist das auch gemacht worden? Sind jetzt von 1978 bis 1982 noch weitere Nachuntersuchungen durchgeführt worden?

Pauser, Wien: Diese Patienten sind laufend in Kontrolle. Ich habe die Daten mit diesem Punkt abgeschlossen, weil sie sich seither nicht mehr verändert haben. Sie bleiben stationär.

Das Polytrauma-Syndrom und der Behandlungsplan

M. Prochazka und F. Vyhnanek

Chirurgische Klinik der Medizinisch-hygienischen Fakultät der Karls-Universität, Sobarova 48, CS-100 34 Prag 10

Die moderne Lebensweise und vor allem die Entfaltung des Verkehrs erhöhen nicht nur die Anzahl von Unfällen, sondern verändern auch grundsätzlich deren Charakter. Isolierte Verletzungen nehmen ab, vielfältige und assoziierte vermehrten sich. Der Begriff Polytrauma ist aufgetaucht und wird spezifiziert. Dies stellt ein medizinisches, ökonomisches und gesellschaftliches Problem dar.

Die ursprünglichen Versuche, das Polytrauma als eine Summe von anatomischen Läsionen einzelner Körperteile zu charakterisieren, haben sich bald als wenig treffend erwiesen. Ebensowenig wird die Polytrauma-Problematik durch das Bestreben, das Polytrauma auf Grund der dominanten (gewichtigsten) Verletzung zu klassifizieren, komplex erfaßt (Abb. 1). Einen großen Fortschritt stellt die pathophysiologische Auffassung des Polytraumas dar: die Verletzung ruft pathologische Prozesse und Abwehrreaktionen im Organismus hervor. An diesem Prozeß nehmen auch weniger gewichtige Verletzungen (zum Beispiel eine isolierte Rippenfraktur), und sogar einige durch die eigentliche Verletzung nicht betroffene Systeme teil (Abb. 2).

Auf Grund unserer Erfahrungen (in der Chirurgischen Klinik der Medizinisch-hygienischen Fakultät in Prag wurden binnen 10 Jahren 1385 Polytrauma-Fälle behandelt) haben wir deshalb einen Versuch eine Definition des *Polytrauma-Syndroms* gemacht (Abb. 3).

Hefte zur Unfallheilkunde, Heft 156
Zusammengestellt von G. Schlag

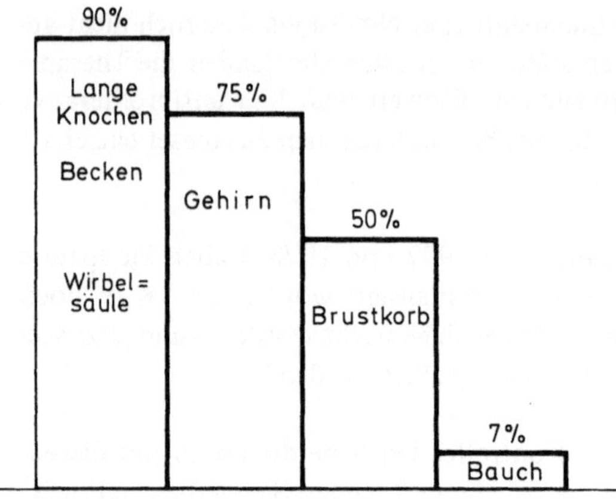

Abb. 1. Verletzungshäufigkeit einzelner Systeme beim Polytrauma

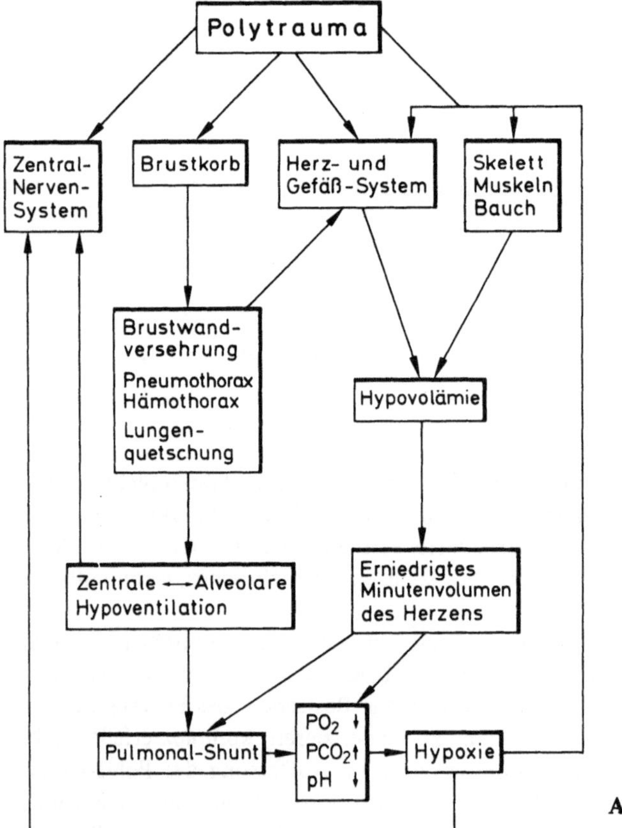

Abb. 2

Unserer Auffassung nach stellt das Polytrauma-Syndrom eine Summe der Ursachen des Traumas und dessen Folgen für den Betroffenen dar.

Es umfaßt den Umfang und Intensität der Gewalteinwirkung, die anatomischen und funktionellen Läsionen einzelner Systeme, und die Gesamtreaktion des Organismus auf das Trauma. Es treten auch noch weitere Einflüsse hinzu: sekundäre Traumatisierung (das

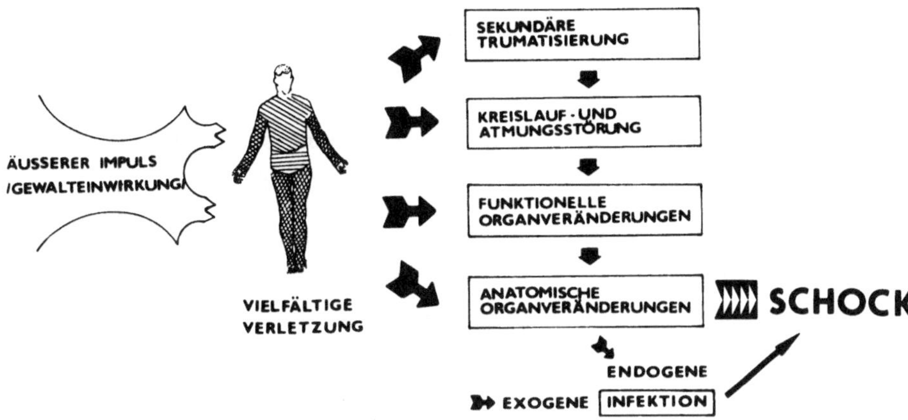

Abb. 3. Polytrauma-Syndrom

Intervall zwischen der Trauma-Entstehung und der ersten Behandlung, die Dauer und Art des Transports), therapeutische Maßnahmen und deren Komplexität, Wirkungen der exo- und endogenen Infektionen.

Es handelt sich folglich um ein Problem, bei dessen Lösung außer der effektvollsten Maßnahme, das heißt einer wirksamen und qualifizierten Prävention der Polytrauma-Entstehung, auch Gesichtspunkte der Prophylaxe der Verletzungsfolgen und wirksamer therapeutischer Maßnahmen zur Geltung kommen müssen.

Eine wirksame Polytrauma-Behandlung bedeutet eine Unterbrechung einer Kette von pathologischen Reaktionen. In der Prähospitalisierungsphase ist es eine rechtzeitige und effektive Hilfeleistung am Unfallort und Prävention sekundärer Beschädigung des Verletzten sowohl am Ort als auch während des Transports.

In der klinischen Phase zeigt sich am wirksamsten eine komplexe simultane definitive Behandlung (Tabelle 1).

Deren Voraussetzungen bestehen aus:

- Technischer Ausrüstung der Arbeitsstelle
- Möglichkeit der Bildung spezialisierter Operationsgruppen
- Dienstbereitschaft und Ausstattung von Komplementeinrichtungen (Röntgen und biochemisches Labor, Transfusionsdienst)
- Sicherung der Intensivbehandlung der Verletzten
- Sicherung aller dieser Voraussetzungen ohne Rücksicht auf die Tageszeit.

Unserer Erfahrung nach stehen solche Möglichkeiten selbst im klinischen Betrieb nur beschränkt zur Verfügung. Dabei kann ein Streben nach einer definitiven simultanen Behandlung sämtlicher Verletzungen um jeden Preis (ohne die nötigen Voraussetzungen) dem Verletzten auch Schaden bringen.

In unserer Klinik konnten wir rund 30% der Verletzten simultan definitiv behandeln. Unter den Bedingungen eingeführter Intensivbehandlung, die eine Integrierung der Krankenpflege darstellt, können etwa 50% der Verletzten so behandelt werden.

Für die Mehrheit von Arbeitsstätten der allgemeinen Chirurgie sind folglich Behandlungsprioritäten festzusetzen und die Phasenbehandlung ist zu wählen (Tabelle 2).

Tabelle 1. Polytrauma-Simultanbehandlung

Technische Ausrüstung der Arbeitsstätte	Komplement-Dienste:
Operationsgruppe	Spezialuntersuchungen
Simultanoperation	Transfusionsdienst: rechtzeitig ausreichend
Intensivbehandlungseinheit	

Kontinuierliche Bereitschaft

25–35%

Tabelle 2. Polytrauma-Phasenbehandlung

I. Kontolle und Sicherung der fundamentalen Vitalfunktionen II. Diagnose-Präzisierung III. Definitive Blutungsstillung	Unaufschiebbare Eingriffe (Die Arbeitsstätte zur Polytrauma-Aufnahme qualifizierend)
IV, Behandlung verdeckter perforierender Verletzungen von intraabdominalen Organen V. Frakturenstabilisierung	Konsilium Abtransport aufgeschobene Behandlung (V.)

Einzelne Phasen des diagnostisch-therapeutischen Vorgangs bestehen aus:

I. Kontrolle und Sicherung der fundamentalen Vitalfunktionen (Atmung, Kreislauf, Hirntätigkeit) einschließlich dringender definitiver oder provisorischer chirurgischer Eingriffe (Blutstillung, Brustkorb-Drainage, Beseitigung intrakranialer Kompression).
II. Diagnose-Präzisierung vom Gesichtspunkt der Ätiopathogenese und vom Gesichtspunkt der Funktionsänderungen (thanatologisches Prinzip).
III. Definitive chirurgische Blutstillung (definitive Behandlung von Gefäßen, parenchymatösen Organen u. ä.).
IV. Behandlung verdeckter perforierender Verletzungen von intraabdominalen Organen.
V. Definitive Frakturenbehandlung.

Die Phasen I und II stellen unaufschiebbare Eingriffe dar und bilden Voraussetzungen weiterer Behandlung. Deren sofortige und kontinuierliche Sicherung ist eine Vorbedingung, die die gegebene Arbeitsstätte zur Aufnahme und Behandlung eines Polytrauma-Falles überhaupt qualifiziert.

Die nächsten Phasen III und IV schließen sich unmittelbar an. Deren Aufschub darf höchstens in Stunden gezählt werden. Diese Zeitspanne ist nötig zur Vorbereitung des Patienten zum Eingriff, Sicherung der nötigen Mittel (Bluttransfusion u. ä.) und Zusammenstellung einer qualifizierten Operationsgruppe (einschließlich Einladung von Konsiliaren aus einer Einrichtung höheren Typus, wenn nötig).

Die letzte Phase V muß manchmal um mehrere Wochen aufgeschoben werden, und es ist eine konservative Immobilisierungsart in Kauf zu nehmen, selbst wenn eine operative Lösung unerläßlich erscheint. Der Sinn besteht in der Schaffung von Voraussetzungen einer definitiven stabilen Osteosynthese in einem Zeitraum ohne zusätzliche, manchmal übermäßige Belastung des erschöpften Organismus.

Der Sinn unseres Strebens nach Verständnis des Polytrauma-Syndroms und des von uns angewendeten Verfahrens besteht in einer qualifizierten Beurteilung der Verletzung, Ausarbeitung eines vergleichbaren diagnostisch-therapeutischen Verfahrens und Ausschaltung rationell nicht begründeter improvisierter Verfahren.

Diskussion

Oestern, Hannover: Mich hat gewundert, daß Sie die Blutstillung parenchymatöser Organe praktisch als dritte Stufe hingestellt haben. Sie hatten ja drei Stufen und es kam dann zwischenzeitlich noch eine Diagnosestellung und dann kam die definitive Blutstillung. Gehört das dann nicht eher an den Anfang – daß man sich auf die Mindestdiagnose beschränkt und dann sofort die parenchymatösen Organe versorgt?

Prochazka, Prag: Wenn die Blutung so stark ist, dann wird in der ersten Phase behandelt. Wenn die Diagnose vorher präzisiert werden soll, beansprucht dies einige Zeit bis zum definitiven Eingriff.

Oestern, Hannover: Und wie diagnostizierten Sie oder wie quantifizierten Sie das?

Prochazka, Prag: Wir machen die Sonographie, das klinische Monitoring mit Schockindex und dann die Bestimmung von anderen Parametern wie zum Beispiel Hämatokrit.

Praktische Erfahrungen in der Schockprophylaxe und Therapie – Übersicht über die Jahre 1977–1981

F. Povacz und E. Ploberger

Unfallabteilung des Allgemeinen Krankenhauses der Barmherzigen Schwestern vom heiligen Kreuz (Leiter: Prim. Dr. F. Povacz), Grieskirchner Straße 42, A-4600 Wels

An der Unfallabteilung Wels wurden alle schockgefährdeten Verletzten einer Schockprophylaxe unterzogen.

Als schockgefährdet gelten:

1. Verletzte mit einem OS-Schaftbruch
2. Verletzte mit Bruch von mindestens zwei langen Röhrenknochen (multiple Frakturen)
3. Alle Mehrfachverletzten, die bei Einlieferung keinen manifesten Schock haben.

Diese drei Verletzungsgruppen werden nach einem standardisierten Vorgehen versorgt, das eine rasche Ruhigstellung der Fraktur und eine Kreislaufauffüllung zum Ziel hat.

Unser Vorgehen im Einzelnen:

1. Der Verletzte wird direkt in den Schockraum gebracht.
2. Es begibt sich ein Arzt der Dienstmannschaft zum Verletzten und bleibt bei ihm, bis er versorgt im Bett liegt.
3. Messung des Blutdrucks und Pulszählung
4. Punktion einer Vene, Entnahme von Blut und Vorbereiten von 2 Blutkonserven
5. Infusion von 500 ml Plasmaexpander und 500 ml Ringerlactat, Trasylol
6. Lokalanästhesie am Bruch und an der Extensionsstelle
7. Anfertigen von Rö-Bildern (OS + Becken)
8. Anlegen einer Extension und Lagerung im Bett

Punkt 1–8 sollen innerhalb einer Stunde erledigt sein. Inzwischen sind 2 Blutkonserven vorbereitet und werden anschließend transfundiert. Offene Brüche werden sofort operiert. Nach diesem Schema haben wir von 1977–1981 insgesamt 217 OS-Frakturen und 79 multiple Frakturen versorgt (Tabelle 1).

Bei dem Todesfall handelt es sich um einen 19jährigen Mann, der 80 min nach einem mitternächtlichen Pkw-Unfall eingeliefert wurde. Er hatte einen OS-Bruch li., eine Wunde am Kopf. Bei der Aufnahme war er bewußtseinsklar, es bestand eine kurze Erinnerungslücke, RR 125/75; Puls 76.

Behandlung: IN LA. Wundexcision und Naht, Tibiaextension. 500 ml Gelifundol und 500 ml Ringerlactat. Die Verabreichung von Trasylol und Blut wurde unterlassen. Der Verletzte war 1 h nach Aufnahme versorgt im Bett.

Der weitere Verlauf war dramatisch. Fünf Stunden nach Aufnahme bestand Dyspnoe, Unruhe, Schwitzen, im Rö. das Bild einer Schocklunge. Trotz sofortiger Verlegung auf die Intensivstation, Beatmung, Solu-Dacortin, Trasylol, Humanalbumin und Ausgleich der Acidose mit $NaHCO_3$ kam es innerhalb weiterer 6 h zum Exitus (Tabelle 2).

Hefte zur Unfallheilkunde, Heft 156
Zusammengestellt von G. Schlag

Tabelle 1. OS-Schaft- und multiple Frakturen. U.-Abteilung Wels 1977–1981

OS-Brüche	217	Exitus	1
Multiple Frakturen	79	Exitus	0
Gesamt	296		1

Tabelle 2

K.H. 19 J. M. 7627/80 OS-Bruch
U.: 3.5.80 0 h A.: 1,20 h EX.: 12,30 h

Gasanalysen 3.5.80

	PH	PCO2	PO2	–BE
7 h	7,32	37,4	47,5	5,9
10 h	7,14	53,4	48,8	9,2
12 h	7,04	83,4	30,1	11,0

TH.: Beatmung, Trasylol, Dacortin, 1 BK, $NAHCO_3$, Humanalbumin

Weitere Todesfälle waren nicht zu beklagen, obwohl 11 der 79 Verletzten mit multiplen Frakturen zahlreiche Frakturen aufwiesen und schockiert waren.

Dies dürfte auf den raschen Transport – 75% kamen innerhalb der ersten Stunde und nur 9,5% später als 2 h nach Unfall zur Aufnahme – und die sofort einsetzende Prophylaxe bzw. Therapie zurückzuführen sein.

Ist ein Patient schockiert, so wird zusätzlich zu den prophylaxtischen Maßnahmen ein Blasen- und ein Subclaviakatheter gesetzt und eine Blutgasanalyse durchgeführt. Es werden in rascher Folge Plasmaexpander, Elektrolytlösung und Blut verabreicht. Der Ausgleich der Acidose erfolgt mit $NaHCO_3$. Puls und Blutdruck werden 1/4stündlich kontrolliert. Alle Maßnahmen werden auf einem Schockblatt dokumentiert. Kommt es nicht innerhalb einer halben Stunde zur Besserung der Kreislaufsituation oder nimmt der Schock aus ungeklärten Gründen zu, so wird zur Klärung der Ursache ein Thoraxröntgen angefertigt und eine Paracentese durchgeführt. Ist eine Paracentese nicht indiziert (Schwangerschaft, abgelaufene Peritonitis), kommt in seltenen Fällen eine Übersichtsangiographie in Frage. Dasselbe gilt für schwere Beckenfrakturen mit Verdacht auf Zerreißung eines größeren Gefäßes. Bei Ateminsuffizienz zusätzlich Intubation und Beatmung.

Nach diesen Grundsätzen wurden von 1977–1981 143 Mehrfachverletzte behandelt. Unter Mehrfachverletzten verstehen wir Patienten mit Verletzung einer der drei Körperhöhlen (Schädel, Thorax, Bauch) und zusätzlichen schweren Extremitätenverletzungen bzw. Verletzungen von zwei oder drei der Körperhöhlen, eventuell mit zusätzlichen schweren Extremitätenverletzungen.

105 dieser Verletzten haben überlebt, 38 sind gestorben (26,5%) (Tabelle 3).

Tabelle 3. Unfallabteilung Wels. Mehrfachverletzungen 1977–1981

Gesamt	143	
Todesfälle	38	(26,5%)

Bei den Überlebenden fanden wir folgende Verletzungsmuster:

1. Eine Körperhöhle + Extremitäten 43
   (Schädel 20, Thorax 18, Bauch 5)
2. Zwei Körperhöhlen 57
   50 davon hatten zusätzlich schwere Extremitätenverletzungen
   (Schädel + Thorax 3/37, Schädel + Bauch 1/8, Thorax + Bauch 3/5)
3. Drei Körperhöhlen 5 – alle mit Extremitätenverletzungen.

Nur sieben dieser Mehrfachverletzten hatten also keine Extremitätenverletzung, die übrigen hatten mindestens einen langen Röhrenknochen, das Becken oder einen Wirbel gebrochen, 4 von 10 hatten zwei derartige Brüche.

Nach Beherrschung des Schocks wurden offene Gelenkfrakturen primär osteosynthesiert, Schaftfrakturen wurden in der Regel nach Wundausschneidung mittels Extension und/oder Gips ruhiggestellt und sekundär stabilisiert.

Die Patienten waren durchschnittlich 40 Tage in stationärer Behandlung.

Komplikationen

Bei sechs Verletzten mit Extremitätenverletzung ist es sekundär zum Auftreten einer Schocklunge gekommen. Diese Patienten werden 1978 mit positiv endexspiratorischem Druck beatmet und nach Normalisierung der Lungenfunktion, des Säure-Basen-Haushaltes, des Kreislaufs und der Gerinnung wurden die Extremitätenfrakturen stabilisiert. In allen 6 Fällen konnte die Situation rasch beherrscht werden.

Lunge

Beispiel: Pat. B.H. männl. 36 J. AZ 13450/79.

U.: 26.11.79 Pkw-Zusammenstoß. Einlieferung ca. 1 h nach Unfall.

Dg.: 1) SHT I° 2) Serienrippenbrüche bds. mit unstabilem Thorax und Hämatothorax re. 3) OS-Schaftbruch re. 4) hinterer Verrenkungsbruch der re. Hüfte mit Peronäuslähmung und Bruch des Pfannenbodens 5) supra- und diacondyl. Trümmerbruch des li. Oberschenkels 6) Bruch des re. Schlüsselbeins 7) Nasenbeinbruch mit mehrfachen Wunden 8) Schock (RR 80/– Puls 110)

Th.: Schockbehandlung mit Macrodex, Rheomacrodex, 2 BK und Trasylol, Verabreichung von $NaHCO_3$, WE, Tibiaextension bds. Kreislaufstabilisierung innerhalb einer Stunde.

2. Tag: PO2 46,0 PCO2 30,0 – Beatmung

3. Tag: PO2 103 – Osteosynthese beider OS - postoperativ PO2 46,3 – weitere Beatmung.

11. Tag: Extubation. Der weitere Verlauf war unauffällig. Nach 58 Tagen stationärer und 69 Tagen ambulanter Behandlung ist der Patient voll wiederherstellt.

Niere

Bei den Überlebenden dieser Fünfjahresperiode konnten wir keine manifeste Schockniere beobachten. Wir hatten eine derartige Komplikation im Jahre 1975.

Pat. Sch. J. männl. 22 J. AZ 2462/75

U.: 12.2.75 Motorradsturz. Aufnahme 13 h nach Unfall.

Dg.: SHT II°, Leberruptur (Hämascos 21), Bruch der 10. Rippe re., Wunde am US re., RR 110/60 Puls 115.

Th.: Schockbehandlung, Lebernaht.

Verlauf: Am 2. u. 3. Tag Harnmenge 120 bzw. 160 ml, RR Anstieg am 6. Tag bis 240 mm Hg, BUN 159,5.

Über eine polyurische Phase (Harnmenge am 14. Tag 6 l mit spezif. Gewicht 1004) kam es nach insgesamt 4 Wochen zur völligen Wiederherstellung der Nierenfunktion (Harnmenge 1,5 l, spezif. Gew. 1018, RR 130/70, BUN 11,7).

Dieses Beispiel zeigt deutlich, welche Rolle dem Zeitfaktor in der Behandlung des Schocks zukommt.

Cerebrum

Ein 72jähriger Patient mit Milzruptur (Hämascos 2,5 l), Rippenbrüchen und einer Knöchelfraktur ohne Schädel-Hirn-Trauma, erlitt eine schockbedingte cerebrale Anoxie, die zu einem Dauerschaden führte. Der Verletzte, der vorher sehr aktiv war, seinen eigenen großen Garten und auch den der Nachbarn versorgte, ist apathisch, teilnahmslos, zeitweise verwirrt und auf fremde Hilfe angewiesen.

Ein anderes Verletzungsmuster bieten die 38 Todesfälle.

1. Eine Höhle mit Extremitätenfrakturen 9
   (Schädel 5, Thorax 3, Bauch 1)
2. Zwei Höhlen 15, davon 14 mit zusätzlichen Extremitätenfrakturen
3. Drei Höhlen 14, davon 13 mit zusätzlichen Extremitätenfrakturen

26 Patienten sind innerhalb der ersten 2 h verstorben, weitere 3 noch am 1. Tag. Bei den meisten dieser Verletzten war eine Behandlung von vornherein aussichtslos.

Diskussion

Werner, Graz: Zur Behandlung oder Prophylaxe des ARDS habe ich häufig das Wort Trasylol gesehen, aber nie Cortison. Lehnen Sie Cortison ab oder habe ich es übersehen?

Povacz, Wels: Der Patient hat Dacortin bekommen. Das haben Sie übersehen.

Semsroth, Wien: Ich habe nur eine Frage zu dem jungen Mann, der gestorben ist – der 19jährige mit der Oberschenkelfraktur. Er hatte einen rasanten Anstieg von CO_2. Ist der volumsgesteuert beatmet worden?

Povacz, Wels: Es wurde volumsgesteuert mit PEEP beatmet.

Haider, Wien: Darf ich zu diesen zwei vergessenen Blutkonserven noch etwas fragen. Würden Sie nach Ihrer Erfahrung wagen zu sagen, daß das eine Frage des nicht gegebenen Blutes oder einfach eine Frage des nicht gegebenen Volumens war?

Povacz, Wels: Das kann man nicht sicher sagen. Ich weiß aus früheren Erfahrungen, daß wir im Unfallkrankenhaus sehr viele Fettembolien und auch Todesfälle hatten. Nicht nur bei Oberschenkelbrüchen sondern auch bei Unterschenkelbrüchen. Ich kann mich an zwei junge Männer erinnern, die eine isolierte geschlossene Unterschenkelfraktur hatten und am 3. bzw. 5. Tag an einer Fettembolie verstorben sind. Das war eigentlich damals der Anlaß, daß wir zu einer etwas exakteren Prophylaxe übergegangen sind und seither sehen wir das selten. Aus dem einen Fall kann man natürlich nicht sagen ob durch Blut der Tod verhindert worden wäre. Plasmaexpander hat er ja bekommen, im ganzen 1 Liter. Ob das ausreichend war, ist eine andere Frage. Man muß halt irgend ein Schema haben nach dem man vorgeht. Es wird manchmal der Einwurf gebracht, man riskiert eine Hepatitis. Diese Oberschenkelbrüche sind alle nach einem Jahr nachuntersucht worden, weil wir eine durchgehende Nachuntersuchung durchführen. Wir haben in diesem Patientengut keine Hepatitis gesehen. Das möchte ich nur dazu bemerken.

IV. Der septische Schock

(Leitung: F. Lackner, H. Kuderna)

Die infektiösen Risiken während der Intensivbehandlung

P. Lawin und U. Hartauer

Klinik für Anästhesiologie und operative Intensivmedizin der Westfälischen Wilhelms-Universität, Jungeboldtplatz 1, D-4400 Münster

Infektionen während und in der Folge von Intensivbehandlung sind die schwerstwiegenden Komplikationen der Intensivmedizin. Sie haben eine übergeordnete Bedeutung auf operativen Intensiveinheiten mit einem hohen Anteil an chirurgischen und traumatologischen Patienten [20].

Das Schicksal solcher Patienten reicht vom Tod innerhalb kurzer Frist – meist als Folge eines septischen Schocks – bis zur langwierigen Rehabilitation nach längerer Intensivbehandlung, häufig bedingt durch partiellen oder kompletten Ausfall eines oder mehrerer Organe [11]. Ist eine Erholung nach foudroyanten infektiösen Komplikationen eher selten, so halten sich Genesung oder Tod nach langem Verlauf ungefähr die Waage.

Patienten werden *zur Intensivstation verlegt* wegen der Schwere oder Progredienz einer bereits bestehenden Infektion. Zustand nach Trauma, Pneumonie nach OP oder Trauma sowie generalisierte Infektion mit den Zeichen einer Sepsis sind die Indikationen für die Intensivbehandlung. Am häufigsten kommt es aber *während des Aufenthaltes auf der Intensivstation* zur Infektion unter der Behandlung der im Vordergrund stehenden lebensbedrohlichen cardiovasculären respiratorischen und neurologischen Komplikationen [12].

Ätiologisch sind *endogene* von den *exogenen* Infektionen zu trennen, wobei letztere eine untergeordnete Rolle spielen. Diese exogenen Infektionen können entweder direkt mit ärztlichen Maßnahmen in Zusammenhang stehen – zum Beispiel Infektionen durch intravasale Katheter oder andere invasive Maßnahmen – oder sie sind das Ergebnis einer Kreuzinfektion. Pflegepersonal, Ärzte und die Umwelt des Patienten im weitesten Sinne, Geräte und Instrumente, fungieren als Transmitter. Komplikationen wie Septicämie und Organversagen – insbesondere Lungen- und Nierenversagen – können bei den Patientengruppen rasch zusätzlich auftreten und die resultierenden metabolischen und cellulären Konsequenzen lassen sich in ihrer Herkunft nachher nicht mehr voneinander unterscheiden.

Im Vergleich zu den unspezifischen Infektionen sind spezifische Infektionen selten auf einer operativen Intensiveinheit. Tetanus, Gasbrand und primäre Pneumonie (also nicht in der Folge chirurgischer oder intensivmedizinischer Maßnahmen) sind typische Beispiele. Wird das Erysipel, die Wundrose, die ganz selten nur der intensivmedizinischen Behandlung bedarf, ausschließlich durch β-hämolysierende Streptokokken der Gruppe A nach Lancefield ausgelöst [17], so zeigen Phlegmonen, Fascienvereiterungen und -nekrosen bei Sekundärheilung nach Laparotomien als Mischinfektion von anäroben und äroben Keimen häufig ein schweres septisches Krankheitsbild.

Hefte zur Unfallheilkunde, Heft 156
Zusammengestellt von G. Schlag

In der oropharyngealen, intestinalen, cutanen und genitalen Bakterienflora sind Anärobier ihrer Zahl nach die stärkste Gruppe. Bei Fehlen einer Anärobier-Diagnostik bzw. bei ungenügender Inanspruchnahme derselben ist die Dunkelziffer der anäroben Ätiologie eitriger und septischer Infektionen hoch [22].

Wundheilungsstörungen können gelegentlich durch ärob/anärobe Mischinfektionen bedingt sein, wobei ein synergistischer Pathomechanismus zugrunde liegt [2]. Mayrand und McBride gelang es kürzlich, die Succinatbildung von Klebsiella pneumoniae als biochemische Grundlage dieses Synergismus auszumachen [14]. Für die nekrotisierende Fasciitis ist ähnliches für Anärobier und Straphylococcus aureus von Tehrani und Ledingham gefunden worden [18].

Die unspezifischen Infektionen sind die bei weitem häufigsten Infektionen auf Intensivstationen mit traumatologischen und chirurgischen Kranken. Sie sind viel schwerer nach exakten Kriterien zu definieren und entziehen sich häufig der Diagnose oder differentialdiagnostischen Abgrenzung. Die klassischen Symptome einer Infektion, wie Fieber und Leukocytose, sind vielfach auch schon als immunologische Antwort auf den durch Trauma oder Operation bedingten Streß vorhanden und können daher nicht für die Diagnose einer hinzukommenden Infektion verwertet werden. In ihrer Ätiologie spiegeln diese paradigmatischen nosokomialen Infektionen die ganze Krux der modernen Intensivmedizin wieder. In ihrer Mehrzahl sind sie durch invasive Maßnahmen hervorgerufen, die zwar eine nach exakten cardiovasculären und respiratorischen Daten ausgerichtete pharmakologische und elektronische sowie maschinell steuerbare Therapie des Patienten ermöglichen. Auf der anderen Seite droht aber das Damoklesschwert der potentiellen iatrogenen septischen Infektion. Trotz dieser Poliätiologie hat der erfahrende Intensivmediziner im allgemeinen keine Schwierigkeiten, den charakteristischen Beginn und Verlauf einer solche unspezifischen nosokomialen Infektion zu erkennen.

Im folgenden sollen die infektiösen Risiken für den Intensivpatienten unter dem Blickwinkel:

- Erreger, das heißt, Keimart und Keimzahl,
- Umwelt, sprich: Instrument, Geräte, Personal,
- und celluläre und humorale Abwehrmechanismen des Markoorganismus

betrachtet werden.

Zunächst zu den Erregern: Auswertungen des eigenen bakteriologischen Einsendegutes aus dem 1. Quartal 1980 und 1981 zeigen folgende Befunde:

Leitkeime, das heißt, häufigste Erreger aller unspezifischen Infektionen, waren im 1. Quartal 1980 gramnegative und im 1. Quartal 1981 grampositive Erreger. Dieser Trend hält bis jetzt an [7].

1980 waren unter den grampositiven Erregern Staphylococcus aureus mit 17% die häufigsten, Enterokokken mit 10% die zweithäufigsten Keime (Abb. 1). Beide Erreger ließen sich 1981 häufiger isolieren bei einer Gesamtzunahme aller bakteriologischen Proben von nosokomial infizierten Patienten. Die absolute Zunahme der isolierten Keime ist durch die 1981 erfolgte Einführung eines Infektionsüberwachungsprogrammes auf der Intensivstation zu erklären, wobei Hygienefachschwester, hygienebeauftragter Arzt und Stationsarzt bei einer gemeinsamen täglichen Visite unter anderem Art und Ausmaß bakteriologischer Untersuchungen festlegen. 1980 wurde dies noch im Rahmen der allgemeinen Visiten und nach einem schematisierten Routineuntersuchungsplan durchgeführt.

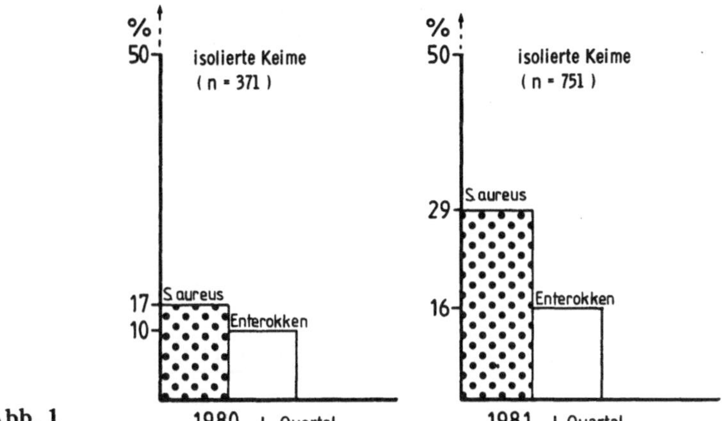

Abb. 1

Von den gramnegativen Leitkeimen machte 1980 die E. coli-Gruppe 30% des Gesamtkollektivs aus (Abb. 2). 1981 trat sie mit ca. 13% hinter der Pseudomonas-Gruppe an die zweite Stelle. Ebenso fiel Proteus von 11% im 1. Quartal 1980 auf 1,3% in 1981 zurück. Seratia kam als neue Gruppe hinzu. Diese Verschiebung im gramnegativen Spektrum kann unter anderem durch den parallelen Anstieg von Staphylococcus aureus und Enterokokken erklärt werden.

Das Risiko der Intensivpatienten, eine Infektion zu erleiden, hängt unter anderem ab vom Grundleiden. Die zugrunde liegende Krankheit spiegelt Einflüsse der cellulären und humoralen Abwehrmechanismen und Umweltfaktoren, also Art und Aggressivität chirurgischer und intensivmedizinischer Maßnahmen, wider. Die höchste Rate nosokomialer Infektionen zeigen in beiden Jahrgängen, mit je 9%, Patienten nach meist abdominellen Eingriffen, gefolgt von polytraumatisierten Patienten mit 3% bzw. 5% (Abb. 3). Nach Allgöwer steht bei Polytraumatisierten, die länger als 5 Tage das Trauma überleben, die Infektion an zweiter Stelle der Mortalitätsskala, nur übertroffen von dem Schädel-Hirn-Trauma als führende Todesursache [1].

Die häufigsten nosokomialen Infektionen auf Intensivstationen betreffen Lunge und ableitende Harnwege. Hinzu kommen Wundinfektionen, Bacteriämien bzw. Septicämien.

Bronchopulmonale Infektionen sind im eigenen Krankengut am häufigsten, es folgen dann Wundinfektionen. Die Bacteriämie steht mit 17% bzw. 18% an dritter Stelle und Harnwegsinfektionen stellen mit 12% bzw. 13% die vierthäufigste unspezifische Infektion dar (Tabelle 1) [7].

Verglichen mit Zahlen einer Schätzung von Wenzel für 453 000 Intensivpatienten der U.S.A. des Jahres 1980 (Tabelle 2), finden sich für die unspezifische bronchopulmonale und die Harnwegsinfektion Übereinstimmung [21]. Die eigene Rate an Wundinfektionen liegt etwa doppelt so hoch, die Häufigkeit von „blood-stream"-Infektionen um die Hälfte niedriger.

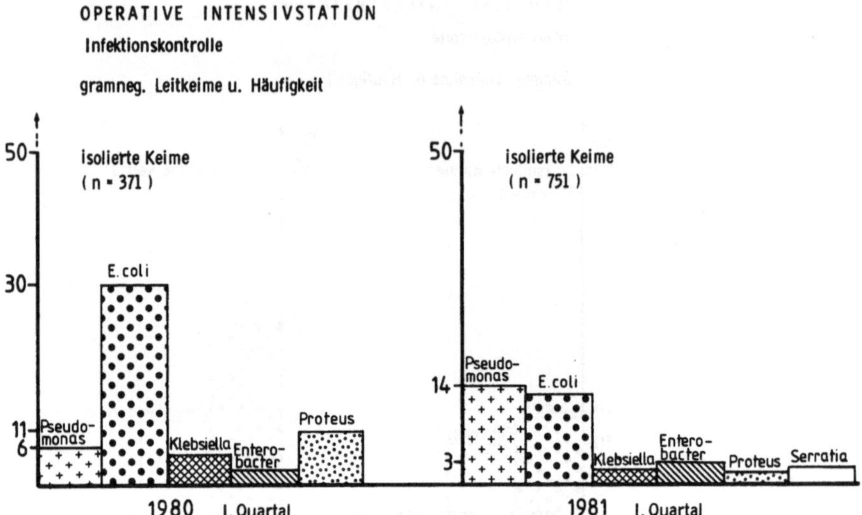

Abb. 2

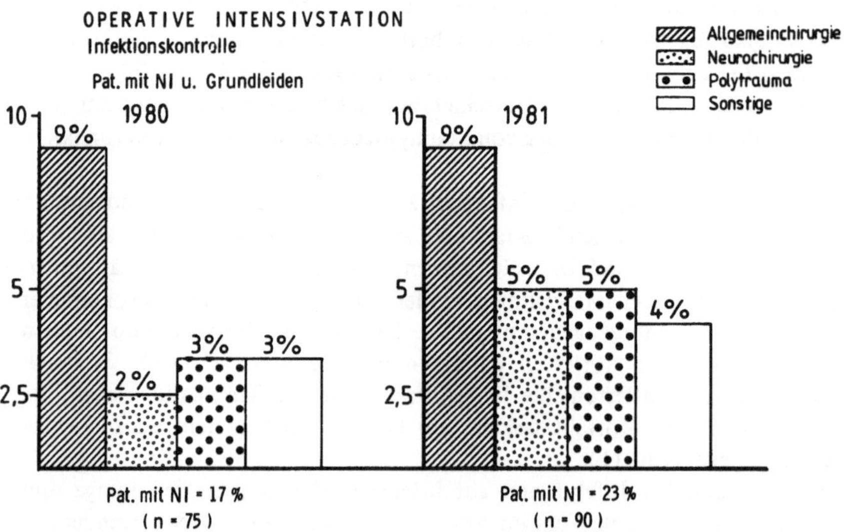

Abb. 3

Neben der Art der Grundkrankheit sind Verweildauer des Patienten und Art und Dauer diagnostischer oder therapeutischer, insbesondere invasiver Maßnahmen, entscheidend für das Infektionsrisiko. Das Risiko einer nosokomialen Wundinfektion hängt in erster Linie von der Art der Operation ab – aspetisch (sogenannte clean surgery), bedingt septisch (clean contaminated) oder septisch (contaminated), allerdings auch von der postoperativen Verweildauer.

Tabelle 1. Verteilung nosokomialer Infektionen bei Intensivpatienten der operativen Intensivstation, Universität Münster. I. Quartal 1980, n = 427 (I. Quartal 1981, n = 389)

Harnwegsinfektion	12%	(13%)
Wundinfektion	26%	(24%)
Bronchipulmonale Infektion	33%	(37%)
Bacteriämie (Septicämie + I.V. Katheter induzierte Infektion)	17%	(18%)

Tabelle 2. Verteilung nosokomialer Infektionen bei Intensivpatienten in den U.S.A. – 1980

	Zahl der Infektionen	Prozentuale Verteilung
Harnwegsinfektion	91.000	13%
Wundinfektion (pop.)	52.000	13%
Bronchopulmonale Infektion	111.000	37%
Bakteriämie („bloodstream“)	100.000	33%

Schätzung bei einer angenommenen Infektionsrate von 5% unter 40 Mio. Einweisungen (453 x 10^3 Intensivpatienten) in Akutkrankenhäuser. (Nach Wenzel RP et al (1981) Rev Infect Dis)

Lagen 1980 Patienten mit einer Wundinfektion im Durchschnitt 5 Tage auf der Station mit einer Wundinfektionsrate von 8% und 1,3% nach aseptischen Eingriffen, so stieg die Verweildauer dieser Patienten 1981 auf 6 Tage an. Entsprechend nahm die Wundinfektionsrate auf 10% bzw. 3% nach aseptischen Eingriffen zu [7].

Das Risiko einer bronchopulmonalen Infektion ist für die Indikation Intubation/Beatmung von besonderem Interesse. Ca. 80% der Patienten werden auf der eigenen Intensivstation beatmet. 1980 lag die Infektionsrate nach 24stündiger Beatmung mit 5,5% höher als 1981. Die Rate bronchopulmonaler Infektionen stieg mit der Dauer der Beatmung: nach drei Tagen Beatmung waren 1981 16% gegenüber 14% 1980 bronchopulmonal infiziert [7].

Das Risiko der Kontamination bzw. der ZV-katherinduzierten Sepsis ist abhängig von der Wahl des Punktionsortes und der Liegedauer eines zentral-venösen Katheters. Von ca. 10 Mio. pro Jahr in der Bundesrepublik stationär versorgten Patienten werden ungefähr 1/4 intravenös infundiert [3]. Bei einer Rate von ungefähr 1% der katheterinduzierten Septicämie bedeutet dies jährlich 25000 Patienten mit katheterinduzierter Sepsis. Im selektierten Patientengut der eigenen Klinik lag 1981 die Rate einer katheterinduzierten Sepsis bei einer Durchschnittsverweildauer des Katheters von 5 Tagen bei 0,6%. 4,5% der zentralvenösen Katheter waren an der Spitze kontaminiert.

Unter den kontaminierten bzw. an ihrer Eintrittsstelle infizierten Kathetern fanden sich am häufigsten Jugularis interna- und Basilica-Katheter [7, 8].

Zu anderen Ergebnissen kommt Maki, der die zentralnahen ZV-Katheter, Jugularis interna- und Subclavia-Katheter, mit einem höheren Risiko belastet fand als die Basilica-Katheter [13]. Daschner gibt pro Tag Verweildauer eines zentralen und peripheren Plastikvenenkatheters das Risiko einer katheterinduzierten Sepsis mit 0,5% bis 1% an [4]. Die hierdurch bedingte Verlängerung des stationären Aufenthaltes aufgrund einer nosokomialen Bacteriämie betrug nach zwei amerikanischen Studien zwischen 14 und 19 Tagen. Die zusätzlichen Krankenhauskosten lagen zwischen $ 3.500 und $ 4.500 [15, 16]. Die Septicämie hat die höchste Letalität aller nosokomialen Infektionen: 20–40% aller Patienten überleben die nosokomiale Bakteriämie nicht [13]. Das bedeutet, daß jeder dritte an einer katheterinduzierten Sepsis erkrankte Patient an oder mit dieser Komplikation als begleitende Ursache verstirbt.

Potentielle Gefahren drohen von Infusionslösungen, insbesondere von Infusionslösungen nach Zumischen anderer Pharmaka und von den Gefäßkathetern. Dabei ist zu unterscheiden zwischen particulärer und mikrobieller Kontamination von Infusionslösungen und Arzneimitteln. Die Kontamination kann stattfinden während des Herstellungsprozesses, während der Vorbereitung der Infusion und während des Einlaufens der Infusionslösung. Für den Gefäßkatheter gilt ähnliches: eine bakterielle Verunreinigung kann während des Legens und während der Liegezeit (die häufigste Ursache) stattfinden [8].

Daß die körpereigene Flora zur Quelle exogener und endogener Infektionen des Intensivpatienten werden kann, ist zum Teil in der Dysbalance zwischen Erregern und Abwehrmechanismen des Makroorganismus begründet. In das beim Gesunden bestehende „mikroökologische Fließbandgleichgewicht" (nach Knothe) wird notwendigerweise durch Antibiotica eingegriffen [10]. Die Notwendigkeit einer kritischen und von einem unabhängigen Fachmann immer wieder zu überprüfenden „antibiotic policy", also festgesetzten Richtlinien für einen Antibioticaeinsatz, soll das folgende Schema der Entstehung und Unterhaltung von ständig streuenden Quellen multiresistenter Keime aufzeigen: Auf einem „Resistenzeisberg", der auf einem Epizentrum – in diesem Fall die Intensivstation – schwimmt, spielt sich nach Weinstein und Kabins [19] folgender Circulus ab (Abb. 4): Patienten werden aufgenommen oder wieder aufgenommen mit vorbestehender gastrointestinaler, urogenitaler, bronchopulmonaler Colonisation oder bereits Infektion mit antibioticaresistenten Erregern. Solche Keimträgerschaft kann das Ergebnis früherer Krankenhausaufenthalte oder einer aktuellen stationären Behandlung in einer anderen Klinik sein. Auf der Intensivstation werden solche Keime von Hand zu Hand unter dem Personal, aber auch an die Patienten weitergereicht. Durch diesen Verbreitungsweg kommt es zu *einigen infizierten,* aber *zu vielen colonisierten* Patienten – dies ist der sogenannte „Eisbergeffekt". Weil auf diese Weise die physiologischen pharyngeale und intestinale Flora des Patienten durch eine Besiedlung mit multiresistenten Stämmen von Darmkeimen abgelöst wird, bezeichnet Weinberg diese Art der Ausbreitung beziehungsreich *Colon-isation.* Resistente Stämme können sich auch durch Kontamination der Umgebung von Patient zu Patient indirekt verbreiten, insbesondere über Geräte, die zur Pflege und Überwachung des Patienten dienen.

Der Begriff „Selektionsdruck durch Antibiotica" bedeutet: Suppression einer empfindlichen Flora zugunsten einer Besiedlung mit resistenten Stämmen. Ein verbreitetes Szenario bei einer Infektion ist der Einsatz von Ampicillin gegen einen empfindlichen C. coli, dem sich eine Colonisation bzw. Infektion mit Klebsiella anschließt, gegen die dann Cephalo-

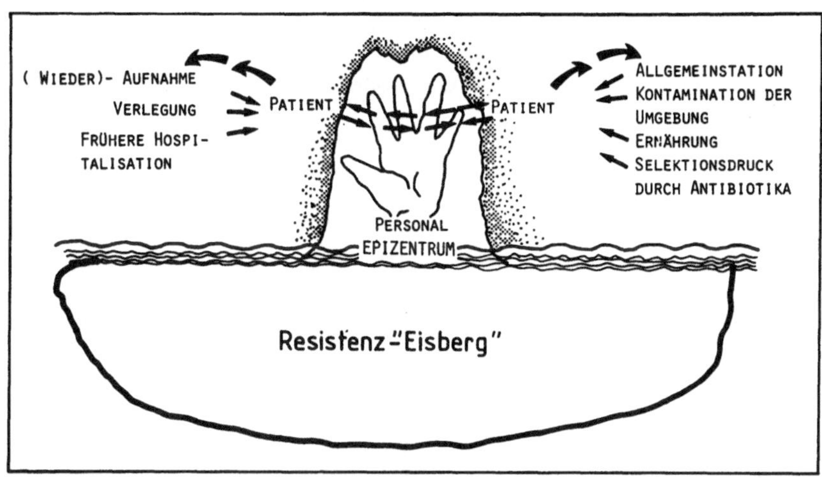

Abb. 4. Dynamik der Antibioticaresistenz von Hospitalkeimen. „Resistenz"-Eisberg auf einem Epizentrum schwimmend (Aus: Weinstein RA, Kabins SA (1981) Strategies for Prevention and Control of Multiple Drug-Resistant Nosocomial Infektion. Am J Med 70: 449–454)

sporine zum Einsatz kommen. Es folgt eine Colonisation oder Infektion mit Pseudomonas, die mit einem Glykosid behandelt wird. Das Ergebnis ist dann Aminoglykosidresistenz.

Als letztes sei auf die Abwehrmechanismen des Makroorganismus eingegangen. Haut, Schleimhaut und deren Sekrete, spezifische humorale Antikörper, spezifische celluläre thymuslymphocytenabhängige Immunreaktionen und unspezifische Effektormechanismen wie Komplement und Properdin-System, die mit Granulocyten, Monocyten und Makrophagen interferieren, sind für eine normale Abwehrleistung notwendig. Der Immunstatus, insbesondere die Fähigkeit der lymphocytären Zellen zu einer verzögerten Empfindlichkeitsreaktion, läßt sich durch gewöhnliche Antigene wie Mumps oder Candida albicans im intracutanen Hauttest bestimmen [5]. Die serienmäßige Hauttestung mit Antigenen läßt bei positivem Ausfall nach 48 h einen Rückschluß auf die Aktivierungsfähigkeit von Makrophagen zu. Die routinemäßige Anwendung in der Intensivmedizin ist allerdings bis jetzt kaum bekannt. Immundefekte, soweit sie für die operative Intensivmedizin Bedeutung haben, können sich auf cellulärer oder humoraler Ebene abspielen. Primäre Immunzelldefekte sind äußerst selten und spielen in der operativen Intensivmedizin keine Rolle. Sekundäre Zelldefekte können sich beim Schock, der Sepsis oder dem ARDS in einem Fehlen neutrophiler Zellen im zirkulierenden Blut äußern, da es zur Granulocytenaggregation, dem sogenannten Leukocytensticking, im Endothel der Lungencapillaren kommt [9]. Entsprechend sinkt der Fibronectinplasmaspiegel, ein Glykoprotein von Zelloberflächen. Humorale Opsonin- und Komplementdefekte verringern die Konditionierbarkeit von Mikroorganismen für die Ingestion und anschließende Abtötung durch *Phagocyten* [6].

Die Behandlung von Intensivpatienten mit Infektionen ist häufig sehr komplex und in ihrem Ergebnis enttäuschend. Nicht selten bleibt die Suche nach einer Infektionsquelle erfolglos oder im besten Falle wenig überzeugend. Bei diesen Patienten kann die eingeschlagene Therapie nur mit allen intensivmedizinischen Möglichkeiten fortgesetzt werden.

Zahlreiche neue Konzepte, deren therapeutischer Nutzen sich noch erweisen muß, werden zur Zeit erforscht. Infektionen in der Intensivmedizin sind nach wie vor eine große Herausforderung für die Ärzte und schicksalbestimmend für die Patienten.

Literatur

1. Allgöwer M, Durig M, Wolff G (1980) Infection and Trauma. Surg Clin North Am 60: 133
2. Behrend M, Krouse TB (1952) Postoperative bacterial synergistic cellulitus of abdominal wall. J Amer Med Assoc 149:1122
3. Daschner F (1977) Infektiöse Komplikationen bei Infusionstherapie. In: Ahnefeld FW, Bergmann H, Burri C, Dick W, Halmagyi M, Rügheimer E (Hrsg) Klinische Anästhesiologie und Intensivtherapie, Bd 14. Springer, Berlin Heidelberg New York
4. Daschner F (1981) Bakteriologische Probleme bei Infusionstherapie. Hyg Med 6:136
5. Duncan PG, Mathieu A, Mathieu D (1982) Effects of Anesthesia and Surgery on Mechanism of Immune Defense. In: Mathieu A, Burke JF (eds) Infection and the perioperative Period. Grune & Stratton, New York, p 37
6. Eibl M (1982) Opsonisierende Faktoren bei septischen Prozessen. In: Lawin P, Peter K, Hartauer U (Hrsg) Infektion-Sepsis-Peritonitis. Thieme, Stuttgart New York, p 263
7. Gähler R, Hartenauer U (1982) Früherkennung von Infektionen durch Hygienestatistik. In: Lawin P, Peter K, Hartenauer U (Hrsg) Infektion-Sepsis-Peritonitis. Thieme, Stuttgart New York, p 304
8. Hartenauer U (1982) Infusionen und intravasale Katheter. Hyg Med 7:189
9. Jacobs HS (1982) Role of Complement and Granulocytes in Septic Shock. In: Lawin P, Peter K, Hartauer U (eds) Infektion-Septis-Peritonitits. Thieme, Stuttgart New York, p 233
10. Knothe H (1982) Zur Beeinflussung der Darmflora durch β-Laktamantibiotika. In: Lawin P, Peter K, Hartenauer U (eds) Infektion-Sepsis-Peritonitis. Thieme, Stuttgart New York, p 298
11. Ledingham I McA (1978) Prospektive study of the treatment of septic shock. Lancet I:1194
12. Ledingham I McA (1982) Aspects of infection in intensive care. Sixth European Congress of Anaesthesiology, Vol of Summaries. Academic Press, London, p 55
13. Maki DG (1981) Epidemic nosocomial bacteremias. In: Wenzel RP (ed) Handbook of hospital aquired infections. CRC Press, Boca Raton, Florida
14. Mayrand D, McBride BC (1980) Ecological relationships of bacteria involved in a simple, mixed anaerobic infection. Infect Immun 27:44
15. Rose R, Hunting KJ, Townsend TR, Wenzel RP (1977) Morbidity/mortality and economics of hospital-aquired blood stream infections: a controlled study. South Med J 70:1267
16. Spengler RF, Greenough WB III, Stolley D (1978) A descriptive study of nosocomial bacteremias at The Johns Hopkins Hospital, 1964–1974. Hopkins Med J 142:77
17. Stille W (1982) Unspezifische Infektionen. Thieme, Stuttgart New York, p 101
18. Tehrani MA, Ledingham I McA (1977) Necrotizing fasciitis. Postgrad Med J 53:237
19. Weinstein RA, Kabins SA (1981) Strategies for Prevention and Control of Multiple Drug-Resistant Nosocomial Infektion. Am J Med 70:449
20. Wenzel RP et al. (1982) Prevention and Control of Nosocomial Infections in Intensive Care Patients. In: Lawin P, Peter K, Hartenauer U (eds) Infektion-Sepsis-Peritonitis. Thieme, Stuttgart New York, p 275
21. Wenzel RP et al (1981) Identification of procedure-related nosocomial infections in high risk patients. Rev Infect Dis
22. Werner H (1981) Anaerobier-Infektionen. Thieme, Stuttgart New York, p 4

Epidemiologie der Sepsis in der Intensivmedizin

U. Hartenauer

Klinik für Anästhesiologie und operative Intensivmedizin der Westfälischen Wilhelms-Universität, Jungeboldtplatz 1, D-4400 Münster

Die Diagnose einer Sepsis ist in der Regel aus der *Synopsis* anamnestischer, klinischer und laborchemischer Daten zu stellen. Die Behandlung in der Frühphase ist immer symptomatisch und chirurgisch ausgerichtet. Mikrobiologische Befunde über Erreger

– aus dem *klinisch vermuteten Infektionsherd*

und

– aus dem *zirkulierenden Blut*

können zusammen mit Angaben über die Antibioticasensibilität entweder eine kausale bactericide Therapie einleiten, oder es wird eine invasive Maßnahme beim Patienten als Streuquelle für eine Bacteriämie offenbar.

Entgegen angloamerikanischem Sprachgebrauch wird im Deutschen unterschieden zwischen Bacteriämie, Sepsis und Septicämie. Unter einer *Bacteriämie* versteht man das *Vorhandensein fakultiv pathogener Keime* im strömenden Blut ohne Zeichen einer generalisierten Intoxikation. Die *Sepsis* wird an *toxischen Allgemein-* und vor allem hämodynamischen *Veränderungen* bei Temperaturen über 38,5°C und einem klinisch sicheren *Infektionsherd mit nachgewiesenen Erregern* erkannt. Haben sich *zusätzlich Keime in Blutkulturen* anzüchten lassen und sind alle Organsysteme betroffen, so spricht man von *Septicämie* oder von einem meist hyperdynamen-septischen Schock [8]. „Bacteremia" und „Septicemia" werden im Englischen synonym gebraucht.

Überträgt man eine Hochrechnung von jährlich an US-Hospitälern ermittelten nosokomialen Bacteriämien [11], so kann man pro Jahr mit etwa 50000 Sepsispatienten an deutschen Kliniken rechnen, wovon etwa 19000 versterben.

Die Mehrzahl nosokomialer Bacteriämien ist endemisch, das heißt, sie treten sekundär unter dem Bild postoperativer Wund- und/oder intraabdomineller sowie Harnwegs- und bronchopulmonaler Infektion auf (Abb. 1). Primäre Bacteriämien haben ihren Ursprung meist in intravaseln Kathetern, ohne daß die Streuquelle erkennbar ist.

Gab es in den U.S.A. und England in den 70er Jahren mehrere Epidemien durch vom Hersteller mikrobiell verseuchte Infusionslösungen [4], so ist vergleichbares in Deutschland nicht bekannt geworden. 2/3 der endemischen und ca. 80% der epidemischen Bacteriämien werden nach Maki durch gramnegative Ärobier ausgelöst [6]. Pseudomonas cepacia, Pseudomonas maltophilia, Flavobacterium und Enterobacter agglomerans verursachen sehr selten eine sekundäre, meist jedoch eine epidemische Bacteriämie. Prädisponiert eine veränderte immunologische Ausgangslage entscheidend zur endemischen Bacteriämie, so tritt die primäre Sepsis überwiegend bei Immunkompetenten auf und hängt ab von therapeutischen Maßnahmen wie Absonderung in speziellen Behandlungseinheiten, Infusionstherapie und invasiver Diagnostik und Überwachung. Zur Zeit könnten etwa dreiviertel aller nosokomialen endemischen Bacteriämien durch konsequentere Anwendung

Hefte zur Unfallheilkunde, Heft 156
Zusammengestellt von G. Schlag

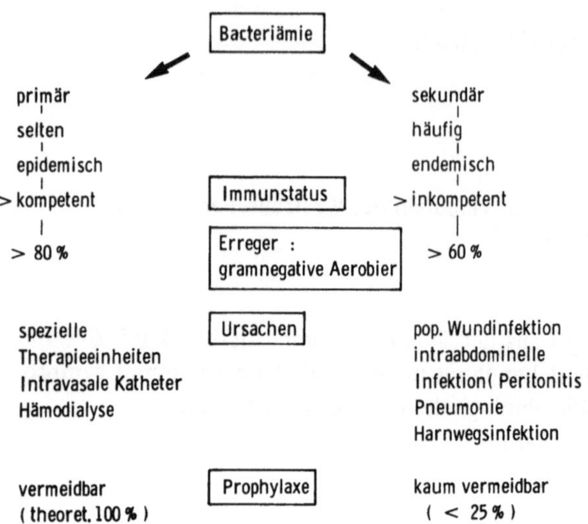

Abb. 1. Epidemiologie der nosokomialen Bacteriämie

aseptischer Techniken und theoretisch 100% der epidemischen Bacteriämien vermieden werden [6].

Im folgenden werden die eigenen nosokomialen Bacteriämien auf der operativen Intensivstation der Universität Münster aus dem 1. Quartal 1981 und 1982 unter epidemiologischen Gesichtspunkten analysiert und mit Angaben aus der Literatur verglichen.

Die Erfassung und Registrierung der Infektionen erfolgte prospektiv im Rahmen eines laufenden Infektionskontrollprogrammes [3] in Anlehnung an die Empfehlungen der American Hospital Association und des Center for Disease Control. Die knapp 400 Patienten beider Quartalsjahrgänge waren hinsichtlich Geschlechtsverteilung, Alter und Durchschnittsliegedauer nahezu identisch. Die allgemeine Mortalität lag 1982 um 50% über der von 1981, allerdings nicht bedingt durch eine höhere Letalität der Sepsis. Im Gegenteil, bei höherer Sepsisrate 1982 (5,4% gegenüber 3,4% in 1981) starben weniger an und mit dieser Komplikation als im Vorjahr (41% gegenüber 54%). Das niedrige Durchschnittsalter 1982 ist ein Beitrag der jungen Verkehrsopfer, für nicht traumatologische Patienten lag dieses in beiden Jahrgängen bei 50 Jahren. Die Behandlungszeit vervier- bzw. verfünffachte sich durch die Sepsis (Abb. 2). Das Grundleiden teilten sich polytraumatisierte und chirurgische Patienten je zur Hälfte. 1982 entwickelten zusätzlich zwei neurochirurgische Patienten postoperative eine Sepsis (Tabelle 1). Eine Sepsisrate von 5% auf Intensivstationen wird auch von Wenzel [15] in den U.S.A. für eine chirurgische und von Thimme [14] in Deutschland für eine medizinische Intensivstation einer Universitätsklinik berichtet. Das Risiko, eine Sepsis zu erleiden, ist auf einer Intensivstation 5- bis 23mal höher als auf einer Allgemeinstation (Wenzel [15], Maki [6]). Das Letalitätsrisiko nimmt mit einer Bacteriämie um das 4- bis 14fache zu [11, 12]. Die zusätzliche Hospitalisierungszeit liegt zwischen 10 – wie auf der eigenen Station – und 19 Tagen [11]. Die höchste Rate in allen nosokomialen Infektionen zeigten in beiden Jahrgängen die operativen und polytraumatisierten Patienten.

	Patienten	mittl. Alter (J)	mittl. Verweil-dauer (Tage)	Mortalität	Patienten mit Sepsis	Sepsis rate	mittl. Alter (J)	mittl. Verweil-dauer (Tage)	Letalität
1981 I. Quartal	389	44	3	6%	13	3,4%	39	15	54%
1982 I. Quartal	370	46	4	9%	20	5,4%	29	14	41%

Abb. 2. Septicämien. Alter, Verweildauer und Mortalität

Im mikrobiologischen Profil überwiegen in beiden Jahren grampositive Erreger wie Staphylococcus aureus, Enterokokken und Pneumokokken (Abb. 3, 4). Multiresistente Enterokokken werden auch in den U.S.A. zunehmend als Sepsiserreger registriert [5, 7, 12]. Die meisten Enterokokkenbacteriämien haben ihren Ursprung in asymptomatischen Harnwegsinfektionen, die von Manipulationen an den Harnwegen bzw. postoperativen intraabdominellen Mischinfektionen herrühren. Bisher sind jedoch keine Enterokokkenepidemien aufgedeckt oder beschrieben worden. Klebsiella, Enterobacter und Seratia haben E. coli als Erreger der endemischen Bacteriämie zurückgedrängt. Alle drei Keime der Klebsiella-Gruppen spielen aber auch eine erhebliche Rolle bei endemischen Septicämien im Zusammenhang mit einer Infusionstherapie oder Hämodialyse. Dasselbe gilt für Non-aeruginosa-Stämme von Pseudomonas, wie Pseudomonas cepacia und Pseudomonas maltophilia. Je einmal kam es 1981 und 1982 zur systemischen Candida-Infektion, einmal ausgehend von einer Harnwegsinfektion, das andere Mal von einer Candida-Kolonisation der tiefen Atemwege.

Staphylococcus aureus und Enterokokken sind nicht nur Leitkeime der Bacteriämie geworden, sondern haben in einem dramatischen Wandel von 1980 zu 1981 auch bei den Wund- und bronchopulmonalen Infektionen die gramnegativen Erreger wie E. coli und Proteus verdrängt (Abb. 5, 6).

Dieser Trend läßt sich auch im Gesamteinsendegut der operativen Intensivstation von 1978 bis 1982 verfolgen. Die Penicillin- bzw. aus den U.S.A. berichtete Methicillinresistenz von Staphylococcus aureus [15] und die Multiresistenz von Enterokokkenstämmen zeigt das kummulative Resistogramm von 167 grampositiven Stämmen des 1. Quartals 1981 (Abb. 7).

Tabelle 1. Septicämien. Grundleiden

	Polytrauma	Allgemeinchirurgie	Neurochirurgie
1981 (I–III)	54%	46%	
1982 (I–III)	45%	45%	10%

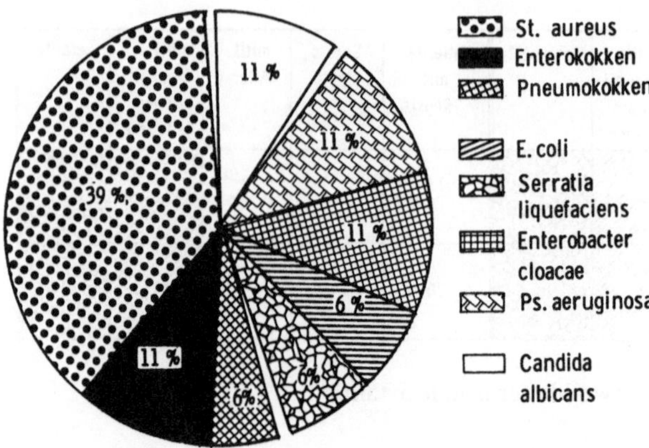

Abb. 3. Septicämien 1981 (I–III). Keimspektrum

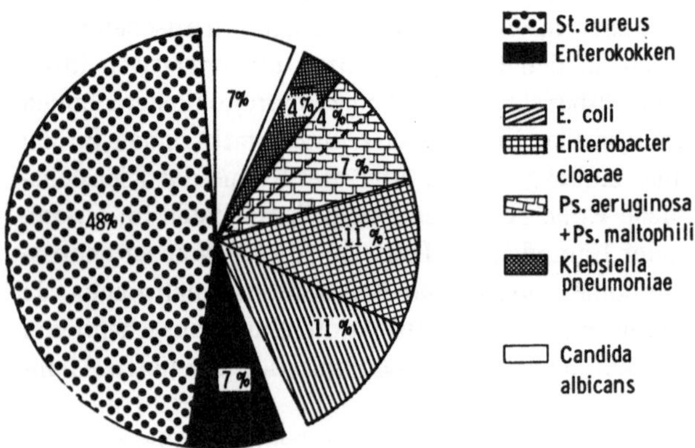

Abb. 4. Septicämien 1982 (I–III). Keimspektrum

Nun ein paar Worte zu den Eintrittspforten für die Bacteriämie. Typischerweise kommt es zur Septicämie unter einer der drei folgenden klinischen Bedingungen:

1. Eine zunächst lokalisierte Infektion bleibt nicht mehr auf eine umschriebene topographisch-anatomische Region beschränkt und der zunächst noch immunkompetente Patient wird von der Infektion überwältigt (wie zum Beispiel bei der Peritonitis). Oder es steht Pus unter Druck wie bei der eitrigen Cholangitis.
2. Von einer scheinbar unbedeutenden Lokalinfektion (Phlegmone) oder auch in völliger Abwesenheit einer solchen kommt es bei immungeschwächten Patienten zur Generalisation (kryptogene Bacteriämie).
3. Unter Umgehung lokaler Abwehrmechanismen gelangen Keime direkts in Blut wie bei allen intravasalen Kathetern.

Die Mehrzahl der Bacteriämien entwickelte sich sekundär, im Jahre 1981 85% bzw. 95% im Jahre 1982. Am häufigsten waren sie Komplikationen postoperative Wund- oder intra-

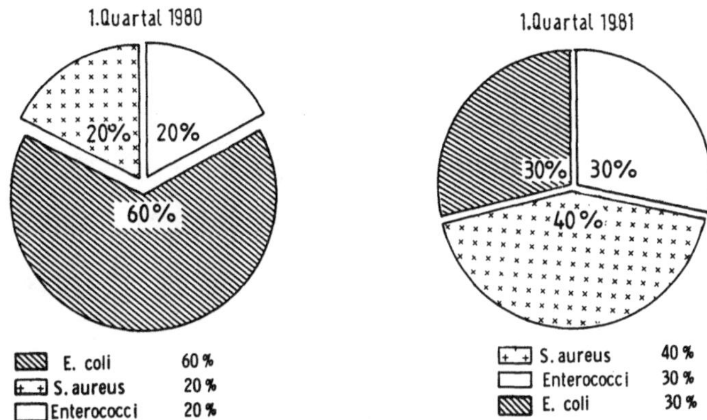

Abb. 5. Häufigste Erreger, isoliert aus Eiterdrainage von Patienten mit postoperativer Wundinfektion (ICU)

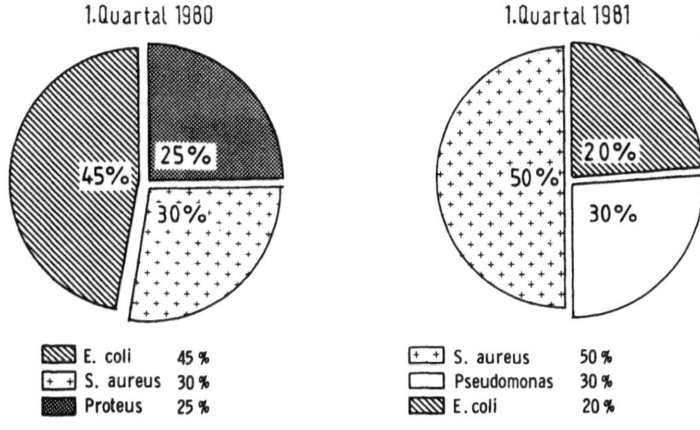

Abb. 6. Häufigste Erreger, isoliert aus Sputum von Patienten mit Pneumonien durch Infektion im Krankenhaus (ICU)

abdomineller Infektionen. Die zweithäufigste Eintrittspforte war die Lunge. Bronchopulmonale Besiedlung und Infektion ging voraus. Nur einmal 1981 hatte die Septicämie ihren Ursprung in infizierten Harnwegen (Abb. 8 u. 9).

Zusätzlich zur Infektion an der Eintrittspforte bestanden im Mittel bei jedem Patienten zwei bis drei Wundinfektionen, 2,6 bis 3 bronchopulmonale Infektionen und 1981 noch fast bei jedem Patient eine Harnwegsinfektion bzw. bei jedem zweiten 1982.

Das ganze Dilemma zwischen Infektionsprophylaxe und Exposition zeigen die Tabellen 2 und 3. Im Durchschnitt wurden jedem septischen Patienten während seines Krankheitsverlaufs 5 bzw. 6 intravasale Katheter gelegt, davon 3 bzw. 4 zentralvenöse und 2 bzw. 3 arterielle. Jeder zweite bzw. jeder fünfte Patient hatte zusätzlich einen Swan-Ganz-Katheter bekommen. Das infektiöse Risiko eines ZV-Katheters liegt zwischen 2% bis 7% nach

Resistenzprofil grampos. Erreger		Bewertung	Penicillin	Oxacillin	Ampicillin	Ticarcillin	Azlocillin	Mezlocillin	Piperacillin	Cephalotin	Cefazolin	Cefuroxin	Cefamandol	Cefoxitin	Cefotaxine	Cefsulodin	Ceftazidime	Moxalactam
			Penicilline							Cephalosporine								
S. aureus	102	1	52	70	54	11	65	67	24	87	9	81	81	81	72	36		
		3	10	6	10		9	9	7	[illegible]		[illegible]	[illegible]	[illegible]	14	12		
		6	40	25	38		28	26	9	7		17	1[illegible]	17	16	5		
S. epi	6	1	4	5	5		5	5		6		5	5	5	5	1		
		3	1				[illegible]	[illegible]	2							1		
		6	1	1	1							1	1	1	1			
Pneumokokken	1	1	1	1	1		1	1	1	1		1	1	1	1	1		
		3																
		6																
Enterokokken	49	1	39	2	40	1	49	48	10	31	2	9	9	9	10	5		
		3	7	7	7				3	16		4	4	4	3	1		
		6	3	40	2				5	2		36	36	36	36	18		
Vergrün. Streptokokken	9	1	9	8	8		9	7	5	9		7	7	7	9	3		
		3			1			1								1		
		6		1					1			1	1	1		2		

Resistenzprofil grampos. Erreger		Bewertung	Erythromycin	Lincomycine	Tetracycline	Chloramphenicol	Gentamycin	Amikacin	Sisomicin	Tobramycin	Netilmycin	Dibecacin	Nitofurantoin	Nalidixinsäure	Trim. + Sulf.	Metronidazol
							Aminoglykos									
S. aureus	102	1	78	81	61	82	71	47	8	8			90	4	71	1
		3	6	[illegible]	4	[illegible]	5	28	1				[illegible]		12	
		6	18	13	37	15	26	27					3	11	19	4
S. epi	6	1	5	4	2	5	4	4					6	1	5	
		3		1			1	1								
		6	1	1	4	1	1	1							1	
Pneumokokken	1	1	1	1		1							1			
		3					1								1	
		6			1			1								
Enterokokken	49	1	36	14	17	42	7	2					43	1	13	
		3	8	20	2	[illegible]	22	1	1	1			[illegible]		8	
		6	5	15	30	5	20	46	1				2	1	28	8
Vergrün. Streptokokken	9	1	9	9	7	9	6	2					5	1	7	
		3					2	1	1				4		2	
		6			2		1	5		1						

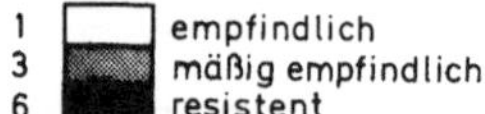

Abb. 7. Operative Instensivstation-Infektionskontrolle ICU '81. II. Quartal

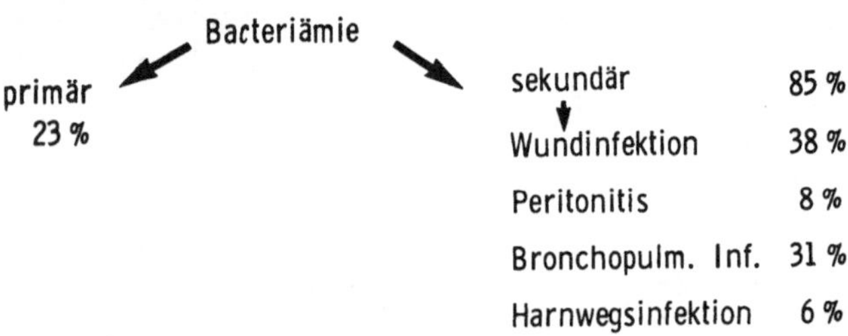

Abb. 8. Septicämien 1981 (I–III). Eintrittspforten

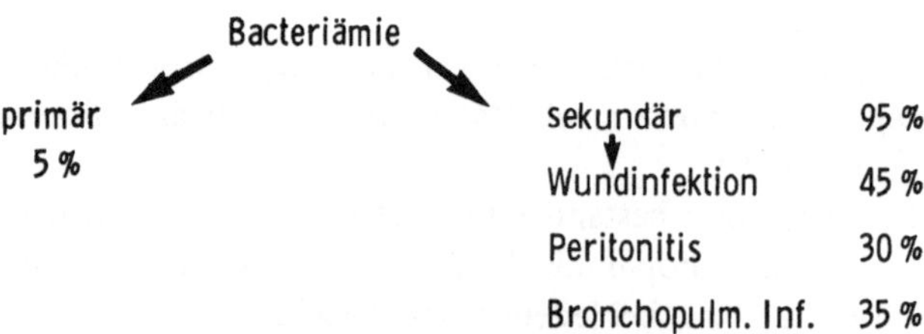

Abb. 9. Septicämien 1982 (I–III). Eintrittspforten

Tabelle 2. Septicämien. Intravasale Katheter (mittl. Anzahl pro Patient)

	I.V. Katheter	Zentralvenös	Arteriell	Swan-Ganz Katheter
1981 (I–III)	5	2.5	1.7	0.6
1982 (I–III)	6.4	3.6	2.6	0.2

Tabelle 3. Septicämien. Katheter induzierte Sepsis

Identische Keime in der Blutkultur und an der Katheterspitze	
1981 (I–III)	31% (n = 13)
1982 (I–III)	45% (n = 20)

Stamm. Wird der Patient total parenteral ernährt, erhöht sich dieses Risiko auf bis zu 27% [13]. In 0,2% bis 2% aller intraartiellen Katheter kommt es zur Bakteriämie [1, 13]. Das Bacterieämierisiko des Swan-Ganz-Katheters liegt zwischen 0% und 2% [2, 9, 10].

Wertet man den Befund identischer Keime von der Katheterspitze und aus dem strömenden Blut als Diagnose einer katheterinduzierten Sepsis, so traf dieses auf jeden dritten Sepsispatienten für das Jahr 1981 und auf jeden zweiten Patienten mit Bacteriämie für das Jahr 1982 zu. Da jedoch nur 23% im Jahr 1981 bzw. 5% aller Bacterieämien im Jahre 1982 keiner klinisch erkennbaren Eintrittspforte zugeordnet werden konnten, ist in der Mehrzahl der Fälle von eine retrograden Kontamination der Katheterspitze von einer Streuquelle an einer anderen Stelle des Körpers auszugehen.

Die Epidemiologie der Sepsis in der Intensivmedizin spiegelt in der hohen und mancherorts steigenden Zahl primärer und sekundärer Bacteriämien die kontinuierliche Bedrohung des Intensivpatienten durch ein Zusammenbrechen seines Immunsystems und durch iatrogene invasive Maßnahmen wider. Die Renaissance des „Staphylokokkenhospitalismus" auf der eigenen Intensistation liegt in der Dynamik der durch Selektion herangezüchteten neuen grampositiven Erregerstämme, die von Ärzten und Personal über die Hände der Station und den Patienten weitergegeben werden und erhalten bleiben. Trotz einer „antibiotic policy" war dies offensichtlich nicht zu verhindern. Im übrigen wird ein Erstarken der grampositiven Flora auch von anderen berichtet. Der massive und verstärkte Einsatz neuer Cephalosporine und Aminoglykoside, der ja ubiquitär geschieht, könnte eine mögliche Ursache sein.

Literatur

1. Band JD, Maki DG (1979) Infections caused by arterial catheters used for hemodynamic monitoring. Am J Med 67:735
2. Elliott CG, Zimmermann GA, Clemmer TP (1979) Complications of pulmonary artery catheterization in the case of critically ill patients. Chest 76:647
3. Gähler R, Hartenauer U (1982) Früherkennung von Infektionen durch Hygienestatistik. In: Lawin P, Peter K, Hartenauer U (Hrsg) Infektion-Sepsis-Peritonitis. Thieme, Stuttgart New York, p 304

4. Maki DG (1977) Sepsis arising from extrinsic contamination of the infusion and measures for control. In: Philips I, Meers PD, D'Arcy PF (eds) Microbiologic hazards of intravenous therapy. MTP-Press Ltd, Lancaster, p 99
5. Maki DG (1981) Epidemic nosocomial bacteremias. In: Wenzel RP (ed) Handbook of hospital acquired infection. CRC Press, Boca Raton, Florida, p 371
6. Maki DG (1981) Nosocomial Bacteremia. An Epidemiologic Overview. Am J Med 70:719
7. McGowan JE, Parrot PL, Duty UP (1977) Nosocomial bacteremia: potential for prevention of procedure-related cases. JAMA 237:2737
8. Meßmer K (1982) Pathophysiologie des septischen Patienten. In: Lawin P, Peter K, Hartenauer U (Hrsg) Infektion-Sepsis-Peritonitits. Thieme, Stuttgart New York, p 12
9. Michel L, Marsh M, McMichan JC (1981) Infection of pulmonary artery catheters in critically ill patients. JAMA 245:1032
10. Prachar H, Dittel M, Jobst C et al (1978) Bacterial contamination of pulmonary artery catheters. Intens Care Med 4:79
11. Rose R, Hunting KH, Townsend TR, Wenzel RP (1977) Morbidity/mortality and economics of hospital-acquired blood stream infections: a controlled study. South Med J 70:1268
12. Spengler RF, Greenough WB III, Stolley PD (1978) A descriptive study of nosocomial bacteremias at The Johns Hopkins Hospital, 1968–1974. Hopkins Med J 142:77
13. Stamm WE (1978) Infections related to medical devices. Ann Intern Med 89:764
14. Thimme W et al (1978) Prognose von Patienten einer Intensivstation. Münch Med Wschr 120:511
15. Wenzel RP et al (1982) Prevention and Control of Nosocomial Infections in Intensive Care Patients. In: Lawin P, Peter K, Hartenauer U (Hrsg) Infektion-Sepsis-Peritonitis. Thieme, Stuttgart New York, p 275

Diskussion

Beck, Feldkirch: Ich wollte auf eine Infektionsquelle hinweisen, die scheinbar gar nicht so selten ist. Wir haben einen jungen Mann im septischen Schock verloren, ohne die Infektionsquelle aufdecken zu können. Die Obduktion hat dann ein Empyem der Keilbeinhöhle ergeben und seit dieser Zeit lenken wir unser Augenmerk viel mehr auf die Nasennebenhöhlen, insbesondere nach nasotracheolaer Intubation. Man sieht nicht allzuselten dort Infektionen.

Lawin, Münster: Das ist ein ganz wichtiger Hinweis, das sollte zur Routineüberwachungsdiagnostik auf Intensivstationen bei nasotrachel intubierten Patienten gehören. Das haben wir auch schon gesehen.

Passl, Eisenstadt: Ich möchte Herrn Prof. Lawin fragen, ob es irgendwelche Ansätze zur Immuntherapie gibt. Wir wissen, daß beim Polytrauma in beider Hinsicht Defekte auftreten können, cellulär und humoral. Cellulär ist relativ einfach nachzuweisen, aber die Therapie ist schwierig. Mit dem Transferfaktor sind keine großen Erfolge erzielt worden. Humoral, soweit ich die Literatur kenne, kann man es nicht so einfach nachweisen. Es gibt auch Polytraumen, wo man klinisch einen Immundefekt vermutet. Die Konzentration der Immunglobuline bleibt im normalen Bereich, wahrscheinlich ist die Qualität der Antikörperbildung verhindert. Nun gibt es die Problematik mit der Verabreichung von i.v.-Antikörpern. Gibt es jetzt Hinweise, daß diese unspezifische Verabreichung von Antikörpern, die nicht speziell gegen Infektionskeime der Intensivstation gerichtet sind, zur Lösung führen?

Lawin, Münster: Ich glaube, wir sind auf dem gleichen Stand, wenn ich sage, daß es bisher kein exaktes und griffiges Element in der Diagnostik gibt, auf das wir eine gezielte Immuntherapie im Bereich der Intensivstation gründen können. Sie wissen alle, daß die Vertreter der pharmazeutischen Industrie uns berennen und uns bitten, Immunglobuline in hoher Zahl anzuwenden; aber es gibt bisher keine exakten Studien, die nachweisen, daß das wirklich gezielt eingesetzt werden kann und nach meiner Auffassung schwimmen wir noch zu sehr, um eine verantwortliche Therapie machen zu können. Wir müssen, glaube ich, hier auch sehr an die finanzielle Situation in unseren Krankenhäusern denken. Ich würde es zum jetzigen Zeitpunkt als leichtsinning betrachten und unkritisch, wenn wir großzügig sogenannte Immunpräparate bei diesen sicherlich schwerkranken Patienten einsetzen.

Schlag, Wien: Ich glaube, in der Immuntherapie liegt die Zukunft. Wir untersuchen zur Zeit bei unseren Intensivpatienten das Fibronectin, welches sicher in einem gewissen Connex zu den Opsoninen steht. Wir finden, wie auch schon aus der Literatur bekannt, bei unseren septischen Patienten und teilweise auch schon im hämorrhagischen Schock einen sehr starken Abfall des Fibronectins, der sich aber dann relativ rasch normalisiert. Man müßte doch daran denken, gerade bei diesen Patienten Fibronectin zu verabreichen.

Lackner, Wien: Das sind zweifellos auch unserer Überzeugung nach sehr wichtige Dinge. Man müßte einen einen Kongreß darüber machen. Herr Professor Lawin, Sie hatten gewisse Differenzen zwischen der Rate der Septicämie bei den Amerikanern und dem eigenen Krankengut. Ich glaube mit 17% bzw. 33%. Es ist ja dann durch Herrn Hartenauer die Methodik hier sehr schön erwähnt worden, ob diese Differenzen nicht vielleicht in der unterschiedlichen Auffassung der Definition Bacteriämie – Septicämie liegen.

Hartenauer, Münster: Die vergleichende Studie von Wenzel bezieht sich auf 453000 Intensivpatienten aus allen Intensiveinheiten in den USA, also new borne intensiv care, pediatric intensiv care – da sind im allgemeinen viel höhere Septicämieraten zu erwarten als auf operativen Intensiveinheiten wie wir sie haben und wie sie vergleichbar sind. Daher vielleicht die Differenz zwischen 17% und 33% und dann mag es terminologische Unterschiede geben, die darin begründet sind, daß bei solch einem hohen Auswertegut von 453 000 Patienten natürlich nur die „blood stream infections“ gewertet werden ohne klinisches Korrelat, also jede positive Blutkultur. Da sind viele Pseudoepidemien dabei, die unter Umständen durch falsche Abnahmetechnik bedingt sind. Also jedenfalls ein nicht zu unterschätzender Prozentsatz. Zu Herrn Professor Schlag bezüglich seiner Anregung des Fibronectins möchte ich aber sagen, auch das ist sicherlich ein hoffnungsvoller Weg, aber wir haben bisher keine Angaben darüber, daß die parenterale Verabreichung von Fibronectin in irgendeiner Weise die Prognose unserer septischen oder auch unserer im hypovolämischen Schock befindlichen Patienten verbessern. Insofern muß man sich auch hier abwartend verhalten, was weitere experimentelle und klinische Forschungen an Daten erbringen.

Lackner, Wien: Ich glaube, es ist noch viel zu unklar – was ist die Henne und was ist das Ei.

Lawin, Münster: Wir haben ein etwas vereinfachtes klinisches Denken. Ich schließe da die Chirurgen und die Anästhesisten ein, die auf Intensivstationen zusammenarbeiten. Was wir brauchen für diese Patienten, das sind gewisse Parameter, die wir durch eine Therapie beeinflussen können. Das gibt es in vielen Bereichen, aber hier, wo wir jetzt von sprechen, fehlt uns das noch. Es wäre für die Forschung wünschenswert, wenn wir Parameter hätten, die wir gezielt mit wirkenden Präparaten beeinflussen können.

Diagnostische Maßnahmen

Pulmonale Druck-Fluß-Beziehung im septischen Schock

Th. Klöss, K. van Deyk und H. Junger

Zentralinstitut für Anästhesiologie der Universität (Direktor: Prof. Dr. R. Schorer), Calwerstraße 7, D-7400 Tübingen

Besonders im septischen Schock besteht oft eine hyperdyname Kreislaufsituation mit erhöhtem Herzzeitvolumen. Da sich das HZV darüberhinaus oft ändert, ist eine Beurteilung des Widerstandes in der Lungenstrombahn anhand berechneter Widerstandswerte nicht aussagekräftig. Zur objektiven Beurteilung HZV- unabhängiger Änderungen des Widerstandes in der Lungenstrombahn werden deshalb pulmonale Druck-Fluß-Kurven im Diagramm erstellt. Dazu wird der cardiac index gegen den Pulmonalarteriendruck aufgetragen. Bei 10 Patienten im septischen Schock oder mit protrahierter Sepsis wurden über einen Swan-Ganz-Katheter Pulmonalarteriendruck und Herzzeitvolumen engmaschig gemessen. In einer retrospektiven Auswertung wurden aus diesen Meßwerten pulmonale Druck-Fluß-Kurven erstellt.

Bei der Auswertung können 3 verschiedene Abläufe der pulmonalen Druck-Fluß-Beziehung während eines septischen Schocks beobachtet werden.

1. Überleben des septischen Schocks bei rechtsverschobener pulmonaler Druck-Fluß-Beziehung

Bei einem 29jährigen Patienten war wegen einer nekrotisierenden Pankreatitis eine Pankreatektomie durchgeführt worden. Bereits am 1. postoperativen Tag bestanden septische

Hefte zur Unfallheilkunde, Heft 156
Zusammengestellt von G. Schlag

Temperaturen. Am 2. Tag war die FiO_2 auf 0,8 angestiegen. Es fand sich bei einem ausreichend hohen cardiac index ein erhöhter pulmonalarterieller Mitteldruck. In den folgenden Stunden stieg die Temperatur auf über 40°C an. Durch einen massiven Anstieg des Pulmonalarteriendruckes war die pulmonale Druck-Fluß-Beziehung nach 6 h deutlich nach rechts verschoben.

Durch einen PEEP von +10 cm H_2O, Gabe von Dopamin und Nitroglycerin wird kein wesentlicher Effekt erzielt. Bei abgefallenem Herzzeitvolumen sind die Druckwerte etwas geringer. Erst als das Fieber am 4. Tag abfällt, steigt der cardiac index deutlich an. Der mittlere Pulmonalarteriendruck bleibt hoch. Auch in den folgenden Tagen bestand ein stabil erhöhtes Herzzeitvolumen bei weiterhin erhöhten pulmonalarteriellen Mitteldrucken. Die Lungenfunktion bessert sich stetig unter fortgesetzter PEEP-Beatmung, Dopamin, Nitroglycerin und streng negativer Flüssigkeitsbilanzierung.

Der Patient wird am 10. Tag extubiert und überlebt das schwere Krankheitsbild, da andere Komplikationen ausbleiben.

Ein weiterer Patient mit septischem Schock bei Pneumonie überlebt, obwohl ebenfalls eine Normalisierung der pulmonalen Druck-Fluß-Beziehung im Beobachtungszeitraum ausbleibt.

2. Therapierefraktäre pulmonale Hypertonie und massive Rechtsverschiebung der pulmonalen Druck-Fluß-Beziehung

In Abb. 1 ist die pulmonale Druck-Fluß-Beziehung eines 20jährigen Patienten aufgetragen. Am 6. Tag nach schwerem Polytrauma entwickelt der Patient eine Staphylokokkensepsis mit septischem Schock, kompliziert durch pulmonale und renale Insuffizienz. Nach vorübergehender Besserung besteht am 11. Tag erneut ein septischer Schock, wahrscheinlich auf dem Boden einer Superinfektion mit Candida-Sproßpilzen. Die pulmonale Druck-Fluß-Beziehung ist bei situationsgerecht erhöhtem cardiac index deutlich nach rechts zu erhöhten pulmonalarteriellen Druckwerten verschoben.

Die Behandlung der pulmonalen Hypertonie mit Nitroglycerin ist erfolglos. Zwar fällt der Pulmonalarteriendruck bis zum 14. Tag etwas ab, was aber bei vermindertem cardiac index physiologisch ist und woraus keine Widerstandsabnahme in der pulmonalen Strombahn geschlossen werden kann.

Plötzlich entfiebert der Patient am 15. Tag. Danach steigt der cardiac index deutlich an. Da der pulmonalarterielle Mitteldruck dabei abfällt, resultiert eine wesentliche Linksverschiebung der pulmonalen Druck-Fluß-Beziehung.

Am nächsten Tag tritt ein dekompensierter septischer Schock mit metabolischer Acidose und akutem Nierenversagen aus. Dabei verschiebt sich die pulmonale Druck-Fluß-Beziehung massiv nach rechts, da der Pulmonalarterienmitteldruck auf über 40 mm Hg ansteigt.

Der deletäre Ausgang ist unabwendbar. Der Patient decerebriert infolge septischer Encephalitis und verstirbt in Hypothermie bei massiver respiratorischer Insuffizienz nach 3 Tagen.

Die pulmonale Druck-Fluß-Beziehung wird ausschließlich beeinflußt durch das abnehmende Herzzeitvolumen.

Einen ähnlichen Verlauf nimmt die Sepsis bei drei anderen Patienten. Auch bei ihnen entwickelt sich eine massive Rechtsverschiebung der pulmonalen Druck-Fluß-Beziehung.

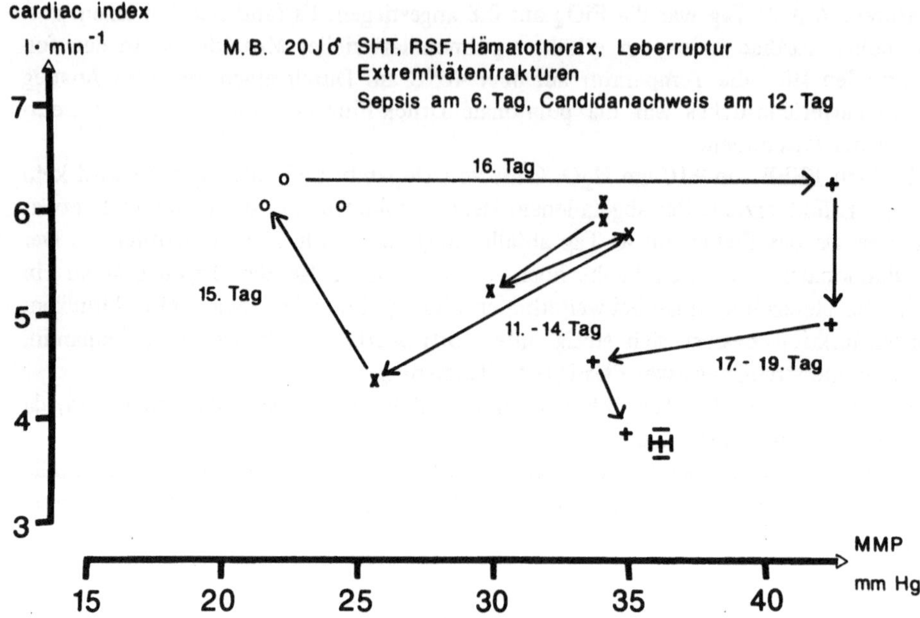

Abb. 1. Verlauf der pulmonalen Druck-Fluß-Beziehung eines 20jährigen Patienten mit septischem Schock. Erläuterung des Verlaufs im Text

Eine vasodilatorische Therapie ist stets erfolglos und die Patienten versterben bei pulmonaler Hypertonie an der Herzinsuffizienz oder an Organkomplikationen.

3. Veränderungen der pulmonalen Druck-Fluß-Beziehung während der Entstehung eines septischen Schocks

Ein Beispiel dazu ist in Abb. 2 dargestellt. Dieser 19jährige Patient hatte 6 Tage zuvor ein schweres Polytrauma mit contusio cerebri, Mittelgesichtsfraktur, stumpfem Bauchtrauma, Beckenringfraktur und diversen Extremitätenfrakturen erlitten. Unter kurzfristiger Beatmung und negativer Bilanzierung bestand bald eine normale pulmonale Druck-Fluß-Beziehung, wie auch hier am 7. posttraumatischen Tag. Während der ersten septischen Temperaturzacke steigt der Pulmonalarteriendruck bei unverändertem cardiac index an. Dadurch verschiebt sich die pulmonale Druck-Fluß-Beziehung nach rechts, normalisiert sich aber 6 h nach Entfieberung wieder. Am 8. Tag treten anhaltend hohe septische Temperaturen auf, die pulmonale Druck-Fluß-Beziehung verschiebt sich dabei massiv nach rechts zu deutlich erhöhten pulmonalarteriellen Druckwerten. Gleichzeitig tritt eine schwere Hypertonie und Tachykardie auf, der Patient wird komatös und durch nachlassende Diurese entsteht eine positive Bilanz. Der cardiac index steigt an und verdeutlicht die hyperdyname Kreislaufsituation. 36 h nach Temperaturanstieg und Beginn der Rechtsverschiebung der pulmonalen Druck-Fluß-Beziehung entfiebert der Patient. Der cardiac index fällt ab und durch

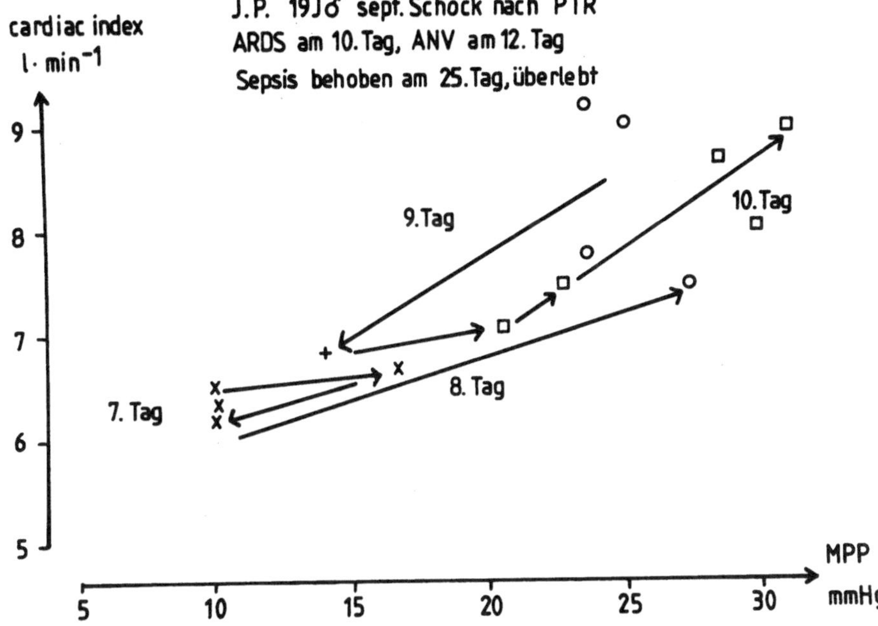

Abb. 2. Verlauf der pulmonalen Druck-Fluß-Beziehung bei der Entstehung einer schweren posttraumatischen Sepsis eines 19jährigen Patienten. Erläuterungen des Verlaufs im Text

wesentlichen Abfall des Pulmonalarteriendrucks wird die pulmonale Druck-Fluß-Beziehung nach links in physiologische Bereiche verschoben.

Am nächsten Tat treten erneut septische Temperaturen auf, der Kreislauf wird wieder hyperdynam und die Pulmonalarteriendrucke steigen schnell an. Parallel zur erneuten Rechtsverschiebung der pulmonalen Druck-Fluß-Beziehung entsteht ein schweres ARDS, und 2 Tage später ein akutes Nierenversagen.

Der Swan-Ganz-Katheter wurde entfernt, so daß über den weiteren Verlauf der pulmonalen Druck-Fluß-Beziehung keine Aussage getroffen werden kann. Der Patient überlebt die schwere posttraumatische Sepsis nach Dauerbeatmung, 16 Hämodialysen und Infektion fast aller Osteosynthesen.

Bei drei anderen Patienten mit posttraumatischer Sepsis läßt sich ebenfalls eine Rechtsverschiebung der pulmonalen Druck-Fluß-Beziehung bereits in frühen Stadien des septischen Geschehens beobachten. Nach Entfieberung bessert sich die hyperdyname Kreislaufsituation, und die pulmonale Druck-Fluß-Beziehung verschiebt sich nach links.

Aus diesen Ergebnissen können folgende Schlußfolgerungen gezogen werden:

a) Bereits beim ersten septischen Temperaturanstieg werden Verschiebungen der pulmonalen Druck-Fluß-Beziehung beobachtet, die eine aktive Verkleinerung des Strömungsquerschnittes in der Lungenstrohmbahn beweisen.
b) Schwere Verschiebungen der Druck-Fluß-Beziehung nach rechts zu höheren Druckwerten gehen einer respiratorischen Insuffizienz um 24–48 h voraus.
c) Eine vasodilatorische Therapie der Widerstandszunahme in der Lungenstrombahn ist meist erfolglos.

d) Entfiebert der Patient und übersteht den septischen Schock, tritt eine Normalisierung der pulmonalen Druck-Fluß-Beziehung oder zumindest ein Anstieg des HZV auf.

Diskussion

Lackner, Wien: Herr Klöss, mich würde interessieren, ob Sie auch den pulmocapillären Verschlußdruck dazu registriert haben, weil es ja bei diesen Vorgängen immer schwierig ist zwischen Hämodynamik und Volumsfüllung zu differenzieren, und ob bei diesen beträchtlichen erhöhten Pulmonalisdrucken auch eine gleichsinnige Änderung beim Wedge-Druck zu sehen oder ob der davon ein bißchen abgesetzt war.

Klöss, Tübingen: Wir haben bei diesen Werten den Wedge-Druck nicht abgezogen. Es ist ja die Frage, ob man bei diesen Beurteilungen des pulmonalen Widerstandes den Wedge-Druck abziehen muß oder nicht. Wir haben das nicht gemacht, um in dieser Druck-Fluß-Beziehung auch die möglicherweise vorhandene pulmonal-venöse Vasoconstriction zu erfassen. Der Wedge ist bei allen Patienten mehr oder weniger stark angestiegen. Es waren keine normalen Wedge-Werte dabei. Der „Wedge" ist weniger angestiegen als der Mitteldruck der A. pulmonalis.

Zimpfer, Wien: Sie leiten von Ihren Daten, wenn ich Sie richtig verstanden habe, einen Beweis für eine Widerstandserhöhung im Lungenstrombett ab. Woher wissen Sie, daß nicht zum Beispiel eine Abnahme der linksventriculären Compliance, die mittlerweise beim Septiker schlüssig bewiesen wurde, als Grundlage für dieses Phänomen auftritt und die Pathophysiologie der Lungengefäße im Hintergrund steht?

Klöss, Tübingen: Wenn dieser Parameter von der linksventriculären Hämodynamik rein bestimmt würde, dann müßte das, was ich gerade gesagt habe, eintreten. Dann müßte der pulmonale Mitteldruck allein vom Wedge bestimmt werden. Das wird er nicht. Wir haben Patienten, die einen normalen Wedge-Pressure haben, obwohl vorausgesetzt werden muß, daß der Wedge-Pressure im septischen Schock sehr problematisch zu verwerten ist, möglicherweise gar nicht aussagekräftig ist. Wir haben Patienten mit normalem Wedge-Druck, die hohe mittlere Pulmonalarteriendrucke haben. Wir haben Patienten mit hohem Wedge-Druck, die auch hohe mittlere Pulmonalarteriendrucke haben, was im Einzelfall zu differenzieren problematisch ist. Man müßte das im Tierexperiment nachprüfen und den LAP direkt messen. Mit diesem Monitoring ist das nicht auszuschließen.

Nierenfunktion als diagnostischer und prognostischer Parameter

P. Sporn, W. Mauritz und K. Steinbereithner

Klinik für Anästhesie und allgemeine Intensivmedizin, Spitalgasse 23, A-1090 Wien

Die Sepsis ist eine der Haupttodesursachen bei postoperativen bzw. posttraumatischen Intensivpatienten, wobei sich ein fataler Verlauf häufig über sekundäre Organinsuffizienzen (Lunge, Niere, Leber, Kreislauf) anzeigt [6, 12, 14]. Die Letalität des Polyorganversagens ist hoch und erreicht bei Insuffizienz von mehr als drei Organen absolute Werte [6, 7, 13, 14, 15]. Dem akuten Nierenversagen (ANV) kommt, was Letalität und Häufigkeit anlangt, besonderer Stellenwert zu. Dies unterstreicht die Wichtigkeit einer exakten Überwachung der Nierenfunktion bei septischen Patienten.

Die vorliegende retrospektive Analyse von 124 Patienten mit akutem Abdomen (Peritonitis, Pankreatitis) der IBST 1 der Klinik für Anästhesie und allgemeine Intensivmedizin und der 1. Chirurgischen Universitätsklinik Wien (Berichtszeitraum 12.3.1980–1.9.1982) sowie von 39 Patienten, welche aus septischen Indikationen relaparotomiert wurden (Berichtszeitraum 1.1.1979–31.3.1980) dient der Fragestellung, wieweit sich aus renalen Funktionsparametern diagnostische Hinweise auf die Grundkrankheit (bzw. auf eine septische Exacerbation dieser) und Schlüsse auf die Prognose ableiten lassen.

Die renale Überwachung bestand nach entsprechendem Wasser-, Elektrolyt- und Säure-Basen-Ausgleich und vierstündiger Flüssigkeitsbilanz in einer täglichen Bestimmung von BUN, Kreatinin und Osmolalität in Serum und Harn und der Berechnung der Kreatinin- (Cl_{Kr}), osmolalen (Cl_{osm}) und der freien Wasserclearance (Cl_{H_2O}).

Alle Patienten erhielten prophylaktisch Dopamin in einer Dosierung von 2 μg/kg/min. Bei cardiorespiraotirscher Insuffizienz, Oligurie und gleichzeitig ansteigendem ZVD, Bilanzierungsproblemen infolge massiver Third-Space-Verluste oder Massivblutungen wurde ein Swan-Ganz-Katheter eingeschwemmt. Ließ sich die Hämodynamik durch Volumszufuhr nicht optimieren – es wurde ein LVSWI (linksventriculärer stroke work index) von 55–70 gmM/m^2/Schlag angestrebt – erhielten die Patienten Dobutamin (initiale Dosierung 5 μg/kg/min). Kam es trotz Kreislaufoptimierung zu einer Verschlechterung der Nierenfunktion, für dessen Genese anamnestisch schwere hypotensive Krisen ausgeschlossen werden konnten, wurde eine Relaparotomie zur Herdsanierung durchgeführt.

Ergebnisse

Tabelle 1 zeigt die am ersten Tag nach der Aufnahme an der IBST registrierten Organinsuffizienzen. Als pulmonal insuffizient wurden Patienten gewertet, die länger als 24 h einen Respirator benötigten und gleichzeitig eine effektive $AaDO_2$ von mehr als 200 torr aufwiesen. Die renale Insuffizienz wurde mit einer Cl_{Kr} von weniger als 20 ml/min, die Leberinsuffizienz durch über das Fünffache des Normbereichs erhöhte Transaminasen (GOT, GPT, LDH) bzw. durch einen Normotest unter 30% definiert. Patienten wurden als kreislaufinsuffizient gewertet, wenn sie im hypodynamen septischen Schock zur Auf-

Hefte zur Unfallheilkunde, Heft 156
Zusammengestellt von G. Schlag

Tabelle 1. Septische Abdominalfälle IBST I Berichtszeitraum 12.3.1980 –1.9.1982, n = 124. Organinsuffizienzen am 1. Tag nach Aufnahme

	N	% D. Pat.	% Let.
Keine	26	21,0	0.00
Niere	46	37,1	84,7
Lunge	61	49,2	55,7
Leber	12	10,3	75,0
Kreislauf	23	18,5	86,6

Tabelle 2. Septische Abdominalfälle IBST I Berichtszeitraum 12.3.1980 –1.9.1982, n = 124. Organinsuffizienzen währen der gesamten Behandlungsdauer

	N	% D. Pat.	% Let.
Keine	15	12,1	0,00
Niere	64	51,6	83,3
Lunge	96	77,4	56,2
Leber	20	16,1	75,0
Kreislauf	55	44,3	92,7

rechterhaltung adäquater Kreislaufbedingungen Dobutamin benötigten. Entsprechend dieser Klassifizierung bestand bei Aufnahme schon bei mehr als einem Drittel der Patienten eine schwere renale Insuffizienz, was umso gravierender zu werten ist, als dies mit einer Letalität von über 80% korrelierte.

Während der gesamten Dauer der Intensivbehandlung nahm die Anzahl der Organinsuffizienzen weiter zu (s. Tabelle 2), sodaß mehr als die Hälfte der Patienten ein ANV erlitten.

Abbildung 1 zeigt den Zusammenhang zwischen dem Ausmaß der renalen Insuffizienz bei der Aufnahme an der IBST und der Letalität. Es fällt auf, daß Patienten mit einer GFR über 70 ml/min und einer Cl_{H_2O} unter minus 25 ml/h fast azsnahmslos überleben. Sinkt die GFR auf Werte zwischen 50 und 70 ml/min, bzw. geht die Cl_{H_2O} auf über -25 ml/h, dann steigt die Letalität drastisch von 5% auf 50% an.

Abbildung 2 gibt einen Überblick über Indikationen zu 59 Relaparotomien bei 39 Patienten (vgl. auch 5). Für drei Viertel der Indikationen zu septischen Eingriffen waren sekundäre Organinsuffizienzen mitentscheidend. Die Trefferquote war 100%, das heißt, in jedem Fall wurde ein septisches Substrat für das Organversagen gefunden.

Abbildung 3 stellt die Beeinflussung der sekundären Organinssuffizienzen durch die Relaparotomie dar. Demnach besserte bzw. normalisierte sich die Nierenfunktion bei 60% der überlebenden Patienten, bei 40% blieb sie unverändert, zu einer Verschlechterung kam es in keinem Fall. Bei den anderen Organsystemen, die hier nicht abgehandelt werden können, war ein ähnlicher Trend zu erkennen.

Besonders eindrucksvoll läßt sich der operativ erzielte Sanierungseffekt und damit die Prognose an der Cl_{H_2O} sehen. Sämtliche sanierten überlebenden Patienten zeigten bereits

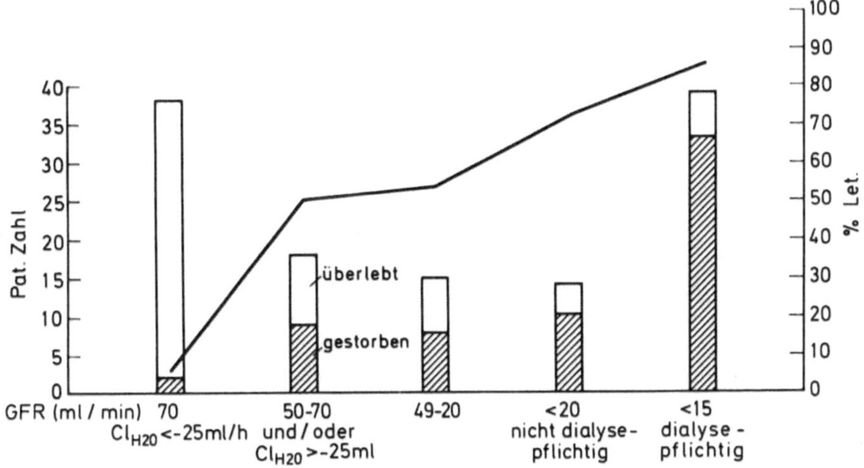

Abb. 1. Nierenfunktion und Prognose bei 124 Patienten mit abdomineller Sepsis

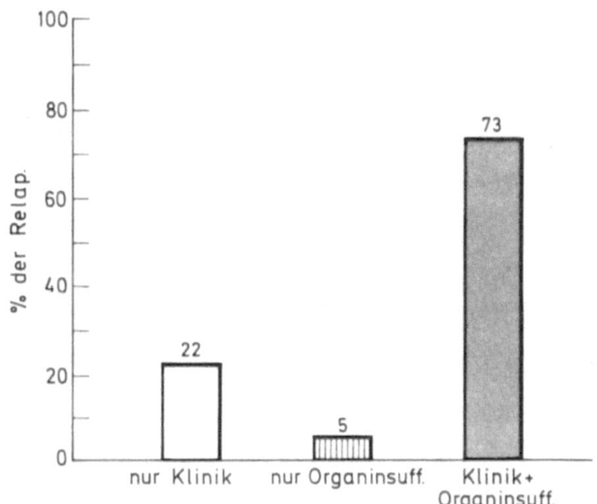

Abb. 2. Indikationsstellung zur Relaparotomie

am 3. postoperativen Tag eine normale Cl_{H_2O} (unter -25 ml/h), während bei den Verstorbenen keine Änderung dieses Parameters zu erkennen ist (Abb. 4).

Die Indikationsstellung zur Relaparotomie aus renalen Gründen sei anhand zweier Fälle kurz demonstriert:

Fall 1 (Abb. 5): wurde nach Dünndarmresektion wegen Adhäsionsileus und Durchwanderungsperitonitis zutransferiert. Nach anfänglicher klinischer und renaler Besserung kommt es am 3. postoperativen Tag zu einem deutlichen Absinken der GFR und zu einem Anstieg der Cl_{H_2O} über -25 ml/h, ohne daß sich hierfür extrarenale bzw. zirkulatorische Ursachen eruieren lassen. BUN und Kreatinin im Serum liegen zu diesem Zeitpunkt mit 19 bzw.

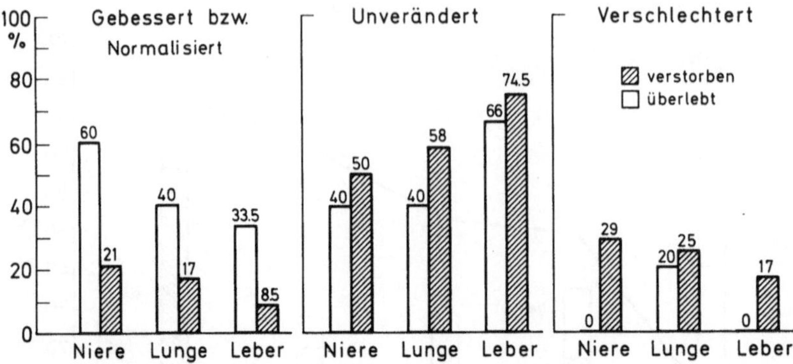

Abb. 3. Beeinflussung sekundärer Organinsuffizienzen bei 39 Patienten mit akutem Abdomen durch die Relaparotomie

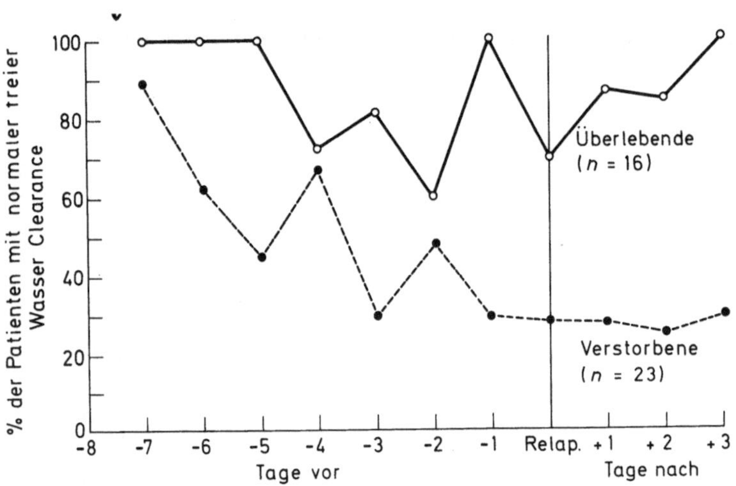

Abb. 4. Verlauf der freien Wasserclearance bei Überlebenden und Verstorbenen nach Relaparotomie (Zeitraum 1.1.1979–25.10.1981)

0,45 mg% noch eindeutig im Normbereich. Bei der dennoch aus renalen Verdachtsmomenten durchgeführten Relaparotomie finden sich multiple Schlingenabscesse. Postoperativ rasche Besserung der Nierenfunktion. Eine zweite Reoperation erfolgt vorwiegend wegen klinischer Symptome (Schmerzen, Defense), doch fällt auch hier ein gewisser Abwärtstrend der Clearances auf.

Fall 2 (Abb. 6): Ein 59jähriger Mann kam nach Sequesterotomie wegen hämorrhagisch-nekrotisierender Pankreatitis zur Aufnahme. Auch hier wurde die Indikation zur dreimaligen Relaparotomie (Sequesterausräumung, Abscessdrainage) mit aus der sich gleichermaßen verschlechternden GFR und Cl_{H_2O} gestellt: Auch hier stellen das bei jedem Eingriff gefundene septische Substrat und die prompte postoperative renale Besserung die Richtigkeit der Operationsindikation unter Beweis.

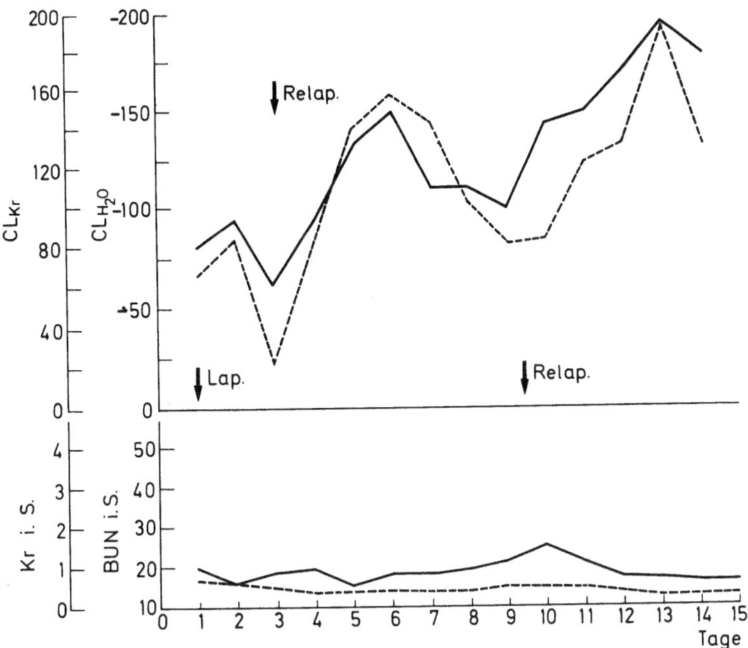

Abb. 5. Auswirkung chirurgischer Herdsanierung auf den Verlauf renaler Funktionsparameter (Fall 1)

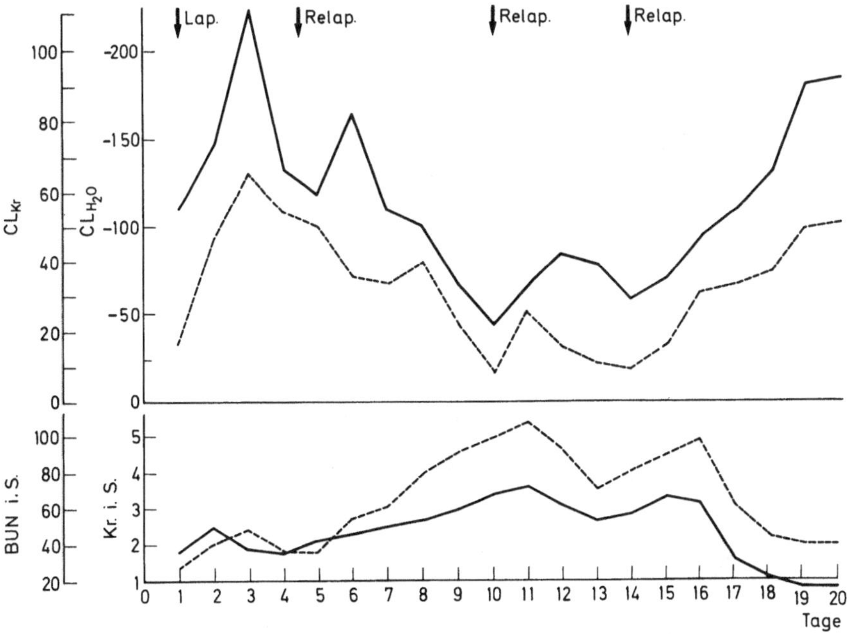

Abb. 6. Auswirkung chirurgischer Herdsanierung auf den Verlauf renaler Funktionsparameter (Fall 2)

Diskussion

Als Erklärung für die bedenklich hohe Inzidenz des ANV bei abdominaler Sepsis können folgende Ursachen diskutiert werden (Abb. 7): Hauptfaktor ist zweifellos der septische Schock, der mit Wasser- und Elektrolytverlusten vorwiegend infolge Sequestration, Kreislaufinsuffizienz (hypodyname Schockphasen), Lungenversagen und Nebenwirkungen der apparativen Beatmung sowie gastrointestinaler Blutung in Wechselwirkung steht. Selbst wenn es gelingt, solche Noxen zu vermeiden (diffizile Wasser- und Elektrolybilanz, Einsatz inotroper Substanzen, schonende – wenn immer möglich IMV-Beatmung [17] unter prophylaktischer Dopaminzufuhr [11], Streßulcusprophylaxe, clearance-adaptierte Antibiotica-dosierung etc.), kann die Sepsis an sich zum ANV führen. Eine kausale Therapie dieses Geschehens kann dann nur in einer Sanierung des septischen Herdes liegen.

Als Minimalforderung für ein renales Screening bei septischen Patienten ist die tägliche Bestimmung der Cl_{Kr} anzusehen. Die alleinige Beurteilung von BUN und Kreatinin im Serum ist problematisch, weil es beim nicht oligurischen ANV erst relativ spät zu nennenswerten Erhöhungen der Azotämieparameter kommt. Da nicht oligurische Verläufe im ANV stark zugenommen haben [1, 9, 10], ist aus den Harnmengen wenig Aufschluß zu erwarten. Die Fe_{Na} [4, 8] bietet zwar die Möglichkeit einer Differentialdiagnose der renalen Insuffizienz, doch ist sie als Frühparameter des ANV kaum zu verwerten, da es auch beim Rückshift von sequestriertem Na zum Anstieg über die Normgrenze kommen kann [9].

Ein wirklicher Zeitvorsprung in der Diagnostik des sich anbahnenden ANV kann mit der Cl_{H_2O} erreicht werden: Beak et al. und später Brown et al. [2, 3] konnten den Nachweis erbringen, daß sich mit dieser Clearance ein incipientes ANV immer ein bis drei Tage vor einem deutlichen Anstieg von BUN und Kreatinin im Serum diagnostizieren läßt.

In einer eigenen Untersuchung konnte bei 50% septischer Patienten ein Ansteigen der Cl_{H_2O} vor dem kritischen Absinken der GFR im ANV nachgewiesen werden [16].

Als Erklärung für dieses frühe Ansprechen der Cl_{H_2O} kann angeführt werden, daß es bei der frühzeitig im ANV auftretenden Umverteilung Nierendurchblutung zugunsten des Markes zur Auswaschung des osmotischen Gradienten kommt, was eine verminderte Kon-

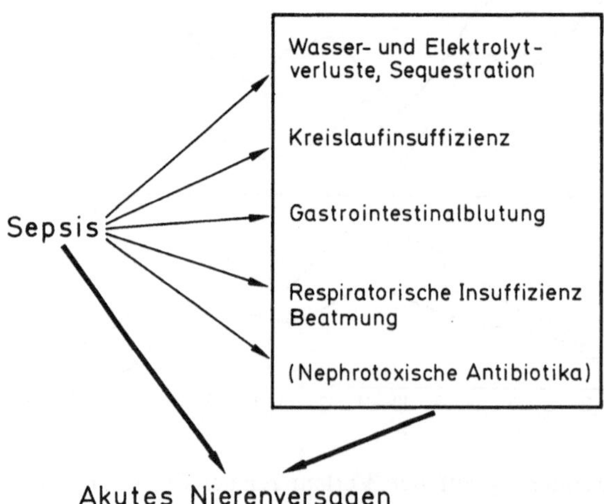

Abb. 7. Prädisponierende Faktoren zum akuten Nierenversagen bei akutem Abdomen

zentrationsfähigkeit zur Folge hat, woraus Cl_{H_2O}-Werte um Null oder im positiven Bereich resultieren. Die Cl_{H_2O} hat sich im eigenen Arbeitsbereich in den vergangenen vier Jahren als täglicher Routinebefund bei allen Patienten als Hilfsmittel für die Flüssigkeitsbilanz erwiesen. Flüssigkeitsdefizite zeigen sich durch hochnegative Werte an, kommt es zum Rückshift sequestrierten Wassers, so steigt die Cl_{H_2O} deutlich an, ohne jedoch, eine normale Nierenfunktion vorausgesetzt, die Grenze von -25 ml/h zu überschreiten.

Zusammenfassend kann gesagt werden, daß sich aus der Nierenfunktion beim septischen Abdominalpatienten wesentliche diagnostische und prognostische Rückschlüsse ableiten lassen. Dabei hat sich die Kombination von Cl_{Kr} und Cl_{H_2O} für ein kontinuierliches renales Screening sehr bewährt.

Literatur

1. Anderson RJ, Linas STL, Berns AS, Heinrich WL, Miller TR, Gabow PA, Schrier RW (1977) Nonoliguric renal failure. N Engl J Med 296:1134–1138
2. Beak SM, Brown RS, Shoemaker WC (1973) Early prediction of acute renal failure and recovery I: sequential measurement of free water clearance. Ann Surg 177:253–258
3. Brown R, Babcock R, Talbert J, Gruenberg J, Czurak Ch, Campbell M (1980) Renal function in critically ill postoperative patients: sequential assessment of creatinine osmolal and free water clearance. Crit Care Med 8:68–72
4. Espinel CH (1976) The Fe_{Na}-Test. JAMA 236:579–581
5. Fritsch A (1980) Intensivüberwachung und Relaparotomie. Lang Arch Chir 352: 505–508
6. Fry DE, Pearlstein L, Fulton RL, Polk HC (1980) Multiple System Organ Failure – The Role of Uncontrolled Infection. Arch Surg 115:136–140
7. Glaser P, Guesde R, Rouby JJ, Charreire F (1981) Etiological and prognostic analysis from 351 critically ill patients hemodialysed for acute renal failure. Crit Care Med 9:243
8. Handa SP, Morrin PAF (1976) Diagnostic indices in acute renal failure. Canad Med Ass J 96:78–82
9. Hilberman M, Derby G, Spencer R, Stinson EB (1980) Sequential pathophysiological chances characterizing the progression from renal dysfunction to acute renal failure following cardiac surgery. J Thorac Cardiovasc Surg 838–846
10. Miller TR, Anderson J, Linas SL, Henrich WL, Berns AS, Gabow PA, Schrier RW (1978) Urinary diagnostic indices in acutre renal failure. Ann Int Med 89:47–50
11. Parker ST, Carlon GC, Isaacs M, Howland WS, Kahn RC (1981) Dopamine administration in oliguria and oliguric renal failure. Crit Care Med 9:630–632
12. Polk CH, Shields CL (1977) Remote organ failure: A valid sign of occult intraabdominal infection. Surgery 81:310–313
13. Schuster HP (1980) Akutes Nierenversagen bei Peritonitis, Ileus und Pankreatitis. In: Schönborn H, Neher M, Schuster HP, Mangold G (eds) Intensivmedizin – Notfallmedizin – Anästhesiologie, Band 20: Intensivmedizin bei gastroenterologischen Erkrankungen. Thieme, Stuttgart New York, p 192–199
14. Spilker D, Kilian J, Hirlinger WK (1981) Die Sepsis als Ausdruck des multiplen Organversagens. In: Haid B, Mitterschiffthaler G (eds) Zentraleuropäischer Anästhesiekongreß, Bd 5. Springer, Berlin Heidelberg New York, p 203–207
15. Sporn P, Draxler V, Pingerra W, Wagner M, Krenn K, Steinbereithner K (1976) Erfahrungen mit der Akutdialyse an einer „gemischten" Intensivbehandlungsstation. Intensivmed 13:436–433

16. Sporn P, Fürnschlief E, Kolacny M, Mauritz W, Müller M, Schwarz S (1981) Die freie Wasserclearance (Cl_{H_2O}) als renaler Verlaufsparameter in der Intensivtherapie des akuten Abdomens. In: Haid B, Mitterschiffthaler G (eds) Zentraleuropäischer Anästhesiekongreß, Bd 5. Springer, Berlin Heidelberg New York, p 175–178
17. Steinhoff H, Schwarzhoff W, Falke K, Fournell A, Krian A (1981) Beeinflussung der Nierenfunktion bei langzeitbeatmeten Patienten durch Intermittent Mandatory Ventilation (IMV). In: Haid B, Mitterschiffthaler G (eds) Zentraleuropäischer Anästhesiekongreß, Bd 5. Springer, Berlin Heidelberg New York, pp 221–227

Diskussion

Schlag, Wien: Sie stellen die Indikation zur Laparotomie aufgrund der Nierenfunktionswerte. Haben Sie irgendwelche Zahlen? Sind diese Patienten alle primär laparotomiert worden oder sind das nur Relaparotomien?

Sporn, Wien: Das sind relaparotomierte Patienten. Da war primär ein abdomineller Herd. Es ist natürlich so – Ich hab es in dem einen Schema gezeigt – daß auch klinische Hinweise bestanden; nur ist es bei einem beatmeten Intensivpatienten, der sediert, analgesiert und infundiert wird, mitunter ungeheuer schwer festzustellen, ob er sich jetzt abdominell verschlechtert hat. In der Situation kann man aus sekundären Organmanifestationen sehr wertvolle Rückschlüsse ziehen. Aber nicht nur die Nierenfunktion allein. Wir ziehen auch Kreislaufparameter und vor allem die Lunge mit heran, nur konnte ich das in der Kürze der Zeit nicht ausführen.

Schlag, Wien: Es geht mir nur darum, daß es manchmal, auch wenn der Patient keine Laparotomie gehabt hat, im Verlauf der Intensivpflege zu septischen Prozessen im Bauch kommen kann und da sind Ihre Angaben sehr wertvoll.

Sporn, Wien: Es gilt natürlich für alle Patienten und wir ziehen da auch die Polytraumatisierten heran, die septisch werden und begeben uns dann auf heftige Herdsuche, vor allem also auf infizierte Hämatome etc., um kausal eingreifen zu können. Aber der wesentliche Punkt ist, daß man das akute Nierenversagen oder die renale Insuffizienz nicht als eine Begleiterscheinung, sondern als Symptom ansieht.

Mikrobiologische Diagnostik beim septischen Schock

M. Rotter

Hygiene-Institut der Universität (Vorstand: o. Univ. Prof. Dr. H. Flamm),
Kinderspitalgasse 15, A-1095 Wien

Der septische Schock ist dadurch definiert, daß er im Gegensatz zu anderen Formen des Schocks als Folge und im Rahmen einer Septicämie auftritt. Das Bestehen einer solchen läßt sich nur mittels Erregernachweises beweisend feststellen. Dieser liefert daher den verläßlichsten Hinweis auf die Genese der hier zu besprechenden Schockform. Daraus ergibt sich, daß in diesem Zusammenhang nach wie vor die Blutkultur von allen diagnostischen Maßnahmen jene mit der höchsten Beweiskraft und dem größten Informationsinhalt ist. Für den unter Therapiezwang stehenden Arzt am Krankenbett ist allerdings der damit verbundene Zeitaufwand nicht akzeptabel. Es wurden daher zahlreiche Ersatzmethoden entwickelt, die den Septicämieverdacht schneller erhärten sollen.

Die diagnostischen Maßnahmen gliedern sich erstens in solche, bei denen die Anwesenheit von Bakterien, unter Umgehung der Kultur, durch Nachweis von spezifisch bakteriellen Ausbaustoffen oder Stoffwechselprodukten bewiesen wird, und zweitens in kulturelle Verfahren (Tabelle 1).

1. Nicht-kulturelle Verfahren

Endotoxinnachweis

Mit dem Nachweis von Endotoxinen wird nicht nur die unphysiologische Anwesenheit von Wandbestandteilen gramnegativer Bakterienzellen, sondern überhaupt die des wichtigsten pathogenetischen Prinzips des septischen Schocks bewiesen. Daneben kann ein gleichartiges Schockgeschehen wahrscheinlich auch durch Mucopeptide (= Murein) aus den Zellwänden grampositiver Bakterienzellen ausgelöst werden, die Endotoxin-artige Eigenschaften aufweisen können (Rotta 1969; Bisno u. Freeman 1970; Grant et al. 1970; Wildfeuer et al. 1974).

Bei der intakten gramnegativen Bakterienzelle ist das toxische Prinzip des Endotoxins, das Lipid-A, in der äußeren Zellmembran enthalten. Es wird dort von den nach außen darüberliegenden R- und O-antigenwirksamen, hydrophilen Oligo- bzw. Polysaccharidketten verdeckt, mit denen es in einem als Lipopolysaccharid (LPS) bekannten Aufbauelement der gramnegativen Zellwand verknpüft ist (Abb. 1). Das hydrophobe Lipid-A besteht im wesentlichen aus einem Disaccharid (nämlich 1,6-β-glykosidisch verbundenen D-Glucosamin oder – bei manchen Bakterien aus Diamino-dideoxy-Glucose), an das verschiedenen langkettige 3-Hydroxy-Fettsäuren amidisch gebunden oder verestert sind (Abb. 2). Diese Fettsäuren vermitteln die Anreicherung des von lysierten Bakterienzellen freigesetzten Lipid-A an äußeren Membranen von Zellen des Makroorganismus, in denen als Folge typische, für den Endotoxinschock verantwortliche Reaktionen ausgelöst werden.

Hefte zur Unfallheilkunde, Heft 156
Zusammengestellt von G. Schlag

Tabelle 1. Entdeckung von Endotoxin oder dessen bakterieller Trägerzellen im Organismus

Nicht-kultureller Nachweis

- Endotoxinnachweis
  = Limulus-Amöbocyten-Lysat
  = Serologischer Nachweis von Lipid A
- Antigennachweis
  - Immunfluorescenz
  - Andere Immuntests (Gegenstrom I-E-phorese, ELISA)
- Direkte Mikroskopie

Kultureller Nachweis

- Klassische Kulturmethoden mit nachfolgender Identifizierung
- Impedanzmessung in Kulturmedien
- Radiologische Blutkultur
- Mikrocalorimetrie

Limulus-Tests

Prinzip (Levin und Bang 1964): Konzentrationsabhängige Gelierung eines Lysats (LAL) von primitiven Blutzellen (= Amöbocyten) bestimmter Krabbenspecies (Limulus polyphemus = Hufeisenkrabbe und Tachypleus tridentatus = Japanische Krabbe) durch minimale Quantitäten von Endotoxin im Picogrammbereich. Geringere Mengen verursachen

```
[2-Ac-Abe              D-Glc]       2-Ac-Abe
   |                     |             |
 D-Man —— L-Rha —— D-Gal ]≈7 —— D-Man —— L-Rha —— D-Gal
|—— Region I (O-spezifische, repetierende Oligosaccharideinheiten) ——|

D-GlcNAc   Glc     D-Gal      Hep      Ⓟ-OCH2-CH2NH2   KDO-Ⓟ-OCH2-CH2NH2
   |        |        |         | Ⓟ        Ⓟ               |
-D-Glc —— D-Gal —— D-Glc —— LαD-Hep —— LαD-Hep —— KDO —— KDO
|—————————— Region II (Core-Polysaccharid) ——————————|

    Ⓟ4'          ß1,6        Ⓟ1
D-GlcN-(FS) —————————— D-GlcN-(FS)
|—Region III (Lipid A, Phospholipodisaccharid)—|
```

Abb. 1. Chemische Struktur des Lipopolysaccharids von Salmonella typhimurium nach Lüderitz et al. 1971. *2-AcABE:* 2-O-acetyl-Abequose; *Man:* Mannose; *Rha:* Rhamnose; *Glc:* Glucose; *Gal:* Galaktose; *GlcNAc:* N-acetyl-Glucosamin; *Hep:* 1-glycero-D-Mannoheptose; *KDO:* 2-keto-3-deoxyoctonat; *GlcN:* Glucosamin; *P:* Phosphat; *FS:* Fettsäuren, wie β-Hydroxymyristin-, Myristin-, Palmitin- und Laurylsäure

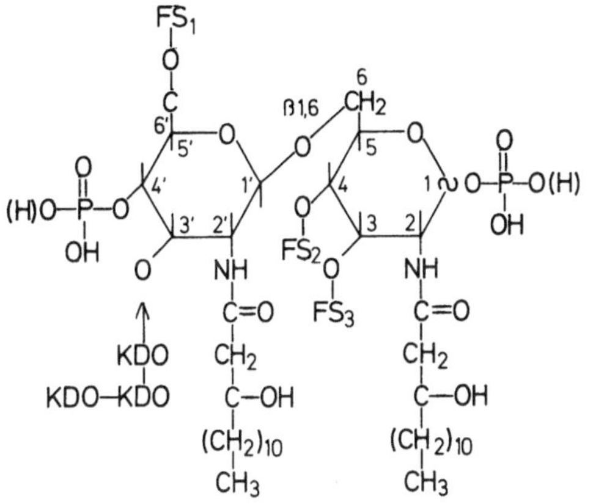

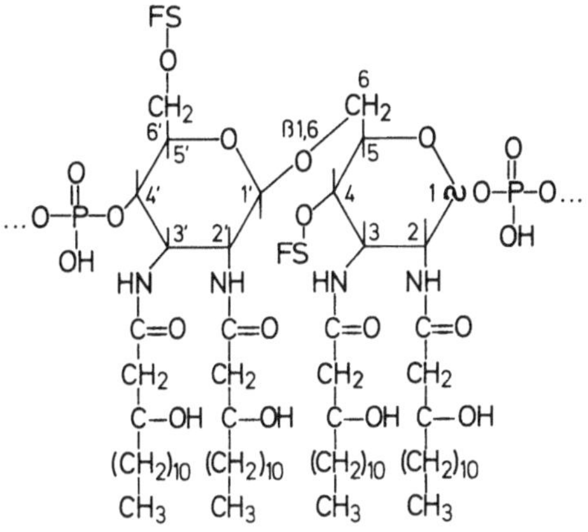

Abb. 2. Struktur von Lipid A (Klasse I und II) nach Rietschel et al. (1977)

statt Gelierung auch Trübung und Präzipitatbildung. In 1 000–100 000facher Konzentration wird die Reaktion auch durch Mucopeptide grampositiver Bakterien ausgelöst.

Der Mechanismus hat Ähnlichkeit mit dem der Blutgerinnung bei Säugetieren. Die letzten Reaktionsschritte laufen so ab: LAL-Proenzym wird durch Endotoxin zu LAL-Enzym aktiviert. Das Enzym spaltet von einem anderen im LAL befindlichen Protein („Coagulogen") Peptid-Fragment ab, worauf es zur Vernetzung der Substratmoleküle und damit zur Gelierung kommt. Das aktivierte LAL-Enzym kann auch manche synthetische Oligopeptidsubstrate spalten, die eine chromogene p-Nitrosanilidgruppe tragen (Nakamura et al. 1977), was für Farbreaktionen benützt wird. Da für den Endotoxinnachweis nach der klassischen Methode relativ große Mengen von LAL nötig sind, wurden Mikromethoden für Objektträger entwickelt (Frauch 1974; Prior u. Spagna 1979; Flowers 1979; Melvaer u. Fystro 1982). Auch Tests mit Radioisotopen existieren (Munford 1978).

Im Gegensatz zum Nachweis in Liquor, Harn oder Infusionslösungen, ist der Endotoxinnachweis mittels LAL im Blut verschiedenen Störfaktoren ausgesetzt (Adsorption an Thrombocyten, Protease-Inhibitoren). Blut oder besser Plasma, das Untersuchungsmaterial der Wahl, muß daher für den Endotoxinnachweis im Blut „aufbereitet" werden wie z.B. Chloroformextraktion (Levin et al. 1970), Verdünnung (Levin et al. 1970), Adsorption des

Endotoxin an Kunststoffperlen (Harris u. Feinstein 1977), pH-Verschiebung des Plasma (Reinhold u. Fine 1971), Verdünnung und Behandlung mit Ammonsulfat sowie anschliessendem Kochen (Goto u. Nakamura 1979) und Gel-Filtration (Hollander u. Harding 1976). Die niedrigsten Konzentrationen an Endotoxin werden nach Behandlung durch Verdünnung + Kochen, Chloroformextraktion und Gel-Filtration entdeckt (DuBose et al. 1980). Leider scheint auch die Art des Lysates noch immer eine große Rolle zu spielen (DuBose et al. 1980).

Bei der gramnegativen Bestimmung von Endotoxin kann die Endpunktbestimmung, also die Bestimmung jener Konzentration, die gerade noch eine Gelierung des LAL hervorruft, Probleme bereiten. Hier haben die Modifikation des Tests, die statt des LAL-Coagulogens ein chromogenes Substrat verwenden, eine Verbesserung gebracht. Die photometrisch bestimmte Farbintensität des durch das LAL-Enzym freigesetzten Farbstoffes korreliert direkt mit der Endotoxinkonzentration (Scully et al. 1980). Die Methode ist auch an Plasmaproben anwendbar, doch müssen diese ebenso wie für den Gelierungstest aufbereitet werden (Thomas et al. 1981).

Der Limulus-Test ist heute der meistversprechende, nicht-kulturelle Test beim Nachweis der Septicämie durch gramnegative Bakterien. Seine Anwendung ist allerdings noch keineswegs problemlos. Er erlaubt auch keine Aussage, ob die nachgewiesene Endotoxinämie durch vermehrungsfähige Bakterien oder durch Zellwandfragmente dieser bedingt ist. Die Unterscheidung zwischen septischen und reinem Endotoxinschock ist also nicht möglich.

Immunologischer Nachweis von Lipid-A

Reines Lipid-A wirkt nur schwach immunogen. Mit verschiedenen Tricks gelingt es allerdings, Antiseren zu erzeugen, die dann in entsprechenden immunologischen Tests für den Endotoxinnacnweis eingesetzt werden können. Eine Technik mit ausreichender Empfindlichkeit ist dabei mit dem Enzym-Immunassay (EIA) gegeben, der für diesen Zweck verwendet werden kann (Galanos et al. 1977). Zur Zeit steht allerdings noch kein routinemäßig anzuwendender Test zur Verfügung.

Antigennachweis

Im Gegensatz zu proteinfreien oder -armen Körperflüssigkeiten wie Liquor oder Harn sind die meisten Antigennachweismethoden aus dem Blut mit Schwierigkeiten behaftet, die eine zusätzliche Verbreitung des Plasmas und evtl. auch eine Antigenkonzentration erfordern können.

Der direkte Nachweis von Bakterien im Blut mittels Immunfluorescenz-Mikroskopie ist zwar theoretisch möglich (Cherry 1968), bereitet hier aber wegen der relativ niedrigen Bakterienkonzentration im Blut und wegen der Vielzahl möglicher Antigene unüberwindbare Schwierigkeiten. Eine einfache Gramfärbung eines Blutausstriches kann bei hoher Bakterienkonzentration im Blut mit viel weniger Aufwand fast die gleiche Information liefern.

Andere Immuntests. Bei vielen Infektionen lassen sich Erreger-spezifische Antigene auch im Blut nachweisen (z.B. HB_S-Antigen, Kapselantigen von Pneumokokken und Hämophilus influenzae, Streptokokkenantigene etc.) Dabei werden als weniger empfindliche Tests hauptsächlich die Gegenstrom-Immunelektrophorese, Co-Agglutination oder Latexagglutination, als hochempfindliche Methoden dagegen Radio- und Enzym-Immunassay eingesetzt. Durch eine relativ einfache und kurze (15–45 min) Äthanol-Präzipitation lassen sich bakterielle Antigene 20–200fach konzentrieren (Doskeland u. Berdal 1980), was die Anwendung auch weniger empfindlicher, aber unkomplizierter Tests ermöglicht. Mit der wahrscheinlichen Ausnahme des Nachweises von Lipid-A sind diese Methoden in der Diagnostik des septischen Schocks heute aber kaum zielführend, weil sie zu spezifisch sind: Zu viele Reservoirs von zuvielen Bakterienspezies können auslösende Ursache sein.

Gaschromatographischer Nachweis von bakteriellen Ausbaustoffen oder Metaboliten

Gaschromatographische Methoden bieten theoretisch die besten Möglichkeiten, die Anwesenheit von Bakterien in Körperflüssigkeiten schnell zu entdecken. Dabei werden flüchtige, für Bakterien typische Aufbaustoffe oder Metaboliten schnell, mit hoher Spezifität und Empfindlichkeit nachgewiesen. Es fehlte daher auch nicht an eindrucksvollen Versuchen, mit dieser Methodik Bakterien direkt in Körperflüssigkeiten zu entdecken (Mitruka et al. 1972; Mitruka 1975; Drasar et al. 1976; Phillips et al. 1976). Aber genauso eindrucksvoll sind heute noch die zu überwindenden Schwierigkeiten (Sanderson 1978): Die meisten nachgewiesenen, als bacteriogen angesehenen Substanzen sind nicht wirklich identifiziert, das Ausgangsmaterial (Liquor, Blut etc.) muß mit Techniken aufbereitet werden, die oft kompliziert und zeitraubend sind, die Interpretation der erhaltenen Chromatogramme ist schwierig und erfordert daher Spezialwissen. Aus diesen Gründen ist der Nachweis von Septicämien mittels gaschromatischer Analyse von Blutproben zwar zukunftsträchtig, aber noch keineswegs Routine.

Direkte Mikroskopie von lysiertem Blut

Im Gegensatz zum mikroskopischen Nachweis von Bakterien in anderem Untersuchungsmaterial ist die direkte Mikroskopie von Blutausstrichen nur selten erfolgreich, weil selbst bei foudroyanten Septicämien nur selten die für eine Entdeckung von Bakterien nötige Zellkonzentration von 10^4–10^5/ml vorhanden ist.

2. Kultureller Nachweis

Wie schon ausgeführt, ist die Anzüchtung der Septicämieerreger Voraussetzung für so differenzierte Informationen wie Specieszugehörigkeit und Antibioticaresistenz. Wenn auch zeitaufwendig ist sie daher nach wie vor die wichtigste diagnostische Maßnahme bei Septicämieverdacht.

Klassische Kulturmethoden

Die klassische Methode der Blutkultur ist bestrebt, nicht nur die Anwesenheit von Mikroorganismen im Blut nachzuweisen, sondern diese auch entsprechend den Notwendigkeiten genau zu identifizieren und gegebenenfalls die Erstellung eines Antibiogramms zu ermöglichen. Die Erfordernisse für eine optimale Ausbeute sind heute bekannt (Rotter 1977, Tabelle 2). Demnach ist der günstigste Zeitpunkt für eine Blutabnahme bei Septicämieverdacht die Phase des Schüttelfrostes und im Fieberanstieg (Bartlett et al. 1974). Dabei sollte vor Therapiebeginn Blut aus mindestens 2 peripheren Venen, niemals jedoch aus einem für andere Zwecke liegenden intravasalen Hohlkörper entnommen werden (Bartlett et al. 1974). Mehr als 3 anfängliche Blutproben sind andererseits, weil nicht Ausbeutesteigernd, ein sinnloser Aufwand (Bartlett 1973). Die Blutprobe ist sofort in mindestens 1 ärobes und 1 anärobes Kulturmedium (und nicht in eine Zitrat-, Oxalat-, Na-Polyanetholsulfonat- oder eine andere gerinnungshemmende Lösung) zu überführen. Steht der Patient schon unter antimikrobieller Chemotherapie, empfiehlt sich die Verwendung einer 3. Flasche mit hypertonem, ärob zu inkubierendem Medium. Außerdem kann die vorausgehende einfache Behandlung der Blutprobe mit Ionenaustauscherharzen (kommerziell z.B. ARD, Marion Laboratories Inc.) die Chance für eine Anzüchtung gehemmter Bakterienzellen beträchtlich steigern (Appleman et al. 1982). Jedes Medium sollte jedenfalls Na-Polyanetholsulfonat (Liquoid, Hoffmann La Roche) enthalten. Na-Amylosulfat kann als Gerinnungshemmer nicht mehr empfohlen werden (Tenney et al. 1982a). Das günstigste Volumenverhältnis Blut/Kulturmedium ist 1 : 10 (Auckenthaler et al. 1982b). Dabei ist allerdings zu beachten, daß die Ausbeute auch mit steigendem Volumen der Blutprobe ansteigt (Hall et al. 1976; Tenney et al. 1982). Die Kulturflaschen sollten sofort bis zum Abtransport in das Laboratorium inkubiert werden (35–37°).

Bakterienwachstum läßt sich im Laboratorium bei sorgfältiger makroskopischer und mikroskopischer Beobachtung meist schon nach 6–12 h nachweisen. Zu diesem Zeitpunkt sollte bereits ein vorläufiger Befund mitgeteilt werden.

Impendazmessung in Kulturmedien

Wachsende Bakterienkulturen führen zu einer Verringerung des Wechselstromwiderstandes im Kulturmedium. Dies kann für eine automatisierte Entdeckung von positiven Blutkultu-

Tabelle 2. Günstigste Bedingungen für klassische Blutkultur bei Septicämie

Abnahmezeitpunkt	Schüttelfrost, Temperaturanstieg
Häufigkeit	mind. 2 Abnahmen aus 2 verschiedenen peripheren Venen
Transport	in mind. 2 Kulturmedien (ärob und anärob, evtl. auch hyperton). Bis Abtransport inkubieren! Wenn Pat. unter Antibiotica, Blut vorbehandeln mit Ionenaustauscher (ARD)
Verhältnis Blut/Medium	1 :10
Blutvolumen/Kulturflasche	10 ml besser als 5 ml besser als 2 ml

ren innerhalb weniger Stunden verwendet werden. Die vielversprechende Methode ist nicht mit den Entsorgungsproblemen der radiometrischen Blutkultur (s. unten) belastet, befindet sich aber zur Zeit noch im Entwicklungsstadium (Hadley 1976; Throm et al. 1976).

Radiometrische Blutkultur

Diese Kulturmethode führt dadurch zu einer schnellen Entdeckung des Bakterienwachstums, daß die Kulturmedien ^{14}C-markierte Nährstoffe (Glucose, Aminosäuren) enthalten, aus denen durch den Bakterienmetabolismus radioaktives CO_2 freigesetzt wird (DeLand u. Wagner 1970). Die Methode ist kommerziell gut eingeführt und ist auch in einer automatisierten Version erhältlich. Sie gibt falsch positive Resultate bei Blutproben von Neugeborenen (Bannatyne u. Harnett 1974), ist empfindlich gegen Transfer von Erregern von einer Probe zur nächsten (Griffin et al. 1982) und weist nur die metabolische Aktivität von Bakterien und Pilzen in der Kultur nach. Bei Blutkulturen von Kindern hat sich die direkte Blutkultur auf Schokoladeagar als zusätzliche Methode in manchen Fällen besser bewährt als die radiometrische Kultur (LaScolea et al. 1981a, b).

Mikrokaloriemetrie

Wachsende Bakterienkulturen erzeugen Wärme. Dadurch lassen sich positive Blutkulturen relativ rasch entdecken. Die Methode ist bei zu geringer Kapazität zu teuer und befindet sich nach wie vor im Versuchsstadium (Kallings 1976).

Andere Varianten des kulturellen Nachweises

Nicht unerwähnt soll bleiben, daß die Anreicherung von Bakterienzellen durch Gradientenzentrifugation (Herlich et al. 1982) und nach Lyse der Blutzellen durch Filtration (Zierdt et al. 1982) zu einer deutlichen Beschleunigung der Entdeckung und Zunahme der Ausbeute positiver Blutkulturen führen kann.

Literatur

Appleman MD, Swinney RS, Heseltine PNP (1982) Evaluation of the antibiotic removal device. J Clin Microbiol 15:278–281

Auckenthaler R, Ilstrup DM, Washington JA II (1982) Comparison of recovery of organisms from blood cultures diluted 10% (vol/vol) and 20% (vol/vol). J Clin Microbiol 15:860–864

Bang FB, Levin J (1956) A bacterial disease of Limulus polyphemus. Bull J Hopkins Hosp 98:325

Bannatyne RM, Harnett N (1974) Radiometric detection of bacteremia in neoneates. Appl Microbiol 27:1067–1069

Bartlett HRC (1973) Contemporary blood culture practices. In: Sonnenwirth AC (ed) Bacteremia. Laboratory and clinical aspects. Thomas, Springfield, p 15–45

Bartlett HRC, Ellner PD, Washington JA, Sherris JC (1974) Blood cultures. Cumitech 1. Amer Soc Microbiol, Washington DC

Bisno AL, Freeman JC (1970) The syndrome of asplenia, pneumococcal sepsis, and disseminated intravascular coagulation. Ann Intern Med 72:389–395

Deland FH, Wagner HN (1970) Automated radiometric detection of bacterial growth in blood cultures. J Lab Clin Med 75:529–534

Doskeland SO, Berdal BP (1980) Bacterial antigen detection in body fluids: methods for rapid antigen concentration and reduction of nonspecific reactions. J Clin Microbiol 11:380–384

Drasar BS, Boriello P, Heaton S, Johnson K (1976) The use of automatic head space gas liquid chromatography for the detection of the volatile products of bacterial metabolism. In: Johnston HH, Newsom SWB (eds) Rapid methods and automation in microbiology. Learned Information (Europe) Ltd, Oxford New York, p 27

DuBose DA, Lemaire M, Basamania K, Rowlands J (1980) Comparison of plasma extraction techniques in preparation of samples for endotoxin testing by the Limulus Amoebocyte Lysate tests. J Clin Microbiol 11:68–72

Flowers DJ (1979) A microtechnique for endotoxin assay by using Limulus Lysate. Med Lab Sci 36:171–176

Frauch P (1974) Slide tests as a micromethod of a modified limulus endotoxin test. J Pharm Sci 63:808–809

Freudenberg MA, Bog-Hansen TC, Back U, Galanos C (1980) Interaction of lipopolysaccharides with plasma high density lipoproteins in rats. Infect Immunity 28:373–380

Galanos C, Freudenberg M, Hase S, Jay F, Ruschmann E (1977) Biological activities and immunological properties of Lipid A. In: Amer Soc Microbiol (ed) Microbiology 1777. Amer Soc Microbiol, Washington, p 269

Goto H, Nakamura S (1979) Dry-up method as a revised limulus test with a new technique for gelation inhibitor removing. Jpn J Exp Med 49:19–25

Grant MD, Horowitz HI, Lorian V, Brodman HR (1970) Waterhouse-Fridrichsen syndrome induced by pneumococemic shock. J Amer Med Ass 212:1373–1381

Graffin MR, Miller AD, Davis A (1982) Blood culture cross contamination associated with a radiometric analyzer. J Clin Microbiol 15:567–570

Hadley WK (1976) The use electrical impedance measurement of microorganisms in blood cultures. 2nd Intern Symp on Rapid Methods and Automation in microbiology. Learned Information (Europe) Ltd, Oxford, p 14

Hall MM, Ilstrup DM, Washington JA (1976) Effect of volume of blood cultures on detection of bacteriemia. J Clin Microbiol 3:643–645

Harris NS, Feinstein R (1977) A new limulus assay for the detection of endotoxin. J Trauma 17:714–718

Herlich MB, Schell RF, Francisco M, LeFrock JL (1982) Rapid detection of simulated bacteremia by centrifugation and filtration. J Clin Microbiol 16:99–102

Hollander VP, Harding WC (1976) A sensitive spectrophotometric method for measurement of plasma endotoxin. Biochem Med 15:28–33

Kallings LO (1976) Application of microcalorimetry. Proc 2nd Intern Symp on Rapid Methods and Automation in Microbiology. Learned Information (Europe) Ltd, Oxford, p 140

LaScolea LJ Jr, Dryja D, Sullivan TD, Mosovich L, Ellerstein N, Neter E (1976a) Diagnosis of bacteremia by quantitative direct plating and a radiometric procedure. J Clin Microbiol 13:478–482

LaScolea LJ, Dryja D, Neter E (1981b) Comparison of the quantitative direct plating method and the Bactec procedure for rapid diagnosis of Haemophilus influenzae bacteremia in children. J Clin Microbiol 14:661–664

Levin J, Bang FB (1964) The role of endotoxin in the intracellular coagulation of limulus blood. Bull J Hopkins Hosp 115:265–274

Levin J, Tomasulo PA, Oser RS (1970) Detection of endotoxin in human blood and demonstration of an inhibitor. J Lab Clin Med 75:903–911

Mitruka BM, Kundargi RS, Jonas AM (1972) Gas chromatography for rapid differentiation of bacterial infections in man. Med Res Engineer 11:7–20

Mitruka BM (1975) Chromatographic applications in microbiology and medicine. Wiley & Sons, New York

Munford RS (1978) Quantitative limulus lysate assay for endotoxin activity: aggregation of radioiodinated goagulogen monomers. Annal Biochem 91:509–515

Nakamura S, Morita T, Iwanaga S, Niwa M, Takahaski K (1977) A sensitive substrate for the clotting enzyme in horseshoe crab hemocytes. J Biochem (Tokyo) 81:1567–1569

Philipps KD, Tearle PV, Willis AT (1976) Rapid diagnosis of anaerobic infections by gas-liquid chromatography of clinical material. J Clin Path 29:428–432

Prior RB, Spagna VA (1979) Adaption of a microdilution procedure to the limulus lysate assay for endotoxin. J Clin Microbiol 10:394–395

Reinhold RB, Fine J (1971) A technique for qualitative measurement of endotoxin in human plasma. Proc Soc Exp Biol Med 137:334–340

Rietschel ET, Hase S, King M-T, Redmond J, Lehman V (1977) Chemical structure of lipid A. In: Amer Soc Microbiol (eds) Microbiology. Amer Soc Microbiol, Washington DC, p 262

Rotta (1969) Biological activity of cellular component of group A streptococci in vivo. In: Arber W (ed) Current topics in microbiology and immunology, Vol 48. Springer, Berlin Heidelberg New York, p 43

Rotter M (1977) Mikrobiologische Diagnostik von Septikämien. Infection 5:55–59

Sanderson PJ (1978) Gas liquid Chromatography in Clinical Microbiology. In: Williams JD (ed) Modern topics in infection. Heinemann Medical Books Ltd, London, p 89–99

Schuster BG, Neidig M, Alving BM, Alving CR (1979) Production of antibodies against phospho-choline, phosphatidyl-choline, sphingomyelin and lipid-A by injection of liposomes containing lipid-A. J Immunol 122:900–905

Scully MF, Newman YM, Clark SE, Kakkar VV (1980) Evaluation of a chromogenic method for endotoxin measurement. Thromb 20:263–270

Tai J, Seid RC Jr, Huhn RD, Lui TY (1977) Studies on Limulus amoebocyte lysate II purification of the coagulogen and mechanism of clotting. J Biol Chem 252:4773–4776

Tenney JH, Reller LB, Mirrett S, Wang W-L, Weinstein MP (1982a) Comparative Evaluation of Supplemented Peptone Broth with Sodium Polyanetholesulfonate and Trypticase Soy Broth with Sodium Amylosulfate for Detection of Septicemia. J Clin Microbiol 15: 558–561

Tenney JH, Reller LB, Wang W-L, Cox RL, Mirrett HS (1982b) Comparative evaluation of supplemented peptone broth with Sodium Polyanetholsulfate and Trypticase Soy broth with Sodium Amylosulfate for detection of septicemia. J Clin Microbiol 16:107–110

Thomas LLM, Sturk A, Kahle LH, tenCate JW (1981) Quantitative endotoxin determination in blood with a chromogene substrate. Clin Chim Acta 116:63–68

Throm R, Strauss R, Sepcter S, Friedman H (1976) Automated blood culture testing using radioisotope and electrical impedance monitoring equipment. 2nd Intern Symp on Rapid Methods and Automation in Microbioloty. Learned Information (Europe), Oxford, p 21

Webster Ch (1980) Principles of a quantitative assay for bacterial endotoxin in blood that uses lumulus lysate and a chromogenic substrate. J Clin Microbiol 12:644–650

Wildfeuer A, Heymer B, Schleifer KH, Seidel HP, Haferkamp O (1974) Zur Schockdiagnostik: Der Nachweis von Endotoxin und Mucopeptid mit dem Limulus polyphemus-Lysat-Test. Klin Wschr 52:175–178

Young NS, Levin J, Prendergast RA (1972) An invertebrate coagulation system activated by endotoxin: evidence for enzymatic mediation. J Clin Invest 51

Zierdt CH, Peterson DL, Swan JC, MacLowry JD (1982) Lysis-filtration blood culture vs conventional blood culture in a bacteremic rabbit model. J Clin Microbiol 15:74–77

Lüderitz O, Westphal O, Staub AM, Nikaido H (1971) Isolation and chemical and immunological characterization of bacterial lipopolysaccharides. In: Weinbaum G, Kadis S, Ajl SJ (eds) Microbial toxins, Vol IV. Academic Press, New York London, p 127

Diskussion

Lackner, Wien: Ich glaube, wir klinischen Praktiker oder praktischen Kliniker müssen da immer sehr dankbar sein, für die Unterweisungen in den methodischen Belangen, denn wir sind ja auch, um sie richtig interpretieren zu können, gezwungen, diese Dinge zu verstehen.

Povacz, Wels: Das Verhältnis Blut zu Medium war mit 1 : 10 angegeben und zwar so, daß man zehnmal soviel Medium als Blut genommen hat. War das nicht umgekehrt? Das man ein Zehntel des Mediums im Blut auflösen beziehungsweise einbringen soll?

Rotter, Wien: Nein, das ist durchaus nicht so. Blut hat für uns Mikrobiologen die unangenehme Eigenschaft Bakterienwachstum zu hemmen. Deshalb ist diese Blutverdünnung enorm wichtig.

Hartenauer, Münster: Ist es sinnvoll mehr als drei Blutkulturen am Tag abzunehmen?

Rotter, Wien: Nein. Das Minimum sind zwei habe ich gesagt. Mehr als drei pro Tag ist sinnlos. Man hat das untersucht. Es gibt überhaupt keine Steigerung der Ausbeute.

Lackner, Wien: Vielen Dank. Es war wie gesagt sehr klar und wir dürfen dafür sehr herzlich Dank sagen.

Die Messung des extravasculären Lungenwassers bei Patienten im septischen Schock und akuter respiratorischer Insuffizienz

H.G. Pfeiffer

Institut für Anästhesiologie der Technischen Universität, Klinikum rechts der Isar, Ismaninger Straße 22, D-8000 München 80

An der Sepsis oder der rezividierenden Bacteriämie nach der klassischen Definition von Schottmüller aus dem Jahre 1914 verstirbt immer noch ein großer Prozentsatz unserer Intensivpatienten trotz oder auch während Beatmung. Daschner hat dies in einer retrospektiven Untersuchung an 375 Polytraumen über 3 Jahre gezeigt, wo allein 34 an einer Sepsis verstarben. Die Sepsis hat also eine Komplikation bei der Behandlung des Polytraumas schlechthin.

Georg H.A. Clowes fand 1975 bei Patienten, die später eine Sepsis entwickelten, schwere pulmonale Dysfunktionen, gleichzeitig mit einem signifikanten Anstieg von Pulmonalarteriendruck und inspiratorischen Spitzendrücken.

Autoren wie Gabel, Harrison, Knida und Snell glauben, daß eine Erhöhung des Druckes in der Arteria pulmonalis hauptverantwortlich für die respiratorische Insuffizienz bei der Sepsis ist, nicht die Bacteriämie selbst. Sie alle kommen zu dem Schluß, daß eine Erhöhung im Capillardruck unabhängig von jeder Änderung der Permeabilität schon ein Lungenödem verursacht. Die Effekte des Endotoxins seien indirekt, sie würden eine Vasoconstriction der pulmonalen Arteriolen oder auch Venen nach sich ziehen und daraus resultiere eine Erhöhung des pulmonal-vasculären Widerstandes. Nach Lewis schlägt sich die Sepsis schon in einer erhöhten pulmonalen Capillar-Permabilität nieder, aber dieser Effekt erfordere eine längere Zeit angehobenen mikrovasculären Druck und Zeit, um dann offenbar zu werden.

Letztendlich ist aber der Lymphflow verantwortlich für den Abtransport von Flüssigkeit aus der Lunge. Wird zuviel Flüssigkeit abgefiltert, kann ein interstitielles bis intraalveoläres Ödem resultieren, ein pathologisch erhöhtes Lungenwasser.

Die nicht radioaktive Doppelindikator-Verdünnungstechnik unter Verwendung eines Kältebolus erlaubt nun bei Einsatz mikroprozessor-orientierter Technik eine vergleichsweise frühe Erfassung des Lungenödems. Die Aussagefähigkeit der Methode hängt auch in erster Linie vom meßtechnischen Aufwand und sorgfältiger Berücksichtigung der Nebenbedingungen ab. Noble gelang es erstmals 1973 mit dieser Methode extravasales Lungenwasser im Tierexperiment zu bestimmen, zwischen den thermisch in vivo ermittelten und den post mortem gravimetrisch gemessenen Werten ergab sich schon damals eine gute Übereinstimmung.

Unsere Methode zur quantitativen Lungenwasser-Messung garantiert nun mit der Thermo-Dye-Technik ein hohes Maß an Genauigkeit. Zwei Indikatoren, ein intravasal bleibender – Cardiogreen – und ein extravasal diffundierender – ein Kälte- oder negativer Wärmebolus –, werden vor der Lunge über einen Swan-Ganz-Katheter in den rechten Vorhof injiziert und ihre Konzentrationsverläufe nach Lungenpassage in der Aorta registriert (Abb. 1).

Hefte zur Unfallheilkunde, Heft 156
Zusammengestellt von G. Schlag

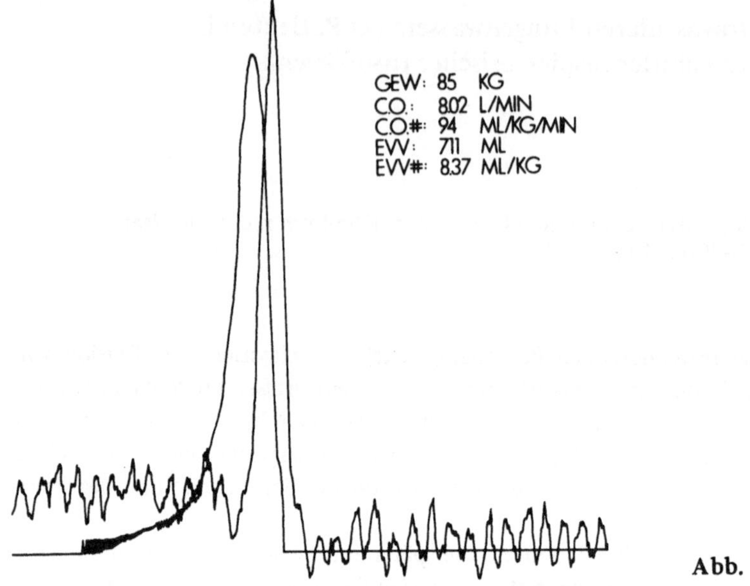

Abb. 1

Der Farbstoff verbindet sich mit Plasma-Protein, bleibt also einen Durchgang betreffend intravasal. Die Kälte verteilt sich mittels Konvektion und Diffusion über den gesamten Flüssigkeitsraum und wird vom nachfolgenden warmen Blut wieder ausgespült. In Abhängigkeit von den durchlaufenden Volumina ergeben sich für die beiden Indikatoren aus den nach Lungenpassage registrierten Zeitkonzentrationskurven verschiedene mittlere Durchgangszeiten. Die Differenz beider Zeiten multipliziert mit dem Blutfluß stellt das extravasale Thermovolumen dar, das näherungsweise dem extravasalen Flüssigkeitsvolumen der Lunge gleichgesetzt werden kann.

Auf der Basis eines Fiberoptikkatheters zur intravasalen Densitometrie wurde ein 5 F-Katheter entwickelt, der zusätzlich auch die Kältekurven am selben Ort, bei uns in der Aorta thoracica in Verbindung mit verschiedenen Meßverstärkern erfassen kann. Die Dilutationskurven werden von einem Prozessrechner übernommen und On-Line ausgewertet.

Ein Lungenwassergehalt von 4 bis 5 ml EVV/kg KG ist als normal anzusehen (EVV = Extravasculäres Lungenwasser-Volumen). Wir fanden bei unseren septischen Patienten mit Lungenödem im Mittel 16,7 ml EVV/kg KG. Ich möchte Ihnen am Beispiel von 2 Patienten zwei typische Verläufe von extravasalem Lungenwasser bei Polytraumatisierten mit Sepsis zeigen.

Das invasive Monitoring wurde bei dem ersten Patienten am Abend des 4. Tages begonnen, bei manifester Kreislaufinsuffizienz nach septischem Schock am 3. Tage auf der Intensivstation. D bedeutet Hämodialyse und UF Ultrafiltration. Beachten Sie bitte den 7. Behandlungstag. Hier verursachte eine Erhöhung der Ultrafiltrationsrate um 100% während der Hämodialyse erneut ein low-output-Syndrom mit Abfall des HZV, aber gleichzeitigem Anstieg des extravasculären Volumens, des Lungenwassers (Abb. 2).

Beim selben Patienten ist in Abb. 3 der Verlauf des mittleren Pulmonalarterien-Druckes im Vergleich zum EVV dargestellt. Am 5. Behandlungstag wurde in den Abendstunden eine

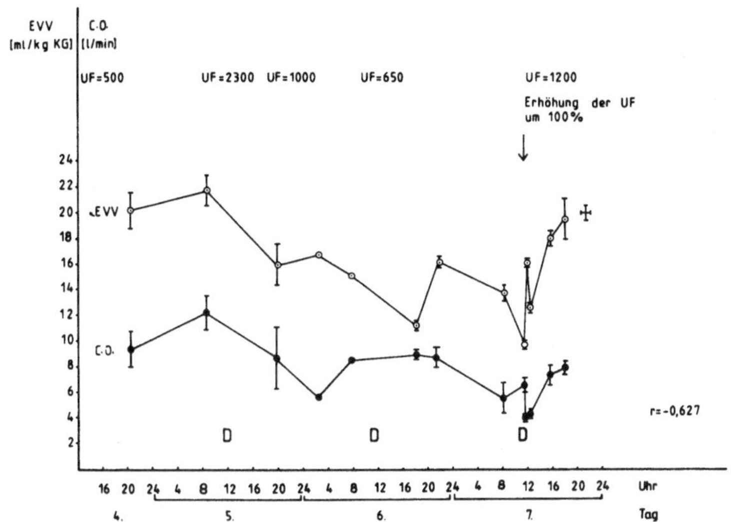

Abb. 2

isolierte Ultrafiltration am Bett durchgeführt. Die Kreislaufinsuffizienz hatte sich inzwischen gebessert. Beachten Sie zu diesem Zeitpunkt die breite Streuung des PA, als auch präfinal das immense Ansteigen (Abb. 3).

Hier sehen Sie im Detail während der isolierten Ultrafiltration: C.O., mittleren Pulmonalarteriendruck und extravasales Volumen. Signifikant ist der Abfall des Cardiac output zum low output, Erhöhung des mittleren PA-Druckes und ins Auge fallender Anstieg des Lun-

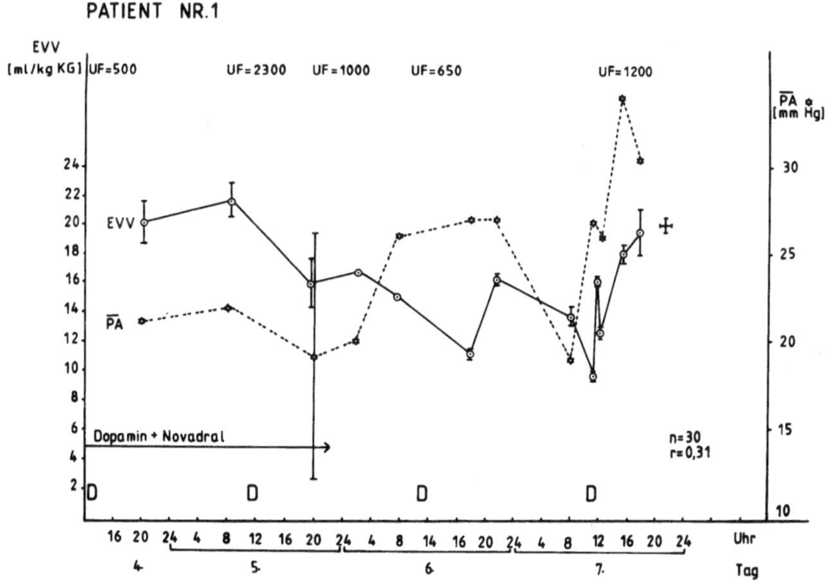

Abb. 3

genwassers während und durch eine Behandlung, die eigentlich das Gegenteil bewirken sollte (Abb. 4).

Die Korrelation des Lungenwassers mit dem Quotienten PAO_2/FiO_2 ergab eine negative Korrelation von r = 0,59 im intraindividuellen Vergleich, was mit tierexperimentellen Befunden im sog. oberen Lungenwasserbereich gut übereinstimmt. Aus pathophysiologischen Gründen kann das extravasale Lungenwasser beim Lungenödem schon wesentlich zugenommen haben, bevor noch der Gasaustausch merklich beeinträchtigt ist (Abb. 5).

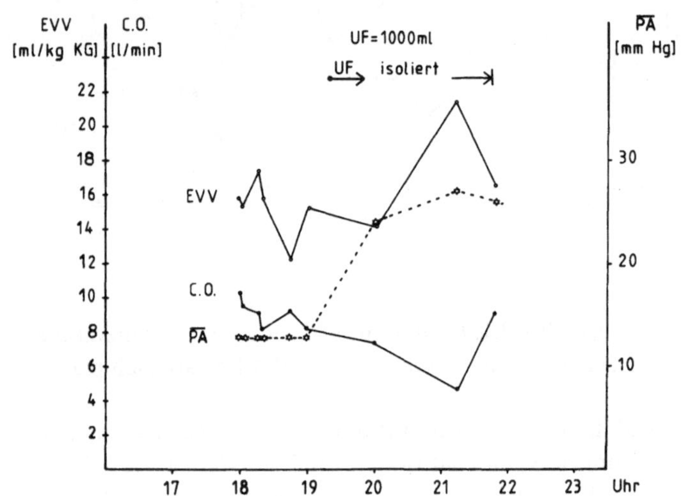

Abb. 4

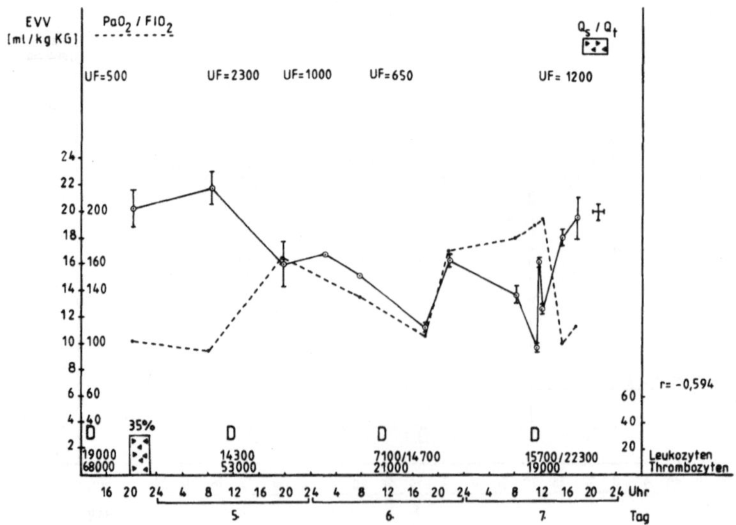

Abb. 5

Die kumulative Flüssigkeitsbilanz FB, gestrichelt im Verlauf dargestellt, erreichte am Morgen des 7. Tages nahezu -10 l! Die Lactatacidose hatte sich zwar normalisiert. Nach einer weiteren Dialyse mit einer Ultrafiltration von 1000 ml setzte jedoch eine exzessive pulmonale Hypertonie ein, auf Grund deren das Lungenwasser auf 18 ml/kg KG anstieg. Dieselbe Situation wie vor 4 Tagen (Abb. 6).

Damit erhöhte sich naturgemäß auch der pulmonal-vasculäre Widerstand, hier auf kg KG normiert. Der Patient verstarb dann am Abend des 7. Tages an plötzlichem Herz-Kreislauf-Stillstand. Die eigentliche Todesursache dürfte akutes Rechts-Herz-Versagen gewesen sein (Abb. 7).

Ein weiterer polytraumatisierter Patient (Patient Nr. 2) machte am 3. Intensivbehandlungstag einen septischen Fieberschub durch. Die arterielle Sauerstoffspannung fiel signifikant ab. Es entwickelte sich aber keine Kreislaufinsuffizienz. Im Röntgenbild stellte sich nur eine beidseitige Verschattung dar. Darauffolgende sofortige negative Flüssigkeitsbilanzierung durch forcierte Dehydration mit Diuretica schlug sich auch in einer Erniedrigung des Lungenwassers nieder. Obwohl sich PaO_2/FiO_2 signifikant verbesserte, blieben ein erhöhter Shunt von 28% und ein erhöhter Lungenwassergehalt von durchschnittlich 8,6 ml/kg KG über die nächsten Tage bestehen. Der Patient überlebte zwar, konnte aber auf Grund seiner fortbestehenden respiratorischen Insuffizienz erst Tage später von der maschinellen Beatmung entwöhnt werden (Abb. 8).

Auf den nächsten beiden Abbildungen sehen Sie den gleichsinnigen Verlauf von Lungenwasser EVV und kumulativer Wasserbilanz FB (Abb. 9), sowie EVV und pulmonalem Gefäßwiderstand (Abb. 10).

Zusammenfassend kann somit die direkte bettseitige Messung des Lungenwassers eine wertvolle Hilfe bei der täglichen Flüssigkeitsbilanzierung sein. Invasives Monitoring ist

PATIENT NR.1

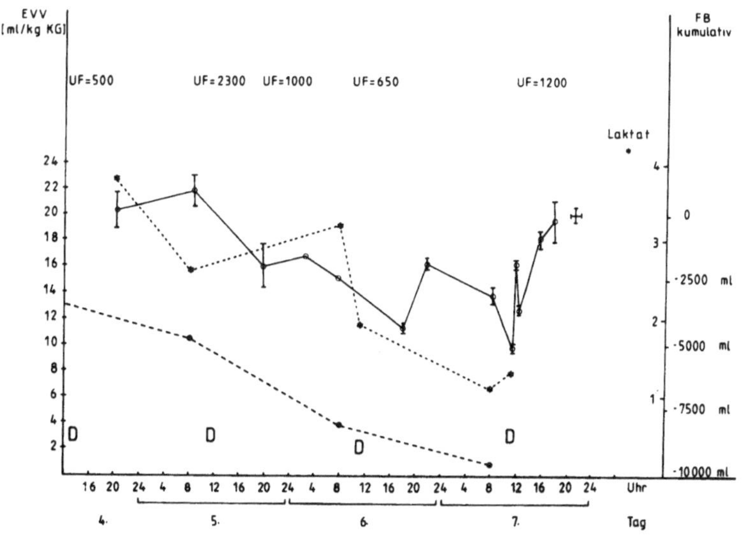

Abb. 6

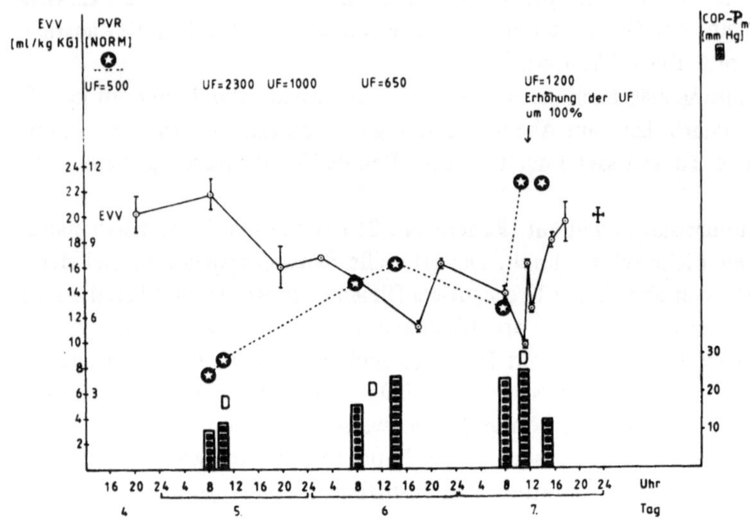

Abb. 7

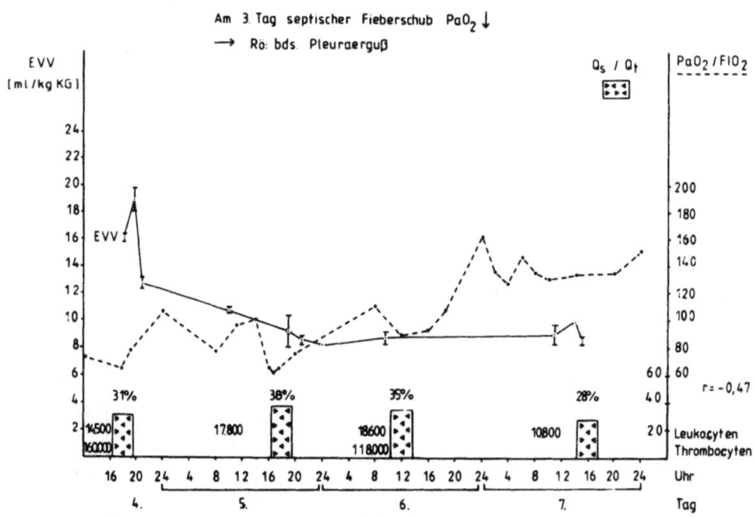

Abb. 8

daher bei kreislaufinsuffizienten Patienten und kreislaufbeeinflussender oder belastender Therapie wie Hämodialyse oder auch isolierter Ultrafiltration wegen der Gefahr einer erneuten pulmonalen Hypertonie bei der Sepsis unerläßlich.

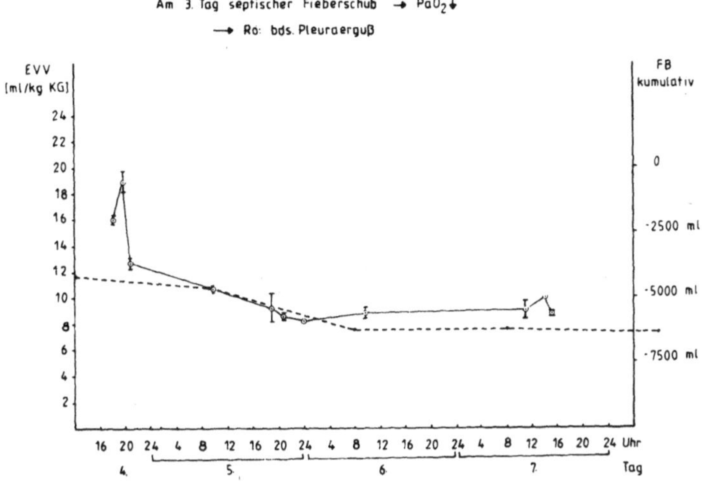

Abb. 9

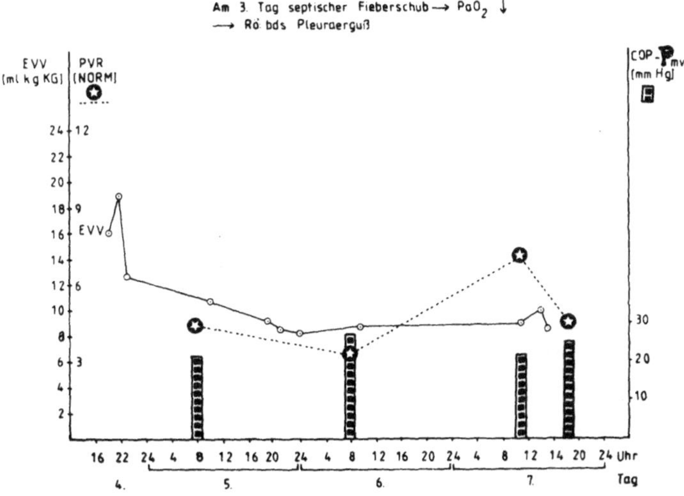

Abb. 10

Traubough und Lewis kommen 1980 in der Zeitschrift „Annuals of Surgery" zu der Ansicht, daß das Auftreten einer Sepsis z.B. bei Verbrennungspatienten allein schon in einem sehr raschen Anstieg des Lungenwassers diagnostiziert werden könnte.

Diskussion

Lackner, Wien: Vielen Dank, Herr Pfeiffer. Sie wissen, es gibt ja Ende des Monats in Wien ein Symposium über Lungenwasser, ein neuer Parameter, dessen weitgehende Messung uns noch gar nicht so lange Zeit möglich ist. Sind dazu jetzt Anfragen?

Bergmann, Linz: Herr Pfeiffer, Sie haben Ihrer Methodik ein hohes Maß an Genauigkeit zugeschrieben. Haben Sie Kontrollmessungen auf der gravimetrischen Ebene? Sind Ihre Werte bezüglich des thermalen Herzvolumens korrigiert oder ist diese Korrektur nicht mit einbezogen? Sehen Sie Beeinflußung etwaiger Lungenperfusionsstörungen auf Ihre Werte in der Gestalt, daß der diffusible Indikator einfach diese Bereiche dann nicht mehr zu sehen bekommt?

Pfeiffer, München: Die erste und die dritte Frage haben wir tierexperimentell abgeklärt. Es hat sich eine hohen Korrelation zwischen gravimetrisch bestimmten Lungenwasser und den mit der Thermo-Dye-Technik bestimmten Lungenwasser in einem Tiermodell ergeben.

Die grampositive Sepsis unter dem Bilde des „red shock“

H.J. Schneck, B. v. Hundelshausen und G. Tempel

Institut für Anästhesiologie der Technischen Universität, Klinikum rechts der Isar, Ismaninger Straße 22, D-8000 München 80

Während der septische Schock im Rahmen der Intensivmedizin ein leider sehr geläufiges Thema darstellt, hat das Bild des „red shock“ durch grampositive Erreger eine bisher eher geringe Beachtung gefunden.

Eine gewisse Popularität hat in jüngster Zeit lediglich das TSS oder „toxic-shock syndrom“ erlangt, eine Erkrankung, die durch fehlerhafte Anwendung von Vaginaltampons begünstigt, von Staphylokokken des Aureus-Typs hervorgerufen wird und unter den Zeichen des septischen Schocks verläuft.

Die eingehendere Beschäftigung mit dem „toxic-shock syndrom“ hat nun gezeigt, daß ein durchaus entsprechendes Krankheitsbild auch bei Frauen außerhalb der Menstruation oder auch bei Männern auftreten kann, wenn eine – nicht selten okkulte – Infektion mit exotoxinbildenden grampositiven Kokken vorliegt.

Einschlägige Exotoxine konnten in jüngster Zeit aus Staphylococcus pyogenes aureus isoliert werden und erhielten die Bezeichnung PAC oder pyrogenes Exotoxin mit den bis-

Hefte zur Unfallheilkunde, Heft 156
Zusammengestellt von G. Schlag

herigen Untergruppen A–F. In der folgenden Falldemonstration will ich mich auf 3 Patienten beschränken, die unter dem Bilde des grampositiven red shock auf unserer Intensivstation behandelt wurden und bei denen der klinische Verdacht durch bakteriologische Befunde abgesichert werden konnte.

Fall 1: Der 37jährige Patient hatte sich bei einem Autounfall ein leichtes Schädel-Hirn-Trauma und zahlreiche Platzwunden zugezogen. Die Übernahme erfolgte wegen des Verdachts auf Magensaftaspiration bei der Erstversorgung.

Die ersten Behandlungstage brachten eine erfreuliche Stabilisierung der neurologischen und respiratorischen Situation, sämtliche Vital- und Laborbefunde hatten sich bereits vollständig oder nahezu normalisiert.

Am 5. Behandlungstage kam es unter Anstieg des Fiebers auf 39,7°C zum Aufschießen eines hochroten Exanthems am Stamm, bei weitgestellter Peripherie fiel der arterielle Blutdruck auf 70 mm Hg, Herr K. blieb dabei ansprechbar und orientiert (Tabelle 1).

Innerhalb weniger Stunden fanden sich in den überprüften Laborparametern folgende Veränderungen, z.T. unter einschlägiger Therapie (Tabelle 2).

Die im ersten Fieberschub angelegte Blutkultur zeigte Wachstum von Staph. aureus, resistent gegen Penicillin G; ein im Antibiogramm identischer Keim ließ sich aus einer auch klinisch auffälligen Wunde am Unterschenkel isolieren.

Neben Beatmung and symptomatischer Therapie verabreichten wir Cefuroxim und Tobramycin, beide Antibiotica wurden nachträglich als wirksam ausgewiesen. Dazu erfolgte Hämodialysebehandlung. Herr K. verstarb 4 Tage später im nicht beherrschbaren Kreislaufversagen.

Fall 2: Die 57jährige Patientin war 2 Jahre zuvor wegen eines Mamma-Carcinoms amputiert worden. Nun war ein ulcerierend wachsendes lokales Rezidiv unter Mitnahme einiger Rippen excidiert worden. Die Übernahme auf die Intensivstation erfolgte wegen Thoraxinstabilität.

Nach zunächst unauffälligem Verlauf kam es 10 h postoperativ zu einem plötzlichen Fieberschub auf 40°C, verbunden mit ausgeprägtem Flush an Stamm und Händen, bei

Tabelle 1. Klinische Befunde beim „red shock" (Pat. K., H., 37a)

- Stammerythem
- Warme Peripherie
- Fieber 39,7°C
- RR 70 mm Hg syst.
- Respirat. Insuffizienz
- Volle Ansprechbarkeit

Tabelle 2. Laborchemische Veränderungen im Frühstadium des „red shock' (Pat. K., H., 37a)

– K^+	4,4/2,3	(mmol/l)
– Bilirubin	0,6/1,6	(mg%)
– Kreatinin	1,5/7,8	(mg%)
– Quick-Test	77/57	(%)
– Thrombocyten	172/100/8	(10^3/ul)
– Blutzucker	233/348	(mg%)

Tabelle 3. Klinische Befunde beim „red shock" (Pat. M., C., 57a)

– Stamm- und Palmarerythem
– Warme Peripherie
– Fieber 40,0°C
– RR 50 mm Hg syst.
– Respirat. Insuffizienz
– Volle Ansprechbarkeit

Tabelle 4. Laborchemische Veränderungen im Frühstadium des „red shock" (Pat. M., C., 57a)

– K^+	3,5/1,2	(mmol/l)
– Bilirubin	1,0/3,0	(mg%)
– Kreatinin	1,1/2,9	(mg%)
– Quick-Test	71/35	(%)
– Thrombocyten	213/127/93	(10^3/ul)
– Blutzucker	190/726	(mg%)

weitgestellter Peripherie fiel der arterielle Blutdruck auf 50 mm Hg, Frau M. blieb dabei voll orientiert (Tabelle 3).

Innerhalb weniger Stunden fanden sich in den überprüften Laborparametern folgende Veränderungen, z.T. unter einschlägiger Therapie (Tabelle 4).

Die Blutkultur ergab das Wachstum von hämolysierenden Streptokokken Gruppe A, ein identischer Keim ließ sich aus dem Operationspräparat anzüchten.

Die antibiotische Behandlung erfolgte mit Ampicillin und Dicloxacillin, beide Präparate wurden nachträglich als wirksam bestätigt. Frau M. verstarb 3 Tage später im nicht beherrschbaren Kreislaufversagen.

Fall 3: Die 25jährige Patientin hatte sich 5 Jahre zuvor wegen hochgradiger Fettsucht einer Dünndarmausschaltung unterzogen. Nun war ein plastisch-chirurgischer Eingriff mit Bauchdeckenraffung und Mammaplastik erfolgt.

Nach zunächst unauffälligem postoperativem Verlauf kam es am 3. Tag zu einem Anstieg des Fiebers auf 40,7°C und einer ausgeprägten Rötung des ganzen Körpers. Bei weitgestellter Peripherie fiel der arterielle Blutdruck auf 40 mm Hg systolisch, Frau M. blieb dabei wach und vollständig orientiert (Tabelle 5).

Nach Revision des Operationsgebietes, wobei einige Gewebsnekrosen abgetragen und zahlreiche Abstriche entnommen wurden, übernahmen wir die Patientin auf die Intensivbehandlungseinheit.

Innerhalb der nächsten Stunden zeigten sich in den Laborparametern folgende Besonderheiten (Tabelle 6).

Aus den intraoperativ gewonnen Abstrichen ließ sich Staph. pyogenes aureus züchten, welcher gegen Penicillin G und Derivate resistent war.

Antibiotisch behandelten wir mit Cefuroxim und Tobramycin, wobei beide Präparate nachträglich als wirksam ausgewiesen wurden. Dazu erfolgte Hämodialysebehandlung.

Frau M. konnte nach 17 Dialysen und dreiwöchiger Intensivbehandlung auf die Station verlegt werden, sie wurde bald darauf nach Hause entlassen.

Die hier geschilderten Fälle von „red shock" wurden wegen ihres besonderen typischen Bildes ausgewählt; sie stellen jedoch nur einen Teil der von uns beobachteten Erkrankungen dar. Andere Patienten bieten oft – z.B. wegen Zuverlegung zu einem späteren

Tabelle 5. Klinische Befunde beim „red shock" (Pat. M., H., 25a)

- Erythem am ganzen Körper
- Warme Peripherie
- Fieber 40,7°C
- RR 40 mm Hg syst.
- Respirat. Insuffizienz
- Volle Ansprechbarkeit

Tabelle 6. Laborchemische Veränderungen im Frühstadium des „red shock" (Pat. M., H., 25a)

– K^+	4,2/2,8	(mmol/l)
– Bilirubin	1,2/3,6	(mg%)
– Kreatinin	1,0/4,2	(mg%)
– Quick-Test	80/32	(%)
– Thrombocyten	140/47/9	(10^3/ul)
– Blutzucker	131/561	(mg%)

Zeitpunkt oder Koinzidenz mit anderen schweren Erkrankungen – ein mehrdeutiges Bild, so daß sich der rote Schock nicht selten der frühzeitigen Diagnose entzieht und erst das Eintreffen von entsprechenden blutkulturellen Befunden die Aufmerksamkeit wachruft.

Neben den Befunden Erythem, Fiebergipfel, Blutdruckabfall, respiratorischer Insuffizienz, Kalium-Abfall, Bilirubinanstieg, Kreatinin-Anstieg, Quick-Abfall, Thrombocytensturz und Blutzuckerentgleisung haben wir bei den meisten Patienten eine erhebliche metabolische Acidose gesehen; außerdem bot ein Teil der Erkrankten das Bild des akuten Abdomens, welches so ausgeprägt auftreten kann, daß wir uns bei einigen Patienten zur – ergebnislosen – Probelaparotomie entschlossen haben.

Erythem und Schock bei septischen Temperaturen können als klinische Kriterien frühzeitig an die grampositive Sepsis denken lassen; erhebliche Probleme bestehen jedoch in der klinischen Abgrenzung vom Bild der akuten Pankreatitis, welche mit dem „red shock" eine Reihe von gemeinsamen Symptomen aufweist.

Zusammenfassung

Die gram-positive Sepsis unter dem Bild des „red shock" stellt ein seltenes und eindrucksvolles Geschehen im Rahmen der Intensivmedizin dar. Anhand von drei bakteriologisch abgesicherten Fällen aus dem eigenen Krankengut werden die typischen klinischen Befunde und die Störungen in Elektrolythaushalt und Metabolismus dargestellt. Die Erkrankung gleicht in hohem Maße dem „toxic shock syndrome"; im frühen Stadium bestehen wegen einer Reihe von gemeinsamen klinischen Befunden Schwierigkeiten in der Abgrenzung von der akuten Pankreatitis.

Summary

Gram-positive sepsis presenting as a „red shock" is a rare and impressive complication in Intensiv Care Medicine. Three bacteriologically well defined cases of this syndrome seen in the ICU are reported. Clinical findings and the typical disorders in electrolyt balance and metabolism seem to correspond largely to the „toxic shock syndrome". In the early stage „red shock" resembles in a number of clinical signs acute pancreatitis, differentiation may be difficult.

Diskussion

Schöffel, Freiburg: Sie haben die laborchemischen Parameter kurz vor und kurz nach Eintritt des Red-Shock bestimmt. Wie lange war der Zeitraum?

Schneck, München: Der Zeitraum hat sich zufällig ergeben und zwar sind es jeweils die letzten Befunde vor Auftreten des Schocks, die meistens etwa 6 bis 8 h vorher lagen. Die nächsten wurden 2 bis 4 h, mit Ausnahme der Thrombocyten, die wir im Verlauf bis zu 3 Tagen mit aufgenommen haben, durchgeführt. Es liegen etwa 12 bis 24 h dazwischen.

Lackner, Wien: Ich wollte Sie auch in dieser Richtung fragen, weil Sie so enorme Serumkreatininanstiege haben. Sie sagten also, diese kurz vor und kurz nach wären etwa 8 bis 12 h und ich muß doch fragen: Was passiert da mit der Niere? Haben Sie vielleicht einen Hinweis, was da sein könnte?

Schneck, München: Die Patienten waren überwiegend anbehandelt, aber wegen ganz anderer Erkrankungen, vor allem die ersten beiden Patienten. Der eine mit einem eher leichten Verkehrsunfall; zwei Patientinnen mit einem elektiven Eingriff, also keine zu diesem aktuellen Zeitpunkt schwerstkranke Patienten. Bei diesen drei Patienten, die wir vorgestellt haben, ware es durchwegs primär oligoanurische Nierenversagen.

Hartenauer, Münster: Haben Sie auch hämodynamische Untersuchungen gemacht? Gibt es da Unterschiede und wenn, gibt es da Unterschiede zur typischen gramm-negativen Sepsis? Also Herzindex, totaler peripherer Widerstand etc.?

Schneck, München: Wir haben bei diesen Patienten in der Eile keine hämodynamischen Untersuchungen gemacht und können leider nichts dazu sagen.

Endotoxin und Blutgerinnung bei Patienten mit hämorrhagisch-traumatischem und bacterio-toxischem Schock

B. v. Hundelshausen[1], G. Tempel[1], S. Jelen-Esselborn[1], H.J. Schneck[1], A. Stemberger[2] und G. Blümel[2]

[1] Institut für Anästhesiologie der Technischen Universität München (Direktor: Prof. Dr. E. Kolb), Ismaninger Straße 22, D-8000 München 80

[2] Institut für Experimentelle Chirurgie der Technischen Universität München (Direktor: Prof. Dr. G. Blümel), Ismaninger Straße 22, D-8000 München 80

In früheren Untersuchungen konnte an polytraumatisierten Patienten, die einen schweren hämorrhagischen Schockzustand erlitten hatten, gezeigt werden, daß die Veränderungen der Hämostase nach einem Trauma im Sinne einer aktivierten Blutgerinnung zu verstehen sind, die im wesentlichen gekennzeichnet ist durch den Abfall aller Gerinnungsfakturen, durch eine Verminderung des Antithrombin-III-Spiegels, einen Abfall der Thrombocytenzahl sowie eine anfänglich gesteigerte Fibrinolyse. Die Ergebnisse zeigten weiterhin, daß unter einer schnellen, zielgerichteten Schockbehandlung, die eine chirurgische Blutstillung und damit Stabilisierung der Kreislaufverhältnisse einschließt, sich sämtliche Parameter der Hämostase und Fibrinolyse innerhalb kurzer Zeit ohne zusätzliche Maßnahmen normalisierten [3].

Auch im Rahmen bacterio-toxischer Erkrankungen, die nach erfolgreicher Erstbehandlung zunehmend im weiteren Verlauf der Intensivbehandlung an Bedeutung gewinnen, werden Störungen der Blutgerinnung und Fibrinolyse beschrieben, oft auch als frühes, diagnostisches Kriterium einer sich entwickelnden Sepsis herangezogen, wobei in erster Linie die Thrombocytopenie und der Fibrinogenanstieg, aber auch der Abfall der Inhibitoren der plasmatischen Gerinnung sowie eine gesteigerte Fibrinolyse genannt werden [2, 9].

Das Problem der Blutgerinnungsstörung bei polytraumatisierten Patienten mit bacterio-toxischen Komplikationen wurde in eigenen Untersuchungen erneut aufgegriffen. Folgende Parameter der Hämostase und Fibrinolyse wurden bei zwei Gruppen polytraumatisierter Patienten bestimmt:

Globale Gerinnungstests, Fibrinogen, Faktor X, Antithrombin III, Thrombocytenzahl und als Parameter der Fibrinolyse Plasminogen, Antiplasmin und Fibrinspaltprodukte. Zusätzlich erfolgte die Bestimmung des Fibronektinspiegels und des Endotoxins im Plasma.

Zwei Gruppen polytraumatisierter Patienten wurden untersucht:

1. Gruppe:
17 Patienten, die im posttraumatischen Verlauf ohne Zeichen einer bacterio-toxischen Erkrankung blieben, 7 dieser Patienten befanden sich bei Klinikaufnahme in hämorrhagischen Schockzustand, die Dauer der Erstversorgung, die Anzahl der hierbei transfundierten Konserven – ein Maß für den Schweregrad der Verletzungen – lag im Mittel bei 6 1/2 h bzw. 6,5 Bluteinheiten pro Patient, lediglich einer der 17 Patienten verstarb, die übrigen überlebten.

Hefte zur Unfallheilkunde, Heft 156
Zusammengestellt von G. Schlag

2. Gruppe:
Hierbei handelte es sich um 13 Patienten mit bacterio-toxischen Komplikationen im posttraumatischen Verlauf, 11 dieser Patienten befanden sich bei Klinikaufnahme im schweren hämorrhagischen Schockzustand, das Ausmaß der Verletzungen war größer als bei der ersten Gruppe, kenntlich an der länger dauernden Erstversorgung von 10 h und an der größeren Anzahl der während der Erstversorgung transfundierten Blutkonserven, die bei 14 Einheiten pro Patient lag. In 7 Fällen kam es im posttraumatischen Verlauf aufgrund einer Intoxikation zu einem akuten Nierenversagen, 8 Patienten verstarben, 5 überlebten.

Die Blutentnahmen erfolgten bei der ersten Gruppe vom 1. bis zum 7. Intensivbehandlungstag einmal täglich, bei der zweiten Gruppe wurde die erste Blutentnahme an dem Tag durchgeführt, an dem die Diagnose einer bacterio-toxischen Komplikation klinisch gestellt wurde, wobei folgende Symptome berücksichtigt wurden: Fieberanstieg über 39°C, verbunden mit Schüttelfrost, Eintrübung des Sensoriums, Auftreten einer respiratorischen Insuffizienz, Niereninsuffizienz, Anstieg des Bilirubins und Kreislaufinsuffizienz. Auch hier erfolgten die Blutentnahmen einmal täglich über die Zeitdauer von einer Woche.

Ergebnisse

Faktor X (Abb. 1):
Bei der Aktivierung der Blutgerinnung über den exogenen und endogenen Weg spielt der Faktor X eine zentrale Rolle [10], er wurde deshalb als der die ablaufenden Gerinnungsvorgänge kennzeichnende Parameter bestimmt. Man erkennt bei der ersten Gruppe zu Beginn der Intensivbehandlung eine Erniedrigung des funktionell bestimmten Faktors X, die im Sinne der bekannten Aktivierung der Blutgerinnung zu verstehen ist, während der folgenden Tage unterscheiden sich beide Gruppen mit den im Normbereich liegenden Werten nicht voneinander.

Antithrombin III (Abb. 2)
Als zentraler Inhibitor der plasmatischen Gerinnung ist das Antithrombin III ein guter Indikator für eine aktivierte Blutgerinnung [1, 8]. In beiden Gruppen polytraumatisierter Patienten liegen die mit Hilfe eines chromogenen Substrates bestimmten Antithrombin III-Spiegel im unteren Normbereich, ohne daß sich deutliche Unterschiede ergeben.

Fibrinogenspiegel (Abb. 3)
Ähnlich dem Verlauf der Faktor X-Konzentrationen finden sich in der ersten Gruppe der polytraumatisierten Patienten ohne bacterio-toxischen Komplikationen erniedrigte Fibrinogenspiegel am ersten Intensivbehandlungstag, im Verlauf der nächsten Tage liegen die Werte beider Gruppen deutlich über dem Normbereich, diese Erhöhung der Fibrinogenkonzentrationen ist bekanntermaßen als unspezifische Reaktion des Blutgerinnungssystems auf einen entzündlichen Prozeß zu verstehen [2, 6].

Thrombocytenzahl (Abb. 4)
Die in der Patientengruppe ohne septische Komplikationen regelmäßig vorhandene Thrombocytopenie ist Folge des Blutverlustes und führt erst nach mehreren Tagen zum Anstieg in den unteren Normbereich; demgegenüber besteht bei den Patienten mit bacterio-toxischen

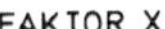

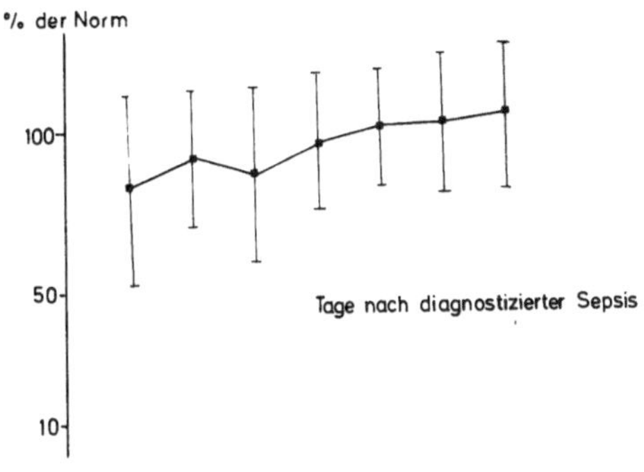

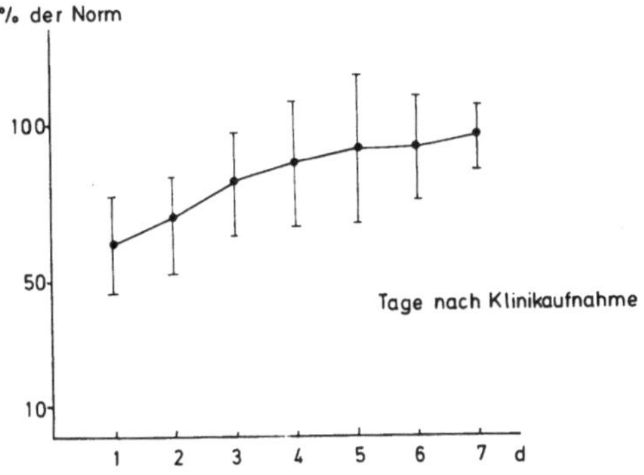

Abb. 1. Aktivität des Faktors X bei 2 Gruppen polytraumatisierter Patienten im Verlauf von 7 Tagen. *Obere Kurve:* Patienten mit bacterio-toxischen Komplikationen (n = 13); *untere Kurve:* Patienten ohne bacterio-toxische Komplikationen (n = 17)

Komplikationen an einigen Tagen eine Thrombocytopenie, allerdings geringeren Ausmaßes; Thrombocytenabfälle um mehr als 100000 Zellen/mm^3 Blut oder um mehr als die Hälfte des Ausgangswertes, vielfach als typisches Kriterium einer beginnenden Sepsis beschrieben [5], konnten hier nicht beobachtet werden.

Die Parameter der Fibrinolyse (Plasminogen- und Antiplasminspiegel) lassen in unserem Patientengut zwischen beiden untersuchten Gruppen keine wesentlichen Unterschiede erkennen, die in der ersten Gruppe zu Beginn der Intensivbehandlung erniedrigten Werte sind Ausdruck einer gesteigerten Fibrinolyse, die jedoch ab dem zweiten Intensivbehandlungstag nicht mehr nachweisbar ist.

In neueren Untersuchungen wurde wiederholt ein Abfall des Fibronektinspiegels im Rahmen posttraumatischer und septischer Krankheitszustände beschrieben [4, 7]. Die hier bestimmten Plasmaspiegel (Abb. 5) des Fibronektins lassen bei beiden Patientengruppen über mehrere Tage hinweg Konzentrationen erkennen, die in einem Bereich liegen, der als Normbereich angesehen werden muß. Auch bei der Patientengruppe mit bacterio-toxischen Komplikationen ist eine Verminderung des Fibronektinspiegels nicht zu verzeichnen.

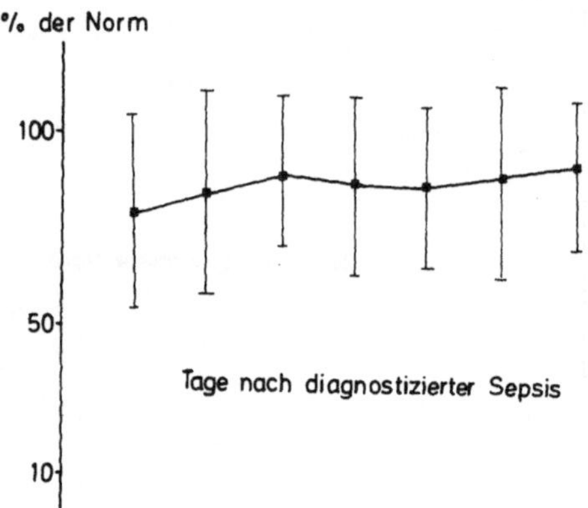

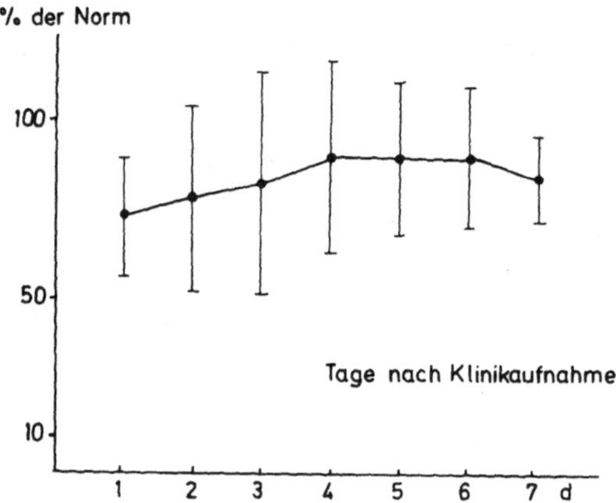

Abb. 2. Antithrombin III (Legende s. Abb. 1)

Letztlich erfolgten noch Endotoxinmessungen im Plasma, wobei die Bestimmung des Endotoxins mit Hilfe eines modifizierten Limulustests unter Zuhilfenahme eines chromogenen Substrates erfolgte; in der Patientengruppe mit Intoxikationen wurde bei 4 Patienten wiederholt ein Endotoxinspiegel über 0,1 Nanogramm gemessen, eine Korrelation mit in den Blutkulturen nachgewiesenen Gramm-negativen Keimen war in einem Fall gegeben.

Die hier demonstrierten Untersuchungen zur Blutgerinnung und Fibrinolyse bei polytraumatisierten Patienten lassen keine gravierenden Unterschiede zwischen beiden Patientengruppen erkennen. Die bekannte aktivierte Blutgerinnung und Fibrinolyse ist bei der ersten Patientengruppe ohne bacterio-toxische Komplikationen gekennzeichnet durch ein anfänglich erniedrigtes Blutgerinnungs- und Fibrinolysepotential. Die Hyperfibrinogenämie und Thrombocytopenie sind bei beiden Patientengruppen nachweisbar und weisen nur in Einzelfällen auf ein beginnendes septisches Geschehen hin. Es muß des weiteren bezweifelt werden, daß die Bestimmung des Fibronektinspiegels im Plasma und des Endotoxins für den Kliniker als Parameter zur Früherkennung einer bacterio-toxischen Komplikatione geeignet sind.

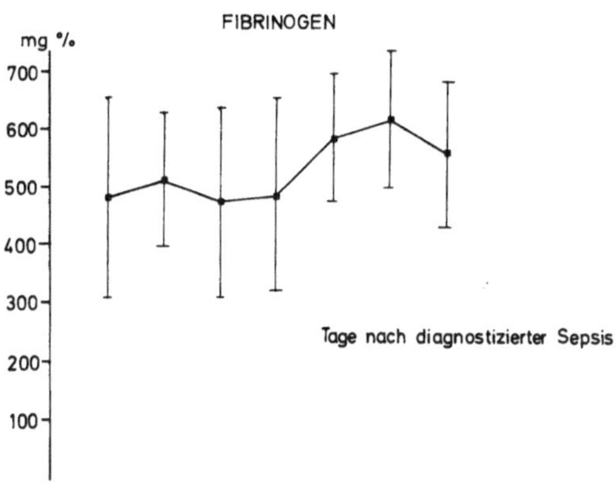

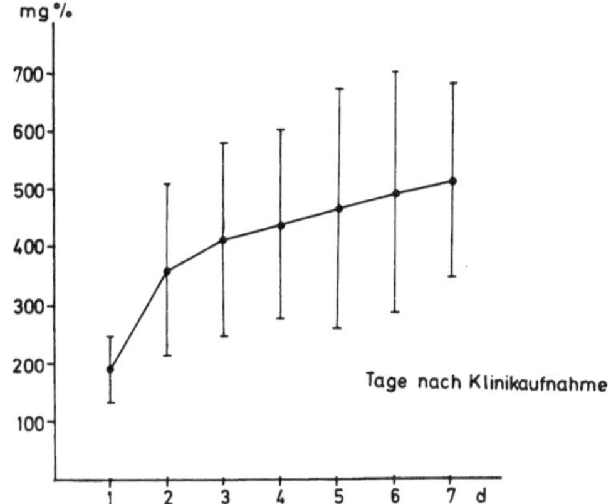

Abb. 3. Fibrinogenspiegel (Legende s. Abb. 1)

Summary

In polytraumatizied patients parameters of blood coagulation and fibrinolysis were determined. In addition plasma levels of Fibronectin and Endotoxin have been measured. Thirty patients were investigated and divided into two groups. One group of 17 patients without septic complications and another group of 13 patients with bacteriotoxic complications in the posttraumatic period.

Concerning the coagulation parameters no statistically significant differences were found in both groups. It was of interest that even in patients with septic complications positive Endotoxin levels were found rarely. Further a decrease of the plasma Fibronectin value were not observed. As conclusion it is supposed that Endotoxin and Fibronectin cannot be used as routine parameters in detecting early a beginning bacteriotoxic complication.

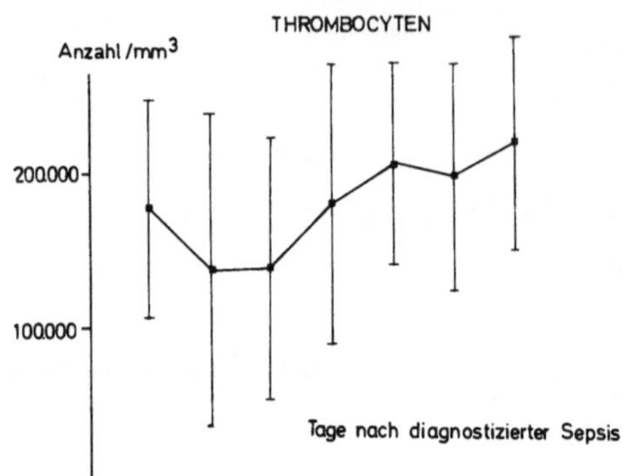

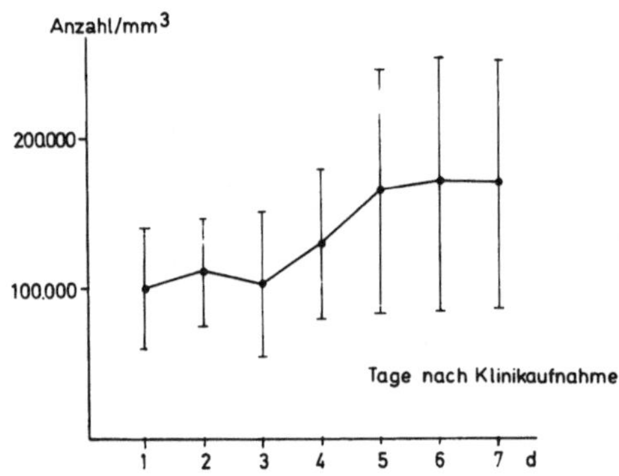

Abb. 4. Thrombocytenzahl (Legende s. Abb. 1)

Literatur

1. Bick RL, Dukes ML, Wilson WL, Fekete LF (1977) Antithrombin III as a diagnostic aid in disseminated intravascular coagulation. Thromb Res 10:721
2. Heene DL (1977) Therapie der sepsisbedingten Hämostaseopathien. In: Marx R, Thies HA (eds) Infektion, Blutgerinnung und Hämostase. XIX. Hamburger Symposium über Blutgerinnung. Schattauer, Stuttgart New York
3. v. Hundelshausen B, Tempel G, Jelen S, Stemberger A, Blümel G, Haas S, Fritsche HM, Vogel G (1980) Zum Problem der Verbrauchskoagulopathie im unmittelbaren posttraumatischen Verlauf. In: Weis KH, Cunitz G (eds) 25 Jahre DGAI, Anaesthesiologie und Intensivmedizin, Bd 130. Springer, Berlin Heidelberg New York, p 931
4. Mosher DF, Williams EM (1978) Fibronectin concentration is decreased in plasma of severly ill patients with disseminated intravascular coagulation. J Lab Clin Med 91: 729
5. Pichler M, Lechner K, Kleinberger G, Niessner H, Pall H, Thaler E (1977) Sepsis und Blutgerinnung. In: Marx R, Thies HA (eds) Infektion, Blutgerinnung und Hämostase. XIX. Hamburger Symposium über Blutgerinnung. Schattauer, Stuttgart New York
6. Roka L (1977) Infektion und Blutgerinnung aus biochemischer Sicht. In: Marx R, Thies HA (eds) Infektion, Blutgerinnung und Hämostase. XIX. Hamburger Symposium über Blutgerinnung. Schattauer, Stuttgart New York

FIBRONECTIN

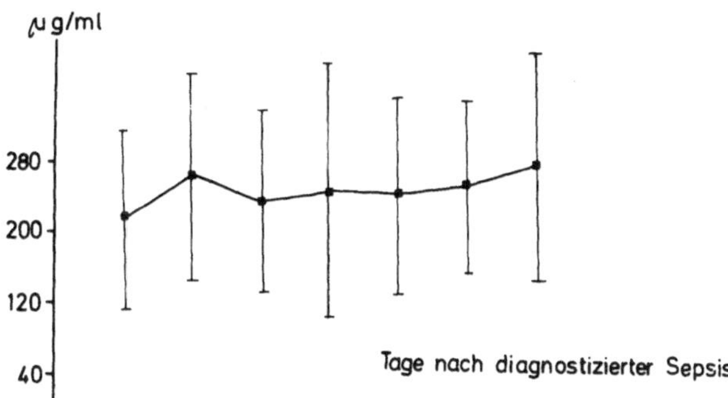

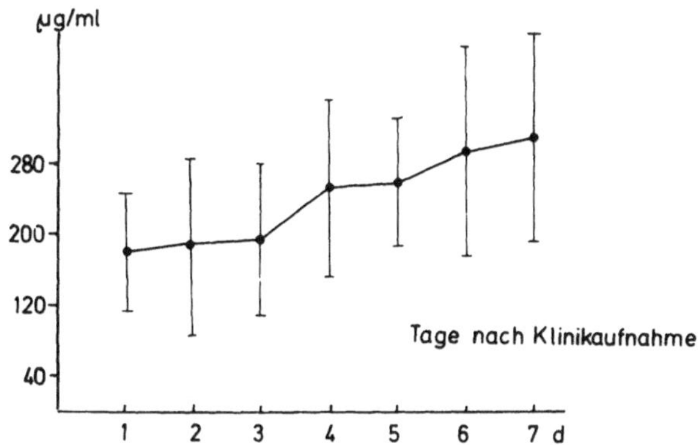

Abb. 5. Plasmaspiegel des Fibronectin (Legende s. Abb. 1)

7. Saba THM, Jaffe E (1980) Plasma Fibronectin: Its synthesis by vascular endothelial cells and role in cardiopulmonary integrity after trauma as related to reticuloendothelial function. Amer J Med 68:577
8. Thaler E (1977) Disseminierte intravasculäre Gerinnung: Antithrombin III und Heparin. Foll Haematol Leipzig 104:740
9. Thaler E, Kleinberger G (1977) Sepsis und Blutgerinnung. Intensivmed 16:54
10. Vinazzer H, Heimburger N (1978) Assay of Factor Xa in intact plasma as a possible method for early diagnosis of intravascular coagulation. Thromb Res 12:503

Diskussion

Schöffel, Freiburg: Die Höhe der beschriebenen Antithrombin 3 und Antiplasminspiegel würde zu dem Schluß führen, daß die Trasyloltherapie in München nicht durchgeführt wird. Ist das richtig?

v. Hundelshausen, München: Wir haben bei keinem dieser Patienten das Aprotonin verwendet. Das ist richtig.

Schädlich, Berlin: Ich bin erstaunt darüber, daß Sie im Rahmen der Messungen des Fibronectinspiegels so unauffällige Verläufe haben. Das widerspricht ganz unseren Beobachtungen. Wir glauben, daß wir gerade am Fibronectinspiegel die gesamte Intensität des Schockverlaufes im septischen Schock ganz gut ablesen können und vor allen Dingen auch entsprechende therapeutische Konsequenzen. Ich wollte in diesem Zusammenhang noch Herrn Schlag fragen, in welcher Art er Fibronectin zuführt. Es ist bekannt, daß man ganz gute Erfolge mit Kryopräcipitat hat. Können Sie dazu etwas sagen?

v. Hundelshausen, München: Also bei den von uns untersuchten Patienten haben wir Abfälle des Fibronectinspiegels wie Sie das in den summarischen Verlaufsdarstellungen gesehen haben nicht beobachtet. Mir sind die Arbeiten von Saba bekannt, der wiederholt bei Patienten nach Trauma und auch nach septischem Schock Abfälle des Fibronectins beschrieben hat. Diese Ergebnisse konnten von uns leider nicht bestätigt werden und wir sehen keine Indikation für die parenterale Zufuhr von Kryopräcipitaten, also Fibronectinzufuhr.

Schlag, Wien: Wir geben Kryopräcipitat, hergestellt aus kleinen Pools.

Serologische Parameter der Leberfunktionsstörung nach traumatisch-hypovolämischem Schock und bei beginnender Sepsis

P. Kalbe, H.-J. Oestern und J.A. Sturm

Unfallchirurgische Klinik der Medizinischen Hochschule (Direktor: Prof. Dr. H. Tscherne), Karl-Wiechert-Allee 9, D-3000 Hannover 61

In der Behandlung des Schwerverletzten kann das frühe respiratorische Distress-Syndrom durch geeignete Maßnahmen wie frühzeitige Beatmung, PEEP und adäquate Volumenzufuhr weitgehend beherrscht werden. In den Vordergrund der Behandlung tritt zunehmend das Multiorganversagen, welches häufig von einer Sepsis begleitet wird. Ein Hauptproblem dieses Multiorganversagens besteht darin, daß es häufig zu spät erkannt wird und daß da-

Hefte zur Unfallheilkunde, Heft 156
Zusammengestellt von G. Schlag

durch therapeutische Maßnahmen zu spät erfolgen oder falsche therapeutische Entscheidungen getroffen werden.

In der Literatur [1] werden immunologische Untersuchungen angegeben, welche als Frühsymptom einer beginnenden Sepsis u.a. eine verminderte Phagocytoseaktivität der Makrophagen sowie eine Depression der T-Lymphocyten beschreiben. Der Nachteil dieser Methoden liegt darin, daß sie aufwendig und zur Zeit klinisch noch wenig praktikabel sind.

Das gleiche gilt für das Aminosäuremuster im Serum, dessen spezifische Veränderungen bei der Sepsis von der Arbeitsgruppe um Border [2] untersucht wurden.

Wir haben deshalb versucht, anhand einfach zu bestimmender Laborparameter frühzeitig Hinweise für ein Auftreten einer septischen Komplikation zu finden.

Methodik

360 polytraumatisierte Patienten wurden untersucht. 60 Patienten waren septisch und wurden mit 300 nichtseptischen Polytraumatisierten vergleichen. Bei 29 Patienten lag eine positive Blutkultur vor, 31 hatten an 3 aufeinanderfolgenden Tagen einen Temperaturverlauf von mehr als 39°C (Tabelle 1).

Der Zeitpunkt der ersten positiven Blutkultur variierte erheblich zwischen dem 4. und 41. posttraumatischen Tag. Das Keimspektrum der Blutkulturen wird in Tabelle 2 demonstriert. Insgesamt fand sich 18mal ein gramnegativer Keim. 6mal wurde eine gram-

Tabelle 1. Septische Patienten (n = 60)

	Überlebt		Verstorben			
Septisch (Temp.-Verlauf 3 Tage 39.0°C)	10	(16,7%)	21	(35,0%)	31	(51,7%)
Septisch Positive Blutkultur)	9	(15,0%)	20	(33,3%)	29	(48,3%)
	19	(31,7%)	41	(68,3%)	60	

Tabelle 2. Keimspektrum bei 44 positiven Blutkulturen

Gramnegative Keime		*Grampositive Keime*	
Pseudomonas	13	Streptococcus faecalis	4
Klebsiella	10	Staphylococcus aureus	3
Enterobacter	7		
Serratia	6	*Hefen*	1
E. coli	3		
Acinetobacter	3		
Proteus	2		

negative Mischkultur gefunden, 3mal ein grampositiver Keim und je 1mal gemeinsam ein grampositiver und ein gramnegativer sowie ein gramnegativer Keim und Hefen.

Besonders auffallend war die Koincidenz von Splenektomie und Sepsisentwicklung. So betrug der Anteil splenktomierter Patienten in dem Patientenkollektiv der Nichtseptiker 13% und war bei septischen Patienten mehr als doppelt so hoch, nämlich 28,3%.

Ergebnisse

Die Transaminasen GOT und GPT waren bei den septischen Patienten während des gesamten Verlaufes höher als bei den Patienten, die keine Sepsis entwickelten. Die Unterschiede waren jedoch nicht signifikant. Auch die Berechnung von Enzym-Quotienten half nicht, die beiden Gruppen zu unterscheiden. Die GLDH zeigte in ihrem Verlauf ebenfalls höhere Werte in der Gruppe der septischen Patienten. Die γ-GT war in der Sepsisgruppe erniedrigt, jedoch fanden sich auch hier keine signifikanten Unterschiede. Die Kreatinkinase und die alkalische Phosphatase sind in ihrem Ausgangswert beim Polytraumatisierten durch die erhebliche Gewebetraumatisierung stark eingeschränkt.

Besonders deutlich war dagegen der Unterschied zwischen dem septischen und nichtseptischen Patienten beim Bilirubin (Abb. 1). Die Patienten in der septischen Gruppe zeigten Bilirubinwerte bis 140 μmol/l, während in der Gruppe der nichtseptischen Patienten das Bilirubin nur auf Werte um 40 μmol/l anstieg.

Das Bilirubin war bereits von Anfang an in der Gruppe der Septiker erhöhte. Signifikante ($p < 0,05$) Unterschiede ergaben sich ab dem 6. Tag.

Die Cholinesterase (Abb. 2) fiel bei den später septischen Patienten bis auf Werte um 990 U/l ab, bei den nichtseptischen Patienten war die CHE während des gesamten Verlaufes

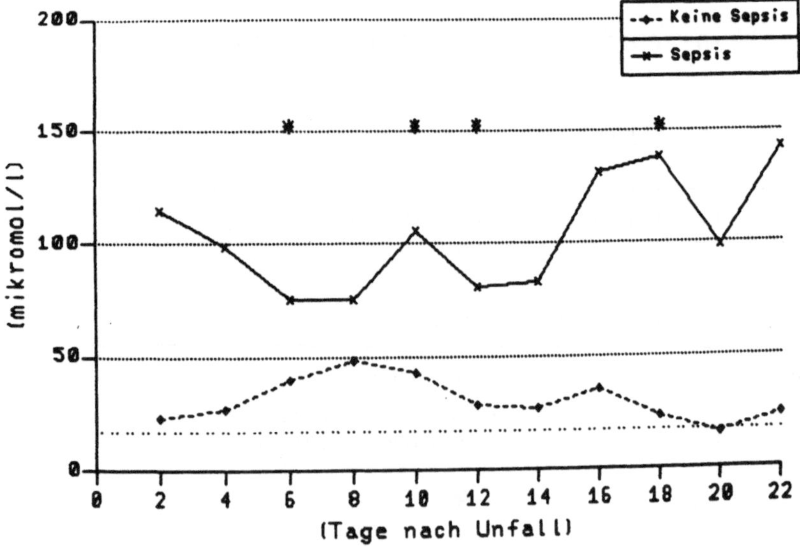

Abb. 1. Bilirubin. $p < 0,05$

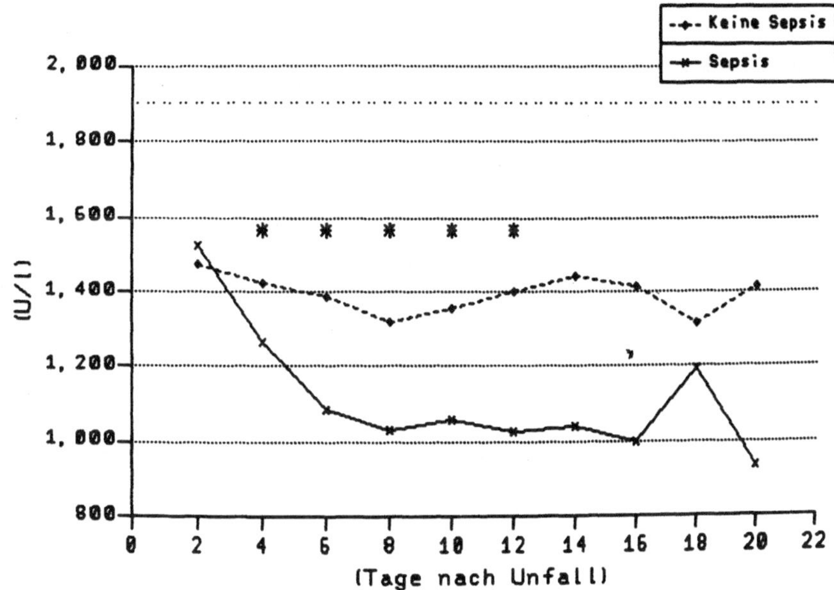

Abb. 2. Cholinesterinase. $p < 0{,}05$

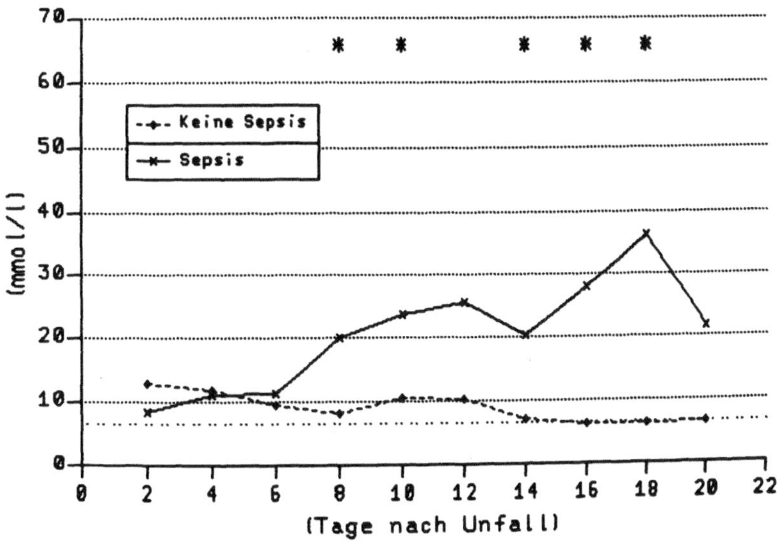

Abb. 3. Harnstoff. $p < 0{,}05$

höher als 1300 U/l. Signifikante ($p < 0{,}05$) Unterschiede zwischen den beiden Gruppen ergaben sich ab 4. Tag und waren über den gesamten Verlauf bis zum 13. Tag nachweisbar.

Die Harnstoffwerte (Abb. 3) waren bei den später septischen Patienten ab dem 8. Tag deutlich erhöht. Die Unterschiede waren vom 8.–19. Tag signifikant ($p < 0{,}05$). Der

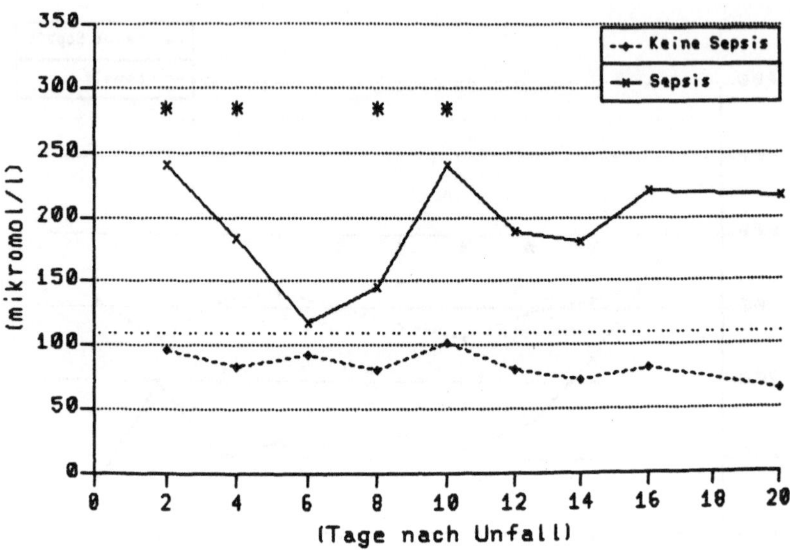

Abb. 4. Kreatinin. $p < 0{,}05$

Kreatininspiegel (Abb. 4) war ebenfalls in der Gruppe der septischen Patienten erhöht und zwar schon ab dem 2. Tag.

Der erhöhte Kreatininspiegel kann somit als ein frühes Indiz für eine sich anbahnende Sepsis gewertet werden. Er weist darauf hin, daß neben der Leberfunktionsstörung in der Frühphase der Sepsis auch die Nierenfunktion vermindert ist.

Zusammenfassung und Schlußfolgerungen

Der früheste Parameter, welcher eine Aussage im Hinblick auf eine Sepsis erlaubt, ist das Kreatinin. Als weitere wesentliche Parameter erweisen sich das Bilirubin, die Enzymaktivität der CHE und der Harnstoff. Dagegen erlauben die Transaminasen, die γ-GT, GLDH und AP keine prädiktive Aussage über die Entwicklung einer Sepsis.

Kommt es zu einer pathologischen Veränderung der aussagekräftigen Laborwerte, sollten folgende diagnostische und therapeutische Maßnahmen eingeleitet werden:

1. Es muß nach einem Sepsisherd geforscht und dieser ggf. saniert werden. Dafür kommen u.a. subphrenische und andere intraabdomnelle Abscesse in Betracht.
2. Die Beatmung muß konsequent fortgeführt werden, wenn nötig mit einem aggressiveren Beatmungsmuster. Der PEEP sollte nicht erniedrigt, sondern nötigenfalls erhöht werden. Spontanatmungsversuche sollten zu diesem Zeitpunkt unterbleiben.

Literatur

1. Miller SE, Miller CL, Trunkey DD (1982) The Immune Consequences of Trauma. Surg Clin North Am 62:167
2. Moyer E, Cerra F, Chenier R, Peters D, Oswald G, Watson F, Leisure Y, McMenamy R, Border JR (1981) Multiple System Organ Failure: VI. Death Predictors in the Trauma-Septic State – The most Critical Determants. J Trauma 21:862

Diskussion

Lackner, Wien: Herr Kalbe, bei einem Kongreß in London wurde das C-reaktive Protein sehr in den Vordergrund gestellt, als relativ guter Frühparameter. Haben Sie damit auch gearbeitet? Dann wollte ich noch fragen: Haben Sie eine Vorstellung, wenn Sie es auch nicht untersucht haben, ob sich bei Ihren Befunden, wenn Sie differenziert hätten, ein Unterschied zwischen gram-negativem und gram-positivem Befall ergeben hätte können?

Kalbe, Hannover: Zu Ihrer ersten Frage: Wir haben uns bei dieser Untersuchung auf die Routineparameter beschränkt, die in der täglichen Routine der Intensivstation bestimmt werden. Das sind die automatisierten Mehrfachanalysen des Serums und das C-reaktive Protein haben wir daher nicht untersucht. Zu der anderen Frage: Sie haben die Kollektive gesehen und es ist sicherlich sehr problematisch, hier das relativ große gram-negative Kollektiv mit dem kleinen gram-positiven Kollektiv zu vergleichen. Insofern kann ich darüber auch keine Aussage machen.

Peters, Bad Vilbel: Zu diesem Wechsel gram-negativ – gram-positiv. Die Herren aus Münster hatten mir vorhin den Eindruck vermittelt, daß seit 1981 die Sepsis überwiegend auf gram-positive Erreger zurückgeht. Wie werten Sie diese Aussage der Generalisation aufgrund Ihrer Daten?

Kalbe, Hannover: Bei uns liegt die Problematik des Keimspektrums anders. Die Werte, die Sie gesehen haben, stammen aus den Jahren 1975 bis 1982. Da waren eindeutig die gram-negativen Keime die Problemkeime. Ich kann auch sagen, daß wir die Untersuchungen und Beobachtungen aus Münster nicht bestätigen können. Bei uns ist weiterhin der Pseudomonaskeim der Problemkeim Nummer 1.

Hemmfaktoren der endothelialen Proliferation in Seren von Sepsispatienten

U. Schöffel[1], K.H. Kopp[2], H. Männer[3] und Ch. Mittermayer[4]

1 Chirurgische Universitätsklinik, Hugstetterstraße 55, D-7800 Freiburg
2 Abteilung für Anästhesie der Universitätsklinik, Hugstetterstraße 55, D-7800 Freiburg
3 Pathologisches Institut der Universität, Hugstetterstraße 55, D-7800 Freiburg
4 Pathologisches Institut der Rheinisch-Westfälischen Technischen Hochschule, D-5100 Aachen

Jede Beeinträchtigung cellulärer Funktionen innerhalb des endothelialen Verbandes kann zur Entwicklung, Verschlechterung oder zur Aufrechterhaltung eines septischen Bildes oder des septischen Schocks führen. Tatsächliche lassen sich Zeichen einer endothelialen Schädigung im Rahmen des Schocks regelmäßig nachweisen.

Mehrere Faktoren wurden dafür verantwortlich gemacht: thrombo- und vasoaktive Substanzen ebenso wie ein aktiviertes Komplementsystem, granulocytäre Sauerstoffradikale oder lysosomale Enzyme (Stewart et al. 1980; Sacks 1978; Evensen 1975 und 1979). Die Dominanz einer dieser Komponenten konnte bislang nicht erwiesen werden, da sich die möglichen Mechanismen und Systeme stets gegenseitig beeinflussen.

Im in-vitro System ist es immerhin möglich die Acidose, die Hypoxie, eine veränderte Hämodynamik oder celluläre Interaktionen auszuschließen. Wir haben nun versucht, lediglich die *Seren* von Patienten mit septischem Schock oder schwerer Sepsis im in-vitro System menschlicher Endothelzellen auf ihren Effekt hin zu testen. Untersucht wurde dabei vor allem der Einfluß dieser Seren auf die celluläre Proliferation. Subkonfluente Kulturen von menschlichen, aus Nabelvenen gewonnene Endothelzellen dienten dabei als Modell eines focal geschädigten, regenerierenden Monolayers.

Maß für die Proliferation, beziehungsweise für die proliferationsinduziertende Kapazität der Serumproben war die Aufnahme Tritium-markierten Thymidins in den Zellkern. Die Auswertung erfolgte mit autoradiographischen Methoden. Zellzahlbestimmungen dienten als Kontrolle.

Wichtig war für uns zunächst die Tatsache, daß die Patientenseren im allgemeinen weder die celluläre Migration störten, noch eine letale Zellschädigung hervorriefen. Die celluläre DNA-Synthese jedoch wurde – im Vergleich mit Seren gesunder Spender – beeinflußt.

Kulturserien, aus je 15 bis 25 Einzelkulturen bestehend, dienten zum direkten Vergleich zwischen den einzelnen Patienten- und Spenderserien. Unterschiedlich war zwischen den Kulturserien zum einen die dem Medium zugesetzten Serumkonzentrationen, zum anderen die mittlere Zelldichte. Sämtliche Kulturen wurden nach 2tägiger Incubation mit ^{3}H-Thymidin ausgewertet. Als Meßparameter galt dabei der Thymidin-Index (TI), der den Prozentsatz der radioaktiv markierten Zellen in Bezug zur Gesamtzellzahl angibt.

Während die TI-Werte sämtlicher Spenderseren (d.h. die mit diesen Seren erzielten TI-Werte) sehr eng beieinanderlagen – je nach Kulturserie zwischen 60% und 90% bewirkte eine Gruppe von Patientenseren eine deutlich verminderte Proliferation (TI weniger als 60% des Kontrollmittels). Dieser Effekt verstärkte sich mit steigender Serumkonzentration im Kulturmedium.

Hefte zur Unfallheilkunde, Heft 156
Zusammengestellt von G. Schlag

Patient: Nr.:

age: **sex**: **height**: **weight**:

I history:

diabetes arteriosclerosis coronary insuff. varicosis
hypertension embolism(s) thrombosis thyroiddysfunction
alcoholism allergy:
other:

II date of accident or beginning of present illness:
admission date to intensive care:
date of first diagnosis "shock" or "sepsis":
date of blood sampling:

dismission from intensive care: date: where:
if exitus, date of death:
cause of death (clin.):
date of autopsy (Nr.):

III clinical diagnosis:

postmortem diagnosis:

blood culture:

local. infection:

thrombosis: embolism: bleeding:
blood units: plasma: conc. thrombocytes:

additional investigations (eg. i.v. pyelogr.):
additional therapy (eg. debridement of focus):

IV special examinations on day of blood sampling:

RR: HR: CVP: PAP: PCP: cardiac output:

PVR TPR tissue-pO_2 shuntvol (Q_S/Q_T): lactate:

comment

mean values/day	sample														
temp. rect. (ax.) RR pulse CVP															
resp. min. volume controlled breathing insp. O_2-conc. (FIO_2) pa O_2 pa CO_2 pH base excess O_2-saturation															
urin-output/h creatinin dialysis in-/out-balance															
blood culture urin culture tracheal secr. c.															
Hb / Hkt erythrocytes leukocytes % PMN / % lymph.															
thrombocytes fibrinogen fib. deg. products PTT TT thrombopl. time (PT) factor V AT III															
K / Na / Ca LDH SGOT / SGPT bilirubin albumin Cu / Fe other															
embolism/thrombosis x-ray thorax x-ray abdomen bleeding / units															
therapy: catecholamins other vasoact. subst. antibiotics immunoglobulin steroids diuretics digitalis heparin infusiontherapy other															

Abb. 1. Evaluation flow sheet

Tabelle 1. Korrelation zwischen Serumeffekt und korrespondierendem klinischen und pathologischen Befund

		Serum-probe	Verstorb. Überleb.	Sepsis/[1] Schock	Bacter-[2] iämie	Lokal.[3] Infekt.	Nieren-versagen	Atem-[4] insuff.	Gerinn.-[5] störung	Mikro-[6] zirkulation	Obduktions-[7] befund
„low response"	I	5	v	++	–	U, T, Pe	+	++	+	18,75	S, Pe
		7	v	++	+	T	–	+	+	14,31	S, LI
		10	ü	++	–	W	–	–	+	22,15	–
		11 a–d	v	++	+	P, T	+	+	+	–	S, P
		14	v	++	+	P, T	+	++	+	56,00	S, P
		15 a–d	v	+	c, d+	G	+	+	–	–	–
		18	v	++	+	T	–	+	–	30,37	S, P
		22	v	++	–	P, T	+	+	+	–	P, PA, LI
variable Effekte	II	17 a–c	v	+	–	T, U	+	+	–	–	P, Pn
		19 a–c	v	++	c+	T, Pe, U	+	+	+	–	S, Pe
		23 a–c	v	++	b+	T	+	+	+	–	S, P
„normal response"	III	1	v	++	+	T	+	++	–	42,00	S, P, Pa
		2	ü	(+)	–	–	–	++	–	26,24	–
		3	ü	(+)	–	U	–	+	+	29,16	–
		4	v	+	+	T	+	+	–	26,60	P, CB
		6	ü	(+)	–	–	–	+	–	–	–
		8	ü	(+)	–	T	+	+	–	–	–
		9	ü	+	+	T	–	+	+	21,30	–
		12	v	++	+	T	–	++	–	20,04	P, CB
		13	ü	(+)	–	T	–	–	–	24,36	–
		16 a, b	ü	++	+	T	+	+	+	–	–
		20	ü	+	–	P, U	–	+	–	–	–
		21	v	++	+	W	+	+	+	–	–
		24	v	++	–	T	–	++	+	21,65	S, P
		25	v	+	+	T, U	+	++	+	22,61	S, CB

(1) ++ schwere Sepsis oder Schock; + septischer Zustand; (+) Sepsisverdacht; (2) einschließlich positiver Pilzkulturen; (3) lokalisierte Infektionen wie: Harnwegsinfekt (U), Trachealsekret (T), Pneumonie (P), Gangrän (G), Wundinfekt (W), Peritonitis (Pe); (4) intrapulmonaler Shunt (Q_S/Q_T) > 15% der Gesamtperfusion = +, > 30% = ++, oder Quotient paO_2/FIO_2 < 300 = +; < 150 = ++; (5) definiert als entwe-

der: Quickwert < 60%, abnorme Thrombinzeit, verlängerte PTT, Thrombocytenzahl unter 80 000/mm^3 oder Fibrinogenspiegel unter 2 g/l; (6) bestimmt durch Muskelgewebs-pO_2; Normbereich: 18–28 mm Hg; (7) S = Schockzeichen, P = Pneumonie, Pn = Pyelonephritis, Pa = akute Pankreatitis, Pe = Peritonitis, LI = Leberschädigung, CB = cerebrale Blutung

Tabelle 2. Korrelation zwischen Patientengruppen und klinischem Bild

Gruppe	n	Überlebende	Positive Blutkultur	Lokal. Infektion	Atem-insuff.	Nieren-versagen	Gerinnungs-störung	Mikrozirkulation erniedr.	normal	erhöht
A	11	1	7	11	10	8	8	1	2	2
B	9	3+	7	9	9	5	5	0	5	1
C	5	5	0	3	4	1	1	9	2	1

+ Gruppe B enthält 2 Patienten mit lethalem SHT und 1 Patienten, der erst 6 Wochen nach der Blutentnahme verstarb.

Gruppe A: Patienten mit schwerer Sepsis oder schwerem Schock, deren Seren eine verminderte endotheliale Proliferation hervorriefen.
Gruppe B: Patienten mit zu A vergleichbarer Klinik, deren Seren jedoch eine normale Proliferation induzierten.
Gruppe C: Patienten, deren Zustand mit „Sepsisverdacht" umschrieben werden könnte (normal wirkende Seren)

Auffällig war dabei, daß Serumproben, die zu unterschiedlichen Zeiten vom selben Patienten entnommen waren, unterschiedliche Resultate erbrachten.

Der Versuch, diese Effekte mit einer Vielzahl von einzelnen klinischen und pathomorphologischen Parametern zu korrelieren war ergebnislos (Abb. 1).

Es bestand jedoch eine ausgesprochen gute Korrelation zwischen dem klinischen Zustand des Patienten zum Zeitpunkt der Probenentnahme und der Wirkung des entsprechenden Serums auf die endotheliale DNA-Synthese: Eine Verschlechterung des klinischen Bildes spiegelte sich in einer zunehmenden Proliferationshemmung wieder. Ansteigende Proliferationswerte entsprachen einer klinischen Besserung, die mit einer Normalisierung der meisten Laborparameter einherging.

Anhand dieser Ergebnisse teilten wir die Patienten entweder der „low response"- oder der „normal response"- induzierenden Serumgruppe zu, wobei eine dritte Gruppe dadurch enstand, daß Serumproben eines einzelnen Patienten – zu verschiedenen Zeiten entnommen – normale oder hemmende Einflüsse zeigen (Tabelle 1).

Tabelle 1 zeigt die Korrelation zwischen den Serumeffekten und den korrespondierenden klinischen und pathomorphologischen Befunden. Daraus wurde deutlich, daß – mit einer einzigen Ausnahme – alle Patienten, deren Seren die endotheliale Proliferation hemmten, verstarben.

Einige Patienten jedoch, deren Seren in der „normal response" Gruppe plaziert waren, befanden sich offensichtlich in einem etwas weniger schlechten Zustand, so daß wir in einer zweiten Tabelle auf das klinische Stadium im zusammenfassenden Überblick zu berücksichtigen suchten. Die beiden Gruppen (A und B), die durch die Schwere des Krankheitsbildes nicht zu unterscheiden waren, sondern nur durch den Nachweis der proliferationshemmenden Serumkapazität der Gruppe A, sollten direkt vergleichbar sein:

In der „low response" Gruppe gab es nur einen Überlebenden (n = 11), in der „normal response" Gruppe (n = 9) dagegen drei, wobei 2 Patienten aufgrund eines schweren Schädelhirntraumas verstarben und ein weiterer erst 6 Wochen nach der Probeentnahme ad exitum kam.

Weder bakteriologische Befunde, noch das Auftreten einer pulmonalen oder renalen Insuffizienz oder einer Gerinnungsstörung unterschieden die beiden Gruppen. Der Muskelgewebs-pO_2, als Maß für die Mikrozirkulation zeigte ebenfalls keine eindeutigen Differenzen.

Natürlich ist es problematisch aus solchen Tabellen – dazu mit einer relativ beschränkten Patientenzahl – Schlüsse zu ziehen. Wir können jedoch behaupten, daß im Serum einiger septischer oder sich im Schock befindenden Patienten eine proliferationshemmende Aktivität nachweisbar ist, die möglicherweise für prolongierte, letztlich lethale Verläufe verantwortlich sein könnte.

Dieser „Faktor" erwies sich als nicht dialysierbar, hitzestabil (56°/30') und war nicht zu beeinflussen durch die Protaseinhibitoren PMSF (100 μmol/ml) und Aprotinin (1 TIU/ml).

Anmerkung: Die Mehrzahl der hier vorgestellten Daten sind in ausführlicher Form im European Journal of Clinical Investigation (1982), 12, 165–171, veröffentlicht.

Diskussion

Lackner, Wien: Würden Sie glauben, daß man solche Untersuchungen durch intravitale bioptische Befunde sinnvoll ergänzen könnte? Ich denke eventuell an die Lungenpunktion um dann Verlaufsparallelen zu suchen.

Schöffel, Freiburg: Ich glaube, in parallelen in vivo Untersuchungen würden wir immer auf die endotheliale Schädigung kommen, die wahrscheinlich doch durch celluläre Elemente bedingt ist, so daß dieser Teilaspekt vermutlich gar nicht erfaßbar ist.

Lackner, Wien: Und wie würden Sie überhaupt die Entwicklung zu einem brauchbaren praktischen Parameter sehen oder die Aussicht auf so eine Entwicklung?

Schöffel, Freiburg: Ich möchte das nicht unbedingt als möglichen diagnostischen Parameter hinstellen, sondern vielleicht eher als einen pathomechanischen Parameter und wir sind auf der Spur diesen Faktor etwas näher zu charakterisieren und haben indirekte Beweise dafür, daß es sich vielleicht doch um ein bakterielles Lipopolysaccharid handelt und daß wir es dann auch entsprechend mit Polymyxin-B hemmen könnten.

Immunitätsausgangslage und -verlauf bei traumatischen und septischen Schockformen

J. Andrasina[1], A. Stachy[1], J. Bauer[1] und M. Podhradska[2]

1 Universitätsklinik der Universität P.J. Safarik, Fakultätskrankenhaus, Ratislavova 43, CS-04190 Kosice
2 VEB Imuna, Sarisske Michalany, CS

Schock im Sinne einer traumatischen oder septischen Genese wird zum Teil durch gleiche, zum Teil abweichende Ursachen hervorgerufen und Symptome charakterisiert.

Die Schlußfolgerung aus diesen Erfahrungen ist selbstverständlich und logisch, wenn man den Schock in seinen Entwicklungsstadien und -formen betrachtet. Wenn bei der ersterwähnten Form ein Schwund oder eine wesentliche Erniedrigung der Quantität, bestimmt weniger der Qualität, der Immunoglobine charakterisiert wird, ist im zweiten Falle ein Immunoglobinverbrauchsyndrom maßgebend. Soviel kurz zur humoralen Abwehr.

Für den anderen Teil der Abwehrvorgänge, nämlich die cellulären, gelten grundsätzlich ähnliche Regeln, wenn auch nach posttraumatischem Schockgeschehen (mit Blutverlust,

Hefte zur Unfallheilkunde, Heft 156
Zusammengestellt von G. Schlag

Lymphocytenverschiebungen) beider Formen, d.h. T und B, viel früher als nach septischen Schockformen entstehen und erkannt werden [1, 2, 3, 4, 6, 7, 8].

In der Chirurgischen Universitäts-Klinik und der Abteilung für Unfallchirurgie des Fakultätskrankenhauses in Kosice behandelten wir seit 1979 eine Anzahl von Probanden mit unfallbedingtem und septischem Schock im Sinne der erwähnten Bemerkungen. Wir wählten für die Betrachtung 20 Probanden (16 Männer, 4 Frauen; Durchschnittsalter 41 Jahre) mit schwerstem traumatischen Schock, die in der Zeitspanne 1979 bis 1981 behandelt wurden und kamen zu diesen Ergebnissen:

Im Bereich der humoralen Abwehr (Immunglobine G, A, M) fanden wir im Blutplasma nach Immunglobinapplikation (IGAM; IVEGA 20 mg/kg) folgende Veränderungen (Abb. 1, 2, 3) die einzelnen Symbole bezeichnen: μ = arithmetischer Durchschnitt bei Erwachsenen in g/l; x = arithmetischer Durchschnitt der untersuchten Gruppe; s = Standarddeviation der untersuchten Gruppe. Bei allen der drei verfolgten Immunglobinklassen war eine steigende Tendenz ihrer Konzentration im Blutplasma zu verzeichnen.

Wir stellten fest, daß nach schwerem traumatisch-hämorrhagischen Schock *ohne* Immunglobinbehandlung immer ein fast linearer Schwund der Immunglobine verzeichnet werden konnte, der sich jedoch nach ihrer Verabfolgung den normalen Durchschnittswerten näherte.

Leider zeigte die celluläre Abwehr, gleichwie die gesamte Leukocytenzahl (Abb. 4) eine fallende Tendenz.

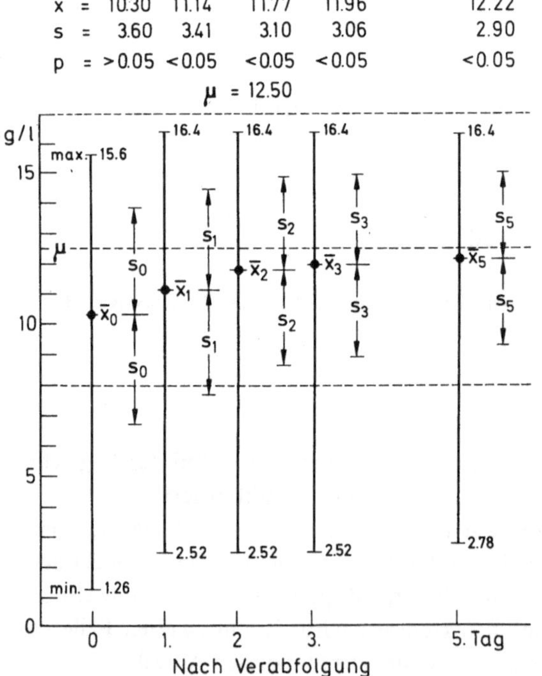

Abb. 1. IgG (n: 20), Max – maximal Werte; min – minimale Werte

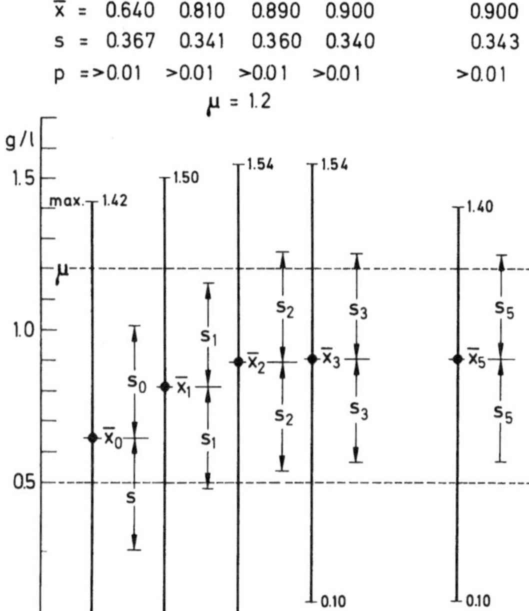

Abb. 2. IgA (n : 20). Max – maximal Werte; min – minimal Werte

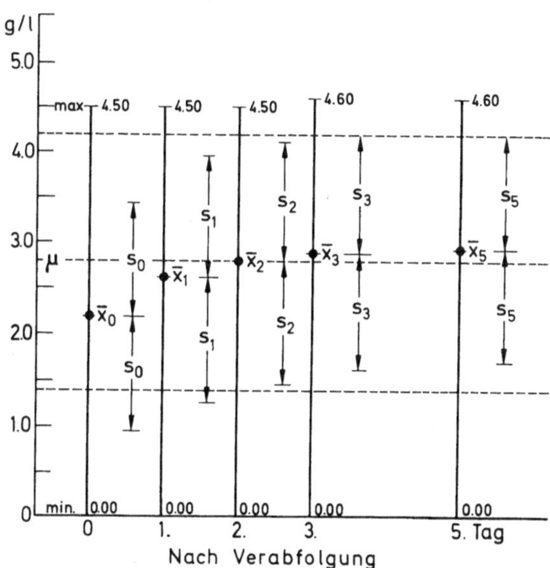

Abb. 3. IgM (n: 20). Max – maximal Werte; min – minimale Werte

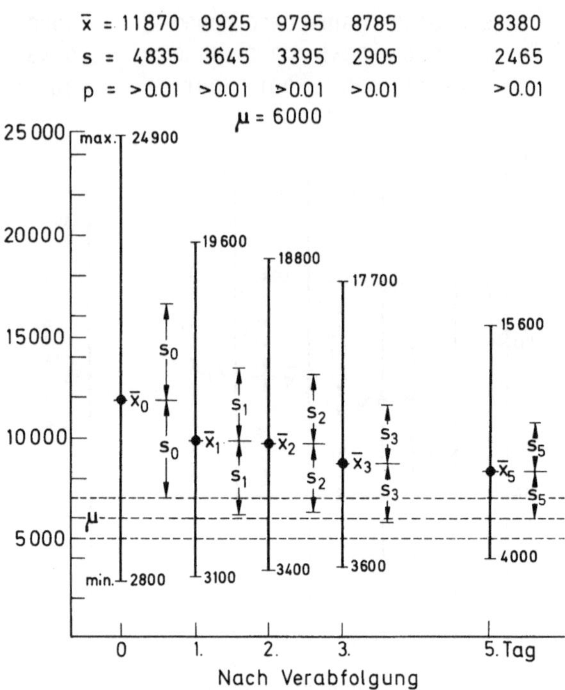

Abb. 4. Leukocytenzahl (n: 20). Max – maximal Werte; min – minimal Werte

Den intermediär-metabolischen Verlauf und humoral-cellulären Abwehrvorgang, sowie seine Entwicklungstendenz charakterisiert in gewissem, wesentlichem Maße der Verlauf der Kern-Körpertemperatur des verzeichneten Zeitabschnittes (Abb. 5).

Bei schweren septischen Schockformen gelang es uns mit Immunglobinen zweimal (in sieben Fällen) günstig in den Schockverlauf einzugreifen. Kein einziges Mal sahen wir jedoch einen Anstieg der IgM-Komponente im Blutplasma. Alle erhielten jedoch vor Immunglobintherapie Corticosteroide.

Man muß also erwägen, daß im Schock ein kataboler Einfluß endogener und exogener Ketosteroide auf Plasmaproteine, Immunglobine nicht ausgeschlossen werden kann. Zugleich muß man damit rechnen, daß eine der Phasen der Schockentwicklung nach Unfall und großem Blutverlust, eine getarnte oder voll sich entwickelnde Sepsis in den Vordergrund drängen kann [5, 9].

Von diesem Standpunkt aus sind gleichzeitige Immunglobulinverabfolgung und Antibiotica in schweren Fällen, eine der ersten Mittel in der Reihe der therapeutischen Wahl.

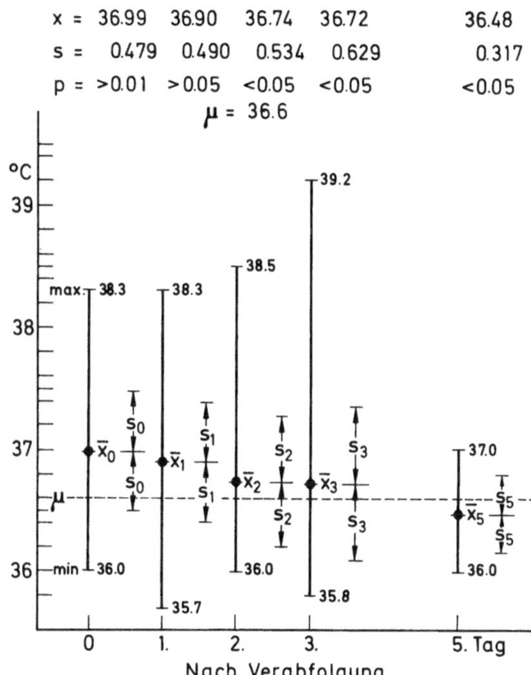

Abb. 5. Körpertemperatur (n: 20). Max – maximal Werte; min – minimal Werte

Literatur

1. Dreischulte B, Mayer KH (1971) Die homologe Antikörper-Therapie bei chirurgischen Patienten. Med Welt 22, 35:1320–1322
2. Henneberg U, Stephan B (1976) Zur Therapie des schweren septischen Schocks. Die gelben Hefte 16, 1:7–11
3. Kummer D, Gaebel G (1978) Immunglobulin-Therapie postoperativer Infektionen bei Risikopatienten. Die gelben Hefte 18:83–85
4. Manz R (1975) Das Verhalten der Gammaglobuline bei septischen Patienten einer Intensivpflegestation. Anaesthesist 24:322–324
5. Munster AM (1976) Surgical Immunology. Grune & Stratton, New York San Francisco London
6. Sadat-Khomsari A (1976) Der akutelle Fall. Die gelben Hefte 16:87–90
7. Schulte-Wissermann H (1982) Die Therapie mit Immunglobulin. Die gelben Hefte 22, 1:14–21
8. Siedek M, Savic B, Tholen W, Kühr J (1976) Zur Therapie chirurgischer Infektionen. Therapiewoche 26, 19:3058–3067
9. Vorlaender K-O (1976) Praxis der Immunologie. Thieme, Stuttgart

Diskussion

Lackner, Wien: Es ist ja sicher so, daß in diesen Fällen – es sind 20 Patienten gewesen, wenn ich recht verstanden habe – die Primärbehandlung in der Zufuhr beträchtlicher Flüssigkeitsmengen bestand, welche auch weitgehend stromafrei waren. Sie haben den Katabolismus als verantwortlich für die Abnahme der Konzentration dieser Globuline angesprochen. Wie würden Sie den Effekt der Dilution – durch eben sehr viele stromafreie Flüssigkeiten hier einschätzen?

Andrasina, Kosice: Es ist ziemlich schwierig auf diese Fragen zu antworten. In Vorversuchen, bevor wir die Immunglobine beim Menschen applizierten, wurden Versuche an Tieren vorgenommen. Da konnte man mittels markierten Proteinen die metabolische Rate, den Umbau, den Einbau in andere Strukturen ziemlich genau messen. Beim Menschen mußten diese nur in Korrelation vom Tier zum Menschen berechnet werden. Eines ist aber sicher, daß die gesamte Zahl, also bei einigen Patienten, die gesamte Konzentration der Immunglobuline höher war. Es wurden hier nur 20 Patienten erwähnt, weil man ja bei manchen Patienten die Untersuchungen abbrechen mußte. Ein Patient ist manchmal nicht geeignet das Experiment zu überstehen.

Behandlung

Neue Wege in der medikamentösen Behandlung des septischen Schocks*

L. Nerlich und A. Sturm

Unfallchirurgische Klinik der Medizinischen Hochschule (Direktor: Prof. Dr. H. Tscherne), Karl-Wiechert-Allee 9, D-3000 Hannover 61

Die hämodynamischen Veränderungen im septischen Schock sind eng mit der Schädigung der pulmonalen Mikrozirkulation verknüpft. So finden wir in der Frühphase des septischen Schocks einen Abfall des Blutdrucks bei erhöhtem Herzzeitvolumen, gleichzeitig eine pulmonale Hypertonie durch Erhöhung des pulmonalvasculären Widerstandes sowie experimentell wie klinisch die Zeichen einer erhöhten Membranpermeabilität [1]. In der Spätphase des septischen Schocks führt der permabilitätsbedingte Flüssigkeits- und Proteinabstrom in

---

* Mit Unterstützung durch die Minna-James-Heinemann-Stiftung Hannover

Hefte zur Unfallheilkunde, Heft 156
Zusammengestellt von G. Schlag

das Interstitium zur zusätzlichen hypovolämischen Komponente mit nunmehr reduziertem Herzzeitvolumen. Die Zellmembranschädigung im septischen Schock führt zu einer Aktivierung des Arachidonsäuremetabolismus [2]. Hierbei wird aus den zellmembrangebundenen Phospholipiden durch Phospholipasen Arachidonsäure freigesetzt. Im Arachidonsäuremetabolismus entsteht über den Cyclooxygenaseweg die Gruppe der Prostaglandine, von denen das Thromboxan und sein Gegenspieler, das Prostacyclin, besonderer Erwähnung bedürfen. Beides sind die biologisch stärksten vasoaktiven Substanzen, die bekannt sind. Thromboxan wird vornehmlich von Thrombocyten und Leukocyten synthetisiert und hat starke vasoconstrictorische und plättchenaggregrierende Effekte [3]. Prostacyclin hingegen wird von den Endothelzellen produziert und hat extrem starke vasodilatierende und Thrombocyten- und Leukocyten-stabilisierende bzw. antiaggregatorische Eigenschaften. Diese beiden Substanzen stehen im Normalzustand in einem ausgewogenen Gleichgewicht. Neben den Prostaglandinen wird auch noch die Gruppe der Leukotriene über den Lipoxygenaseweg aus Arachidonsäure gebildet. Leukotriene haben ein vasocontrictorische Komponente, sie werden für den anaphylaktischen Schock verantwortlich gemacht und führen zu einer Leukocytenaktivierung durch starke chemotaktische Reize. Leukotriene können nun die Prostacyclinsynthese durch negativen Feedback auf das Enzym Prostacyclin-Synthetase hemmen [2].

Die Lunge hat im septischen Schock deshalb eine besondere Bedeutung, da sie das metabolisch aktivste Organ in der Inaktivierung von venös ankommenden Prostaglandinen und in der Synthese von arteriell wirksamen Prostaglandinen ist. Durch diese extrem instabilen und kurzlebigen Arachidonsäure-Derivate ist die Lunge in der Lage, einen wesentlichen Einfluß auf die Hämodynamik des Gesamtorganismus auszuüben. Bei septischen Patienten findet sich immer ein arteriovenöser Prostacyclingradient, d.h., Prostacyclin wird von der Lunge produziert.

Die Infusion von Prostacyclin führt zur systemischen Widerstandsverminderung mit arterieller Hypotonie und durch die Reduktion des Afterload zur Erhöhung des Herzzeitvolumens. Die Prostacyclininfusion entspricht daher dem Verhalten der systemischen Zirkulation im hyperdynamen septischen Schock. Während also in der Sepsis durch aktivierte Thrombo- und Leukocyten Thromboxan gebildet wird, was zu einer pulmonalen Hypertonie führt, wird als Reaktion darauf vermehrt Prostacyclin vom pulmonalcapillären Endothel gebildet, was zu der systemischen Reduktion des Widerstandes führt [4]. Eine gleichzeitig gesteigerte Leukotrien-Synthese über den Lipoxygenaseweg führt nun zur Leukocytenaktivierung und damit zur pulmonalen Permeabilitätssteigerung. das therapeutische Ziel entspricht daher der Förderung von positiven Prostaglandineigenschaften sowie der Hemmung von negativen Auswirkungen des Arachidonsäuremetabolismus, sei es nun die Thromboxansynthese oder die Leukotrien-Produktion.

Experimentell läßt sich die septische pulmonale Hypertonie durch Thromboxansynthese-blocker wie Imidazole oder das unspezifischere Ibuprofen, ein Cyclooxygenase-Inhibitor hemmen (Abb. 1). Ein ähnlicher wenn auch nicht ganz so starker Effekt auf die pulmonale Hypertonie im septischen Schock läßt sich durch die Infusion von Prostacyclin experimentell erreichen (Abb. 2). Die Problematik der nicht steroidalen antiinflamatorischen Agentien, die ihren entzündungshemmenden Effekt durch ihren Einfluß auf die Prostaglandinsynthese haben, besteht im möglichen Shift des Arachidonsäuremetabolismus nach Blockade des Cyclooxygenaseweges zum Lipoxygenaseweg und damit zur verstärkten Produktion von Leukotrienen. Bislang sind noch keine spezifischen, ausgereiften Leuko-

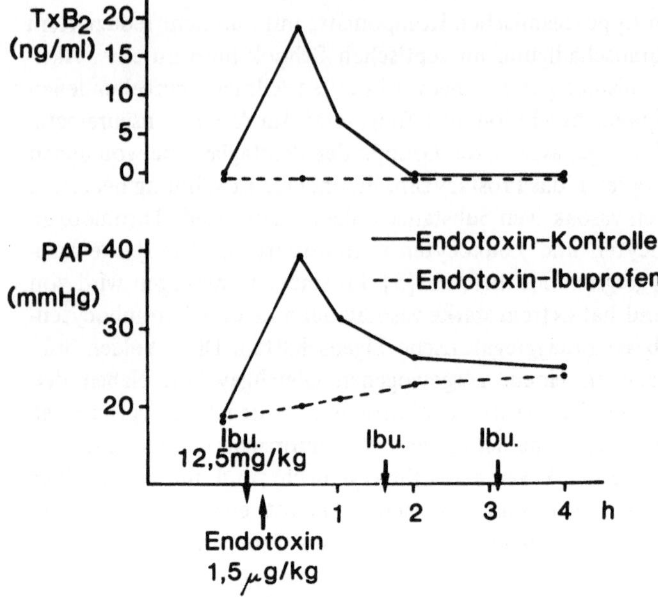

Abb. 1. Pulmonalarteriendruck und Thromboxanspiegel im Endotoxin-induzierten septischen Schock und der Effekt von Ibuprofen auf den Verlauf

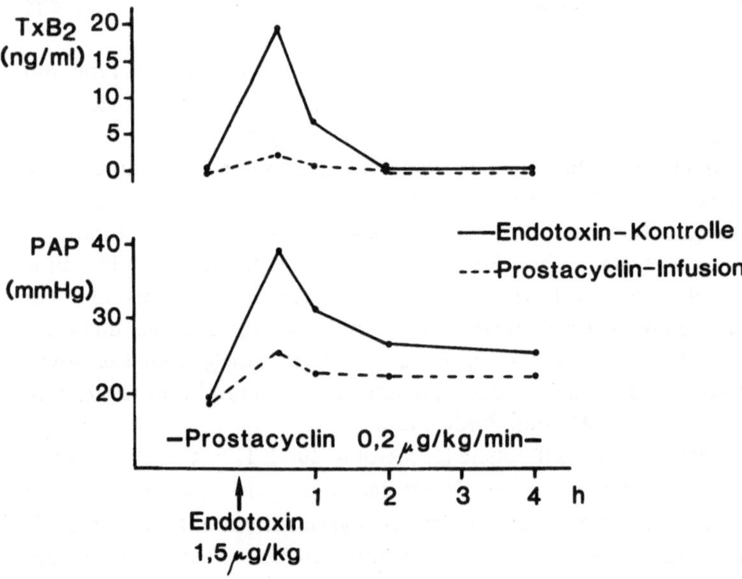

Abb. 2. Pulmonalarteriendruck und Thromboxanspiegel im Endotoxin-induzierten septischen Schock und der Effekt von Prostacyclin auf den Verlauf

trien-Inhibitoren für den klinischen Gebrauch freigegeben. Insgesamt ist die Korrektur des Ungleichgewichtes im Arachidonsäurestoffwechsel nach septischem Schock von bedeutender klinischer Zukunft. Erste klinische Untersuchungen, wie die Prostaglandin E_1-Infusion im septischen Schock durch Holcroft, zeigen vielversprechende Resultate.

Durch diesen Weg sollte eine Beeinflussung des häufig schwer therapierbaren septischen Schockgeschehens unter Einbeziehung der pulmonalen Veränderungen von Erfolg sein. Durch diese adjuvante medikamentöse Therapie bleiben jedoch die primäre chirurgische Therapie und die Volumensubstitution unberührt. Diese haben auch weiterhin oberste Priorität.

Literatur

1. Bringham KL, Bowers RE, Hayes I (1979) Increased sheep lung vascular permeability causeed by E. coli Endotoxin. Circ Res 45:292
2. Kuehl FA, Egan RW (1980) Prostaglandins, Arachidonic Acid and Inflammation. Science 210:978
3. Fröhlich IC, Ogletree M, Peskar BA, Bringham KL (1980) Pulmonary hypertension corrected to pulmonary thromboxane synthesis. In: Samuelsen, Ramwell, Pooletti (eds) Prostaglandin and Thromboxane Research, Vol 7. Raven Press, New York
4. Demling RH (1982) Role of prostaglandins in acute pulmonary microvascular injury. Ann N 4 Acad Sciences 77:517

Neue Aspekte zur Pharmako- und Volumentherapie des septischen Schocks

H. Harke

Abteilung Anästhesiologie am Klinikum der Christian-Albrechts-Universität (Direktor: Prof. Dr. J. Wawersik), Schwanenweg 21, D-2300 Kiel

Die periphere Kreislaufinsuffizienz des septischem Schocks hat sich im Vergleich zum hämorrhagisch oder traumatischen Schock als wesentlich differenzierter und vielfältiger erwiesen.

Als Folge eines vor allem peripheren Grundleidens, z.B. einer fibrinös eitrigen Peritonitis, resultiert ein vorwiegend peripheres Kreislaufversagen mit unterschiedlichen hämodynamischen Reaktionen. Im allgemeinen werden zwei hämodynamische Grundsituationen unterschieden [4], die man als hypo- oder hyperdynamisches Schocksyndrom bezeichnet: Im hypodynamen Schocksyndrom ist als Ausdruck einer präcapillären Vasoconstriction der total periphere Widerstand hoch und das Herzzeitvolumen klein.

Hefte zur Unfallheilkunde, Heft 156
Zusammengestellt von G. Schlag

Andererseits besteht im hyperdynamen Schocksyndrom infolge vermehrter arterio-venöser Kurzschlüsse im Infektionsgebiet, ein erhöhtes Herzzeitvolumen und ein erniedrigter peripherer Widerstand. Infolge hyperämischer Kurzschlußbereiche resultiert in der peripheren Zirkulation eine kompensatorische Vasoconstriction. Gemeinsames Merkmal beider Schocksyndrome ist demnach eine periphere Minderdurchblutung [4]. Insofern sollte sowohl eine Normalisierung des hypovolämischen Kreislaufzustandes als auch eine Dilatation constrictorischer Capillarregionen das Ziel des therapeutischen Bemühens sein.

Sowohl zur Volumen- als auch Pharmakotherapie stehen heute eine Vielzahl spezifischer Therapeutica zur Verfügung. Bei der Volumensubstitution sollte bedacht werden, das in septischen Krankheitssituation infolge erhöhter Plasmaproteinverluste vor allem Plasma- oder Blutderivate verwendet werden sollten [1]. Darüberhinaus verfügen die körpereigenen Plasmaderivate im Gegensatz zu körperfremden kolloidalen Lösungen über eine bei weitem längere intravasale Verweildauer [2]. Eine zielgerechte Vasodilatation mit α-Sympatolytica vom Typ des Phentolamins oder mit direkt gefäßweiternden Substanzen vom Typ des Nitroglycerins unterstützt die klinische Effizienz der Volumentherapie.

Material und Methodik

Von 30 konsekutiven allgemeinchirurgischen Patienten mit septischen Komplikationen werden 2 charakteristische Kasuistiken vorgestellt. Als Kriterien des septischen Schockzustands wurden folgende Parameter gewählt:

1. Temperaturanstieg auf 40 bis 41°C in mehrstündigen Intervallen.
2. Zunahme der Pulsfrequenz auf mehr als 140/min.
3. Der Abfall der arterio-venösen Sauerstoffdifferenz auf weniger als 35 mm HG.

Der arterielle Blutdruck wurde kontinuierlich über die Arteria dorsalis pedis registriert. Der zentral-venöse Druck wurde mittels Subclavia- oder Jugularis interna-Katheter im rechten Vorhof gemessen. Zusätzlich wurden die folgenden Laborparameter bestimmt:

1. Hämatokrit. Methode nach Guest Weichselbaum [5]
2. Hämoglobin. Methode nach Henry [5]
3. Arterieller Sauerstoffpartialdruck (PaO_2)
   Venöser Sauerstoffpartialdruck ($PvCO_2$)
   Bestimmung mit dem Bloodgasanalyser 413
   (Instrumentation Laboratories)

Ergebnisse und Diskussion

Die Effizienz einer adäquaten Volumen- und Pharmakotherapie in septischen Krankheitssituationen sei am klinischen Beispiel vorgestellt.

Kasuistik

1. Hypodynamisches Syndrom

Fall 1: T., E. 40 J – Kr. Bl. Nr. C 02794775. Bei einer 40 Jahre alten Patientin mit akutem Abdomen bei Peritonitis und Pankreatitis kam es am 5. Krankheitstag zu einem lebensbedrohlich septischen Schockzustand (Abb. 1). Bei Temperaturen zwischen 40 und 41°C lag die Pulsfrequenz bei 170/min und der arterielle Blutdruck bei lediglich 60 mm Hg. Periphere Pulse waren nicht tastbar. Als Ausdruck einer pulmonalen Kongestion war der zentralvenöse Druck auf mehr als 23 cm WS gesteigert (Abb. 1). Zur Beseitigung dieser bedrohlichen Situation wurden folgende Maßnahmen eingeleitet:

Zur Soforttherapie wurden 40 µg/kg/min Nitroglycerin für die Dauer von 3 h appliziert und zur Normalisierung des erhöhten Volumenbedarfs gleichzeitig 2,5 l Blut- und Frischplasma infundiert.

In den nächsten 12 h konnte die Nitroglycerindosis von 40 auf 9 µg/kg/min gesenkt werden. Wenngleich in dieser Therapiephase mehr als 2 l Frischblut transfundiert wurden, fiel als Ausdruck einer optimalen peripheren Zirkulation der zentral-venöse Druck von 23 auf 15 cm WS ab. 18 h nach Therapiebeginn war der septische Schockzustand durchbrochen: So lag der Blutdruck bei 130/60 mm Hg, die Pulsfrequenz bei 100/min, die Temperatur bei 37°C und der zentralvenöse Druck bei 16 cm WS.

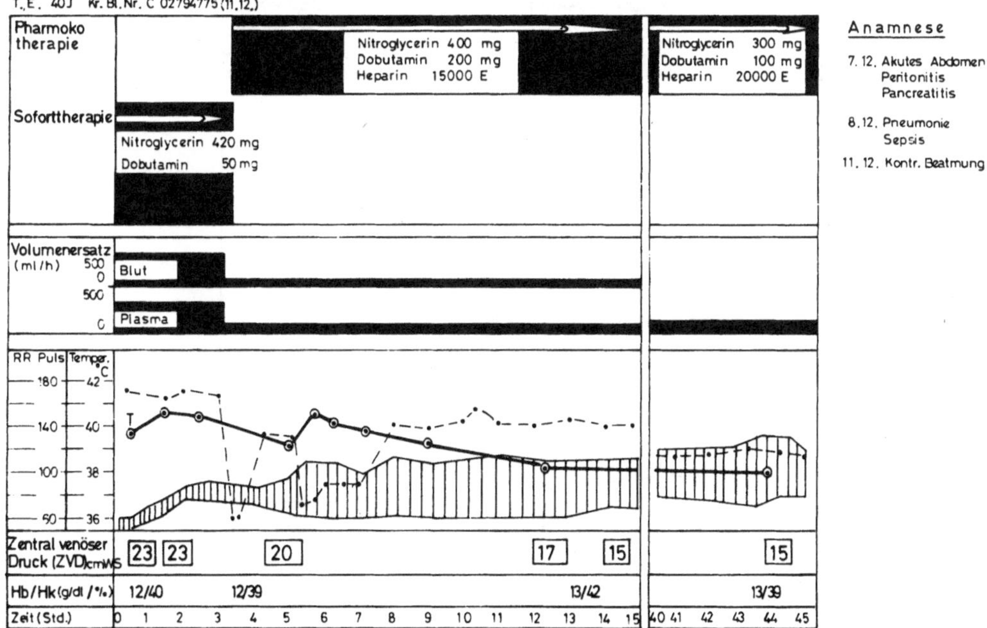

Abb. 1. Klinischer Verlauf eines hypodynamen septischen Schocks bei einer 40 Jahre alten Patientin

2. Hyperdynamisches Schocksyndrom

Ein vergleichbares Vorgehen im Stadium des hyperdynamen Schocksyndroms sei im nächsten Fall erläutert:

Fall 2: H., W. 24 J. – Kr. Bl. Nr. C 2794895. Bei einem 24 Jahre alten Patienten kam es 22 Tage nach einer massiven Ulcusblutung, wiederholter Relaparotomie und Duodenalinsuffizienz zu einem schwersten septischen Krankheitsbild (Abb. 2). Als Ausdruck einer foudroyanten Coli-Sepsis bestand ein hyperdynamisches Schocksyndrom mit Temperaturen zwischen 40 und 41°C, Blutdruckwerten von 180/80 mm Hg und einer Pulsfrequenz zwischen 140 bis 160/min. Gleichzeitig war als Folge massiver arteriovenöser Fisteln eine deutliche Erhöhung des zentral-venösen Druckes auf mehr als 18 cm WS auffällig. Dementsprechend bestand eine ausgeprägte grau-cyanotische Zentralisation.

Aufgrund dieser Konstellation, die $avDO_2$ war mit 30 mm Hg um mehr als 100% erniedrigt (Tabelle 1), wurde das folgende Therapiekonzept eingeleitet:

1. Zielgerechte Vasodilatation mit 30 μg/kg/min Nitroglycerin in Kombination mit Phentolamin.
2. Ausreichende Volumensubstitution von insgesamt 4,5 l Frischblut bzw. Plasma zur Normalisierung des Volumenmehrbedarfs in der peripheren Zirkulation (Abb. 2). Im weiteren Verlauf wurde diese Therapie mit 30 μg/kg/min Nitroglycerin und einer Volumengabe von insgesamt 1,5 l Frischplasma fortgeführt und der septische Schockzustand

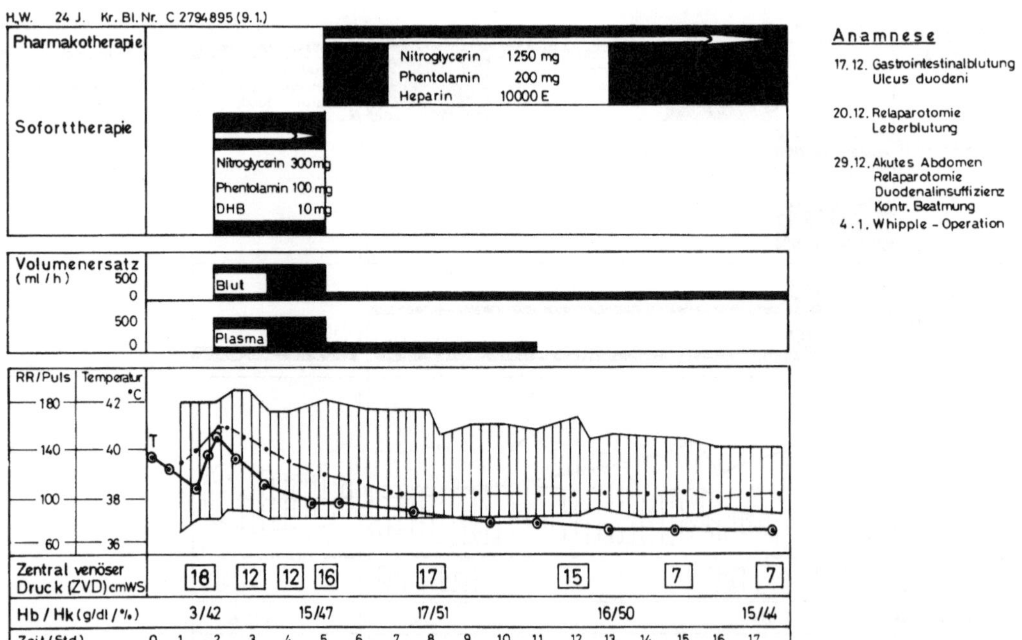

Abb. 2. Klinischer Verlauf eines hyperdynamen septischen Schocks bei einem 24jährigen Patienten

Tabelle 1. Verlauf der $avDO_2$ bei einem 24jährigen Patienten mit Coli-Sepsis. Kontrollierte Beatmung. PEEP 10 cm WS. $FiO_2 = 0{,}5$. (H.W., Kr. Bl. Nr. C 2794895)

Zeit	2	8	18	24
	Stunden nach Therapiebeginn			
PaO_2	70	68	89	106
PvO_2	45	39	43	38
$avDO_2$	25	29	46	68

durchbrochen. Charakteristische Kennzeichen waren: Die Abnahme der Blutdruckamplitude, die Absenkung der Herzfrequenz, die Normalisierung des Temperaturverlaufs und des zentral-venösen Druckes. Herauszustellen ist die Tatsache, daß trotz eines Transfusionsvolumens von nahezu 5 l eine Abnahme des zentral-venösen Druckes von 18 auf physiologische Normwerte erfolgte.

Als Beleg für eine Optimierung der peripheren Zirkulation gilt die signifikante Steigerung der arterio-venösen Sauerstoffdifferenz von 30 auf mehr als 60 mm Hg bei kontrollierter Beatmung mit 50% inspiratorischer Sauerstoffkonzentration.

Schlußfolgerungen

Die vorliegenden Befunde unterstreichen die Bedeutung einer adäquaten Volumensubstitution und Vasodilatation sowohl in hyperdynamen als auch in hypodynamischen Schocksituationen. Für eine zielgerechte Vasodilatation sind in septischen Krankheitssituationen bei weitem höhere Dosierungen nötig als sonst üblich.

Sowohl für Nitrogylcerin als auch für Phentolamin liegen sie in einer Größenordnung von 50 bis 70 μg/kg/min. Diese Maßnahmen bewirken eine Normalisierung der Kreislaufsituation, wenn gleichzeitig eine zeitgerechte Volumensubstitution durchgeführt wird. Zur Vermeidung einer vorzeitigen Erschöpfung der Herzfunktion sollte das Therapiekonzept durch die gleichzeitige Gabe von Catecholaminen z.B. Dopamin [1] ergänzt werden.

Literatur

1. Beger HG, Bittner R, Zacherl H (1982) Toxische Schockformen. Chirurg 53:74
2. Harke H (1982) Indikation und Abgrenzung der kolloidalen Plasmaersatzmittel. In: Kalen JR, König UD (Hrsg) Blutkomponenten und Plasmaersatzmittel. Springer, Berlin Heidelberg New York
3. Kukoretz WR (1979) Zum Mechanismus der relaxierenden Gefäßwirkung von Nitroglycerin. In: Zweites Hamburger Nitroglycerin-Symposium 29.9.1979; Pharmazeutische Verlagsgesellschaft, München
4. Lundsgaard-Hansen P (1975) Pathophysiologie und Therapie des septischen Schocks. Fortschritte der Medizin 10:471
5. Richterich R (1971) Klinische Chemie. Theorie und Praxis. Karger, Basel New York

Diskussion

Bergmann, Linz: Die Blutversorger, sprich Blutspendedienste, sind ein wenig sensibilisiert, wenn die Blutverbraucher von der Verwendung von Frischblut sprechen und dies nicht 100% begründen. Wenn sie noch dazu in „Litern Frischblut" sprechen, ist der Aufwand derartig hoch, daß ich Sie bitten muß, mir konkret die Indikation für Frischblut a) und b) die Definition, die Sie für Frischblut verwenden, in diesen Fällen zu sagen.

Harke, Kiel: Die Definition für das Frischblut, darunter verstehen wir bis zu 4 Tage alte Konserven, nicht absolut frische Konserven, die lediglich frisch entnommen worden sind. Insofern glaube ich, daß die Anforderung an die Blutspendedienste nicht über Gebühr hoch ist, wenn man eine Zeitspanne bis zu 4 Tage als tolerabel ansieht.

Bergmann, Linz: Dann würde ich aber doch bitten von der Definition Frischblut in diesem Zusammenhang Abstand zu nehmen und möglichst von frischen Blutkonserven zu sprechen. Dann sind wir uns schon wieder einig.

Harke, Kiel: Ich stimme mit Ihnen absolut überein.

Antibioticatherapie und septischer Schock

W. Scherzer[1], G. Pauser[2] und M. Yeganefar[2]

[1] Arbeitsunfallkrankenhaus Wien XII der Allgemeinen Unfallversicherungsanstalt (Leiter: Prim. Dr. H. Jahna), Spitalgasse 23, A-1090 Wien

[2] Universitätsklinik für Anästhesie und allgemeine Intensivmedizin (Vorstand: Prof. Dr. Dr. h.c. mult. O. Mayrhofer), Spitalgasse 23, A-1090 Wien

Wie Lionell Young anläßlich eines interdisziplinären Schocksymposiums in Los Angeles 1980 feststellte, ist eine effektive Antibioticatherapie die wichtigste Komponente in der Behandlung des septischen Schocks. Adjuvante Therapieformen mit Naloxon, Lidocain, Indomethacin, Ibuprofen oder spezifischen Endotoxin-Antikörpern haben noch nicht Eingang in die klinische Routine gefunden. Nur bezüglich der Corticoide geht aus den grundlegenden Arbeiten von Schumer (Chicago 1976) sowie Hinshaw (Oklahoma 1980, 1981) recht eindeutig hervor, daß eine adjuvante Therapie mit Methylprednisolon in Dosierungen von 15 bis 30 mg/kg in zeitlichem Zusammenhang mit einer sicher effektiven und bactericiden Antibioticatherapie zu einem drastischen Anstieg der Überlebensrate führen kann.

Hefte zur Unfallheilkunde, Heft 156
Zusammengestellt von G. Schlag

Dem frühzeitigen Einsatz einer mit größtmöglicher Wahrscheinlichkeit effektiven Antibioticatherapie kommt also entscheidende Bedeutung zu. Da in der Regel ein schweres Zustandsbild mit septischem Schock ohnedies einer Intensivbehandlung bedarf, sind in erster Linie jene Kriterien für die Therapiewahl anzuwenden, wie sie für Intensivstationen dann gelten, wenn sich die Notwendigkeit einer rein empirischen Initialtherapie ergibt, d.h. dann, wenn noch kein bakteriologischer Befund, jedoch größte Dringlichkeit zum Therapiebeginn vorliegt. Die Tabelle 1 zeigt eine Rangfolge von bactericiden Therapiekombinationen, wie sie auch von Stille in Frankfurt oder Lode in Berlin empfohlen werden, also: Beginn der Therapie mit Penicillinkombinationen, in zweiter Linie Cephalosporine der mittleren Generation, sodann Kombination dieser entweder mit Acylureidopenicillinen und/oder Aminoglycosiden und erst in letzter Linie Ersatz sogenannter Reservepräparate wie Cefotaxim, Moxalactam, Cefoperazon, Cefsulodin oder anderer Substanzen, die derzeit erst in klinischer Erprobung sind.

Da sich die Entscheidung, auf welcher Stufe dieses Konzept im Einzelfall die Therapie zu beginnen hat, auch nach den bakteriologischen Befunden aller anderen Patienten an der Station zu richten hat, haben wir die Häufigkeit septischer Komplikationen an einer gemischt chirurgisch-traumatologischen Intensivstation zu zwei unmittelbar aufeinanderfolgenden Zeiträumen, die sich jedoch hinsichtlich der Bettenauslastung wesentlich unterschieden, gegenübergestellt.

In der Zeit vom 1.1.1982 bis 31.5.1982 wurde aus Personalmangel die 10-Betten-Station nur mit 6 belegbaren Betten geführt (Tabelle 2). Es ergab sich eine Auslastung von 100%. Bei 22 traumatologischen Patienten gab es in 5 Fällen septische Komplikationen, davon sind 2 Patienten im Rahmen einer unbeherrschaben Sepsis verstorben.

Die Tabelle 3 zeigt, daß in der Zeit vom 1.6.1982 bis 31.7.1982, als nach einer Personalaufstockung wieder sämtliche 10 Betten der Station belegt werden konnten, eine Auslastung von nur 86% erreicht wurde. Von 26 in diesem Zeitraum behandelten traumatologischen Patienten machten 7 Patienten eine septische Episode durch, keiner davon ist verstorben.

Die Tabelle 4 zeigt, daß im ersten Zeitraum bei 6 belegbaren Betten in 1,3% der möglichen Belegstage 5 von 6 Patienten gleichzeitig septisch waren, in 3,9% 4 Patienten und in 22,5% der Belegstage 3 von 6 Patienten als septisch eingestuft werden mußten.

Tabelle 1. „Rangfolge" der Anwendung von Antibioticakombinationen an Intensivstationen

1	Penicillin-Kombinationen	
2	Cefazolin Cefuroxim Cefamandol Cefoxitin	
3	"2" + Acylureidopenicilline oder "2" + Aminoglykoside	
4	"2" + Acylureidopenicilline + Aminoglykoside	
5	statt "2": Cefotaxim Moxalactam Cefsulodin etc.	„Reserve-Präparate"

Tabelle 2. Zeitraum vom 1.1.1982–31.5.1982 an einer gemischt chirurgisch-traumatologischen Intensivstation. Zeitraum I

Auslastung:	100%
Traumatologische Patienten:	22
davon septisch:	5
davon verstorben	2

Tabelle 3. Zeitraum vom 1.6.1982–31.7.1982 an derselben Station. Zeitraum II

Auslastung	86%
Traumatologische Patienten:	26
davon septisch:	7
davon verstorben:	–

Zum Vergleichszeitraum Juni-Juli 1982 mit 10 belegbaren Betten waren zu keinem Zeitpunkt mehr als 3 Patienten gleichzeitig septisch (Tabelle 5). Es bestanden also wesentlich bessere Möglichkeiten durch Separation der Patienten die Häufigkeit von Kreuzinfektionen niedrig zu halten. Es muß also die „infektiöse" Situation der Station einkalkuliert werden und nur mit Hilfe einer laufendenden Infektiondokumentation kann die Treffsicherheit einer dringlichen Initialtherapie entscheidend verbessert werden.

Tabelle 4. Häufigkeit des gleichzeitigen Auftretens von Sepsisfällen im Zeitraum 1.1.1982–31.5.1982. Zeitraum I. Belegbare Betten: 6

Septische Patienten	Tage	%
5	2	1 3
4	6	3.9
3	34	22.5
2	56	37.0
1	36	23.8
0	17	1.1

Tabelle 5. Häufigkeit des gleichzeitigen Auftretens von Sepsisfällen im Zeitraum 1.6.1982–31.7.1982. Zeitraum II. Belegbare Betten: 10

Septische Patienten	Tage	%
5	0	0
4	0	0
3	10	16.3
2	15	24.6
1	20	32.8
0	16	26.2

Tabelle 6. Befundsverlauf bei protrahiertem septischen Schock nach schwerer offener Verletzung mit einer Miststreumaschine

Beh. Tag	1	2	3	5	7	12	19	22	27	35
RR			---- unter Dopamin zwischen 100/50 u. 150/80 ----							
HR	145	145	130	150	90	120	150	110	110	100
Temp.	37.0	39.0	39.0	39.0	39.0	40.0	39.6	39.5	38.5	37.0
Leuko x 1000	10.5	9.6	7.4	10.1	8.0	9.0	15.5	12.0	11.9	9.5
Thrombo x 1000		77	67	68	38	84	183	196	153	282
Fibgen.		265		712	490		475	570	560	405
S.-Kreat.		1.73	1.52	1.29	2.73	1.41	0.79	0.69	0.78	0.56
Cl_{kr}					66	77.5	99	105	95	165

Tabelle 7. Verlauf der Keimbefunde und der Antibioticatherapie während des Intensivstationsaufenthaltes von Pat. P.F

Behandlungstag			CMV
1	Cefoxitin	Primärer Wundabstrich:	
	Ticarcillin	gram+ u. gram –, ärobe und	
	Tobramycin	anärobe Mischflora	
5		Harn: Sproßpilze 10^4	
		Trachea: steril	
	Chloramphenicol		
	Clindamycin		
	Metronidazol		
10		Harn: Pseudomonas 10^7	
	Cefotaxim		
	Cefsulodin		
	Amikacin		
	Metronidazol		
15			
		Trachea: Proteus mirabilis	
		Pseudomonas	
20		Blutkultur: steril	
	Cefamandol		
	Flucloxacillin	Trachea: Pseudomas	
	Ticarcillin	Serratia marcescens	
25	Amikacin	Enterobacter	IMV
	Metronidazol	Trachea: Proteus mirabilis	
		Serratia marcescens	
		Jugularis interna-Katheter:	
		Pseudomonas	
30		Klebsiella	
		Enterobacter	
		Harn: Sproßpilz 10^7	Extubation
		Blutkultur: steril	
35	Clindamycin	Subclavia-Katheter:	
	Doxycyclin	steril	
	5-Fluorcytosin	Harn: Sproßpilze 10^4	
	Entlassung aus der Intensivstation		

Zum Abschluß eine Kasuistik, an Hand derer sich die therapeutischen Entscheidungsprozesse, wie sie in der Praxis ablaufen, darstellen lassen.

Es handelt sich um den 29jährigen Patienten P.F. mit schwersten Verletzungen nach einem Unfall mit einer Miststreumaschine. Es handelt sich, wie aus dem Operationsbericht auszugsweise zu entnehmen ist, um eine totale traumatische Amputation des rechten Oberschenkels, ausgedehnte Weichteilverletzungen im Bereich des Sacrums, Pfählungsverletzung knapp oberhalb des Anus. Mehrere Knochensplitter, das Steißbein sowie untere Teile des Kreuzbeins wurden entfernt. Das Rectum liegt völlig frei, das linke Sacroilialgelenk ist völlig gelockert. Reste von Stallmist und Erde werden aus der Wunde entfernt usw.

Nach der Erstversorgung sind täglich kleinere Nekrosenabtragungen und zweimal größere Revisionen, teilweise mit Nachresektion des Kreuzbeins nötig. Tabelle 6 zeigt, daß über mehrere Wochen höchste Temperaturen, sowie Leukocytose und Thrombopenie bestanden, intercurrent kam es auch zu einer Nierenfunktioneinschränkung.

Tabelle 7 zeigt, daß entsprechend der Schwere der zu erwartenden Infektion in diesem Falle bereits primär mit hochpotenten Antibioticakombinationen entsprechend etwa der Stufe 3 des anfangs in Tabelle 1 dargestellten Therapiekonzeptes begonnen wurde. Entsprechend der interkurrenten Nierenfunktionseinschränkung wurde nach etwa einer Woche auf eine nierenneutrale Antibioticakombination umgestellt.

Entsprechend den wechselnden massiven Keimbefunden mußte nach etwa 3 Wochen die Therapie schrittweise auf eine Kombination von 5 verschiedenen Präparaten gesteigert werden. Ein infizierter Jugularis-interna-Katheter wurde entfernt, die Therapie trotz weiterhin hoher Temperaturen unter laufender bakteriologischer Kontrolle der Resistenzen beibehalten. Praktisch alle vorher gezüchteten Keime konnte damit eliminiert werden. Es darf nicht übersehen werden, daß in so schweren Fällen die klinische Symptomatik trotz bakteriologischer Sanierung zeitlich verzögert abläuft. Die anfangs notwendige kontrollierte maschinelle Beatmung (CMV) konnte über IMV-Atmung abgebaut werden. Der Patient wurde bei guter Spontanbeatmung extubiert und nach mehr als einem Monat mit einer oralen antimykotischen Therapie wegen eines Harnwegsinfektes mit Cancida albicans von der Intensivstation in gutem Zustand entlassen.

Literatur

1. Brooke MS, Hechter O, Kass EH (1981) Antiendotoxic Activity of Corticosteroids. Endocrinology 69:867–869
2. Hinshaw LB, Beller-Todd BK, Archer LT, Benjamin B, Flournoy DJ, Passay R, Wilson MF (1981) Administered LD_{100} Escherichia Coli, Ann Surg (July) 51–56
3. Jacob HS: Granulocyte-Complement Interaction. Arch Intern Med 138:461–463
4. Schumer W: Steroids in the Treatment of Clinical Septic Shock. Ann Surg 184, 3: 333–339
5. Young LS (1980) Pathogenesis of Septic Shock Approaches to Management, pp 728–731. In: Shine KI (ed) Aspects of the Management of Shock. Ann Intern Med 93: 723–734

Diskussion

Mayrhofer-Krammel, Wien: Wie erklären Sie sich die Unterschiede in der höheren Letalität der septischen Patienten im ersten Beobachtungszeitraum gegenüber dem zweiten Beobachtungszeitraum? Liegt das daran, daß man bei 6 vorhandenen Betten die septischen Patienten nicht so auseinanderlegen konnte, wie das vielleicht wünschenswert gewesen wäre, oder war es eine negative Auslese, weil eben nur 6 Betten zur Verfügung waren. Jedenfalls sind es interessante Zahlen, die man dem Spitalshalter zeigen sollte, der uns mit dem Personal immer so knapp hält.

Scherzer, Wien: Ich würde das allerdings vorsichtigerweise nicht mit den Exituszahlen belegen. An sich sind die Zahlen dazu zu klein und ich muß zum Beispiel dabei am Rande anmerken, daß, wenn Sie sich erinnern, beim Vergleich der sogenannten Station B, auf die ich nicht näher eingegangen bin, Null Exitus waren. Ich muß zugeben, daß von diesen septischen Patienten zwei trotzdem nicht auf die Intensivstation, sondern auf die Normalstation transferiert wurden und dann dort gestorben sind. Ich möchte das aber gar nicht als den Parameter heranziehen, sondern ich glaube wichtig ist diese Aufstellung, die zeigt, daß bei einer großzügigen Handhabung die Möglichkeiten zu isolieren oder zumindest suffizient zu behandeln, die Patienten schon zu einem günstigeren Zeitpunkt an die Intensivstation kommen und es seltener vorkommt, daß mehrere septische Patienten gleichzeitig auf derselben Station liegen. Das ist also wirklich drastisch gewesen – für uns selbst überraschend.

Sympathicolyse bei peritonitisch/septisch und posttraumatisch bedingtem funktionellem Ileus

U. Jügelt und K.E. Grund

Klinikum der Johannes-Gutenberg-Universität, Chirurgische Universitätsklinik und Poliklinik (Direktor: Prof. Dr. F. Kümmerle), Langenbeckstraße 1, D-6500 Mainz

Beim polytraumatisierten Patienten steht nach der Primärversorgung nicht selten ein unklarer Bauchbefund im Vordergrund, der zunächst ätiologisch nicht eingeordnet werden kann und mit den Verletzungen scheinbar nicht zusammenhängt. Meist verbirgt sich dahinter ein funktioneller Ileus, der einerseits durch Wirbel- oder Beckenfrakturen in Verbindung mit einem retroperitonealen Hämatom, andererseits durch ein septisch-peritonitisches Geschehen als Folgezustand einer postoperativ fortdauernden Peritonitis nach intestinaler Ruptur bedingt ist.

Wie die Erfahrung zeigt, sprechen solche sogenannte „paralytische" Ileuszustände auf die übliche konservative Therapie mit Magensonde und Peristaltica oft nicht an.

Die Erklärung dafür liegt in den pathophysiologischen Gegebenheiten. Es kann heute als sicher angenommen werden, daß bei den meisten funktionellen Ileuszuständen ein sympathicotoner Hemmechanismus im Vordergrund steht. Es liegt also keine Lähmung (Paralyse) vor, sondern eine Hemmung (Inhibition). Diese besteht sowohl beim septisch/peritonitisch als auch beim reflektorisch, durch ein retroperitoneales Trauma ausgelösten

Hefte zur Unfallheilkunde, Heft 156
Zusammengestellt von G. Schlag

Ileus. Die durch intra- oder extraabdominelle Noxen induzierte reflektorische sympathonervale Überaktivität blockiert über adrenerge Receptoren am Plexus Auerbach Tonus und Motilität von Magen-, Dünn- und Dickdarm; gleichzeitig schließen Pylorus und Ileocoecalsphincter.

Lokal und systemisch erhöhte Catecholamine wirken im gleichen Sinne. Mit der sich entwickelnden Darmdistension beginnt der Circulus vitiosus des Ileusgeschehens.

Aus der Pathophysiologie ergibt sich also, daß die übliche stereotype Therapie mit Stimulantien keine kausale Behandlung ist. Therapeutisch sinnvoll ist vielmehr zunächst die Lösung der Blockade. Logisch ist also eine primäre Sympathicolyse, erst dann bestehen die Voraussetzungen für eine erfolgreiche Stimulation mit Peristaltica, wobei nach der Entblockung dann niedrige Dosen ausreichen.

Das zur medikamentösen Sympathicolyse entwickelte und hier vorgestellte Therapieschema weist einige wichtige Produkte auf (Tabelle 1 und Abb. 1):

Zunächst muß eine dringliche Operationsindikation wegen eines mechanischen Ileus oder einer Peritonitis ausgeschlossen werden. Im Zweifelsfalle bietet hier die Sympathicolyse eine diagnostische Hilfe. Lassen sich Stenosegeräusche auslösen, deutet dies auf ein mechanisches Hindernis hin. Bleibt die Sympathicolyse erfolglos, ist fast regelmäßig operatives Eingreifen erforderlich.

Für die Durchführung einer sympathicolytischen Therapie ist eine genaue Protokollierung und Überwachung zur zeitlichen Steuerung der Medikamentendosierung unabdingbar. Dazu dient ein vorbereiteteter Protokollbogen. In diesen werden Indikation und Vorbedingungen eingetragen sowie die wichtigsten klinischen Parameter festgehalten:

Kreislaufverhalten (Cave Chlorpromazin, Megaphen), Quantität und Qualität der Darmgeräusche, Palpation des Abdomens, Magensondenrücklauf, Wind- und Stuhlabgang. Allgemeinbefinden.

Grundsätzlich ist eine relative Kreislaufstabilität ohne Volumendefizit wünschenswert. Metabolische Entgleisungen (K^+, EW) müssen ausgeglichen werden (Tabelle 2 und 3).

Tabelle 1. Prüfung von Indikation und Vorbedingungen

Indikation
Typischer sog. „paralytischer" Ileus
A. Nach Operationen mit oder wegen Peritonitits
B. Bei prolongierter postoperativer Darmatonie
C. Bei retroperitonealen Prozessen z.B. nach Operationen (an Nieren, Nebennieren, großen Gefäßen), Hämatomen (post.op., post-traumatische, Wirbel- und Beckenfrakturen) Abscessen usw.
D. Bei stumpfem Bauchtrauma
Erwünschte Vorbedingungen:
Relative Kreislaufstabilität
Kein Volumendefizit (zentraler Venendruck)
Ausgeglichene Homoöstase (vor allem K^+, Ges.-Eiweiß, pH, Blutzucker)

Darmgeräusche				
B B / B B (Aufnahmebefund)	B B_γ / B C	B A_ε / $A_{1\delta}$ B	$A_{2\varepsilon}$ $A_{2\varepsilon}$ / $A_{2\varepsilon}$ $A_{2\varepsilon}$	
Therapiezeit	0	nach 10 min	nach 20 min	
Uhrzeit	14^{10}	14^{20}	14^{30}	
Medikamente (Dosisangabe)	2.5 mg TRI i.v.		40 µg CER 5 Tr/min	
Blutdruck (RR)	130 / 85	125 / 85	130 / 80	
Puls	100	90	90	
Stuhl	Ø	Ø	Ø	
Wind	Ø	Ø	Ø	
Meteorismus	↑	↑	↑	
Magensonden-rücklauf	bisher 1.5 l / 24h			
Sonstiges			Pat. bemerkt "kullern"	

Abb. 1

Schwerpunkt der Untersuchung und Verlaufskontrolle ist die sorgfältige Auskultation aller vier abdomineller Quadranten, jeweils 30 sec lang. Anderenfalls gehen mit Sicherheit wichtige Informationen verloren. Danach erfolgt die Injektion des Sympathicolyticums. Hierzu bevorzugen wir in letzter Zeit Triperidol.

Sind Darmgeräusche hörbar – erst dann – wird mit der Stimulation begonnen. Wir verwenden Ceruletid (Takus) oder Neostigmin (Prostigmin) per infusionem. Unter weiterer systematischer Kontrolle wird ein hoher Einlauf gemacht, der bei vorhandener Darmtätigkeit fast immer innerhalb der nächsten Stunden zum Stuhlgang führt (Tabelle 4).

Seit 1978 haben wir mit diesem sympathicolytischen Schema über 140 Patienten mit funktionellen Ileuszuständen behandelt. Aus diesem Gesamtkollektiv waren 58 durch Traumafolgen entweder durch Peritonitis/Sepsis oder reflektorisch (retroperitoneale Prozesse) verursacht worden.

Aus dieser Gruppe traumatisierter Patienten mit einem funktionellen Ileus handelt es sich um

12 nach stumpfem Bauchtrauma ohne Eröffnung innerer Organe
10 nach Beckenfrakturen ohne Begleitverletzungen
14 nach Wirbelfrakturen mit retroperitonealem Hämatom
22 nach operativer Versorgung einer Peritonitis (Magen-Darm-Verletzung).

Tabelle 2

A	Indikation und Vorbedingungen prüfen Protokoll anlegen		
B	*Sympathicolytikum* (langsam i.v.)		
	Bevorzugt:	Trifluperidol 0,03–0,05 mg/kg (Triperidol)	TRI
	oder	Dihydroergotamin 0,05 mg/kg (Dihydergot)	DHE
	oder	Chlorpromazin 1,0 mg/kg (Megaphen)	CPZ
C	Zugabe von Peristaltica erst wenn Darmgeräusche wieder deutlich hörbar:		
	Bevorzugt:	Ceruletid (Takus) 40 μg	CER
	oder	Cholinesterasehemmer wie Neostigmin (Prostigmin) 0,5 mg jeweils in 4–8 h per infusionem	NEO
D	Rectaler Einlauf		

Tabelle 3. Beurteilung der Darmgeräusche durch Auskultation

A = Spontane Darmgeräusche vorhanden
B = keine vorhanden
C = künstlich auslösbar

1 = vermindert
2 = normal
3 = gesteigert

α = klingend, metallisch
β = Durchspritzgeräusche
γ = dumpf, Aortentöne
δ = Plätschern
ϵ = Gurren

Beispiele:

Normaler Befund:	A2δ oder A2ϵ
„paralytischer Ileus":	B oder Cγ
Mechanischer Ileus:	A3α oder A3β

Alle wiesen klinisch und radiologisch das Vollbild des „paralytischen" Ileus auf. Nachdem konsequente Behandlungsversuche mit hochdosierten Peristaltica erfolglos geblieben waren, wurde in dieser Situation die Sympathicolyse eingesetzt. Von den 58 traumatisierten Patienten ließ sich trotz Therapieresistenz gegenüber üblichen Maßnahmen bei 50 Patienten (entspricht 86%) durch die Sympathicolyse eine Darmtätigkeit wieder herstellen. Darmgeräusche traten im Durchschnitt nach 15 bis 20 min, Windabgang nach 90 und Stuhlabgang nach etwa 150 min auf. Ernste Nebenwirkungen haben wir nicht gesehen. Leichte Blutdruckabfälle bis 20 mm Hg unter Chlorpromazin konnten mit Volumengabe kompensiert werden, bei Verwendung von Triperidol oder Dihydroergotamin trat keinerlei Beeinflussung des Kreislaufes auf. Erstaunlicherweise konnte bislang keine Interferenz der

Tabelle 4. Nebenwirkungen und Kontraindikationen

A: *Nebenwirkungen*
TRI und CPZ: Extrapyramidal
(Antidot: Biperiden = Akineton)
CPZ: Blutdrucksenkung, Sedierung
CER und NEO: Übelkeit, Erbrechen, Koliken
NEO: Bronchospastik, Bradykardie

B: *Kontraindikationen*
DHE, CER und NEO: Schwere Herz-Kreislauferkrankungen
NEO: Asthma bronchiale
CER: Akute Pankreatitits, Gallenwegsobstruktion

Abkürzungen:					
	TRI =	Trifluperidol,	CER =	Ceruletid	
	CPZ =	Chlorpromazin,	NEO =	Neostigmin	
	DHE =	Dihydroergotamin			

Sympathicolyse mit einer weiterlaufenden Dopamin-Therapie (mehrere Patienten) beobachtet werden.

Zusammenfassung

Funktionelle Ileuszustände sollten unter Beachtung der pathophysiologischen Zusammenhänge bevorzugt durch eine primäre Sympathicolyse therapiert werden. Als Sympathicolytica bieten sich Psychopharmaka mit Alpha-Blocker-Wirkung (Triperidol, Chlorpromazin) und Ergotalkaloide (Dihydroergotamin) an. Auf einem Protokollbogen werden klinische Parameter und die einzelnen Therapieabschnitte eingetragen, wobei vor und während der Therapie insbesondere der differenzierte abdominelle Auskultationsbefund zu beachten ist. Nach Einsetzen der ersten Darmgeräusche wird zusätzlich stimuliert (Neostigmin, Ceruletid) und gleichzeitig ein Einlauf appliziert. Mit diesem Sympathicolyseschema steht sowohl eine hilfreiche diagnostische als auch meist erfolgreiche therapeutische Methode zur Verfügung, um innerhalb von Stunden einen sogenannten „paralytischen“ Ileus zu behandeln.

Diskussion

Kuderna, Wien: Ich danke Herrn Jügelt. Sind Anfragen?

Werner, Graz: Das deckt sich vollkommen mit der von uns früher angewandten hohen Lumbalanästhesie, nur läßt sich diese nicht steuern und wir haben sehr viele Schwierigkeiten mit dem Kreislauf ohne Dopamin und dergleichen gehabt.

Jügelt, Mainz: Ich wäre auch noch gerne auf diese Lumbal- oder Periduralanästhesie eingegangen. Leider hat es die Zeit nicht erlaubt. Ich hatte das ursprünglich in meinem Programm gehabt, aber ich mußte es wieder streichen. Aber es stimmt vollkommen. Wir haben dieselben Erfahrungen in Mainz mit unseren Anästhesisten gemacht, die die Periduralanästhesie oder Sacralanästhesie durchgeführt haben.

Die Wirkungen von Dopamin und Hydrocortison in komplexer Behandlung des septischen Schocks

F. Vyhnanek und M. Prochazka

Chirurgische Klinik der Medizinisch-hygienischen Fakultät der Karls-Universität (Vorstand: Doz. MUDr. Milan Prochazka, CSc.), Srobarova 48, CS-100 34 Prag 10

Obwohl der septische Schock als ein Syndrom mit schwerer Hypotension und hoher Sterblichkeit länger als dreißig Jahre bekannt ist, bleiben das Verständnis, dessen Genese und ein rationelles Behandlungsverfahren größtenteils ungelöste Probleme.

Bei Chirurgie-Patienten manifestiert sich der septische Schock entweder primär, das heißt als Folge der Wirkungen von äroben und anäroben Bakterien und deren Toxinen (Abb. 1), die im Gastrointestinal-, Urogenital- und Biliartrakt, in der Lunge und in der Wunde anwesend sind. Eine sekundäre Schock-Manifestation mit wesentlich schwererem Verlauf kommt bei der Sepsis als Komplikation einer verspäteten oder unzureichenden Behandlung des hypovolämischen Schocks infolge einer assoziierten Verletzung oder profuser Gastrointestinalblutung vor. Die Primärstörung im Verlauf des septischen Schocks, neben einer direkten Toxin-Zellschädigung, ist das Versagen der Hämodynamik mit nachfolgender Gewebedurchblutungseinschränkung und Entwicklung von intracellulären hypoxischen Veränderungen. Die Entfaltung pathophysiologischer Veränderungen in einzelnen Organen macht sich bemerkbar durch deren Funktionsversagen (akutes Atmungs-, Leber-, Nieren-, Herzversagen).

Vom klinischen Gesichtspunkt aus werden die Möglichkeiten einer rechtzeitigen Diagnose und auch Behandlung erörtert. Die Diagnose des septischen Schocks stützt sich vor allem auf das klinische Bild mit Symptomen von Hämodynamik-Störungen, Blutbild-Veränderungen und Schädigung der parenchymatösen Organe, durch bakteriologische Untersuchungsresultate ergänzt. Bei der Behandlung hängen sämtliche Antischockverfahren mit einer rechtzeitigen Unterstützung des versagenden Kreislaufs zusammen. Die Antischockbehandlung wird durch die Verabreichung bestimmter Arneimittel ergänzt, deren Indikation von Studien der Pathophysiologie des gramnegativen Schocks resultiert. Unter solche Arzneimittel gehören auch Dopamin und Hydrocortison. Dopamin wirkt beim septischen Schock markant gegen die Hämodynamik-Störung, indem es die Durchblutung des splanchnischen, coronaren, cerebralen und vor allem des renalen Gefäßsystems markant erhöht. Außerdem verstärkt Dopamin die Myokardkontraktilität, erhöht den Blutdruck

Hefte zur Unfallheilkunde, Heft 156
Zusammengestellt von G. Schlag

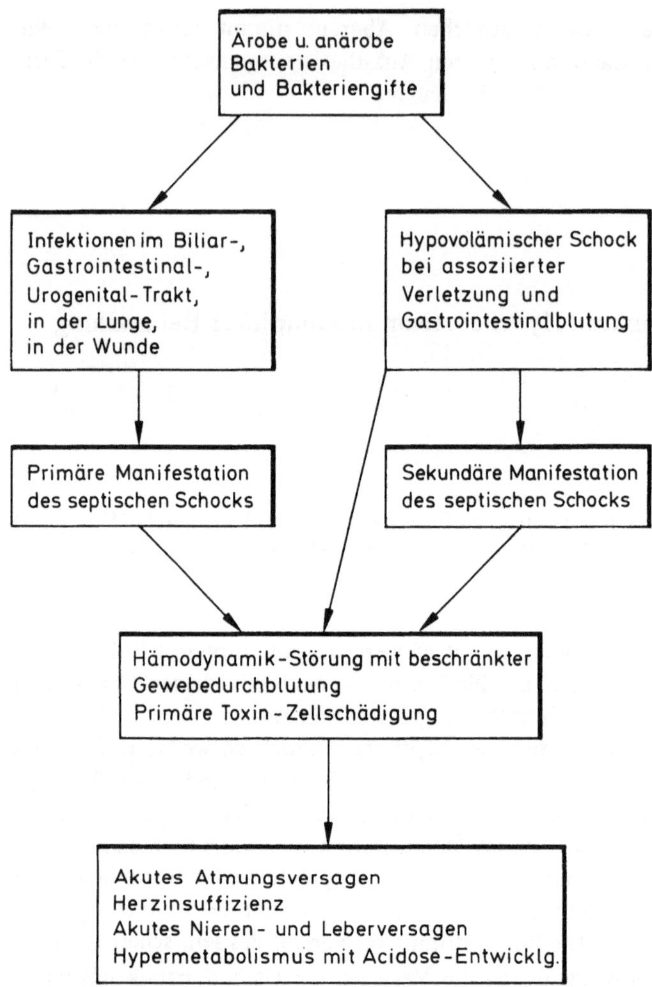

Abb. 1. Septischer Schock bei Chirurgie-Patienten

und erniedrigt den peripheren Widerstand. Hydrocortison greift beim septischen Schock in den versagenden Kreislauf und die metabolischen Veränderungen ein; eine direkte Zellschutzwirkung des Hydrocortisons wurde beobachtet.

Die Wirkungen von Dopamin und Hydrocortison haben wir in einem Experimente beim Hund studiert. Durch Injektion von Escherichia-coli-Endotoxin, dosiert 1,75 mg/kg, wurde ein Endotoxin-Schock hervorgerufen. Tabelle 1 zeigt die Veränderungen bestimmter im Laufe des Experiments verfolgten Kennzeichen und deren Beeinflussung durch verabreichtes Dopamin und Hydrocortison. Diese Kombination verbessert markant den Kreislauf und dadurch auch die Organdurchblutung, und erhöht die Anzahl der überlebenden Tiere.

Auf Grund der Resultate des Experiments und der in der Literatur veröffentlichten Angaben haben wir Dopamin und Hydrocortison als eine Behandlungskomponente des septischen Schocks bei Chirurgie-Patienten aufgenommen. In der Intensivbehandlungs-

Tabelle 1. Experimenteller Endotoxinschock. Dopamin- und Hydrocortisonwirkung

	Kontrolle	Dopamin + Hydrocortison
Systolischer und diastolischer Blutdruck	↓	↑
Linksventriculärer Druck	↓	↑
Inotropie	↓	↑
Zentraler Venendruck	↑	↓
Nierenarteriendurchfluß	↓	↑
Diurese	↓	↑

einheit der Chirurgischen Klinik der Medizinisch-hygienischen Fakultät in Prag wurden in den Jahren 1978–1982 insgesamt 73 Patienten mit Symptomen von Sepsis beziehungsweise von Kreislaufversagen im Verlauf eines septischen Zustands hospitalisiert (Tabelle 2). Die Ursache des septischen Zustands war am häufigsten Peritonitis, entweder stercoral nach Perforation des durch Entzündung oder eine Geschwulst betroffenen Dickdarms, oder purulent bei Appendicitis, Adnexitis und biliarer Peritonitis. Weitere Ursachen waren intraabdominale Abscesse, Gallenwegsinfektionen, Urosepsis, Wundinfektion: sekundäre Manifestation des septischen Schocks kamen bei assoziierten Verletzungen und protrahiertem hypovolämischem Schock infolge profuser Gastrointestinalblutung vor. Das diagnostisch-therapeutische Verfahren beim septischen Schock wird in der Tabelle 3 gezeigt. Bei Patienten mit Schock-Symptomen wurde die Behandlung durch Unterstützung des versagenden Kreislaufs und Atmung eingeleitet. Bereits während dieser Phase wurde Dopamin (Fertigpräparate des Forschungsinstituts für Pharmazie und Biochemie in Prag beziehungsweise der Firma Nattermann) und Hydrocortison (Spofa) verabreicht, und zwar unter gleichzeitiger Volumen-Nachfüllung. Dopamin in der Form einer Kristalloid- oder Kolloidlösung, wurde individuell dosiert von 200 bis 1 200 mg je 24 h und kontinuierlich intravenös infundiert. Hydrocortison wurde ebenfalls in Lösung in einer Dosis bis 3 g am 1. Tag verabreicht. Im Laufe der nachfolgenden Tage wurde die Tagesdosis von Hydrocortison je nach dem Zustand des Patienten schrittweise erniedrigt.

Nach Besserung der Hämodynamik und Atmung folgte die chirurgische Behandlung, bereits peroperativ durch Verabreichung von bactericiden Breitspektrum-Antibiotica in Kombination gegen ärobe und anärobe Bakterienflora ergänzt. Die postoperative Komplextherapie der Sepsis wurde gesichert unter gleichzeitiger Überwachung der Hämodynamik, der Atmung und des inneren Milieus. Die Überwachung der septischen Patienten schloß auch bakteriologische Untersuchungen mit Materialentnahme während der Operation und nachher wiederholt in der Postoperationsphase ein. Antischocktherapie während der Postoperationsphase wurde gesichert durch künstliche Ventilation, genügende Flüssigkeitszufuhr und parenterale Verabreichung von Antibiotica. Von Arzneimitteln wurden verabreicht, neben Dopamin und Hydrocortison, nach Bedarf Heparin, Protease-Inhibitoren, und zur Beeinflussung der Immunoreaktion des Organismus frisches Blut und Hyperimmunglobulin. Nicht einmal die Komplextherapie konnte jedoch 22 Patienten (30,1%) mit Symptomen fortgeschrittenen septischen Schocks am Leben erhalten.

Tabelle 2. Septischer Zustand bei Chirurgie-Patienten

Ursache	Patientenzahl	Davon gestorben
Peritonitis stercoralis	20	8
Peritonitis purulenta	12	2
Peritonitis biliaris	10	3
Abscessus intraabdominalis	10	3
Cholangitis	4	1
Urosepsis	8	2
Wundinfektion	1	0
Assozierte Verletzung	5	2
Gastrointestinalblutung	3	1
Insgesamt	73	22 / 30,1%

Tabelle 3. Diagnostisch-therapeutisches Verfahren beim septischen Schock

1. Therapeutische Behandlung des versagenden Kreislaufs und Atmung
2. Rechtzeitige Indikation des chirurgischen Eingriffs
3. Peroperative Materialentnahme für bakteriologische Untersuchung
4. Peroperative parenterale Darreichung von bactericiden Antibiotica
5. Postoperative Überwachung des Kreislaufs, der Atmung und des inneren Milieus
6. Bakteriologische Kontrollen
7. Postoperative Sepsis – Komplexbehandlung

Unseren Erfahrungen nach hängt das Resultat der Komplextherapie des septischen Schocks nicht nur von der Phase des Schocks ab, sondern auch vom Gesamtzustand des Organismus, der Funktionsreserve der Organe, der Grundkrankheit und deren Komplikationen, und endlich auch der Belastung durch den Operationseingriff. Das Schicksal des Patienten ist abhängig vom funktionellen und morphologischen Zustand, vor allem der parenchymatösen Organe und der Lunge, des Herzens und des endokrinen Systems. Weil die Kreislaufveränderungen, das heißt: Durchblutungsstörungen, der erwähnten Organe und dadurch deren Widerstandsfähigkeit gegen die Bakterien- und Toxineinwirkungen herabgesetzt sind, ist es offenbar, daß eben eine rechtzeitige Besserung der gestörten Mikrozirkulation durch Dopamin und Hydrocortison einen von den therapeutischen Eingriffen darstellt, die die Prognose des Patienten mit septischem Schock verbessern.

Akute Extremitätenischämie bei septischem Schock und Behandlung mit Dopamin

G. Kobinia[1], B. Blauhut[2] und P. Brücke[1]

[1] Chirurgische Abteilung (Vorstand: Prof. Dr. P. Brücke), des Allgemeinen Krankenhauses der Stadt Linz, Krankenhausstraße 9, A-4020 Linz
[2] Institut für Anästhesiologie des Allgemeinen Krankenhauses der Stadt Linz und der Außenstelle des Ludwig-Boltzmann-Institut für experimentelle Anästhesiologie und intensivmedizinische Forschung (Vorstand/Leiter: Prof. Dr. H. Bergmann), Krankenhausstraße 7, A-4020 Linz

Einleitung

Dopamin kann als seltene Nebenwirkung, unabhängig von der Dosierung, zu massivem Vasospasmus der Extremitätenarterien mit nachfolgender Extremitätengangrän führen, wobei alle 4 Extremitäten gleichzeitig betroffen sein können. Auch wir mußten bei einer Patientin unserer operativen Intensivstation, die wegen septischen Schocks eine Dopamintherapie erhalten hatte, einen solchen extremitätenbedrohenden Vasospasmus diagnostizieren. Durch Aufdehnung der Gefäße mit einem Fogarty-Katheter konnte eine völlige Wiederherstellung der Strombahn erzielt werden. Da diese Komplikation selten ist und eine gefäßchirurgische Therapie durch mechanische Aufdehnung bisher nicht beschrieben worden ist, soll der von uns beobachtete Fall vorgestellt und diskutiert werden.

Kasuistik

Bei einer 33jährigen Türkin kam es postpartal zum Auftreten eines Ileusbildes mit Peritonitis. Bei der Laparotomie fand sich ein völlig nektrotischer Uterus, der mitsamt den Adnexen exstirpiert wurde. Sowohl im Präparat als auch im Harn und Sputum fanden sich E. coli-Keime. Trotz massiver antibiotischer und intensivmedizinischer Therapie (u.a. wurde Dopamin in einer Dosierung von 200 ug/min = 3 ug/kg/min gegeben), kam es zu einer Verschlechterung des Gesamtbefindens und schließlich zum Vollbild des septischen Schocks mit zentraler und peripherer Symptomatik. Gleichzeitig kam es zu einer auffallenden Durchblutungsstörung aller Extremitäten, wobei beidseits keine Femoralispulse tastbar waren. Auch die Pulse der A. cubitalis waren beidseits nicht mehr tastbar. Bei fortschreitender Extremitätenischämie wurde eine transaxilläre Angiographie der Bauchaorta durchgeführt. Diese zeigte einen spastischen Verschluß beider Beckenarterien und eine fehlende Füllung beider Femoralisgefäße (Abb. 1a). Eine lumbale Sympathicusblockade war ebenso wie eine intraarterielle Infusionstherapie mit Naftidrofuryloxalat ohne Effekt. Wegen eines Platzbauchs mußte die Patientin erneut laparatomiert werden. Zwei Tage später hatte sich der Zustand der Extremitäten soweit verschlechtert, daß an eine beidseitige Oberschenkelamputation gedacht werden mußte. In dieser Notsituation wurde die probatorische Freilegung der Femoralgefäße beschlossen. Es fanden sich beidseits hochgradig spastische Femoralgefäße, die auf einen Durchmesser von 4–5 mm kontrahiert waren. Ein Puls in den Leistengefäßen war nicht tastbar. Die Gefäße wurden so exakt wie möglich von der Adventitia befreit, um so auch eine lokale perivasale Sympathectomie (nach Leriche) durchzuführen. Bei der Arteriotomie waren die Gefäße praktisch blutleer. Es wurde ein

Hefte zur Unfallheilkunde, Heft 156
Zusammengestellt von G. Schlag

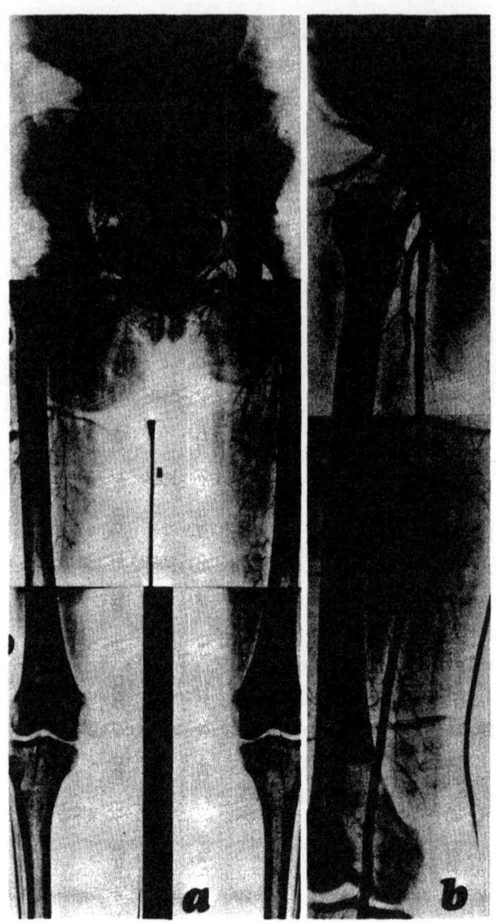

Abb. 1. a Durch den Vasospasmus kommt es zum angiographischen Bild eines Verschlusses der Becken- und Femoralgefäße. **b** Nach Dilatation mit dem Fogarty-Katheter lassen sich normale Gefäßverhältnisse dokumentieren, es besteht kein Hinweis auf einen präexistenten Gefäßschaden

Thrombectomieversuch mit einem Fogarty-Katheter Ch 4 durchgeführt. Dabei ließen sich zwar keine Thromben entfernen, nach dem Zurückziehen des aufgeblasenen Fogartyballons von zentral her kam es jedoch zu einer massiven Dilatation der Becken- und Femoralgefäße auf den normalen Durchmesser von 8–10 mm und zu einem normalen Afflux. Auch die Peripherie wurde mit einem Fogarthy-Katheter aufgedehnt und mit Heparin bzw. Streptokinase (50000E auf jeder Seite) gespült. Postoperativ waren die Popliteapulse gut tastbar, im Bereich der Unterschenkel und Füße entstand jedoch ein Revascularisationssyndrom, weshalb beidseits eine subcutane Fasciotomie mit dem Klappschen Tenotom durchgeführt wurde. Das Kontrollangiogramm (Abb. 1b) zeigte nun völlig unauffällige Gefäße. Bei hochgradiger Cyanose der Unterarme und Hände wurde am nächsten Tag eine Arteriotomie der rechten und linken A. cubitalis mit Aufdehnung der Armgefäße mit dem Fogarty-Katheter durchgeführt (Abb. 2a, b). Auch hier ergab sich das gleiche Bild wie in den Leisten. Das zuerst spastisch kontrahierte Gefäß dehnte sich nach Dilatation mit dem Fogarty-Katheter auf den doppelten Durchmesser auf. In beiden Armen kam es zum Wiederauftreten des Radiuspulses mit kompletter Revascularisation der Arme. Lediglich im Vorfußbereich, links mehr als rechts, bestand peripher eine offensichtlich irreversible Ischämie, weshalb der linke Vorfuß abgesetzt werden mußte. Bakteriologisch bestand nun eine Pseudomonassepticämie, der die Patientin schließlich erlag. Bei der Obduktion fanden sich mehrere Hirn-

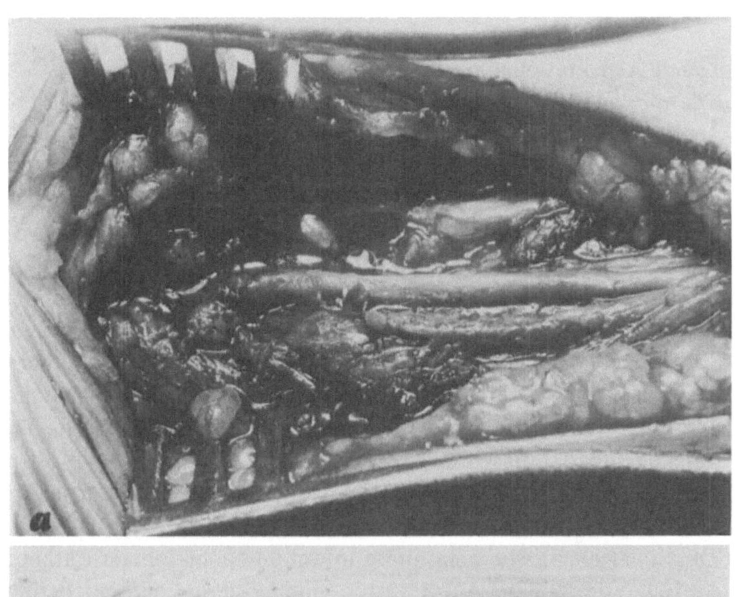

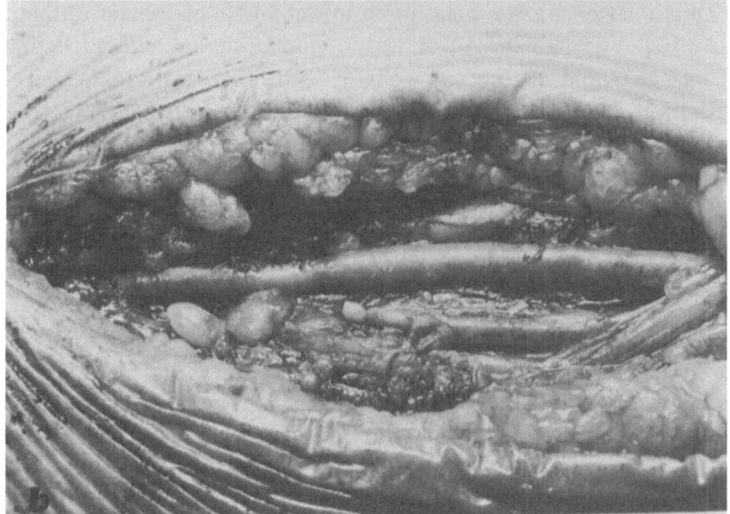

Abb. 2. **a** Die spastisch kontrahierte linke A. cubitalis bei ihrer Freilegung. **b** Das gleiche Gefäß nach Dilatation mit normalem Durchmesser und guter Pulsation

abscesse und septische Veränderungen aller parenchymatösen Organe. Die histologische Untersuchung des Gefäßsystems ergab keinen Hinweis auf das Besehen einer präexistenten Gefäßerkrankung.

Diskussion

Folgende Aspekte sollen diskutiert werden:

1. *Die mögliche pathogentischen Mechanismen* einer generalisierten Vasoconstriction des septischen Schocks und einer Dopamintherapie.
2. *Die möglichen Therapieformen.*

ad 1). Auch wenn bei einer retrospektiven Analyse der von uns vorgestellten Kasuistiken eine strenge Beweisführung nicht möglich ist, glauben wir doch, auf Grund der in der Literatur beschriebenen Erfahrungen im Wesentlichen 2 Mechanismen postulieren zu können.

a) Der protrahierte septische Schock. Zu den Prädispositionsfaktoren zählen u.a. Leukämie, Cirrhose, disseminiertes Carcinom, St. p. partum (wie in unserem Fall) und Diabetes mellitus. Das Auftreten einer Extremitäten- oder gar 4 Extremitätengangrän ist unseres Wissens nach bisher jedoch noch nicht im alleinigen Zusammenhang mit einem Schockgeschehen berichtet worden.
b) Nebenwirkungen des Dopamin. Dopamin kann auf zweifache Art eine Gangrän hervorrufen:

1) Durch versehentliche paravenöse Infektion bei peripherer Katheterlage (Tabelle 1) [1, 2, 4, 5, 10]. Von keinem Autor wurde eine Dosierung jenseits der als kritisch angesehenen 10 ug/kgKG/min angegeben, wobei jedoch durch die direkte Gewebsinfiltration die Konzentration des Dopamin an der Gefäßwand wesentlich größer ist als bei entsprechender systemischer Konzentration.
2) Während der unter 1 beschriebene Mechanismus durch zentrale Applikation des Dopamin vermeidbar ist, wurden auch Fälle peripherer Extremitätengangrän bei zentraler Infusion mit Dopamin beschrieben [3, 6, 7, 8, 9, 11, 12]. Die von den Autoren angegebenen Diagnosen lassen sich letztlich auf das Bestehen eines cardiogenen oder septischen Schocks zurückführen.

Für die ungewöhnlich ausgedehnte vasospastische Aktivität des Dopamin kommen dabei als Ursache in Betracht: Eine erhöhte Freisetzung von Noradrenalin an terminalen Nervenendigungen, eine erhöhte periphere alpha-adrenerge Receptorensensibilität und eine erhöhte Dopamin-Beta-Hydroxylaseaktivität (DBH), welche eine schnelle Umwandlung von Dopamin

Tabelle 1. Periphere Nekrosen nach Extravasat von Dopamin

Autor		Patient Alter		Grunderkrankung	Dosis μg/kg/min	Klinischer Verlauf
Alexander	1975	64	♂	?	?	Periphere Cyanose-Phentolamin i.v. + s.c. – Heilung
Düsterlho	1976	75	♂	Myokardinfarkt	2,5	Nekrose am Unterarm
Boltax	1977	64	♂	Cardiogener Schock	7	Fingergangrän-Amputation-Phentolamin wirkungslos
Stetson	1977	47	♂	Cardiogener Schock	8	Nekrose am Unterarm – Fasciotomie – Phentolamin wirkungslos
Ebels	1977	56	♀	Z. n. Mitralklappe	6	Gangrän und Amputation der Hand

in Noradrenalin auslöst. Aber auch eine direkte Wirkung an bzw. über periphere Dopaminreceptoren ist wahrscheinlich. Der Angriffspunkt kann dabei sowohl an Serotonin- oder Tryptaminreceptoren wie auch an eigenen Dopaminreceptoren liegen. Präsynaptische Dopaminreceptoren spielen jedenfalls eine hemmende Rolle im sympathischen Nervensystem, da ihre Aktivierung zu einer verminderten Freisetzung von Noradrenalin führt. Obwohl eine physiologische Rolle solcher präsynaptischer Dopaminreceptoren zur Regelung der Noradrenalinfreisetzung der Nervenstimulation noch nicht berichtet wurde, wird eine pharmakologische Bedeutung dieses Mechanismus postuliert. Grundlegende Arbeiten zu dieser Fragestellung wurden von Lokhandwala und Mitarb. durchgeführt [13]. Wie sie tierexperimentell nachgewiesen haben, führt die Infusion geringer Mengen von Dopamin beim Labortier zu einem Blutdruckabfall, dessen Ursache in einer Stimulation postsynaptischer (vasculärer) Dopaminreceptoren liegt. Eine Erhöhung der Dopamindosierung führt wahrscheinlich über eine vermehrte Bildung von Noradrenalin, welches unter Einwirkung der Dopaminbetahydroxylase (DBH) entsteht, oder über eine direkte alpha-adrenerge Wirkung zu einer Vasoconstriction. Neben der Dosisabhängigkeit gibt es aber auch eine Abhängigkeit von der Vorladung des sympathischen Nervensystems, ob Dopamin einen vasodilatatorischen oder vasoconstrictorischen Effekt hat. Ganglienblockierende Medikamente können den primär vasodilatierenden Effekt in einen vasopressorischen umwandeln [14, 15]. Neben diesen unspezifischen Ganglienblockern können aber auch Medikamente auf Grund ihrer chemischen Verwandtschaft mit Dopamin direkt an den Dopaminreceptoren angreifen und von dort eine Wirkung auf das Gefäßsystem ausüben. In diese Gruppe gehören die Ergotalkaloide, die durch ihr Ergolingerüst chemisch mit dem Noradrenalin und dem Dopamin verwandt sind. Der Dopaminantagonismus, der durch natürliche Peptidalkaloide hervorgerufen wird, ist zehnfach schwächer als der bei dihydrierten Derivaten und sogar hundertfach schwächer als der durch Ergometrin bewirkte Effekt. Ein solches Zusammenwirken eines Ergotalkaloids mit Dopamin wurde bereits einmal auf Grund einer klinischen Beobachtung von Buchanan [3] postuliert. Er berichtet über eine vierzigjährige Negerin, die postpartal Ergometrin erhielt und dann im Rahmen eines postpartalen septischen Schocks eine 4-Extremitätengangrän entwickelte. Bei unserer Patientin liegt die Gabe des Methylergometrin vier Wochen vor dem Auftreten des Vasospasmus (unmittelbar postpartal), ein Zusammenhang ist hier unwahrscheinlich. Verfolgt man aber die bei uns verwendeten Medikamente, so fällt auf, daß ab dem Tag vor dem Auftreten des Vasospasmus DHE-Heparin verabreicht wurde. Dihydroergotamin ist ein solcher Dopaminganglienblocker, durch den ein pressorischer Effekt des Dopamin hervorgerufen werden könnte. Ein zusätzlicher Effekt der Ergotalkaloide zum Entstehen des Vasospasmus erscheint also aus dem zeitlichen Zusammenhang durchaus wahrscheinlich.

ad 2). Auf Grund der komplexen körpereigenen und medikamentös beeinflußten Mechanismen ist es keineswegs überraschend, daß eine pharmakologische Therapie nur selten erfolgreich sein wird. Je ein Fall einer erfolgreichen Therapie mit Chlorpromazininfusion [12] und Phentolamin i.v. + s.c. [1] bei peripherer Cyanose der Hände ist beschrieben. Eine weitere Behandlungsmöglichkeit beim nicht schockierten Patienten ist die Sympathectomie.

Im Gegensatz zu diesen Verfahren stellt die Aufdehnung eines Gefäßes mit einem Ballonkatheter eine einfache und sichere Behandlungsmöglichkeit dar. Der Eingriff ist ebenso einfach und schnell, ja in Lokalanästhesie durchzuführen wie eine Embolektomie.

Tabelle 2. Periphere Nekrosen nach zentraler Gabe von Dopamin

Autor		Patient Alter		Grunderkrankung	Dosis µg/kg/min	Dauer	Klinischer Verlauf
Holzer	1973	60	♂	Z. n. Mitralklappe	14	89 h	(+ Isoproterenol) Gängran beider Hände
Alexander	1975	51	♂	Z. n. Mitralklappe	10	2 d	Zehengangrän bds. – Verwirrungszustände
		61	♂	?	?	14 d	Gangrän beider Hände
Düsterlho	1976	65	♂	Myocardinfarkt	33	140 h	Großzehengangrän bds. – Demarkation
Kulka	1976	58	♀	Cardiogener Schock	1,6–66	78 h	Periphere Nekrose aller Extremitäten
Valdes	1976	72	♂	Bauchaortenaneurysma	7,3	25 h	Cyanose der Hände – Chlorpromazin erfolgreich
Greene	1976	69	♂	Myokardinfarkt	1,5	6 d	NPN-Therapie erfolglos – Gangrän der Füße
Buchanan	1977	34	♀	Postpuerperale Sepsis	10–20	60 h	(+ Ergotamin) Gangrän aller Extremitäten
Stevens	1978	72	♂	Cardiogener Schock	6	?	Cyanose der Extremitäten – Chlorpromazintherapie erfolglos
Golbranson	1980	64	♂	H. influenza	8	24 h	Gangrän aller Extremitäten
		47	♂	Z. n. Colostomie	10–26	48 h	Gangrän aller Extremitäten
		77	♀	HWI	6–11	10 d	Gangrän aller Extremitäten
		47	♀	Sepsis	17–23	4 d	Gangrän der Zehen
Eigene Fälle	1981	30	♀	Postpuerperale Sepsis	3–10	10 d	(+ DHE-Heparin) Gangrän d. Beine, Cyanose d. Arme – operative Aufdehnung
		57	♂	Sept. Abdomen	3–5	28 d	(+ DHE-Heparin) Cyanose d. Hände links + rechts – operative Aufdehnung

Wir haben zugleich eine periarterielle Sympathectomie (Leriche) durchgeführt, als wesentlicher Mechanismus des operativen Vorgehens ist jedoch die mechanische Aufdehnung zu sehen.

Zusammenfassung

Dopamin kann trotz seiner primär peripheren dilatierenden Eigenschaft unter besonderen Umständen, wie sie bei cardiogenem oder septischem Schock zusammentreffen, zu vasospastisch bedingter peripherer Extremitätengrangrän führen. Dabei können sogar alle vier Extremitäten gleichzeitig betroffen sein. Die Erzeugung des Vasospasmus ist unabhängig von der Dosierung, sie hängt jedoch möglicherweise mit der gleichzeitigen Gabe von Dopaminreceptorenblockern zusammen. Zwei eigene Fälle mit kompletter Extremitätenischämie, bei denen Dopamin im Rahmen der Behandlung eines septischen Schocks verabreicht worden war, werden beschrieben. Es gelang, durch forcierte intraluminale Aufdehnung der Gefäße mit einem Ballonkatheter eine völlig normale Durchblutung wiederherzustellen. Diese mechanische Intervention scheint allen pharmakologischen Behandlungsversuchen überlegen zu sein.

Literatur

Kasuistische Berichte

1. Alexander CS, Sako J, Mikulic E (1975) Pedal gangrene associated with the use of dopamine. New Engl J Med 293:591
2. Boltax RS, Dineen JP, Scarpa FJ (1977) Gangrene resulting from infiltrated dopamine solution. New Engl J Med 296:893
3. Buchanan N, Cane RD, Miller M (1977) Symmetrical Gangrene of the Extremities Associated with the Use of dopamine Subsequent to Ergometrine Administration. Intens Care Med 3:55–56
4. Düsterlho VJ, Hänze S (1976) Periphere Nekrosen unter Dopamintherapie. Herz/Kreislauf 8(6):306–310
5. Ebels T, Van der Heide JNH (1977) Dopamin-induced Ischaemia (Letter). Lancet 2: 762
6. Golbranson FL, Lurie L, Vance RM, Vandell RF (1980) Multiple extremity amputations in hypotensive patients treated with Dopamine. JAMA 243(11):1145–1146
7. Greene SJ, Smith JW (1976) Dopamine gangrene. New Engl J Med 294:114
8. Holzer J, Karliner JS, O'Rourke RA, Ross J jr (1973) Effectiveness of dopamine in patients with cardiogenic shock. Amer J Cardiol 32:79–88
9. Julka NK, Nora JR (1976) Gangrene Aggravation After Use of Dopamine. JAMA 235, 26
10. Stetson JB, Reading GP (1977) Avoidance of vascular complications associated with the use of Dopamine. Can Anaesth Soc J 24(6):727–733
11. Stevens D, Stegall B (1978) Post-Dopamine Ischemia treated with Chlorpromazine (Letter). Am J Hosp Pharm 35(5):521
12. Valdes ME (1976) Post-Dopamine ischemia treated with Chlorpromazine. New Engl J Med 295:1081–1082

13. Lokhandwala MF, Buckley JP (1977) Analysis of presynpatic inhibitory actions of various dopamine analogs and sympathetic neutrotransmission in mongrel dogs. Life Sci 20:507
14. Lokhandwala MF, Buckley JP (1977) Presynpatic dopamine receptors as mediators of dopamine-induced inhibition of neurogenic vasoconstriction. Eur J Pharmacol 45:305
15. Lokhandwala MF, Jandhyala BS (1979) The role of sympathic nervous system in the vascular actions of dopamine. J Pharmacol Exp Ther 210(1):120

Diskussion

Scherzer, Wien: Ich möchte nur anmerken, daß mir zwar nicht im Detail – nur aus der Erzählung – ein Fall der Wiener Kinderklinik bekannt ist, bei dem sehr wohl ganz ähnliche Symptome mit schwersten Folgen, mit teilweisen Amputationen der Extremitäten bekannt wurde, ohne daß Dopamin verwendet wurde.

Kobinia, Linz: Es gibt das auch. So wurde zum Beispiel diese Komplikation mit DHE alleine beschrieben.

Anästhesie beim septischen Patienten

H. Van Aken und B. Groeger

Klinik für Anästhesiologie und operative Intensivmedizin, Westf. Wilhelms-Universität (Direktor: Prof. Dr. med. P. Lawin), Jungeboldtplatz 1, D-4400 Münster

Einleitung

Der septische Schock besteht aus zwei unterschiedlich ablaufenden aufeinanderfolgenden Phasen. Die erste Phase, der hyperdynamische „Schock", – oft verkannt – ist gekennzeichnet durch Fieber, Bewußtseinstrübung, erniedrigten Blutdruck, erniedrigten Gefäßwiderstand, erhöhtes Herzzeitvolumen und respiratorische Alkalkose. Dieses klinische Bild kaschiert jedoch bereits bestehenden Schockzustand, wenn man Schock als eine disproportionale Verteilung des Herzzeitvolumens nach Messmer versteht. Wird eine sofortige und effektive Behandlung unterlassen, so tritt ein deutlicher Schockzustand ein, der durch erniedrigtes Herzzeitvolumen, erhöhten Gefäßwiderstand, kalte Extre-

Hefte zur Unfallheilkunde, Heft 156
Zusammengestellt von G. Schlag

mitäten, Gewebsischämie, erhöhtes Blutlaktat und metabolische Acidose charakterisiert ist. Da die Mortalität in dieser „low-output"-Phase extrem ansteigt, muß es erstes therapeutisches Ziel sein, beim septischen Patienten ein hohes Herzzeitvolumen aufrechtzuerhalten. Der operative Eingriff stellt eine erschwerte und zusätzliche Belastung in der Behandlung jedes Risikopatienten dar. Die Operation bedeutet somit für den Patienten ein zusätzliches unumgängliches Risisko durch den damit verbundenen Blutverlust, Wasser- und Elektrolytverschiebungen und die „potentielle" Toxizität der Anästhestica.

Zu diesem Zeitpunkt ist eine enge medizinische Kooperation zwischen Chirurgen und Anästhesisten unbedingt erforderlich. Diese Zusammenarbeit beginnt bereits mit der präoperativen Beurteilung des Patienten. Mit der Vorbereitung sollte rechtzeitig vor Narkoseeinleitung und Eingriff begonnen werden. Die Dringlichkeit der Operation ist hier völlig anders zu bewerten als beim akuten traumatischen hämorrhagischen Schock, bei dem ein sofortiger operativer Eingriff induziert ist.

Präoperative Untersuchungen

Bei jedem septischen Patienten sind in der präoperativen Phase folgende Untersuchungen unabdingbar:

EKG, Röntgenaufnahme des Thorax, Hämoglobin, Hämatokrit, Gesamteiweiß, aktuelle Elektrolyse, Kreatinin, umfassender Gerinnungsstatus und eine arterielle Blutgasanalyse. In diesem Zeitraum muß nach Kenntnis der ermittelten Daten und Werte eine gezielte Therapie begonnen werden, um den Patienten optimal für den Eingriff einzustellen. Die absolut notwendigen therapeutischen Maßnahmen sind folgende:

1. Ausgleich eines evtl. bestehenden Volumenmangels durch Infusionstherapie unter Kontrolle des zentralvenösen Druckes,
2. Ausgleich einer evtl. bestehenden Anämie durch Bluttransfusionen,
3. Ausgleich einer evtl. bestehenden Gerinnungsstörung durch Frischplasma, Frischblut oder Thrombocytenkonzentrate,
4. Ausgleich einer evtl. Elektrolytverschiebung,
5. Ausgleich einer evtl. vorliegenden Störung des Säure-Basen-Haushaltes unter Kontrolle der Blutgasanalyse.

Eine zu schnelle Korrektur oder Überkorrektur einer metabolischen Acidose sollte jedoch vermieden werden, da eine Alkalose die Hgb-O_2-Dissoziationskurve nach links verschiebt und somit die Affinität des Hämoglobinmoleküls für Sauerstoff erhöht.

Erhebliche Meinungsunterschiede bestehen über den Effekt eines erniedrigten pH-Wertes auf die Myokard-„Kontraktilität".

Eine Acidose kann die myokardiale Leistung herabsetzen und die Reaktion auf Catecholamine abschwächen. Auf der anderen Seite ruft eine Acidose eine gesteigerte Freisetzung von Catecholaminen hervor. Beide gegensätzlichen Effekte bewirken, daß keine wesentliche Einschränkung der Myokardfunktion bis zu einem pH-Wert von 7,0 auftritt. Bei diesem pH-Wert ist die myokardiale Leistung um etwa 20–25% vermindert.

Perioperatives Monitoring

Standardmonitoring: EKG, zentralvenöse Druckmessung, arterielle Druckmessung, Urinausscheidung und Kontrolle der Blutgasanalyse sind während der perioperativen Phase unumstritten.

Direkte arterielle Kanülierung ermöglicht sowohl die zuverlässige und kontinuierliche Messung des arteriellen Blutdruckes als auch die bequeme Entnahme von arteriellem Blut zur Bestimmung der Blutgaswerte. Die gemisch-venösen Blutgase reflektieren eher das Ausmaß der Gewebehypoxie und sind daher bessere Indikatoren für den Grad des Schockzustandes einerseits und für die Effektivität der Therapie andererseits. Die arterio-venöse Sauerstoffdifferenz (a-VDO_2) ist der zuverlässigste Parameter zur optimalen Bestimmung des O_2-Verbrauchs und der O_2-Transportverhältnisse.

Mittels Anwendung des Swan-Ganz-Katheters kann ein komplettes cardio-respiratorisches Monitoring durchgeführt werden. Es umfaßt Herzindex, Rechts- und Linksherzarbeit, peripheren Gefäßwiderstand, pulmonal-vasculären Widerstand, arteriovenöse Sauerstoffgehaltsdifferenz (a-VDO_2), intrapulmonaler Shunt (Qsp/Qt). Hierdurch gelingt es, die verschiedenen Störungen der Hämodynamik und der gesamten Oxygenation schnell zu erfassen, zu differenzieren und gezielt zu behandeln und ermöglicht somit eine an der Starling-Kurve orientierte Volumentherapie.

Herz- und Kreislaufbehandlung

Ziel der Behandlung beim septischen Patienten muß die Aufrechterhaltung eines hohen Herzzeitvolumens und eine bedarfsgerechte Verteilung des Blutflusses sein. Es gibt verschiedene Möglichkeiten, dieses zu erreichen:

1. Vorlast (Preload)

Häufig reicht allein die Optimierung des Preloads zur Verbesserung der hämodynamischen Situation aus. Die Höhe des Preloads ist jedoch vom intravasculären und nicht vom Gesamtflüssigkeitsvolumen abhängig. Bei erhöhtem extracellulären Volumen mit Ödembildung kann trotzdem die zusätzliche Gabe von Flüssigkeit notwendig werden, auch wenn dies zunächst unrichtig und exzessiv erscheint. Denn wenn es nicht gelingt, ein ausreichendes intravasales Volumen zur Sicherstellung eines optimalen Preloads zur Verfügung zu stellen, dann kommt es durch die entstehende inadäquate Gewebsperfusion nicht selten zum prärenalen Nierenversagen. Wenn zur Aufrechterhaltung der Nierenfunktion eine größere Menge Flüssigkeit benötigt wird, kann diese sich im Lungeninterstitium einlagern und die Lungenfunktion weiter verschlechtern. Die Niere aber ist das wichtigste Organ, das in der Frühphase des septischen Schocks geschützt werden muß, d.h., es ist nicht richtig, den Patienten in der Frühphase des septischen Schocks auf der „trockenen Seite‘ zu lassen.

2. Arrhythmien

Alle Arrhythmien, die sich negativ auf das Herzzeitvolumen auswirken, sollten sofort behandelt werden.

Die Cardioversion stellt die Behandlung bei Ventrikeltachykardien und Kammerflimmern dar. Sie ist aber auch der schnellste und sicherste Weg, um supraventriculären Tachyarrhytmien entgegen zu wirken. Die intravenöse Gabe von Betablockern kann nützlich sein, ist aber mit Vorsicht zu handhaben.

Der Effekt von Digitalis stellt sich erst nach einiger Zeit ein. Das Anbringen eines elektiven transvenösen Schrittmachers ist das schnellste und einfachste Verfahren zur Behandlung von Bradykardien und eines AV-Blocks.

3. Unterstützung der Inotropie

a) Der septische Schock geht einher mit einer von einem „myocardial depressant factor" hervorgerufenen Myokarddepression, die gut auf Digitalis anspricht. Fast alle Patienten, die in dieser Situation dem Stress der Anästhesie und des operativen Eingriffs ausgesetzt werden, sind angewiesen auf Digitalisierung und benötigen eine individuell unterschiedliche Dosierung.
Das Hauptproblem beim Einsatz dieser Substanzen ist deren geringe therapeutische Breite. Darüber hinaus wird das Risiko toxischer Erscheinungen durch Veränderungen im Elektrolyt- und Säure-Basen-Haushalt, der Nierenfunktion und durch die Wechselwirkung mit anderen Medikamenten noch zusätzlich erhöht.
b) Calcium. Ionisiertes Calcium ist für die Kontraktilität des Herzmuskels von größter Bedeutung. Erniedrigte Serumspiegel an ionisiertem Calcium findet man bei Alkalose und nach Massentransfusionen. Die intravenöse Gabe von 1–2 g $CaCl_2$ führt zu einem signifikanten Anstieg des arteriellen Mitteldrucks und des peripheren Gefäßwiderstands. Häufig kommt es zusätzlich zu einem Anstieg des Herzzeitvolumens. Es ist jedoch zu beachten, daß besonders beim digitalisierten Patienten und bei Patienten mit Hypokaliämie die verschiedenartigsten Rhythmusstörungen auftreten können.
c) Oft ist der Gebrauch vasoaktiver Substanzen indiziert. Dopamin ist das Mittel der Wahl, wenn es um die Unterstützung der Inotropie geht.
In niedriger Dosierung zeigt Dopamin einen leicht positiv inotropen Effekt ohne oder mit nur geringer Änderung der Herzfrequenz und des peripheren Widerstands. Durch Stimulation dopaminerger Receptoren im Gefäßbett der Niere wird die Nierendurchblutung verbessert und somit können evtl. Folgen einer renalen Ischämie vermieden werden.

4. Nachlast (Afterload)

a) Erhöhung (Stadium I)

Die erste Phase des septischen Schocks kann durch einen sehr niedrigen arteriellen Blutdruck auf dem Boden eines extrem erniedrigten peripheren Gefäßwiderstands gekennzeichnet sein. In diesem Fall ist der Einsatz eines Vasoconstrictors wie Noradrenalin gerechtfertigt. Es soll nur soviel Noradrenalin infundiert werden, daß ein diastolischer Blutdruck von 60 mm Hg erreicht wird, der für eine ausreichende Perfusion der vitalen Organe notwendig ist. Intensivere Vasoconstriction sollte jedoch vermieden werden, da sie eine erhöhte Herzarbeit und eine Abnahme der Gewebsperfusion hervorruft.

b) Herabsetzung (Stadium II)
In der zweiten Phase mit erhöhtem systemvasculären Widerstand können Vasodilatatoren wie z.B. Nitroglycerin, betastimulierende Substanzen (Isoproterenol) und Alpha-Blocker eine Zunahme des Herzzeitvolumens und der Nierendurchblutung bewirken.

Wahl des Anästhesieverfahrens

Loco-Regionalanästhesie

Die Permeabilität eines Lokalanästheticums ist abhängig von der Menge freier Basen. In einem sauren Milieu ist diese Form jedoch stark vermindert vorhanden und somit die Wirksamkeit des Lokalanästheticums reduziert.

Darüber hinaus kann eine erhöhte Systemabsorption zu einer Myokarddepression führen. Bei einer akuten Sepsis sollte auf eine Spinalanästhesie verzichtet werden, da die Dura, die der Infektion eine natürliche Grenze setzt, verletzt wird. Die Periduralanästhesie dagegen verursacht eine zusätzliche Mehrdurchblutung der unteren Extremitäten und damit eine Minderperfusion anderer lebenswichtiger Organe. Gerinnungsstörungen und die Möglichkeit der Hämatombildung verbieten die Durchführung der meisten Regionalanästhesien.

Allgemeinanästhesie

Kein Anästhesieverfahren hat bis heute eine klare Überlegenheit im Falle einer Operation am septischen Patienten bewiesen. Hinsichtlich der Wahl der Anästhesie ist deren Einfluß auf das Herz-Kreislaufsystem als wichtigster Parameter anzusehen. Da bei diesen Patienten eine postoperative Beatmung aus verschiedenen Gründen, z.B. Einschränkung der F.R.C., Hochstand des Diaphragmas und Herabsetzung des O_2-Verbrauchs obligat sein sollte, spielt die atemdepressive Wirkung der verwendeten Anästhesica in der Praxis eine geringe Rolle.

Die Neuroleptanästhesie mit Fentanyl stellt aufgrund ihres geringen Einflusses auf das cardiozirkulatorische System das geeignete Narkoseverfahren dar.

Prophylaxe des postoperativen Nierenversagens

Im Allgemeinen bewirken sowohl volatile als auch intravenöse Anästhetica eine Beeinträchtigung der Nierenfunktion, die sich in der Umverteilung der Nierendurchblutung äußert: corticale arterioläre Vasoconstriction und Erhöhung des Blutstromes zu den juxtamedullären Nephronen. Gesteigerte ADH-Sekretion bewirkt Wasserretention, Hyponatriämie und Oligurie in der perioperativen Periode. Diese Auswirkungen sind vorübergehend und reversibel nach Beendigung der Narkose. Bei einem gefährdeten Patienten können sie jedoch direkt zur Pathogenese des akuten Nierenversagens beitragen, vor allem in Kombination mit Hypoxämie, Acidose und Hypovolämie.

Fluorhaltige Anästhetica sind potentiell nephrotoxisch, da Fluor (F^-) Tubulusschädigung mit Oxalateinlagerung verursacht. Die Einschränkung der Nierenfunktion ist proportional dem Spitzen-F^--Spiegel.

- 50–100 μM/l: geringe Nierenfunktionseinschränkung
- 100–150 μM/l: schwere Nierenfunktionseinschränkung

→ 150 μM/l: permanente Nierenfunktionseinschränkung

Bei Eintreten einer Oligurie sind folgende Maßnahmen unverzüglich einzuleiten:

1. Kontrolle des Urinkatheters, der Flüssigkeitsbilanz und der Hämodynamik.
2. Bei fortbestehender Oligurie trotz exakt plaziertem Katheter, ausgeglichener Flüssigkeitsbilanz und adäquater hämodynamischer Situation, schnelle Gabe von 250–500 ml NaCl.
3. Bei weiterbestehender Oligurie nach Infusion von NaCl, Gabe von 150 ml 20%iger Mannit-Lösung.
4. Nur bei Versagen der o.g. Therapieversuche ist die i.v. Gabe von Furosemid indiziert.

Muskelrelaxantien

Eine Potenzierung der neuromusculären Blocker ist möglich, da alle septischen Patienten Antibiotica erhalten. Angepaßte Dosierung unter neuromusculärem Monitoring und postoperative Beatmungsmöglichkeit sind empfehlenswert.

Schlußfolgerung

Es kann nicht ausdrücklich genug betont werden, wie wichtig die Kenntnis der zugrundeliegenden Pathophysiologie und die Durchführung eines adäquaten Monitoring des Patienten sind. Strikte Beachtung von „Details" ist unerläßlich, um dem Patienten die bestmöglichen Chancen zu sichern.

Literatur

1. Bavister PH, Longnecker DF, Prys-Roberts C (1977) Influence of anaesthetic agent on survival following endotoxin shock. Br J Anaest, p 232
2. Cousins MJ, Mazze RI (1973) Anaesthesia, Surgery and Renal Function: Immediate and delayed effects: Anaesthesia and intensive care 1:353–373
3. Cousins MJ, Mazze RI (1973) Methoxyflurane Nephrotoxicity. A study of dose response in man. JAMA 225:1611–1616
4. Delooz H: The postoperative ventilation in patients with peritonitis. In: de Boer HHM (ed) Intra-abdominal Sepsis. Bunge Scientific, p 150
5. Drop LJ (1974) Interdependence between plasma ionized calcium and hemodynamic performance. Massachusetts General Hospital. Printing Office, Boston

6. Crexelis C (1973) Optimal filling pressure in the left side of the heart in acute myocardial infarction. New Engl J Med 289:1263
7. Goldberg LI (1972) Cardiovascular and renal actions of dopamine: potential clinical applications. Pharmacolog Rev 24
8. Laver MB (1979) Therapeutic priorities in the critically ill patient: Lungs vs. Kidney. A.S.A. Annual refresher course 142, St. Louis
9. Lawin P, Wendt M: Aktuelle Probleme der Intensivbehandlung II. Intensivmedizin, Notfallmedizin, Anästhesiologie, Bd 17, Thieme, Stuttgart New York
10. Lee C, Chen D, Nagel EL (1977) Neuromuscular block by antibiotics Polymixin B. Anesth Analg 56:373–387
11. Lillehei RC, Dietzman RH, Marsas S et al. (1967) Treatment of septic shock. Med Treatment 4:321
12. Mathieu A, Binke JF (1982) Infection and the perioperative period. Grune & Stratton, New York
13. Müller H, Ayens S, Gergary JJ (1970) Hemodynamic coronary blood flow and myocardial metabolism in coronary shock: response to l-norepinephrine and isoproterenol. J Clin Invest 49:1885–1902
14. Smulyan H, Cuddy RP, Eich RH (1964) Hemodynamic effects of pressor agents in septic and myocardial infarction shock. JAMA 190:188
15. Van Aken H, Van de Walle J: Pathophysiologie van shock. In: Aanwinsten in de invendige Geneeskonde 7, p 80. Stafleu's Wetenschappelyke Uitgeversmootschapy B.V. Alphen aan de Rijn/Brussel

V. Experimentelle Untersuchungen

(Leitung: R. Gottlob, P. Krösl)

Der Beitrag von Trauma und Postaggresionsstoffwechsel zur Fettembolie

R. Gottlob, R.D. Fasol und K. Porschinski

Abteilung für Experimentelle Chirurgie (Leiter: Prof. Dr. R. Gottlob), I. Chirurgische Universitätsklinik (Vorstand: Prof. Dr. A. Fritsch), Alser Straße 4, A-1090 Wien

Die Ansichten über die Ursachen einer Fettembolie sind noch sehr geteilt. Tabelle 1 gibt eine Übersicht über verschiedene in der Literatur aufscheinde Ansichten.

Im Folgenden soll zu mehreren dieser Möglichkeiten aufgrund eigener Versuche Stellung genommen werden.

A. Traumatische Genese der Fettembolie

Resorption von Fett aus dem Frakturspalt und dem Frakturhämatom. Es wird angenommen, daß das Frakturhämatom unter Druck steht und so in verletzte Venen eingepreßt wird. Frakturhämatome enthalten mehr oder weniger zahlreiche Fettropfen.

Versuche aus unserem Laboratorium haben ergeben, daß in Punktaten aus Frakturhämatomen maximal Fettgehalte von etwa 4% gefunden wurden [4]. Nach Peltier beträgt die LD 50 von humanem Fett 900 mg/kg. Bei einem 60 kg schweren Menschen würde das bedeuten, daß 54 g Fett oder 1300 ml des Frakturhämatoms resorbiert werden müßten. – Nun ist es sehr wenig wahrscheinlich, daß verletzte Venen so weit offen bleiben, daß sie

Tabelle 1

A. Traumatische Genese

1. Fettresorption aus dem Frakturspalt bzw. aus dem Frakturhämatom
2. Erhöhte Resorption von Fetten aus den Geweben im Schock
3. Mechanische Einpressung von Fett in den Kreislauf im Momente des Unfallgeschehens

B. Systemische Ursachen

4. Posttraumatische Hyperlipidämie
5. Herabgesetzte Suspensionsstabilität des Blutes für Lipide in der posttraumatischen Phase.
6. Verengung der Lungencapillaren im Schock, dadurch vermehrt Auffangen von Fettröpfchen aus dem zirkulierenden Blut im Lungenbett.

Hefte zur Unfallheilkunde, Heft 156
Zusammengestellt von G. Schlag

solche großen Mengen an Frakturhämatom resorbieren können. Erfahrungsgemäß verteilt sich das Frakturhämatom im Gewebe und bleibt dort längere Zeit liegen. – Gegen eine Resorption nennenswerter Mengen eines Frakturhämatoms und des darin enthaltenen Fettes spricht auch der folgende Versuch.

Versuch 1

Bei Kaninchen wurden nach Setzen bilateraler Frakturen je 0,1 ml Olivenöl, dem etwa 100 $\mu Ci^{131}J$ beigemengt war in den Frakturspalt injiziert. Kontrolltiere ohne Frakturen erhielten die gleiche Trioleindosis intramusculär in die Nähe des Femurschaftes. Anderen Tieren wurden keine Frakturen gesetzt, sondern etwa 36% des zirkulierenden Blutbvolumens entnommen. 24 h nach dem Trauma wurden Tiere getötet und die Aktivitäten in den Lungen bestimmt. Die Ergebnisse dieser Untersuchungen sind in Tabelle 2 enthalten.

Man erkennt aus Tabelle 2 wohl eine signifikant höhere Resorption bei Blutung und besonders bei Frakturen im Vergleich zu den Kontrollen, die Mengen betragen jedoch etwa 0,2 oder 0,4% der injizierten Dosis. Aufgrund dieser Versuche und der oben angestellten quantitativen Überlegungen erscheint es undenkbar, daß aus dem Frakturhämatom genügende Mengen von Fetten resorbiert werden können, um klinisch relvante Fettembolien erzeugen zu können [11]. – Man könnte noch annehmen, daß größere Mengen des Frakturhämatoms über die Markhöhle der frakturierten Knochen resorbiert werden. Wir haben daher [11] dem Frakturhämatom das Kontrastmittel Lipiodol zugemischt. Verschiedene Zeiten danach konnten wir jedoch in den Markhöhlen kein Lipiodol nachweisen.

Brücke, Blümel und Gottlob haben an unserer Abteilung nachgewiesen, daß Fette, die man subcutan oder intramusculär injiziert, im Moment des Blutentzuges schneller resorbiert werden. Verschiedene Beobachtungen deuten darauf hin, daß es sich um einen vermehrten lymphogenen Abtransport handelt, der dann einsetzt, wenn aufgrund eines beginnenden Schockes die Möglichkeit eines venösen Abtransportes herabgesetzt wird [1]. Die im Versuch 1 angegebenen quantitativen Daten sprechen jedoch wieder dagegen, daß die Fettmengen, die hierbei resorbiert werden können, groß genug sind, um das klinische Bild einer Fettembolie zu erzeugen.

Expression von Fetten aus der Markhöhle in die Blutbahn im Moment des Frakturgeschehens. Wie wir zeigen werden, kann es durch Kompression von verschiedenen Knochen zu einer Raumeinengung der Markhöhle kommen und dadurch zu einem Auspressen von Fett in die Blutbahn.

Versuch 2

Bei Femurknochen von menschlichen Leichen oder von Hunden wurde die proximale und die distale Epiphyse mit Knochenzement wasserdicht in Metallrohre einzementiert. Der

Tabelle 2. ^{131}J Triolein-Olivenöl i.m. oder in den Frakturspalt. Aktivität der Lungen nach 24 h in % der applizierten Aktivität

	Kontr.	Blutung	Fraktur
N	5	8	7
x	0.02	0.19	0.39
P		<0.02	<0.02

Knochen wurde an einer Stelle angebohrt, es wurde ein dünnes Plastikdrain an dieser Stelle in die Markhöhle einzementiert. Dieses Plastikdrain konnte als Manometer verwendet werden. Es wurden jetzt verschiedene Frakturmechanismen erprobt. Der Knochen wurde langsam durch Biegen zur Fraktur gebracht, er wurde durch schnelles Biegen frakturiert und schließlich flach auf einem Amboß liegend mit einem Hammerschlag von oben her zertrümmert. – In keinem Falle kam es zu einem nennenswerten Druckanstieg im Knocheninneren. Der Knochen konnte bis zu etwa 10–15° gebogen werden, ohne daß der Druck anstieg. Dann brach der Knochen und es kam zu einem sofortigen Druckabfall [9, 11]. – Wir schließen aus Versuch 2, daß es nicht möglich ist, durch Traumatisierung der Schäfte langer Röhrenknochen einen solchen intraossalen Druckanstieg zu erzielen, daß Knochenfett in die Blutbahn ausgepreßt wird.

Einen entgegengesetzten Befund konnten wir erheben, wenn die Knochendiaphysen geprüft wurden [11].

Versuch 3

Ähnlich wie im Versuch 2 wurden Femurknochen von Hunden und Menschen abgedichtet. Es wurde jedoch nicht der Schaft frakturiert sondern die proximale und besonders die distale Epiphyse durch Einspannen in einem Schraubstock komprimiert. Dabei zeigte sich, daß besonders die distalen Epiphysen erheblich komprimiert werden konnten, bevor eine erkennbare Fraktur einsetzte. Hierbei kam es zu einem Austritt von Fettmengen, die zwischen 6 und 10 g betrugen. Diese Fettmengen konnten bei weiterer Kompression und nach Einsetzen von Frakturen erheblich vermehrt werden. – Wurden bei Präparation des Knochens die abführenden Venen belassen, konnte man deutlichen Eintritt großer Fettropfen in die Knochenvene erkennen. – Auch aus Rippen konnten Fettropfen ohne Setzen einer Fraktur exprimiert werden. – Wurden die Fettmengen in menschlichen Femura bestimmt, so zeigte sich, daß die distalen Epiphysen das meiste Fett enthielten, es folgten die proximalen Epiphysen, die Diaphysen enthielten die geringsten Fettmengen.

Aus den Versuchen 2 und 3 schließen wir, daß erhebliche Fettmengen durch Kompression der Epiphysen langer Röhrenknochen, eventuell auch von Rippen und anderen Knochen in die Blutbahn gelangen können. Da diese Knochen komprimierbar sind, kann es zu Fettembolien auch ohne Fraktur kommen, eine Beobachtung, die verschiedentlich erhoben wurde, unter anderem auch nach Herzmassage bei geschlossenem Thorax [6].

Das *Fettemboliesyndrom* tritt nun nicht unmittelbar nach dem Trauma auf sondern oft erst nach 2–3 Tagen. Wie kann man dieses Intervall erklären? Der nächste Versuch soll hierüber Auskunft geben.

Versuch 4

Kaninchen wurden 0,2 ml/kg gereinigten Olivenöls injiziert. Kurz danach wurde der Thorax eröffnet, die Lungen wurden inspiziert. Makroskopisch erwiesen sich die Lungen als weitgehend normal. – Anderen Tieren wurde die gleiche Menge einer Ölsäure injiziert. Kurz nach der Injektion wurden die Tiere getötet, es zeigte sich, daß ausgedehnte Lungenblutungen entstanden waren. Die Lungen waren außerdem ödematös. – Anderen Tieren wurde die gleiche Menge eines gereinigten Olivenöls injiziert, die Tiere wurden jedoch erst nach 48 h getötet. Die Lungen wiesen jetzt wieder zahlreiche Petechien auf, die Lungenblutungen hatten allerdings nicht das gleiche Ausmaß wie bei Tieren, denen Ölsäure injiziert wurde.

Wir schließen aus Versuch 4, daß in die Lungenstrombahn embolisiertes Fett lipolytisch gespaltet werden kann, wodurch freie Fettsäure frei wird, die nun zu schweren Permeabilitätsstörungen der Lungenstrombahn führt. Ergänzende Versuche haben gezeigt, daß eine Perfusion von gereinigtem Olivenöl durch die Aorta frisch getöteter Ratten die Endothelien kaum schädigt. Wurde jedoch Ölsäure perfundiert, so kam es bereits nach kurzer Zeit zu einer maximalen Endothelschädigung mit vollständiger Desquamation.

B. Systemische Ursachen der Fettembolie

Anhänger dieser Theorie berufen sich darauf, daß Fettembolien auch bei Patienten beobachtet werden, die sterben, ohne ein mechanisches Trauma erlitten zu haben. Für eine systemische Ursache spricht auch die Beobachtung, daß es vorwiegend schockierte Patienten sind, die an einem Fettemboliesyndrom erkranken. Mehrere Berichte sprechen dafür, daß das klinische Bild der Fettembolie nahezu verschwunden sei, seitdem eine konsequente Schockbehandlung durchgeführt wird. So halten manche Autoren die Fettembolie als ein „Epiphänomen des Schocks“ [3].

Hyperlipidämie. 1–2 Tage nach den verschiedensten Traumen kommt es in der Regel zu einer Hyperlipidämie, wie wir sie auch bei den Tieren in Versuch 5 gesehen haben. Es muß aber betont werden, daß eine Hyperlipidämie alleine nicht eine Fettembolie verursachen kann. Bei alimentären Hyperlipämien kann es zu wesentlich höheren Fettspiegeln kommen, ohne daß Fettembolien beobachtet werden.

Herabsetzung der Suspensionsstabilität der Lipide. Mahley hat Kaninchen unphysiologisch hohe Cortisondosen injiziert. Etwa vom 5. Tag an wurden Fettembolien beobachtet, die von posttraumatischen Fettembolien morphologisch nicht zu unterscheiden waren. Mahley beobachtete bei diesen Tieren eine zehnfache Zunahme der Very low density lipoproteine im Plasma und eine Zunahme der Partikelgröße dieser Stoffe auf etwa das Doppelte. Mahley erklärt die Embolien mit einem Verschmelzen der Very low density Lipoproteinpartikel zu Fettkugeln, die groß genug sind, um periphere Lungencapillaren zu verschließen. Die von Mahley angewandten Cortisondosen waren jedoch unphysiologisch hoch (50 mg/Tag bei 2,5–3,5 kg schweren Tieren). Umgerechnet auf einen 60 kg schweren Menschen würde das eine Tagesdosis von 1000 mg Cortisonacetat ergeben!

Um weitere Auskünfte über die eventuelle Bedeutung des Postaggresions-Lipidstoffwechses zu erhalten, wurde der nächste Versuch durchgeführt.

Versuch 5

24 ausgewachsene Kaninchen wurden in 4 Gruppen zu 6 Tieren eingeteilt.

Gruppe 1: Kontrolltiere (nur Narkose).

Gruppe 2: Femurschaftfraktur in Nembuthalnarkose.

Gruppe 3: Fraktur der Epiphysen im Kniegelenkbereich (die Frakturen wurden durch Kompression in einem Schraubstock bis zu einem hörbaren Frakturgeräusch erzielt).

Gruppe 4: Entnahme von 30% des errechneten Blutvolumens innerhalb von 2 h.

Die Tiere wurden 36 h nach dem Trauma für 12 h auf Nahrungskarenz bei freier Flüssigkeitsaufnahme gesetzt. 48 h nach dem Trauma wurden die Tiere getötet, die Lungen wurden entnommen und mit Sudan 3 gefährbt. Im Blutserum wurden die Triglyceride bestimmt, weiters eine Lipidelektrophorese durchgeführt. Zusätzlich wurde die Grenzflächenspannung des Serums gegen reines Olivenöl, dem 0,7% Ölsäure zugesetzt waren, bestimmt. Außerdem wurde das Triglyceridaufnahmevermögen (TAV) bestimmt.

Die Messung der *Grenzflächenspannung* wurde stalagmometrisch mit der Methode nach Dunken mit einer eigenen Modifikation [4] durchgeführt. Das *Tryglyceridaufnahmevermögen* (TAV) wurde ebenfalls nach einer eigenen Methode [5] ermittelt: Zu 3 ml Serum werden 0,5 ml gereinigten Olivenöls zugegeben. Dieses Gemisch wird dann in Eprouvetten bei 37° 14 h lang End über End rotiert (30 U/min). Danach werden die Eprouvetten eine halbe Stunde stehengelassen, wobei eine grobe Trennung zwischen Serum und überschüssigem Fett erfolgt. Das überschüssige Fett wird abgezogen, das verbleibende Serum dreimal bei 2500 x g zentrifugiert (jeweils 20'). Hierbei wird jedesmal der abgecremte Überstand entfernt. Es folgt eine letzte Zentrifugierung bei 30000 x g, 30 min lang. Das Serum wird jetzt durch Punktion aus einer Plastikeprouvette abgezogen. In dem so gewonnenen klaren oder leicht opalen Serum wird der Fettgehalt enzymatisch bestimmt.

Die Ergebnisse von Versuch 5 sind in Tabelle 3 enthalten.

Aus Tabelle 3 kann das Folgende gesagt werden:

Hämatokrit (Kolonne 1). Man erkennt, daß 48 h nach Setzen der Frakturen der Hämatokrit erheblich erniedrigt ist. Im Durchschnitt noch etwas niederer ist der Hämatokrit der Tiere nach Blutverlust.

Fettembolie in Lungenschnitten (Kolonne 2). Bei den Kontrollen und Tieren nach Blutverlust sind in nahezu 90% der beobachteten Gesichtsfelder keine Fettembolien zu sehen gewesen. Vereinzelte Fettembolien fanden sich in 11,3 bzw. 9,3%. Bei den Schaftfrakturen waren die Fettembolien sichtlich vermehrt, die größte Zahl von Fettembolie fand sich jedoch bei Epiphysenfrakturen, wobei 69,8% der Gesichtsfelder multiple Fettembolien enthielten. Die Unterschiede gegen Kontrollen und gegen Tiere mit Blutentzug sind signifikant.

Bei den *Lipidelektrophoresen* (Kolonne 3) sieht man, daß sowohl bei Blutungen als auch bei Frakturen die α-Lipoproteine zu Gunsten der β- und prä-β Lipoproteine vermindert waren.

Bei der Untersuchung der *Grenzflächenspannungen* (Kolonne 4) fiel auf, daß bei allen Tiergruppen weitgehend identische Grenzflächenspannungen vorlagen.

Die *Triglyceride* (Kolonne 5) waren bei Tieren mit Blutentzug, mit Epiphysen- und Schaftfrakturen annähernd gleichmäßig erhöht. Nach Drehen mit gereinigtem Olivenöl zeigte sich aber, daß die Seren der Kontrolltiere noch durchwegs in der Lage waren, Triglyceride aufzunehmen, während bei den mit Blutentzug oder mit Frakturen behandelten Tieren die Triglyceride im Durchschnitt abnahmen. Besonders deutlich war dies bei den Schaftfrakturen und bei den Epiphysenfrakturen, wo von 6 Versuchstieren 6 bzw. 5 eine deutliche Abnahme des Triglyceridgehaltes nach Drehen zeigten.

Tabelle 3

		1	2			3		4		5		
			Fettembolie in Lungenschnitten			Lipid-E-Phorese		Grenzflächen-spannung		Tri-glycer-ide	TAV	
		Hämatokrit	Keine	vereinz.	multip.	α	β + präβ	reines 01.-Öl	+ 0.7% Ölsäure		Diff.	< 0
Kontr.	x	35.3	88.7	11.3	0	36.3	63.7	22.04	12.56	94.3	+ 27.2	0
	SD	2.8	4.6	4.5	–	15.4	15.4	0.22	0.32	34.0	12.4	
Blutg.	x	22.3	90.2	9.3	0.7	20.7	79.3	21.26	12.24	196.0	–18.5	3
	SD	3.4	3.9	3.8	0.5	6.7	6.7	0.21	0.28	84.5	44.5	
P: Kontr.					n.s.			n.s.	n.s.	< 0.05		
P:Schaft					< 0.02							
Epiph.	x	24.5	10.4	23.2	68.9	19.4	80.5	21.92	12.65	184.6	–24.6	5
	SD	5.3	14.06	14.3	26.4	7.9	7.9	0.20	0.25	56.4	41.3	
P:Kontr.					< 0.02			n.s.	n.s.	< 0.075		
P:Schaft.					< 0.06							
Schaft.	x	25.7	35.5	48.5	15.8	16.6	83.4	22.06	17.79	185.5	–27.5	6
	SD	2.8	23.8	13.9	12	10.3	10.3	0.50	0.35	53.2	15.1	
P:Kontr.					< 0.02			n.s.	n.s.	< 0.05	< 0.02	
P:Blutg.					< 0.02							

Diskussion

Es wurden Kontrolltiere (nur Narkose) mit Tieren verglichen, die Frakturen der Epiphyse oder der Diaphyse erlitten hatten und mit Tieren, die soweit entblutet waren, daß der Hämatokrit durchschnittlich noch etwas unter dem Hämatokrit der Tiere mit Fraktur absank. Sowohl Tiere mit Frakturen als auch mit Blutentzug zeigten einen deutliche Postaggressions-Lipidstoffwechsel mit Erhöhung der Triglyceride im Serum und Zunahme der β und der prä β-Lipoproteine auf Kosten der α-Lipoproteine. Der TAV-Versuch zeigte, daß sich die Lipide bei allen Versuchstieren mit Ausnahme der Kontrollen in einer relativ unstabilen Emulsion befanden. Wir führen das darauf zurück, daß sich in der β- und prä-β-Fraktion vor allem die Lipoproteine niederer Dichte befinden, in denen die Eiweißfraktion und daher auch die Suspensionsstabilität relativ gering ist.

Trotz dieser bei Blutung und Frakturen nahezu identischen Veränderung des Lipidstoffwechsels war der Unterschied in der Zahl der Fettembolien auffallend, bei Blutungen eine sehr geringe Anzahl, die von Kontrollen nicht zu unterscheiden war, während bei beiden Frakturformen die Fettembolien vermehrt waren. Dieser Befund spricht zunächst gegen eine systemische Genese der Fettembolie der Lungen. Vielmehr wird die weiter oben erwähnte Theorie der Expression von Fett in die Blutbahn im Momente des Frakturgeschehens unterstützt, zumal die Unterschiede zwischen Epiphysenfrakturen und Schaftfrakturen deutlich waren ($p < 0{,}06$).

Wie können wir nun den Einfluß des Schockgeschehens auf das klinische Bild der Fettembolie erklären? Grundsätzlich kommt in Frage:

a) Verengung des Lungencapillarbettes im Schock und dadurch vermehrtes Auffangen von Fetttröpfchen
b) Vermehrte Lipolyse im Schock und dadurch vermehrtes Auftreten von freien Fettsäuren
c) Zusätzlich zu diesen bekannten Hypothesen sollte noch an die Möglichleit gedacht werden, daß sich an die primär, unmittelbar nach dem Frakturgeschehen in die Lunge embolisierten Tröpfchen aus Knochenfett Lipide aus dem zirkulierenden Blut aufgrund der unstabilen Suspension anlagern und so das Bild der klinischen Fettembolie verstärken.

Die unter a) bis c) angedeuteten Möglichkeiten sind jedoch vorwiegend spekulativ und bedürfen noch einer experimentellen Verifizierung.

Bei den Grenzflächenspannungen wurde sowohl gegen gereinigtes Öl als auch gegen gereinigtes Olivenöl, dem 0,7% Ölsäure beigemischt wurde, untersucht. Das Olivenöl-Ölsäuregemisch sehen wir als Modell der Grenzflächenspannung der Zellwände an. Auffällig war, daß hier nur sehr geringe Unterschiede gefunden wurden, sodaß man annehmen kann, daß zumindest in dieser Postaggressionsphase die Grenzflächenspannung *nicht* für das sehr unterschiedliche TAV verantwortlich sein kann.

Auch eine Verengung der Lungencapillaren im Schock müßte erst experimentell verifiziert werden. Eine solche Annahme steht jedoch im Gegensatz zu Befunden mehrerer Autoren [2, 12].

Anmerkung: Die Autoren sind Herrn Dr. Schemper, I. Chirurgische Klinik, für die Durchführung der statistischen Auswertungen zu besonderem Dank verpflichtet.

Literatur

1. Brücke P, Blühmel G, Gottlob R (1967) Neuere Aspekte zur Pathogenese der posttraumatischen Fettembolie. Med Welt 18:1
2. Dolozil V, in Diskussion zu Lenggenhager K (1966) Physikalische Grundlagen zur Wirkungsweise und Therapie der Fettembolie. Langenbecks Arch Klin Chir 316:253
3. Fuchsig P, Brücke P, Blümel G, Gottlob G (1967) A new clinical and experimental concept of fat embolism. New Engl J Med 276:1192
4. Gottlob R, Porschinski K, Gerstner GJ, Philipp K, Müller H (1979) Grundlagenuntersuchungen zur Pathogenese und Therapie der Fettembolie. II. Die Grenzflächenspannung des Blutes gegen Lipide. A. Methodik und physiologische Verhältnisse. Z Exper Chir 12:286
5. Gottlob R, Porschinski K, Sogukoglu T, Saghir F (1980) Grundlagenuntersuchungen zur Pathogenese und Therapie der Fettembolie. III. Die Grenzflächenspannung des Blutes gegen Lipide B: Ihre Beeinflussung durch Zusatz von Tensiden und die Auswirkung auf das Fettlösungsvermögen in vitro. Z Exper Chir 13:280
6. Holczabek W: Persönliche Mitteilung
7. Kutscha-Lissberg E, Zekert F, Gottlob R (1974) Untersuchungen an Frakturhämatomen von Unfallpatienten. Kongreßber Österr Ges f Chir 15. Tagung, p 487
8. Mahley RW, Grey ME, LeQuire US (1972) Role of plasma lipoproteins in cortisone induced fat embolism. Amer J Path 66:43
9. Parzer R, Kolarik B, Schnabel P, Gottlob R (1979) Grundlagenuntersuchungen zur Pathogenese und Therapie der Fettembolie. I. Frakturmechanismus und Fettembolie. Z Exper Chir 12:277
10. Peltier LF (1956) Fat embolism. I. The amount of fat in human long bones. Surgery 40:657
11. Schnabel P, Müller M, Fuchs H, Mattausch M, Gottlob R (1974) Frakturmechanismus und Fettembolie. Kongreßbericht Österr Ges f Chirurgie, 15. Tagung, p 460
12. Swank RC, Dugger GS (1954) Fat embolism, a clinical and experimental study of mechanisms involved. Surg Gyn Obst 98:641

Die Frühphase des Respiratory Distress Syndroms gezeigt am Modell des Weichteilhämatoms – Beziehung zwischen Lungenmikromorphologie und Blutgasanalysen

W. Erhardt[1], I. Weichenmeier[1], W. Tölle[2] und G. Blümel[1]

[1] Institut für Experimentelle Chirurgie (Direktor: Prof. Dr. med Günther Blümel), Technische Universität, Ismaningerstraße 22, D-8000 München 80
[2] Berufsgenossenschaftliche Unfallklinik, D-8110 Murnau

Das Frakturmodell nach Blümel [3] am Kaninchen stellt ein komplexes pathogenetisches Erscheinungsbild dar, das relativ schnell zu massiven posttraumatischen Lungenschäden im Sinne des respiratory distress syndroms (RDS) führt. Wegen seiner hohen Schadwirkung bedingt es rasch den Exitus der Versuchstiere und zwingt außerdem aus ethischen Gründen zu Analgesie bzw. zu Anästhesie. Um dieses „harte“ Schockmodell in ein „mildes“, protrahiertes Geschehen umzuwandeln, wurde versucht, die Hauptinsulte des Frakturgeschehens: Knochenmarkintravasation, Blutentzug aus dem Kreislauf und daraus entstehendes Hämatom einzeln oder in Kombination untereinander auf das Kaninchen einwirken zu lassen. Es sollte sozusagen ermittelt werden, welche Insulte des Frakturmodells Schäden im Sinne des RDS setzen, ohne nach menschlichem Ermessen therapiepflichtige Schmerzen zu erzeugen.

Wie bereits früher dargestellt [6, 7], erwies sich das Setzen eines Hämatoms alleine oder in Kombination mit anderen Insulten am wachen Kaninchen als befähigt, innerhalb 14 bis 24 h Lungenveränderungen im Sinne des RDS hervorzurufen.

In dieser Arbeit sollten die Einflüsse dieser peripher gelegenen traumatischen Geschehnisse auf die mikromorphologischen Veränderungen der Lunge und ihre Beziehung zum Verhalten der Blutgase bzw. Puffersysteme im Blut betrachtet werden.

Material und Methodik

Die Untersuchungen werden an weiblichen Bastardkaninchen mit einem Körpergewicht zwischen 2,8 und 3,2 kg durchgeführt. Unter Propanidid-Kurznarkose wird ein Katheter über die Vena jugularis dextra in die Vena cava abdominals vorgeschoben. Unter gleicher Anästhesie werden rasch 10 ml Blut/kg KGW über den Venenkatheter entzogen und intramusculär (Musculus semitendinaeus und semimembranaceus) und periossal um den rechten Femurschaft injiziert. Der Katheter wird mit einem Pflasterverband am rechten Ohr fixiert. Dananch werden die Tiere in einen Einzelkäfig verbracht, in dem sie frei herumlaufen und Futter und Wasser ad libitum aufnehmen können. Es wurden fünf Versuchsgruppen gebildet.

14 bzw. 24 h nach Verlegung der Cavakatheter bzw. Setzen der Insulte werden bei den unnarkotisierten Tieren durch Punktion der Arteria auricularis Proben für die arteriellen Blutgasanalysen gewonnen (Tabelle 1).

Nach Entnahme der arteriellen Blutproben werden die Tiere in Ketamin-Xylazin-Anästhesie gelegt und mit Alloferin relaxiert und tracheotomiert. Bei geöffnetem Thorax und künstlicher Beatmung und Unterbindung der zuführenden Venen wird die Lunge nach Punktion der rechten Herzkammer mit physiologischer Kochsalzlösung perfundiert. Nach Entnahme der Lungen wird vom rechten Mittellappen und dem linken Unterlappen der

Tabelle 1. Versuchsgruppen

Gruppe	Testzeitraum	Histologie (n)	Blutgasanalysen (n)
Gruppe 1 – Kontrolle	24 h	31	13
Gruppe 2 – Kontrolle	14 h	7	7
Gruppe 3 – Blutentzug + Hämatom i.m.	24 h	8	8
Gruppe 4 – Blutentzug + Hämatom i.m.	14 h	8	8
Gruppe 5 – Fremdbluthämatom	24 h	9	9

Lunge Proben zur histologischen Untersuchung entnommen. Nach Angaben von Henry et al. [9] und McSherry et al. [10] gelten diese Lungenpartien als besonders repräsentativ zur Darstellung der momentanen Lungenbeschaffenheit.

Die Lungenmorphologie wird in einer Doppelblindstudie ausgewertet, d.h. dem Untersucher war die Gruppenzugehörigkeit des zu beurteilenden Materials nicht bekannt.

Folgende pathologische Merkmale der Lungenhistologie sollten erfaßt werden:
Intravasculär: Granulocytenansammlungen, Thromben in großen oder kleinen Gefäßen, Megakaryocyten, Knochenmarkembolie.
Extravasculär: Perivasculäres-, interstitielles- und alveoläres Ödem, Mikroatelektasen, Hämorrhagien.

Die Häufigkeit bzw. Ausdehnung der einzelnen Merkmale wurde anhand von 4 Bewertungskriterien beurteilt (Kein (–), geringgradiges (+), mittelgradiges (++), hochgradiges (+++) Vorkommen).

Der prozentuale Anteil der Bewertungsgrade in den einzelnen Versuchsgruppen wurde in einer Graphik aufgetragen. Das Verhältnis der Bewertungsgrade zueinander bestimmte den Grad der Lungenschädigung. Der Gesamtschädigungsgrad jeder Versuchsgruppe wurde zu den der Kontrollgruppe 1 in Beziehung gesetzt und nach dem χ^2-Test statistisch berechnet (Abb. 1).

Arterielle Blutgasuntersuchungen [6]

1. Wie früher bereits dargestellt, wurden die arteriellen Blutgasanalysen der Gruppen 1 und 3 24 h post operationem miteinander verglichen und statistisch berechnet (Abb. 2).
2. In einer zweiten Auswertungsreihe wurden die Blutgaswerte jedes einzelnen Tieres den Schädigungsstufen der jeweiligen Lunge zugeordnet, also ein direkter Vergleich zwischen Lungenfunktion und Lungenmorphologie unternommen.
   Dazu wurden die Bewertungsgrade jeder einzelnen Lunge summiert und nach der Summierung in eine sechsstufige Bewertungsskala eingeordet:
   (0–2, 3–4, 5–6, 7–9, 9–10, $\geqslant$11).
   Sodann wurden die Blutgasuntersuchungen jedes Tieres der zugehörigen morphologischen Bewertungsstufe zugeordnet (Abb. 3).

Ergebnisse

Bei der Zuordnung der Blutgasanalysen zum jeweiligen morphologischen Zustand der Lunge konnten folgende Beziehungen dargestellt werden:

Alle 5 Parameter (PaO_2, $PaCO_2$, pHa, HCO_2, BE) sind bei ungeschädigten Lungen (0–2) im Normalbereich. In der Rubrik 3–4, also bei geringer Lungenschädigung, kommt es zu einem signifikanten Absinken des PaO_2, ohne daß die anderen Parameter wesentlich beeinflußt werden. In den Rubriken 5–6, 7–8 und 9–10, also bei mittelgradiger Schädigung steigt PaO_2 erneut signifikant gegenüber dem Wert bis 3–4 an. Die Werte für $PaCO_2$, HCO_3a und BEa fallen kontinuierlich signifikant ab.

Der pHa-Wert verändert sich wegen starker Streuung nicht signifikant.

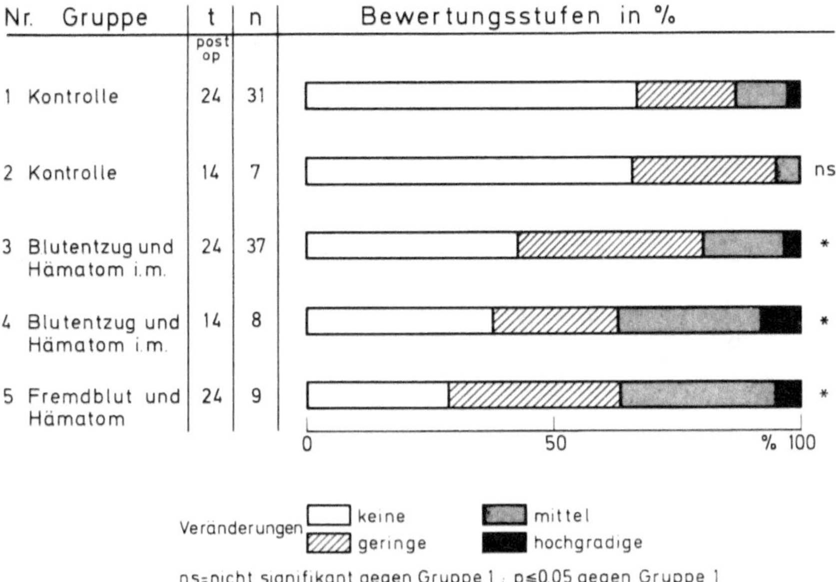

Abb. 1. Statistische Auswertung der Bewertungsgrade in Prozent für 5 Gruppen. Berechnung nach dem χ^2-Test. Die Werte der Gruppen 2–5 werden auf den Wert der Gruppe 1 bezogen

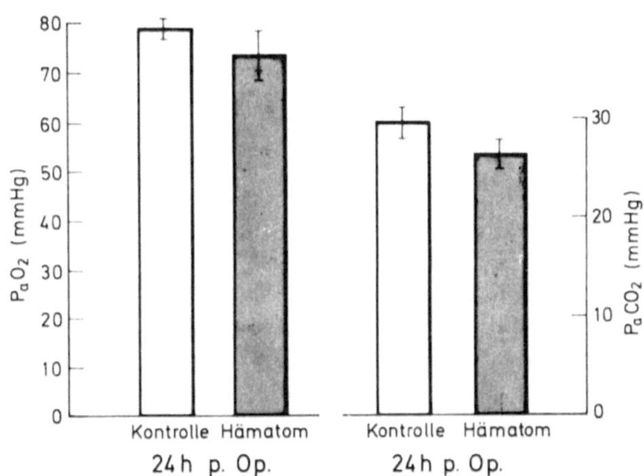

Abb. 2. Vergleich der arteriellen Partialdruckwerte für Sauerstoff (2 Säulen links) und Kohlendioxid (2 Säulen rechts) zwischen Gruppe 1 (Kontrolle 24 h) und Gruppe 3 (Blutentzug und Hämatom 24 h) 24 h nach Versuchsbeginn

In der Rubrik ≥ 11 fällt der PaO_2 signifikant auf Werte um 64 mm Hg ab, während die Werte für $PaCO_2$, HCO_3a und BEa wieder auf die Größe des Ausgangswertes ansteigen. Die pHa-Werte folgen im Trend über die Reihe der Schädigungsstufen den Bewegungen der Werte für PaCO, HCO_3a und BEa, waren jedoch statistisch nicht faßbar (Abb. 4).

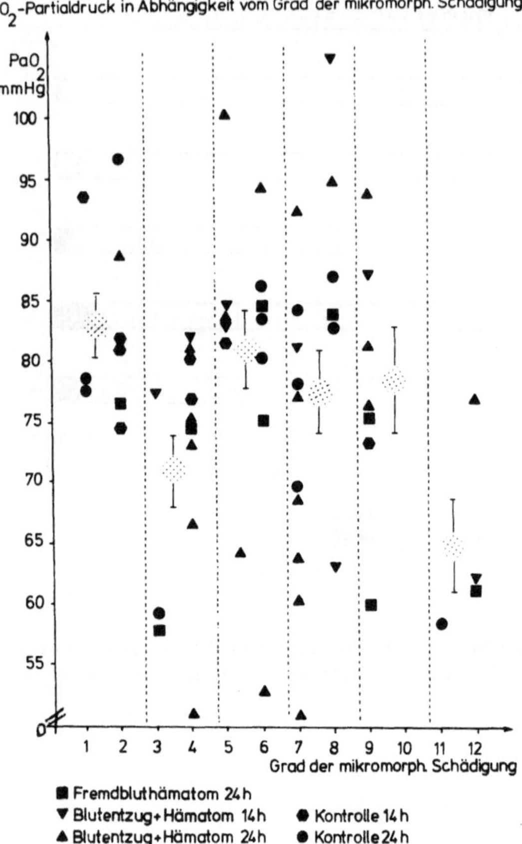

Abb. 3. Verteilung der einzelnen Sauerstoffpartialdruckwerte in Bezug auf das jeweilige histologische Zustandsbild der Lunge (Mittelwerte ● und Standardfehler für die PaO_2-Werte in den einzelnen Rubriken)

Diskussion

Die Mikrozirkulationsstörung im Lungenkreislauf mit Strömungsverlangsamung, Veränderungen der Blutviscosität, Formveränderung der Erythrocyten, Thrombocytenaggregation und intravasaler Gerinnung in den Lungencapillaren, sind wohl der erste Anlaß zu Atemfunktionsstörungen. Der Gastransport ist erschwert [12, 13]. Die Gasaustauschstörungen lassen eine Hypoxämie und Gewebshypoxie entstehen [1, 5], in deren Gefolge es zur Ausschüttung von Catecholaminen [15] und über neurale Steuerung zur Hyperventilation [5, 20, 22] und Totraumventilation kommt [4, 22].

Der direkte Vergleich der Blutgaswerte von Kontroll- und Hämatom-Tieren zur 24. Stunde nach Hämatomsetzung ergab zunächst kein aussagekräftiges Ergebnis. Es fällt auf, daß der 24-Stunden-Wert bei den Hämatomtieren stärker streut (Abb. 2). Das bedeutet, daß zum 24-Stunden-Wert Veränderungen im Gasaustausch eintraten, die jedoch durch einfache Mittelung der im einzelnen oft sehr hohen und sehr niedrigen Werte nicht zu deuten waren. Bezieht man aber die Blutgaswerte auf die jeweiligen histologischen Veränderungen der Lunge zum Zeitpunkt ihrer Entnahme, so fügen sich die stark streuenden Werte in ein statistisch faßbares Bild (Abb. 3).

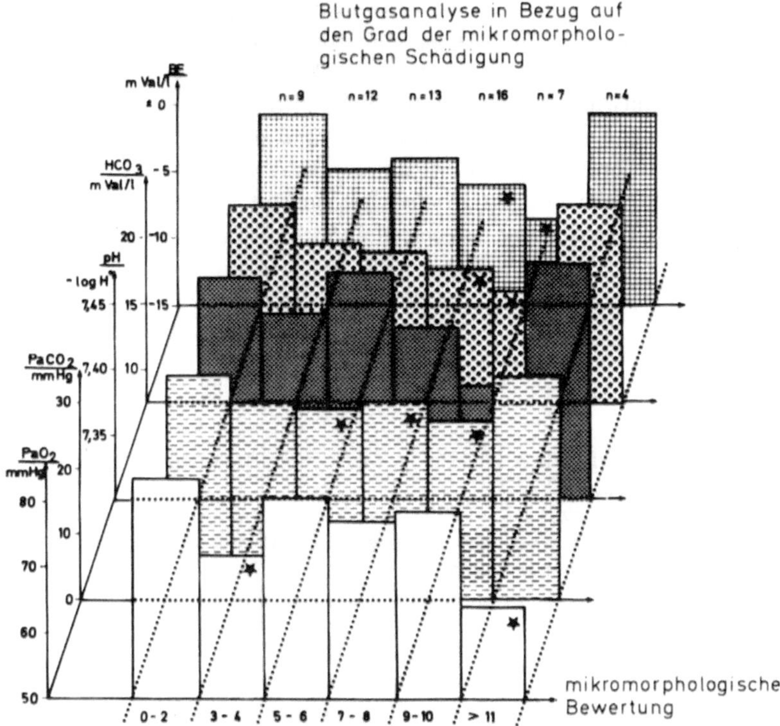

Abb. 4. Graphisch Darstellung der Blutgasanalysen (Mittelwerte) bezogen auf den Grad der histologischen Lungenveränderung zur Zeit der Blutprobenabnahme (* $p \leqslant 0.05$ gegen Rubrik 0–2)

Die in Abb. 3 dargestellte Verteilung der Sauerstoffpartialdruckwerte in Bezug auf das jeweilige histologische Zustandsbild der Lunge legt dar, daß die Kontrolltiere nicht nur unter den wenig geschädigten Rubriken zu finden sind und daß die Hämatom-Gruppen sich nicht nur unter den pathomorphologisch stark veränderten Rubriken befinden. Es ist vielmehr so, daß mehr Kontrolltiere bei den schwach geschädigten und mehr Hämatom-Tiere bei den stark geschädigten Lungen zu finden sind. Innerhalb der einzelnen Rubriken scheinen die Kontrolltiere eng um den jeweiligen Mittelpunkt zu liegen, während die Werte der Hämatomtiere stärkeren Schwankungen unterworfen zu sein scheinen.

Der arterielle Sauerstoffpartialdruck steigt zunächst in Folge der Hyperventilation an, bleibt während mittelgradiger Schädigung auf dem scheinbaren Normalwert und sinkt erst präfinal stark ab. Die Literaturangaben dazu bestätigen den chronologischen Ablauf der Gasaustauschveränderungen, ohne jedoch direkten Bezug auf die Art der morphologischen Veränderungen zu nehmen [1, 2, 8, 9, 13, 17, 19]. Der in den eigenen Untersuchungen deutlich erkennbare Abfall des PaO_2 in der Bewertungsstufe 3–4, also bei geringgradiger Schädigung, wird in der Literatur nicht beschrieben. Diese früh auftretende, nicht als pathologisch zu bezeichnende Hypoxie könnte als Triggermechanismus für die bei fortschreitender Lungenschädigung zu erwartende kompensatorische Hyperventilation zu bezeichnen sein.

Der hyperventilationsbedingte Abfall des $PaCO_2$ und sein präfinales Ansteigen unter dem Eindruck der alveolären Hyperventilation wird in der Literatur zahlreich beschrieben [2, 4, 8, 12, 20]. Die Veränderungen im Säure-Basen-Haushalt geben Aufschluß über die periphere Capillardurchblutung [16]. Sie zeigen eine zunehmende metabolische Acidose an. Der Anstieg von BEa, HCO_3a, $PaCO_2$ und pHa in der Stufe 11 kann mit Hypoxie-bedingter Aktivierung der Puffersysteme erklärt werden. Der direkte Bezug der Blutgasanalysewerte auf die Lungenmorphologie erscheint – wenigstens im Experiment – sinnvoll und aussagekräftig. Schlag et al. haben ähnliche Untersuchungen bereits klinisch durchgeführt [18].

Literatur

1. Asbaugh DG, Bigelow DB, Petty TL, Levine BE (1967) Acute Respiratory Distress in Adults. Lancet 319–332
2. Blaisdell FW, Lewis FR (1977) Respiratory Distress Syndrome of Shock and Trauma. Post-Traumatic Respiratory Failure. Vol XII Major Problems in Clin Surg. Saunders Comp, Philadelphia Toronto
3. Blümel G (1971) Experimentelle Beeinflussung der Blutgerinnungsveränderungen im Frakturhämatom. In: Blutgerinnung, Kreislauf, Stoffwechsel. 1969. Gießener Gerinnungsgespräche. Schattauer, Stuttgart New York, p 63–70
4. Buchardi H, Vogel W, Mittermayer C, Birzle H, Wiemers K (1970) Respiratorische Insuffizienz bei Polytraumatisierten durch Verbrauchskoagulopathie. Z Prakt Anästh Wiederbel 5:419–427
5. Crawford WO (1973) Pulmonary Injury in Thoracic and non-Thoracic Trauma. Radiol Clin North Am XI (3):527–541
6. Erhardt W, Zänker K, Tölle W, Wriedt-Lübbe I, Probst J (1977) Experimentelle Untersuchungen zur Pathogenese der akuten pulmonalen Insuffizienz. Res Exp Med 171: 163–172
7. Erhardt WD, Zänker KS, Tölle W, Wriedt-Lübbe I, Birk M, Blümel G, Probst J (1979) The mechanical, enzymatic and morphological changes in the acute pulmonary insufficiency following the production of a hematoma in rabbits. J Path 127:157–164
8. Eyal Z, Dunsky EH, Polliack A, Davidson JT (1975) The acute effekt of pulmonary burns on lung mechanics and gas exchange in the rabbit. Br J Anaest 47:546–552
9. Feldmann F, Kent E, Green WM (1975) The Fat Embolism Syndrome. Radiology 114: 535–542
10. Henry JN, McArdle AH, Scott HJ, Gurd FN (1967) A study of the acute and chronic respiratory pathophysiology of hemorrhagic shock. J Thorac Cardiovasc Surg 54(5): 666–678
11. McSherry CK, Panossian A, Jaeger VJ, Veith FJ (1968) Effects of Hyperbasic Oxygen, the Hyperbasic State, and rapid Decompression on Pulmonary Surfactant. J Surg Res 8:334–339
12. Mittermayer C, Vogel W, Buchardi H, Birzle H, Wiemers K, Sandritter W (1970) Pulmonaly Mikrothrombosierung als Ursache der respiratorischen Insuffizienz bei der Verbrauchskoagulopathie. Dtsch Med Wschr 95:1999–2002
13. Mittermayer C, Ostendorf P, Riede UN (1977) Pathologisch-anatomische Untersuchungen der respiratorischen Insuffizienz durch Schock. I. Lichtmikroskopische und biochemische Analyse. Intensivmed 14:252–262
14. Neuhof H, Lasch HG (1970) Schock, Mikrozirkulation und Hämostase. Dtsch Med Wschr 95:1937–1942

15. Neuhof H, Wolf H, Rohtermundt R, Glaser E, Lasch HG (1973) Die Sauerstoffaufnahme des Organimsus im hämorrhagischen Schock. Tierexperimentelle Untersuchungen. Z Kardiol 62(7):663–683
16. Neuhof H, Wolf H (1975) Die Sauerstoffaufnahme des Organismus on Abhängigkeit von der Kreislauffunktion. In: Zindler, Purschke (eds) Neue kontinuierliche Methoden zur Überwachung der Herz-Kreislauffunktion. Thieme, Stuttgart, p 52–69
17. Pietra GG, Szidon JP, Carpenter HA, Fishman AP (1974) Bronchial Venular Leakage During Endotoxin Shock. Am J Pathol 77(3):387–401
18. Schlag G, Redl H, Glatzl A (1977) Morphologische Veränderungen der Lunge im hypovolämisch-traumatischen Schock. Unfallheilkunde 80:481–488
19. Sealy WC, Ogino S, Lesage AM, Young WG (1965) Functional und Structural Changes in the Lung in hemorrhagic Shock. Surg Gynec Obstet 754–760
20. Telivuo L, Louhima J (1965) Experimental Haemorrhagic Shock in Rabbits. The Effect of Noradrenalin and Hydrocortisone on Survival and Acid Base Balance. Acta Anaesthesial Scand 10:1–8
21. Vaage J (1977) Intravascular Platelet Aggregation and Acute Respiratory Insufficiency. Circ Shock 4:279–290
22. Zimmermann WE, Walter F, Vogel W, Mittermayer C (1971) Funktionell-klinische Untersuchungen der Lunge im Schock. Langenbecks Arch Chir 329:671–682

Diskussion

Gottlob, Wien: Ich hätte zwei Fragen. Zunächst, Sie haben pO_2 gemessen, das ist also der physikalisch gelöste Sauerstoff. Wie verhält sich das mit der Sättigung? Das ist ja eigentlich der Parameter, der für die Gewebsversorgung in weit größerem Maße zugezogen wird, der chemisch gebundene Sauerstoff.

Erhardt, München: Die Sättigung haben wir natürlich auch gemessen. Das hat sich aber als nicht signifikant oder als nicht so gut betrachtbar gezeigt wie der pO_2. Es hat sich da sehr, sehr langsam nur etwas geändert. Wir haben damit keinen guten Erfolg gesehen.

Gottlob, Wien: Habe ich das richtig verstanden, daß war also nur eine subcutane oder intramusculäre Injektion von Blut, meinetwegen auch von Fremdblut, ohne Blutentzug oder sonstigem Trauma. Welche Mengen waren das?

Erhardt, München: Das ist richtig. Das waren immer 10 ml/kg Körpergewicht. Das sind ungefähr 8 bis 10% des Blutvolumens. In keiner Weise ein hämorrhagischer Schock. Wir glauben, daß durch Zell- und Eiweißzerfallsprodukte, die aus dem Hämatomgebiet kommen, eventuell eine Aktivierung des Komplement C5 oder C3 hervorgerufen werden könnte. Aus der Literatur ist bekannt, daß dieses Komplement eventuell die Produktion von Sauerstoffradikalen anregt und damit Membranschädigung verursacht. Nur eine Möglichkeit der Schädigung. Wir wollten eben schauen, ob wir dieses Modell so gestalten können, daß es für das Tier angenehm ist und daß wir nach 24 h immer noch wache Tiere haben, die offensichtlich von außen her nicht leiden. Trotz alledem entsteht dieses Phänomen der Lungenschädigung.

Gottlob, Wien: Haben Sie auch Fettembolien gesehen?

Erhardt, München: Nein, haben wir nicht gesehen, bis auf jene, wo wir Knochenmark intravasiert haben.

Brückner, Heidelberg: Haben Sie Vorstellungen, was jetzt wirklich die Schädigung verursacht. Haben Sie Komplement gemessen, haben Sie Granulocyten gemessen, irgendwelche Granulocytenfunktionen?

Erhardt, München: Wir haben uns da etwas auf die Literatur verlassen. Da sind zum Beispiel die Arbeiten von Craddock – wir haben natürlich nicht Komplement gemessen, das war uns zu schwierig – aber wir haben uns auf die Literatur verlassen und da gibt es verschiedene Ansätze. Zum Beispiel, daß es nach Aktivierung von Komplement zur Aktivierung von Granulocyten kommt und diese Granulocyten in die Lunge gelangen, dort festgehalten werden und Sauerstoffradikale freigeben können, die nun wiederum von sich aus die Membranschädigung, zum Beispiel des Endothels, hervorrufen können.

Nerlich, Hannover: Wie haben Sie die allergische Reaktion auf das Fremdblut ausschließen können?

Erhardt, München: Die haben wir nicht ausgeschlossen, ist aber auch nicht zu erwarten. Das sind Geschwisterkaninchen – ja sicher, es könnte sein, aber wir haben halt den gleichen Effekt bekommen wie mit Eigenblut. Es könnte natürlich eine allergische Reaktion auftreten, aber das ist letztendlich unwesentlich, denn wenn man vom Modell ausgeht, so nimmt man ja meistens nicht ein fremdes Kaninchen und spritzt dem anderen Kaninchen Fremdblut ein, sondern man macht das am besten mit dem gleichen Kaninchen. Wir haben das nur zur experimentellen Angleichung der Gruppen gemacht.

Tierexperimentelle Untersuchungen zur medikamentösen Verhütung der Schocklunge

S. Frenyo[1], V. Vecsei[2], A. Reffy[1] und V. Frenyo[1]

[1] Zentralinstitut für Traumatologie (Vorstand: Prof. Dr. J. Manninger), Baross u. 23, H-1088 Budapest
[2] I. Chirurgische Abteilung des Wilhelminenspitals der Stadt Wien (Vorstand: Univ.-Doz. Dr. V. Vecsei), Montleartstraße 37, A-1160 Wien

Einleitung

Das experimentelle Modell der Schocklunge, angegeben von Sugg und Mitarb., Moss und Mitarb. ist weltweit akzeptiert.

Die Grundelemente sind: Hämorrhagie und rapide Retransfusion.

Diese Versuchsanordnung führt mit Regelmäßigkeit zu morphologischen Veränderungen der Lunge die charakteristisch für die Lunge im Schock oder Schocklunge sind.

Fragestellung

An Hand dieses experimentellen Modelles haben wir uns folgende Fragen vorgelegt:
1. Ist das Modell reproduzierbar?
2. Können diese auftretenden morphologischen Veränderungen durch die Gabe von Pharmaka verhütet werden?
3. Können an Hand der erhobenen Laborparameter diese mit der Morphologie korreliert werden?

Material und Methodik

Um diese Frage beantworten zu können, haben wir folgende Versuchsanordnungen gewählt.
1. Bastardhunde mit einem Körpergewicht von 12 bis 15 kg beiderlei Geschlechts wurden in Allgemeinnarkose (30 mg/kg/KG Penthobarbital, orotracheale Intubation) heparinisiert (2 500 IE).
2. Entblutung aus der Arteria femoralis in ein mit 5 000 IE Heparin versetztem Reservoir, bis Blutdruckabfall von 40 mg Hg im arteriellen Schenkel auftrat.
3. Fallweise ein- oder beidseitige Denervation (Durchschneidung des Truncus vagus sympaticus) ergänzt in diesen Fällen mit maschineller Beatmung (16 Atemzüge/250 ml/min).
4. Folgende Pharmaka, deren experimentelle oder klinische Anwendung erfolgversprechend erschien, wurden zur Verhütung der morphologisch reproduzierbaren Veränderungen verabfolgt (Abb. 1):
   a) Diphenylhydantoin, Dosierung 5 mg/kg/KG,
   b) Methylprednisolon 15 mg/kg/KG,
   c) Dibenylin 1 mg/kg/KG,
   d) Arfonade 0,2 mg/kg/KG.

Hefte zur Unfallheilkunde, Heft 156
Zusammengestellt von G. Schlag

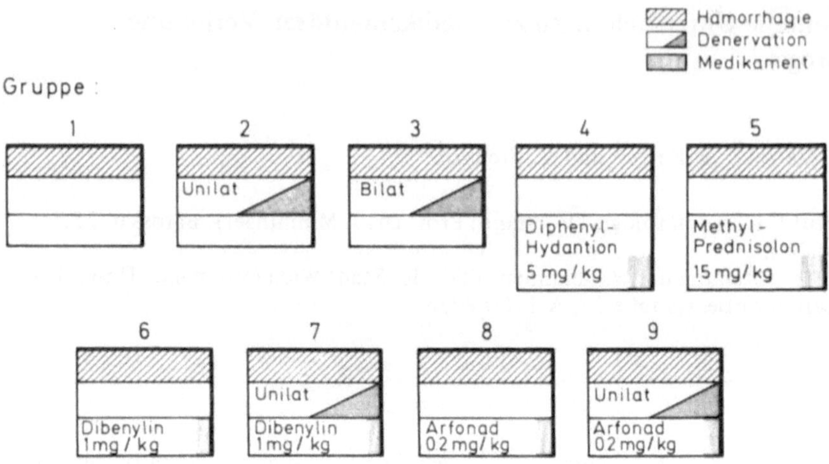

Abb. 1. Experimentelle Gruppen (54 Bastard-Hunde)

Die Pharmaka wurden durch i.v.-Tropfinfusionen zum Zeitpunkt des Erreichens der geforderten Hypotoniegrenze von 40 mm Hg im arteriellen Schenkel gegeben.

Ergebnisse

1. Die Entblutung und die Heparinisierung, zweistündige Hypotension, Retransfusion, führt zu definierbaren morphologischen Veränderungen des Lungenparenchyms: Diese sind akutes Emphysem, erweiterte Capillaren, Stase, Ödem in den Alveolarmembranen, Flüssigkeit und Erytropedese in den Alveolarraum, selten Risse in der Alveolarmembran, Fettvorkommen in den Capillaren. Somit tritt das Bild der Lunge im Schock und partiell das Bild der Schocklunge auf (Tabelle 1).
2. Die Veränderungen sind konstant.
3. Die angewendeten Pharmaka konnten das Auftreten dieser Veränderungen nicht verhindern.

Interpretation der Ergebnisse

In der Graphik I sind die auf die X-Achse die Zeit, auf die Y-Achse sind die pO_2, pCO_2, Standard-Bicarbonat und pH aufgetragen. Es handelt sich um die Durchschnittswerte versehen mit dem SEM-Wert. Die Signifikanzen sind mit Sternzeichen versehen (Erklärungen der Abbildung entsprechend) (Abb. 2).

Zum Vergleich sollen die Gruppen I. (Entblutung – Retransfusion) II. (Unilaterale Denervation – Entblutung – Retransfusion) und III. (Bilaterale Denervation – Entblutung – Retransfusion) vorangestellt sein. In all diesen Gruppen ist die Tendenz der pO_2 und PCO_2-Veränderungen identisch: Anstieg des Sauerstoffpartialdruckes, Abfall des

Tabelle 1. Lichtmikroskopischer Befund

Gruppe			Atelectasie	Flüss. in Alv.	Ödem in alveol. Wand	Stase in Capillaren	Erythropedese in alveol. Raum	Riß d. alveol. Membran
Kontroll	I.		1	4	5	5	3	2
Unilat. Denerv.	II.	Denerv.	1	2	5	2	3	3
		Nicht den.	1	3	3	–	3	1
Bilat. Denerv.	III.		1	3	4	4	2	1
Diphenyl-Hydatoin	IV.		3	3	3	3	4	4
Methyl-prednisolon	V.		6	9	9	3	9	5
Dibenylin	VI.		1	3	3	1	3	1
Diben. uni-Lat. denerv.	VII.	Denerv.	3	2	1	1	1	–
		Nicht den.	–	3	3	2	3	1
Arfonad	VIII.		1	1	3	3	3	3
Arfonad Unilat.	IX.	Denerv.	–	2	2	1	1	1
		Nicht den.	1	1	1	1	1	2
Gesamt			19	36	42	26	36	24

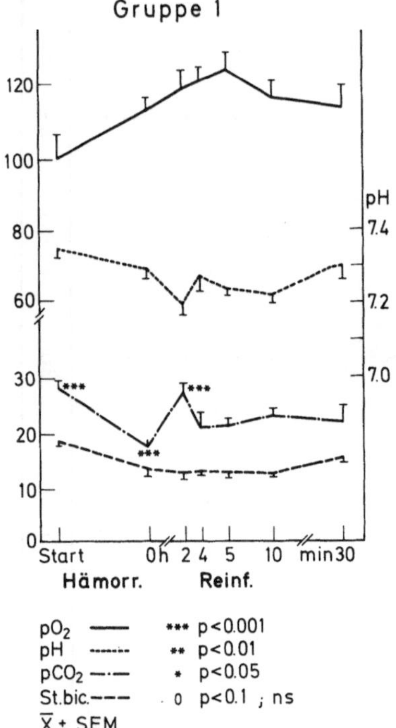

Abb. 2

Kohlendioxydpartialdruckes bis zur Beendigung der Hypotension. Nach Retransfusion ist ein hochsignifikanter Anstieg des pCO_2 zu beobachten, der von einem kontinuierlichen Anstieg des pO_2 begleitet wird. Die Denervation verursacht keine Veränderungen in der Tendenz. In den Gruppen IV. (Diphenylhydantoin) und V. (Methylprednisolon) ist gasanalytisch die gleichsinnige Entwicklung zu erkennen. Diphenylhydantoin scheint zu einem bemerkenswerten pH-Abfall zu führen (Abb. 3, 4).

Die Gabe von Dibenylin (Gruppe VI.) und die Kombination Dibenylin und unilaterale Denervation (Gruppe VII.) erbringt keine Änderung in der Verlaufstendenz der registrierten Parameter. Die Gruppen VIII. und IX. sind mit Arfonade bzw. Arfonade und Denervation behandelt. In der letzteren ist zunächst ein pO_2-Anstieg, gefolgt von einem pO_2-Anstieg augenfällig (Abb. 5, 6).

Die Summation der Parameter pO_2 und pCO_2 zeigt eine mit den in den Vergleichsgruppen erkennbaren Veränderungen gleichsinnige Tendenz (Abb. 7):

1. Die Sauerstoffpartialspannung steigt über die Entblutungsphase und Retransfusionsphase stetig an.
2. Die Kohlendioxydspannung ist hochsignifikant in der Entblutungsphase gesunken, um in der Transfusionsphase hochsignifikant anzusteigen.

Gruppe 2
Gruppe 3
120
100
80
60
30
10
0
pH
7.4
7.0
St
2h 0 2 5 10 min 30
Denerv.
Hämorr.
Reinf.

Abb. 3

Gruppe 4
Gruppe 5
110
80
60
30
10
0
pH
7.4
7.0
Start
2h 0 2 5 10 min 30
Hämorr.
Reinf.
pO2
pH
pCO2
St.bic.
X̄ ± SEM
*** p<0.001
** p<0.01
* p<0.05

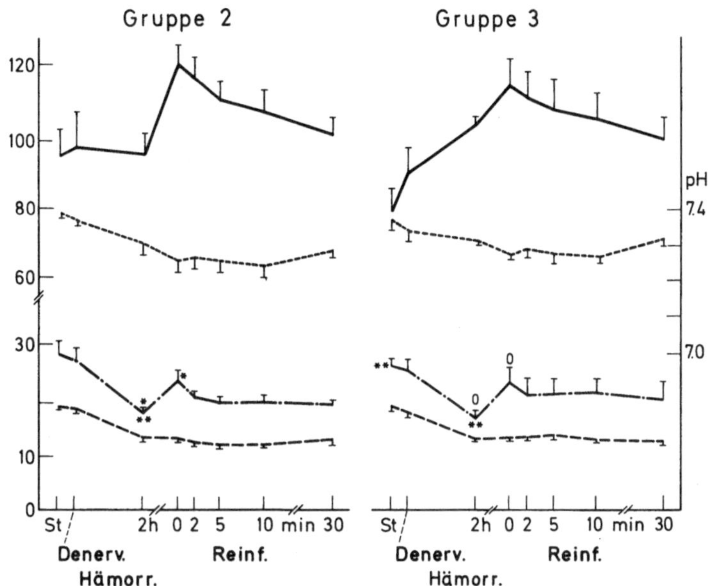

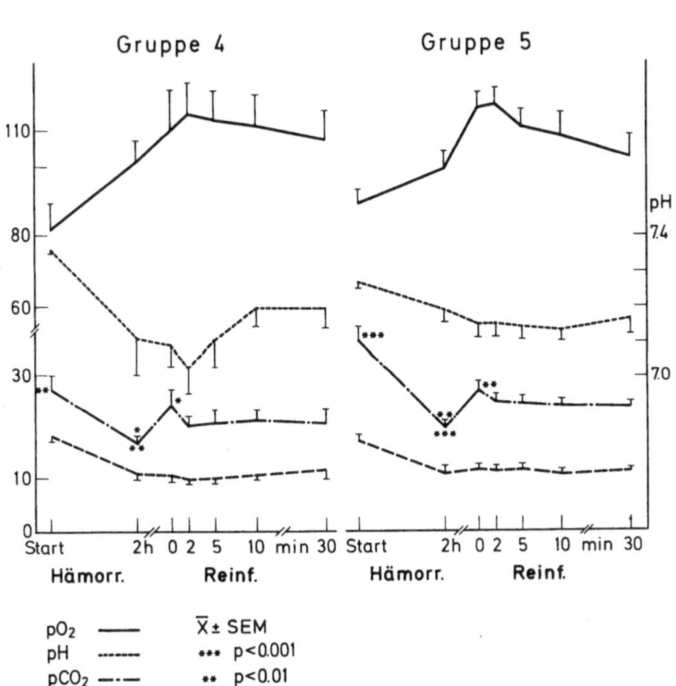

Abb. 4

Gruppe 6
Gruppe 7
110
80
60
30
10
0
pH
7.4
7.1
Start
2h 0 2 5 10 min 30
Hämorr.
Reinf.
St
Denerv.
Hämorr.
pO2
pH
pCO2
St.bic.
X̄ ± SEM
** p<0.01
* p<0.05
0 p<0.1; ns

Abb. 5

Gruppe 8
Gruppe 9
110
80
60
30
10
0
pH
7.4
7.1
Start
2 0 2 5 10 min 30
Hämorr.
Reinf.
St
2h 0 2 5 10 min 30
Denerv.
Hämorr.
pO2
pH
pCO2
St.bic.
X̄ ± SEM
*** p<0.001
** p<0.01
0 p<0.1; ns

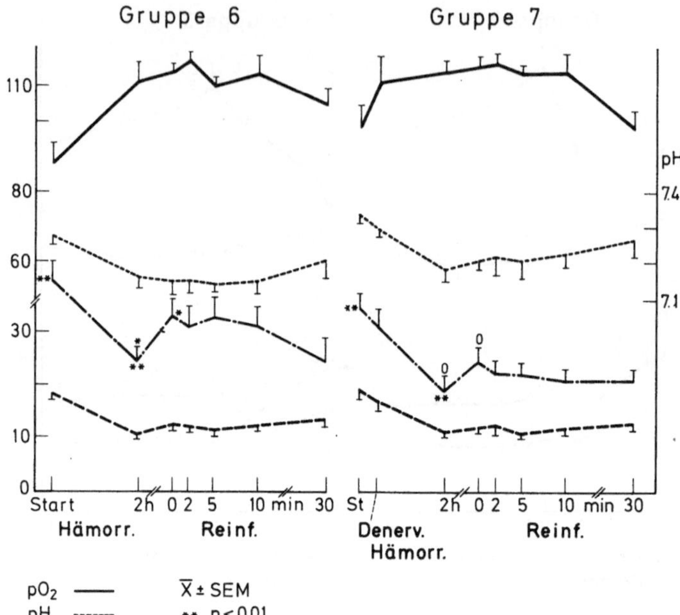

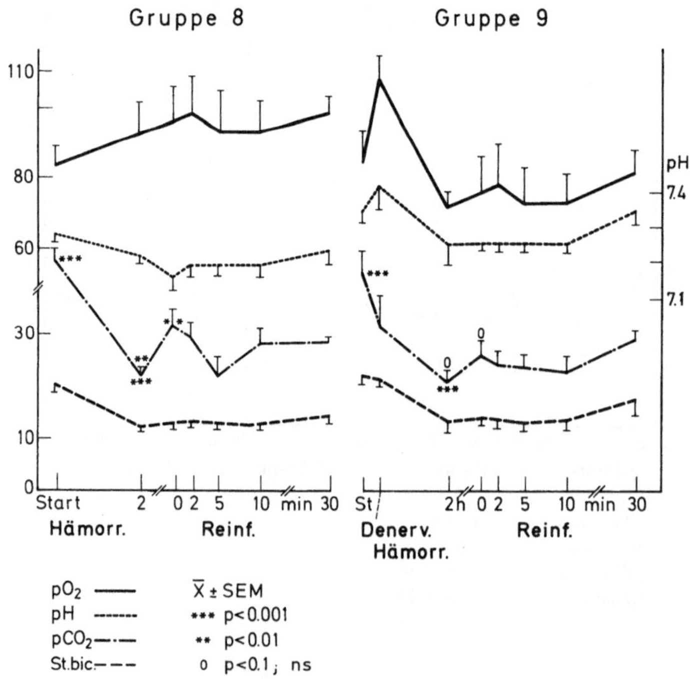

Abb. 6

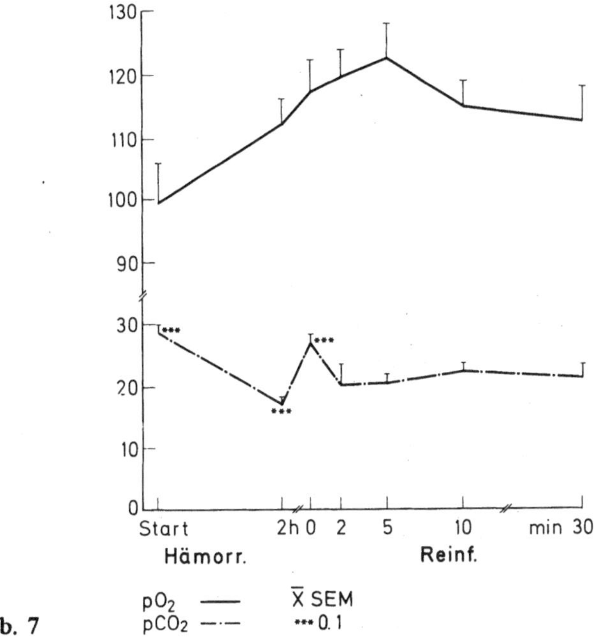

Abb. 7

Schlußfolgerungen

1. Die Frühphase des Schocks besteht in der Entwicklung einer metabolischen Acidose, die respiratorisch kompensiert wird.
2. Der nach der Retransfusion auftretende pO_2-Anstieg, bzw. pCO_2-Anstieg ist mit der Tatsache der Entwicklung einer metabolischen Acidose nicht korrelierbar, da im Falle einer zu erwartenden respiratorischen Kompensation mit einem pCO_2-Abfall zu rechnen wäre. Man könnte zwar den pCO_2-Anstieg mit hämodynamischen Veränderungen in der Lungenstrombahn interpretieren, jedoch müßte diese von einem pO_2-Abfall begleitet sein.
   Trotz der bestehenden capillaren Prästase und Stase beobachten wir den Anstieg des Sauerstoffpartialdruckes, obwohl diese Erscheinung mit der Läsion der Alveolo-Capillar-Membran nicht vereinbar ist, umso weniger, als der Unterschied in der Diffusionskonstante zwischen O_2 und CO_2 in diese Interpretation Eingang finden müßte.
3. Folgerichtig müssen wir kausal in der Entstehung der Schocklunge die Hypothese der CO_2-Transportschädigung postulieren, die medikamentös nicht beeinflußbar ist.

Literatur

1. Amy B, LeGrand P, Levitzky M, Welsh R, Schechter G (1981) Suppression of Centrineurogenic Shock Lung by Dilantin/DPH/Administered Early in Established Hemorrhagic Shock. J Trauma 21, 9:762–767
2. Garvey JW, Hegstrom JWC, Vieth FJ (1975) Pathologic Pulmonary Changes in Hemorrhagic Shock. Ann Surg 870–875

3. Hassenstein J, Riede UN, Mittermayer Ch, Sandritter W (1980) Zur Frage der Reversibilität der schockinduzierten Lungenfibrose. Anästh Intensivther Notfallmed 15: 340–349
4. Klöss Th, Leinberger UB, Brückner WW, Saggau N, Metzker M, Bleyl U, Schmier J (1982) Prophylaktische Heparinisierung nach experimentellem Trauma und hämorrhagischem Schock. Anaesthestis 31:330–336
5. Lucas ChE, Ledgerwood AM (1981) Pulmonary Response of Massive Steroid in Seriously Injured Patients. Ann Surg 256–261
6. Moss G, Staunton Ch, Stein A (1972) Cerebral Etiology of the „Shock Lung Syndrome". J Trauma 12, 10:885–890
7. Moss G, Staunton Ch, Stein A (1973) The Centrineurogenic Etiology of the Acute Respiratory Distress Syndromes. Amer J Surg 126:37–41
8. Moss G, Stein A (1976) The Centrineurogenic Etiology of the Respiratory Distress Syndrome. Amer J Surg 132:352–358
9. Riede UN, Mittermayer Ch, Sandritter W (1979) Morphologic Development of Human Shock Lung. Path Res Pract 165:264–286
10. Schlag G, Voigt W-H, Redl H, Glatzl A (1980) Vergleichende Morphologie des posttraumatischen Lungenversagens. Anästh Intensivther Notfallmed 15:315–339
11. Szanto G, Takacs L, Vandor E (1974) Retransfusion Acidosis after Haemorrhagic Hypotension in Dogs. Injury 5, 3:239–243
12. Sugg WL, Craver WD, Webb WR, Ecker RR (1969) Pressure Changes in the Dog Lung Secondary to Hemorrhagic Shock: Protective Effect of Pulmonary Reimplantation. Ann Surg 169:592–598
13. Sugg WL, Webb WR, Ecker RR (1968) Prevention of Lesions of the Lung Secondary to Hemorrhagic Shock. Surg Gynec Obstetrics 127:1005–1010
14. Sugg WL, Webb WR, Theodorides T, Gupta DN, Cook WA (1968) Congestive Atelectasis: An Experimental Study. Ann Surg 168, 2:234–242

Diskussion

Brückner, Heidelberg: Waren die Tiere beatmet?

Frenyo, Budapest: Nur im Falle der bilateralen Denervation. Also das war nur in einem Zehntel der Versuchstiere, in 5 Fällen, sonst nein.

Brückner, Heidelberg: Wenn ich das richtig mitbekommen habe, war der pCO_2-Anstieg ja nur relativ kurzzeitig, was eigentlich nicht zu verwundern ist, weil Sie eine metabolische Acidose haben. Sie bekommen pCO_2-Anstiege bis zu 70 mmHg nach Retransfusion.

Vecsei, Wien: Man müßte ja dann voraussetzen, daß im Reservoir ein CO_2-Anstieg stattgefunden hat und das war nicht der Fall, da im Reservoir aufbewahrtes Blut blutgasanalytisch keine Zunahme des pCO_2 zeigte.

Brückner, Heidelberg: Das ist richtig, aber es wird natürlich aus dem Gewebe ausgewaschen. Saure Metabolite werden ausgewaschen, damit wird CO_2 ausgetrieben.

Vecsei, Wien: Das ist sicher nicht richtig.

Brückner, Heidelberg: Eindeutig.

Redl, Wien: Ich möchte zu den Schlußfolgerungen, die aus elektronenoptischen Bildern geschlossen werden, keinen Kommentar abgeben. Ich glaube das nicht. Wir konnten, wenn die Lungen wirklich sehr gut fixiert sind, nie nachweisen, daß es zu diesen Vacuolenbildungen in den PII-Zellen kommt. Das ist abhängig von der Fixierung und ich würde nicht aus solchen Bildern schließen, daß es so schnell zu einer Surfactant- beziehungsweise Lamellarkörperveränderung kommt.

Vecsei, Wien: Es ist so, daß wir an 46 Tieren die gleichmäßigen Veränderungen elektronenoptisch nachweisen konnten. Wir haben eine Kontrollserie dann angeschlossen, wo die Tiere 2 Wochen überlebt haben und mit der gleichen Fixierungsmethode die Vacuolisierung nicht nachweisbar war. Also somit kann es an der Technik nicht gelegen sein. Wir sind ja von ganz anderen Voraussetzungen beim Versuch ausgegangen. Es scheint so zu sein, daß alle unsere klinischen Parameter, die wir anwenden, uns im Stich lassen in der Beurteilung der Entwicklung der Schocklunge. Das heißt, daß dort, wo wir bereits blutgasanalytische Veränderungen haben, derartige Gewebsschädigungen vorhanden sind, daß wir eigentlich mit jeglicher Therapie zu spät kommen. Der Sinn, daß wir das hier vorstellen, ist eigentlich, daß offensichtlich die Schädigung viel, viel früher und an einer ganz anderen Stelle stattfindet, wie wir es bis jetzt vermutet haben.

Redl, Wien: Ich meine, diese Schlüsse wurden ja eigentlich klinisch schon vor etwa zehn Jahren, zum Beispiel aus den Lungenbiopsien von Prof. Schlag gezogen. Es ist ja allgemein bekannt, daß es – darum ja die Unterscheidung zwischen Lunge im Schock und Schocklungensyndrom – zwar zu starken morphologischen Veränderungen kommt, aber überhaupt zu keinen Blutgasveränderungen. Ich möchte vor allem fragen: Wie hat sich jetzt die Denervierung auf ihre Veränderungen in morphologischer Hinsicht ausgewirkt?

Vecsei, Wien: Die Denervierung hat sich in keiner Weise ausgewirkt. Wenn Sie die Untersuchungen von Moss ganz genau kennen, dann wissen Sie, daß er die Lunge komplett abgetrennt und wieder reimplantiert hat. Das heißt also, daß die Durchtrennung des Vagus und Sympathicus noch nicht eine komplette Denervierung darstellt und das bestätigen die Ergebnisse von Moss.

Krösl, Wien: Die Veränderungen der Blutgaswerte treten ja wirklich sehr spät auf und wir haben zum Beispiel parallel dazu einem Messungen der Lungenmechanik gemacht. Die Compliance und Resistance verändern sich zum selben Zeitpunkt wo sich die Blutgase verändern. Das heißt, daß dann schon ein sehr manifester Schaden da ist. Das ist aber jetzt weitgehend bekannt.

Quantitative Erfassung der Leukostase

H. Redl und G. Schlag

Ludwig Boltzmann Institut für experimentelle Traumatologie, Donaueschingenstraße 13, A-1200 Wien

In einem hypovolämisch-traumatischen Schockmodell mit Knochenfraktur und Weichteiltrauma beim Hund [21] finden sich in der Lunge ähnliche ultrastrukturelle Befunde wie bei polytraumatisierten Patienten in den ersten Stunden nach dem Trauma [24, 25].

Das charakteristischste Merkmal von Lungenbiopsien nach einem hypovolämisch-traumatischen Schock ist die Ansammlung von polymorphkernigen Granulocyten [23], die auch von anderen Autoren [7, 17, 26] beobachtet wurde. Die Granulocytenansammlung stellt wahrscheinlich den Ausgangspunkt für die weiteren Lungenveränderungen dar [20].

Im folgenden berichten wir daher über die Möglichkeit, die PMN-Ansammlung in der „Lunge im Schock" quanitativ zu bestimmen, wobei die Aktivität von radioaktiv markierten Granulocyten im Lungengewebe vor und nach dem Trauma erfaßt wird.

Material und Methoden

Schockmodell

An 6 Bastardhunden wurde unter Spontanatmung in Anästhesie eine Fraktur beider Oberschenkel durchgeführt, mit 100 Schlägen an einem Schenkel auf Weichteilschädigung induziert und anschließend auf 50 mm Hg entblutet. Vor dem Trauma und nach der Schockperiode von 1,5 Stunden wurden Lungenbiopsien entnommen [21]. Versuchsplan – s. Abb. 1.

Granulocytenisolierung

60 ml heparinisiertes Venenblut (4 U/ml) wurden ähnlich der Methode für Humanzellen nach Hjorth [13] mit einem Percollgradienten aufgetrennt.

In je vier 50 ml Falcon Röhrchen wurden 20 ml einer 74% isotonen Percoll-Lösung (Pharmacia, Uppsala) vorgelegt und anschließend vorsichtig mit 15 ml 55% Percoll und 15 ml Vollblut überschichtet.

Danach wurden die Röhrchen 20 min bei 400 g und 20°C centrifugiert. Nach Abheben der Granulocytenbande und einmaligem Waschen in physiologischer Kochsalzlösung wurden die Zellen einem 25 sec Aqua Dest Schock ausgesetzt, wobei die restlichen Erythrocyten lysiert wurden.

Hefte zur Unfallheilkunde, Heft 156
Zusammengestellt von G. Schlag

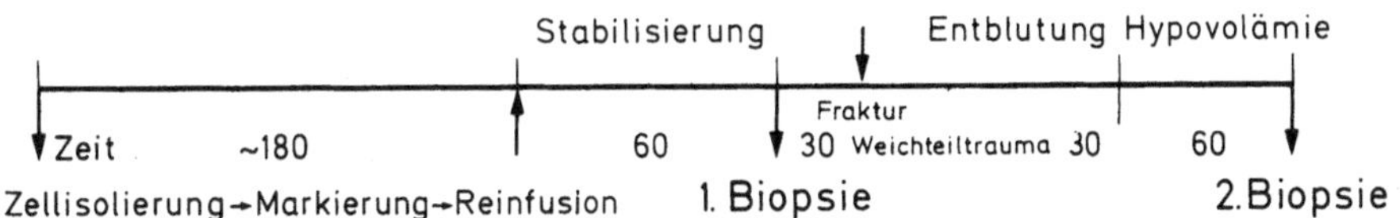

Abb. 1. Versuchsplan

Nach Resuspendierung in Ca^{++}, Mg^{++}-freiem Hankpuffer mit 0,5% Humanserumalbumin-Zusatz, enthielt die Suspension weniger als 2% Thrombocyten und mononucleäre Zellen. Die Zellausbeute lag zwischen 60 und 90%, die Viabilität von durchschnittlich $>95\%$ hielt bei Raumtemperatur über 8 h an.

Granulocytenmarkierung

Die Suspension mit einer Zellzahl von 1×10^7 Granulocyten/ml wurde mit ^{111}Indium-Oxin versetzt. Die Körperdosis betrug durchschnittlich 8 μCi/kg Körpergewicht. Die Markierung erfolgte bei Raumtemperatur, wobei die Suspension in 5 Minutenabständen schonend aufgeschüttelt wurde. Nach 30 min Incubation wurden die Zellen 5 min bei 250 g abzentrifugiert und zweimal mit Ca^{++}, Mg^{++}-freiem Hankpuffer gewaschen.

Die gewonnene markierte Zellsuspension zeigte im Trypanblauausschließungstest 99% Viabilität und unveränderte Reaktion mit zymosanaktiviertem Plasma im Aggregationsversuch.

Granulocytenisolierung und -markierung war in 3 h abgeschlossen. Mehr als 95% der ^{111} Indium Aktivität im Blut war an den Granulocyten gebunden. Trotzdem wurde die Plasmaaktivität durch Substraktion von der Blut-Gesamtaktivität berücksichtigt.

Die Aktivitätsmessungen erfolgten mit einem β-Counter BF 5000/300 (Fa. Berthold, Wien), der nach der Methode nach Ashcroft [2] auch als γ-Counter verwendet werden kann, wobei 0,5 ml Proben eingesetzt werden.

Gewebsaufarbeitung

Lungenproben wurden wie bei Redl [22] für die Elektronenmikroskopie (EM) präpariert, jedoch unter Vakuum fixiert [18].

Die Probenaufarbeitung für die Bestimmung des extravasculären Wassers und der radioaktiven Gewebsaktivität erfolgte analog [21].

Hämatologie

Leukocyten- und Thrombocytenzahlen wurden mit einem TOA PL–111 ermittelt, das Differentialblutbild nach Pappenheim gefärbt.

Infusion von zymosanaktiviertem Plasma (ZAP)

Die Gewinnung von ZAP erfolgte wie bei Redl [20]. Das ZAP (2 ml/kg) wurde anschließend wieder über 15 min mittels eines Infusors venös appliziert.

Die statistische Auswertung erfolgte mit dem gepaarten t-Test, wobei vorher die Quotienten logarithmisch transformiert wurden.

Resultate

Wie in Abb. 2a zu erkennen, kommt es initial zu einem Abfall der im Blut zirkulierenden In-markierten Granulocyten, wobei sich nach etwa 60 min ungefähr ein Gleichgewicht zwischen dem randständigen und zirkulierenden Pool einstellt.

Die daraufhin entnommene Lungenbiopsie wurde als Kontrollwert verwendet und deren Gewebsaktivität mit der bei Versuchsende gewonnenen verglichen. Dabei zeigt sich ein hochsignifikanter ($p < 0{,}01$) Anstieg der Radioaktivität im Gewebe nach Schock, der besonders im Verhältnis cpm/g Feuchtgewicht/cpm/g Blut und in cpm/g Trockengewebe zum Ausdruck kommt (Tabelle 1).

Im Vergleich dazu kam es in zwei Kontrolltieren zu keiner erhöhten Gewebsaktivität am Versuchsende (Tabelle 1).

Entsprechend vermitteln auch die morphologischen Proben nach dem Schock das gewohnte Bild der Granulocytenansammlung in den Lungencapillaren mit teilweiser Degranulierung der PMN.

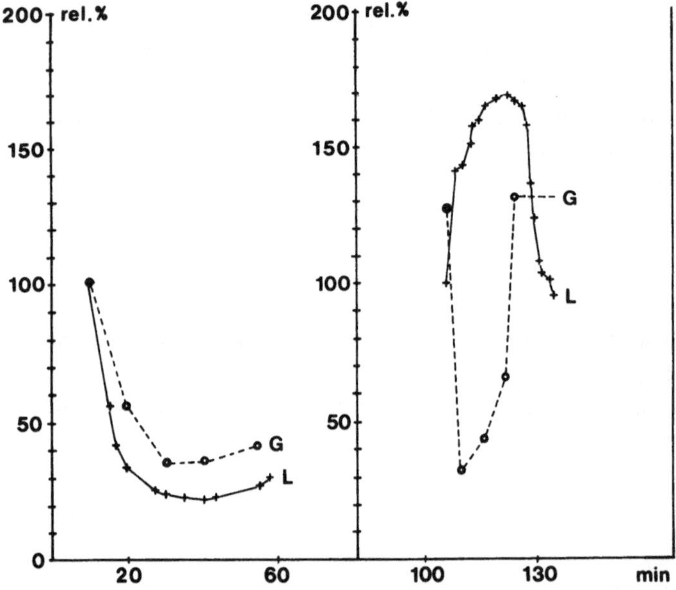

Abb. 2. a Die Verteilung der markierten Granulocyten zwischen randständigem und zirkulierendem Pool resultiert in einem initialen Abfall der PMN Aktivität im Blut. **b** Externer Nachweis der Leukostase in der Lunge nach Infusion von zymosanaktiviertem Plasma

Tabelle 1. Granulocytenassoziierte Radioaktivität in der Lunge (WW-Lungenfeuchtgewicht, DW – Lungentrockengewicht, BL – Blut)

$\frac{\text{cpm/g WW}}{\text{cpm/g BL}}$		cpm/g DW	
30' vor Schock	180' nach Schock	30' vor Schock	180' nach Schock
3,06	6,06	13 502	28 026
2,45	6,45	26 026	47 746
1,97	5,32	17 114	36 646
4,08	10,27	31 536	60 957
1,91	3,67	9 147	14 711
30' vor ZAP Infusion	180' nach Infusion	30' vor ZAP Infusion	180' nach Infusion
1,28	2,06	21 268	56 026
Kontrolle Biopsie	Kontrolle Biopsie	Kontrolle Biopsie	Kontrolle Biopsie
2,26	2,58	37 266	31 584
4,89	3,42	20 528	9 297

Während es bei den Kontrolltieren zu keinem Abfall der peripheren Granulocytenzahlen gekommen ist, konnte ein solcher wie erwartet 30 min nach ZAP Infusionsbeginn beziehungsweise teilweise auch 30 min nach der Fraktur und Entblutung nachgewiesen werden (Abb. 3).

Diskussion

Obwohl die wichtige Rolle von Granulocyten für die Schocklungenveränderungen experimentell bereits 1971 von Ratliff [17] vermutet wurde, konnten erst 1976 mit Hilfe ultrastruktureller Untersuchungen an Lungenbiopsien [25] ähnliche Beobachtungen beim Polytraumatisierten gemacht werden. Bei den daraufhin durchgeführten Schockexperimenten mit morphologischer „Blind"-Auswertung der Kontroll- und Schockgewebsproben vom selben Tier konnten die Schnitte, vor allem aufgrund der beobachteten Leukostase, eindeutig zugeordnet werden [23, 24]. Allerdings war es nicht möglich, diese Zunahme zu quantifizieren, wie es speziell für Studien mit therapeutischen Maßnahmen notwendig ist.

Durch die Verfügbarkeit einer neuen, schnellen Methode zur Granulocytenisolation [13] und der erfolgreichen Anwendung bei Hundezellen [19] ist es uns gelungen, eine schnelle Markierung (insgesamt rund 3 h) von Hundegranulocyten mit ^{111}In-Oxin zu erzielen. Dies wurde durch die kommerzielle Verfügbarkeit eines relativ stabilen In-Oxinkomplexes [19] noch wesentlich erleichtert. Die so gewonnenen markierten Granulocytensuspensionen waren aggregatfrei, zeigten unverändert hohe Viabilität ($>$ 98%) und vor allem auch nach Incubation mit chemotaktischen Peptiden ein unverändertes Aggregationsverhalten *in vitro*.

Mit Hilfe der ^{111}In-markierten Granulocyten ist es uns gelungen, einen signifikanten Anstieg der granulocytär lokalisierten Radioaktivität im Lungengewebe nach Schockaus-

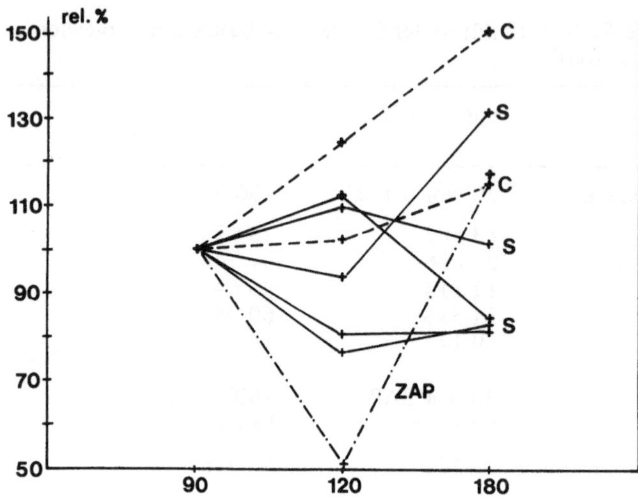

Abb. 3. Periphere Granulocytenzahlen bei Kontrollen (*C*), bei Schocktieren (*S*) und nach Infusion von zymosanaktiviertem Plasma (*ZAP*)

lösung zu beobachten (Tabelle 1), wobei bei besonders massiver Einschwemmung, zum Beispiel nach ZAP Infusion, auch eine simple externe Detektion möglich war.

Eine γ-Kamera zur Darstellung der markierten PMN in der Lunge stand uns leider nicht zur Verfügung. Die Verwendung der von Desai [9] vorgeschlagenen Größe cpm/g Gewebe/cpm/g Blut erscheint wegen des relativ konstanten Blutanteiles in der Lunge gerechtfertigt.

Bemerkenswert erscheint, daß die Ansammlung bereits vor der Reinfusion, das heißt in der Hypovolämiephase erfolgte und nicht erst durch ein cell trapping nach Reinfusion von shed blood, wie zum Beispiel von Pingleton [16] vermutet wurde.

Das deutet auf einen humoralen Effekt während des Schocks hin und findet wahrscheinlich eine hinlängliche Erklärung durch die Untersuchungen von Craddock [8], Hammerschmidt [11] und Heideman [12], die eine durch Komplementaktivierung bedingte, periphere Granulocytenaggregation und darauf folgende Sequestrierung in die Lunge für diese Ereignisse verantwortlich machen.

Es ist bekannt, daß die Lunge generell „a site of clearance of neutrophils" ist [1, 3, 4] und „a natural place for entrapment of senescent cells" [6] ist. So macht O'Flaherty [15] eine verstärkte Siebfunktion der Lunge für die Leukostase verantwortlich. Cohen [5] glaubt sogar, nicht zuletzt wegen der interessanten PMN-Ansammlung im „lavage" Modell [14], daß die Lunge ein System besitzt, um die Verteilung der PMN in der Lunge und im übrigen Körper zu steuern. Interessant ist dabei auch, daß nach Komplementaktivierung nur die PMN, diese aber zu 99,7% in der Lunge hängenbleiben, wie Fountain [10] durch Leukomessungen vor und nach der Lunge zeigen konnte. Jedenfalls dürften alle seither gewonnenen Erkenntnisse Wilson bestätigen, der damals meinte: „Hypovolämischer Schock kann auf PMN Akkumulation reduziert werden. Die PMN-Wichtigkeit für Schock kann nicht überschätzt werden". Dem, so glauben wir, ist nichts mehr hinzuzufügen.

Zusammenfassung

In einem hypovolämisch-traumatischen Schockmodell ohne Reinfusion wurde versucht, die morphologisch immer wieder beobachtete Leukostase mit Hilfe von ^{111} In-Oxin markierten Granulocyten zu quantifizieren. Durch die Verwendung einer schonenden und schnellen Granulocytenpräparation und einer fertigen ^{111} In-Oxinlösung kann die Markierung relativ einfach vorgenommen werden.

Vor und nach dem Schock erfolgt die Entnahme einer Lungengewebsprobe, wobei es 180 min nach Schockbeginn zu einem signifikanten Anstieg der granulocytär lokalisierten Radioaktivität gekommen ist. Somit kann eindeutig festgestellt werden, daß die Leukostase nicht durch Reinfusion von shed blood, sondern durch humorale Faktoren während des Schockgeschehens, zum Beispiel Komplementaktivierung, bedingt ist.

Mit der beschriebenen Anordnung sollte es auch möglich sein, die pharmakologische Beeinflußung von Granulocytenfunktionen als mögliche Schocktherapie experimentell *in vivo* zu erproben.

Dieses Projekt wurde vom Lorenz Böhler-Fond dankenswert unterstützt. Unser besonderer Dank gilt Frau E. Paul und Frau A. Schiesser für die Zellpräparation, Frau C. Vogl für die Hilfe bei der Versuchsdurchführung, Herrn Dr. Angelberger – Reaktorzentrum Seibersdorf – für die wertvollen Hinweise bei der In-Oxin Verwendung.

Literatur

1. Ambrus JC, Ambrus CM (1958) Regulation of the elimination of leukocytes. In: Brookhaven Symposium of Biology No. 10. Homeostatic Mechanisms. Upton, New York: Brookhaven National Laboratories, p 84
2. Ashcroft J (1970) Gamma Counting of Iodine ^{125} Using a Metal-Loaded Liquid Scintillator. Anal Biochem 37:268
3. Bierman H (1955) The hemotologic roll of the lung in man. Am J Surg 89:130
4. Bierman H, Kelly KH, Cordes FL (1955) The sequestration and visceral circulation of leukocytes in man. Ann NY Acad Sci 59:850
5. Cohen AB (1979) Potential adverse effects of lung macrophages and neutrophils. Fed Proc 38:2644
6. Cohen HB, Batra G, Peterson R, Podany J, Nguyan D (1979) Size of the pool of alveolar neutrophils in normal rabbit lungs. J Appl Phys 47:440
7. Connell RS, Swank RL, Webb MC (1975) The development of pulmonary ultrastructural lesions during hemorrhagic shock. J Trauma 15:116
8. Craddock PR, Hammerschmidt DE, White JG, Dalmasso AP, Jacobs HS (1977) Complement (C5a)-induced granulocyte aggregation in vitro: a possible mechanism of complement-mediated leukostasis and leukopenia. J Lab Invest 60:261
9. Desai U, Kreutzer L, Showell H, Arroyave CV, Ward PA (1979) Acute Inflammatory Pulmonary Reactions Induced by Chemotactic Factors. Am J Pathol 96:71
10. Fountain SW, Bridget AM, Musclow CE, Cooper JD (1980) Pulmonary Leukostasis and Its Relationship to Pulmonary Dysfunction in Sheep and Rabbit. Circ Res 46: 175
11. Hammerschmidt DE, Harris PD, Wayland H, Craddock PR, Jacobs HS (1981) Complement-induced granulocyte aggregation in vivo. Am J Pathol 102:146

12. Heideman M, Kaijser B, Gelin LE (1978) Complement Activation and Hematologic, Hemodynamic, and Respiratory Reactions Early after Soft-tissue Injury. J Trauma 18:696
13. Hjorth R, Jonsson AK, Vretblad P (1981) A Rapid Method for Purification of Human Granulocytes Using Percoll, A Comparison with Dextran Sedimentation. J Immun Meth 43:95
14. Kazmieroswki JA, Gallin JI, Reynolds HY (1977) Mechanism for the inflammatory response in primate lungs. Demonstration and partial characterization of an alveolar macrophage derived chemotactic factor with preferential activity for polymorphonuclear leukocytes. J Clin Invest 59:273
15. O'Flaherty JT, Kreutzer DL, Ward PA (1978) Chemotactic Factor Influences on the Aggregation, Swelling, and Foreign Surface Adhesiveness of Human Leukocytes. Am J Pathol 90:537
16. Pingleton WW, Coalson JJ, Hinshaw LB, Guenter CA (1972) Effects of Steroid Pretreatment on Development of Shock Lung Hemodynamic, Respiratory and Morphologic Studies. Lab Invest 27:445
17. Ratliff NB, Wilson JW, Mikat E, Hackel DB, Graham TC (1971) The lung in hemorrhagic Shock. IV. The role of the polymorphonuclear leukocyte. Am J Pathol 65: 325
18. Redl H, Dinges HP (1982) Immun- und enzymhistochemische Darstellung von Granulozyten – Versuch einer quantitativen Auswertung. Microscopic Acta 86:207
19. Redl H, Flynn PJ, Lamche H, Schiesser A, Schlag G, Hammerschmidt DE (1983) Aggregation, Chemotaxis and Chemiluminescene of Canince Granulocytes. Inflammation 7, 67
20. Redl H, Schlag G (in diesem Band) Granulozyten und Lunge im Schock. II. PMN-Aggregation, Degranulierung und Freisetzung reaktiver Sauerstoffspecies
21. Redl H, Schlag G (in diesem Band) Permeabilitätsuntersuchungen an einem hypovolämisch-traumatischen Schockmodell bei Spontanatmung unter Verwendung einer Ringer- beziehungsweise Albuminlösung zur Volumssubstitution
22. Redl H, Schlag G, Grisold W, Stachelberger H (1978) Early morphological changes of the lung in shock demonstrated in the light (LM), transmission electron (TEM) and scanning electron microscopes (SEM) Scann Electr Microsc 2:555
23. Schlag G, Redl H (1980) Die Leukostase in der Lunge bei hypovolämisch-traumatischen Schock. Anaest 29:606
24. Schlag G, Voigt WH, Redl H, Glatzl A (1980) Vergleichende Morphologie des posttraumatischen Lungenversagens. Anästh Intensivther Notfallmed 15:315
25. Schlag G, Voigt WH, Schnells G, Glatzl A (1976) Die Ultrastruktur der menschlichen Lunge im Schock. I. Anästh 25:512
26. Wilson JW (1972) Treatment of prevention of pulmonary cellular damage with pharmacologic doses of corticosteroids. Surg Gyn Obstet 134:675

Granulocyten und Lunge im Schock: PMN-Aggregation und Degranulierung als mögliche Mechanismen der Endothelschädigung

H. Redl und G. Schlag

Ludwig Boltzmann Institut für experimentelle Traumatologie (Prof. Dr. G. Schlag), Donaueschingenstraße 13, A-1200 Wien

Wichtigstes Hilfsmittel zur Aufklärung des Lungenversagen im posttraumatischen Verlauf sind ultrastrukturelle Untersuchungen, die es uns ermöglichen, auch subcelluläre Veränderungen zu erfassen. Erst durch solche Studien an Biopsiezylindern [53] konnten wir Einblick in die Frühveränderungen der Lunge im Schock, das heißt in die ersten 24 h nach dem Trauma, gewinnen.

Die auffallendsten Veränderungen waren die massive Ansammlung polymorphkerniger Granulocyten, Endothelzellschwellungen und ein beginnendes interstitielles Ödem. Außerdem konnten immer wieder Fettglobuli in den Capillaren gefunden werden.

Durch den Aufbau eines entsprechenden Schockmodells [43, 48] war es uns möglich, diese Veränderungen auch experimentell zu erzeugen [53], teilweise quantitativ zu erfassen [45] und somit die Basis für die Aufklärung der diesen Veränderungen zugrundeliegenden Pathomechanismen zu bilden.

Wie 1975 von Connell [3] tierexperimentell und 1976 von Schlag [53] klinisch gezeigt wurde, kommt es unmittelbar nach einem traumatischen Schockgeschehen zu massiven Schwellungen und Blasenbildung an den Endothelzellen. Auch Teplitz [55] berichtet von solchen Ödemen, vorzugsweise an den vom Kern entferntesten Stellen, und außerdem vom Verlust der pinocytotischen Vesikeln. Er macht weniger eine Hypoxie, als vielmehr Leukocyten dafür verantwortlich, die ihre Granula freisetzen. Die Wichtigkeit der Granulocyten für die Schocklungenveränderungen wurde bereits 1971 von Ratliff [38] erkannt, 1975 wurde von Connell auch die mögliche gemeinsame Wirkung von Granulocyten und Thrombocyten beschrieben. Connell glaubt [3] auch, daß freie Lysosomen die Endothelschwellung hervorrufen. Im Gegensatz dazu stehen Berichte von Sacks [46], daß zumindest *in vitro* die endothelzellschädigende Wirkung der PMN von reaktiven Sauerstoffspecies auszugehen scheint und lysosomale Enzyme nicht notwendig seien. Ergänzend dazu konnte Boogaerts [1] vom selben Versuchsmodell berichten, daß zusätzliche Thrombocyten die Endothelschäden noch verstärken.

Auch Pingleton [36] konnte Ödeme von Endothelzellen in Anwesenheit von PMN bei Primaten zeigen, und Glinz [10] glaubt, daß diese Veränderungen einen generellen Reflex auf Lungenschäden darstellen. Greenberg [15] nennt das Endothel gar „shock cell of the lung". Das ist vielleicht insofern berechtigt, als Endothelzellveränderungen die Voraussetzung beziehungsweise Ursache für Permeabilitätsänderungen und damit für interstitielle Ödeme darstellen [13].

Im Rahmen dieser Arbeit soll ein aus unseren bisherigen Resultaten abgeleitetes Konzept der Lungenschädigung nach Polytrauma vorgestellt werden, beziehungsweise die Methoden, mit denen wir die entsprechenden Ergebnisse erhalten haben. Das erscheint insofern auch von klinischer Bedeutung zu sein, als die Kenntnis der Pathophysiologie

Hefte zur Unfallheilkunde, Heft 156
Zusammengestellt von G. Schlag

Grundlage für eine erfolgreiche Schockbekämpfung ist und die verwendeten Meßgrößen bis zu einem gewissen Grad auch die Prüfung der Wirksamkeit von therapeutischen Maßnahmen gestattet.

Material und Methoden

Das hypovolämisch-traumatische Schockmodell wurde von Redl [43] genau beschrieben, ebenso wurden die Methoden für die Granulocytenisolierung, für die quantitative Erfassung der Leukostase und die Lungengewebsaufarbeitung von Redl [45] vorgestellt.

Chemotaktische Faktoren

Formyl-Methionyl-Leucyl-Phenylalanin (FMLP) (Fa. Sigma) wurde mit DMSO gelöst (10^{-2} M) und diese Stammlösung mit Ringerlösung auf 10^{-5} M verdünnt.

Zymosanaktiviertes Plasma ZAP wurde durch 30 min Incubierung (37°C) von Heparinplasma (4 U/ml) mit geschwaschenem Zymosan (Grade A; Fa. Sigma) gewonnen [26], anschließend 30 min bei 56°C hitzeinaktiviert und sterilfiltriert. Die chemotaktischen Faktoren wurden bis zur Verwendung bei -20° gelagert.

Granulocyten (Thrombocyten)aggregation

Die Aggregation wurde in einem Payton 300 B Aggregometer bei 900 Umdrehungen pro Minute und 37°C durchgeführt. 0,4 ml einer percollisolierten Granulocytensuspension (Human- oder Hundegranulocyten) mit einer Zellzahl von 1 x 10^7/ml wurden mit 0,05 ml Cytochalasin B (50 mg/ml), 0,05 ml Ca^{++}, Mg^{++}-Lösung (7 mM $CaCl_2$; 3,5 mM $MgCl_2$), 0,1 ml Thrombocytensuspension falls erwünscht und/oder 0,05 ml Hemmstoff versetzt.

Nach 1 min Vorincubierung wurde die Aggregation durch Zugabe von 0,05 ml zymosanaktiviertem Plasma beziehungsweise FMLP (10^{-6} M) bei Humanzellen ausgelöst und die resultierende Transmissionsänderung über einen Zeitraum von 3 min gemessen.

Plättchenreiches Citratplasma (PRP), durch konventionelle Methoden gewonnen, wurde durch Gelfiltration mit einer Sepharose 4B Säule (Fa. Pharmacia) von den meisten Plasmaproteinen getrennt und die Thrombocyten mit Ca^{++}, Mg^{++} freiem Hankpuffer eluiert.

Cytochalasin B (CB) (Fa. Sigma) wurde in DMSO (5 mg/ml) gelöst und mit Ca, Mg freiem Hankpuffer auf eine Endkonzentration von 50 μg/ml gebracht.

Chemiluminescenz

100 μl Granulocytensuspension (4.10^6/ml) wurde bei 37°C mit 10 μl Cytochalasin B, mit 100 μl Hemmer oder Ringer und mit 100 μl Luminollösung (10^{-4} M; Fa. Sigma) versetzt und dann wurde etwa 5 min das Abklingen der Hintergrundluminescenz abgewartet. Nach Zugabe von 5 μl ZAP oder ZAS erfolgte die resultierende Luminescenzmessung über 5 min.

Sämtliche Messungen erfolgten mit einem Biolumat 9500 der Firma Berthold.

Schocktherapeutica

Aprotinin lyophilisiert (Trasylol; Fa. Bayer) und Methylprednisolon (Urbason; Fa. Hoechst) wurde in Ringerlösung für die Versuche eingesetzt.

Komplementbestimmung

Die Bestimmung der hämolytischen Aktivität erfolgte nach Kabat [30].

Bestimmung der lysosomalen Enzyme

Für die Lysozymbestimmung wurde eine Suspension von Micrococcus lysodeiticus (Fa. Boehringer) 1 mg in 10 ml 0,03 mol Na/K Phosphatpuffer pH = 7,4 mit 0,1% Na-Azid und 0,1% Humanserumalbumin verwendet. Zu 1,8 ml Mikrococcus-Suspension wurden 0,1 ml Probe pipettiert und danach wurde die Extinktionsänderung während 1' 30" (450 nm – 30°C) gemessen. Für die Standardkurve 3–30 μg Lysozym (Fa. Boehringer)/ml Puffer wurde die Extinktionsveränderung als Funktion des Logarithmus der Lysozymkonzentration aufgetragen.

Peroxidase

wurde nach Zaitsu und Ohkura [60] bestimmt.

Platelet Neutrophil Aggregation (PNA) Test

wurde entsprechend den Vorschriften von Silbergleit [54] durchgeführt.

Resultate

Komplementaktivierung

Bei zwei Versuchstieren wurde eine Gesamtkomplementbestimmung durchgeführt, wobei in diesen beiden Fällen die Schockdauer sogar 4 h statt normal 1,5 h betrug. In beiden Fällen kam es zu keinem Abfall der hämolytischen Aktivität, das heißt zu keinem erfaßbaren Verbrauch von Komplementkomponenten (Tabelle 1).

Mit Hilfe der Granulocytenaggregation konnte in manchen Fällen ein Auftreten von Komplementspaltprodukten in hitzeaktiviertem Plasma nachgewiesen werden (Abb. 1), wobei 60 min nach dem Schock sogar bis zu 92% der maximal möglichen Aggregation erreicht wurden.

Tabelle 1. Gesamtkomplement CH_{50}/ml

	H 1	H 2
1 h vor Schock	52,7	38,4
vor Schockbeginn	42,8	46,2
1 nach Schock	48,8	39,6
2 nach Schock	49,0	41,6
3 nach Schock	47,6	41,0
4 nach Schock	45,5	38,9

Granulocytenaggregation

Nach der Zugabe von chemotaktischen Faktoren zu isolierten Granulocyten kommt es *in vitro* zu einer dosisabhängigen Granulocytenaggregation, die durch Anwesenheit von Cytochalasin B bei Bedarf verstärkt werden kann (Abb. 1–4). Eine Verstärkung der Reak-

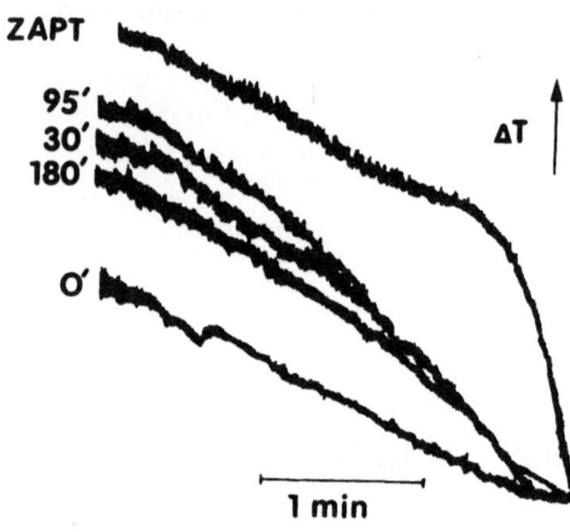

Abb. 1. Bestimmung der Komplementaktivierung mit der Granulocytenaggregation nach Zusatz von verschiedenen hitzeinaktivierten Hundeplasmen. Die Zeiten Beziehen sich auf den Schockbeginn (Hypovolämisch-traumatischer Schockversuch). Zymosanaktiviertes Plasma (ZAP) als Maß für die maximal erreichbare Aggregation

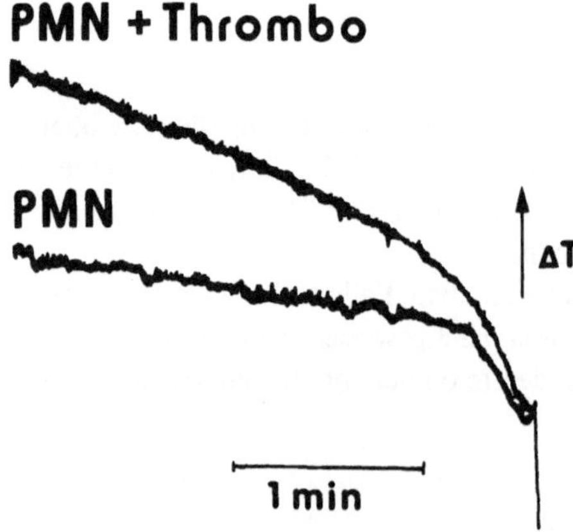

Abb. 2. Granulocytenaggregation (human) mit und ohne Zusatz von Thrombocyten. Durch den Thrombocytenzusatz kommt es zur Verstärkung der Aggregation

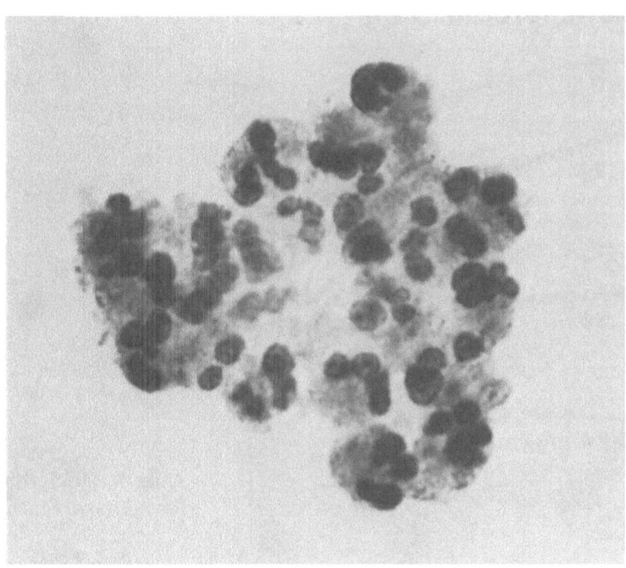

Abb. 3. Gemischte PMN-Thrombocytenaggregate aus der Reaktionsküvette von Abb. 2 nach dem Aufbringen auf Fertigdifferentialblutobjektträger. LM – Vergrößerung 1000 x

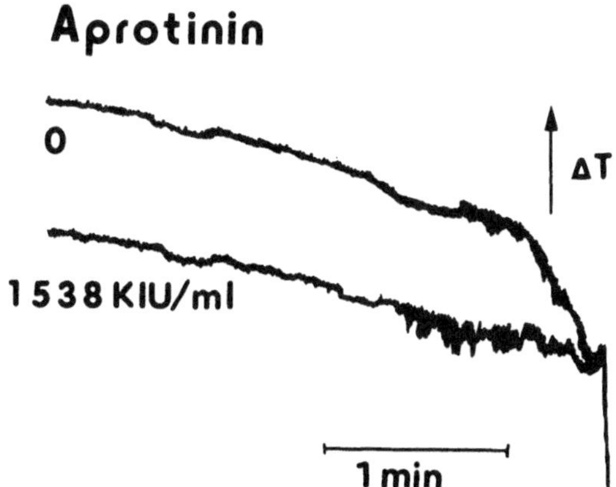

Abb. 4. Verminderung der Granulocytenaggregation durch Vorincubation mit Aprotinin

tion tritt durch Zugabe von Thrombocyten auf (Abb. 2), wobei es zur Ausbildung riesiger gemischter Aggregate (Abb. 3) kommt.

Andererseits wird die Aggregation durch Zusatz von Aprotinin (> 250 U/ml) (Abb. 4) oder Methylprednisolon (> 0,1 mg/ml) (Abb. 5) vermindert, beziehungsweise durch Methylprednisolon (> 3 mg/ml) überhaupt verhindert. Mit solch hohen Konzentrationen ist es auch möglich, bereits vorhandene Aggregate wieder aufzulösen. Die verschiedenen Hemmeffekte konnten mit Ausnahme der Aprotininwirkung auch an Hundezellen gezeigt werden, wobei diese nur mit ZAP, aber nicht mit FMLP, stimulierbar sind.

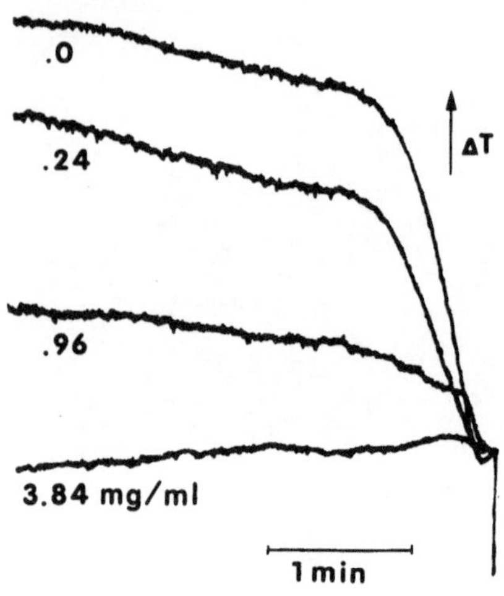

Abb. 5. Dosisabhänige Verminderung der Granulocytenaggregation durch Methylprednisolon

Ebenfalls *in vitro* kommt es bei Schockblut zur vermehrten Ausbildung von vollständigen Rosetten zwischen Hundethrombocyten und Granulocyten (Grad 7) im PNA Test (Abb. 6).

In vivo konnten wir neben der ubiquitären Leukostase nur selten gemischte Thrombocyten-Granulocytenansammlungen (Abb. 7) finden. Thrombocytenaggregate oder Mikrothrombosen mit Fibrin konnten bei den verschiedensten Schockexperimenten niemals in der Lunge nachgewiesen werden.

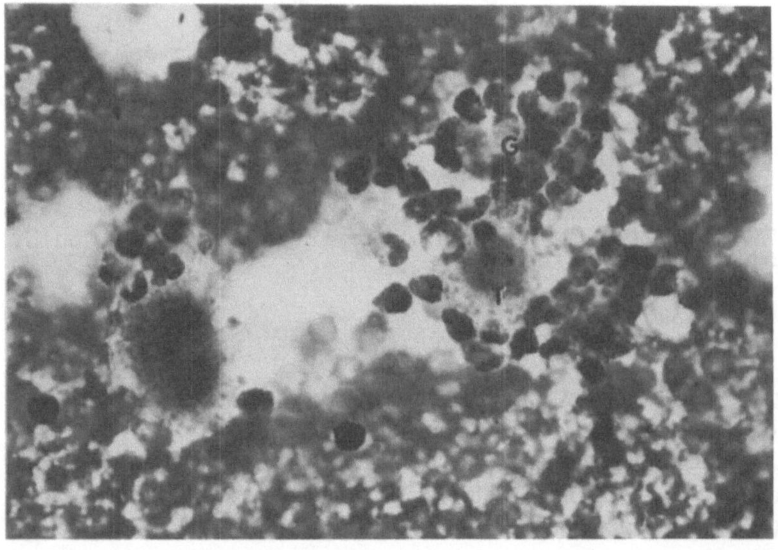

Abb. 6. Ausbildung von vollständigen Rosetten im PNA-Test nach Silbergleit (T – Thrombocyten, G – Granulocyten) LM – Vergrößerung 1000 x

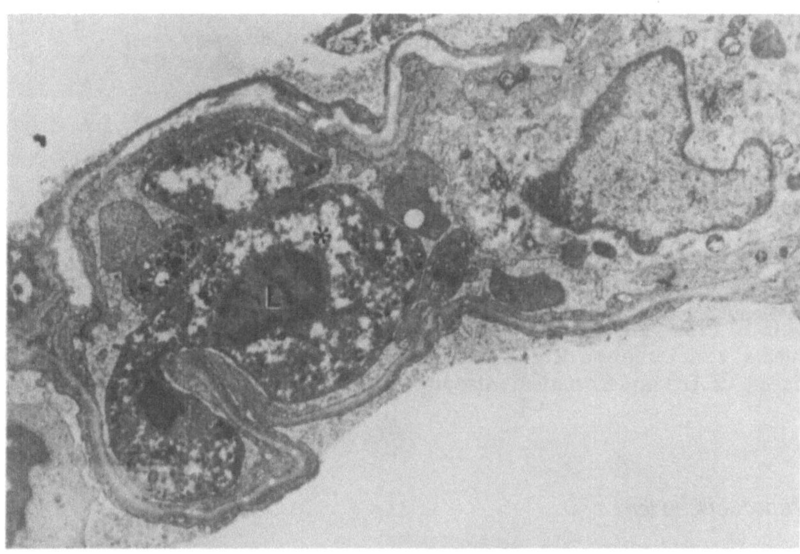

Abb. 7. Gemischte Ansammlung von Leuko- (L) und Thrombocyten (T) in einer Lungencapillare nach hypovolämisch-traumatischem Schock. (*) Granulocyt mit typischer Degranulierung. EM Vergrößerung 3000 x

Chemiluminescenz

Nach Aktivierung von humanen (in schwächerem Ausmaß auch von Hunde-) PMN mit chemotaktischen Faktoren kommt es zur Freisetzung von reaktiven Sauerstoffspecies (Abb. 8), die unter katalytischer Wirkung der endogenen Myeloperoxidase auch Licht emittieren, was durch das zugesetzte Luminol noch verstärkt werden kann. Diese Reaktion ist erstens von der ZAP beziehungsweise FMLP Dosis abhängig, durch CB verstärkbar und wiederum durch den Zusatz von Aprotinin, Methylprednisolon und Ibuprofen (Konzentration ~ gleich wie bei Aggregationshemmung) hemmbar (Tabelle 2).

Degranulierung

Wenn PMN unter Anwesenheit von CB mit chemotaktischen Faktoren incubiert werden, kommt es zu Degranulierung und Freisetzung von lysosomalen Enzymen (zum Beispiel Lysozym, Myeloperoxidase (Tabelle 3). Die Reaktion ist ebenfalls durch Aprotinin, Methylprednisolon und Ibuprofen teilweise hemmbar.

Auch *in vivo* kommt es im Schock zu einem erhöhten Lysozymspiegel im Plasma (Abb. 9).

Gemeinsam mit der Leukostase kommt es fast immer zum charakteristischen Bild der Degranulierung (Abb. 7, 12), wobei insbesondere Abb. 10 auffällt, bei der ein im Interstitium befindlicher, bereits fast vollständig degranulierter Leukocyt gegenüber den angrenzenden Kollagenfasern wie „geöffnet“ aussieht. Bisweilen lassen sich auch intravasculäre Granula-ähnliche Zellfragmente zeigen (Abb. 11).

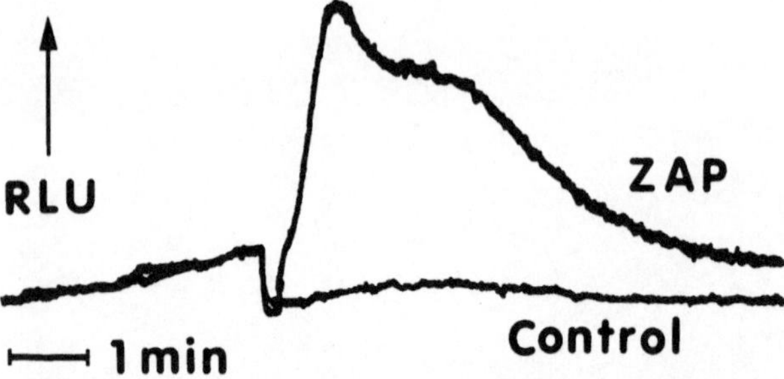

Abb. 8. Freisetzung von reaktiven Sauerstoffspecies gemessen als Chemiluminescenz unter Zusatz von Luminol. Zur Stimulation dient normales (control) oder zymosanaktiviertes Plasma (ZAP) mit Komplementspaltprodukten

Endothelschäden

Wie in Abb. 12 zu sehen ist, kann es zu Interaktionen zwischen PMN und Endothel kommen, jedoch treten in der Mehrzahl der Fälle Endothelveränderungen ohne direkten, sichtbaren Kontakt mit PMN auf. Im Vordergrund stehen dabei Schwellungen (Abb. 13), manchmal Blasenbildung (Abb. 14). Insgesamt sind diese Veränderungen aber wesentlich seltener als in den früheren humanen Lungenbiopsien zu finden. Nach dem Schock kam es in einer Versuchsserie, bei der die Tiere mit shed-blood und Ringer wieder aufgefüllt wurden, zu einem signifikanten Anstieg des LCE (Abb. 9).

Tabelle 2. Einfluß von Methylprednisolon, Aprotinin und Ibuprofen auf die Freisetzung von reaktiven Sauerstoffspecies gemessen mit Chemiluminescenz wie in Abb. 8

		Maximum der Lichtaussendung
ZAS	=	100,0%
ZAS + Methylprednisolon		
1,22 mg/ml	=	3,3%
0,66 mg/ml	=	11,6%
0,12 mg/ml	=	50,0%
ZAS + Aprotinin		
488 KIE/ml	=	23,7%
49 KIE/ml	=	45,0%
ZAS + Ibuprofen		
1,22 mg/ml	=	3,3%
0,66 mg/ml	=	8,3%
0,12 mg/ml	=	15,5%

Tabelle 3. *In vitro* Freisetzung von lysosomalen Enzymen aus PMN nach Stimulation mit aktivierten Komplementkomponenten (ZAP) in Anwesenheit von CB und Hemmung durch Aprotinin beziehungsweise Ibuprofen

		Lysozym	Peroxidase
ZAP	=	100,0%	100,0%
Normalplasma	=	0	2,7
ZAP mit Aprotinin			
1538 KIE/ml		61,7	60,0
769 KIE/ml		97,7	80,3
ZAP mit Ibuprofen			
0,96 mg/ml		0	/
0,24 mg/ml		63,3	/

Interstitielles Ödem

In einer Versuchsserie mit Schockhunden ohne Reinfusion wurde übereinstimmend mit morphologischen Beobachtungen auch mit der Bestimmung des extravasculären Wassers kein interstitielles Ödem in der Lunge gefunden (Tabelle 4).

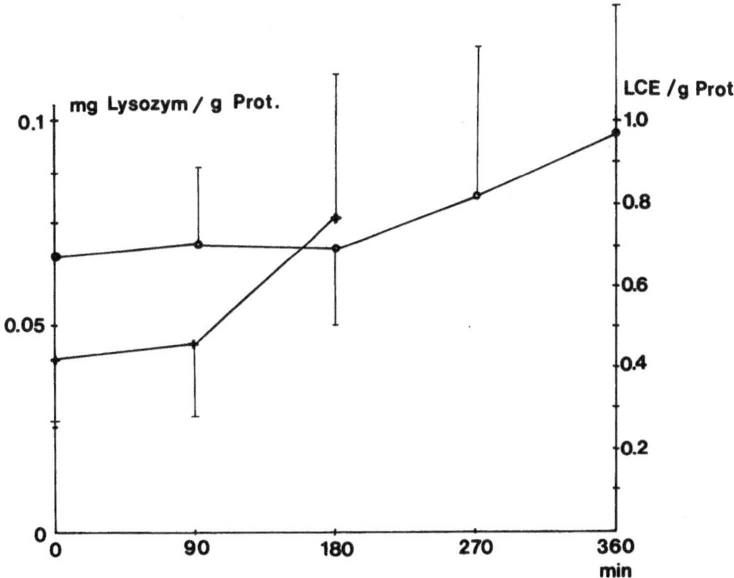

Abb. 9. Enzymaktivität (Lung Converting Enzyme (LCEo) und Lysozym+) im Plasma bezogen auf Gesamteiweiß während eines hypovolämisch-traumatischen Schockversuches (n = 8). Die Reinfusion erfolgte mit shed blood und Ringerlösung (90 = Schock; 180 = Reinfusion)

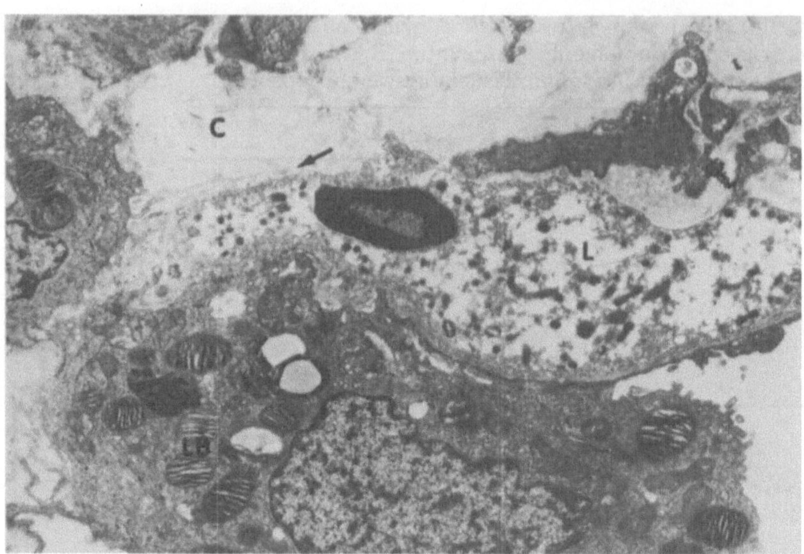

Abb. 10. Ein im Interstitium befindlicher Leukocyt (L) zeigt starke Zeichen von Zerfall, obwohl die angrenzenden lamellar-bodies (LB) ausgezeichnete Strukturerhaltung zeigen. Auffällig ist die bei den Kollagenfasern (C) nicht mehr vorhandene Leukocytenmembran (*Pfeil*). EM Vergrößerung 5000 x

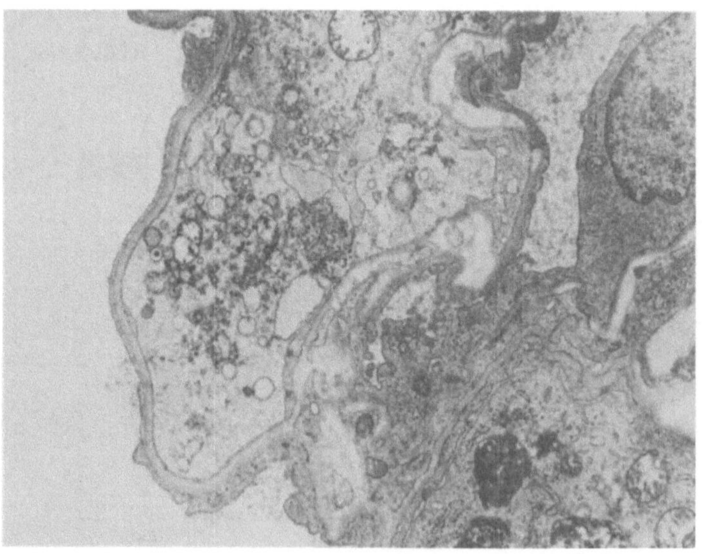

Abb. 11. Intravasculär freigesetzte Granula bei einer Lunge im Schock. Das Endothel ist in dieser Probe unverändert. EM Vergrößerung 5000 x

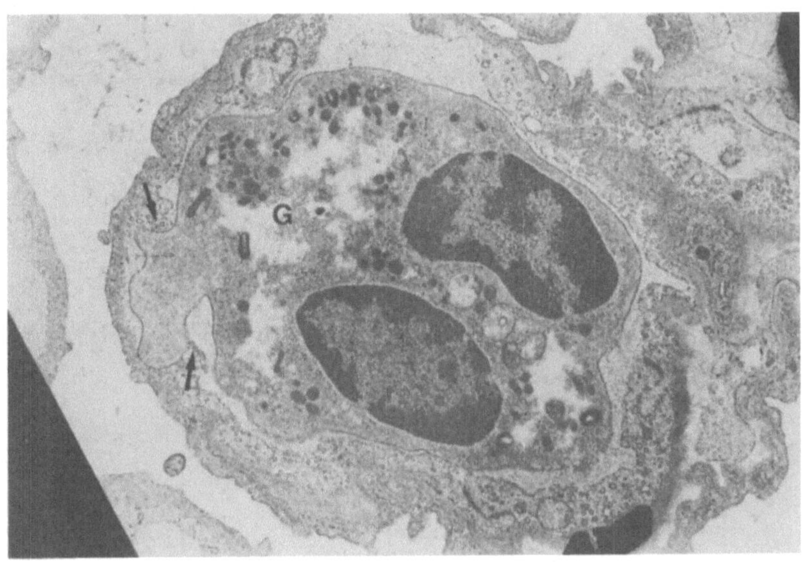

Abb. 12. Teilweise degranulierter Granulocyt (*G*) in Lungencapillare. Interaktionen mit dem Endothel sind deutlich sichtbar (*Pfeile*). EM Vergrößerung 6600 x

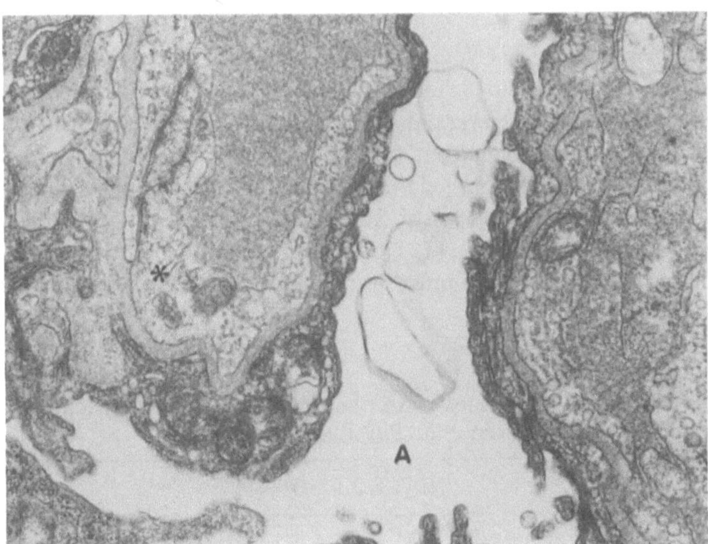

Abb. 13. Endothelschwellung (*) an Capillaren einer „Lunge im Schock". A – Alveoli. EM Vergrößerung 10000 x

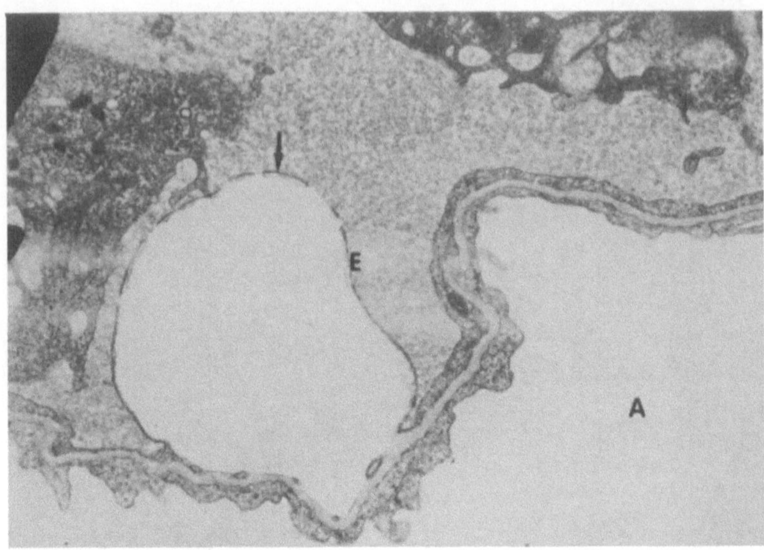

Abb. 14. Blasenbildung (*Pfeil*) eines ansonsten unauffälligen Endothels (E). A – Alveoli. EM Vergrößerung 5000 x

Diskussion

Nachdem schon 1971 von Ratliff [38] die Wichtigkeit von Granulocyten für die Veränderungen der Lunge im Schockexperiment erkannt wurde, wurde diesen Befunden vorerst nicht genügend Aufmerksamkeit geschenkt. Dies wahrscheinlich deshalb, da aufgrund von postfinalen Untersuchungen [33] und unphysiologischen „Schock"modellen [8, 47] vor allem Mikrothrombosen oder Fettglobuli beziehungsweise deren Abbau für die Schocklungenveränderungen verantwortlich gemacht wurden.

Wilson [58], Pingleton [36], Connell [3] und Teplitz [55] beschrieben in der Folge PMN-Ansammlungen in der Lunge beziehungsweise teilweise damit verbundene Endothelschädigungen.

Tabelle 4. Extravasculäres Wasser bezogen auf Trockengewicht in Schockexperimenten ohne Reinfusion (ml/g)

	EVLW / EVDW	
	vor Schock	1,5 h nach Schock
1	3,58	3,75
2	3,76	3,63
3	4,15	4,26
4	3,65	4,58
5	4,21	4,27
6	3,84	4,63

Erst Schlag [53] konnte mit Hilfe der Ultrastruktur zeigen, daß diese hauptsächlich experimentellen Befunde bereits kurz nach Schockauslösung klinische Relevanz besitzen, andererseits mit herkömmlichen klinischen Maßnahmen nicht erfaßbar sind.

Die Arbeiten von Craddock und Hammerschmidt [6] zeigten den Zusammenhang zwischen Komplementaktivierung, Granulocytenaggregation und der Einschwemmung von Aggregaten in der Lunge auf und trugen somit entscheidend zu den folgenden Vorstellungen über die Pathophysiologie der Lunge im Schock bei (Abb. 15).

Die auslösende Ursache für den wahrscheinlich über den alternativen Weg verlaufende Komplementaktivierung ist noch nicht geklärt, und es dürfte auch eher eine Vielzahl von Mediatoren darin beteiligt sein [50]. Vor allem die enge Verknüpfung zwischen Gerinnung, Fibrinolyse, Kallikreinsystem und Komplementsystem [49] läßt nur Vermutungen zu. Direktes Gewebstrauma oder die Aktivierung der Gerinnung tragen sicher zur Komplementaktivierung bei. So konnte Heideman [24] nach Weichteiltrauma, Muskelhomogenat oder Endotoxininfusion [25] einen CH_{50}-Abfall beobachten, der auch mit Daten nach *in vitro* Incubation übereinstimmte [23].

Wir konnten trotz speziell verlängertem Schock in unserem Modell (ebenfalls mit Weichteiltrauma) keinen CH_{50}-Abfall finden, jedoch mit Hilfe der erstmals beim Hund angewendeten [39] Aggregationsmethodik nach Hammerschmidt [16] eine Komplementaktivierung manchmal durch den Nachweis von Komplementspaltprodukten auch direkt zeigen. Das ist in guter Übereinstimmung mit Schockpatienten-Studien von Hammerschmidt [20], der zwar mit Aggregation, aber nicht mit der unempfindlichen Gesamtkomplementbestimmung eine Aktivierung des Systems zeigen konnte. Diesbezüglich wird die Verbreitung der neuen Radioimmunoassay Anaphylatoxinmethoden [14, 28] zusätzliche Resultate bringen.

So konnte damit bereits die Komplementaktivierung bei extracorporalem Kreislauf nachgewiesen werden [2] und somit dürften für das bekannte „post pump"-Syndrom ebenfalls Granulocyten zusammen mit aktiviertem Komplement verantwortlich sein [19].

Aktivierte Komplementkomponenten (C3a, C5a) vermögen außer ihrer Wirkung über Granulocyten auch über Histamin release aus Mastzellen direkt die Permeabilität zu steigern oder führen zu Kontraktion von glatter Muskulatur [56] und bewirken nach Infusion einen Anstieg von Thromboxane B_2 [4].

Nachdem wir klinisch und in unserem Schockmodell die Leukostase in der Lunge gefunden haben [48] und auch quantitativ die Ansammlung von PMN in der Lunge nachweisen konnten [45] stellt sich die Frage nach dem auslösenden Mediator. In den bereits klassischen Untersuchungen von Craddock [5] bei Hämodialyse, wurde der Zusammenhang Komplementaktivierung – Granulocytenaggregation – Leukostase in der Lunge herausgefunden. So lag es nahe, auch für die von uns gefundene PMN-Akkumulation in der Lunge aktivierte Komplementkomponenten verantwortlich zu machen, da zum Beispiel die Chemotaxis wegen meist fehlenden direkten Lungentraumas eher ausscheidet. Allerdings ist eine verstärkte Adhärenz PMN-Endothel nicht auszuschließen [27].

Wir können zumindest aufgrund der Aggregationsdaten (Abb. 1) und den Ergebnissen mit markieren Granulocyten [45] annehmen, daß auch in unserem Schockmodell eine solche PMN-Aggregation erfolgt.

Interessant sind in diesem Zusammenhang auch Arbeiten von Hammerschmidt [18], der mit Vitalmikroskopie die Ausbildung von PMN Aggregaten *in vivo* nach Komplementaktivierung zeigen konnte.

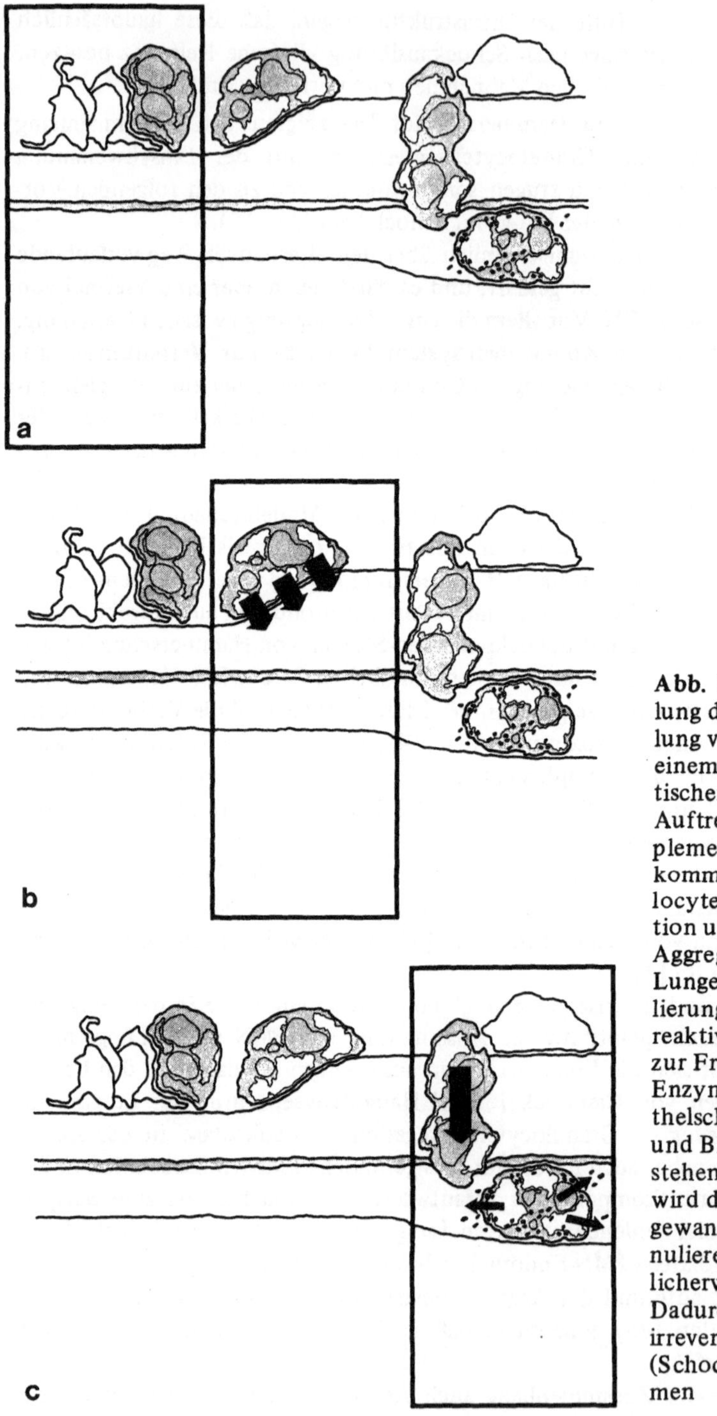

Abb. 15. Schematische Darstellung der vermutlichen Entwicklung von Lungenschäden nach einem hypovolämisch-traumatischen Schock. **a** Durch das Auftreten von aktivierten Komplementkomponenten (C5a) kommt es zur peripheren Granulocyten-(Thrombocyten)aggregation und Einschwemmung der Aggregate in die Lunge. **b** In der Lunge kommt es zur Degranulierung, zum Auftreten von reaktiven Sauerstoffspecies und zur Freisetzung von lysosomalen Enzymen. Dies führt zur Endothelschädigung mit Schwellung und Blasenbildung. **c** Das entstehende interstitielle Ödem wird durch ins Interstitium ausgewanderte „aktivierte" degranulierende Granulocyten möglicherweise noch verschlimmert. Dadurch kann es in der Folge zu irreversiblen Schäden der Lunge (Schocklungensyndrom) kommen

Tabelle 5. Pharmakologische Beeinflussung von Granulocytenfunktionen

1. Aggregation	z.B. Methylprednisolon
	Profene
	Aprotinin
2. Adhäsion	z.B. Lidocain
3. Freisetzung von Enzymen	z.B. Methylprednisolon
	Profene
	Aprotinin
4. Reaktive Sauerstoffspecies	z.B. Superoxid Dismutase
	Katalase
	Mannitol
	Benzoat

Aus vereinzelten morphologischen Befunden (Abb. 7) und Literaturhinweisen wie Connell [3], Fountain [9] ist eine Beteiligung der Plättchen am Schockgeschehen anzunehmen, allerdings nicht unbedingt in Form von Mikroaggregaten mit Fibrin [47], sondern möglicherweise im Zusammenwirken mit Granulocyten. Nachdem wir in dem mehr qualitativen platelet neutrophil aggregation (PNA) Test nach McIntosh [31] eine verstärkte Ausbildung von Thrombo-Leukoaggregaten im Schock beobachten konnten (Abb. 6), haben wir auch im Granulocytenaggregationstest den Einfluß von Thrombocyten untersucht (Abb. 3).

In den, zusammen mit Hammerschnidt durchgeführten Untersuchungen zeigte sich, daß der Zusatz von Thrombocyten die PMN-Aggregation verstärkt (Abb. 2), wobei diese Wirkung thrombozahlabhängig ist und auch durch ein zellfreies Plättchenlysat verursacht wird [40].

Ebenso wurde kürzlich die Verstärkung von PMN-Adhärenz an Nylonfasern durch Plättchen beschrieben [37] und die Verstärkung von PMN Endothelschäden durch Thrombocyten gezeigt [1, 59]. Die meist morphologische Abstinenz von Plättchen in der Lunge läßt sich möglicherweise durch den sequentiellen Ablauf der Ereignisse [3] erklären, wobei zum Zeitpunkt der Probennahmen die an der Aggregation beteiligten Thrombo bereits zerfallen sind.

Nachdem bereits bekannt war, daß Methylprednisolon und auch andere Entzündungshemmer in der Lage sind, die human PMN Aggregation *in vitro* zu verhindern [17, 22], ist es uns gelungen, diesen Befund auch an Hundezellen (Voraussetzung für den Einsatz in unserem Schockmodell) zu verifizieren. Auch Proteasenhemmer wie zum Beispiel Aprotinin sind als PMN Aggregationshemmer ähnlich wie bei Thrombocyten [42] aktiv (Abb. 4), jedoch nur bei humanen Zellen.

Der Kontakt zwischen Anaphylatoxinen und Granulocyten bewirkt jedoch nicht nur die Aggregation der Zellen, sondern verursacht auch die Freisetzung von reaktiven Sauerstoffspecies (O_2^-, H_2O_2, $\cdot$ OH) und lysosomalen Enzymen [11]. Mit Hilfe der Chemiluminescenz kann die Freisetzung der toxischen Sauerstoffverbindungen schnell und einfach bestimmt (Abb. 8) und der Einfluß von Medikamenten ermittelt werden. So konnten wir zeigen, daß zum Beispiel Methylprednisolon in der Lage ist, die Freisetzung dosisabhängig zu vermindern, wobei die verwendeten Mengen etwa gleich denen bei Aggregationsversuchen waren und damit der klinisch üblichen Dosierung (30 mg/kg) entsprechen [41] (Tabelle 2).

Wie von Sacks [46] erstmals *in vitro* gezeigt und inzwischen auch bestätigt wurde [57], können diese Sauerstoffspecies zu direkten Endothelschäden führen. Möglicherweise haben sie auch eine indirekte Wirkung, indem sie Antiproteasen inaktivieren [29], wodurch die freigesetzten lysosomalen Enzyme lokal wirksam werden können.

Die Leukostase in der Lunge geht meist mit einer Degranulierung der PMN einher [52], die sowohl morphologisch (Abb. 7, 10, 11, 12), als auch durch die Abgabe von lysosomalen Enzymen (Abb. 9 *in vivo*) (Tabelle 3 *in vitro*) erfaßbar ist. Diese Freisetzung ist *in vitro* (Tabelle 3) als auch *in vivo* [32] durch Proteasenhemmer und durch Steroide [12] oder Profene (Tabelle 3) zu verringern. Für die Messung granulocytärer Enzymabgabe scheint neben der Lysozymbestimmung vor allem der neue Enzymimmuntest von Neumann [34] günstig zu sein, bei dem der Komplex zwischen granulocytäter Elastase und α1-Proteinaseninhibitor erfaßt wird. Wahrscheinlich bewirken toxische Sauerstoffspecies zusammen mit lysosomalen Enzymen Schädigungen des Endothels, wobei Henson [27] erstere für Kurzzeiteffekte und zweitere für Langzeitschäden verantwortlich macht. Letztere entstehen vielleicht dadurch, daß es in einem feedback Mechanismus durch freigesetzte Proteasen zur fortgesetzten C5-Spaltung kommt. Somit könnte trotz des schnellen Verschwindens von C5a aus der Zirkulation [4] wahrscheinlich über Anlagerung an Zellreceptoren, ein gewisser C5a-Spiegel im Plasma (Abb. 1) erhalten bleiben.

Die Endothelschäden äußern sich vor allem in Schwellungen [3, 35, 53] (Abb. 13), Blasenbildung [27] (Abb. 14), wobei auch direkte Interaktionen PMN-Endothel (Abb. 12) beobachtet werden können [52].

Parallel zu Endothelveränderungen konnten wir einen Anstieg des LCE im Plasma finden (Abb. 3), möglicherweise als Zeichen eines „leck-werden“ der Endothelzellen [44], eine Schädigung die auch bei vitalmikroskopischen Untersuchungen von Hammerschmidt [18] nach längerer Infusion von aktivierten Komplementkomponenten beobachtet werden konnte.

Das wäre insofern von Bedeutung, als durch ein geschädigtes Endothel interstitielle Ödeme hervorgerufen werden.

Während der Hypovolämiephase kommt es noch zu keiner Ansammlung von Flüssigkeit im Interstitium (Tabelle 4). Erst nach Wiederauffüllung des Kreislaufes entwickelt sich, etwas in Abhängigkeit vom verwendeten Volumsersatzmittel, eine leichtes interstitielles Ödem [43]. Diese chemischen Befunde sind identisch mit der erhaltenen Morphologie, wobei speziell auch in diesem Fall eine quantitative (morphometrische) Auswertung wünschenswert wäre.

Das interstitielle Ödem wird wahrscheinlich durch ausgewanderte degranulierende Leukocyten (Abb. 10) noch verstärkt, da die freigesetzten Enzyme im Interstitium willkommene Substrate (Kollagen, Elastin) vorfinden. So konnten lysosomale Enzyme sogar in der Lungenlymphe nach einem Schockereignis vermehrt nachgewiesen werden [7].

Das interstitielle Ödem ist entscheidender Wegbereiter für weitere Lungenschädigungen, die dann zum gefürchteten Schocklungensyndrom führen. Somit ist es wichtig, bereits die Frühveränderungen der Lunge im Schock zu therapieren [51]. Neben entsprechender Volumstherapie steht vor allem die prophylaktische Beatmung, aber auch eine Beeinflussung der Granulocyten [21] beziehungsweise deren Freisetzungsreaktionen im Vordergrund wie es in Tabelle 4 zusammengefaßt ist.

Aufgrund der zur Verfügung stehenden Daten ist die wichtige Rolle der Granulocyten für die Lunge im Schock etabliert, ein Ergebnis, das primär durch ultrastrukturelle Untersuchungen gewonnen werden konnte.

Zusammenfassung

Die ultrastrukturellen Untersuchungen von Lungenproben nach Polytrauma, sowohl am Menschen als auch im Tiermodell, zeigen als charakteristische Merkmale die Ansammlung von Granulocyten, Endothelveränderungen und interstitielle Ödeme.

Mit Hilfe des empfindlichen Granulocytenaggregationstests konnte das Auftreten von Komplementspaltprodukten (C5a) im Schockplasma nachgewiesen werden, während das Gesamtkomplement unverändert bleibt. Primär durch C5a kommt es wahrscheinlich zum Auftreten von peripheren Granulocyten (Thrombocyten) Aggregaten und nachfolgender Embolisierung der Lunge. *In vitro* konnten wir die Verstärkung der Granulocytenaggregation durch Thrombocyten und die pharmakologische Beeinflussung nicht nur durch Steroide und Profene sondern auch durch Aprotinin zeigen.

Nach der Leukostase kommt es zur Degranulierung der PMN, ein sowohl morphologisch als auch mit der Messung von lysosomalen Enzymen erfaßbares Ereignis. Damit kommt es nicht nur zur Freisetzung von lysosomalen Enzymen, sondern auch zum Auftreten von reaktiven Sauerstoffspecies (H_2O_2, O_2-, $\cdot$ OH), die das Endothel schädigen können. Zur einfachen Erfassung *in vitro* dient die Chemiluminscenz, mit der auch der Einfluß von Steroiden, Profenen und Aprotinin getestet wurde, die alle die Radiaklabgabe dosisabhängig vermindern.

Die Endothelschäden sind vor allem in den humanen Proben dominierend und können in weiterer Folge zu interstitiellen Ödemen führen. Sowohl mit der extravasculären Lungenwasserbestimmung, als auch ultrastrukturell zeigt sich, daß das interstitielle Ödem nicht in der Schockphase, sondern erst nach Reinfusion auftritt. In das Interstitium ausgewanderte PMN dürften durch Abbau von interstitiellen Stützgeweben das Ödem weiter verstärken und so zum gefürchteten Schocklungensyndrom (ARDS) überleiten, falls es nicht zu entsprechenden prophylaktischen Therapiemaßnahmen der Lunge im Schock kommt.

Die vorliegende Arbeit wurde im Rahmen eines Lorenz-Böhler Fonds Projektes erstellt. Unser Dank für die Mithilfe bei der Durchführung gilt Herrn Lamche, Frau Paul, Frau Schiesser und Frau Wilfing. Herrn Dr. Fried – Fa. Immuno/Orth – verdanken wir die Bestimmung der hämolytischen Aktivität.

Literatur

1. Boogaerts MA, Moldow CF, Yamada O, Frishberg B, Jacobs HS (1979) Platelets and platelet products augment neutrophil (PMN-mediated endothelial cell injury. Blood 54, Suppl 1:235 A
2. Chenoweth DE, Cooper SW, Hugli TE, Stewart RW, Blackstone EH, Kirklin JW (1981) Complement activation during cardiopulmonary bypass: evidence for generation of C3a and C5a Anaphylatoxins. N E J Med 304:497
3. Connell RS, Swank RL, Webb MC (1975) The development of pulmonary ultrastructural lesions during hemorrhagic shock. J Trauma 15:116
4. Cooper JD, McDonald JWD, Ali M, Menkes E, Masterson J, Klement P (1980) Prostaglandin production associated with the pulmonary vascular response to complement activation. Surgery 88:215

5. Craddock PR, Fehr J, Dalmasso AP, Bringham KL, Jacob HS (1977) Hemodialysis leukopenia: pulmonary vascular leukostasis resulting from complement activation by dialyzer cellophane membranes. J Clin Invest 59:879
6. Craddock PR, Hammerschmidt DE, White JG, Dalmasso AP, Jacob HS (1977) Complement (C5a)-induced granulocyte aggregation in vitro: a possible mechanism of complement-mediated leukostasis and leukopenia. J Lab Invest 60:261
7. Demling RH, Proctor R, Duly N, Starling JR (1980) Lung lysosomal enzyme release during hemorrhagic shock and endotoxemia. J Surg Res 28:269
8. Derks CM, Jacobovitz-Derks D (1977) Embolic Pneumopathy Induced by Oleic Acid. Amer J Pathol 87:143
9. Fountain SW, Martin BA, Musclow CE, Cooper JD (1980) Pulmonary Leukostasis and Its Relationship to Pulmonary Dysfunction in Sheep and Rabbits. Circ Res 46:175
10. Glinz W (1974) Respiratorische Insuffizienz beim Mehrfachverletzten. Langenbecks Arch Chir 337:165
11. Goldstein IM, Ross D, Kaplan HB, Weissmann G (1975) Complement and immunoglobulins stimulate superoxide production by human leukocytes independently of phagocytosis. J Clin Invest 56:1155
12. Goldstein IM, Ross D, Weissmann G, Kaplan HB (1976) Influence of corticosteroide on human polymorphonuclear leukocyte function in vitro: reduction of lysosomal enzyme release and superoxide production. Inflamm 1:305
13. Goodman JR, Lim RC, Blaisdell FW, Hall AD, Thomas AN (1958) Pulmonary microembolism in experimental shock. An electron microscopic study. Amer J Pathol 52: 391
14. Gorski JP (1981) Quantitation of human complement fragment $C4a_i$ in physiological fluids by competitive inhibition radioimmuno-assay. J Immun Meth 47:61
15. Greenberg SD, Schweppe HI, Harness M (1976) Shock Lung: disruption of alveolar capillary walls. Texas Med 72:45
16. Hammerschmidt DE, Bowers TK, Lammi-Keefe CJ, Jacobs HS, Craddock PR (1980) Granulocyte aggregometry: a sensitive technique for the detection of C5a complement activation. Bood 55:898
17. Hammerschmidt DE, Flynn PJ, Coppo PA, Skubitz KM, Jacob HS (in press) Synergy among agents inhibiting granulocyte aggregation. Inflammation
18. Hammerschmidt DE, Harris PD, Wayland H, Craddock PR, Jacob HS (1981) Complement-induced granulocyte aggregation in vivo. Amer J Pathol 102:146
19. Hammerschmidt DE, Stroncek DF, Bowers TK, Lammi-Keefe CJ, Kurth DM, Ozalins A, Nicoloff DM, Lillehei RC, Craddock PR, Jacobs HS (1981) Complement activation and neutropenia occuring during cardiopulmonary bypass. J Thorac Cardiovasc Surg 81:370
20. Hammerschmidt DE, Weaver LJ, Hudson LD, Craddock PR, Jacob HS (1980) Association of complement activation and elevated plasma-C5a with adult respiratory distress syndrome: pathophysiologic relevance and possible prognostic value. Lancet I:947
21. Hammerschmidt DE, Weisdorf DJ, Flynn PJ, Jacob HS (in press) The pharmacologic manipulation of granulocyte functions: models and rational for new therapeutic strategies. Recent Advances in Clinical Pharmacology (Bianchine J) Academic Press, New York
22. Hammerschmidt DE, White JG, Craddock PR, Jacob HS (1979) Corticosteroids inhibit complement-mediated granulocyte aggregation: a possible mechanism for their efficacy in shock states. J Clin Invest 63:798
23. Heideman M (1979) Complement Activation in vitro induced by endotoxin and Injured Tissue. J Surg Res 26:670
24. Heideman M, Kaijser B, Gelin LE (1978) Complement Activation and Hematologic, Hemodynamic, and Respiratory Reactions Early after Soft-tissue Injury. J Trauma 18: 696
25. Heideman M, Kaiser B, Gelin LE (1978) Complement Activation by Homogenized Muscle Tissue. J Surg REs 25:518

26. Hensen PM (1971) The Immunological release of constituents from neutrophils leukocytes. Immunol 107:1535
27. Hensen PM, McCarthy K, Larsen GL, Webster RO, Giclas PC, Dreisin RB, King TE, Shaw JO (1979) Complement Fragments, Alveolar Macrophages, and Alveolitis. Amer J Pathol 97:93
28. Hügli TE, Chenoweth DE (1980) Biologically Active Peptides of Complement: Techniques and Significance of C3a and C5a Measurements. Laboratory and Research Methods in Biology and Medicine, 4: Immunoassay Clinical Laboratory Techniques for the 1980s (Nakamura RM, Dito WR, Tucker ES III). Alan R. Liss, Inc. New York, p 443
29. Janoff A, White R, Carp H, Dearing R, Lee D (1979) Lung Injury Induced by Leukocytic Proteases. Amer J Pathol 97:111
30. Kabat EA, Mayer MM (1971) Experimental Immunochemistry, 2nd ed. Thomas, Springfield
31. McIntosh M, Silbergleit A (1976) Intravascular platelet neutrophil aggregation in staging of post-traumatic pulmonary insufficiency. Surg Forum 27:176
32. Messmer K (1974) Hämodynamik des Schocks. Langenbecks Arch Chir 337:157
33. Mittermayer C (1975) Pathologie der Schocklunge. Verh Dtsch Ges Inn Med 81:437
34. Neumann S, Hennrich N, Gunzer G, Lang H (1981) Enzyme-linked immunoassay for complexes of human granulocyte elastase wird α1--Proteinase inhibitor in plasma. Bericht der ÖGKC 4:144
35. Pietra CG, Rüttner JR, Wüst W, Glinz W (1981) The Lung after Trauma and Shock – Fine Structure of the Alveolar-Capillary Barrier in 23 Autopsies. J Trauma 21:454
36. Pingleton WW, Coalson JJ, Hinshaw LB, Guenter CA (1972) Effects of Steroid Pretreatment on Development of Shock Lung Hemodynamic, Respiratory and Morphologic Studies. Lab Invest 27:445
37. Rasp FL, Clawson CC, Repine JE (1981) Platelets increase neutrophil adherence in vitro to nylon fiber. J Lab Clin Med 97:812
38. Ratliff NB, Wilson JW, Mikat E, Hackel DB, Graham TC (1971) The lung in hemorrhagic Shock. IV. The role of the polymorphonuclear leukocyte. Amer J Pathol 65:325
39. Redl H, Flynn PJ, Lamche H, Schiesser A, Schlag G, Hammerschmidt DE (1983) Aggregation, Chemotaxis, and Chemiluminescence of Canine Granulocytes. Inflammation 7:67
40. Redl H, Hammerschmidt DE, Schlag G (1983) Augmentation of granulocyte aggregation by platelets. Blood 61:125
41. Redl H, Lamche H, Strohmaier W, Schlag G (in preparation) Therapeutical Manipulation of the release of reactive oxygen radicals from stimulated phagocytes (measured by chemiluminescence)
42. Redl H, Schlag G (1983) Proteaseinhibitoren in der experimentellen Thrombose. In: Grözinger K-H, Schrey A, Wabnitz RW (eds) Proteinasen-Inhibition. Dr. C. Wolf und Sohn, München, p 215
43. Redl H, Schlag G (in diesem Band) Permeabilitätsuntersuchungen an einem hypovolämisch-traumatischen Schockmodell bei Spontanatmung unter Verwendung einer Ringer- beziehungsweise Albuminlösung als Volumssubstitution
44. Redl H, Schlag G (1980) Das „Lung Converting Enzym" als möglicher Zellmarker in Verbindung mit strukturellen Veränderungen der Lunge im hypovolämisch-traumatischen Schock. Anaesth 29:552
45. Redl H, Schlag G (in diesem Band) Granulozyten und Lunge im Schock. I. Quantitative Erfassung der Leukostase
46. Sacks T, Moldow CF, Craddock PR, Bowers TK, Jacob HS (1978) Oxygen radicals mediate endothelial damage by complement-stimulated granulocytes. J Clin Invest 61: 1161
47. Saldeen T (1979) The microembolism syndrome: a review. In: The Microembolism Syndrome (Saldeen) Almquist and Wiksell, Stockholm, p 7
48. Schlag G, Redl H (1980) Die Leukostase in der Lunge beim hypovolämisch-traumatischen Schock. Anästh 29:606

49. Schlag G, Redl H (1982) Die Proteolyse im Schock. In: Grözinger K-H, Schrey A, Wabnitz RW (eds) Proteasen-Inhibition. Dr. C. Wolf und Sohn, München
50. Schlag G, Redl H (1982) Mediatoren des Lungenversagens nach Traumen. Anaesthesie Intensivtherapie Notfallmed 17:86
51. Schlag G, Redl H (1982) Neue Aspekte zur Schocklunge. In: Lawin P, Wendt M (eds) Melsunger Medizinische Mitteilungen, Bd 53, Bibliomed Med Verlagsgesellschaft 147
52. Schlag G, Voigt WH, Redl H, Glatzl A (1980) Vergleichende Morphologie des posttraumatischen Lungenversagens. Anästh Intensivther Notfallmed 15:315
53. Schlag G, Voigt WH, Schnells G, Glatzl A (1976) Die Ultrastruktur der menschlichen Lunge im Schock. I. Anästh 25:512
54. Silbergleit A (1970) A Study of Platelet-Leukocyte Aggregation in Coronary Thrombosis and Cerebral Thrombosis. In: Mammen EF, Anderson (eds) Platelet Adhesion and Aggregation in Thrombosis. Schattauer, Stuttgart, p 155
55. Teplitz C (1976) The core pathobiology and integrated medical science of adult acute respiratory insufficiency. Surg Clin N Amer 56:1091
56. Vallota EH, Müller-Eberhard HJ (1973) Formation of C3a and C5a anaphylatoxins in whole human serum after inhibition of the anaphylatoxin inactivator. J Exp Med 137: 1109
57. Weiss SJ, Young J, LoBuglio AF, Slivka A, Nimeh NF (1981) The role of hydrogen peroxide in neutrophilmediated destruction of cultured endothelial cells. J Clin Invest 68:714
58. Wilson JW (1972) Treatment of prevention of pulmonary cellular damage with pharmacologic doses of corticosteroids. Surg Gyn Obstet 134:675
59. Yamada O, Moldow CF, Sacks T, Craddock PR, Jacob HS (1981) Deleterious effects of endotoxin on cultured endothelial cells: an *in vitro* model of vascular injury. Inflamm 5:115
60. Zaitsu K, Ohkura Y (1980) New Fluorogenic Substrates for Horseradish Peroxidase: Rapid and Sensitive Assays for Hydrogen Peroxide and the Peroxidase. Anal Biochem 109:109

Diskussion

Erhardt, München: Herr Redl, haben Sie selbst diese SOD-Untersuchungen einmal durchgeführt?

Redl, Wien: Nein

Erhardt, München: Wir haben nämlich solche Untersuchungen einmal versucht um Sauerstoff abzufangen und haben festgestellt, daß das nicht geht, weil nämlich die Sauerstoffradikale, wenn sie von Granulocyten ausgehen, in der Zelle sind, das SOD aber nicht in die Zelle dringt. Also konnten wir die Sauerstoffradikale nur extracellulär erwischen, wenn man sich das bildlich so vorstellen kann.

Redl, Wien: Ich stimme mit Ihnen völlig überein. Ich glaube auch nicht, daß das eine gute Möglichkeit ist. Ich glaube, eine viel bessere Möglichkeit ist, einfach die Entstehung zu verhindern, da wir ja wissen, daß für die Entstehung der Schäden durch reaktive Sauerstoffspecies ein enger Kontakt zwischen Granulocyten und der Endothelzellmembran vorhanden sein muß. Die meisten dieser Substanzen haben eine wahnsinnig kurze Halbwertszeit. Ich weiß niemanden, dem es bisher gelungen ist, das sozusagen zirkulierend nachzuweisen.

Erhardt, Wien: Deshalb frage ich Sie, weil ich daran sehr interessiert bin.

Redl, Wien: Ich glaube, genau aus den vorher genannten Gründen wird es mit SOD nicht funktionieren. Das geht nur in vitro.

Nerlich, Hannover: Ich fand die Ausführung über das Ibuprofen sehr gut. Das mag in vitro so sein. Wir haben mit dem Staubschen Schafmodell und Endotoxingabe keine Beeinflussung der Permeabilität durch Ibuprofen gesehen. Ich könnte mir vorstellen, daß das eher in vitro funktioniert. In vivo hätte ich Zweifel.

Redl, Wien: Ich kann dazu noch nichts sagen, weil wir in vivo gerade mit einer Serie starten, in der wir Ibuprofen vor allem im Hinblick auf eine Verminderung der Leukostase einerseits – also mit quantitativem Nachweis der Leukostase – und andererseits im Hinblick auf extravasculäres Wasser untersuchen.

Gottlob, Wien: Herr Redl, wie beurteilen Sie die Rolle der Leukocytenproteasen? Wir haben uns damit aus einem ganz anderen Gesichtspunkt heraus befaßt. Wir haben etwas gesehen. Wir finden die Leukocyten in der Regel zum überwiegenden Teil in einer inaktiven Form, also gebunden offenbar an Inhibitoren, zum Teil auch an organellen Membranen. Wir können diese nun befreien, wenn wir die kationischen Detergentien oder auch mit kationischen Protaminen das Ganze in Kontakt bringen. Die Leukocytenprotease und solche kationischen Proteine wie zum Beispiel Protamin, gibt es auch in den Zellen. Es gibt das Lysozym zum Beispiel, welches das gleiche kann. Es ist also jetzt nur eine Frage ob es durch ein Zusammenbrechen der Organellen zu einer Mischung dieser beiden Stoffe kommt und dadurch zu einer enormen Aktivierung der Leukocytenproteasen. Diese von uns so gewonnenen Leukocytenproteasen waren interessanterweise Aprotinin unempfindlich. Können Sie ein bißchen kommentieren wie weit Sie glauben, daß ein solcher Mechanismus eine Rolle spielt?

Redl, Wien: Ich meine, es kommt sicher auch in dieser Frühphase – wir haben das anhand von Lysozymwerten schon gesehen – zur Freisetzung von Granulocytenproteasen und was Sie sagen ist sicher völlig richtig, daß viele neutrale Proteasen, die durch Aprotinin nicht hemmbar sind, dabei sind. Das ist vielleicht auch ein Grund, daß Aprotinin in vielen Studien keine großen Erfolge gebracht hat, wobei ich glaube, daß es aufgrund unserer in vitro Erfahrungen, mit der Aggregation, einfach viel zu niedrig dosiert wurde. Zumindest verschiedene experimentelle Modelle deuten darauf hin, daß noch in der Initialphase die reaktiven Sauerstoffspecies einen höheren Stellenwert haben als die Leukocytenproteasen. Wir glauben, daß vor allem in der späteren Phase mit der Freisetzung von Elastase, Kollagenese im Interstitium der Lunge die große Wirkung der Leukocytenproteasen auftritt.

Zur Relvanz der Ermittlung intraalveolärer Flüssigkeit mittels Messung des extravasculären Lungenwassers

St. Necek

Institut für Anästhesiologie des Allgemeinen öffentlichen Krankenhauses Linz und aus dem Ludwig Boltzmann-Institut für experimentelle Anästhesiologie und intensivmedizinische Forschung (Vorstand/Leiter: Prof. Dr. Hans Bergmann), Krankenhausstraße 9, A-4020 Linz

Einleitung

Die Messung des extravasculären Lungenwassers (ELW) mittels thermaler Doppelindikatormethoden wird experimentell verwendet und auch klinisch als Thermo-Farbstoff- bzw. Thermo-Leitfähigkeitsmethode vereinzelt gehandhabt.

Die Richtigkeit der Meßergebnisse kann dabei im Experiment aber nur durch Vergleich der letztgewonnenen Werte mit dem destruktiv-gravimetrisch bestimmten ELW postmortal überprüft werden. Wir haben daher im Tierversuch eine Methode entwickelt, die mittels quantifizierbarer endobronchialer NaCl-Instillation Zunahmen des extravasculären Lungenwassers (ELW) nachzuweisen und schon *intravital* auch *wiederholt quantitativ* zu überprüfen gestattet.

Methodik

Die Versuche wurden an 18 narkotisierten, intubierten und beatmeten (Engström-Respirator, V_t 20 ml . kg^{-1}, Atemfrequenz 12–14 . min^{-1}, F_IO_2 0,5) Bastardhunden beiderlei Geschlechts mit einem Körpergewicht von ($\bar{x} \pm s\bar{x}$) 28,2 ± 6,8 kg durchgeführt. Die Lungenwassermessung erfolgte mittels Thermo-Leitfähigkeit-Methode (T-Lf), als Indikatorgemisch diente ein Bolus von 5 ml 3% NaCl (intravasaler, nicht diffusibler Indikator), auf 2–6°C gekühlt (= Kältebolus, extravasaler diffusibler Indikator).

Die Indikatorinjektion erfolgte in den rechten Vorhof, wurde automatisch während des Exspiriums ausgelöst, eine ortsgleiche Abnahme der Temperatur- und Leitfähigkeitssignale (modifizierter 7 F-Thermistorkatheter mit eingebauten Lf-Elektroden) wurde in der A. pulmonalis und in der Bauchaorta vorgenommen. Zwei endobronchial gelegte Ballon-Katheter wurden zur NaCl-Instillation verwendet. Aus dem HZV und der Differenz der mittleren Transitzeiten (MTT) beider Indikatoren zwischen Injektionsstelle und Bauchaorta wurde das nicht korrigierte thermale Lungenvolumen (TLV nk) errechnet (Gleichung *1*).

Die MTT-Differenz der Temperatur- und Leitfähigkeits-Dilutionskurve zwischen dem rechten Vorhof und A. pulmonalis erlaubte eine Korrektur des TLV (TLV k) durch Berücksichtigung des sogenannten thermalen Herzvolumens (THV) (Gleichung *1* und *2*).

$$\text{TLV nk ml} \cdot kg^{-1} = \text{HZV ml} \cdot s^{-1} (MTT_{Temp}Ao - MTT_{Lf}Ao)\ s \qquad 1$$
$$\text{THV ml} \cdot kg^{-1} = \text{HZV ml} \cdot s^{-1} (MTT_{Temp}Pa - MTT_{Lf}Pa)\ s \qquad 2$$
$$\text{TLV k ml} \cdot kg^{-1} = \text{TLV nk} - \text{THV} \qquad 3$$

Hefte zur Unfallheilkunde, Heft 156
Zusammengestellt von G. Schlag

Tabelle 1. Versuchsgruppen und Instillationsvolumina

Gruppe A	(n = 6)	2 + 2 + 4 ml/kg^{-1} (sequentiell)
Gruppe B	(n = 6)	4 ml/kg^{-1} (einfach)
Gruppe C	(n = 6)	8 ml/kg^{-1} (einfach)

Nach Ermittlung der TLV-Ausgangswerte wurde nach 10minütiger Beatmung mit einem F_IO_2 von 1,0, das körperwarme NaCl durch zwei in den Unterlappenbronchien beiderseits liegende 7 F Ballonkatheter endobronchial instilliert. Während der Instillation war der Katheterballon luftgefüllt, die Instillation erfolgte unter Schwerkraft während 10–15 min, TLV-Kontrollmessungen fanden 30 und 60 min nach Instillationsende statt. Die Instillationsvolumina in 3 Versuchsgruppen zu je 6 Hunden sind in der Tabelle 1 dargestellt.

Gravimetrische Kontrollen des extravasculären Lungenwassers wurden nach 4 und 8 ml . kg^{-1} Instillationsgrößen (Gruppe B und C) den intravital gemessenen Letztwerten gegenübergestellt. Als Kontrolle zur Gravimetrie diente eine nicht instillierte Gruppe (N = 4) der eigenen Versuche (nicht publiziert).

Ergebnisse

Bei den Ergebnissen ist zunächst festzuhalten, daß unsere NaCl-Instillation zu keinen signifikanten Veränderungen in der Hämodynamik, im Gasaustausch und in der Ventilation geführt haben. Die entsprechenden Mittelwerte und Standardabweichungen sind vor und 30 min nach Instillation tabellarisch dargestellt (Tabelle 2).

In der Gruppe A ist sowohl 30 min als auch 60 min nach Instillation das endobronchial verabreichte Volumen von 2 ml/kg^{-1} als + 2.25 bzw. 2.30 ml . kg^{-1} TLV-Zunahme nachzuweisen. Eine weitgehende quantitative „Sichtbarmachung" der Instillation in TLV ist gegeben (Tabelle 3).

Ähnliches zeigt sich in Gruppe B: Die 4 ml . kg^{-1} Instillation machten 44% des TLV-Ausgangswertes aus und konnten 30 min und 60 min später als + 52 bzw. + 50% im TLV nachgewiesen werden (Tabelle 4).

Nach der 8 ml . kg^{-1} Instillation in der Gruppe C zeigte sich nach 30 min ein nur geringer TLV-Anstieg um 1.13 ml . kg^{-1} bzw. + 13% gegenüber einer instillierten Menge von 91% des Ausgangswertes. Erst nach 60 min war die Übereinstimmung Instillationsvolumen-TLV-Zunahme sowie in der Gruppe B und C mit +98% gegenüber 91% weitgehend gegeben (Tabelle 5).

Diskussion und Schlußfolgerungen

Diskutieren wir nun unsere Ergebnisse, so läßt sich erstens sagen, daß wir mit unseren Instillationsmengen, die nicht über 8 ml . kg^{-1} liegen, uns weit unter derjenigen Größenordnung befinden, die nach Muggenbrug et al. [2] nämlich 40 ml . kg^{-1} und Lunge beim Hund zu globalen cardiopulmonalen Störungen führt. Unsere hämodynamischen und respiratorischen Messungen haben denn auch keine diesbezüglich negativen Einflüsse der Instillation nachweisen lassen.

Tabelle 2

		A 2 ml . kg^{-1}	B 4 ml . kg^{-1}	C 8 ml . kg^{-1}
HZV	vor	114.0 ± 29.0	108.0 ± 18.0	110.0 ± 25.0
ml/min/kg	30'	96.0 ± 27.0	127.0 ± 35.0	117.0 ± 14.0
PAP	vor	14.7 ± 3.1	13.9 ± 2.7	14.2 ± 2.8
Torr	30'	16.3 ± 3.8	13.9 ± 2.9	14.9 ± 3.0
PVR	vor	224.0 ± 95.0	221.0 ± 100.0	250.0 ± 82.0
dyn. s/cm^5	30'	258.0 ± 71.0	301.0 ± 158.0	255.0 ± 72.0
VD/VT	vor	0.49 ± 0.08	0.48 ± 0.11	0.51 ± 0.10
	30'	0.49 ± 0.11	0.51 ± 0.09	0.49 ± 0.13
$AaDO_2$	vor	123.0 ± 84.0	135.0 ± 90.0	149.0 ± 118.0
Torr	30'	97.0 ± 112.0	133.0 ± 143.0	187.0 ± 130.0

Keinerlei signifikante Unterschiede!

Zweitens ist die Voraussetzung, daß ein intraalveoläres Flüssigkeitsvolumen im TLV gemessen werden kann, ein voller Kontakt des Instillates mit der Alveolarwand.

Eine Instillationsgeschwindigkeit, welche die O_2-Absorptionsrate nicht überschreitet sowie eine Präoxygenierung ermöglichen nun eine schaumfreie Kochsalzlösung der Alveolen, was sich in der Übereinstimmung der Instillationsvolumina mit den erhöhten TLVs nach 2 und 4 ml . kg^{-1} Instillation auch unter Beweis stellen läßt.

30 min nach Instillation von 8 ml . kg^{-1}, bei welcher Größenordnung die von Dale und Rahn [1] festgelegte O_2-Resorptionsrate von 3 ml . kg^{-1} überschritten wurde, konnte daher auch nur ein bescheidener Teil des instillierten Volumens als TLV-Zunahme nachgewiesen werden.

Dies erklärt sich

- aus Schaumbildung und schlechtem Alveolarwandkontakt einerseits, aber auch
- aus einer kurzfristigen mechanischen Verdrängung des Blutes aus dem NaCl-gefüllten Lungenareal und damit eine Verkleinerung des Verteilungsvolumens des diffusiblen Indikators.

Die temporären Störungen waren 60 min nach Instillation dieser Mengen ausgeglichen und der quantitative Nachweis des Instillates im TLV damit auch in dieser Gruppe, wenn auch verzögert, möglich.

Folgende *Schlußfolgerungen* lassen sich also aus unseren Untersuchungen ziehen:

1. Die von uns beschriebene NaCl-Instillation ist in der angegebenen Methodik imstande, als standardisiertes Modell zu quantitativen Erhöhung des Lungenwassers im Tierversuch eingesetzt zu werden. Intravitale Messungen von erhöhten ELW-Werten lassen sich damit wiederholt durchführen.
2. Der thermale Indikator im Rahmen einer Thermo-Leitfähigkeit-Doppelindikatormethode ist imstande auch alveoläre Flüssigkeitsmengen quantitativ zu erfasssen, die Vermeidung jeglicher Schaumbildung vorausgesetzt.
   Die Empfindlichkeit der Methode konnte für ein Instillationsvolumen von nur 2 ml . kg^{-1} bereits voll nachgewiesen werden.

Tabelle 3. TLV-Änderungen nach Instillation

Gruppe A 2 ml . kg^{-1} (= 22% des TLV-Ausgangswertes)				
	ml . kg^{-1}		ml . kg^{-1}	
vor	9.00	± 2.80		
30' nach	11.31	± 3.68	+ 2.25	= + *25%*
60' nach	11.36	± 3.14	+ 2.30	= + *25%*

Keine statische Signifikanzen!

Tabelle 4. TLV-Veränderungen nach Instillation

Gruppe B 4 ml . kg^{-1} (= 44% des TLV-Ausgangswertes				
	ml . kg^{-1}		ml . kg^{-1}	
vor	9.14	± 1.88		
30' nach	13.88	± 2.88**	+ 4.74	= + *52%*
60' nach	13.76	± 1.76**	+ 4.62	= + *50%*

Tabelle 5. TLV-Veränderungen nach Instillation

Gruppe C 8 ml . kg^{-1} (= 91% des TLV-Ausgangswertes)				
	ml . kg^{-1}		ml . kg^{-1}	
vor	8.77	± 2.86		
30' nach	9.90	± 3.07	+ 1.13	= + *13% !!*
60' nach	17.33	± 4.00+**	+ 8.56	= + *98%*

Im Vergleich zu bisher verfügbaren methodischen Varianten der Lungenwassermessung scheint damit der neue Weg gegeben, eine Erhöhung von Lungenwassergrößen experimentell standardisiert durchführen zu können.

Literatur

1. Dale WA, Rahn H (1952) Rate of gas absorption during atelectasis. Am J Physiol 170: 606–615
2. Muggenbrug BA, Mauderly JL, Pickrel JA, Chiffelle T-L, Jones RK, Luft UC, McClellan RO, Pfleger RC (1977) Pathophysiologic sequelae of bronchopulmonary lavage in dog. Am Rev Resp Dis 115:1071–1078

Diskussion

Krösl, Wien: Ich danke Herrn Necek zu den Ausführungen über eine Technik, die ja zum Teil schon in die Klinik Eingang gefunden hat und nicht nur im Experiment erprobt wurde. Ich hätte nur am Anfang gleich eine Frage: Wie groß ist der Vorteil der Thermo-Leitfähigkeits-Messung aus Ihrer Sicht gegenüber der sonst geübten Methode der Thermo-Dye-Messung?

Necek, Linz: Der Vorteil liegt einerseits in dem Indikator, der intravasal bleibt. Das ist Kochsalz. Eine physiologischer Indikator, der in diesen Mengen keine nennenswerte Erhöhung von Natrium im Blut verursacht und welcher in diesen Mengen natürlich unter jenen Grenzen liegt, über denen störende Einflüsse auf Kreislauf und pulmonalen Kreislauf zu erwarten sind. Die Fiberoptik zur Messung intravasaler Signale von Herrn Pfeiffer kostet viel mehr als ein für ein Experiment selbst gebauter Katheter, wo auf beiden Seiten des Thermistors eine Stahlelektrode angebracht wird. Das sind die zwei Hauptvorteile.

Krösl, Wien: Und der Preis des Indikators – Cardiogreen ist ja relativ teuer.

Necek, Linz: Ja.

Brückner, Heidelberg: Ich habe noch eine Frage. Wie schnell können Sie Ihre Messungen wiederholen? Wie häufig können Sie wiederholen, ohne daß es wirklich zu einer Natriumüberladung kommt, denn man muß ja zum Teil auch damit rechnen, daß die Patienten etwas krank sind?

Necek, Linz: Die gespritzten Mengen von 30%igem Kochsalz sind pro Liter 150 mg. Wir haben die Messungen innerhalb von 3–5 min wiederholt. Man hat nur die Null-Linie der Leitfähigkeit und der Temperatur zu beobachten. Die Leitfähigkeits-Null-Linie ist immer höher geblieben. Das hat man dann nachrechnen müssen; aber die gemessenen Na-Werte im Serum waren vor und nach 20–30 Messungen komplett uncharakteristisch. Übrigens dazwischen lagen immer 2–4 h des Experiments und die Harnproduktion war erhalten.

Hämatominduzierte Beeinflussung des Flüssigkeitsgleichgewichtes in der Lunge

U. Pfeiffer, W. Erhardt, W. Kohler, H.J. Gamperl und G. Blümel

Institut für Experimentelle Chirurgie der Technischen Universität (Direktor: Prof. Dr. med. Günther Blümel), Ismaninger Straße 22, D-8000 München 80

Inwieweit ein intramusculäres Hämatom zur Entwicklung einer akuten respiratorischen Insuffizienz beiträgt, ist bis jetzt nicht eindeutig erklärt. In jüngerer Zeit haben sich nur Grüner [3] und Erhardt [1, 2] mit den Auswirkungen eines isolierten Hämatoms auf die Lunge beschäftigt. Dabei ergab sich in der ausgiebigen Studie von Erhardt eine verminderte pulmonale Compliance, eine verminderte Aktivität der Superoxiddismutase und mikromorphologische Veränderungen im Sinne einer leichteren Lungenschädigung als wichtigste Befunde.

Ziel dieser Untersuchungen war es, die von Erhardt an Kaninchen erhobenen Befunde zur Klärung einer Permeabilitätserhöhung für Plasmaproteine in der Lungenstrombahn, welche hinsichtlich Pathophysiologie und Therapie in der Klinik von großer Relevanz sein dürfte, zu quantifizieren.

Material und Methodik

Die Untersuchungen wurden an erwachsenen Bastardhunden beiderlei Geschlechts mit Körpergewichten zwischen 22 und 30 kg durchgeführt. Die Hämodynamik im kleinen und großen Kreislauf sowie extravasales Lungenwasser und zentrales Blutvolumen wurden on-line mittels einer Computeranlage erfaßt [5]. Dazu wurde ein Swan-Ganz-Katheter in die Arteria pulmonalis eingeschwemmt, ein Fiberoptik-Thermistor-Katheter über die Arteria femoralis retrograd in die Aorta thoracica vorgeschoben (Abb. 1). Es wurden folgende Parameter gemessen bzw. errechnet: mittlerer Aortendruck (P_{Ao}), pulmonalarterieller und pulmonalcapillärer Verschlußdruck (PAP, PCWP), das Herzzeitvolumen (HZV), das zentrale Blutvolumen (IVV), das extravasculäre Lungenwasser (= extravasculäres Thermovolumen ELTV), der plasmakolloidosmotische Druck (COP), arterielle und gemischt venöse Blutgase.

Errechnet wurden: die arteriovenöse Sauerstoffgehaltsdifferenz ($AVDO_2$) und der pulmonalmikrovasculäre Druck nach der Formel $P_{MV} = 0.4 \times (P_{PA} - PCWP) + PCWP$.

Den Tieren wurden kurz nach der ersten Messung in Narkose 10 ml nicht heparinisiertes Vollblut pro kg Körpergewicht entzogen und unmittelbar danach intramusculär in den rechten Oberschenkel injiziert. Sodann wurden sie in einen Laufstall gebracht, wo sie nach Erwachen aus der Narkose (mittlere Dauer: 65 min), Futter und Wasser ad libitum aufnehmen konnten. 24 h nach Setzen des Hämatoms werden die Messungen wiederholt. Die statistische Auswertung der Versuchsergebnisse erfolgte mittels des parameterfreien Tests für gepaarte Stichproben nach Wilcoxon, wobei das Signifikanzniveau auf $p < 0.05$ festgesetzt wurde.

Hefte zur Unfallheilkunde, Heft 156
Zusammengestellt von G. Schlag

Ergebnisse

Von 16, dem Versuch unterworfenen Hunden, verstarben 7 im Zeitraum zwischen 11 und 18 h nach Setzen des Hämatoms an den Symptomen einer massiven, akuten hämorrhagischen Enteritis. Die überlebenden Tiere wiesen keine Zeichen in dieser Hinsicht auf. Ergebnisse s. Tabelle 1.

Diskussion

Das auffälligste Ergebnis unserer Untersuchungen ist ein massiver Abfall des zentralen Blutvolumens von 32.2 auf 20.4 ml/kg KG. Da der kleine Kreislauf ein empfindlicher Parameter für eine Volumenmenge ist, ist diese Reduzierung des Blutvolumens im kleinen Kreislauf nicht Folge eines pulmonalen Hochdrucks, sondern der beobachtete signifikante pulmonale Druckanstieg ist als Kompensationsmechanis des kleinen Kreislaufs auf einen Volumenmangel zur Aufrechterhaltung eines optimalen Ventilations-Perfusions-Verhältnisses zu sehen.

Da mit dieser Veränderung auch eine Abnahme des intrapulmonalen Blutvolumens einhergeht, ist die momentan aktive Filtrationsoberfläche in den Lungencapillaren konsekutiv verringert. Gleichzeitig beobachten wir eine signifikante Erhöhung des pulmonalen mikrovasculären Druckes, der aber in diesem Ausmaß selbst bei unveränderter Filtrationsoberfläche nicht zu einer mit der Thermo-Dye-Technik erfaßbaren Lungenwassererhöhung führt. So fanden wir bei gleichzeitiger Infusion eines – bei alleiniger Gabe die Permeabilität und das Lungenwasser erhöhenden H_2-Receptorenagonisten zusammen mit Noradrenalin trotz eines um 5 mm Hg signifikant gesteigerten pulmonalmikrovasculären Druckes – keine signifikante Zunahme des extravasalen Lungenwassers.

Eine Erhöhung des extravasalen Lungenwassers bei Steigerungen des mikrovasculären Druckes um solche Werte wird nur beobachtet, wenn das zentrale Blutvolumen dabei zunimmt, also die aktive Filtrationsoberfläche im Sinne eines recruitment von Lungencapillaren zunimmt.

In den vorliegenden Untersuchungen fanden wir ein zwar „unerheblich", doch signifikant erhöhtes extravasales Lungenwasser in Gegenwart also einer erniedrigten Filtrationsoberfläche. Diese Veränderungen können nicht die Folge eines hypovolämischen Schocks sein, da ein hypovolämischer Schock mit Reduzierung des zentralen Blutvolumens zumindest in der Akutphase eine Abnahme des extravasalen Lungenwassers bedingt, was bedeutet, daß dabei die Permabilität nicht wesentlich erhöht sein kann.

Die vorliegenden Ergebnisse müssen also als Steigerung der pulmonalcapillären Permeabilität bei einer Zunahme des relativen extravasalen Lungenwasser pro filtrierende Oberflächeneinheit gesehen werden, zumal sich auch der kolloidosmotische Druck des Plasma nicht signifikant veränderte.

Deshalb muß betont werden, daß genauere Aussagen über die pulmonalcapilläre Gefäßpermeabilität neben den Messungen von kolloidosmotischem Druck, pulmonalmikrovasculärem Druck und extravasalem Lungenwasser nur durch die gleichzeitige Bestimmung des zentralen Blutvolumens möglich sind, solange keine besseren Methoden zur Verfügung stehen.

Tabelle 1. Mittelwerte ± SE, n = 9

	ELTV* (ml/kg BW)	IVV* (ml/kg BW)	P_{mv}* (mm Hg)	P_{AP} (mm Hg)	COP (mm Hg)	P_{Ao} (mm Hg)	HZV (ml/kg min)	$AVDO_2$* (ml O_2/ 100 ml Blut)
Kontrolle (n = 9)	7.7 ± 0.8	32.2 ± 1.5	7.2 ± 0.5	13.6 ± 1.0	17.6 ± 1.7	95.5 ± 10	133.3 ± 10	4.2 ± 6
24 h post hämatoma (n = 9)	8,6 ± 0.6	20.4 ± 1.9	10.5 ± 0.8	18.6 ± 1.5	16.2 ± 1.7	74.1 ± 7	99.0 ± 11.8	7.5 ± 1.1

* signifikant, $p < 0.05$)

Die Ursachen einer Permeabilitätssteigerung in der Lunge, bedingt durch das periphere Weichteilhämatom, können vielerlei sein. So könnte durch Zellnekrose und Proteolyse im Hämatomgebiet es zur Aktivierung des Complement-Systems und durch dieses wiederum zur granulocytären Autoaggregation in den Lungengefäßen und durch diese wiederum zur Stimulation lysosomaler Enzyme und der Freisetzung von Sauerstoffradikalen kommen [6]. Der gesteigerte mikrovasculäre Druck in Gegenwart eines Volumenmangels könnte allenfalls noch auf eine abgelaufene sympathicoadrenerge Reaktion hinweisen [4], in deren Gefolge mit Sicherheit auch humorale Substanzen – die durch die Hämatomzersetzung stimuliert werden – zu dieser Lungenschädigung beitragen.

Für diese Untersuchungen ist der Hund aus versuchstechnischen Erwägungen gewählt worden. Es konnte nachgewiesen werden, daß allein durch das Setzen eines Hämatoms, analog zu den Lungenschädigungen beim Kaninchen [1, 2] beim Hund Flüssigkeitsverschiebungen ins pulmonale Interstitium provoziert werden können. Das Vollbild des respiratory distress-Syndroms wird beim Hund jedenfalls bei fehlender Volumensubstitution keinesfalls erreicht. Im Vordergrund steht dann der Volumenmangel, in diesen Untersuchungen ersichtlich auch an einer signifikant erhöhten ateriovenösen Sauerstoffgehaltsdifferenz.

Die vorliegenden Untersuchungen bestätigen auch zum Teil die von Zweifach [7] getroffenen Aussagen, der als primäres Schockorgan beim Hund den Magen-Darm-Trakt angibt. Wir haben letzteres zwar nicht speziell untersucht, doch tendieren wir eher zu der Annahme, daß es sich bei der enteralen Schockreaktion des Hundes um ein Entweder/Oder-Verhalten handelt, begründet durch die Tatsache, daß die Todeszeitpunkte der verstorbenen Hunde zwischen 11 und 18 h nach Setzen des Hämatoms lagen, jedoch kein Tier zu einem späteren Zeitpunkt an den Folgen einer hämorrhagischen Enteritis verstorben ist.

Literatur

1. Erhardt W, Zänker K, Tölle W, Wriedt-Lübbe L, Probst J (1977) Experimentelle Untersuchungen zur Pathogenese der akuten pulmonalen Insuffizienz. Res Exp Med 171: 163–172
2. Erhardt WD, Zänker KS, Tölle W, Wriedt-Lübbe I, Birk M, Blümel G, Probst J (1979) The mechanical enzymatic and morphological changes in the acute pulmonary insuffienciency following the production of a hematoma in rabbits. J Path 127:157–164
3. Grüner OPN (1971) Platelets, Fibrinogen and Fat-Embolism after the Production of Hematoma in Rabbits. Acta Chir Scand 137:739–744
4. Metz G, Classen HG, Vogel W, Mittermayer Ch (1975) Sympathico-adrenerge Stimulation und Lungenveränderungen. Tagungsbericht + DAGW, Erlangen, Peri Med Verlag, p 936–942
5. Pfeiffer U, Birk M, Stringl R, Erhardt W, Blümel G (1980) Methodik zur Messung von physiologischen Veränderungen unter Fenoterol und Verapamil. Experimentelle Studie zur Entstehung des Lungenödems unter Tokolyse I. Z Geburtsh Perinat 184:94–100
6. Sacks T, Moldow CF, Craddock PR, Bowers TK, Jakob HS (1978) Oxygen Radicals Mediate Endothelial Cell Damage by Complement-Stimulated Granulocytes. An in vitro Model of Immuno Vascular Damage. J Clin Invest 60:1161–1167
7. Zweifach BW (1961) Aspects of comparative physiology of laboratory animals relative to the problem of experimental shock. Fed Proc 20 (Suppl 9):18–29

Diskussion

Redl, Wien: Ich möchte was Sie zuletzt gesagt haben ergänzen. Dieses große Verschwinden von Flüssigkeit, aber nicht deren Ansammlung in der Lunge ist ähnlich dem, was auch wir bei unseren experimentellen Versuchen gesehen haben. Wir messen die Albuminpermeabilität in unserem Schockmodell und haben gesehen, daß es in der Lunge praktisch zu keiner Erhöhung der Permeabilität für Albumin in diesem kurzen Zeitraum kommt. Aber die „transcapillary escape rate", welche für den Ganzkörper das Verschwinden des markierten Albumins angibt, war enorm hoch. Diese ist von Normalwerten von etwa 8% bis auf 30% im Schock angestiegen. Wir vermuten also genauso, und sehen das auch immer wieder, daß eben vor allem der Darmtrakt hier stark mitbeteiligt ist.

Brückner, Heidelberg: Ein Kommentar Herr Erhardt. Sie können diese erosive Gastritis oder Enteritis verhindern, in dem Sie einfach den Pankreashauptgang vier oder fünf Tage vorher ligieren ohne daß es zu Veränderungen kommt. Wir haben das gezeigt. Wir haben den chronischen Schock beim Hund bis zu 72 h gemacht ohne daß es da Schwierigkeiten gibt.

Erhardt, München: Sie haben den gesamten Pankreas ausgeschaltet?

Brückner, Heidelberg: Ja, den Hauptgang ligiert, vier bis fünf Tage vor dem eigentlichen Experiment.

Erhardt, München: Und da haben Sie nicht eine Pankreatitis bekommen?

Brückner, Heidelberg: Nein, keine Pankreatitis. Das hat ein Herr aus Mainz gezeigt, daß die exkretorische und vor allem die inkretorische Funktion nicht gestört wird und es kommt zu keiner Pankreatitis. Die meisten Hunde haben akcessorische, kleine Gänge, so daß es nicht zu einer Pankreatitis kommt.

Erhardt, München: Es gibt Leute, die behaupten, wenn man eine Vagotomie durchführen würde, bekäme man auch diesen Magen-Darm-Schock des Hundes nicht. Ich bin da immer etwas skeptisch. Aber wenn Sie es sagen .... Ich bin dankbar für die Anregung.

Brückner, Heidelberg: Wir haben das mit der Vagotomie auch versucht. Es geht bei weitem nicht so gut wie mit der Ligatur.

Erhardt, München: Sie machen lediglich eine Unterbindung des Hauptganges, sonst gar nichts?

Brückner, Heidelberg: Sonst nichts. Noch ein Kommentar zu Ihnen, Herr Redl. Die Lunge spielt beim Hund sicherlich auch nicht diese große Rolle, wie wir in unserem chronischen Modell gesehen haben. Trotzdem haben wir auch die Albuminpermeabilität untersucht und nach 44 h mehr als das Doppelte der Norm gefunden. Diese Änderung fällt auch schon innerhalb der ersten 8 h auf.

Erhardt, München: Bei welchem Schockmodell?

Brückner, Heidelberg: Hämorrhagischer Schock.

Erhardt, München: Vielleicht ist da doch ein gewisser Unterschied zwischen dem hämorrhagischen Schock und unserem Hämatommodell, weil ja der Insult eigentlich ein anderer ist.

Brückner, Heidelberg: Ist bei Ihnen sicherlich geringer.

Erhardt, München: Ist auf jeden Fall anders. Deswegen meine ich, wir haben eher eine Permeabilitätsstörung.

Brückner, Heidelberg: Die sicherlich beim Hund im Darm vermehrt auftritt.

Gottlob, Wien: Wie hoch war der Blutentzug?

Erhardt, München: 10 ml/kg, genau wie beim Kaninchen. Das entspricht unseren Untersuchungen nach einem Frakturhämatom. Wir haben das nicht einfach empirisch gesagt, sondern haben an Frakturen beim Kaninchen mit Isotopen die Menge des Hämatoms festgestellt. Der Mittelweg lag etwa bei 10 ml für ein normales Frakturhämatom am Femur.

Gottlob, Wien: Das würde also 600 ml beim Menschen ausmachen?

Erhardt, München: Etwa, ja.

Gottlob, Wien: Glauben Sie, daß beim Menschen auch solche Reaktionen entstehen würden? Haben Sie da Anhaltspunkte?

Erhardt, München: Die Leute sagen immer, sie haben das nicht beobachtet, aber ich bin halt der Meinung, daß Dinge, die nicht beobachtet werden, durch andere Dinge überdeckt werden. Also durch das Trauma als solches. Es ist ja auch bei den Kaninchen so, daß nicht jedes Tier unbedingt ein Lungenödem entwickelt, aber eine große Anzahl entwickeln eben eine Lungenschädigung. Wenn Sie einen jungen Menschen haben, der eine intakte Lunge hat, der muß nicht unbedingt an so etwas sterben. Wenn da aber irgend etwas angeknackst ist, könnte ich mir vorstellen, daß es sehr viel einfacher und leichter zu Lungenschädigungen kommt und es gibt ja viele Patienten die eigentlich nur Weichteiltraumen haben und trotzdem in der Intensivstation landen. Aber ich meine, das wird eben nicht immer bedacht, daß dieser Patient ein sehr großes Hämatom hat, welches nicht nur Blutentzug bedeutet, sondern daß dieses abzubauende Eiweiß auch irgendwie verkraftet werden muß. Wenn zum Beispiel ein Bein nekrotisch wird, dann wird dieses sofort amputiert, weil die großen Schäden durch den Eiweißabbau bekannt sind.

Experimentelle Untersuchungen zur Hämodynamik im hypovolämisch-traumatischen Schock

P. Krösl, R. Hopf und G. Schlag

Ludwig Boltzmann Institut für experimentelle Traumatologie, Donaueschingenstraße 13, A-1200 Wien

Seit der hypovolämische Schock um 1950 von Wiggers [4] im Tierversuch standardisiert wurde, haben zahlreiche Gruppen mit diesem Modell gearbeitet. Dabei wird über einen in eine Arterie gelegten Schlauch das Versuchstier (Hund) in ein Reservoir entblutet bis ein vorher festgelegter Druckwert (meist 30–40 mm Hg) erreicht worden ist. Dieser Druckwert wird dann über die gesamte Schockphase durch die Höhe des Reservoirs über dem Herzniveau aufrechterhalten, wobei anfangs noch Blut vom Versuchstier an das Vorratsgefäß abgegeben wird, in der späteren Schockphase jedoch von diesem wieder aufgenommen wird. Nach der Schockphase wird das gesamte Blut wieder reinfundiert.

Wir verwenden ein modifiziertes Modell, bei dem die Schlauchleitung zum Reservoir nach Entbluten unterbrochen und erst vor Reinfusion wieder geöffnet wird. Zusätzlich wird eine Fraktur der großen Röhrenknochen beider unteren Extremitäten durchgeführt und ein Weichteiltrauma gesetzt.

Als Komplikation treten bei diesem Versuchsmodell allerdings zeitweise sogenannte Mayerwellen auf [2], das sind regelmäßige Blutdruckschwankungen mit einer Frequenz von 2–3 p.m. noch nicht vollkommen geklärter Genese.

Die Fragestellung bei den hier vorliegenden Untersuchungen war unter anderem inwieweit eine neben der verminderten Pumpfunktion auftretende leichte Verminderung der myokardialen Kontraktionsfähigkeit auf die Bildung einer cardiotoxischen Substanz (myocardial depressant factor – MDF) zurückgeführt werden kann. Dieser MDF wurde aus Plasma der schockierten Tiere dieser Versuchsserie gewonnen [1, 3] und am Papillarmuskelassay nachgewiesen.

Die für die Kontraktion maßgebenden Parameter wie sie auch am isolierten Muskelstreifenpräparat bestimmt werden können, sind in Tabelle 1 angegeben.

Bei Beigabe von MDF zur Badlösung des Papillarmuskelassays ergebe sich im wesentlichen folgende Änderungen:

Tabelle 1. Charakteristische Größen der isometrischen und isotonen Herzmuskelkontraktion

1. Maximale lastfreie Verkürzungsgeschwindigkeit (V_{max})
2. Maximale isometrische Spannung
3. Vordehnung oder Vorspannung (= „Vorbelastung", = „preload")
4. Spannung gegen die sich der Muskel verkürzt (= „Nachbelastung", = „afterload")
5. Kontraktionszeit
6. Relaxationszeit

Hefte zur Unfallheilkunde, Heft 156
Zusammengestellt von G. Schlag

Eine Verminderung der maximalen isotonen Verkürzung, eine Verminderung von Verkürzungsgeschwindigkeit und Relaxationsgeschwindigkeit, sowie eine Verlängerung von Kontraktionszeit und Relaxationszeit.

So leicht Veränderungen der Pumpfunktion am schlagenden Herzen zu charakterisieren sind (durch Herzzeitvolumen, Schlagarbeit usw.), so schwierig sind Veränderungen der myokardialen Leistungsfähigkeit zu bestimmen, da die äußeren Bedingungen wie Vor- und Nachbelastung nicht konstant gehalten werden können und viele Kenngrößen der Kontraktilität von diesen Bedingungen abhängig sind.

Wir verwenden daher folgende Parameter:

1. Die Kontraktionszeit, indirekt gemessen vom Beginn der Systole bis zum Maximum des systolischen Ventrikeldrucks (technisch einfach bestimmbar) oder direkt vom Beginn der Systole bis zum Schluß der Aortenklappe (technisch schwerer zu bestimmen).
2. Das Maximum der ersten zeitlichen Ableitung des intraventriculären Drucks (dP/dtmax) als indirektes Maß der Kontraktionskraft.
3. Den enddiastolischen Ventrikeldruck als indirektes Maß der Vordehnung der Muskelfasern.

Maximale lastfreie Verkürzungsgeschwindigkeit, Nachbelastung und Relaxationszeit sind am schlagenden Herzen sehr schwierig zu bestimmen.

Folgende Aussagen sind jedoch möglich:

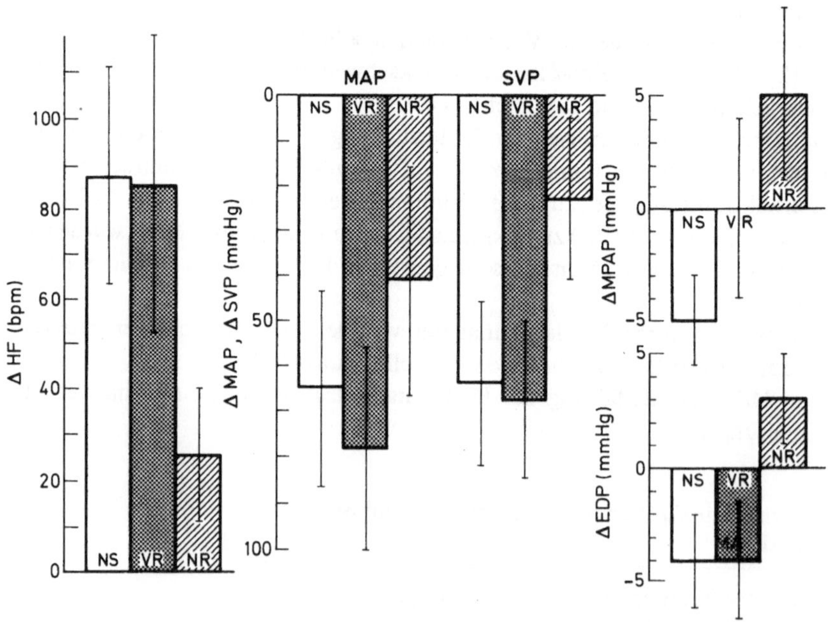

Abb. 1. Veränderungen der hämodynamischen Werte unmittelbar nach dem Schock (NS), vor Reinfusion (VR) und 30 min nach Beginn der Reinfusion (NR) als Differenz zu den Ausgangswerten. HF = Herzfrequenz, MAP = mittlerer Aortendruck, SVP = systolischer Ventrikeldruck, MPAP = mittlerer Druck in A. pulmonalis, EDP = enddiastolischer Ventrikeldruck

1. Die Kontraktionszeit ist zwar herzfrequenzabhängig, jedoch weitgehend unabhängig von Vor- und Nachbelastung.
2. Steigender enddiastolischer Druck (EDP) und fallendes (dP/dt)max bedeuten eine Kontraktionskraftverminderung.
3. Fallender enddiastolischer Druck und steigendes (dP/dt)max bedeuten eine Kontraktionssteigerung.
4. In den Bereichen von steigendem enddiastolischen Druck und (dP/dt)max einerseits, sowie fallendem enddiastolischen Druck und (dP/dt)max andererseits, ist eine eindeutige Aussage nicht möglich, da die Vordehnungsabhängigkeit (dP/dt)max („Starlingkurve") in der Regel nicht genau bekannt ist, jedoch sind die Veränderungen in diesen Bereichen weitgehend auf Veränderungen von Füllvolumen und Ausstrombahnwiderstand zurückzuführen.

In Abbildung 1 und 2 sind die hämodynamischen Ergebnisse einer Versuchsserie mit 6 Bastardhunden bei einer Schockdauer von zirka 3 1/2 h dargestellt. Die angegebenen Werte sind die Änderungen unmittelbar nach Schock (NS), vor Reinfusion (VR) und eine halbe Stunde nach Reinfusion (NR) gegenüber den Ausgangswerten unmittelbar vor Schock. Neben einer im Schock bis zu 80% verminderten Pumpleistung zeigt sich zunächst keine eindeutige Veränderung bei der myokardialen Leistungsfähigkeit. Erst nach Reinfusion

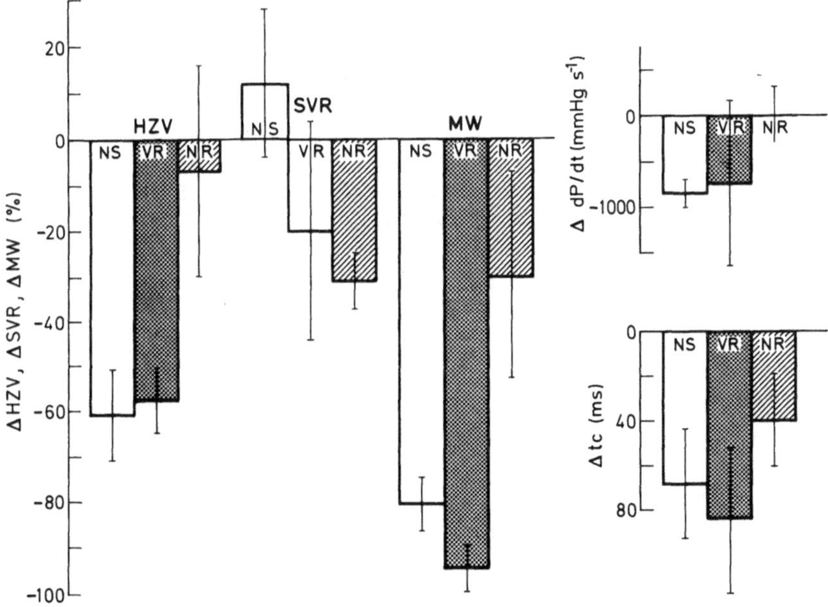

Abb. 2. Veränderungen der hämodynamischen Werte unmittelbar nach Schock (NS), vor Reinfusion (VR) und 30 min nach Beginn der Reinfusion (NR) als Differenz zu den Ausgangswerten. HZV = Herzzeitvolumen, SVR = Widerstand im Systemkreislauf, MW = Minutenarbeit des Herzens (= HZV x MAP), dP/dt = Maximum der Ableitung des Ventrikeldrucks nach der Zeit, tc = Kontraktionszeit (= Zeit vom Beginn der Systole bis zum Schluß der Aortenkappe)

sieht man – bei über den Ausgangswert gestiegenen Werten des enddiastolischen Drucks-, daß (dP/dt)max im Mittel wieder die Ausgangswerte erreicht, was auf eine verringerte Kontraktionskraft des Myokards schliessen läßt. Die Veränderungen in der Kontraktionszeit korrelieren gut mit der veränderten Herzfrequenz (auch nach Reinfusion) und zeigen keine darüberhinausgehende Abweichungen.

Schlußfolgerung

Die bei langdauerndem Schock, besonders nach Reinfusion auftretende schwache Minderung der Kontraktionskraft, geht nicht mit der am Papillarmuskelassay gefundenen Verlängerung der Kontraktionszeit einher. Sie ist daher nicht eindeutig dem Einfluß eines MDF zuzuordnen. Wenn der in Blutplasma zweifelsfrei nachgewiesene MDF überhaupt hämodynamisch am Ganztier wirksam wird, so ist er wahrscheinlich nicht die einzige Ursache für eine Verminderung der myokardialen Leistungsfähigkeit, wobei seine Kontraktionszeit verlängerne Wirkung von Kontraktionszeit verkürzenden Faktoren aufgehoben werden könnte.

Literatur

1. Hallström S (1981) Isolierung eines cardiodepressiven Faktors aus Schockplasma. Diplomarbeit, Technische Universität Wien
2. Mayer S (1875) Studien zur Physiologie des Herzens und der Blutgefäße. 5. Abhandlung über spontane Blutdruckschwankungen. Sber Akad Wiss Wien 3. Abt 74:281
3. Schlag G, Hallström S, Krösl P, Redl H (1982) Die Bedeutung des Myocardial Depressant Factor (MDF) im septischen Schock. In: Lawin P, Peter K, Hartenauer U (eds) Infektion – Sepsis – Peritonitis. Thieme, Stuttgart New York, p 178
4. Wiggers CJ (1950) Physiology of Shock, Commonwealth Fund, New York

Diskussion

Erhardt, München: Ist es inzwischen gelungen diesen myocardial depressant factor irgendwie zu definieren? Hat er irgendeine Verwandtschaft zu irgendwelchen anderen Stoffen wie Serotonin oder Dopamin?

Redl, Wien: Wir sind kurz davor den myocardial depressant factor ganz rein zu haben, wie wir hoffen, und zwar haben wir eben mit Ultrafiltration, dann mit Gelchromatographie und weiter mit Hochdruckflüssigkeitschromatographie die Substanz so weit isoliert – haben sie auch salzfrei gemacht –, so daß wir sicher sein können, daß es nicht wie von einigen Autoren behauptet wurde, ein reiner Salzeffekt ist. Es ist, wie ja auch schon von Lefer beschrieben, sicher ein Peptid in der Größenordnung um 1000 Molekulargewicht. Wir hoffen, in Zusammenarbeit mit Prof. Tschesche in Bielefeld in Kürze die Aminosäuresequenz ermitteln zu können und können dann genau sagen, was es ist. Ich glaube aber nicht, daß es mit Serotonin oder solchen Substanzen verwandt ist, weil diese eben andere Wirkungen hervorrufen.

Meszmer, Heidelberg: Herr Krösl, Sie haben grenzwertige Änderungen in der Kontraktilität Ihres Schockmodells gezeigt. Nicht mehr und nicht weniger. Wo ist jetzt die Verbindung zum MDF? Die sehe ich nicht. Sie müssen ja alle anderen möglichen Faktoren ausschließen. Dann bliebe der MDF übrig und dann müssen Sie uns einen Versuch zeigen, bei dem Konzentrationen dieses Faktors, was immer es auch sei, die Sie an Ihrem isolierten Präparat verwenden, am Ganztier, unter dieser Bedingung wirklich signifikante Veränderungen der Kontraktilität erzeugen.

Krösl, Wien: Die Frage war eben, da wir eine negativ-inotrope Substanz im Schockplasma auftreten sahen, die wir am Muskelstreifenpräparat eindeutig als negativ-inotrop charakterisieren könnten, inwieweit sich in unserem Modell aus den Parametern eine derartige negative Inotropie ableiten läßt. Es gibt ja sonst an und für sich wenig Faktoren. Ja, man kann die Acidose in Betracht ziehen. Es handelt sich ja in erster Linie um eine Pumpleistungsverminderung und keine Verminderung der Kontraktilität, die während dieser Schockversuche auftritt. Wir sind natürlich bestrebt derartige Untersuchungen zu machen wie Sie es jetzt gesagt haben, damit wir also dann direkt im Tierversuch konzentrationsabhängige Wirkungen vom MDF feststellen. Nur müssen Sie sich vorstellen wie schwierig es ist, MDF aus Schockplasma in nötigen Mengen zu isolieren, um es dann in einem Hundeexperiment einzusetzen.

Meszmer, Heidelberg: Die Diskussion geht ja jetzt schon 10 Jahre und wir drehen uns immer im Kreis. Die Frage ist: Halten Sie es nicht für möglich, daß diese Aktivität, die Sie isolieren und die Sie auch in vitro demonstrieren können, in vivo an ein anderes Eiweiß gebunden ist, inaktiv ist und erst durch ihre ganze Herstellungprozedur aktiviert wird oder diese Eigenschaften zeigt? Es ist ja immerhin überraschend, daß die vielen Leute, die versucht haben Kontraktilitätsschädigungen nachzuweisen in vivo und auch im Schock, auch beim Patienten die überzeugenden Daten bis jetzt nicht geliefert haben.

Redl, Wien: Ich möchte dazu nur kurz kommentieren. Nicht zu dem ob es jetzt wirklich eine Wirkung hat. Es ist sicher nicht so, daß der MDF-Faktor erst bei der Präparation entsteht, denn die negativ inotrope Wirkung findet sich vom Ultrafiltrat weg – oder auch im Schockplasma, wie es von einigen schon gezeigt wurde – bis zu den ganz sauberen Fraktionen und auch im Hinblick auf den Kontraktionsverlauf hat es dieselbe Wirkung. Noch zu diesen Experimenten – wir haben eben vor folgenden Weg zu gehen: Zuerst MDF rein darstellen, denn die Untersuchungen von Lefer sind vor allem im Hinblick auf die Isolierung sehr lückenhaft. Er konnte das eigentlich nie rein darstellen, was auch kein Wunder ist bei den Methoden, die er verwendet hat. So wollen wir dann weiters – hoffentlich kann uns dies Prof. Tschesche ermöglichen – die Sequenz ermitteln, um dann dieses kurze Peptid synthetisch herstellen und damit Versuche durchführen. Sogesehen glaube ich nicht, daß wir uns auf der Stelle drehen.

Krösl, Wien: Sie haben vollkommen recht, Herr Meszmer. Diese Ergebnisse, die ich hier präsentiert habe, sind kein Nachweis für eine eindeutige Schädigung des Myokards durch den MDF in vivo. Das wollte ich damit ja sogar ein bißchen in Zweifel stellen.

Der Blutzuckeranstieg als Diagnosticum im Schock

D. Holzrichter[1], A. Burk[2], E. Jungck[3] und W. Pothmann[3]

[1] Chirurgische Klinik, Universitäts-Krankenhaus Eppendorf, Martinistraße 52, D-2000 Hamburg 20
[2] Pathologisches Institut, Universitäts-Krankenhaus Eppendorf, Martinistraße 52, D-2000 Hamburg 20
[3] Abteilung für Anästhesie, Universitäts-Krankenhaus Eppendorf, Martinistraße 52, D-2000 Hamburg 20

Einleitung

Die pathophysiologische Grundlage unseres bisherigen diagnostischen Vorgehens läßt sich wie folgt skizzieren: infolge des Blutverlustes verringert sich der Rückstrom zum Herzen, der ZvD sinkt, Füllung und Auswurfleistung des Herzens nehmen ab. Der Abfall des Blutdrucks führt reflektorisch über die Baroreceptoren zu einer vermehrten Catecholaminsekretion, die Pulsfrequenz steigt. Verminderte Urinproduktion und Acidose verdeutlichen die konsekutive Vasoconstriction. Die Diagnostik des Schocks stützt sich somit bisher auf cardiovasculäre Parameter. Sie geben Aufschluß über den Blutverlust und den reflektorischen Anstieg der Catecholamine. Neben cardiovasculären Auswirkungen initiiert Adrenalin über Aktivierung der Adenylcyclase und Phosphorylase die Glykogenolyse. Der im Tierexperiment [1, 3] und in der Klinik [2, 7] beobachteten Hyperglykämie als metabolischer Folge der vermehrten Catecholaminsekretion im Schock ist bisher keine diagnostische Bedeutung beigemessen worden. Es soll daher untersucht werden, ob der Blutzuckeranstieg Rückschlüsse auf die Catecholaminsekretion und somit auf den Schweregrad des Schocks zuläßt.

Material und Methodik

Als Schockmodell dient beim Kaninchen (3–4 kg) die volumenmäßig vom Körpergewicht abhängige Entblutung, die pro Zeiteinheit kontinuierlich manuell durchgeführt wird. Nach Prämedication mit Ketanest (200 mg) wird in Nembutalnarkose (15 mg/kg) der Blutdruck über einen Carotiskatheter gemessen. Die Blutentnahmen erfolgen über einen Jugulariskatheter. Bei den Untersuchungen am wachen Kaninchen wird der Katheter am Vorabend gelegt. In einer Vergleichsgruppe wird durch Alloxan-Gabe (100 mg/kg) eine Woche vor

Hefte zur Unfallheilkunde, Heft 156
Zusammengestellt von G. Schlag

dem Versuch eine diabetisch Stoffwechsellage erzeugt. Die Ergebnisse werden mittels zweifaktorieller Varianzanalyse statistisch ausgewertet. Zugrunde liegt ein Signifikanzniveau von 5%.

Ergebnisse

Zehn wachen und 10 narkotisierten Kaninchen wird eine Blutmenge entsprechend 3% des Körpergewichtes bzw. 45% des Blutvolumens in 30 min entnommen. Beide Versuchsgruppen zeigen gleichen Blutzuckeranstieg. Auch bei einer Abnahme von 45% des Blutvolumens in 20 min ergibt sich kein unterschiedlicher Anstieg des Blutzuckers. Da die Nembutalnarkose den Verlauf des Blutzuckeranstiegs nicht beeinflußt, werden die weiteren Versuche in Narkose durchgeführt. Eine Blutentnahme entsprechend 3,2 und 1% des Körpergewichts bzw. 45, 30 und 15% des Blutvolumens in 20 min führt zu einem unterschiedlichen Blutdruckabfall. Gleichzeitig steigt der Blutzuckerspiegel deutlich und signifikant unterschiedlich an. Der Blutzuckeranstieg nimmmt mit dem Entblutungsgrad und somit mit dem Schweregrad des hämorrhagischen Schocks zu (Abb. 1).

Zur Abklärung dieses gesetzmäßigen Blutzuckeranstiegs wird je 5 Tieren eine Blutmenge entsprechend 3, 2 und 1% des Körpergewichtes bzw. 45, 30 und 15% des Blutvolumens in 30 min entnommen. Dabei zeigt sich, daß die Konzentration des Adrenalin (Abb. 2) und des cyclischen -3 5-AMP, wie angenommen, mit dem Schweregrad des Schocks signifikant unterschiedlich ansteigt, während Noradrenalin nur geringfügig unabhängig vom Entblutungsgrad ansteigt. Cortisol, das über eine vermehrte Gluconeogenese für den Blutzuckeranstieg im hämorrhagischen Schock mit verantwortlich sein könnte, steigt nur leicht und ohne Abhängigkeit vom Schweregrad des Schocks an. Trotz hyperglykämischer Blutzuckerwerte läßt sich keine vermehrte Insulinsekretion nachweisen. Obwohl somit eine

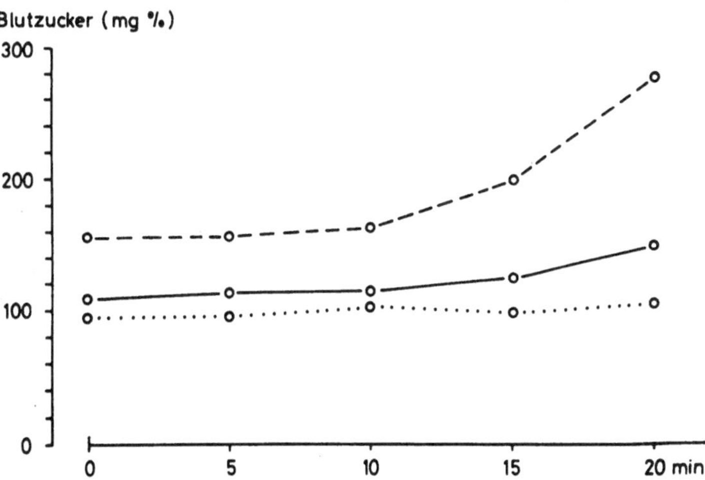

Abb. 1. Verlauf der Blutzuckermittelwerte bei je 5 Kaninchen bei einer Blutentnahme entsprechend 3% (○- - - ○), 2% (○——○) und 1% (○ · · · · ○) des Körpergewichts in 20 min

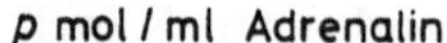

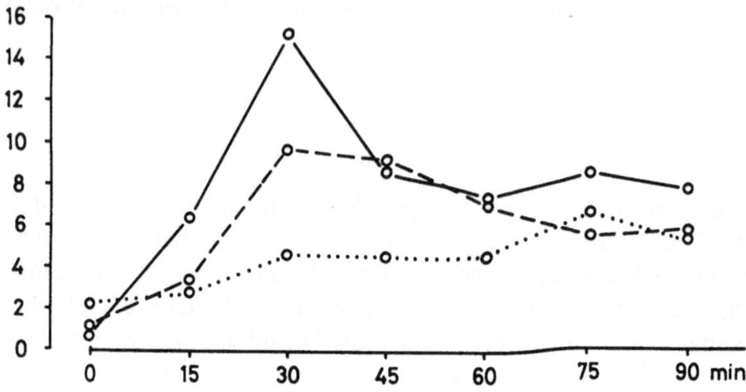

Abb. 2. Verlauf der Adrenalinmittelwerte bei je 5 Kaninchen bei einer Blutentnahme entsprechend 3% (○——○), 2% (○ - - - - ○) und 1% (○ · · · · ○) des Körpergewichts in 30 min

Beeinträchtigung des Blutzuckeranstieges durch Utilisation nicht zu erwarten ist, soll in einer weiteren Versuchsreihe geklärt werden, ob der Blutzucker auch bei einer diabetischen Stoffwechsellage gesetzmäßig ansteigt. 5 Alloxan-diabetischen und 5 Normaltieren wird eine Blutmenge entsprechend 3% des Körpergewichtes bzw. 45% des Blutvolumens in 30 min entnommen. Bei einer hyperglykämischen Ausgangslage von 600 mg% verlaufen die Blutzuckerkurven der beiden Gruppen parallel. Bei aufgehobener Insulinsekretion in der Alloxangruppe läßt sich bei den Normaltieren trotz hyperglykämischer Blutzuckerwerte eine entsprechende Insulinsekretion nicht nachweisen.

Diskussion

In Ergänzung zu bisherigen tierexperimentellen Beobachtungen [1, 3, 4, 6] kann gesagt werden, daß die Hyperglykämie im hämorrhagischen Schock proportional mit dem Schweregrad zunimmt. Da wache und narkotisierte Kaninchen keinen unterschiedlichen Blutzuckeranstieg aufweisen, darf angenommen werden, daß auch bei wachen Kaninchen trotz erhöhter Cortisolwerte eine vermehrte Gluconeogenese nicht bedeutsam sein kann. Glucagon, das ebenfalls für eine Erhöhung des Blutzuckers verantwortlich sein könnte, soll im Schock in Abhängigkeit von der Catecholaminsekretion ansteigen [5]. Da die Insulinsekretion im hämorrhagischen Schock wie in der Klinik [7] durch die α-Wirkung des Adrenalins suprimiert wird ist die Hyperglykämie im hämorrhagischen Schock auch bei einer diabetischen Stoffwechsellage allein auf die Adrenalin bedingte Glycogenolyse zurückzuführen. Wir schlagen daher den Blutzuckeranstieg als zusätzliches metabolisches Diagnosticum im Schock vor.

Literatur

1. Carey LC, Wallack M (1970) Blood sugar response to graded hemorrhage in the pig. Surg Forum 21:88–90
2. Carey LC et al. (1970) Blood sugar and insulin response of humans in shock. Ann Surgery 172:342–350
3. Chansouria JPN, Singh AK, Udupa KN (1973) Studies on plasma insulin levels in the posttraumatic phase in rabbits. Trauma 13:1063–1065
4. Coran AG et al. (1972) The metabolism of fat and carbohydrate during hemorrhagic shock in unanaesthetized subhuman primate: changes in serum levels of free fatty acids, total lipids, insulin and glucose. Surgery 71:465–470
5. Russel RCG, Pardy BJ, Carruthers ME, Bloom SR (1977) Plasma glukagon levels in hemorrhagic shock. Brit J Surg 64:285–289
6. Sailer FX (1960) Vergleichende Untersuchungen bei Entblutungs-, Verbrennungs- und traumatischen Schock. Habilitationsschrift, Gießen
7. Sefrin P (1977) Klinische Untersuchungen biochemischer und hormoneller Veränderungen in Abhängigkeit vom Schweregrad der Traumatisation. Habilitationsschaft, Würzburg

Diskussion

Börner, Gießen: Zu der Schwierigkeit bei den Cortisolmessungen vernünftige Ergebnisse zu bekommen, kann ich Ihnen vielleicht etwas sagen, das wir festgestellt haben. Bei Nagetieren, auch beim Kaninchen ist es so, daß nicht Cortisol sondern Corticosteron eigentlich der Parameter ist, der zur guten Differenzierung Anlaß gibt. Wir haben Cortisol und Corticosteron gemessen und finden bei Corticosteronbestimmungen die wesentlich besseren Werte und auch eindeutigere Unterschiede in verschiedenen Gruppen. Das nur als Hinweis. Sie sagten, bei Adrenalin durch seine α-Wirkung gibt es Schwierigkeiten mit der Insulinsekretion. Es ist ja auch bekannt, daß Insulin oder Adrenalin den Receptor an der Zelle für Insulin hemmen. Das heißt, es gibt eine Wirkung am Pankreas und eine Wirkung an der Zelle. Das sollte man vielleicht noch dazu sagen. Noch ein weiteres – Sie sprechen jetzt nur von der Glucose. Ich glaube, es wäre in diesem Zusammenhang auch sehr interessant gewesen die Lactatspiegel zu messen, denn Lactat ist als Parameter im Schock sicherlich wichtig, vielleicht noch wichtiger als die Glucoseanstiege.

Holzrichter, Hamburg: Das Lactat ist schon eine sehr gebräuchliche Größe, wobei man vielleicht sagen darf, daß der Lactatanstieg eine Folge der vasculär bedingten Minderperfusion in der Peripherie ist. Es ist also letztlich auch wieder eine Kreislaufgröße, während ich darauf hinweisen möchte, daß der Blutzuckeranstieg eine echte metabolische Größe ist. Es wird eben übergeordnet eine weiterführende Beeinträchtigung des Stoffwechsel hervorgerufen, während Lactat ja nur ein kleiner Punkt an der Endkette im Stoffwechsel ist.

Erhardt, München: Ich habe in einem anderen Zusammenhang versucht beim Kaninchen Blutzucker zu messen und wir sind da immer auf etliche Schwierigkeiten gestossen. Da das Blutzuckermeßlabor bei uns gut ist, sehe ich den Fehler in irgend etwas anderem. Kann das die Fütterung sein? Kann das der Aufregungszustand der Kaninchen sein? Ich habe jedenfalls festgestellt, daß der Blutzucker bei Normalkaninchen schon zwischen 80 und 250 mg% variiert.

Holzrichter, Hamburg: Es hängt natürlich auch sehr von der Tageszeit ab, bei der man die Versuche macht. Wir haben früher unsere Versuche alle zu morgendlichen Zeiten gemacht, fanden dabei Werte um 100 bis 150 mg%. Wenn man es nachmittags macht, wenn die Tiere offensichtlich die größte Nahrungsaufnahme hinter sich haben, hat man auch höhere Ausgangswerte, wobei sicher die zuvor erfahrene Präparation irgendwelcher Gefäße zum Einbringen von Kathetern eine Rolle spielt. Mit zunehmender Erfahrung lassen sich erhöhte Ausgangswerte sicher vermeiden. Aber im Durchschnitt kann gesagt werden, daß man bei eingearbeiteten Teams Werte von 100 bis 150 mg% findet.

Brückner, Heidelberg: Ich kann die Worte von Herrn Erhardt nur unterstützen. Ihre Befunde zeigen ja auch im Grunde nichts anderes. Wenn ich mich recht erinnere, sind die Endwerte bei Ihren 1%-Tieren niedriger oder zumindest gleichhoch wie der Ausgangswert bei den 3%-Tieren. Wie wollen Sie daraus eine Diagnostik machen?

Holzrichter, Hamburg: Wir haben bei den nur geringgradig entbluteten Kaninchen einen Anstieg auf 110–120 mg% gehabt. Wir haben aber bei den 2%igen und 3%igen Abnahmen schon einen signifikanten Unterschied. Ich meine schon, – auch von Beobachtungen aus der Klinik heraus, wie es zum Beispiel Herr Sefrin gezeigt hat –, daß der Blutzuckeranstieg in den ersten ein bis zwei Stunden bedeutsam als zusätzlicher metabolitischer Parameter sein kann.

Meszmer, Heidelberg: Wenn ich das richtig verstanden habe, dann sehen Sie Ihre Untersuchungen noch in einem gewissen „Novitätslicht". Ich weiß nicht, ob man dem so ohne weiteres zustimmen kann, denn mit dieser Frage der Hyperglykämie im Schock hat sich ja schon W.R. Drucker vor 15 Jahren anhaltend und mit Erfolg beschäftigt. So neu ist das alles nicht. Die Aussagen, die Sie gerne machen wollten, könnten Sie doch damit stützen, wenn Sie von den verschiedenen Gruppen Delta-Anstiege zeigen. Was eben gesagt wurde, diese Unterschiede sind auf den Bildern evident, da braucht man keine große Mathematik. Aber wenn Sie jetzt die Deltawerte miteinander korrelieren, was kommt denn dann heraus?

Holzrichter, Hamburg: Das haben wir nicht gemacht. Natürlich ist der Unterschied bei geringen Entblutungsgraden geringer als bei ausgeprägten Graden, aber das finden wir ja glaube ich auch in der Klinik – bei Überprüfung des Schockindex oder des Pulses und des Blutdrucks. Wir haben sicher keine Novität. Was wir vielleicht zeigen konnten ist, daß unter kliniknahen Bedingungen, dort wo eben auch ein Diabetiker als polytraumatisierter Patient kommt, es eben diese Gesetzmäßigkeit auch gibt. Es ist zwar bekannt, daß die Insulinsekretion durch die Alphakomponente sublimiert wird, doch daß dieser gesetzmäßige Blutzuckeranstieg auch bei diabetischer Stoffwechsellage bestehen bleibt, das scheint uns neu zu sein.

Zimpfer, Wien: Auch bei mir hält sich das Überraschungsmoment darüber, daß bei der Hypovolämie der Blutzucker ansteigt, in Grenzen. Was uns vielmehr Schwierigkeiten macht – und das müßte eigentlich der Zielpunkt solcher Untersuchungen sein – ist die Frage der Insulinresistenz erstens beim septischen Schock, wie sie in klassischer Weise auftritt und gut dokumentiert ist, und zweitens auch bei protrahierten Formen des hypovolämisch-traumatischen Schocks. Was ist da der Mechanismus und wie kann man das durchbrechen?

Holzrichter, Hamburg: Man muß sicher bei dem Verhalten des Insulins oder bei der Wirkung des Insulins zwei Phasen unterscheiden. Einmal die erste Phase, bei der die Sekretion suprimiert ist, wo wir trotz hoher Blutzuckerwerte einen erniedrigten Insulinwert haben, während wir in der späteren Phase möglicherweise normale oder leicht erhöhte Blutzuckerwerte haben und erhöhte Insulinwerte bei verminderter Wirkung. Das ist die Phase der Resistenz. Die Phase die wir ansprechen möchten, ist die diagnostisch relevante Phase in der durch die vermehrte Adrenalinsekretion eine Suppression der Insulinwirkung stattfindet.

Krösl, Wien: Wir haben bei hypovolämisch-traumatischem Schock auch gesehen, daß das Insulin ziemlich unmittelbar mit dem Blutzucker sehr stark angestiegen ist. Das war allerdings beim Hund.

Holzrichter, Hamburg: Der Hund ist ja nach Alter und Rasse die einzige Ausnahme bei dem in der Schockphase, bei der Hyperglykämie, eventuell Insulinanstiege gefunden werden. Beim Menschen, bei Primaten, bei Schafen, bei Schweinen wird ein Insulinabfall beobachtet.

Die Behandlung des hämorrhagischen Schocks mit Fluosol DA 20% unter Halothananästhesie – Vorläufige Ergebnisse

Ch. Watzek, K. Steinbereithner, E. Sailer und I. Zahorovsky

Klinik für Anästhesie und Allgemeine Intensivmedizin, Spitalgasse 23, A-1090 Wien

Die Suche nach Blutersatzstoffen mit Funktion und Eigenschaften roter Blutkörperchen zur Behandlung des hämorrhagischen Schocks stellt nach wie vor ein aktuelles Problem dar. Zur Zeit stehen zwei sauerstofftransportierende Lösungen zur Diskussion, die stromafreie Hämoglobinlösung und die Fluorocarbone (PFC), wobei letztere bereits im klinischen Bereich (zumeist bei stark ausgebluteten Zeugen Johovas) als Blutersatz eingesetzt wurden [12, 15, 22]. Unter den verschiedenen PFC-Lösungen erscheint Fluosol DA 20%, eine Kombination aus Perfluordecalin und Perfluortripropylamin, hinsichtlich intravasaler Verweildauer und Speicherungsfähigkeit nach den bisher vorliegenden Erfahrungen [4, 10, 16, 17, 22, 23] die günstigste Wirkung zu entfalten. Bisher wurde Fluosol DA 20% vorwiegend

Hefte zur Unfallheilkunde, Heft 156
Zusammengestellt von G. Schlag

zur Hämodilution in Tierversuchen und bei Menschen unter kontrollierter Beatmung mit 100% Sauerstoff eingesetzt [7, 14, 15, 22, 23, 24]. Über die Wirkung als Blutersatz von PFC im hämorrhagischen Schock [1, 6, 8, 20, 21] finden sich in der Literatur kaum Angaben. Ziel unserer Untersuchung war es zu prüfen, ob Volumenersatz mit PFC anstelle von Vollblut hinsichtlich Sauerstoffversorgung des Gewebes und Überlebenszeit zu jenen früheren eigenen Untersuchungen unter Verwendung von Vollblut zu einigermaßen vergleichbaren Ergebnissen führt.

Material und Methodik

Untersucht wurden 14 nicht prämedizierte Kaninchen der Rasse Großchinchilla beiderlei Geschlechts (mittleres Gewicht: Gruppe I: 3,31 ± 0.26 kg, Gruppe II: 3,23 ± 0,18 kg; Alter ca. 6 Monate). Narkoseeinleitung in einer Plastikbox entsprechender Größe, die mit Sauerstoff (5 ml/min) und Halothan in Höhe der 3–4fachen MAC [3] durchströmt wurde. Nach Erreichen entsprechender Narkosetiefe Intubation (Portex Charr. 4) in Spontanatmung. Die weitere Zufuhr des inspiratorischen Gasgemisches erfolgte über einen kalibrierten Verdampfer und ein Ayresches T. Nach Intubation Präparation der Arteria und Vena femoralis. Kontinuierliche Registrierung des arteriellen Druckes über einen Statham Transducer (Beckmann Achtkanalschreiber). Vorschieben eines flüssigkeitsgefüllten Cavakatheters in die Cava inferior (ca. 10 cm) proximal der Inquinalgegend für die Entnahme venöser Blutproben. Zur Gewebsmessung wurde die ventrale Partie des linken Hinterlaufes des Kaninchens freipräpariert und eine entsprechende (Luft) geeichte transcutane PO_2 Elektrode (Pfrimmer $TcPO_2$ Monitor) nach Abpräparieren des Bindegewebes direkt auf der Muskeloberfläche fixiert. Während der Präparation Anästhesie mit einer Halothankonzentration in Höhe der 2–3fachen MAC. Nach Beendigung der Präparation Zufuhr von 1 MAC Halothan für weitere 20 min. Für den Entblutungsschock wurde ein modifiziertes Schockmodell von Burri und Allgöwer [2] verwendet. Ein mittlerer Blutdruck von 35–40 mm Hg wurde durch 90 min bei entsprechendem Blutentzug oder bei Blutdruckabfall durch Infusion von Fluosol DA 20% aufrechterhalten. 45 min nach Entblutungsbeginn Reduktion der Halothankonzentration auf 0,8 MAC [3]. Zu Ende der Hypotoniephase Infusion von Fluosol entsprechend der gesamten entzogenen Blutmenge. In Gruppe I wurde nach Reinfusion die Narkose mit 0,8 MAC für weitere 120 min fortgesetzt, in Gruppe II Unterbrechung der Halothanzufuhr unmittelbar nach Infusionsende. Alle Tiere wurden zu Versuchsende in mit 100% Sauerstoff durchströmte Boxen gebracht. – Statistische Auswertung durch den Student-t-Test für ungepaarte Werte, wobei die Werte zu Schockende und 30 min nach Fluosolinfusion verglichen wurden.

Durchgeführte Messungen bzw. Registrierungen

Atem- und Herzfrequenz (Termistorsonde bzw. EKG). Systolischer, diastolischer und mittlerer arterieller Druck (MAP) über Statham Transducer in Arteria femoralis. Blutgase und Säurebasenparameter im arteriellen und venösem Blut (Astrupmikroequipment). Transcutaner Sauerstoffpartialdruck im Muskel (Pfrimmer-$TcPO_2$ Monitor). Lactat (Testkombination Boehringer, Mannheim)., Hämatokrit (Hämatokritzentrifuge), Hämoglobin

(Cyanhämoglobinmethode) und Fluorokrit (Hämatokritzentrifuge 10 000 rpm für 20 min) [12] – jeweils Mittelwert aus zwei Bestimmungen.

Meßzeitpunkte

1. Leerwert (in Narkose vor Entblutung)
2. 45 min nach Entblutung
3. 90 min nach Entblutung = Ende der Schockperiode
4. 30 min nach Infusion von Fluosol DA 20%
5. 60 min nach Infusion
6. 120 min nach Infusion.

Ergebnisse

1. Atem- und Herzfrequenz: In beiden Gruppen ist keine wesentliche Änderung der Atem- und Herzfrequenz während der Versuchsdauer zu beobachten.
2. Verhalten des Blutdrucks (Abb. 1): Der Blutdruck war unter dem Einfluß von Halothan bereits vor Entblutung deutlich gesenkt. Zur Erreichung des Schockblutdruckniveaus konnte wegen des bereits bestehenden niederen Blutdrucks nicht bei allen Tieren 1,5% des Körpergewichtes entzogen werden. Nach Fluosolinfusion war in Gruppe I nur ein geringfügiger Anstieg des MAP zu beobachten, der unter Halothannarkose bis 120 min nach Infusion wieder auf einen Wert von 40 mm Hg abfiel. In Gruppe II hingegen war 30 min nach Fluosolinfusion ein signifikanter Anstieg (< 0,005) des Blutdruckes bis über den Ausgangswert zu erkennen.

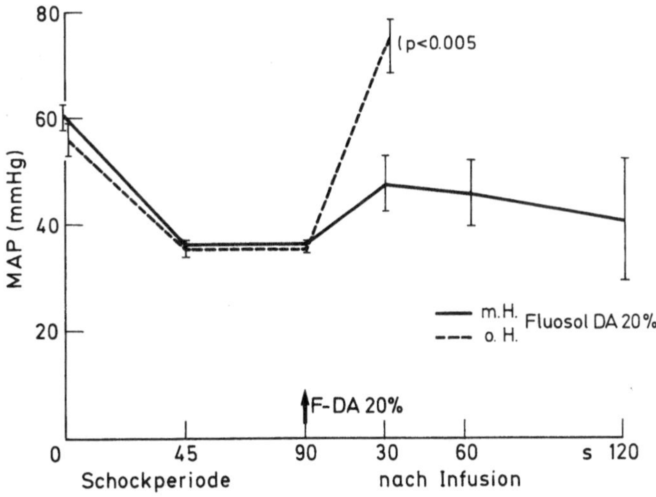

Abb. 1. Verlauf des Mitteldruckes während des Beobachtungszeitraumes

3. Blutgase, Säure-Basen-Haushalt sowie Lactat. Bis zum Ende der Schockperiode kommt es in beiden Gruppen zu einer beträchtlichen Ansäuerung. Nach Fluosol ist in beiden Gruppen nur ein mäßiger (n.s.) Rückgang der Acidose zu beobachten; das Verhalten des Lactats entspricht in etwa dem Baseexcesswert. Der pco_2 zeigt der Atemfrequenz entsprechend (deutliche Hyperventilation) eine respiratorische Alkalose.
4. Sauerstoffpartialdrucke (Abb. 2): Der arterielle pO_2 zeigt zu allen Meßzeitpunkten nahezu unverändert hohe Werte. Der venöse Sauerstoffpartialdruck zeigt in beiden Gruppen 30 min nach Fluosol steigende Tendenz, gleicht 60 min nach Fluosol wieder dem Kontrollwert. Der Sauerstoffdruck im Gewebe steigt 30 min nach Fluosolinfusion deutlich, in Gruppe 2 signifikant ($p < 0{,}05$) an.
5. Hämatokrit, Fluorokrit: Zu Ende der Schockphase ist der Hämatokrit gegenüber dem Ausgangswert um mehr als 30% reduziert. Der Fluorokritwert zeigt ein der Infusionsmenge entsprechendes Verhalten.
6. Überlebensraten (Tabelle 1): Die mittlere Überlebenszeit beträgt in Gruppe I 160,70 ± 58,32 min, in Gruppe II 344,3 ± 196,0 min.

Diskussion

Verhalten von Blutdruck und Herzfrequenz: Die Infusion von Fluosol DA 20% einer dem Gesamtblutentzug entsprechenden Menge zu Ende der Schockphase bewirkt nach Unterbrechung der Halothanzufuhr einen Blutdruckanstieg bis über den Ausgangswert. Kurz-

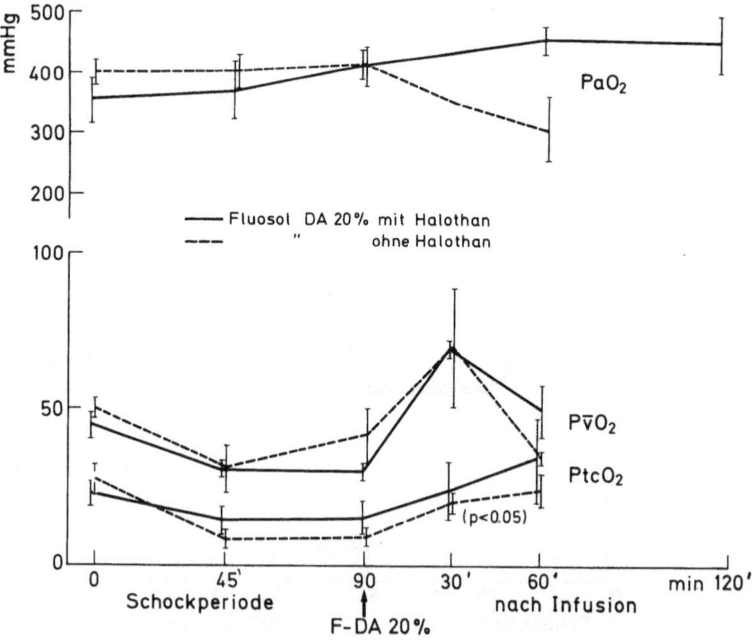

Abb. 2. Verhalten des pO_2 im arteriellen und venösen Blut sowie im Gewebe

Tabelle 1. Überlebenszeit: (min) x ± SEM

Gruppe I	160,70
(n = 7)	58,32
Gruppe II	344,3
(n = 7)	196,0

fristig übertrifft der Anstieg jenen nach Reinfusion des entzogenen Blutes [9, 19]. Neben einer gewissen Volumenwirkung scheint aber die beim Erwachen der Tiere einsetzende Catecholaminausschüttung eine gewisse Rolle zu spielen, da dieser Effekt nur kurze Zeit anhält. Der geringe Anstieg, sowie der ausgeprägte Abfall in der Narkosegruppe ist mit Sicherheit auf die noch bestehende Halothananästhesie zurückzuführen. – Das Verhalten der Herzfrequenz bestätigt unsere frühere Annahme, daß eine kompensatorische Tachykardie unter Halothan im hämorrhagischen Schock vermißt wird.

Blutgase und Säurebasenhaushalt: Die beträchtliche Schockacidose bessert sich nach Wiederauffüllung des Kreislaufes nur geringfügig, wobei eine verlängerte Halothananwendung keine unterschiedlichen Werte ergibt. Die Annahme gewisser Zusammenhänge mit dem Blutdruckverhalten im weiteren Verlauf liegt nahe.

Sauerstoffdrucke: Das Verhalten der Sauerstoffdrucke kann nur bedingt interpretiert werden, da bei den Tieren ohne Narkose in der Regel 60 min nach Wiederauffüllung die Beobachtung abgebrochen werden mußte. Versucht man trotzdem eine Interpretation, so erscheint das arterielle Sauerstoffdruckverhalten eher uncharakteristisch, während die Gewebssauerstoffversorgung im Muskel anscheinend gebessert wird bzw. wieder Kontrollwerte erreicht. Das Verhalten der venösen Sauerstoffdrucke gleicht weitgehend dem von Makowski bei Hunden beobachteten Verlauf, wobei der steile Anstieg nach 30 min nur bedingt verständlich erscheint. Am ehesten könnte man darin den Ausdruck einer akut erhöhten Sauerstofftransportkapazität durch Anstieg des Herzindex sehen (Makowski).

Hämatokrit, Fluorokrit: Das Verhalten der Meßgrößen bedarf keiner weiteren Erörterung.

Überlebenszeiten: Vergleicht man die Überlebensraten mit Blut- bzw. Ersatzstoffen anderer Art, so schneidet Fluosol deutlich schlechter ab. Ähnlich ungünstige Überlebensraten konnte Lowe bei Ratten (allerdings nach Austauschtransfusionen) beobachten, während Zander und Makowski bessere Überlebenszeiten und -raten bei Hunden mitgeteilt haben, jedoch sind Schockdauer und mittleres Blutdruckniveau mit unseren Versuchsbedingungen nicht völlig vergleichbar. Angesichts der geringen Zahl von Versuchstieren möchten wir diesen Daten nur vorläufigen Charakter zuerkennen.

Schlußfolgerungen

Versuchen wir unsere bisherigen Ergebnisse bei aller gebotenen Zurückhaltung zu beurteilen, so scheint, daß Fluosol DA 20% im hämorrhagischen Schock – ohne Nakrose – primär einen ausreichenden Volumeneffekt zu bieten hat, der Blutdruckeffekt ist jedoch nur bedingt beurteilbar. Die Besserung der Schockacidose ist relativ gering ausgeprägt, hingegen wird die Gewebssauerstoffversorgung, wie die Partialdrucke im Gewebe zeigen, unmittelbar nach Reinfusion anscheinend zufriedenstellend wiederhergestellt. Auch hier ist eine Aussage über den späteren Verlauf nur eingeschränkt möglich. Die Überlebenszeit allerdings unter extremen Bedingungen (lange Schockphase bei niedrigerem arteriellen Mitteldruck im Vergleich zu anderen Autoren, ohne Beatmung) vermag derzeit nicht zu befriedigen. Inwieweit eine Kombination von Fluosol mit anderen Blutersatzstoffen sinnvoll erscheint, wofür sich im Schrifttum gewisse Hinweise finden, muß noch geprüft werden.

Zusammenfassung

Fluosol DA 20% wurde beim Kaninchen als Volumenersatz beim hämorrhagischen Schock unter Halothaneinwirkung geprüft. Ein geringer Rückgang der Acidose sowie ein deutliches Ansteigen des Blutdrucks waren zu beobachten. Die Gewebsoxygenierung besserte sich geringfügig, wie die venösen und Gewebssauerstoffpartialdrucke erkennen ließen. Ob die extremen Schockbedingungen zu den kurzen Überlebenszeiten beitrugen, wird noch zu klären sein. Fluosol kann nach den bisher vorliegenden Ergebnissen nur als vorübergehender Ersatz für Vollblut angesehen werden.

Summary

In rabbits Fluosol DA 20%, a combination of perfluorodecal and perfluorotripropylamine, was tested for volume replacement in hemorrhagic shock (modified shock model according to Burri and Allgöwer) on simultaneous halothane exposure. During the shock period animals showed essentially the same behaviour as in earlier experiments done by the authors. For volume replacement at the end of hypovolemic period Fluosol DA 20% was used instead of whole blood. Immediately after Fluosol infusion the blood pressure increased to beyond the pre-bleeding level, but acidosis was not much improved. Owing to its high oxygen carrying capacity, Fluosol improved tissue oxygenation, which was reflected by the improvement of partial oxygen pressures in venous blood and tissues. In the majority of cases the survival time was rather short. Whether this is attributable to the severe shock conditions imposed will have to be clarified in further studies. On the basis of the results obtained, it is concerned, that Fluosol may be an alternative to whole blood only for a temporary control of volume deficits.

Literatur

1. Biro GR, Beresford-Kroeger D, Henry P (1978) Resuscitation of hemorrhage with Fluosol DA. Effects of hemodynamic and myocardial O_2 supply. Proc IV Int Symp on Perföuorochem Blood Substitutes, Kyoto, October 21–22, p 417
2. Burri C, Allgöwer M (1965) Der therapeutische Effekt verschiedener Plasmaexpander im experimentellen haemorrhagischen Schock. Chirurg 36:1
3. Eger EI (1975) Anesthetic uptake and action. Williams & Wilkins, Baltimore

4. Geyer RP (1977) Studies and uses of perfluorochemical emulsions as blood substitutes. Proc HS Symp Research on Perfluorochemicals in Medicine and Biology, Stockholm, April 28–29, p 229
5. Kelman RG (1966) Digital computer subroutine for the conversion of oxygen tension into saturation. J Appl Physiol 21:1375
6. Kohno S, Asai T, Kobayashi H, Izumi S (1977) Fluosol DA as an antishock replacement, experiment with severly hemorrhaged rabbits. National Defence Med J 24:45
7. Lowe KC, McNaughton DC, Hardy RN (1981) Observations on the physiological responses to blood substitution in the conscious chornically catheterized rat. Proc V Int Symp on Perfluorochem Blood Substitutes, Mainz, 25.–26. März, p 91
8. Makowski H (1978) The properties of Fluosol DA infusion in the treatment of hemorrhagic shock. Proc IV Int Symp of Perfluorochem Blood Substitutes, Kyoto, October 21–22, p 439
9. Makowski H, Tenchev P, Frey P, Necek St, Bergman H, Blauhut B (1978) Tolerance of an oxygen carrying colloidal plasma substitute in human beings. Proc IB Int Symp of Perfluorochem Blood Substitutes, Kyoto, October 21–22, p 47
10. Matsumoto T, Watanabe M, Hamano T, Hanada S, Suyama T, Neito R (1977) Role of oncotoc agents in saving effect of perfluorochemical emulsions in hemodilution. Chem Pharm Bull (Tokyo) 25:2163
11. Messmer K, Sunder-Plassmann L, Kessler M (1974) Beeinflussung der Mikrozirkulation durch Hämodilution. In: Klinische Anaesthesiologie und Intensivtherapie, Bd 5. Springer, Berlin Heidelberg New York
12. Mitsuno T, Ohyanagi H, Naito R (1981) Clinical studies pf a perfluorochemical whole blood substitute (Fluosol DA) – Summary of 186 cases. Proc V Int Symp on Perfloro-chem Blood Substitutes, Mainz, 25.–26. März, p 30
13. Naito R (1978) Further studies on the use of „Fluosol" preparations developed since Stockholm Symposium 1977. Proc IV Int Symp on Perfluorochem Blood Substitutes, Kyoto, October 21–22, p 33
14. Ohyanagi H, Sekita M, Toshima T, Kawa Y, Misuno T (1977) Exchange transfusion with perfluorochemicals in monkeys. Proc Symp Res on PFC in Medicine and Biology. Stockholm, April 28–29, p 280
15. Okada K, Kosugi I, Kawashima Y, Yamaguchi Y, Yoshikawa H, Yamamua H (1975) Effect of Fluosol LDC on tissue pO_2 and pCO_2 in treatment of hemorrhagic hypotension. Proc X Int Congr Nutrition – Symp on PFC Artificial Blood, Kyoto, p 215
16. Oyama T, Matsuki A, Wakayama S, Tanioka F, Kudo T, Noguchi T (1981) Effects of Fluosol DA 20% administration on circulatory and endocrine function in surgical patients under halothane anaesthesia. Proc V Int Symp on Perfluorochem Blood Substitutes, Mainz, 25.–26. März, p 1817
17. Pabst R (1977) Sauerstofftransport mit stromafreien Haemoglobinlösungen und Fluorocarbonen. Med Klin 72:1555
18. Severinghaus JW (1966) Blood gas calculator. J Appl Physiol 21:1108
19. Steinbereithner K, Watzek Ch, Krisch K (1976) The influence of several inhalation anaesthetics on course and survival in hemorrhagic shock. Proc VI World Congr Anaesthesiology, Mexico City, April 24–30, Excerpta Medica, Amsterdam, Int Congr Ser Nr 299, p 392
20. Takaori M, Ishii T, Nakajo N (1977) Effects of perfluorochemical emulsion on circulation and pulmonary gas exchange. Proc I Intern Congr Artificial Organs, Tokyo, August 26–28
21. Tenchev P, Frey R, Kirimli B (1981) The arteficial blood substitutes – a possibility in the treatment of the haemorrhagic shock. Proc V Int Symp on Perfluorochem Blood Substitutes, Mainz, 25.–26. März, p 129
22. Tremper K, Levine E, Friedman A, Shoemaker WC, Katz R (1981) The preoperative treatment of severely anemic patients with a perfluorochemical blood substitute. Fluosol DA 20%. Anesthesiology 55:A9

23. Temper K, Lapin R, Levine E, Friedman IA, Shoemaker WC (1980) Hemodynamic and oxygen transport effects of a perfluorochemical blood substitute, Fluosol DA 20%. Crit Care Med 8:738
24. Watanabe R, Inahara H, Motoyama Y (1975) Oxygen carrying capacity of perfluorochemical emulsions mixed with blood in vitro. Proc X Int Congr Nutrition – Symp on PFC Artificial Blood, Kyoto, p 113
25. Zander R, Makowski HV (1981) Life without hemoglobin? Proc V Int Symp on Perfluorochem Blood Substitutes, Mainz, 25.–26. März, p 129

Diskussion

Redl, Wien: Ich möchte nur noch eine Ergänzung dazu geben, warum es mir doch besonders gefährlich erscheint dieses Fluosol zu verwenden: Es gibt ein noch nicht publiziertes Manuskript von der Hammerschmidt-Gruppe, das zeigt, daß es durch dieses Fluosol zu einer massiven Komplementaktivierung kommt und ich glaube, das wäre gerade im Zustand des Schocks sehr schlimm und könnte zu weiteren Schäden – vor allem in der Lunge führen.

Watzek, Wien: Es wäre noch dazu zu sagen, daß die Gewebsuntersuchungen, die schon im Gange sind, auch zeigen, daß das Fluosol wahrscheinlich doch in der Lunge abgelagert wird.

Gottlob, Wien: An sich ist das ja eine faszinierende Untersuchung, wo wir sehen, daß Humanblut durch einen künstlichen Stoff ergänzt werden kann. Nur ist mir jetzt etwas aufgefallen. Sie haben also 2,7% Pluronic F 68 drinnen. Wir haben mit Pluronic verschiedene Untersuchungen gemacht und erst kürzlich gesehen, daß doch Pluronic, wenn wir es längere Zeit auf Blutgefäße einwirken lassen, die Endothelien schädigt. Wenn Sie nun dieses Pluronic F 68 etwas zu zwei Drittel im Blut verdünnen, wie das in Ihrem System offenbar der Fall war, kommen Sie also immerhin auf 0,9% Pluronic, das zumindest eine kurze Zeit zirkuliert. Da haben wir schon deutliche Endothelschäden gesehen. Nun erhebt sich die Frage, ob nicht diese kurzen Überlebenszeiten, die Sie finden, irgendwo eine Folge von den sehr diffusen Endothelschädigungen sein könnten, die im ganzen Organismus stattfinden. Das würde sich auch mit dem, was Herr Redl gesagt hat, vertragen, der über Komplementaktivierung berichtet, die ja eben durch die geschädigte Oberfläche, durch Hageman-Faktor usw. tatsächlich stattfinden könnten. Halten Sie das für möglich? Falls ja, würde ich fast vorschlagen, daß wir da einmal eine gemeinsame Untersuchung durchführen.

Watzek, Wien: Gerne.

Meszmer, Heidelberg: Frau Watzek, Sie kamen zur Schlußfolgerung, daß ein kurzfristiger Volumenersatz damit möglich wäre. Brauchen wir denn das? Wir haben doch Volumenersatzmittel, die sicher, besser geprüft sind, von denen wir die Charakterisierung kennen etc. Wir würden aufgrund dieser Untersuchungen, was ich mehrfach geäußert habe, feststellen, daß es zur Zeit keine Indikation zur Anwendung dieser Lösungen gibt. Zu dem was Herr Gottlob eben gesagt hat: Ich darf Sie da auf Untersuchungen von Entrich und

Mitarbeitern aufmerksam machen. Die haben die Mikrozirkulation in vivo untersucht und bei verschiedenen Lösungen, die Pluronic unterschiedlicher Konzentration enthalten, eindeutig nachgewiesen, daß es zu massiven Mikrozirkulationsstörungen kommt. Das erste, was Sie sehen, ist ein Leukocytensturz, was darauf hinweist, daß am Endothel etwas passiert ist. Für mich erscheint der Einsatz zur Zeit wirklich sehr gefährlich.

Watzek, Wien: Ist völlig richtig.

Steinbereithner, Wien: Herr Meszmer, das war ja aber auch der Sinn der Sache. Denn ich glaube, man kann nicht auf – wie soll ich sagen – auf religiösen Gefühlen spielen. Die Frage, die eben zu klären war ist bisher in der Literatur in keiner Weise geklärt worden. Ich will nicht sagen, daß das Traumaexperimente sind, die hier vorgeführt werden, aber es ist doch zumindest ein Anfang. Ich glaube, wenn man also sagen kann, daß Hämodilution bis zu extremen Graden mit anderen Plasmaersatzmitteln möglich ist, dann sollte man zumindest diese Methode mal auschöpfen. Sie ist ja in dieser Form gar nicht diskutiert worden.

Gottlob, Wien: Ich glaube, das Faszinierende ist doch, daß wir nicht nur einen Volumenersatz durchführen, sondern daß wir einen Sauerstoffträger zuführen, der Sauerstoff im Gewebe abgeben kann. Ich glaube, daß ist das Faszinierende, deswegen wir eigentlich doch auf diesem Gebiet weiterarbeiten sollten und vielleicht auch versuchten sollten etwas Geeigneteres zu finden.

Meszmer, Heidelberg: Ich wollte dazu eigentlich nichts sagen, aber jetzt haben Sie es angeschnitten. Es gibt ja überhaupt keinen Nachweis, daß das Fluosol Sauerstoff in nennenswerten Mengen an das Gewebe abgibt. Das ist das eigentliche Problem. Selbst die Untersuchungen der Japaner – wenn Sie die im Detail nachlesen – die die $AVDO_2$ des Fluosols gemessen haben, zeigen, daß ja doch nicht einmal 3% der Gesamtsauerstoffabgabe vom Hämoglobin stammt. Wenn Sie die 3% Sauerstoff gewinnen, sich jedoch alle diese Nebenwirkungen, die wir im Detail doch gar nicht kennen, einhandeln, also da habe ich große Schwierigkeiten. Wenn nachgewiesen worden wäre, daß tatsächlich in vernünftigem Umfang Sauerstoff ans Gewebe abgegeben wird, nicht nur transportiert, sondern abgegeben, dann wäre es viel einfacher.

Bergmann, Linz: Ich glaube, man muß ganz hart sagen, daß am Fluosol in der jetzigen Entwicklungsstufe überhaupt nichts fasziniert.

Gottlob, Wien: Also ich weiß nicht. Wenn Sie bei einem Versuchstier das gesamte Blut durch so ein Fluorocarbonat ersetzen und es tagelang am Leben erhalten können oder, wenn Sie das Versuchstier in eine Lösung eintauchen, so daß es praktisch das atmet und am Leben bleibt, also ich muß sagen, das ist faszinierend.

Steinbereithner, Wien: Ich bitte um Entschuldigung, Herr Gottlob. Die Untersuchungen sind hoch interessant. Wir haben das mieseste Modell genommen, weil komischerweise die Kaninchen schlechter Fluothan als Ethran vertragen. Das war bewußt gemacht. Sie sehen aber, daß auch beim Absetzen des Fluothan die Überlebenszeiten lächerlich gering sind. Denselben Effekt sehen Sie mit dem alten Allgöwer-Modell – mit Dextran – wenn Sie die gleichen Mengen entziehen, die Überlebensrate für 24 h eben über 80% liegt. Ich glaube, das ist das entscheidende Kriterium. Über das können wir im Moment nicht hinweg.

Krösl, Wien: Das heißt also, daß die Hersteller und Entwickler anderer Ersatzlösungen, wie zum Beispiel Hämoglobinlösungen, noch nicht aufgeben sollen. Soweit kann man das Resümee ziehen.

Gottlob, Wien: Ich glaube, daß die Glühbirne, als sie am Anfang eingeführt wurde, auch noch nicht besser war als irgendeine Kerze.

Hypertone Kochsalzlösung im experimentellen traumatischen Schock*

M. Nerlich[1], J.A. Sturm[1], H.-J. Oestern[1] und R.H. Demling[2]

[1] Unfallchirurgische Klinik der Medizinischen Hochschule (Direktor: Prof. Dr. H. Tscherne), Karl-Wiechert-Alle 9, D-3000 Hannover 61
[2] Department of Surgery, University of California Davis, Sacramento, CA 95817, USA

Einleitung

Massive Ödembildung nach größeren Brandverletzungen stellt ein besonderes Problem bei der Volumentherapie des Verbrennungstraumas dar. Einer der Hauptfaktoren für die Ödembildung ist die thermische Destruktion des Bindegewebes, die nach den Untersuchungen Artursons [1] durch Anstieg der extravasalen osmotischen Partikel zu einem extravasculären osmotischen Gradienten von bis zu 300 mm Hg steigen kann. Durch diesen Vorgang kann die sofort nach Trauma schlagartig einsetzende Ödembildung erklärt werden. Weitere ursächliche Faktoren für die Ödementwicklung sind die reflektorische Vasodilatation der geschädigten Capillaren mit Erhöhung des hydrostatischen Filtrationsdruckes sowie die gesteigerte Membrandurchlässigkeit für Proteine. Daneben kommt es auch im nichtverbrannten, intakten Weichteilgewebe zu einer sekundären generalisierten Permabilitätszunahme. Besonders gefährdet hinsichtlich der Flüssigkeitsakkumulation ist jedoch die Lungenstrombahn. Das respiratorische Versagen mit pulmonalem Permeabilitätsödem stellt die Hauptkomplikation beim Brandverletzten dar. Eine Erhöhung der intravasalen Osmolarität könnte durch Reduktion des Zellvolumens zu einer Minderung der Ödembildung beitragen, die sich speziell auf die Lungenstrombahn positiv auswirken sollte. Die Verwendung von hyperosmolaren oder hypertonen Kochsalzlösungen hat deshalb zunehmend an Bedeutung gewonnen.

* Mit Unterstützung durch: Minna-James-Heinemann-Stiftung, Hannover

Unser Ziel war es deshalb, die noch ungeklärten Auswirkungen von hyperosmolaren Kochsalzlösungen auf die Mikrozirkulation und Ödembildung im traumatischen Schock zu definieren.

Methodik

Die chirurgische Präparation von 16 Schafen für chronische Studien enthielt die Implantation von intravasculären Kathetern (arteriell, zentralvenös und pulmonal arteriell) und die Präparation von Lungen- und beidseitigen Weichteil-Lymphfisteln. Die Präparation der Lungenlymphfistel wurde nach der Methode von Staub durchgeführt, während der efferente Lymphgang des inguinalen Lymphknotens, der im Schaf die Haut und das subcutane Weichteilgewebe der Flanken drainiert, nach der Methode von Demling [2] durchgeführt wurde. Nach ausgiebiger Erholung von der präparativen Prozedur wurden die Ausgangswerte für die Hämodynamik bestimmt. Halbstündlich wurde der Lymphfluß aus der pulmonalen sowie aus den beiderseitigen Weichteilgewebsstrombahnen gemessen. Durch die Bestimmung der Lymph- und Plasmaproteinkonzentrationen konnten Aussagen zur Permeabilität des jeweiligen Capillarbettes gemacht werden. Anschließend wurde unter Ketanest-Kurznarkose eine drittgradige Brandverletzung von etwa 25–30% der Gesamtkörperoberfläche durch Verbrühen mit heißem Wasser produziert. Die Verbrennungsverletzung, eine anästhetische Hautnekrose, wurde von den Tieren gut toleriert. 2 h nach dem Verbrennungstrauma wurden die Tiere entweder mit Ringerlactat oder mit einer hyperosmolaren Kochsalzlösung ($Natrium^+$ = 300 mval/l) volumentherapiert. Das Ziel der Volumenzufuhr war, das Herzzeitvolumen und den rechtsartialen Druck zum Ausgangswert anzuheben. Nach 24 h wurde die Infusionstherapie gestoppt und den Tieren freien Zugang zu Futter und Wasser gewährt.

Ergebnisse

Die 8 Tiere der Ringerlactat-Gruppe und die 8 Tiere der hyperosmolaren Kochsalz-Gruppe hatten von Anfang an vergleichbare vasculäre Drucke, nach Verbrennungstrauma fiel das HZV und der ZVD um ca. 40% vor Beginn der Therapiephase. Das Infusionsvolumen über die gesamte 24-Stunden-Therapiephase betrug für die Ringerlactat-Gruppe 7, 5 ± 0,3 l, für die hyperosmolare NaCl-Gruppe 5,7 ± 0,4 l bei gleichem HZV. Der ZVD erschien in der hyperosmol NaCl-Gruppe etwas niedriger, obwohl die Differenz nicht statistisch signifikant war. Die Plasma-Natriumwerte stiegen mit der hyperosmol Kochsalzlösung von 147 ± 2 mval/l auf 151 ± 3 mval/l an, während sie in der Ringerlactat-Gruppe von 148 ± 2 auf 144 ± 3 mval/l in den ersten 12 h abfielen. Eine früheinsetzende Diurese in der hyperosmol NaCl-Gruppe führte zu einer deutlich reduzierten positiven Flüssigkeitsbilanz während der ersten 8 h mit + 813 ml pro 50 kg verglichen zur Ringerlactat-Gruppe mit + 1981 ml pro 50 kg. Unter beiden Volumentherapien wurde ein identischer Abfall der Plasmaproteinwerte nach Verbrennung von 6,1 g pro 100 ml auf 4,9 g pro 100 ml gefunden. In der Lungenstrombahn kam es durch die Gabe von Ringerlactat zu einer Erhöhung des Lungenlymphfluß um 150% nach 6 h, während die mit hyperosmolarer NaCl-Lösung behandelten Tiere nur einen Lungenlymphflußanstieg von 81% zeigten. Die Lymph zu Plasmaprotein-

Ratio war in beiden Gruppen identisch ohne Anzeichen für einen pulmonalen Permeabilitätsschaden nach Verbrennung. Nach 48 h war der Lymphfluß zum Ausgangswert zurückgekehrt. Im nichtverbrannten Weichteilgewebe stieg der Lymphfluß durch die hyperosmolare NaCl signifikant höher an als durch Ringerlactat. Der Lymphfluß aus dem verbrannten Gewebe stieg durch das Trauma in beiden Gruppen auf das 8fache an. Der weitere Anstieg unter der Volumentherapie war in beiden Gruppen identisch, der Lymphfluß war auch nach 72 h noch signifikant erhöht bei deutlich gesteigerter Protein-Permeabilität.

Schlußfolgerungen

Diese Ergebnisse zeigen, daß die Volumentherapie einer 25–30%igen Brandverletzung mit hyperosmolarer Kochsalzlösung signifikant weniger Flüssigkeit benötigt als mit Ringerlactat. Die Ödembildung in der Lunge war in den ersten 6 h nach Verbrennung mit hyperosmolarer Kochsalzlösung deutlich reduziert. Dies wird unterstrichen durch eine signifikant niedrigere positive Flüssigkeitsbilanz, die vor allem durch ein erhöhtes Urinvolumen entstand. Die vasculären Parameter waren in beiden Gruppen im wesentlichen identisch bei einer geringfügigen, nicht signifikanten Minderung des pulmonal-vasculären Widerstandes. Der Lymphfluß im intakten Weichteilgewebe war mit hyperosmolarer NaCl signifikant erhöht im Vergleich zu Ringerlactat. Dies ist wahrscheinlich auf eine erhöhte präcapillare Vasodilatation mit Erhöhung des Filtrationsdruckes zurückzuführen, da der systemisch

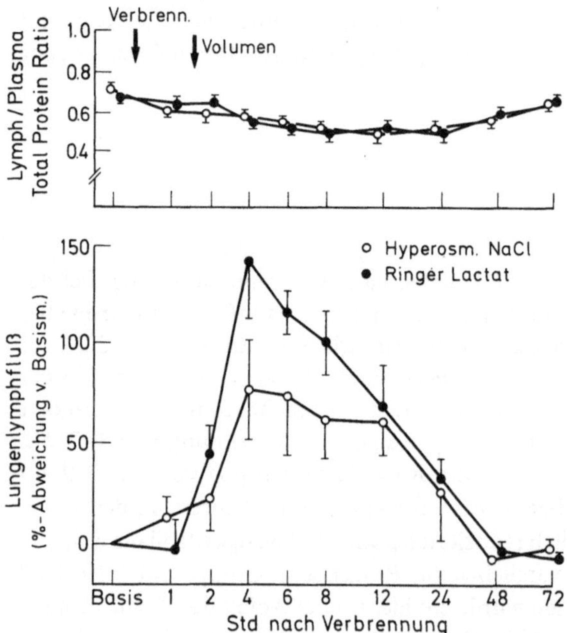

Abb. 1. Lungenlymphfluß und Lymph/Plasmaprotein-Ratio im zeitlichen Verlauf nach Verbrennungstrauma und Volumentherapie mit Ringerlactat bzw. hyperosmolarer Kochsalzlösung

vasculäre Widerstand vermindert war. Das Verbrennungsödem selbst wurde durch hyperosmolare NaCl nicht positiv beeinflußt. Unsere Ergebnisse bestätigen die klinischen Erfahrungen von Monafo [3], wonach hyperosmolare Salzlösungen einen positiven Effekt auf die pulmonale Mikrozirkulation bei deutlicher Volumeneinsparung haben.

Literatur

1. Arturson G (1979) Microvascular permeability to macromolecules in thermal injury. Acta Physiol Scand (Suppl) 463:111
2. Demling RH, Smith M, Gunther R, Wandzilak T, Pederson NC (1981) Use of a chronic prefemoral lymphatic fistula for monitoring systemic capillary integrity in unanaesthetized shepp. J Surg Res 31:136
3. Monafo WW (1970) The treatment of burn shock with intravenous administration of hypertonic lactated saline solution. J Trauma 10:575

Diskussion

Erhardt, München: Sie haben das in erster Linie mit hypertoner Kochsalzlösung gemacht. Mit hypertonem Lactat oder mit hypertoner Zuckerlösung? Geht das auch genauso?

Nerlich, Hannover: Wir haben keine Versuche mit Zuckerlösung gemacht. Das ist nur das Natrium, das doppelt erhöht ist.

Meszmer, Heidelberg: Ein Kommentar und eine Frage zu dem was eben gesagt wurde. Sie kennen ja sicher die Untersuchungen von Brooks mit hypertoner Natrium-Chlorid-Lösung. Diese sind von verschiedenen Versuchsgruppen wiederholt worden und es wurde ja eindeutig gezeigt, daß das aktive Prinzip osmotischer Natur ist. Wir können dieselben Effekte mit Sorbit, Mannit, was immer Sie nehmen oder auch mit Harnstoff erzielen. Das ist nicht das Natrium. Aber die Frage, die ich an Sie hätte: Wenn ich Sie richtig verstanden habe, haben Sie eben gesagt, daß es aufgrund dieser Volumenbilanzen, die Sie gezeigt haben, möglicherweise zu einer Reduktion des Lungenödems durch die hypertone Lösung kommt. Auf der anderen Seite verteidigt ja Ihre Gruppe mit Vehemenz hier und auch morgen das Prinzip, daß isotone Ringer-Lactat-Lösung oder Kristalloidlösung zur primären Volumentherapie benützt werden und daß das überhaupt keinen Effekt auf das Lungenödem hätte. Ich sehe hier eine gewisse Diskrepanz. Vielleicht könnten Sie das erklären?

Nerlich, Hannover: Das ist ganz klar, daß das respiratorische Versagen, das nach Verbrennungen häufig beschrieben wird, auch mit einem Lungenödem einhergeht. Das tritt aber unabhängig von der Wahl der Volumentherapie auf. Das tritt mit kolloidalen Lösungen genauso auf. Deshalb ist Ringer-Lactat sicher eine ausreichend gute Lösung, die aber von der Elektrolyt-Zusammensetzung wahrscheinlich noch zu optimieren ist.

Erhardt, München: Es ist ja vielleicht müßig zu sagen, wenn man mit kolloidalen Lösungen behandelt, daß die kolloidalen Lösungen in das Lungengewebe gehen und nicht wieder zurück können, während das mit den Kristalloiden eher möglich ist, weil diese eben wieder in das Gefäß rückresorbiert werden können.

Nerlich, Hannover: Wir haben auch Untersuchungen mit Dextran gemacht, aber da möchte ich nicht vorgreifen. Das werden wir demnächst präsentieren.

Wirkung von massiven Insulindosen auf die Hämodynamik beim experimentellen Schock

W. Haider, F. Eckersberger und S. Youkhadar

Forschungsstelle für Intensivtherapie, Klinik für Anästhesie und Allgemeine Intensivmedizin, II. Chirurgische Klinik der Universität Wien, Spitalgasse 23, A-1090 Wien

Als Modellsituation eines Schockzustandes wurde die Operation unter Verwendung einer extracorporalen Zirkulation (Herz-Lungen-Maschine) gewählt, weil dabei etliche Befunde auftreten, wie sie vom Schock im allgemeinen bekannt sind, wodurch dieses Modell einem cardiogenen Schock z.B. bei Herzinfarkt ähnelt: Glucoseverwertungsstörung, Erhöhung des freien Fettsäurespiegels, Catecholaminsteigerung, coronare Ischämie (Aortenklemmung) und verminderte Auswurfleistung (nach der EKZ). Außerdem ist dieses Modell einigermaßen standardisiert und reproduzierbar.

Es ist nun bekannt, daß eine hohe Insulinzufuhr im Schock auf der Basis einer verbesserten Glucoseverwertung, einer Verminderung der Schädigung der freien Fettsäuren und einer verbesserten aktiven Leistung der Zelle (Natrium- und Kaliumpumpe) zu einer Stabilisierung des Zellmembranpotentials und damit zu einer Steigerung der myokardialen Kontraktilität führt. Zum Beispiel haben 1976 Archer und Mitarbeiter im septischen Hundeherzmodell durch Insulingaben in der Größenordnung von 480 E/h sowohl eine Erhöhung der Herzleistung (dp/dt), als auch eine Abnahme des LVEDP (linksventriculärer enddiastolischer Druck) gefunden.

Es war nun unsere Fragestellung, ob auch eine präventive Insulinapplikation *vor* einer geplanten Schocksituation eine Verbesserung der Hämodynamik bewirken kann, was unter dem Begriff der Myokardprotektion zusammenzufassen ist. Neben der oben genannten Aktivierung der cellulären Ionenpumpaktivität, insbesondere einer Einschleusung von Kalium in die Zelle und damit Bildung eines optimalen Zellmembranpotentials, sollte darüber hinaus eine insulinbedingte Verschiebung des myokardialen Stoffwechsel zu Glykogenese und Glykolyse zu einer Anhäufung der myokardialen Glykogendepots und damit einer gesteigerten anaeroben Verfügbarkeit energiereicher Phosphate (ATP) führen. Unter diesem Aspekt einer vermehrt erhaltenen myokardialen Zellvitalität sollte das Herz

Hefte zur Unfallheilkunde, Heft 156
Zusammengestellt von G. Schlag

schon unmittelbar nach überstandener Ischämie und damit nach einer viel kürzeren Erholpause als üblich, seine volle Leistungsfähigkeit erbringen können.

Es wurden daher 1 h vor einer experimentellen EKZ beim Hund massive Insulindosen (20 E/kg/h) bis zur Aortenklemmung infundiert, wobei Glucose (0,2–0,4 g/kg/h) und Kalium (3–4 mval/kg/h) entsprechend zugesetzt wurden, um Blutzuckerspiegel bzw. Kaliumspiegel im Normbereich zu halten. Eine Kontrollgruppe erhielt Ringerlactat. Vor der Infusion (Vorwert), unmittelbar nach Beendigung der EKZ (1. Abgehen von der HLM) und nach 2 Reperfusionsphasen von je 10 min (2. und 3. Abgehen von der HLM) wurden Herzzeitvolumen (HZV = Aorten flow probe), Linksventrikeldruck, zentralvenöser Druck und Herzfrequenz registriert (Abb. 1).

Es zeigte sich, daß das HZV (im Rahmen einer Starling-Kurve bei wechselnden Linksvorhofdrucken von 5, 10, 15 und 20 mm Hg) in der Insulingruppe schon beim 1. Abgehen im Bereich des Ausgangswertes lag, beim 2. und 3. Abgehen teilweise signifikant sogar über diesem lag, während in der Kontrollgruppe beim 1. und 2. Abgehen das HZV noch weit unter dem Ausgangswert war und erst beim 3. Abgehen diesen wieder erreicht hatte (Abb. 2). Der Ventrikeldruck zeigte eine ähnliches Verhalten, während der zentralvenöse Druck und die Herzfrequenz keinen Unterschied aufwiesen, so daß die vermehrte Auswurfleistung nicht vielleicht auf einem verminderten peripheren Gefäßwiderstand bzw. einer höheren Herzfrequenz beruhen konnte.

Die Gesamtkaliumzufuhr betrug in der Insulingruppe im Mittel 146 mval, in der Kontrollgruppe jedoch nur 36 mval, was auf eine beträchtliche intracelluläre Kalium-Einschleusung hinweist bzw. die Notwendigkeit einer suffizienten Kalium-Zufuhr bzw. Kalium-Kontrolle deutlich macht.

Es ist also zu folgern, daß eine massive präoperative Insulinzufuhr vor einer geplanten Schocksituation offenbar durch eine bessere Erhaltung der Zellvitalität auch eine bessere

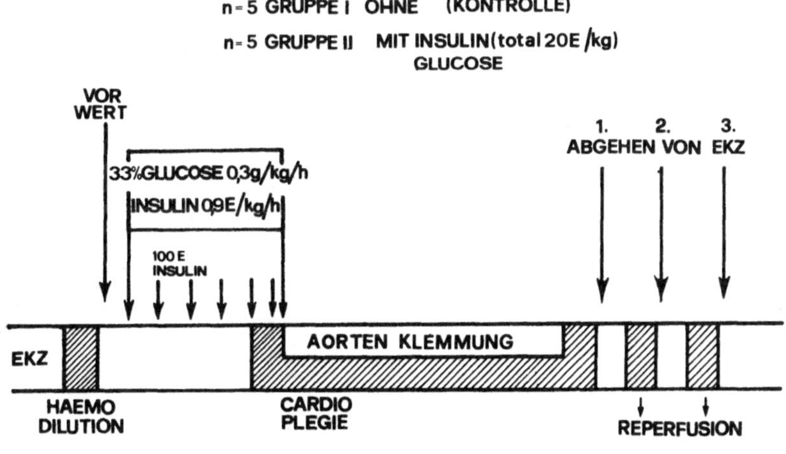

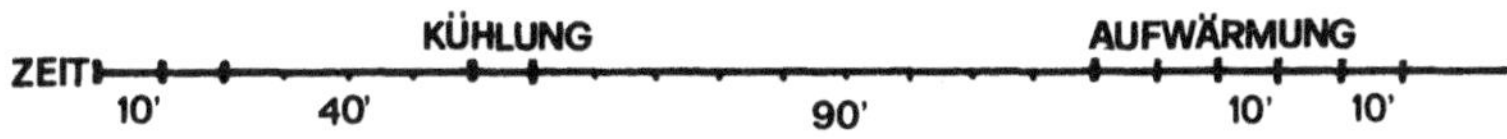

Abb. 1

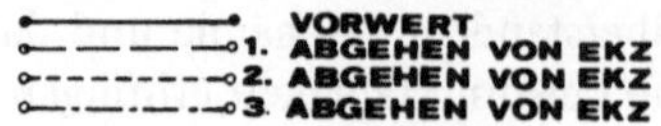

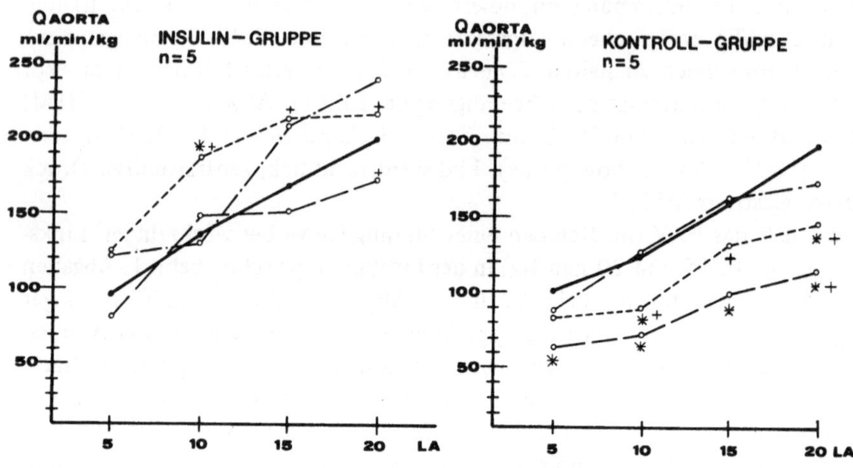

Abb. 2

Erhaltung der Myokardleistung bedingt, was auf eine gesteigerte Ischämietoleranz bzw. eine verbesserte Myokardprotektion hinweist.

Diskussion

Krösl, Wien: Bei Ihren Ausführungen hat mich die Konstanz der Herzfrequenz in beiden Gruppen über den gesamten Verlauf verwundert. Die Herzfrequenz reagiert doch sehr stark als erster Parameter beim geschlossenen Kreislauf, wenn man Veränderungen des Herzzeit-Volumens und damit auch der arteriellen Druckseite hat, sofern Sie also keine Veränderung der Afterload voraussetzen.

Haider, Wien: Wir waren auch ein bißchen verwundert über die Höhe der Herzfrequenz, die hätten wir an und für sich als höher erwartet, aber wir haben das genau überprüft und das waren die tatsächlichen Frequenzen am geschriebenen Papier.

Plasmaspiegel von Opioid-Peptiden und Nalaxonwirkung im traumatisch-hämorrhagischen Schock beim Hund

U.B. Brückner[1], R.E. Lang[2] und D. Ganten[1]

[1] Abteilung für Experimentelle Chirurgie, Chir. Univ.-Klinik, Im Neuenheimer Feld 366, D-6900 Heidelberg 1
[2] Pharmakologisches Institut der Universität, Im Neuenheimer Feld 347, D-6900 Heidelberg 1

Seit Jahren sind die Opiate wegen ihrer analgetischen aber auch arteriell-hypotensiven Wirkungen bekannt. Der Nachweis zentraler Optiat-Receptoren 1973 im ZNS [1] führte weiter zur Entdeckung endogener Opioid-Peptide im Hypophysenvorderlappen [2]. Im Tierexperiment wurden nach wiederholten Schmerzreizen erhöhte β-Endorphin-Konzentrationen im Serum nachgewiesen [3]. Die Frage, ob dieses β-Endorphin auch bei anderen Streß-Situationen oder im Schock vermehrt ausgeschüttet bzw. produziert wird, wurde indirekt durch die Gabe des Opiat-Receptorenblockers Naloxon bestätigt. In Tierversuchen wurde sowohl im hypovolämischen als auch bei anderen Schockformen eine Besserung der Hämodynamik, besonders eine Erhöhung des Blutdruckes beobachtet [4, 5]. Bisher fehlen aber quantitative Angaben über Plasmaspiegel der Opiod-Peptide im Schock.

Wir haben deshalb quantitativ die Plasmakonzentrationen verschiedener endogener Opioid-Peptide beim Hund im hämorrhagischen Schock gemessen sowie den Einfluß von Naloxon untersucht.

Methodik

Die Experimente wurden an 16 Foxhounds (21.6 ± 2.8 kg) vorgenommen. Die Tiere wurden mit Propyolyl-Promazin prämediziert, mit 15 mg/kg Pentobarbital narkotisiert und kontrolliert beatmet. Anschließend wurden Polyäthylen-Katheter zur Messung verschiedener hämodynamischer Parameter implantiert.

Nach einer Laparotomie wurde die V. phrenica sinistra (Ausstrom der Vv. adrenales) selektiv kanüliert. Während jeder Blutentnahme wurde mittels einer Fadenschlinge die V. phrenica an ihrer Mündungsstelle in die V. cava gedrosselt, um einen möglichen Rückfluß daraus zu verhindern. Nach Wundverschluß wurden 56 ± 7 ml Blut/kg bis zu einem arteriellen Mitteldruck von 40 mm Hg entzogen. Dieser Druck wurde über 3 h konstant gehalten. Es folgte eine Nachbeobachtungszeit von 2 h.

Mittels spezifischer Radioimmunassays wurden die Plasmakonzentrationen der Opioid-Peptide β-Endorphin (β-END), Methionin-Encephalin (M-ENK) und Leucin-Encephalin (L-ENK) im Blut der V. cava und im venösen Ausstrom der Nebennieren gemessen. Die Kreuzreaktionen von ENK-Antikörpern mit synthetischem M-ENK bzw. L-ENK waren kleiner als 5%, die vom β-END mit β-Lipotropin 4%.

Fünf Hunde erhielten nach 1 h Hypovolämie eine Bolusinjektion von 2 mg/kg Naloxon, gefolgt von einer Naloxon-Dauerinfusion von 2 mg/kg/h. Die restlichen 11 Tiere dienten als Kontrollen und erhielten äquivalente Volumina von 1 ml/kg/h Ringer-Lösung.

Hefte zur Unfallheilkunde, Heft 156
Zusammengestellt von G. Schlag

Ergebnisse

Änderungen hämodynamischer Größen wurden nach Naloxon-Gabe nur vorübergehend beobachtet, da der arterielle Mitteldruck konstant bei 40 mm Hg gehalten wurde. Naloxon-behandelte Tiere hatten aber im Mittel mit 63 ± 5 ml/kg ein höheres extrakorporales Reservoir-Volumen als die Kontrollen (54 ± 6 ml/kg).

In Abb. 1 sind die Einzelkurven der 6 Hunde, bei den die β-END-Spiegel in der V. cava gemessen wurden, dargestellt. Durch den Blutentzug mit der Senkung des arteriellen Mitteldrucks auf 40 mm Hg stiegen die Plasmaspiegel deutlich auf das 4 bis 8fache an. Während der gesamten 3stündigen Hypotoniephase blieben die Konzentrationen auf diesem Niveau erhöht. Erst mit der Reinfusion des Reservoirblutes normalisierten sich die β-Endorphin-Werte.

Gleichzeitig mit dem Blutentzug nahmen auch die Plasma-Konzentrationen beider gemessenen Enkephaline zu (Abb. 2). Die ENK-Spiegel der Kontrolltiere im venösen Ausstrom der Nebenniere erreichten allerdings nach 1 Stunde Hypotonie ein Maximum und fielen – im Gegensatz zu den β-END-Konzentrationen – im weiteren Verlauf der Hypotonie wieder kontinuierlich ab.

Wurde aber Naloxon verabreicht, blieben die ENK-Konzentrationen auf das 10 bis 15fache erhöht. Ab der zweiten Hypotonie-Stunde waren die Unterschiede zwischen beiden Gruppen signifikant ($p < 0.01$). Mit der Reinfusion des Reservoirblutes normalisierten sich auch die ENK-Spiegel wieder und zwar in beiden Gruppen.

Schlußfolgerung

1. Unsere Ergebnisse beweisen eine deutliche Erhöhung des Serumspiegel der Opioid-Peptide beim Hund im hämorrhagischen Schock. Vor allem im venösen Ausstrom

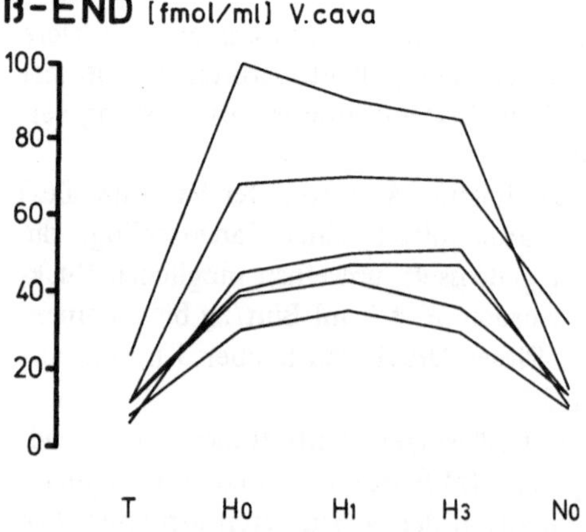

Abb. 1. Verlauf der Plasmaspiegel von β-Endorphin im Blut der V. cava im hämorrhagischen Schock beim Hund (n = 6; Einzeldarstellung der Konzentrationsverläufe). Zunahme der Spiegel auf das 4–8fache und Normalisierung nach der Reinfusion. T = 30 min nach Laparotomie, H0–H3 = Hypotoniedauer in h, NO = Reinfusionsende

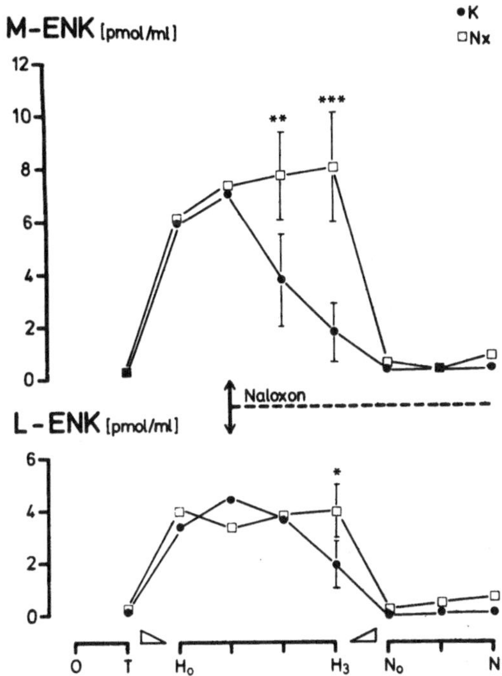

Abb. 2. Plasmaspiegel von Methionin-Encephalin (M-ENK) und Leucin-Ecephalin (L-ENK) im venösen Ausstrom der Nebenniere im hämorrhagischen Schock beim Hund. Deutlicher Anstieg der ENK-Konzentrationen durch den Blutentzug (⊾) auf das 10–15fache. Spontane Abnahme der Spiegel bei den Kontrollen (K; n = 11) nach 1 h Hypotonie. Naloxon (Nx; n = 5) verhindert diese Minderung, die Plasmaspiegel bleiben erhöht. Normalisierung nach Reinfusion (◿). * = p 0.05; ** = p 0.01; *** = p 0.001

der Nebennieren werden im Vergleich zur V. cava etwa 10fach höhere L-ENK-Konzentrationen gemessen.

2. Die Nebenniere muß daher als eine Produktionsstätte der peripher zirkulierenden Encephaline im Schock betrachtet werden. Unsere Daten unterstützen Befunde anderer Autoren [6], die encephalinartige Immunreaktivitäten in Nervenendigungen des N. splanchnicus sowie in chromaffinen Zellen des Nebennierenmarkes nachwiesen. Wahrscheinlich sind Catecholamine und Encephaline gemeinsam in den gleichen Granula gespeichert. Die schockbedingte Erhöhung der ENK-Spiegel könnte somit, analog dem bekannten Verhalten der Catecholamine, durch die sympatho-adrenerge Stimulation ausgelöst sein.
   Vom β-END dagegen ist kein peripherer, sondern nur ein zentraler Bildungsort bekannt. Dafür spricht auch der gezeigte andersartige Konzentrationsverlauf des β-Endorphins.
3. Naloxon verhindert die spontane Minderung der ENK-Freisetzung. Wir haben 2 Erklärungsmöglichkeiten für dieses Verhalten: Das Pharmakon blockiert die Encephalin-Bindung an den Receptoren und erhöht so möglicherweise direkt die Plasmaspiegel, oder aber über einen negativen Feedback-Mechanismus stimuliert die fehlende Receptor-Interaktion die ENK-Freisetzung bzw. -Synthese in der Nebenniere.

Welche Funktion allerdings den Opiod-Peptiden in der Pathiphysiologie des Schocks zukommt, bedarf sicherlich weiterer Untersuchungen.

Literatur

1. Simon EJ, Hiller JM, Edelman I (1973) Stereospecific binding of the potent narcotic analgesic ^{3}H-etorphine to rat-brain homogenate. Science 182:1359–1361
2. Hughes J, Smith TW, Kosterlitz HW, Forthergill LA, Morgan BA, Morris HR (1975) Identification of two related pentapeptides from the brain with potent opiate agonist activity. Nature 258:577–579
3. Pert CB, Bowie DL (1979) Behavioral manipulation of rats caused alterations in opiate receptor occupancy. In: Usdis E, Bunney WE, Kline NS (eds) Endorphine in mental health research. Macmillan Co, New York, pp 93–104
4. Faden AI, Holaday JW (1979) Opiate antagonists: a role in the treatment of hypovolemic shock. Science 205:317–318
5. Faden AI, Holaday JW (1980) Experimental endotoxin shock: the pathophysiologic function of endorphins and treatment with opiate antagonists. J Infect dis 142: 229–238
6. Schultzberg M, Lundberg JM, Hökfelt T, Terenius L, Brandt J, Elde RP, Goldstein M (1978) Enkephalin-like immunoreactivities in gland cells and nerve terminals of the adrenal medulla. Neurosci 3:1169–1186

Diskussion

Krösl, Wien: Zwei kurze Fragen zur Versuchsdurchführung: Hat das eine speziellen Grund, daß Sie Ihre Versuchstiere so ungleich aufgeteilt haben, 5 in der Versuchgruppe, 11 in der Kontrollgruppe? Sie haben ein Dia gezeigt über den arteriellen Druck, der nach der Schockphase relativ konstant bleibt. Gilt das für beide Gruppen?

Brückner, Heidelberg: Das gilt für beide Gruppen. Wir haben nur zwei Stunden nachbeobachtet. In den zwei Stunden bleibt das relativ konstant. Dazu muß man auch sagen: Die Amerikaner Holiday und Faden haben ein anderes Modell benutzt. Sie haben auch einen Blutentzug auf etwa 40 mm Hg gemacht, eine Stunde Hypotonie, haben dann das Reservoir abgeklemmt und haben den spontanen Druckanstieg beobachtet und haben da die Unterschiede gesehen. Wir haben Unterschiede im Kreislaufverhalten eigentlich nur relativ gesehen und zwar deswegen, weil wir während der Hypotoniephase, während der auch das Naloxan gegeben wurde, den Druck konstant bei 40 mm Hg gehalten haben.

Aber dafür haben wir gesehen, daß die Tiere, die mit Naloxan behandelt wurden, ein höheren extracorporales Volumen und auch das Maximum zu einem späteren Zeitpunkt hatten. Es ist sicherlich eine Kreislaufwirkung da. Zur ersten Frage der Unterschied der Kollektive: Das lag am Radioimmunoassay. Die Pharmakologen waren nicht schnell genug um das aufzuarbeiten.

Nerlich, Hannover: Ich hätte gerne gewußt welchen Effekt die Narkose und das primäre operative Trauma auf die Endorphine hatte?

Brückner, Heidelberg: Da haben wir noch keine Daten, die wir zeigen können. Das wird zur Zeit untersucht. Das ist das, was wir jetzt wissen sollen. Auch ein Problem des Radioimmunoassays.

Erhardt, München: Es gibt Untersuchungen, daß auch Fentanyl beziehungsweise Fentanylderivate Antischockwirkungen haben. Da doch Naloxon auch ein Receptorenbesetzer ist, praktisch ein Antiopioid, wäre es möglich oder denkbar, daß sich Fentanyl und Naloxon in diesem Fall ähnlich verhalten gegenüber den Endorphinen. An und für sich ist Naloxon ein Antagonist zu Fentanyl, aber sie könnten sich doch in der Receptorenbesetzung konkurrieren.

Brückner, Heidelberg: Müßte man untersuchen. Dazu kann ich nichts sagen.

Adaptationsmechanismen an akute Hypovolämie und deren Beeinflussung durch Anästhetica*

M. Zimpfer[3], E. Kotai[1], N. Mayer[2], P. Placheta[1] und K. Steinbereithner[3]**

1 Pharmakologisches Institut (Leiter: Univ. Prof. DDr. O. Kraupp), Universität Wien, Währingerstraße 13a, A-1090 Wien
2 Ludwig Boltzmann-Institut für Experimentelle Anästhesie und Intensivmedizinische Forschung (Leiter: Univ. Prof. Dr. Karl Steinbereithner), Spitalgasse 23, A-1090 Wien
3 Klinik für Anästhesie und Allgemeine Intensivmedizin (Vorstand: Univ. Prof. Dr. Dr. h.c. mult. O. Mayrhofer), Spitalgasse 23, A-1090 Wien

Einleitung

Die pathophysiologischen Grundlagen verschiedener Schockformen wurden in erster Linie an narkotisierten, akut instrumentierten Versuchstieren erarbeitet. Es ist jedoch gut dokumentiert, daß Anästhetica eine Reihe von Nebenwirkungen am cardiovasculären System entfalten und zudem mit dessen Kontrolle durch das autonome Nervensystem interferieren [1–6]. Darüberhinaus können die komplizierenden Effekte einer Basisanästhesie noch

* Mit teilweiser Unterstützung des Fonds des Bürgermeisters der Bundeshauptstadt Wien zur Förderung der Wissenschaftlichen Forschung. Enfluran wurde freundlicherweise von der Firma Abbott, Österreich, zur Verfügung gestellt
** Die Autoren möchten sich für die ausgezeichnete technische Mitarbeit von G. Dvoracek, F. Netauschek und E. Sailer bedanken

Hefte zur Unfallheilkunde, Heft 156
Zusammengestellt von G. Schlag

durch das mit der Präparation der Tiere verbundene akute chirurgische Trauma modifiziert werden [7].

In der vorliegenden Studie sollten untersucht werden: erstens die Adaptationsmechanismen wacher Hunde an akute, progressive Hypovolämie, zweitens der Einfluß von Enfluran (3%) und Morphin (2 mg/kg i.v.) auf diese Reaktionen, und drittens, ob Morphin oder Enfluran mit der reflektorischen peripheren Gefäßkontriktion während akuter Hypovolämie interferieren.

Methodik

Die hämodynamischen Änderungen während akuter Hypovolämie wurden an 6 chronisch instrumentierten Bastardhunden (18 –25 kg) untersucht. Die Tiere wurden an verschiedenen Versuchstagen, in randomisierter Reihenfolge, wach und anästhesiert (entweder mit Enfluran: 3% oder mit Morphin: 2 mg/kg i.v.) untersucht.

Unter Einhaltung steriler Bedingungen wurden in Allgemeinnarkose über eine Thoracotomie im 4. Interkostalraum elektromagnetische Flußmeßsonden (Gould-Statham) um die Aorta Ascendens und Druckkatheter in die Aorta Thoracica implantiert. Die Katheter wurden zusammen mit den Kabeln subcutan tunelliert und interscapulär herausgeleitet.

Die Versuche wurden erst nach vollständiger Erholung durchgeführt, wobei die wachen Tiere keine Zeichen von Aufregung zeigten. Nach Kontrollmessungen von Herzfrequenz, arteriellem Druck und Aortenfluß wurde Blut venös mit einer Geschwindigkeit von 1 ml/sec bis zu einem totalen Blutverlust von 30 ml/kg oder bis zu einem Druckabfall auf 30 mm Hg entzogen. Nach Beendigung der einzelnen Untersuchungen wurde das jeweils entzogene Blut rückinfundiert.

Enfluran wurde entweder zunächst über eine Anästhesiemaske verabreicht (n = 4) oder nach Einleitung mit einem kurz wirksamen Barbiturat (Thiamylal: 4 mg/kg i.v.; n = 2). Nach Erlöschen des Lidreflexes wurden die Tiere intubiert und volumsgesteuert mit einem Sauerstoff-Luft Gemisch kontrolliert normoventiliert. Enfluran (3%) wurde über einen gaschromatographisch geeichten Verdampfer dem Atemgemisch zugesetzt.

Morphin (2 mg/kg) wurde mit Kochsalz auf 10 ml verdünnt und über eine Periode von 10 min intravenös verabreicht. Ebenso wie bei den wachen Tieren wurde bei diesen Versuchen die Ventilation nicht mit einem Respirator kontrolliert, die arterielle Sauerstoffsättigung wurde jedoch durch nasale Verabreichung von Sauerstoff konstant gehalten.

Der arterielle Druck wurde elektromanometrisch und der Aortenfluß (Herzzeitvolumen weniger Coronarfluß) über elektromagnetische Flowmeter (Gould-Statham, mod. SP 2202) gemessen. Die Daten wurden auf Analogband aufgenommen und auf einem 8-Kanalschreiber registriert. Der totale periphere Widerstand wurde als Quotient von mittlerem arteriellem Blutdruck und dem Blutfluß in der Aorta Ascendens errechnet. Der venöse Druck wurde vernachlässigt, da diese Meßgröße unter Kontrollbedingungen im Vergleich zum arteriellen Druck vernachlässigbar erscheint und im Verlauf akuter Hämorrhagie auf etwa Null abfällt.

Die Ergebnisse sind als Mittelwerte ± S.E.M. ausgedrückt. Multiple hämodynamische Änderungen während akuter Hypovolämie wurden mittels Varianzanalyse verglichen [8] während die Unterschiede zwischen den wachen und anästhesierten Tieren mittels des t-Testes für gepaarte Beobachtungen analysiert wurden.

Ergebnisse

Bei fünf Tieren der Enfluran-Gruppe fiel der arterielle Druck unter 30 mm Hg, was eine vorzeitige Unterbrechung des Versuchsprotokolls erforderlich machte. In den Tabellen sind daher nur gepaarte Beobachtungen nach einem Blutverlust von 15 ml/kg includiert. Dieser Hypovolämiegrad wurde von allen Tieren, sowohl wach als auch anästhesiert toleriert.

Bei keinem der Versuchsprotokolle wurden signifikante Änderungen von pH, arteriellen Blutgasen oder den Hämatokrit-Werten beobachtet (Tabelle 1).

Bei den gesunden, wachen Hunden kam es nur zu geringfügigen Blutdruckabfällen. Die Verminderung des Herzzeitvolumens (38 ± 8%) ging Hand in Hand mit einer Zunahme der Herzfrequenz (51 ± 5%) und des totalen peripheren Widerstandes (54 ± 7%) (Abb. 1, Tabelle 2).

Enfluran (3%) bewirkte eine Zunahme der Herzfrequenz (36 ± 2%) und einen Abfall des Herzzeitvolumens (18 ± 7%) und des mittleren arteriellen Druckes (17 ± 3%). Im Gegensatz zur Hämodynamik der wachen Tiere kam es zu einem raschen (8 ± 2% bei einem Blutentzug von 5 ml/kg) und linearen (30 ± 4% bei 15 ml/kg) Abfall des arteriellen Mitteldruckes. Die Zunahme der Herzfrequenz (12 ± 4%) und des totalen peripheren Widerstandes (28 ± 5%) war abgeschwächt (Abb. 2, Tabelle 2).

Von einem geringgradigen jedoch signifikanten Blutdruckanstieg (13 ± 5%) abgesehen, kam es nach Verabreichung von Morphin (2 mg/kg i.v.) zu keinen statistisch gesicherten Änderungen der gemessenen Parameter. Obwohl die Herzfrequenz bei diesen Versuchen ebenfalls weniger zunahm (29 ± 4%) als bei den wachen Tieren, war die Hypovolämietoleranz nicht signifikant herabgesetzt (Abb. 3, Tabelle 2).

Tabelle 1

	Kontrolle – Nicht anästhetisiert	Enfluran (3%)	Morphin (2 mg/kg i.v.)
pO_2			
Ausgangswert (mm Hg)	89.4 ± 6.3	104.2 ± 6.7	87.5 ± 8.0
Hypovolämie (15 ml/kg)	91.6 ± 6.6	105.6 ± 6.6	97.0 ± 11.0
pCO_2			
Ausgangswert (mm Hg)	35.5 ± 2.1	33.2 ± 1.9	35.2 ± 1.6
Hypovolämie (15 ml/kg)	31.3 ± 2.2	32.8 ± 1.8	35.3 ± 1.8
pH			
Ausgangswert	7.43 ± 0.01	7.43 ± 0.01	7.42 ± 0.01
Hypovolämie (15 ml/kg)	7.44 ± 0.01	7.43 ± 0.02	7.41 ± 0.02
Hämatokrit			
Ausgangswert (%)	39 ± 2	39 ± 2	38 ± 1
Hypovolämie (15 ml/kg)	37 ± 2	38 ± 1	38 ± 1

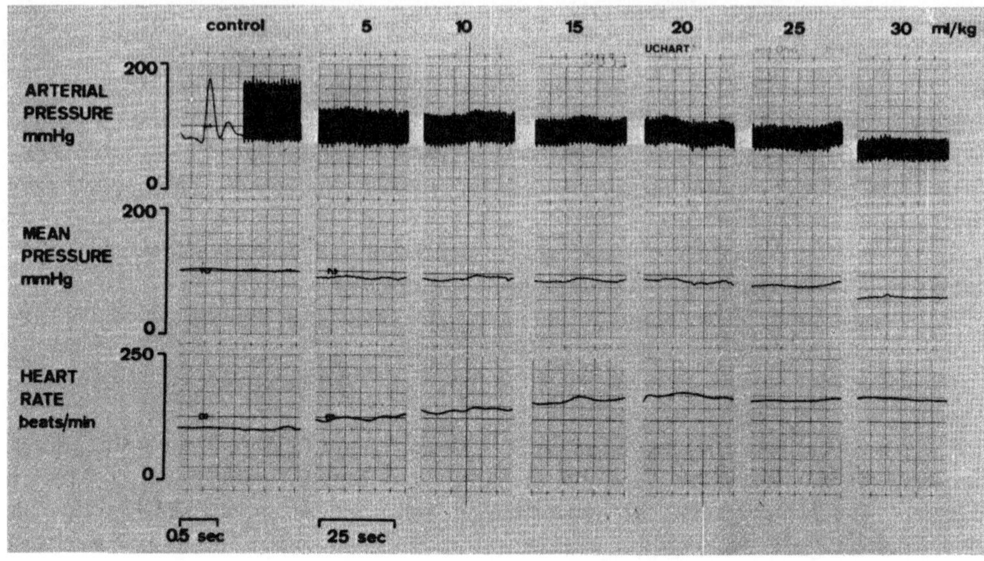

Abb. 1. Kontinuierliche Messungen von phasischem und mittlerem arteriellem Druck (Aorta Thoracica), phasischem und mittlerem Blutfluß in der Aorta Ascendens und der Herzfrequenz unter Kontrollbedingungen und während akuter, progressiver Hypovolämie bei einem wachen, chronisch instrumentierten Hund ohne Sedierung. Trotz der starken Verminderung des Herzzeitvolumens kam es nur zu geringfügigen Blutdruckabfällen

Diskussion

Die reflektorische Gegenregulation bei akuter Hypovolämie includiert Tachykardie und periphere Gefäßkonstriktion [9, 10]. Letztere ist ungleichmäßig, benachteiligt die Durch-

Tabelle 2. Ausgangswerte oder Änderungen bei Hypovolämie (15 ml/kg) signifikant verschieden von Kontrolle – Nicht anästhesiert $^{+}$ $p < 0.05$, * $p < 0.01$

	Kontrolle – Nicht anästhesiert	Enfluran (3%)	Morphin (2 mg/kg i.v.)
Arterieller Mitteldruck			
Ausgangswert (mm Hg)	95.0 ± 5.0	79.2 ± 4.0^{+}	108.0 ± 1.2^{+}
Änderung bei Hypovolämie	-3.3 ± 1.1	-23.8 ± 3.9*	-6.2 ± 2.6
Herzfrequenz			
Ausgangswert (Schläge/min)	93.7 ± 4.3	127.5 ± 8.1*	81.8 ± 4.9
Änderung bei Hypovolämie	47.3 ± 4.6	15.5 ± 4.6*	24.3 ± 4.4*
Herzzeitvolumen			
Ausgangswert (l/min)	2.55 ± 0.15	2.09 ± 0.08^{+}	2.76 ± 0.10
Änderung bei Hypovolämie	-0.95 ± 0.08	-0.95 ± 0.02	-1.01 ± 0.09
Totaler peripherer Widerstand			
Ausgangswert (mm Hg/l/min)	37.2 ± 4.6	37.9 ± 3.6	39.2 ± 1.8
Änderung bei Hypovolämie	20.0 ± 3.1	10.7 ± 2.3^{+}	19.0 ± 3.1

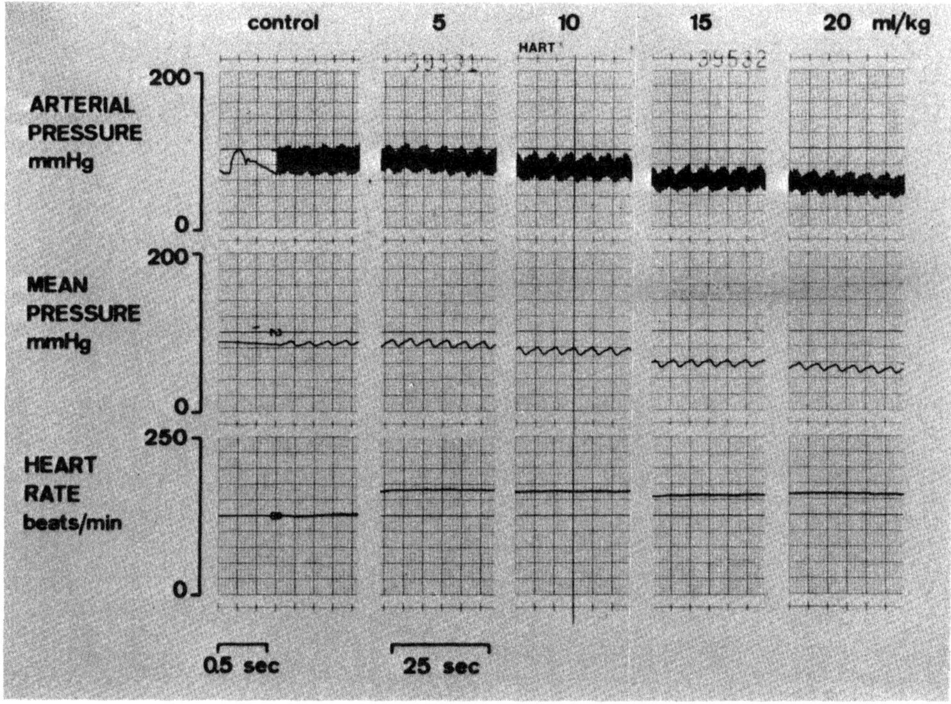

Abb. 2. Hämodynamische Änderungen während akuter, progressiver Hypovolämie bei demselben Hund, an einem anderen Versuchstag, unter Enfluran (3%). Aufgrund des starken Blutdruckabfalles mußte das Versuchs-Protokoll nach einem Blutverlust von 23 ml/kg abgebrochen werden.

blutung von Niere, Darm und Haut, begünstigt jedoch die Durchblutung des Herzens und des Gehirns [11]. In der vorliegenden Studie zeigte sich, daß sowohl bei den nicht anästhesierten Tieren, als auch bei den Tieren nach Gabe von Morphin, diese Mechanismen ausreichen den arteriellen Druck bis zu einem totalen Blutverlust von 15 ml/kg aufrecht zu erhalten. Demgegenüber fiel in der Enfluran-Gruppe der arterielle Mitteldruck bereits nach einem Blutverlust von nur 5 ml/kg signifikant ab. Diese Beobachtung stimmt, da der zeitliche Verlauf dieser Änderungen so rasch ist, mit der Auffassung überein, daß der arterielle Baroreflex durch Enfluran gehemmt wird [12]. Im Gegensatz zu einer Studie von Weiskopf et al. [13] jedoch in Übereinstimmung mit den meisten früheren Untersuchungen der Kreislaufwirkungen von Enfluran, bewirkte Enfluran für sich einen Anstieg der Herzfrequenz. Diese Diskrepanz muß vermutlich auf die Untersuchung intakter, chronisch instrumentierter Versuchstiere einerseits und akuter Präparationen andererseits zurückgeführt werden. Da also die Herzfrequenz bereits durch Enfluran erhöht wird, muß die abgeschwächte chronotrope Reaktion im Verlauf akuter progressiver Hypovolämie bei diesen Versuchen vermutlich zum Teil auf die geänderte Ausgangslage zurückgeführt werden.

Auch bei akuter Hypovolämie nach Gabe von Morphien nahm die Herzfrequenz weniger zu als bei den wachen Tieren. Da gezeigt wurde, daß Morphin mit der Kreislaufkontrolle durch den arteriellen Baroreflex nicht interferiert [14, 15] dürfte dieser Umstand auf die

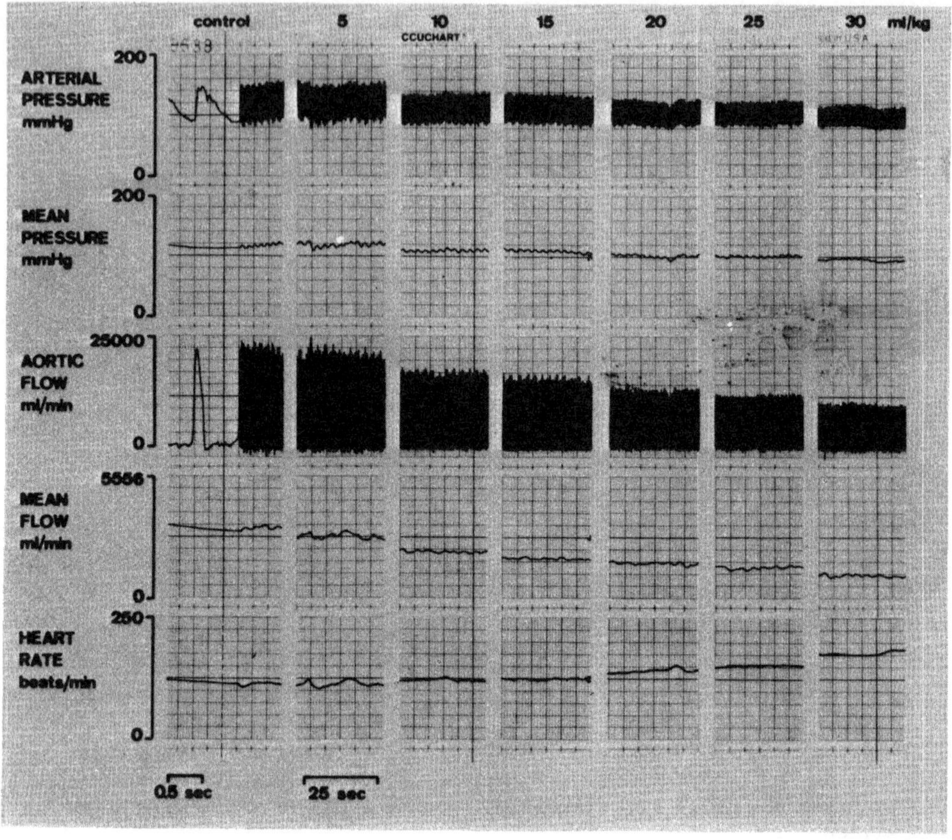

Abb. 3. Hämodynamik während akuter, progressiver Hypovolämie bei demselben Hund, wiederum an einem anderen Versuchstag, jedoch nach Verabreichung von Morphin (2 mg/kg i.v.). Im Gegensatz zu Enfluran (3%) bewirkte Morphin keine Verminderung der Hypovolämietoleranz

vagomimetische Wirkung von Morphin [16] zurückzuführen sein. Reflektorische Tachykardie als homoistatisches Regulationsprinzip spielte bei diesen Versuchen daher eine geringere Rolle als bei den wachen Tieren.

Während bei den wachen Tieren und nach Gabe von Morphin die reflektorische Zunahme des totalen peripheren Widerstandes bemerkenswert ähnlich verlief, wurde die Inferferenz von Enfluran mit der Kreislaufregulation in dramatischer Weise durch die verminderte Zunahme des totalen peripheren Widerstandes im Verlauf der akuten, progressiven Hypovolämie reflektiert. Bedenkt man weiters, daß bei den verschiedenen Hypovolämiegraden der arterielle Druck unter Enfluran stärker abfiel und damit der Stimulus für den arteriellen Baroreflex jeweils größer war, so muß man davon ausgehen, daß die Hemmwirkung von Enfluran auf die reflektorische Widerstandszunahme sogar noch unterschätzt wird.

Beim Vergleich der hämodynamischen Reaktionen auf akute Hypovolämie kann kein Zweifel sein, daß die Kreislaufregulation bei den nicht anästhesierten Tieren und nach Gabe von Morphium viel besser erhalten war als in Enfluran-Narkose. Bei der Gegenüberstellung der beiden Anästhetica sollten jedoch die folgenden Punkte überlegt werden: zunächst könnte die mechanische Ventilation der Tiere unter Enfluran per se eine verminderte Hypovolämietoleranz bedingen. Diese Frage wurde bei zwei früheren Untersuchungen adressiert wobei den hämodynamischen Effekten von Beatmung mit intermittierend positivem Druck in ähnlichen Untersuchungsmodellen nur eine untergeordnete Bedeutung zukam [4, 6]. Darüberhinaus kam es in der vorliegenden Studie während kurzzeitiger Diskonnektion der Tiere vom Respirator zu keinen Änderungen der gemessenen hämodynamischen Variablen. Zweitens, wurde darauf hingewiesen, daß Analgetica vom Morphintyp in klinisch sinnvoller Dosierung nicht als vollwertige Narkotica bezeichnet werden können [17]. Daher sind auch die in der gegenwärtigen Untersuchung verwendeten Dosierungen von Morphin und Enfluran nicht als äquianästhetisch zu bezeichnen; die M.A.C. des Hundes für Enfluran ist 2,2% [18], nach Verabreichung von Morphin in der gegenwärtigen Untersuchung reagierten die Tiere jedoch auf mechanische Stimulation. Schließlich muß darauf hingewiesen werden, daß länger dauernde hämorrhagische Hypotension auch eine Aktivierung des arteriellen Chemoreflexes bewirkt [19], die eine durch den Baroreflex vermittelte periphere Gefäßkonstriktion modifizieren könnte. Da Analgetica vom Morphintyp die über den Chemoreflex vermittelte periphere Gefäßkonstriktion abschwächen [15, 20], ist prinzipiell denkbar, daß auch Morphin die Blutdruckregulation bei schweren und länger andauernden Hypovolämien beeinträchtigen könnte.

Zusammenfassend kann gesagt werden, daß bis zu einem Hypovolämiegrad von 15 ml/kg bei den nicht anästhesierten Tieren und nach Gabe von Morphin nur geringfügige Blutdruckabfälle beobachtet wurden. In Enfluran-Narkose kam es jedoch zu einer ausgeprägten Kreislauf-Dysregulation. Die augenfälligsten Veränderungen waren der starke Blutdruckabfall und eine verminderte periphere Gefäßkonstriktion. Bei jeder gegebenen Abnahme des arteriellen Druckes stieg der totale periphere Widerstand signifikant geringer an als bei den nicht anästhesierten Tieren und bei den Tieren nach Gabe von Morphin.

Zusammenfassung

Die Blutdruckregulation während akuter progressiver Hypovolämie wurde an 6 chronisch instrumentierten Bastardhunden untersucht. Implantiert wurden Druckkatheter in die Aorta Thoracica und elektromagnetische Flußmeßsonden um die Aorta Ascendens. Nach Erholung wurde den Tieren Blut venös mit einer Geschwindigkeit von 1 ml/sec entzogen. Dies geschah an verschiedenen Versuchstagen, in randomisierter Reihenfolge, wach und anästhesiert (entweder mit Morphin: 2 mg/kg i.v. oder mit Enfluran: 3%). Ähnlich wie bei den wachen Hunden war nach Gabe von Morphin die Blutdruckregulation gut erhalten. In Enfluran-Narkose war die reflektorische Zunahme des totalen peripheren Widerstandes signifikant vermindert, was mit einem stark Abfall des arteriellen Blutdruckes einherging. Im Gegensatz zu Morphin scheint die Hypovolämietoleranz unter Enfluran daher stark eingeschränkt zu sein.

Summary

The hemodynamic responses to hemorrhage have been studied extensively in anaesthetized animals. The goal of the present study was to determine the capability of the conscious dog to maintain arterial pressure in response to progressive hemorrhage und how this is modified by enflurane and by morphine, respectively.

Six mongrel dogs were chronically instrumented with aortic pressure catheters and with eleectromagnetic flow transducers on the ascending aorta. Hemorrhage, at a rate of 1 ml/sec, was carried out in the same dogs, on separate days, under the following conditions: first unanaesthetized, second anaesthetized with enflurance (3%), and third after addition of morphine (2 mg/kg i.v.).

In normal, consicous dogs mean arterial pressure was well maintained through 15 ml/kg of blood loss. Cardiac output fell with hemorrhage (38 ± 3%) but heart rate and total peripheral resistance rose by 51 ± 5% and by 54 ± 7%, respectively.

Enflurane (3%) depressed cardiac output (18 ± 7%) and mean arterial pressure (18 ± 3%) but increased heart rate (36 ± 2%). In contrast to the response observed in the conscious state, mean arterial pressure fell promptly (8 ± 2% with 5 ml/kg) and linearly with hemorrhage (30 ± 4% with 15 ml/kg) while the increases in heart rate (12 ± 4%) and total peripheral resistance (28 ± 5%) were blunted.

Morphine (2 mg/kg i.v.) did not change baseline values prior to hemorrhage significantly except for mean arterial pressure which rose slightly but significantly (13 ± 5%). In contrast to enflurane, morphine did not compromise the ability to withstand hemorrhage, although with this level of hemorrhage heart rate rose significantly less (29 ± 4%) than it did in the conscious animals.

Thus, the efficacy of the rapidly acting arterial pressure control system in response to hemorrhage is compromised by enflurance while it seeems to be well maintained with morphine.

Literatur

1. Vatner SF (1978) Effects of anesthesia on cardiovascular control mechanisms. Environ Health Perspect 26:193–06
2. Merin RG, Kumazawa T, Luka NL (1976) Enflurance depresses myocardial function, perfusion and metabolism in the dog. Anesthesiology 45:501–507
3. Horan BF, Prys-Roberts C, Hamilton WK, Roberts JG (1977) Haemodynamic responses to enflurane anesthesia and hypovolemia in the dog, and their modification by propranolol. Br J Anaesth 49:1189–97
4. Zimpfer M, Gilly H, Krösl P, Schlag G, Steinbereithner K (in press) Importance of myocardial loading conditions in determining the effects of enflurane of left ventricular function in the intact and isolated canine heart. Anaesthesiology
5. Beck A, Zimpfer M, Raberger G (1982) Inhibition of the carotid chemoreflex by Enflurane in chronically instrumented dogs. Naunyn-Schmied Arch Pharmacol 321: 145–148
6. Zimpfer M, Manders WT, Barger AC, Vatner SF (in press) Pentobarbital alter compensatory neural and humoral mechanisms in response to hemorrhage. Am J Physiol
7. Fray JCS, Siwek LG, Strull WM, Steller RN, Wilson JM (1976) Influence of dietary sodium on renin activity and arterial pressure during anesthesia. Am J Physiol 231: 1185–90

8. Armitage P (1971) Statistical methods in medical research. Blackwell Scientific Publ, Oxford
9. Chien S (1967) Role of the sympathetic nervous system in hemorrhage. Physiol Rev 47:214–288
10. Hardy FJ, Overbeck HW, Daugherty RM Jr (1968) Peripheral Vascular resistance. Ann Rev Med 19:167–94
11. Guyton AC (1976) Textbook of medial physiology. Saunders, Philadelphia London Toronto
12. Morton M, Duke PC, Ong B (1980) Baroreflex control of heart rate in man awake and during enflurance and enflurane-nitrous oxide anesthesia. Anesthesiology 52:221–23
13. Weiskopf RB, Townsley MI, Riordan KK, Chadwick K, Baysinger M, Mahoney E (1981) Comparison of cardiopulmonary responses to graded hemorrhage during enflurane, halothane, isoflurane, and ketamine anesthesia. Anaesth Analg 60:481–91
14. Schumacher IG, Arndt JO (1978) Der Effekt von Methohexital, Fentanyl, Dehydrobenzperidol sowie von Chloralose auf die Aktivität des Aortenbogens decerebrierter Katzen. Anaesthesist 27:10–20
15. Zimpfer M, Beck A, Mayer N, Raberger G, Steinbereithner K (in press) Einfluß von Morphin auf die Kontrolle des kardiovaskulären Systems durch den Carotis-Sinus-Reflex und den Carotis-Chemoreflex. Anaesthesist
16. Marta JA, Davis HS, Eisele JH (1973) Vagomimetic effects of morphine and Innovar in man. Anaesth Analg 52:817–21
17. Hug CC Jr (1982) Anesthetic agents and the patient with cardiovascular disease. In: Ream AK, Fogdall RP (eds) Acute cardiovascular management. J.B. Lippincott, Philadelphia Toronto, p 247–91
18. Eger II, EI (1976) Anesthetic uptake and action. Williams & Wilkins, Baltimore
19. Biscoe TJ, Bardley GW, Purves MJ (1970) The relation between carotid body chemoreceptor discharge, carotid sinus pressure, and carotid body venous flow. J Physiol 208:99–120
20. Zimpfer M, Beck A, Raberger G, Mayer N, Steinbereithner K (1982) Effects of fentanyl on the carotid chemoreflex. Anaesthesiology 57:A296

Einfluß der intravenösen Kombinationsnarkose auf die Kontrollfunktion der Baroreceptoren

R. Khosropour, F. Lackner und M. Zimpfer

Klinik für Anästhesie und Allgemeine Intensivmedizin (Vorstand: Prof. Dr. Dr. hc. mult. O. Mayerhofer), Spitalgasse 23, A-1090 Wien

Einleitung

Der Blutdruckabfall bei akuter Hypovolämie ist in erster Linie durch ein vermindertes Herzzeitvolumen bedingt. In dieser hämodynamischen Situation stellen reaktive Tachykardie und Anstieg des totalen peripheren Widerstandes die bedeutendsten hämodyna-

Hefte zur Unfallheilkunde, Heft 156
Zusammengestellt von G. Schlag

mischen Kompensationsmechanismen dar. Der arterielle Baroreceptoren-Reflex ist der wichtigste neurale Regelkreis zur Steuerung dieser Gegenregulation. Wenngleich die kausale Therapie bei Hypovolämie die Restitution des intravasalen Volumens darstellt, so ist doch klinisch von großem Interesse, wie der Ablauf dieses Reflexgeschehens im Falle einer eventuell notwendigen Narkose durch Anästhetica beeinflußt wird.

Während sowohl in klinischen als auch in tierexperimentellen Studien eine dosisabhängige Dämpfung des Reflexgeschehens durch Halothan [5, 6] und Enfluran [9] gezeigt werden konnte, ist nicht eindeutig geklärt, ob und inwieweit intravenöse Anästhetica mit diesem Reflexgeschehen interferieren. Da bei Verwendung halogenierter Inhalationsnarkotica zudem mit Problemen von Seiten der Myokardinotropie sowie mit Rhythmusstörungen gerechnet werden muß, hat sich beim schockierten Patienten die Verwendung relativ kreislaufinerter intravenöser Agentien durchgesetzt.

Das Ziel der vorliegenden Untersuchung war es, qualitativ und quantitativ Änderungen der Steuerfunktion der Baroreceptoren im Rahmen einer intravenösen Kombinationsnarkose zu definieren.

Methodik

Die Untersuchung des Baroreflexes wurde an 11 cardiovasculär gesunden Patienten im Alter von 18–50 Jahren, die sich kleineren chirurgischen Eingriffen unterziehen mußten, vorgenommen. Patienten, die unter einer Dauermedikation cardiovasculär wirksamer Pharmaka standen, wurden von der Studie excludiert. Bei den nicht prämedizierten Patienten wurde etwa 2 h vor Operationsbeginn eine Radialiskanüle in Lokalanästhesie gelegt. Unter fortlaufenden Kontrollen von Elektrocardiogramm und arteriellem Druck wurde zur kurzfristigen Senkung des arteriellen Druckes eine Bolusinjektion von Nitroglycerin (1–10 μg/kg i.v.) (Trinitrosan) verabreicht.

Die Narkose wurde mit Diazepam (0,2 mg/kg i.v.) (Gewacalm), Etomidat (Gesamtdosis 8–20 mg i.v.) (Hypnomidate) bis zum Erlöschen des Ridreflexes eingeleitet. Nach Relaxation mit Succinylcholin (1,5 mlg/kg i.v.) (Lysthenon) wurden die Patienten intubiert und mit einem Lachgas-Sauerstoffgemisch (2 : 1) kontrolliert normoventiliert (PCO_2 = 35–40 Torr). Die Narkose wurde unter Relaxation mit Alcuronium (initial 0,15 mg/kg i.v.) (Alloferin) und Fentanyl (initial 0,002 mg/kg i.v.) (Fentanyl) aufrecht erhalten. Nach Einstellung eines neuen hämodynamischen Gleichgewichtes wurde wiederum ein Bolus von Nitroglycerin zur Testung der Effektivität des Baroreflexes verabreicht. Die statistische Erfassung der Reflexfunktion anhand dieses Verfahrens erfolgte nach der Methode von Smyth, Sleight und Pickering [11]. Diese Methodik erstellt eine lineare Korrelation vor Änderungen des Pulsintervalls bei dem jeweils medikamentös induzierten Abfall des systolischen arteriellen Druckes. Zur Erfassung des Atemrhythmus wurde das endexspiratorische CO_2 über einen Capnographen (Gould III) registriert.

Das Untersuchungsprotokoll wurde von der Ethikkommission der Klinik begutachtet und genehmigt; die Patienten wurden über Ablauf der Studie genau informiert und gaben schriftlich eine Einverständniserklärung ab.

Ergebnisse

Die verwendete intravenöse Kombinationsnarkose mit kontrollierter Beatmung führt zu keinen signifikanten Änderungen von arteriellem Blutdruck, pH und pCO_2. Während die Herzfrequenz abfiel, kam es erwartungsgemäß zu einer Zunahme der arteriellen Sauerstoffspannung (Tabelle 1). Im Rahmen des angewendeten Depressor-Testes der Baroreflex-Funktion war ein rascher Abfall des arteriellen Druckes mit einer fast synchronen Verkürzung des Pulsintervalles zu beobachten (Abb. 1). Bei den narkotisierten und beatmeten Patienten ergaben sich jedoch unter Zuhilfenahme der geschilderten Meßmethodik keine Hinweise für eine Änderung der Sensibilität des Beroreflexes. Durch den leichten Abfall der Herzfrequenz in Narkose ergab sich lediglich eine Parallelverschiebung entlang der Y-Achse, so daß bei aliquoten Änderungen des arteriellen Systemdruckes bei der gewählten Narkoseform mit identen Änderungen der Herzfrequenz gerechnet werden kann (Abb. 2).

Diskussion

Die Empfindlichkeit des Baroreceptoren-Reflexes kann sowohl tierexperimentell als auch klinisch in verschiedener Weise quantifiziert werden [1, 2]. Nitroglycerin ist ein Vasodilatans, dessen drucksenkende Wirkung sich direkt an der glatten Gefäßmuskulatur manifestiert; es werden sowohl Widerstand als auch Kapazitätsgefäße erweitert [7]. In unserer Studie wurde die Baroreceptorensensibilität durch die Korrelation von systolischer Blutdrucksenkung und Pulsintervalländerung im Sinne einer Tachykardie definiert.

Tierexperimentell wurde nachgewiesen, daß nach einem kurzdauernden hämorrhagiebedingten Blutdruckabfall das Ausmaß der Vasoconstriction nach Carotisocclusion wesentlich erhöht war. Bei längerer Dauer eines hämorrhagischen Schocks ist die Baroreceptorenfunktion jedoch herabgesetzt; als Erklärung hierfür werden Acidose und Hypokapnie angeführt [8]. Auch in einer anderen Studie konnte tierexperimentell gezeigt werden, daß bei anhaltendem Entblutungsschock eine Adaptation des Carotissinus und der aortalen Baroreceptoren zu erwarten ist [12]. Für die Klinik ist weiters von Bedeutung, daß die

Tabelle 1. Blutgas und Kreislaufparameter im Wachzustand und in Kombinationsnarkose bei kontrollierter Beatmung (Mittelwert ± SEM)

	Wach (Kontroll)		Kontrollierte Beatmung
Systolischer Druck (mm Hg)	13.1 ± 5.9	n.s.	129.1 ± 3.9
Pulsintervall (msec)	759 ± 21.9	n.s.	820 ± 18.1
PaO_2 (mm Hg)	85.6 ± 3.6	$p \leqslant 0.05$	126.7 ± 15.4
PCO_2 (mm Hg)	40.7 ± 3.2	n.s.	36.8 ± 0.91
PH	7.40 ± 0.021	n.s.	7.40 ± 0.003

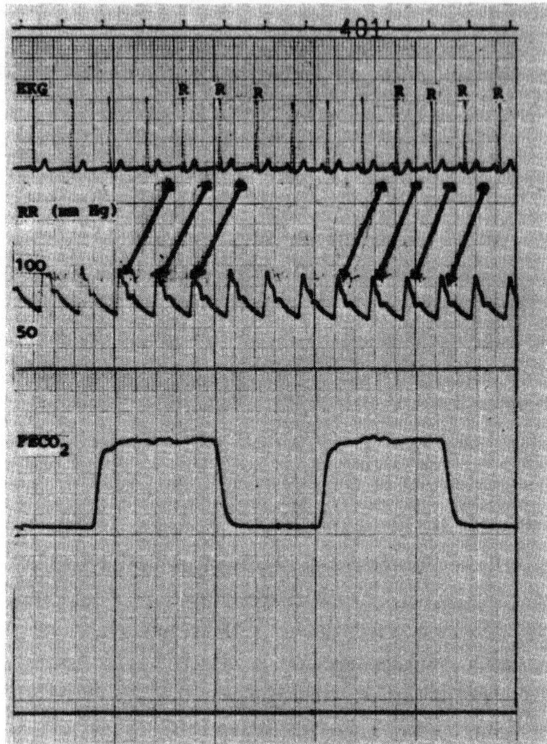

Abb. 1. Orginalregistrierung des Depressortests

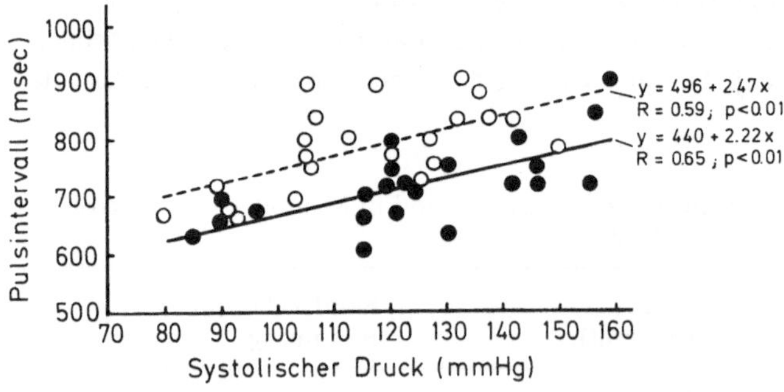

Abb. 2. Korrelation von systolischem Druck und Pulsintervall im Wachzustand und in kontrollierter Beatmung bei Kombinationsnarkose. - - ○ - - kontrolliert; —●— wach

neurale Kreislaufkontrolle durch den arteriellen Baroreflex erheblichen physiologischen Variationen unterliegt. So muß ab dem 45. Lebensjahr mit einer Abnahme der Empfindlichkeit des Reflexes gerechnet werden.

Der Einfluß der Baroreceptorenfunktion bei Verwendung anderer Vasodilatantien und halogenierter Gase wurde sowohl am Menschen als auch tierexperimentell untersucht [1, 3]. In unserer Untersuchung wurde bei der gewählten Narkose und Beatmungstechnik keine Änderung der Baroreceptorenfunktion beobachtet. Dieses Ergebnis dürfte durch die erhöhte arterielle Sauerstoffspannung unter Beatmung nicht verfälscht sein, da diese die Reflexsensibilität nicht beeinflußt [5]. Das zunehmende Pulsintervall in Narkose entspricht der Fentanyl-induzierten Bradykardie, die mit einer direkten Stimulierung parasymathischer Fasern erklärt wird [10].

Zusammenfassend ergibt sich aufgrund der vorliegenden Studie kein Hinweis, daß die angewendete intravenöse Kombinationsnarkose bei kontrollierter Normoventilation mit der Kontrollfunktion der Baroreceptoren interferiert. Die beschriebene Narkosetechnik kann daher bei hypovolämischen Patienten gegenüber der reinen Inhalationsnarkose als günstig empfohlen werden.

Summary

The effect of combined intravenous anaesthesia on the baroreflex of the heart rate was assessed by a depressor test (nitroglycerin 1–10 μg/kg i.v.) and was evaluated according to the method of Smyth, Sleight and Pickering (1969). The study was performed on eleven informed patients in the conscious state and in anaesthesia with diazepam, hypnomidate, and fentanyl. Controller normoventilation (PCO_2 35–40 Torr) was started after accinylcholine and alcuronium. Probably as a result of the well documented bradycardic effect of fentanyl heart rate fell with anaesthesia while the values for mean arterial blood pressure were not significantly different from the consicous control. The mean (± SD) slope of the regression line, relating systolic blood pressure and the succeeding pulse interval (in ms/mm Hg), showed no significant difference between the two different states, i.e. conscious and anaesthetized. It is concluded that the anaesthesia employed in present investigation produces no significant alteration of baroreceptor control of heart rate in man.

Zusammenfassung

Intravenöse Kombinationsnarkose auf die Baroreceptoren-Kontrollfunktion wurde mit einem Depressor-Test (Nitroglycerin 1–10 μg/kg i.v.) untersucht und nach der Methode von Smyth ausgewertet. Elf Patienten wurden im Wachzustand, nach Anästhesie mit Diazepam, Hypnomidate und Fentanyl und Relaxation mit Lysthenon und Alcuronium bei Normoventilation untersucht. Die Anstiegssteilheit der linearen Regression vom systolischen arteriellen Druck und des nachfolgenden Pulsintervals war nicht signifikant verschieden und keine Änderung der Kontrollfunktion der Baroreceptoren wurde festgestellt.

Literatur

1. Bashaw RJ, Cox RH (1981) Baroreceptor Reflexes and Pulmonary Hemodanymics during Halothane and Halothane-Nitrous Oxide Anesthesia in the Dog. Anest and Analg Vol 60, No 10

2. Cox RH, Bagshaw RJ (1979) Influence of anesthesia on the response to carotid hypotension in dogs. The American Physiological Society H, 424–432
3. Chen RYZ, Matteo RS, Fan FCH, Schuessler GB, Chien S (1982) Resetting of Baroreflex Sensitivity after Induced Hypotension. Anesthesiology 56:29–35
4. Duke PC, Wade JG, Hickey RF, Larson CPH (1976) The effects of aeg on Baroreceptor Reflex Function in Man. Canad Anaesth Soc Vol 23, No 2
5. Duke PC, Fownes D, Wade JG (1977) Halothane Depresses Baroreflex Control of Heart Rate in Man. Anesthesiology 46:184–187
6. Duke PC, Trosky S (1980) The Effect of Halothane with Nitrous Oxide on Baroreflex Control of Heart Rate in Man. Canad Anaesth Soc J Vol 27, No 6
7. Fahmy NR (1978) Nitroglycerin as a Hypotensive Drug during General Anesthesia. Anesthesiology 49:17–20
8. Glaviano VV, Marrow AG (1976) Cardiovascular effects of bilateral common carotid occlusion in hemorrhage shock. In: Kezdi (ed) Baroreceptor and Hypertension. Pergamon Press, p 375–385
9. Morton M, Duke PC, Ong B (1980) Baroreflex Control of Heart Rate in Man Awake and during Enflurance and Enflurane-Nitrous Oxide Anesthesia. Anesthesiology 52: 211–223
10. Reitan SA, Stegert KB, Martucci RW (1977) Central Vagal Control of Fentanyl-induced Bradycardia. American Society of Anesthesiology Annual Meeting
11. Smyth HS, Sleight P, Pickering GW (1969) Reflex Regulation of Arterial Pressure during Sleep in Man. Circ Res 24
12. Salgado HC, Krieger EM (1978) Time course of baroreceptor resetting in short-term hypotension in the rat. Am J Physiol 234:552–556

Diskussion

Krösl, Wien: Ich hätte eine Frage an Herrn Zimpfer. Ihr Referat ist natürlich eine klare Kritik an der Durchführung eines Schockexperiments unter Enflurannarkose, was man ja auch wahrscheinlich nicht machen würde, genausowenig wie unter Halothannarkose. Da dürften ja ähnliche Effekte auftreten, weil man dadurch sicher die Freisetzung von Catecholaminen verhindert. Irgend eine Form der Narkose muß man aber geben, wenn man Schockmodelle verwendet, da es ja nicht vertretbar wäre, das am wachen Tier zu machen. Ist also eine Morphinnarkose ohne jede Wirkung?

Zimpfer, Wien: Bei den Meßgrößen, die wir untersucht haben, hat sich kein signifikanter Unterschied ergeben. Ich würde das aber nicht dahingehend extrapolieren, daß keine Wirkungen auf irgendwelche anderen Systeme vorhanden sind, zumal Sie berücksichtigen müssen, daß bei unseren Versuchen auch unter Morphium der Blutdruck nicht abfällt. Wenn Sie jetzt bei dem von Ihnen propagierten Modell des hypovolämisch-traumatischen Schocks trotzdem stark Blutdruckabfälle induzieren, wäre damit zu rechnen, daß es bei Spontanatmung früher oder später auch zu einer Chemoreceptorenaktivierung kommt. Es gibt einige Arbeiten, die das gut dokumentieren, daß bei der Spätform des Schocks die Chemoreceptoren einen sehr wesentlichen Teil der Kontrollfunktion übernehmen. Wir konnten zeigen, daß sowohl unter Morphium als auch nach Fentanyl die Chemoreceptorenkontrolle durch das Carotiskörpcherchen stark eingeschränkt ist und daß man da sicherlich diesbezüglich keine generelle Absolution erteilen kann.

Brückner, Heidelberg: Herr Zimpfer, im Prinzip ist es ja gar nicht schlecht, wenn man damit die Catecholaminausschüttung verhindert. Damit is ja eigentlich die Gewebsdurchblutung in der Peripherie gewährleistet, wenn man genügend Volumen gibt.

Zimpfer, Wien: Ich habe nicht gesagt, daß das schlecht ist. Im Gegenteil. Wir haben in einer Untersuchung, die demnächst in Anaesthesiology erscheinen wird, zeigen können, daß auch von der Myokardkontraktilität her, bei dieser Anästhesieform, die in dem Zusammenhang immer so verurteilt wird, die Cardiodynamik eigentlich völlig anders beeinflußt wird als wie bisher angenommen. Ich glaube, daß mit dieser Anästhesieform, im Gegensatz zum Morphium, wobei ich ausdrücklich betonen möchte, daß das spekulativ ist, weil wir das nicht gemessen haben, eben eine richtige Narkose erzielt wird – im Gegensatz zur Neuroleptanästhesie, wo mir immer geschildert wurde, daß Patienten unter Umständen die Gespräche mithören. Es ist die Aufgabe des Anästhesisten, dann in dieser streßfreien Narkose ein optimales Management zu führen, unter dem es dann eben keine Blutdruckabfälle und Kreislaufzusammenbrüche gibt.

Brückner, Heidelberg: Was ich sagen wollte ist: Wir wissen ja, aus tierexperimentellen Untersuchungen, daß im Schock die periphere Durchblutung gerade aufgrund der höheren Catecholaminspiegel ganz minimal ist.

Zimpfer, Wien: Das ist ein Kompensationsmechanismus. Es kommt immer auf das „wie" an. Ich würde Ihnen also nicht ernstlich empfehlen, bei einem Patienten, der mit einem Blutdruck von 50 Mitteldruck in den Schockraum kommt, augenblicklich die Narkose mit Enflurance einzuleiten. Aber zu gegebenem Zeitpunkt stimme ich mit Ihnen überein.

Erhardt, München: Sie haben Morphium ohne Zusätze gegeben und wielange infudierten Sie?

Zimpfer, Wien: Wir infundieren das Morphium in dieser Dosis über 10 min.

Erhard, München: Und da gibt es keine Nebenwirkungen?

Zimpfer, Wien: Nein. Interessanterweise ist die CO_2-Elimination völlig erhalten. Es kommt zu einem geringen Abfall des pO_2, das wir aber durch nasale Applikation von Sauerstoff ausgeglichen haben, so daß bei den drei verschiedenen Protokollen die Blutgase nicht verschieden waren.

Krösl, Wien: Es ist wahrscheinlich doch ein Unterschied ob wir die Catecholaminfreisetzung im tierexperimentellen Schock verhindern oder ob man dann beim Patienten, nachdem dieser ja schon schockiert ist und bei dem die Catecholaminfreisetzung wahrscheinlich schon gegeben ist, mit Enflurane anästhesieren.

Zimpfer, Wien: Das ist ein wesentlicher Punkt, dem in Zukunft weit mehr Beachtung geschenkt werden sollte, weil zumindest aufgrund meiner klinischen Erfahrung mit den Schockräumen, das primäre und ausschließliche Augenmerk auf die Restitution des Volumens gerichtet wird. Zu einem Zeitpunkt, wo alle körpereigenen Kompensationsmechanismen voll aufrecht sind, so daß man das Volumen in ein maximal verengtes peripheres Gefäßbett hineinläßt, was nach dem Kirchhofschen Prinzip zu einer akuten Verschiebung des Volumens in der Lunge führt und unter Umständen ein maßgeblicher Faktor für die Entstehung der Schocklunge sein könnte.

Der Wert der Sympathicolyse unter kliniknahen Bedingungen

D. Holzrichter[1], R. Burk[2], E. Jungck[3] und W. Pothmann[3]

[1] Chirurgische Klinik, Universitäts-Krankenhaus, Martinistraße 52, D-2000 Hamburg 20
[2] Pathologisches Institut, Universitäts-Krankenhaus, Martinistraße 52, D-2000 Hamburg 20
[3] Abteilung für Anästhesie, Universitäts-Krankenhaus, Martinistraße 52, D-2000 Hamburg 20

Einleitung

Während eine kurzfristige Erhöhung des Sympathicustonus Sauerstoffbedarf und Funktion der Überlebensorgane im Schock sicherstellt, führt eine anhaltende Zentralisation zu irreversiblen hypoxischen Schäden. In tierexperimentellen Untersuchungen konnte gezeigt werden, daß eine Sympathicolyse den Verlauf des Schocks günstig beeinflußt. Die protektive Wirkung der Sympathicolyse wird aus Untersuchungen mit der Reservoirtechnik abgeleitet. Dabei läßt sich der Erfolg einer therapeutischen Maßnahme an dem in das arterielle Reservoir abgegebene Volumen ablesen.

Trotz entscheidender Einblicke in der Pathophysiologie des Schocks sind bisher, möglicherweise auf Grund der Versuchsbedingungen, Rückschlüsse auf die klinische Anwendung nur zurückhaltend gezogen worden. Die nur im Tierexperiment mögliche Sympathicolyse vor Entblutungsbeginn führt zu einer Senkung des Ausgangsblutdruckes, damit zu einer geringeren Entblutung bis zur beabsichtigen Hypotension bei größerer zirkulierender Restblutmenge [2, 3]. Eine später eingeleitete adrenerge Blockade ermöglicht bei der bisher üblichen Reservoirtechnik eine Rücknahme von Blut [1], während in der Klinik zu Behandlungsbeginn nur Blutersatzstoffe zur Verfügung stehen. Wir haben uns die Frage gestellt, ob die Sympathicolyse auch nach erfolgtem Blutverlust bei Verwendung von Blutersatzstoffen den Verlauf des Schocks günstig beeinflußt.

Hefte zur Unfallheilkunde, Heft 156
Zusammengestellt von G. Schlag

Material und Methodik

Als Versuchstiere dienen Kaninchen. Nach Prämedikation mit Ketanest (200 mg) wird in Nembutalnarkose (15 mg/kg) ein Carotiskatheter zur Blutdruckmessung und Blutentnahme eingelegt, ein Jugulariskatheter, um die Narkose verlängern zu können. In zwanzig Minuten wird den Tieren eine Blutmenge endsprechend 3% des Körpergewichtes kontinuierlich manuell entnommen. Nach einer Erholungsphase von 15 min wird der Blutdruck mit Plasmagel auf 55 mm Hg angehoben und anschließend mittels eines Reservoirs auf dieser Höhe gehalten. In Abänderung zu bisherigen Techniken ist das Reservoir mit einem Blutersatz (Plasmagel) gefüllt. Die Volumenänderung wird durch Abnahme oder Zugabe ausgeglichen und in ml/kg umgerechnet. Ein Blutdruckanstieg hat eine Abgabe in das Reservoir zur Folge.

Untersucht werden 14 Tiere, sieben Tiere in Gruppe A dienen der Kontrolle, in Gruppe B wird nach der Erholungsphase bei Anschluß an das Reservoir zur adrenergen Blockade 0,02 mg/kg Hydergin gegeben. Das für die jeweiligen Bestimmungen benötigte Blut wird durch das während der Entblutungsphase gewonnene Blut ersetzt. Die statistische Auswertung erfolgt mit der 2-faktoriellen Varianzanalyse, zu grunde liegt ein Signifikanzniveau von 5%.

Ergebnisse

Die Verlaufsbestimmung des Hb ergibt in beiden Gruppen einen Abfall auf 7 g%. Im weiteren Beobachtungszeitraum von 4 h läßt sich kein Unterschied feststellen. Auch die Bestimmung des Hämatokrit ergibt keinen unterschiedlichen Verlauf. Durch die Blutgasanalyse läßt sich bis zum Anschluß an das Reservoir und in der anschließenden Hypotensionsphase keine unterschiedliche Schädigung nachweisen. Der Blutzucker steigt in beiden Gruppen infolge der adrenalinbedingten Glykogenolyse auf 400 mg% an. Im weiteren Verlauf fällt er nach Sympathicolyse etwas rascher ab. Der Unterschied ist jedoch nicht signifikant.

Das Lactat steigt in beiden Gruppen auf 80 mg% an. Nach Sympathicolyse findet sich eine raschere Normalisierung, jedoch ohne signifikanten Unterschied (Abb. 1).

Die Erfassung des benötigten Volumens hingegen zeigt einen signifikant unterschiedlichen Verlauf. In Gruppe B nach Sympathicolyse wird bis zur 2. Stunde ein deutlicher Volumenmehrbedarf beobachtet. Während die Kontrollgruppe zur Stabilisierung bis zu 6 ml/kg benötigt, können die Tiere nach adrenerger Blockade ihren Druck bei Volumenabgabe konstant halten (Abb. 2).

Schlußfolgerungen

1. Eine Sympathicolyse nach erfolgtem Blutverlust führt initial zu einem deutlichen Volumenmehrbedarf.
2. Dieser Volumenbedarf läßt sich auch durch einen Blutersatz ohne blutchemisch nachweisbare Nachteile ausgleichen.
3. Nach Sympathicolyse erfolgt eine anhaltende Kreislaufstabilisierung.

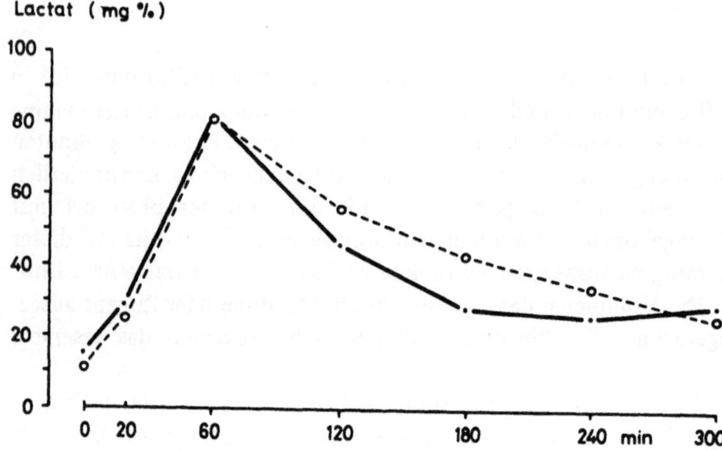

Abb. 1. Verlauf der Mittelwerte des Lactats nach einer Blutentnahme entsprechend 3% des Körpergewichts in 20 min und anschließender Hypotension von 55 mm Hg. Nach Sympathicolyse (• ———— •), Kontrollgruppe (○ - - - - ○)

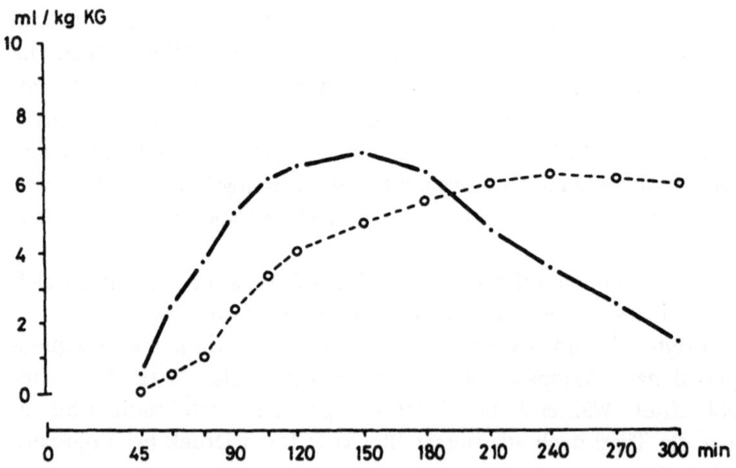

Abb. 2. Verlauf der Mittelwerte des Volumenbedarfs bei einer Hypotension von 55 mm Hg. Nach Sympathicolyse (• ———— •), Kontrollgruppe (○ - - - - ○)

Wie lassen sich diese Beobachtungen erklären?

Der erhöhte Sympathicotonus im Schock führt durch Vasoconstriction zum Abfall des Capillardruckes. Durch relativen Anstieg des kolloidosmotischen Drucks kommt es zum Einstrom extravasaler Flüssigkeit. Langanhaltender oder größerer Blutverlust soll durch lokale Acidose eine Weitstellung der präcapillaren Sphincteren hervorrufen. Die Folge sind Anstieg des Capillardruckes, Filtrationsumkehr und Zunahme des Volumenmangels. Der Flüssigkeitsausstrom wird darüber hinaus durch hypoxische Membranschäden verstärkt. Die Sympathicolyse soll durch Verbesserung der Mikrozirkulation die lokale Acidose und damit die Filtrationsumkehr vermeiden und die Dekompression verhindern.

Nach unseren Ergebnissen läßt sich für die unterschiedliche Kreislaufreaktion blutchemisch kein Korrelat, insbesondere keine stärkere Acidose finden. Möglicherweise wird die Acidose vom zirkulierenden Blut nicht erreicht und daher nicht erfaßt. Neben hypoxischen Membranschäden mit Veränderungen des Ha/k-Quotienten kommen metabolisch-energetische Ursachen für den abfallenden Blutdruck der Kontrollgruppe in Betracht. Durch anärobe Glykolyse werden statt 38 Mol ATP lediglich 2 Mol ATP bereitgestellt. Weiterhin ist denkbar, daß durch Sympathicolyse die catecholaminbedingte Insulinsuppression aufgehoben wird und die Glucoseeutilisation verbessert wird. Die protektive Wirkung von Glucose im Schock und der gering raschere Abfall der Hyperglykämie nach Sympathicolyse lassen an diese Möglichkeit denken.

Unsere Ergebnisse weisen daraufhin, daß die Sympathicolyse auch unter kliniknahen Bedingungen den Verlauf des Schocks günstig beeinflußt. Eine Erklärung hierfür läßt sich aus den bisher üblichen blutchemischen Befunden nicht ableiten. Ob der der initial 3–4-fach höhere Volumenbedarf nach Sympathicolyse auch heute noch trotz des verbesserten Rettungswesens größere Komplikationen ergibt als die Filtrationsumkehr und drohende Dekompensation ohne Sympathicolyse, bleibt abzuwägen.

Literatur

1. Vick JA, Ciutchta HP, Merickel JH, Lindsetz EO (1965) Vasodilator Therapie in Acute Hemorrhagic Shock. Circ Res 16:58
2. Wiggers HC, Ingraham RC, Roemhild F, Goldberg H (1948) Vasoconstriction and the Development of Irreversible Hemorrhagic Shock. Am J Physiol 153:511
3. Zierott G (1971) Die Bedeutung der adrenergen Blockade für den hämorrhagischen Schock. Springer, Berlin Heidelberg New York

Diskussion

Börner, Gießen: Ich habe vielleicht eine Möglichkeit der Klärung warum sich an den biochemischen Parametern nicht so viel tut. Es ist bekannt, und in letzter Zeit öfter nachgewiesen worden, daß die Catecholaminspiegel bei der Gabe von sympathicolytischen Medikamenten – α- und β-Blocker – nicht abfallen, sondern eher ansteigen. Es handelt sich hier um einen feedback-Mechanismus. Das heißt also, wenn wir erhöhte Catecholaminspiegel haben, daß dieser erhöhte Adrenalinspiegel zum Beispiel jetzt in seiner Konkurrenz mit dem Insulin an der peripheren Muskelzelle weiterhin, vielleicht noch ausgeprägter als vorher, tätig wird. Wenn die Sympathicolyse nicht vor dem Catecholamin-output sondern danach stattfindet und diesen damit vielleicht noch verstärken, können nicht alle Phänomene, die wir da sehen, revidiert werden.

Holrzrichter, Hamburg: Trotzdem wird dadurch das unterschiedliche Kreislaufverhalten, also der unterschiedliche Blutdruckaufbau nicht erklärt. Selbst bei praktisch unveränderten oder gleichen blutchemischen Parametern haben wir ein vollkommen widersprüchliches Kreislaufverhalten der beiden Gruppen, während wir bei der Kontrollgruppe einen ständig größeren Volumenbedarf haben, können die Kontrolltiere nach der Sympathicolyse ihren Druck bei ständiger Volumenabgabe halten.

Börner, Gießen: Das ist, glaube ich, schon zu verstehen, daß die Effekte an den Erfolgsorganen – z.B. an den Gefäßen durch die Sympathicolyse, bestehen. Nur die metabolischen Effekte, die bestehen nicht. Sie blockieren die Receptoren an der Zelle der Catecholaminwirkung. Sie blockieren aber nicht den Insulinreceptor. Aus diesem Grunde könnte das Divergieren zwischen hämodynamischen Veränderungen und biochemischen Veränderungen sehr wohl zu erklären sein.

Holzrichter, Hamburg: In weiteren Versuchen haben wir mit DHE gearbeitet und haben dann auch den gleichen Befund bekommen. Wir sahen blutchemisch keinen Unterschied. Wir haben aber ein gleiches Kreislaufverhalten. Wir konnten dann bei der Lungenhistologie überraschend feststellen, daß die Gefäße der sympatholytisch behandelten Tiere eng waren oder ein normales Kaliber hatten, während wir in der anderen Gruppe dilatierte Gefäße sahen.

Steinbereithner, Wien: Ich glaube, man muß einerseits der Hamburger Gruppe dankbar sein, daß sie endlich dieses Odium ausgeräumt hat, daß man immer gesagt hat, die gesamte Sympathicolyse ist ja experimentell nur so getestet worden, wenn man diese vorher gegeben hat. Das kam auch hier aus der Diskussion sehr klar heraus und die Bedingungen sind sicher rein. Man muß aber umgekehrt sagen, daß dieses therapeutische Konzept – daß die Hannoveraner Kollegen hier nicht wie ein Mann aufstehen spricht dafür, daß dieses schon so alt ist, sehr alt ist und daß Kirchner in Hannover das Konzept der kontrollierten Hypovolämie schon vor ungefähr 20 Jahren empfohlen hat – durch Ihre Daten bestätigt wurde. Ich glaube, man muß noch über dieses Modell kritisch nachdenken, aber es schien mir ein Ansatz zu sein, daß man wieder einmal die momentan sehr unmoderne, weil stoffwechselmäßig – wie Sie eben sagen – sehr schlecht faßbare α-Blockade überdenkt.

Brückner, Heidelberg: Andererseits zeigen doch die Daten der Amerikaner, daß gerade die Sympathicolyse im klinischen Bild relativ wenig gebracht hat. Die sind deswegen ja auch auf die hohe Volumstherapie übergegangen.

Pulmonale Veränderungen im Endotoxinschock – tierexperimentelle Untersuchungen an einem Endotoxin-Infusions-Modell

H. Stellpflug[1], E.H. Schmidt[2] und H. Huth[3]

[1] Albert-Schweitzer-Krankenhaus, Abteilung Anästhesie und operative Intensivmedizin, D-3410 Northeim
[2] Frauenklinik der Westf. Wilhelms-Universität, D-4400 Münster
[3] Krankenhaus Neuwerk, D-4050 Möchengladbach 1

Die direkten oder indirekten Folgen der Endotoxinämie betreffen die Lunge, das Herz, die Leber, Niere und Gefäße und führen zur entsprechenden klinischen Sympatomatik, wie Ateminsuffizienz, hämodynamische Dysregulation, Stoffwechselstörungen und Nierenversagen. Mit verbesserten Möglichkeiten einer aktiven Kreislauftherapie, Aufrechterhaltung der kardialen Stabilität und der Behandlung des akuten und chronischen Nierenversagen mit z.B. der Dialyse, traten die pulmonalen Komplikationen immer mehr in den Vordergrund. Die Unklarheit der Pathogenese pulmonaler Veränderungen und wechselnde dominierende morphologische Befunde im Verlaufe des Schockgeschehens spiegeln sich in der Vielzahl der deskriptiven Synonima wieder.

Wir infundierten 15 Göttinger Miniaturschweinen Bakterienendotoxin in einer Dosierung von 2 mg/kg Körpergewicht, verdünnt in 50 ml physiologischer Kochsalzlösung, über 6 h. Fünf weitere Tiere erhielten statt des Endotoxins physiologische Kochsalzlösung infundiert.

Über 24 h wurden unter anderem der Pulmonalarteriendruck (PAP) kontinuierlich erfaßt, pulmonaler Gefäßwiderstand (PVR), pulmonal-capillärer Verschlußdruck (PCWP), alveolo-arterielle Sauerstoffdruckdifferenz ($AaDO_2$) und intrapulmonaler Rechts-Links-Shunt gemessen bzw. berechnet.

Der systolische Pulmonalarteriendruck war nach 2 h der Endotoxininfusion von 30,4 mm Hg auf 42,1 mm Hg angestiegen und erreichte bereits zu diesem Zeitpunkt sein Maximum. Nach zwischenzeitlichen Schwankungen fiel der Druck bis zum Untersuchungsende nach 24 h kontinuierlich auf 31,6 mm Hg ab. Diastolischer Druck und Mitteldruck verliefen analog, während in der Kontrollgruppe unwesentliche Schwankungen um 27,8 mm Hg auftraten.

Der pulmonal-capilläre Verschlußdruck stieg von 11,6 mm Hg langsam an und erreichte nach 8 h mit 18,6 mm Hg den höchsten Wert. Die weiteren Untersuchungen ergaben einen kontinuierlichen Abfall bis auf 13 mm Hg; der Mittelwert der Kontrollgruppe lag bei 13,9 mm Hg.

Der pulmonale Gefäßwiderstand war bereits nach 2 h von 431 dyn · sec · cm^{-5} auf 690 dyn · sec · cm^{-5} angestiegen und erreichte nach 8 h 947 dyn · sec · cm^{-5}. Für den Kontrollversuch konnten durchschnittlich 360 dyn · sec · cm^{-5} berechnet werden.

Die alveolo-arterielle Sauerstoffdruckdifferenz war nach 2 h auf mehr als das Doppelte des Ausgangswertes angestiegen und erreichte nach 4 h mit 536 mm Hg ihr Maximum. Für die Kontrollgruppe konnte eine durchschnittliche alveolo-arterielle Sauerstoffdruckdifferenz von 176 mm Hg berechnet werden. Der Verlauf des intrapulmonalen Rechts-Links-Shunts

Hefte zur Unfallheilkunde, Heft 156
Zusammengestellt von G. Schlag

als ein weiterer Parameter zur Einschätzung der pulmonalen Funktionsstörungen war gekennzeichnet durch einen nahezu 100%igen Anstieg nach 2 h von 17,6% auf 33,8%. Nach zwischenzeitlichen Schwankungen betrug die Erhöhung zu Versuchsende 20,2% und war gegenüber dem Durchschnittswert von 13,7% der Kontrollgruppe deutlich erhöht. Alle genannten Parameter waren im Vergleich zu ihrem Ausgangswert statistisch signifikant verändert.

Sowohl peripher als auch in der Lungenstrombahn kommt es zu Endothelläsionen, Zellaggregationen sowie zur Freisetzung vasoaktiver Substanzen mit konsekutiver Vasoconstriction. Die daraus resultierenden Zirkulationsstörungen sind klinisch gekennzeichnet durch einen Anstieg des Pulmonalarteriendruckes und des pulmonalen Gefäßwiderstandes. Wenn auch die Rolle von Mikroembolie und Thrombosen mit intravasculärer Verlegung als Ursache für einen erhöhten pulmonalen Gefäßwiderstand ungeklärt ist, so ist die vasculäre Vasoconstriction doch unumstritten. Bei den eigenen Untersuchungen zeigte sich frühzeitig ein Anstieg des pulmonalen Gefäßwiderstandes und des Pulmonalarteriendruckes. Schon nach 2 h hatte der Pulmonalarteriendruck mit 42,2 Torr sein Maximum während des 24stündigen Versuchs erreicht. Während die Unterschiede im Verlauf des Pulmonalarterien-Mitteldruckes bei den vorzeitig verstorbenen Tieren und den länger überlebenden nicht sehr deutlich war, so zeigte doch die differenzierte Betrachtung des pulmonalen Gefäßwiderstandes bei den vorzeitig verstorbenen Tieren einen frühzeitigen und maximalen Anstieg. Dieser Erhöhung werden ursächlich autonome, neurale Faktoren, lokale Acidose und Hypoxie, und Hämostase-Störungen aufgrund cellulärer Aggregate zugeschrieben. Der frühzeitige und anhaltende Anstieg des pulmonalen Gefäßwiderstandes war in diesem Experiment des Endotoxinschocks bei den vorzeitig verstorbenen Tieren charakteristisch und deutete frühzeitig auf die schlechte Prognose hin.

Dem pulmonal-capillären Verschlußdruck kam in der Beurteilung der Lungenfunktion im Rahmen dieses Schockmodells keine dominierende Bedeutung zu. Im Zusammenhang mit dem intravasalen kolloid-osmotischen Druck bestimmt er zum einen wesentlich den transvasalen Flüssigkeitsaustausch und zum anderen kann er sekundär über eine Links-Herz-Insuffizienz eine dadurch bedingte Störung des Gasaustausches anzeigen. Eine Gegenüberstellung des pulmonal-capillären Verschlußdruckes und des Schlagvolumens deutete darauf hin, daß sich im Rahmen dieses Schockmodells eine geringgradige und kurzfristige Links-Herz-Insuffizienz einstellte.

Die alveolo-arterielle Sauerstoffdifferenz ist ein semiquantitativer Index für den intrapulmonalen Rechts-Links-Schunt und ein wichtiger Parameter für das Ausmaß frühzeitiger und potentiell reversibler pulmonaler Funktionseinschränkung. Ein über den Normwert erhöhter alveolo-arterieller Sauerstoffgradient gilt als Zeichen für den Anteil der Alveolen, die nicht oder nicht voll für die Oxygenierung zur Verfügung stehen. Es ist zu bedenken, daß durch einen FiO_2 von 1,0 während der Untersuchung Resorptionsatelektasen entstehen und dadurch höhere $AaDO_2$-Werte ermittelt werden, als sie sich unter einem niedrigeren inspiratorischen Sauerstoffgehalt ergeben würden. Jedoch der Zeitpunkt und das Ausmaß der Veränderungen der $AaDO_2$ bei einem FiO_2 von 1 im Rahmen dieses Schockmodells läßt es gerechtfertigt erscheinen, diesen Parameter zur Funktionsdiagnostik heranzuziehen. Er wies bereits zu einer Zeit auf Funktionsstörungen hin, zu denen z.B. die arterielle Blutgasanalyse noch unverändert war. Bei der differenzierten Betrachtung vorzeitig verstorbener und länger überlebender Tiere ermittelt der dargestellte Verlauf den Eindruck, daß bei den vorzeitig verstorbenen Tieren die $AaDO_2$ deutlich erhöht bleibt, während sich diese Differenz im Sinne einer Erholung in der anderen Gruppe reduziert.

Mit der Bestimmung des intrapulmonalen Rechts-Links-Shunts wird der Teil des Herzzeitvolumens erfaßt, der ohne Oxygenierung wieder dem großen Kreislauf zugeführt wird. Dieser Anteil am Herzzeitvolumen war bei den vorliegenden Untersuchungen bereits nach 2 h um nahezu 100% des Ausgangswertes erhöht. Als Gründe für diese deutlichen Veränderungen gelten
die Beeinträchtigung der Diffusion,
Ventilations-Perfusions-Mißverhältnisse,
Veränderungen des anatomischen Shunts und
Alveolar-Kollaps.

Der Anteil der Shunt-Fraktion am Herzzeitvolumen stellt sich in der Kontrollgruppe insgesamt deutlich höher dar als dies vom Menschen bekannt ist. Ohne allgemeine Hinweise auf physiologische Werte bei den diesen Versuchen zugrundeliegenden Tieren sollte für die Aussagekraft der gefundenen Veränderungen nicht die absolute Höhe als vielmehr der Trend und die Relation zum „Normalwert" beurteilt werden.

In der Frühdiagnose des Endotoxinschocks und der Beurteilung des weiteren Verlaufes stellen der Pulmonalarterien-Druck, der pulmonale Gefäßwiderstand, der pulmonale Capillarverschlußdruck, die alveolo-arterielle Sauerstoffdifferenz und intrapulmonale Shunt-Fraktion aussagekräftige Untersuchungsmethoden dar. Bis auf den pulmonalen Capillarverschlußdruck weisen alle aufgeführten Parameter bereits nach 2 h der Endotoxin-Infusion erhebliche Veränderungen auf. Nach diesen Untersuchungen muß man sagen, daß eine erhöht bleibende $AaDO_2$ und ein anhaltend hoher pulmonaler Gefäßwiderstand für die Prognose des weiteren Verlaufs als ungünstig anzusehen sind, während die Berechnung der intrapulmonalen Shunt-Fraktion durchaus Veränderungen im Sinne einer Restitution aufweist.

Diskussion

Nerlich, Hannover: Sie postulieren das Linksherzversagen aufgrund des erhöhten pulmonalen capillären Verschlußdruckes und des reduzierten Schlagvolumens. Haben Sie den linksarteriellen Druck auch selbst gemessen?

Stellpflug, Münster: Nein, haben wir nicht.

Nerlich, Hannover: Im Schaf bei Endotoxingabe sehen wir genau das gleiche. Wenn man aber den linksarteriellen Druck mißt, dann sieht man, daß der, im Gegensatz zum Wedge-Druck, abfällt. Es gibt keine Korrelation zwischen diesen beiden Drucken in diesem Zustand, so daß man nicht so sehr von einem primären Linksherzversagen, sondern von einem hypovolämischen Linksherzversagen sprechen müßte.

Stellpflug, Münster: Die Aussage ist hier natürlich dadurch limitiert, daß wir das nicht gemessen haben. Es ist nur eine Vermutung.

Der Effekt von E. coli-Endotoxin auf die pulmonale Mikrozirkulation nach Verbrennungstrauma*

L. Nerlich[1], H.-J. Oestern[1], J.A. Sturm[1] und R.H. Demling[2]

[1] Unfallchirurgische Klinik der Medizinischen Hochschule (Direktor: Prof. Dr. H. Tscherne), Karl-Wiechert-Allee 9, D-3000 Hannover 61
[2] Department of Surgery, University of California Davis, Scramento, CA 95817, USA

Einleitung

Pulmonale Komplikationen sind eine Hauptursache für die extrem hohe Mortalität beim Brandverletzten nach Sepsis. Gramnegative Bakterien sind die vorherrschenden Organismen, die mit der Mortalität nach Verbrennung verknüpft sind. Der septische Lungenschaden ist charakterisiert durch eine pulmonale Hypertonie und eine gesteigerte pulmonalvasculäre Permeabilität für Protein, was zur Ausbildung eines Permeabilitätsödem führt. Nachdem nur 50% von brandverletzten Patienten, die unter septischem Bild verstarben eine positive Blutkultur zeigten [1], ist es unklar, ob die erhöhte Anfälligkeit der Lunge für septische Komplikationen nach Trauma als Folge einer überbordenden Infektion, bedingt durch die Immunsuppression, oder aufgrund einer erhöhten Sensitivität des Organismus auf bakterielle Endotoxine hin zu sehen ist. Unser Ziel war es deshalb, zu überprüfen, ob die pulmonale Reaktion auf eine geringfügige Endotoxinämie durch eine größere Brandverletzung wesentlich gesteigert ist.

Methodik

Lungenlymphfisteln wurden in 17 erwachsenen Schafen nach der Methode von Staub präpariert [2]. Während des Eingriffes wurden auch arterielle, zentralvenöse und pulmonalarterielle Katheter implantiert. Die hämodynamischen Messungen umfaßten neben den Drucken im großen und kleinen Kreislauf, das Herzzeitvolumen, den Lungenlymphfluß und die Lymph zu Plasma-Proteinrelation. Blut- und Lymphproben wurden auf das lysosomale Enzym Beta-Glucuronidase und auf den Arachidonsäuremetaboliten Thromboxan hin untersucht. Stündlich wurden die Leukocytenzahl und arterielle Blutgase bestimmt. Das experimentelle Protokol bestand aus einem Verbrennungstrauma, gefolgt von einer E. coli-Endotoxingabe. Unter Ketanest-Kurznarkose wurde in 8 Schafen eine 25–30%ige drittgradige Verbrühung durch heißes Wasser gesetzt. Die Tiere wurden mit balanzierten Salzlösungen therapiert und die physiologischen Parameter verfolgt. Die Erholung vom Verbrennungstrauma war nach 72 h erreicht; nun waren alle gemessenen Parameter zum Ausgangswert zurückgekehrt. Eine sehr niedrige und bekannte Dosis von 1,5 μ kg/Kg E. coli-Endotoxin wurde intravenös appliziert und der Zeitverlauf bei den nicht betäubten

* Mit Unterstützung durch: Minna-James-Heinemann-Stiftung, Hannover

Hefte zur Unfallheilkunde, Heft 156
Zusammengestellt von G. Schlag

Schafen verfolgt. Die Reaktion auf die Endotoxingabe wurde verglichen mit gesunden Kontrolltieren, die die gleiche niedrige Dosis Endotoxin erhielten.

Ergebnisse

Das Verbrennungstrauma wurde von den Tieren recht gut toleriert bei ausreichender Nahrungsaufnahme nach 48 h. 72 h nach der Verbrennung waren alle hämodynamischen und Lymphflußparameter zum Ausgangswert zurückgekehrt. Es bestand noch ein mäßiger Abfall in der Plasmaprotein-Konzentration und ein geringer, nicht signifikanter Anstieg in der Leukocytenzahl Es gab keinen Hinweis auf eine Infektion der Brandwunde oder auf pulmonale Komplikationen. Die Endotoxinkontrollstudie (n = 8) zeigte die charakteristische 2-Phasenreaktion mit initialer pulmonaler Hypertonie und mit einer sekundären Permeabilitätsphase [3]. In dieser Phase war der Lymphfluß um das Doppelte erhöht bei gleichzeitig erhöhter Lymph/Plasmaprotein-Ratio, was einer Permabilitätserhöhung entspricht. Alle Tiere waren nach 24 h wieder vollkommen erholt.

Die Reaktion der 9 Tiere, die Endotoxin 3 Tage nach Verbrennungstrauma erhielten, war im Vergleich zu der Endotoxinkontrollgruppe deutlich verstärkt. Es zeigten sich jedoch 2 verschiedene Reaktionen. 4 der 9 Tiere verstarben im respiratorischen Versagen 8–12 h nach Endotoxingabe. Diese Mortalitätsrate war signifikant erhöht gegenüber der Endotoxinkontrollgruppe.

Die 5 überlebenden Tiere zeigten eine Endotoxinreaktion, die ähnlich der der Endotoxinkontrolle war, hinsichtlich hämodynamischer und Lymphflußparameter. Deutlich different war das Verhalten der Leukocyten, da anstelle der normalerweise festgestellten Leukopenie eine Leukocytose auftrat. Die Aktivität der Betaglucuronidase in der Lymphe war deutlich erhöht im Vergleich zu den ebenfalls gesteigerten Kontrollendotoxin-Tieren. Plasmaspiegel der Betaglucuronidase zeigten keine wesentliche Änderungen gegenüber dem Ausgangswert.

Die 4 Tiere, die im respiratorischen Versagen unter Endotoxin nach Verbrennung starben, zeigten ein vergleichbares Verhalten während der Hypertoniephase. Unterschiede wurden deutlich während der Permeabilitätsphase, wo Lymphfluß, Lymphthromboxanspiegel und Pulmonalarteriendruck signifikant erhöht blieben und schließlich noch eine weitere Steigerung der Permabilität und der Ödembildung zeigten. Diese Tiere entwickelten eine schwere und anhaltende Leukopenie ohne Erholungstendenz. Von besonderer pathogenetischer Bedeutung erscheint hierbei die Veränderung im Arachidonsäurestoffwechsel, aufgezeigt anhand der verlängerten erhöhten Thromboxanspiegel [4].

Schlußfolgerungen

Wir haben gezeigt, daß eine ausgedehnte Brandverletzung die pulmonale Reaktion auf Endotoxin sehr deutlich verstärkt. Besonders zeigt sich dies durch das schwere respiratorische Versagen mit einer 45%igen Mortalitätsrate. Die erhöhte Aktivität des Cycloocygenaseweges im Arachidonsäuremetabilismus, wie durch die erhöhten Lymphthromboxanspiegel nachgewiesen, könnte hierfür von pathogenetisch höchstbedeutsamer Rolle sein. Eine dabei gleichzeitig abgelaufene verstärkte Leukocytenaktivierung läßt sich von dem

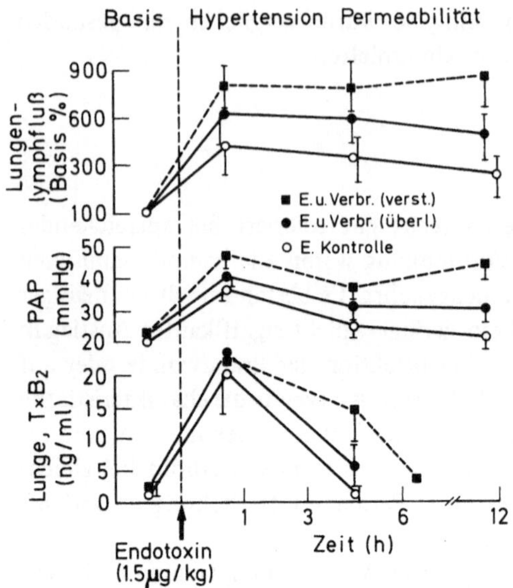

Abb. 1. Lungenlymphfluß, Pulmonalarteriendruck und Lymph-Thromboxan-Spiegel bei überlebenden, verstorbenen und Kontrolltieren im Verlauf nach Endotoxingabe

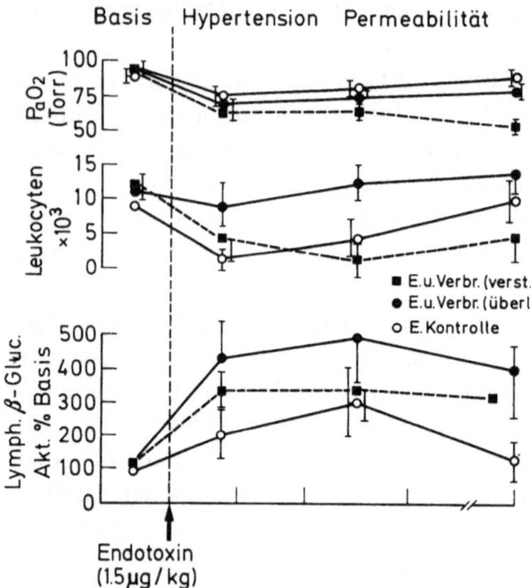

Abb. 2. Sauerstoffpartialdruck, Leukocytenzahl und Lymph-β-Glucuronidase-Aktivität bei überlebenden, verstorbenen und Kontrolltieren im Verlauf nach Endotoxingabe

erhöhten Lymph-Beta-Glucuronidase-Aktivitätsspiegel ableiten. Die genauere Charakterisierung der Faktoren, die zu der erhöhten Sensitivität der Lunge nach Trauma auf einen septischen Insult hinführen, fordert deshalb noch weitere Untersuchungen auf diesem Gebiet.

Literatur

1. Moncrief IA (1973) Medical progress. Burns 288:444
2. Staub NC, Bland RW, Brigham KL, Demling RH, Erdmann AI, Woolverton WC (1975) Preparation of chronic lung lymph fistulas in sheep. J Surg Res 19:315
3. Brigham KL, Bowers RE, Haynes I (1979) Increased sheep lung vascular permeability caused by E. coli endotoxin. Circ Res 45:292
4. Fröhlich IC, Ogletree M, Peskar BA, Brigham KL (1980) Pulmonary hypertension correlated to pulmonary thromboxane synthesis. In: Samuelson, Ramwell, Paoletti (eds) Prostaglandin and Thrombocane Research, Vol 7. Raven Press, New York

Diskussion

Krösl, Wien: Sie haben gesagt, daß die Tiere aufgrund respiratorischen Lungenversagen gestorben sind. Können Sie ausschließen, daß das nicht auch eine Rechtsherzinsuffizienz aufgrund der sehr hohen pulmonalen-vasculären Resistenz ist, wobei man ja dann auf der linken Seite eine geringe Belastung des linken Ventrikels und keine Funktionsstörung sehen würde. Wir haben in Versuchen mit einer Art septischen Schock die Blockade der Lungenstrombahn beobachten können und anschließend das Versagen des rechten Herzens. Wie war das?

Nerlich, Hannover: Ich kann nur sagen, daß diese Tiere gravimetrisch ein ungefähr dreifach erhöhtes Lungenwasser hatten und auch im histologischen Bild die Lunge ein massives interstitielles wie auch alveoläres Ödem zeigten. Die Tiere waren nicht hypervolämisch, daß ein Linksherzversagen beschrieben werden könnte.

Permeabilitätsuntersuchungen an einem hypovolämisch-traumatischen Schockmodell bei Spontanbeatmung unter Verwendung einer Ringer- beziehungsweise Albumin-Lösung zur Volumssubstitution

H. Redl[1] und G. Schlag[2]

[1] Institut für Botanik, Technische Mikroskopie und Organische Rohrstofflehre der Technischen Universität in Wien (Prof. Dr. E. Bancher – Abt. Prof. Dr. H. Stachelberger), Getreidemarkt 9, A-1060 Wien

[2] Ludwig Boltzman Institut für experimentelle Traumatologie (Prof. Dr. G. Schlag), Donaueschingenstraße 13, A-1200 Wien

Die Frage nach dem geeigneten Volumsersatzmittel im Schock ist Anlaß zu großen Kontroversen zwischen Vertretern der Kristalloid(Ringer)- und Kolloidtherapie [12, 16].

In der vorgesehenen Untersuchung sollte versucht werden, durch eine Kombination verschiedener Techniken die entscheidende Frage: „Kommt es im hypovolämisch-traumatischen Schock beziehungsweise danach zu einer Erhöhung der Permeabilität für Albumin?" – eventuell neu zu beantworten.

Die dabei wichtigsten verwendeten Techniken waren folgende:

1. Bestimmung der Permeabilität des ganzen Kreislaufs für radioaktives Jodalbumin – Transcapillary Escape Rate (TER).
2. Bestimmung der Permeabilität im Lungengewebe für radioaktives Jodalbumin – AV/PV beziehungsweise EAV/EVDW.
3. Chemische Lungenwasserbestimmung – EVLW/kg und EVLW/EVDW.

Während bisher meist nur entweder die Ganzkörperpermeabilität mit der transcapilllary escape rate (TER) [9] oder die Permeabilität in der Lunge über das Albuminvolumen (AV) [7] betrachtet wurde, haben wir versucht, beide gemeinsam zu messen.

Methodik

Schockmodell: Hypovolämisch-traumatischer Schock unter Spontanatmung. Trauma – Fraktur beider Oberschenkel mit Phelps-Gocht-Apparatur plus Weichteiltrauma (100 Schläge auf einen gestreckten Oberschenkel); Blutentzug – über 15 min auf einen minimalen mittleren Aortendruck von 50 mm Hg; Blutkonservierung – 2000 Einheiten Heparin auf 500 ml Blut. Vor dem Schock wird eine offene Lungenbiopsie als Kontrollprobe entnommen und die Entnahmestelle mit Fibrinkleber Human Immuno versorgt.

Dosierung Narkose: Etomidat (Fa. Janssen) – 1,5 mg/kg/h und Fentanyl (Fa. Janssen) 1 μg/kg/h in 50 ml Infusionslösung. Diese Dosierung wird vor Schockbeginn auf das Doppelte erhöht und unmittelbar nach dem Weichteiltrauma wieder reduziert.

Reinfusion: Die Reinfusion erfolgte jeweils nach 1,5 h über 20 min bis zum Wert des mittleren arteriellen Blutdruckes bei Schockbeginn (8 Tiere pro Gruppe). Die eine Gruppe

Hefte zur Unfallheilkunde, Heft 156
Zusammengestellt von G. Schlag

erhielt das entzogene Blut plus 5% Humanalbuminlösung (Fa. Immuno) (bis zu maximal 2 g pro kg Körpergewicht), die andere Gruppe Ringerlactat (Fa. Leopold).

Durchgeführte Analysen

Protein Biuret Methode Boehringer Mikromethode Nr. 124281 Kolloidosmotischer Druck Amicon PM 30 Membran mit Statham Transducer – Eigenanfertigung. Als Eichstandard wurde 5% Human Albumin verwendet.
Albumin human – Radiale Immundiffusion (Fa. Immuno)
Albumin Hund – Radiale Immundiffusion (Fa. Cappel)
Radioaktivität im Blut und Gewebe
γ-Counter Biogamma (Fa. Beckman) für J-125 und
für J-131 Energiefenster 50 – 1000 KeV (keine Beeinflussung durch J-125).

Extravasvuläres Lungenwasser und HZV wurde mit der Doppeldilutionsmethode bestimmt – Lung Water Computer (Fa. Edwards).

Transcapilläre Albuminfiltrationsrate – TER = % intravasculärer Aktivitätsabfall/Stunde wurde nach Parving und Gyntelberg [9] bestimmt.

Die Verwendung von humanem Albumin als Tracer scheint aus technischen Gründen aufgrund der Ergebnisse von Wasserman und Mayerson [16] – kein Unterschied Humanalbumin – Hundealbumin im Hund – gerechtfertigt.

Auf eine Verwendung von spezifischen Aktivitäten wurde bewußt verzichtet, da Wasserman [16] zeigen konnte, daß eine Parallelität zwischen direkten cpm und cpm/g Protein besteht.

Für die erste Bestimmung wurde etwa 20 μCi J-125 Albumin (Fa. Behring) für die zweite 60 μCi J-125 Albumin und für die dritte 0,4 mCi J-131 Albumin (Fa. Behring) verwendet. Die Dosis wurde jeweils in 19 ml Ringer + 1000 IE Heparin + 0,1% Albumin verabreicht (mehrmalige Blutspülung der Injektatspritze). Wegen der gleichzeitigen Bestimmung von PV wurde 1 ml der Dosis auf 100 ml verdünnt und davon 0,5 ml (analog Plasmaproben) zum Messen eingesetzt. Die Verdünnung des Standards hat den Zweck, eventuell vorhandene Nichtlinearitäten des Detektors (bei Vorversuchen beobachtet) auszuschalten. Von einem anderen als dem Injektatkatheter wurden über eine halbe Stunde jeweils alle 5 min Plasmaproben gemessen.

Extravasculäres Lungenwasser (EVLW) und Albumin Permeabilität im Gewebe

Die Gewebsaufarbeitung für die Messung des EVLW und der Radioaktivität im Gewebe erfolgte jeweils 30 min nach Injektion des Jodalbumins.

Nach der Entnahme des Organes ließen wir das Blut aus den großen Gefäßen ausfließen. Danach wurde die Lunge in einem Küchenfleischwolf zweimal zerkleinert. Etwa 10 g des Breies und 10 ml Blut wurden für die Trockengewichtsbestimmung benutzt.

Ein Aliquot (~5 g) des so gewonnenen Breies wurde im Ultra-Turrax unter Zugabe von ~10 ml HO) unter Kühlung homogenisiert (1 min – volle Drehzahl).

Bei der Lungenbiopsie (etwa 1 g) wurde von einem Fünftel (unter Berücksichtigung) der Trockenverluste bis zur Wägung) das Trockengewicht bestimmt, der Rest nach dem Zerkleinern direkt in den Ultra-Turax eingesetzt. Nach einer Zentrifugation (15000 Xg – 10 min) wurde der Überstand für Aktivitäts- beziehungsweise Cyan-Hämoglobinbestimmungen eingesetzt.

Die Auswertungen erfolgten mit Hilfe von Computerprogrammen an einem HP41C und HP 9825. Eine Zusammenfassung der verwendeten Formeln findet sich im Appendix.

Statistische Versuchsauswertung

Der Gruppenvergleich wurde jeweils nach Überprüfung der Homogenität der Varianzen mit dem ungepaarten t-Test, der Vergleich zwischen den verschiedenen Abnahmen mit dem gepaarten t-Test durchgeführt, wobei Quotienten erst nach log-Transformation eingesetzt wurden. Als Signifikanzgrenze wurde jeweils maximal 5% Irrtumswahrscheinlichkeit angenommen.

Resultate

Aus der Messung des Blutvolumens vor Schockbeginn und am Schockende konnte mit der entzogenen Blutmenge das ins Gewebe übergetretene Blut (Fraktur + Weichteiltrauma) bestimmt werden und ergab ~20 ml/kg Körpergewicht. Parallel mit dem Blutverlust dürfte es jedoch zu einem selektiven Proteinverlust gekommen sein. Dies drückt sich in einer signifikanten Abnahme der Gesamtproteinkonzentration, der Hundealbuminkonzentration, des onkotischen Drucks (Abb. 1) und in einer signifikanten Erhöhung der TER (Abb. 2) aus.

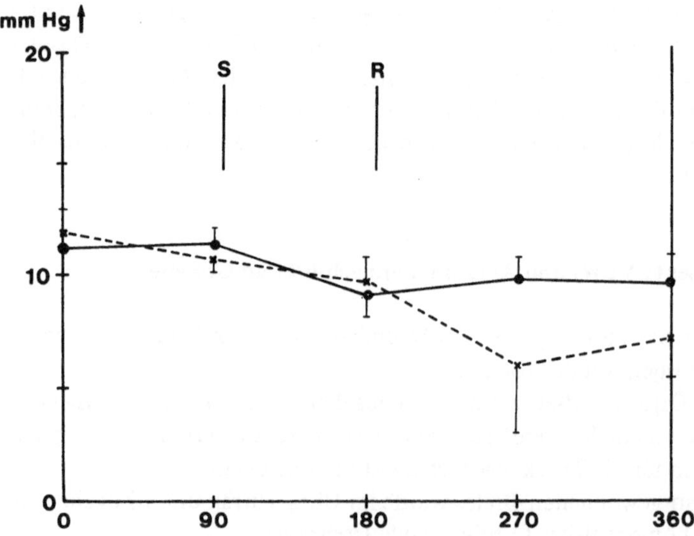

Abb. 1. Kolloidosmotischer Druck (mm Hg) im Plasma (0— Albumingruppe, * – – – Ringergruppe; S – Schock, R – Reinfusion)

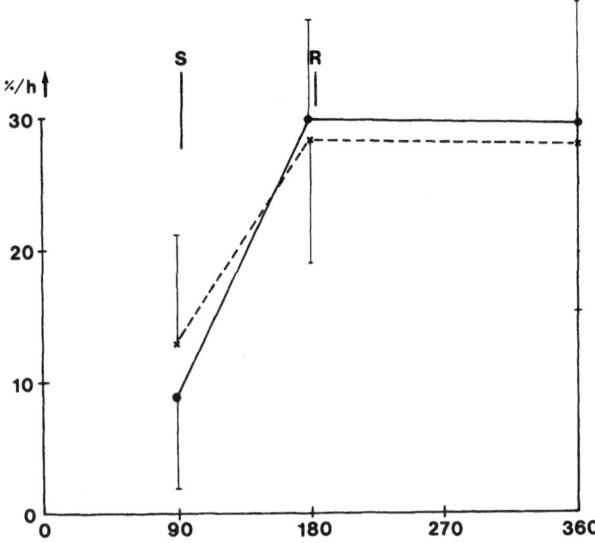

Abb. 2. Transcapillary Escape Rate (TER – % Albuminverlust/h) vor und nach dem Schock, sowie am Versuchsende (—— Albumingruppe, – – – Ringergruppe; S – Schock, R – Reinfusion)

Nach Reinfusion des abgenommenen Blutes wurde im allgemeinen bis auf den vor Schockbeginn herrschenden MAP wieder aufgefüllt, wobei sich jedoch zeigte, daß das Blutvolumen am Ende der Behandlungszeit (Abb. 4) unabhängig von den verwendeten Lösungen wieder nur auf der Höhe des Schockwertes lag.

Weiters haben wir eine signifikante Zunahme des extravasculären Wassers (chemisch bestimmt) in der Lunge gefunden, wobei die Zunahme in beiden Gruppen (etwas abhängig von der Bezugsgröße zu sehen ist (Abb. 3).

Die TER ist gegenüber dem Schockwert praktisch unverändert (Abb. 2).

Morphologisch zeigt sich in den Proben am Versuchsende eine Leukostase, teilweise leichte Endothelschwellung und stellenweise interstitielle Ödeme. Diese Schwellungen betreffen jedoch noch nicht die Teile der Alveolarsepten, die dem Gasaustausch dienen.

Unterschiede zwischen den Behandlungsgruppen

Zur Erreichung des Ausgangs-MAP benötigt man bei der Reinfusion eine geringere Flüssigkeitsmenge (x = 1,21 l) in der Albumingruppe als in der Ringergruppe (x = 2,16 l).

Am Ende der Behandlungszeit (3 h nach Reinfusionsbeginn) ist trotzdem das Blutvolumen (Abb. 4) auf den Schockwert vor Reinfusion abgesunken und in beiden Gruppen gegenüber dem Sollwert signifikant erniedrigt. Das PV ist in der Albumingruppe etwas höher als bei Ringer, aber nicht signifikant verschieden, obwohl bei Albumin das PV am Versuchsende höher als bei Versuchsbeginn ist (Abb. 4). Mit dem Ansteigen des PV ist ein gleichzeitiger signifikanter Abfall des Hkt in beiden Gruppen verbunden. Ebenso kommt

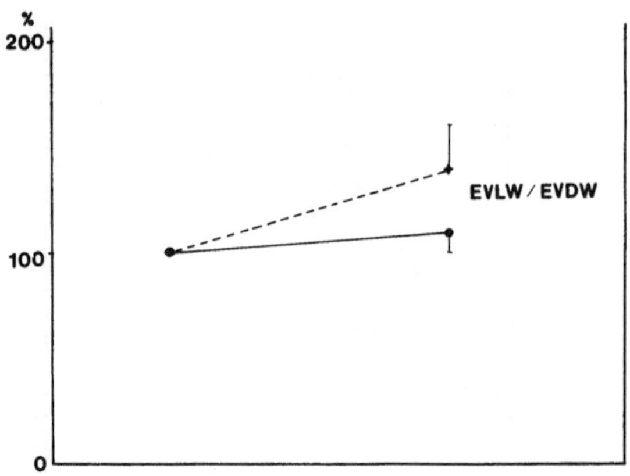

Abb. 3. Extravasculäres Wasser vor Schock und nach Reinfusion bezogen auf extravasculäres Trockengewicht. (—— Albumingruppe, – – – Ringergruppe)

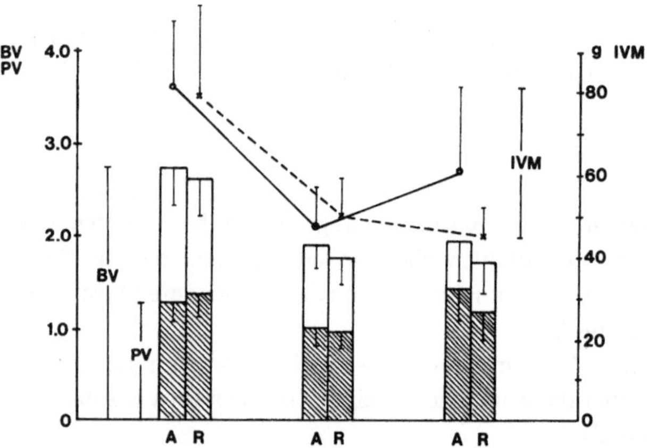

Abb. 4. Blut (Plasma – schraffierter Säulenteil)volumen (BV–PV–Liter) vor und nach dem Schock beziehungsweise nach Reinfusion am Versuchsende (A – Albumingruppe, R – Ringergruppe). Zusätzlich ist die intravasculäre Proteinmenge (g) (IVM) zu denselben Zeitpunkten auf der rechten Skala aufgetreten (0 —— Albumingruppe, * – – – Ringergruppe)

es zu einem weiteren Abfall der Proteinkonzentration (vor allem in Ringer-Gruppe), jedoch zu einem Anstieg der IVM in der Albumingruppe (Abb. 4).

Parallel zum Proteinabfall kommt es zu einer signifikanten Verringerung des COP in der Ringergruppe, der sich, sowohl 1,5 h nach Reinfusion, als auch 3 nach Reinfusion signifikant von den wesentlich höheren Werten der Albumingruppe unterscheidet (Abb. 1). Es besteht kein Unterschied zwischen der TER in den beiden Gruppen.

Das EVLW/kg vor Schock war durch Zufall bei der Albumin- signifikant höher als bei der Ringergruppe. Nach der Behandlung zeigte sich im Mittel nur ein 4% Anstieg in der Albumingruppe gegenüber 22% in der Ringergruppe, so daß sich beim Quotienten Nachwert/Vorwert ein signifikanter Unterschied zwischen den beiden Gruppen zu einem signifikanten EVLW-Anstieg, der in der Albumingruppe (9%) jedoch weniger ausgeprägt war als in der Ringergruppe (40% Anstieg).

Beim Verhältnis AV/PV in der Lunge ist durch die Albumininfusion kein gegenüber Ringer verstärktes Übertreten von Albumin ins Interstitium zu bemerken (Abb. 5). Die aus AV und PV abgeleiteten Größen EAV/AVDW und EAV/EVLW unterscheiden sich in den beiden Gruppen ebenfalls nicht (Abb. 5). Morphologisch ist kein Unterschied zwischen den beiden Gruppen zu beobachten.

Diskussion

Das morphologisch nur schwach ausgeprägte Ödem findet trotzdem seinen Niederschlag in einem mäßigen, aber signifikant höheren extravasculären Wassergehalt (chemisch bestimmt) im Lungengewebe, wobei jedes Tier als eigenen Kontrolle fungierte.

Die chemische Bestimmung wurde in Anlehnung an Holcroft [7] gemacht. Wie in dieser Arbeit, zeigte sich auch in unseren Versuchen, daß im allgemeinen wegen der geringeren Streuung (11% versus 21%) dem extravasculären Trockengewicht gegenüber dem Körpergewicht der Vorzug als Bezugsgröße zu geben ist (EVLW/EVDW).

Lungenödeme treten vor allem im Interstitium auf, das heißt an Stellen, die primär für den Gasaustausch in der Lunge nicht von Bedeutung sind.

Dementsprechend kommt es in unseren Versuchen noch zu keiner Verschlechterung der Blutoxygenierung (Daten nicht angeführt). Somit sind auch klinisch durchgeführte Blutgaswerte ohne diagnostische Bedeutung für einen frühen Ödemnachweis, da Ödeme bevorzugt an nicht dem Gasaustausch dienenden Stellen auftreten und überhaupt erst eine zehnfache Verdickung der Barriere ernsthafte Auswirkungen auf den Gasaustausch haben dürfte [15].

Da bei der verwendeten Kanaleinstellung für J-131 keine Beeinflußung durch J-125 Aktivität besteht, kann trotz der J-125 Applikation für die TER-Messung vor und nach dem Schock, die in den 30 min vor Versuchsende accumulierte Jodalbuminmenge in der Lunge bestimmt werden.

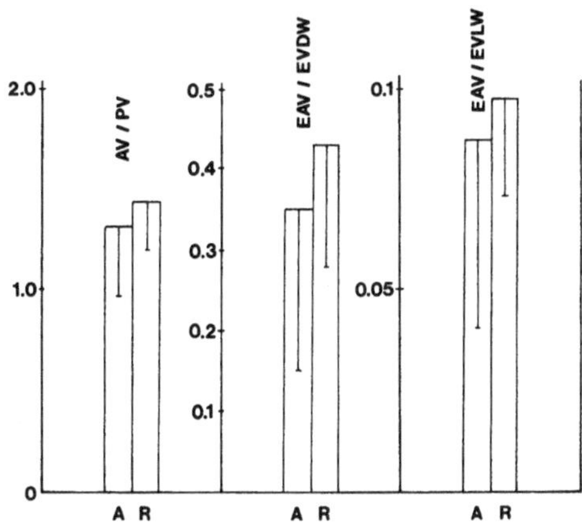

Abb. 5. Verhältnis Albuminvolumen (AV) zu Plasmavolumen (PV) in der Lunge beziehungsweise die vom Albuminvolumen abgeleitete Größe extravasculäres AV (EAV) bezogen auf extravasculäres Trockengewicht (EVDW) beziehungsweise AV bezogen auf extravasculäres Wasser (EVLW) als Maß der Konzentration von Albumin im Interstitium. (A – Albumingruppe, R – Ringergruppe)

Eine andere Vorgangsweise – einmalige Jodalbumin-Applikation und Messung im Plasma und Gewebe bis zu 72 h danach, wie sie von der Mittmann-Gruppe [3] praktiziert wurde, scheint dagegen weniger empfehlenswert zu sein, denn hier haben nicht mehr nur Permeabilitätsfaktoren, sondern bereits auch metabolische Faktoren und unkalkulierbare Blutungen entscheidenden Einfluß. Außerdem sollte eine Bestimmung im Gewebe nur nach vorher festgelegten Zeiten, zum Beispiel auch bei Holcroft [7], und nicht zufällig zum jeweils verschiedenen Todeszeitpunkt erfolgen.

Durch die dreimalige Messung der TER kann sowohl der Effekt des Schocks allein als auch der Einfluß der nachfolgenden Behandlung getrennt beurteilt werden (Abb. 2). Das gleiche gilt für Plasma- und Blutvolumen (Abb. 4), denn für eine kontinuierliche PV-Messung [14] mit Isotopen oder Farbstoff ist eine exakte Messung des Blutverlustes notwendig, welche nicht möglich war (Hämatome). Jedoch konnte zu den drei Zeitpunkten durch Retropolation der radioaktiven Abfallkurze auf den Injektatzeitpunkt auch bei stark geänderter TER ein exaktes Plasmavolumen ermittelt werden.

Nach 1,5 h Schock kam es nun tatsächlich zu einem massiven Anstieg der TER, welche noch zusätzliche dadurch an Bedeutung gewinnt, daß diese Werte bei niedrigem PV und IVM erhalten wurde, bei denen laut Korrelationen von Parving und Gyntelberg [9] eine niedrigere TER (als der Ausgangswert) zu erwarten wäre. Die relativ hohen Streuungen der TER beim Kontrollwert sind vermutlich auch auf teilweise hypertone Ausgangskreislaufsituationen zurückzuführen, da nämlich von Parving eine starke TER-Erhöhung bei Hypertension gefunden wurde. Die signifikante Erhöhung der Ganzkörperpermeabilität für Albumin (TER) spiegelt sich auch im massiven Proteinverlust während des Schocks wieder, ausgedrückt – ähnlich wie auch bei Aono [2] – durch einen signifikanten Abfall der Proteinkonzentration und des onkotischen Drucks. Eine selektive Betrachtung der Lungenpermeabilität war zu diesem Zeitpunkt nicht möglich. Eine verstärkte PV-Abnahme wurde im hämorrhagischen Schock bei Hunden von Abel [1] beschrieben, der den Effekt ebenfalls auf eine Permeabilitätserhöhung (2- bis 3fach gegenüber dem Normalwert) zurückführt und dafür in erster Linie das Splanchnicusgebiet, aber nicht die Lunge verantwortlich macht. Eine signifikante Zunahme des Wassergehaltes konnte er jedoch für Lunge und Leber nachweisen. Nicht zuletzt könnte in unserem Schockmodell der Proteinverlust in den geschädigten Weichteilen (Oberschenkelmuskulatur) lokalisiert sein.

Am Versuchsende liegt die TER gegenüber dem Schockwert praktisch unverändert, jedoch ist hier die Korrelation mit dem PV und dem arteriellen Druck zu berücksichtigen, so daß nach der Behandlung die TER zwar unverändert ist, aber dementsprechend die Ganzkörperpermeabilität gesunken sein muß. Es besteht praktisch auch kein Unterschied zwischen den Gruppen, wobei zu berücksichtigen ist, daß in der Albumingruppe durch das etwas höhere PV auch eine höhere TER zu erwarten wäre.

Das in der Lunge bestimmte Verhältnis AV zu PV, nach Holcroft [7] ein Maß für die Permeabilität, ist in beiden Gruppen gleich und etwa gleich mit den Werten nach Holcroft vor dem Schock (Abb. 5). Die aus AV minus PV (der Lunge) von uns abgeleiteten Größen EAV/EVDW lassen ebenfalls keinen Unterschied im Permeabilitätsverhalten zwischen den Gruppen erkennen (Abb. 5). Eine Abschätzung der „Albuminkonzentration" (g-Albumin/ ml H_2O) im Interstitium ausgedrückt durch EAV/EVLW, führt zu ähnlichen Schlüssen und weist möglicherweise darauf hin, daß zumindest drei Stunden nach Reinfusionsbeginn kein erhöhter π_{int} und damit keine ödemverstärkende Komponente vorhanden ist.

Im Gegensatz dazu fand Sturm [13] beim septischen Schock eine erhöhte Albuminkonzentration im Interstitium (gemessen in der Lymphe) in der Kolloidgruppe, die eine parallele EVLW-Erhöhung verursachte. Bei der Berechnung von EAV/EVLW für die Daten von Holcroft [7] ergibt sich kein Unterschied zwischen der Kontrolle und dem Schock, das heißt die onkotische Druckdifferenz zwischen Plasma und Interstitium ist entgegen der Meinung von Holcroft wahrscheinlich weiter voll aufrecht. Einschränkend soll allerdings festgehalten werden, daß das Albuminverteilungsvolumen „AV" von Holcroft möglicherweise unkorrekt voraussetzt, daß sich das markierte Albumin im Interstitium in gleicher Konzentration wie Plasma verteilt. Prinzipiell wäre es sicher günstiger, das in einer Zeiteinheit (Applikation bis Probennahme) extravasierte Albumin (ähnlich wie Geer [6]) zu betrachten. Damit geht allerdings noch zusätzlich die Albuminkonzentration im Plasma in die Berechnung ein, so daß die so gewonnenen Daten wegen der Fehleraccumulierung in unserem Versuch keine Auswertung mehr zuließen.

Im Gegensatz zu Holcroft [7] oder Sturm [13] finden wir kein höheres EVLW in der Kolloidgruppe, sondern sogar eine zwar in beiden Gruppen signifikante, aber in der Ringergruppe stärkere (42%) Steigerung als bei Albuminzufuhr (9%), so daß sich bei Betrachtung von Nachwert/Vorwert ein signifikanter Unterschied zwischen den Gruppen ergibt. Holleman [8] fand ebenfalls signifikant geringere EVLW in der Albumingruppe bei einem Verbrennungsmodell. In einer Versuchsreihe mit dem gleichen Schockmodell, aber ohne Reinfusion, konnten wir auch noch zeigen, daß es direkt im Schock noch zu keinem interstitiellen Ödem kommt [10]. Gleichzeitig war die benötigte Reinfusionsmenge bei Albumin geringer, wie aufgrund der wasserbindenden Eigenschaft von Albumin zu erwarten ist.

Entsprechend kommt es bei Albumin auch zu einem signifikant höheren onkotischen Druck, was die geringere Zunahme beim extravasculären Wasser plausibel scheinen läßt [4, 18]. Interessanterweise ist mit den applizierten Flüssigkeitsmengen, trotz nach Reinfusion wieder „normalem" MAP, das Blutvolumen bei Versuchsende noch immer unter dem Ausgangswert. Besonders fällt dabei auf, daß in der Ringergruppe nach der initialen Retransfusion öfters und mehr zusätzliche Volumensubstitution notwendig war, um den MAP einigermaßen normal zu halten. Entsprechend mußte auch in der Ringergruppe wegen des schlechten Kreislaufzustandes der Versuch öfters (4 versus 2) frühzeitig abgebrochen werden (zum Beispiel auch bei Holleman [8]).

Im Rahmen dieses Versuches ließ sich zeigen, daß es zumindest im Frühstadium der „Lunge im Schock" zu keinen entscheidenden Permeabilitätsveränderungen und massiven interstitiellen Ödemen in der Lunge kommt, somit eine Kolloidtherapie nicht kontraindiziert erscheint. Allerdings läßt sich diese Aussage nur für den relativ kurzen Beobachtungszeitraum belegen. Denn es ist möglich, daß durch den auch ohne Permeabilitätsstörung recht schnellen Ausgleich der Plasma- und interstitiellen Albuminkonzentration [5, 13] der von uns gefundene günstige Einfluß der Albumintherapie auf Dauer wieder verschwindet.

Beginnende interstitielle Ödeme, wie zum Beispiel im Frühstadium der Lunge im Schock, sind zwar ohne Einfluß auf die respiratorische Funktion, jedoch sind persistente interstitielle Ödeme wahrscheinlich Grundlage für nicht reversible fibrotische Prozesse. Es erscheint daher besonders im Frühstadium der Lunge im Schock eine ausgewogene Flüssigkeitsbehandlung unter Verwendung von Albumin empfehlenswert.

Zusammenfassung

In einem „Polytrauma"-Modell (Hypovolämie, Knochenfraktur und Weichteilverletzung) am spontan atmenden Hund (2 Gruppen a 8 Tiere) haben wir mit Hilfe ultrastruktureller, gravimetrischer und Isotopenmethoden versucht, Veränderungen der Permeabilität sowohl für das Lungengefäßsystem als auch für den Kreislauf zu studieren und eventuell daraus resultierende Ödeme in der Lunge zu erfassen.

Morphologisch zeigte sich die schon erwartete Leukostase zusammen mit nur vereinzelten Endothelschwellungen, die wahrscheinlich der praktisch unveränderten Permeabilität für Albumin in der Lunge entsprechen. Die mäßig vorhandenen interstitiellen Ödeme finden ihre quantitative Bestätigung in einer gleichfalls nicht drastischen aber signifikanten Erhöhung des extravasculären Lungenwassers.

Im Gegensatz zur Lunge kommt es bezogen auf den ganzen Kreislauf offensichtlich zu einer massiven Erhöhung der intravasculären Albuminverlustrate (TER), parallel mit einem signifikanten Abfall des onkotischen Druckes und anderer Proteinparameter im Schock.

Entsprechend dem Ziel der Studie wurde für den Volumsersatz entweder Albumin oder Ringerlactat verwendet, wobei sich bezüglich der Zielgruppe Permeabilität weder morphologisch noch chemisch Unterschiede zeigten. Der Anstieg des extravasculären Wassers bei Versuchsende war in der Ringergruppe wesentlich stärker als bei Albumingabe, so daß ein signifikanter Unterschied zwischen den Gruppen für das Verhältnis Nachwert/Vorwert resultierte, was möglicherweise auf den gleichzeitig signifikant höheren onkotischen Druck bei Albumintherapie zurückzuführen ist.

Es konnte gezeigt werden, daß mit Albumintherapie zumindest in der relativ kurzen Zeit nach Schockbekämpfung eher günstige Einflüsse auf die Flüssigkeitsbilanz der „Lunge im Schock" zu erzielen sind.

Appendix

Albuminvolumen im Gewebe nach Trunkey

$\text{total cpm}_{\text{Hom}} : \text{total cpm}_{\text{Plasma}} = \text{AV} : \text{PV}$ (Plasmavolumen im Organ)

$\text{PV} = \text{g Plasma}/_{\text{g Hom}} \times \text{Gewicht}_{\text{Hom}}$

$\quad = \text{g Blut} \times (1\text{-Hkt}/_{\text{g Hom}} \times \text{Gew}_{\text{Hom}}$

$\text{cpm}/_{\text{g}} \text{ Hom} \times \text{Gew Hom} \times (1\text{-Hkt}) = \text{AV} \times \text{cpm}/_{\text{g Blut}}$

$$\text{AV} = \frac{\text{cpm/g Hom}}{\text{cpm/ g Blut}} \times \text{Gew Hom} \times (1\text{-Hkt}) \quad \text{oder} \quad \text{AV} = \frac{\text{cpm/g Hom}}{\text{cpm/g Plasma}} \times \text{Gew Hom}$$

Formeln – Extravasiertes Albumin (EVAS) (Lungen-Gewebe)

$$\text{g Extravasiertes Albumin} = \frac{\text{cpm Extravask.}}{\text{Spez. Akt.}_{\text{Albumin}}}$$

$$\text{cpm}_{\text{Extravask.}} = \text{cpm}_{\text{Organ}} - \text{cpm}_{\text{Blut Organ}}$$

$$\text{cpm}_{\text{Organ}} = \text{cpm/ g Hom} \times \text{Gewicht}_{\text{Hom}}$$

$$\text{cpm}_{\text{Blut im Organ}} = \text{cpm/ml Blut} \times \text{Gewicht}_{\text{Blut Organ}}$$

$$\text{Spez. Akt.}_{\text{Albumin}} = \frac{\text{cpm/ml Plasma}}{\text{g Albumin/ml Plasma}}$$

$$\text{g Extravasiertes Albumin (innerhalb von 30')} = \frac{\text{cpm/ml Hom} \times \text{Gew}_{\text{Hom}} - \text{cpm/g Blut} \times \text{Gew}_{\text{Blut im Organ}}}{\text{Spez. Akt. Albumin}}$$

Formeln – Extravasculäres Wasser

Blut: ΔE Blut Homogenatüberstand oder Cyanhaemoglobin $= (E_{578} - E_{560}) + [(E_{540} - E_{578})\ 0{,}47]$ $(E_{546}\ \text{nm})$

$$\text{Anteil Blut}_{\text{Organ}} = \frac{\Delta E\ \text{Überst.} \times \text{Verdünnung Homogenat}}{\Delta E\ \text{Blut} \times \text{Verdünnung Blut}}$$

$$\text{Gewicht Blut}_{\text{Organ}}\ \text{(homog. Aliquot)} = \text{Anteil Blut}_{\text{Organ}} \times \text{Gewicht}_{\text{Organ}}\ \text{(homog. Aliquot)}$$

$$\text{Anteil } H_2O_{\text{ Blut}} = \left[1 - \frac{\text{(TG-Tara)}}{\text{(FG-Tara)}}\right]$$

$$\text{Gewicht } H_2O_{\text{ Blut im Organ}}\ \text{(homog. Aliquot)} = \text{Anteil } H_2O_{\text{ Blut}} \times \text{Gewicht Blut}_{\text{Organ}}\ \text{(homog. Aliquot)}$$

Gewebe: (alles auf homogenisierten Anteil bezogen)

$$\text{Anteil } H_2O_{\text{ Homogenat}} = \left[1 - \frac{\text{(TG-Tara)}}{\text{(FG-Tara)}}\right]$$

$$\text{Gewicht } H_2O_{\text{ Homogenat}} = \text{Anteil } H_2O \text{ Homogenat} \times \text{Gewicht}_{\text{Hom}}$$

$$\text{Gewicht } H_2O_{\text{ Organ}} = \text{Gewicht } H_2O_{\text{ Homogenat}} - (\text{Gew.}_{\text{ Hom}} - \text{Gew.}_{\text{ Lunge}})$$

$$\text{EVDW} = \text{Gewicht}_{\text{ Organ}} - \text{Gewicht}_{\text{ Blut Organ}} - \text{EVLW}_{\text{ Organ}}$$

$$\text{EVLW} = \text{Gewicht } H_2O_{\text{ Organ}} - \text{Gewicht } H_2O_{\text{ Blut im Organ}}$$

TER linieare Regressionsgerade aus $\ln \text{cpm} = k\,x + b$

$$\%\ \text{TER/h} = \frac{e^{k \cdot 60 + b}}{e^{b}} \times 100$$

Plasmavolumen total extrapoliert auf Injektatzeit)

$$\text{PV} = \text{Vol. inj.} \times \text{Std-Ver} \left(\frac{\text{cpm}_{\text{Std}} - \text{cpm}_{\text{Bck}}}{\text{cpm Plasma}_{t_0} - \text{cpm Bck}}\right)$$

cpm_{t_0} wurde durch Retropolation aus der Regressionsgerade der ln cpm aus den TER-Abnahmen gewonnen und somit sind die sonst möglichen Fehler bei der PV Bestimmung durch Permeabilitätsveränderungen (Plasmaverlust) ausgeschaltet

Blutvolumen total

$$BV = \frac{PV}{(1\text{-Hkt})} \qquad Hkt = \text{gemessener Hkt} \times 0{,}97$$

wegen trapped Plasma, keine Korrektur für Ganzkörperhämatokrit

Intravasculäre Körperalbuminmenge

IVM = g Albumin/$_l$ x Plasmavolumen (1)

Literatur

1. Abel FL (1973) Increased capillary permeability to ^{125}I-labeled albumin during experimental hemorrhagic shock. Transact NY Acad Sci 35:243
2. Aono K, Tanaka T, Urakami H, Harano K (1981) Physiocochemical changes during hemorrhage and following infusion. Br J Anaesth 53:973
3. Buhr HJ, Brückner UB, Maier W-D, Metzker M, Mittmann U, Reicher U (1980) Verlauf des pulmonalen Wasser- und Eiweißaustritts im protrahierten traumatisch-hämorrhagischen Schock. Langenbecks Arch Chir (Suppl) 100
4. Chang RSY, Wirght K, Effros RM (1981) Role of albumin in prevention of edema in perfused rabbit lungs. J Appl Phys 50:1065
5. Demling RH, Will JA, Perea A (1979) Effect of albumin infusion on pulmonary microvascular fluid and protein transport. J Surg Res 27:321
6. Geer RT, Soma LW, Barnes C, Leatherman JL, Marshall BE (1976) Effects of albumin and/or furosemide therapy on pulmonary edema induced by hydrochloric acid aspiration in rabbit. J Trauma 16:788
7. Holcroft JW, Trunkey DD (1974) Extravascular Lung Water following Hemorrhagic Shock in the Baboon. Ann Surg 180:408
8. Holleman JH, Gabel JC, Hardy JD (1978) Pulmonary effects of intravenous fluid therapy in burn resuscitation. Surg Gynec Obstet 147:161
9. Parving HH, Gynthelberg F (1973) Transcapillary escape rate of albumin and plasma volume in essential hypertension. Circ Res 32:643
10. Redl H, Schlag G (in diesem Band) Granulocyten und Lunge im Schock. II. PMN-Aggregation, Degranulierung und Freisetzung reaktiver Sauerstoffspecies – Mechanismen der Endothelschädigung
11. Skillman JJ (1976) The role of albumin and oncotically active fluids in shock. Crit Care Med 4:55
12. Sturm JA, Carpenter MA, Lewis FR jr, Graziano C, Trunkey DD (1979) Water and Protein Movement in the Sheep Lung after Septic Shock: Effect of Colloid versus Crystalloid Resuscitation. J Surg Res 26:233
13. Swan H, Montgomery V, Jenkins D, Marchioro TL (1960) A method for the continous measurement of plasma volume in the dog. Ann Surg 151:319
14. Teplitz C (1976) The core pathobiology and integrated medical science of adult acute respiratory insufficiency. Surg Clin N Amer 56:1091
15. Virgilio RW, Rice CL, Smith DE, James DR, Zarins CK, Hodelmann CF, Peters RM (1979) Crystalloid vs calloid resuscitation: is one better? Surgery 85:129
16. Wasserman K, Mayerson HS (1951) Exchange of albumin between plasma and lymph. Amer J Physiol 165:15
17. Weil MH, Carlson RW (1977) Colloid Osmotic Pressure and Pulmonary Edeme. Chest 72:692

Dieses Projekt wurde vom Lorenz Böhler-Fonds und dem Fonds der Nationalbank unterstützt. Für die hervorragende Mitarbeit danken wir im besondern E. Paul, A. Schiesser und V. Wilfing. Unser Dank gilt auch dem Ludwig Boltzmann Institut für Experimentelle Anästhesie für die Verwendung des γ-Counters

Veränderungen des Lipidstoffwechsel beim Kreislaufschock und der Einfluß von Gabexat-mesilat – Untersuchungen am Modell des experimentellen Endotoxinschocks*

F.W. Schmahl[1], R.W. Wabnitz[1], E. Pötter[1], G. Rox[2], K. Drysch[1], G. Richardt[2] und B. Urbaschek[3]

1 Institut für Arbeits- und Sozialmedizin, Universität Tübingen, Wilhelmstraße 27, D-7400 Tübingen
2 Zentrum für Innere Medizin des Klinikums der Justus-Liebig-Universität, Klinikstraße 36, D-6300 Gießen
3 Institut für Hygiene und Medizinische Mikrobiologie, Klinikum Mannheim, Universität Heidelberg, D 6, 5, D-6800 Mannheim

Eine Betrachtung des Ursachenspektrums von Unfällen mit Todesfolge bzw. Verletzungen ergibt, daß in den hochindustrialisierten Ländern neben den Verkehrsunfällen die arbeitsbedingten Unfälle eine außerordentlich große Bedeutung haben.

Die große Häufigkeit der Arbeitsunfälle geht aus folgenden Zahlen hervor: Nach den Angaben des Statistischen Bundesamtes wurden im Jahre 1979 in der Bundesrepublik bei der Gesetzlichen Unfallversicherung 1,9 Millionen „Arbeitsunfälle im engeren Sinne" (d.h. „ohne Unfälle auf dem Wege nach und von der Arbeitsstätte sowie ohne Berufskrankheiten") registriert – davon 4.262 Fälle mit Todesfolge und 76.362 mit nachfolgender teilweiser bzw. völliger Erwerbsunfähigkeit [14].

In der Folge von Unfällen mit schweren Verletzungen, Blutverlusten und Verbrennungen, die in der modernen Industriewelt immer noch vielfach vorkommen, sind Zustände von Kreislaufschock („circulatory shock") häufig.

Solche Schockzustände gehen oft dem letalen Ausgang eines Arbeitsunfalles voraus. Häufig stellen sie auch das „pathophysiologische Bindeglied" zwischen dem Unfall und den – für lange Zeit oder dauernd – bestehenbleibenden Funktionseinschränkungen eines oder mehrerer Organsysteme dar. So können z.B. nach einem Kreislaufschock mit einem hochgradigen Blutdruckabfall und einer Minderversorgung von Gehirn, Nieren oder anderen

* Herrn Professor Dr. J. Pfeiffer, Tübingen, aus Anlaß der Vollendung des sechzigsten Lebensjahres gewidmet

Organen mit Sauerstoff und Substraten des energieliefernden Stoffwechsels schwere, unter Umständen irreversible Funktionsstörungen zurückbleiben.

Entsprechend der üblichen Einteilung des Kreislaufschocks nach den jeweiligen pathophysiologischen Bedingungen kommen im Zusammenhang mit Arbeitsunfällen in erster Linie traumatische und hämorrhagische Schockzustände, am häufigsten als traumatisch-hämorrhagische Mischformen, vor. Außerdem spielt nach arbeitsbedingten Verbrennungen der Verbrennungsschock in seinen verschiedenen Schweregraden eine wesentliche Rolle.

Sekundär tritt nach Unfällen mit schweren Weichteilverletzungen, Abdominaltraumata mit Eröffnung der Bauchhöhle sowie nach hochgradigen Verbrennungen oft zusätzlich ein septischer bzw. Endotoxin-Schock auf. Ausgedehnte Weichteilverletzungen, freigelegte Peritonealflächen bei Abdominalverletzungen und Verbrennungen mit großen, offenliegenden Verbrennungsflächen stellen bekanntlich „hervorragende" Nährböden für bakterielle Infektionen verschiedener Art dar.

Dadurch kommt es insbesondere bei ausgedehnten Verbrennungen – zusätzlich zu der Schädigung des Organismus durch „Verbrennungstoxine" wie toxisch wirkenden Protein-Abbauprodukten [4, 5] – zu einem Eindringen von Endotoxinen aus gramnegativen Bakterien und anderen bakteriellen Toxinen in die Blutbahn. Die oft verzögert eintretende Ausbildung eines Endotoxin- bzw. septischen Schocks gehört zu den gefürchteten Komplikationen schwerer Verbrennungen.

Aus den genannten Gründen stellt die Suche nach wirkungsvollen Methoden zur Prävention von Schockzuständen nach Arbeitsunfällen sowie den Möglichkeiten einer möglichst frühzeitig einsetzenden und effektiven Behandlung eine wichtige Aufgabe für die Arbeitsmedizin und allgemein für die präventive Medizin (im Sinne des anglo-amerikanischen Begriffs „Public Health") dar.

Im Rahmen einer größeren Untersuchungsserie über pathophysiologische Reaktionen bei Zuständen von Kreislaufschock – und die Möglichkeiten der Prävention bzw. Frühbehandlung solcher Schockzustände – nach Traumata und Intoxikationen möchten wir im Rahmen dieser Arbeit über Untersuchungen der Reaktionen des Lipidstoffwechsels beim experimentellen Endotoxinschock und ihre Beeinflussung durch Gabexat-mesilat (GM)[1] berichten.

Gabexat-mesilat ist [Äthyl 4-(6-guanidino hexanoyloxy)benzoat] methansulfonat, Molekulargewicht: 417, 48 mit folgender Summenformel:

$C_{16} H_{23} N_3 O_4 \cdot CH_3 SO_3 H$.

Die Strukturformel von Gabexat-mesilat zeigt Abb. 1.

Gabexat-mesilat wurde von japanischen Forschern unter dem Gesichtspunkt der Proteinasen-hemmenden Wirkung entwickelt [2, 8, 9, 15]. Über die Proteinasen-inhibierende Wirkung sind in der letzten Zeit zahlreiche Untersuchungen durchgeführt worden. Der Frage einer Beeinflussung von Fettstoffwechselparametern bei Schockzuständen durch GM wurde dagegen bisher keine Beachtung geschenkt.

---

1 Gabexat-mesilat wurde uns freundlicherweise von der Firma Sanol Schwarz, Monheim GmbH, 4019 Monheim, zur Verfügung gestellt

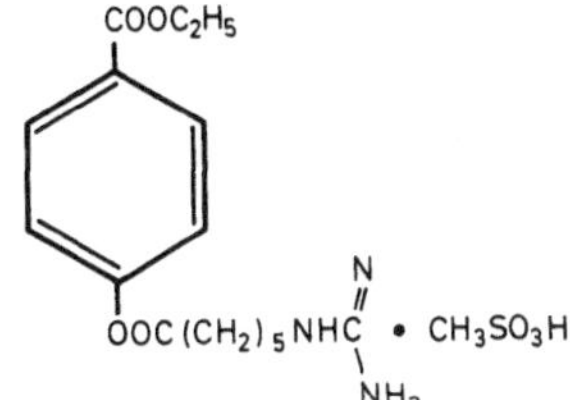

Abb. 1. Strukturformel von Gabexat-mesilat [Äthyl 4-(6-guanidino hexanoyloxy) benzoat] methansulfonat

Material und Methoden

Bei Kaninchen beiderlei Geschlechts wurde – als Modell eines Kreislaufschocks mit erhöhtem peripheren Kreislauf-Gesamtwiderstand [10] – ein experimenteller Endotoxinschock durch i.v. Injektion von Endotoxin (ET) in einer Dosierung von 50 μg/kg ausgelöst. Das Endotoxin war nach dem von Boivin angegebenen Verfahren aus den Bakterienwänden von Escherichia coli 0 55 dargestellt worden. Die Versuchstiere (Durchschnittsgewicht 2,6 kg) erhielten Nahrung (Trockenfutter „Altromin-K", Hersteller: Firma Altrogge, 4937 Lage/Lippe) ad libitum bis zur i.v. ET-Injektion sowie Wasser ad libitum während der gesamten Versuchsdauer. Am Tage vor der Einleitung des Schock-Experimentes durch i.v. Injektion von Endotoxin wurde bei den Kaninchen in Lokalanästhesie ein Polyvinylkatheter über die Vena jugularis in die Vena cava superior bzw. das Atrium dextrum eingeführt.

Für die Infusion von Ringer-Lösung sowie GM wurde eine präzise regulierbare Infusions-Apparatur („Perfusor"; Hersteller: B. Braun-Melsungen AG, 3508 Melsungen) verwendet. Die Kaninchen erhielten während der gesamten Versuchsdauer GM in einer Dosierung von 14 μg/kg x min in Ringer-Lösung (21 μl/min) als i.v. Dauerinfusion, beginnend 15 min vor der Injektion von ET. Die Versuchstiere der Kontrollgruppe erhielten eine Infusion von Ringer-Lösung (ebenfalls 21 μl/min) ohne Zusatz von GM.

Vor der Injektion von ET sowie 2 und 6 h danach erfolgte jeweils die Abnahme einer zentralvenösen Blutprobe. In dem daraus anschließend durch Zentrifugation gewonnenen Plasma wurden freie Fettsäuren (FFS) nach dem Verfahren von Keul et al. [3] analysiert. Freies Glycerin (FG) und Triglyceride (TG) wurden enzymatisch-analytisch bestimmt („Boehringer Test-Kombinationen"; Hersteller: Boehringer Mannheim GmbH, 6800 Mannheim).

Ergebnisse und Diskussion

In vorausgegangenen Untersuchungsserien war von unserer Arbeitsgruppe nachgewiesen worden, daß es beim experimentellen Endotoxinschock des Kaninchens nach i.v. ET-Injektion zu einer Hyperlipacidämie kommt, auf deren Ausmaß die Ernährungssituation der Tiere und die jeweiligen Untersuchungsbedingungen deutlichen Einfluß haben [1, 11].

Ein Anstieg der Plasma-FFS trat erwartungsgemäß – wie Abb. 2 zeigt – auch bei der Experimentserie auf, über die hier berichtet wird.

Innerhalb von 6 h stieg der Plasmaspiegel der FFS von einem Ausgangsniveau von etwa 190 μval/l auf durchschnittlich ca. 290 μval/l an.

Durch die Infusion von GM in der genannten Dosierung konnte diese Vermehrung der Plasma-FFS signifikant reduziert werden (Abb. 2).

Der Anstieg der Plasma-FFS nach ET und die Beeinflussung durch GM wird besonders deutlich, wenn nicht die Absolutwerte der FFS-Konzentration, sondern die jeweilige Differenz (△ FFS) gegenüber dem Ausgangswert (vor ET-Injektion) dargestellt und als Ordinate der Mittelwert von △ FFS zu den verschiedenen Zeitpunkten aufgetragen wird (Abb. 3).

Beim Endotoxinschock des Kaninchens folgte der Vermehrung der Plasma-FFS 1 bis 2 h später ein Anstieg der Plasma-Triglyceride (Abb. 4). Dieser Hypertriglyceridämie entspricht – wenn die Lipoproteine des Plasmas elektrophoretisch getrennt werden – eine Vermehrung der Lipoproteine sehr niedriger Dichte (very low density lipoproteins, VLDL).

Wie in den zitierten früheren Arbeiten unseres Arbeitskreises dargestellt, ist dieser auf die Hyperlipacidämie mit zeitlicher Verzögerung folgende Anstieg der Plasma-TG bzw. VLDL eine Folge der gesteigerten Aufnahme der in der Zirkulation vermehrten FFS durch die Leber. Abbildung 4 zeigt, daß in unserer Untersuchungsserie der Anstieg der Plasma-TG durch GM-Infusion in der obengenannten Dosierung ebenfalls vermindert wurde.

Die Einwirkung der GM-Infusion auf die Plasma-TG kommt graphisch besonders deutlich zur Darstellung, wenn – analog zu den oben in Bezug auf die FFS gemachten Aus-

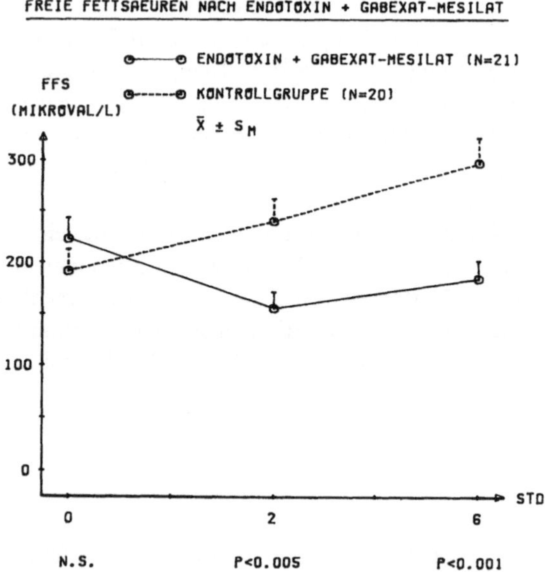

Abb. 2. Konzentration der freien Fettsäuren (FFS) im Plasma bei Kaninchen (n = 21) nach Injektion von 50 μg/kg Endotoxin (ET) i.v. während zusätzlicher Infusion von Gabexat-mesilat (14 μg/Kg · min), gelöst in Ringer-Lösung (21 μl/min). Die Kontrollgruppe (n = 20) erhielt ET und Ringer-Lösung in gleicher Dosierung; jedoch kein Gabexat-mesilat (GM) – bei sonst unveränderten Versuchsbedingungen (s. Text). Die Signifikanzprüfung erfolgte nach dem t-Test (Student). Als Signifikanzschranke wurde P = 0.05 gewählt; n.s. = nicht signifikant

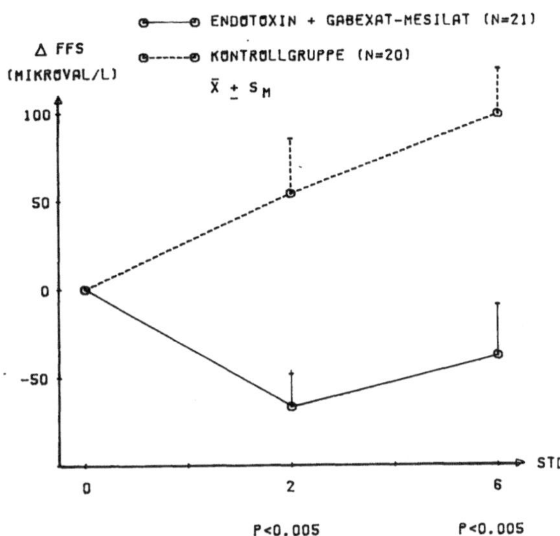

Abb. 3. Darstellung des Anstiegs der Plasma-FFS über den Ausgangswert (△ FFS) nach i.v. ET-Injektion während zusätzlicher Infusion von GM in Ringer-Lösung. Dosierungen, Versuchsbedingungen der Kontrollgruppe und statistische Prüfung wie in Legende zu Abb. 2 angegeben

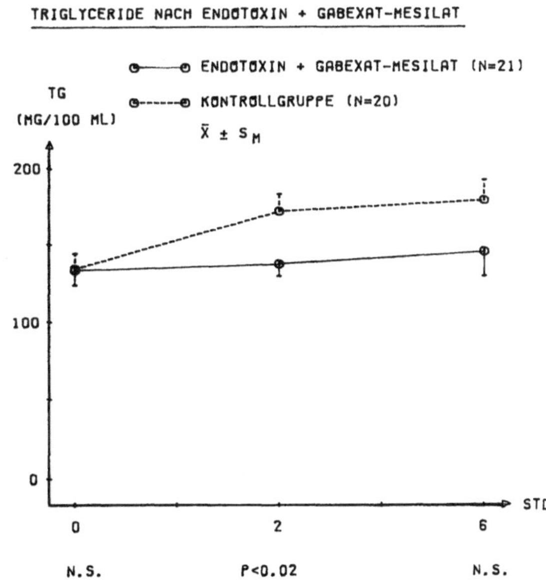

Abb. 4. Konzentration der Triglyceride (TG) im Plasma nach i.v. ET-Injektion und während zusätzlicher Infusion von GM in Ringer-Lösung. Dosierungen, Versuchsbedingungen der Kontrollgruppe und statistische Prüfung wie in Legende zu Abb. 2 angegeben

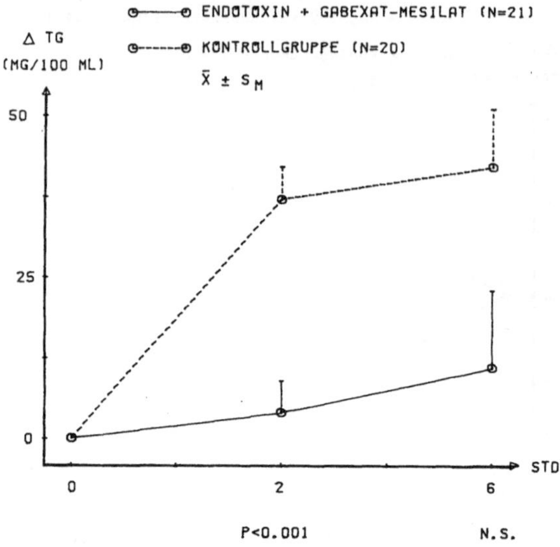

Abb. 5. Darstellung des Anstiegs der Plasma-TG über den Ausgangswert (Δ TG) nach i.v. ET-Injektion während zusätzlicher Infusion von GM in Ringer-Lösung. Dosierungen, Versuchsbedingungen der Kontrollgruppe und statistische Prüfung wie in Legende zu Abb. 2 angegeben

führungen – als Ordinate nicht die Absolutwerte der TG, sondern wiederum der Anstieg (Δ TG) über den Ausgangswert gewählt wird (Abb. 5).

Die Letalität wurde unter der Behandlung mit GM auf 45% – im Vergleich zu 58% bei der Kontrollgruppe – gesenkt.

In der experimentellen Untersuchungsserie, über die hier berichtet wird, stiegen nach Endotoxin-Injektionen nicht nur die FFS, sondern auch das freie Glycerin (FG) im Plasma stark an. Über diese die Hyperlipacidämie begleitende Vermehrung des freien Glycerins im Plasma beim experimentellen Endotoxinschock wurde von uns früher berichtet [1, 11]. Interessanterweise wurde durch die GM-Infusion in der angegebenen Dosis dieser Anstieg von FG im Plasma – im Gegensatz zur Vermehrung der Plasma-FFS – nicht signifikant reduziert.

Die pathophysiologischen Mechanismen der Entstehung einer Hyperlipacidämie und ihre therapeutische Beeinflussung sind von besonderer klinischer Bedeutung. Insbesondere bei Schockzuständen, bei denen häufig eine Vorschädigung des Herz-Kreislaufsystems vorliegt, kann eine ausgeprägte Hyperlipacidämie zu einem gehäuften Auftreten von kardialen Arrhythmien führen [7].

Die Möglichkeiten einer Prävention bzw. therapeutischen Beeinflussung eines FFS-Anstiegs im Schockverlauf sind deshalb von besonderer Relevanz und werden zur Zeit von verschiedenen Forschungsgruppen in anderem Zusammenhang die Möglichkeiten einer Beeinflussung von Hyperlipacidämien bei bzw. nach Schockzuständen durch Erhöhung der Metabolisierungsgeschwindigkeit von FFS in der Körperperipherie diskutiert [12].

Unsere in dieser Mitteilung dargestellten Ergebnisse lassen vermuten, daß beim experimentellen Endotoxinschock das Gleichgewicht zwischen Freisetzung von Fettsäuren aus Esterbindungen und ihrer Re-Veresterung bzw. Metabolisierung durch Oxidation in Richtung einer erhöhten Hydrolyse von Triglyceriden des Fettgewebes oder anderer Esterbindungen, z.B. Phospholipiden, verschoben ist.

Unsere Ergebnisse stimmen gut überein mit den von Seeger et al. veröffentlichten Befunden ihrer Untersuchungen am Modell der isolierten perfundierten Kaninchenlunge, die eine inhibierende Wirkung von GM auf Aktivierungsprozesse von Phosphalipase-System vermuten lassen [13]. In unserer hier dargestellten experimentellen Untersuchungsserie wurde – wie oben beschrieben – durch GM-Infusion zwar der Anstieg der Plasma-FFS nach Endotoxin-Injektion reduziert, – im Gegensatz dazu jedoch nicht der nach ET-Injektion ebenfalls erfolgende Anstieg von FG im Plasma. Dieser Befund würde sich sehr gut in das von Seeger et al. entwickelte Konzept einer hemmenden Einwirkung von GM auf Aktivierungsprozesse von Phopholipase-Systemen einordnen, das Phospholipasen entsprechend der chemischen Struktur der Phopholipide aus diesen nur FFS, nicht ab FG freisetzen. In diesem Zusammenhang sei darauf hingewiesen, daß jetzt von Kunze und Wabnitz der direkte Nachweis einer inhibierenden Wirkung von GM auf eine Phospholipase erbracht wurde. Sie konnten zeigen, daß Phospholipase A aus Lysosomen der Rattenleber durch GM gehemmt wird [6].

Die biochemischen Mechanismen, die der von uns beschriebenen Beeinflussung des Fettsäurestoffwechsel im ET-Schock durch GM zugrunde liegen, bedürfen weiterer Abklärung. In diesem Zusammenhang erscheinen auch Untersuchungen über die pathophysiologischen Beziehungen zwischen der Wirkung von GM auf den Lipidstoffwechsel, den Proteinmetabolismus sowie Verlauf und Prognose des Kreislaufschocks lohnend.

Wir danken der Deutschen Forschungsgemeinschaft, Bonn-Bad Godesberg für ihre Unterstützung. Insbesondere möchten wir uns bei Frau G. Streckermeier für ihre gewissenhafte Mitarbeit bedanken.

Literatur

1. Frank M (1979) Tierexperimentelle Untersuchungen über die Beeinflussung des Fett- und Kohlenhydratstoffwechsels im Endotoxinschock durch Volumenzufuhr sowie durch intravenöse Dauerinfusion von Nitroprussidnatrium (Nipruss). Dissertation Fachbereich Humanmedizin, Universität Gießen
2. Fujii S (1976) Inhibitors of kinin-forming enzymes. In: Sicuteri F, Back N, Haberland GL (eds) "Kinins: Pharmacodynamics and biological roles." Plenum Press, New York, p 75–79
3. Keul J, Linnet N, Eschenbruch E (1968) The photometric autotitration of free fatty acids. Z Klin Chem Biochem 6:394–398
4. Koslowski L, Domres B, Heller W, Hettich R, Schmidt K, v Kothen W (1977) Neuere Entwicklungen in der Forschung und Behandlung von Verbrennungen. Med Welt 28: 1495
5. Koslowski L, Krause F (1982) Kälte und Wärme. In: Siegenthaler W (ed) Klinische Pathophysiologie. Thieme, Stuttgart New York

6. Kunze H, Wabnitz RW (in Vorbereitung) Einfluß von Gabexat-Mesilat (FOY) auf Phospholipase A aus Lysosomen der Rattenleber
7. Kurien VA, Yates PA, Oliver MF (1968) Free fatty acids, heparin, and arrhythmias during experimental myocardial infarction. Lancet II:185–187
8. Muramatu M, Fujii S (1972) Inhibitory effects of ω-guanidino acids on trypsin, plasmin, plasma kallikrein and thrombin. Biochim Biophys Acta 268:221–224
9. Muramatu M, Shiraishi S, Fujii S (1972) Inhibitory effects of ω-guanidino acid esters on the first component of human complement. Biochim Biophys Acta 285:224–234
10. Neuhof H, Glaser E, Hey D, Lasch HG (1970) Pathophysiologic mechanisms in endotoxic shock and its therapeutic approaches. Adv Exp Med Biol 9:159–169
11. Schmahl FW, Ohlemuth A, Huth K (1969) Die Wirkung von Reserpin sowie Alpha- und Beta-Rezeptoren blockierenden Pharmaka auf den Fettstoffwechsel nach Endotoxin. Verh Dtsch Ges Inn Med 75:900–903
12. Schmahl FW, Urbaschek B, Richardt G, Knorpp K, Frank M, Drysch K, Heckers H (1982) Studies on the effect of vasodilating agents in addition to volume therapy in endotoxic shock. Adv Shock Res 7:179–184
13. Seeger W, Wolf H, Graubert E, Moser U, Neuhof H, Roka L (in press) Influence of aprotinin and gabexate mesilate on arachodonic acid released by the Ca-ionophore A 23187 in the lung. Plenum Press, New York
14. Statistisches Bundesamt (1981) Statistisches Jahrbuch 1981 für die Bundesrepublik Deutschland. Kohlhammer, Stuttgart Mainz
15. Tamura Y, Hirado M, Okamura K, Minato Y, Fujii S (1977) Synthetic inhibitors of trypsin, plasmin, kallikrein, thrombin, C_1 r and C_1 esterase. Biochim Biophys Acta 484:417–422

Diskussion

Gottlob, Wien: Haben Sie diese Hemmung der Phospholipasen auch in vitro nachweisen können?

Schmahl, Tübingen: Ja. Nicht von uns, aber im Bereich einer chemischen Abteilung der Max-Planck-Institute ist der Nachweis der Hemmung von lysosomalen Phsopholipasen gelungen.